CARE

[간호사 국가고시]

PASS NOTE
•합격노트•

서울고시각
www.gosigak.co.kr

**Stand by
Strategy
Satisfaction**

새로운 출제경향에 맞춘 수험서의 완벽서

머리말

간호학과에 입학하여 다양한 분야의 과목을 다루고 실습하며 많은 양의 간호이론 교육을 마무리 짓고 있는 수험생 여러분께 응원의 박수를 보냅니다. 가장 마지막 관문인 간호사 국가고시만을 앞두고 있습니다. 그동안 고생 많으셨습니다.

간호사는 국가시험에 합격한 후 국가가 부여한 간호사 면허를 취득한 자로 건강요구가 있는 개인, 가족, 지역사회를 대상으로 과학적이고 예술적인 간호를 통하여 건강을 회복, 유지 및 증진하도록 돕는 전문 의료인입니다. 다년간의 간호학도로 공부하고 습득한 노력을 단 한 번의 평가로 면허증의 교부가 결정되므로 수험생 여러분들에게는 많은 부담과 걱정이 있으리라 생각됩니다. 이러한 걱정을 덜어드리고자 각 과목의 특성과 출제 경향을 파악하여 합격노트를 편찬하였습니다.

각 과목의 특성을 살리고 새롭게 출제된 문항의 경향, 한국보건의료인국가시험원의 문항 통계자료, 개정되는 법령 및 건강 이슈의 흐름을 파악하여 수험생의 입장에서 보기 쉽고 암기하기 용이하도록 본 교재에 담았습니다. 최근 11년간 출제된 간호학 내용을 바탕으로 간호사 국가시험의 합격을 위한 핵심 내용은 꼭 들어가도록 하였으며, 잘못된 개념이 없도록 수차례 검수하여 교재의 완성도를 높였습니다. 지역사회간호학·보건의약관계법규 과목은 국가고시 전까지 개정되는 사항을 최대한 반영하였으며, 성인·아동·정신 간호학·간호 관리학의 변화된 개념정리 및 변형된 문제 유형을 확인하고 본서에 수록하였습니다.

수험생 여러분이 어렵게 공부하고 익힌 내용을 바탕으로 본 교재의 내용을 한 번 더 되짚어본다면 국가고시에 무조건 합격하시리라 생각합니다. 왜냐하면 20년 전 이미 무식하게(?) 각 과목 기본서를 10번씩 보며 공부해서 간호사 국가고시에 합격을 하고 약 10년간 삼성서울병원에서 근무하며 익힌 임상 정보를 바탕으로 교재의 내용을 퀄리티 있게 정리해 놓았기 때문입니다. 우리 교재가 이해하기 쉽고 개념정리가 잘되어 있어, 그동안 준비한 간호사 국가고시 공부를 깔끔하고 확실하게 정리해드릴 수 있습니다. 성공적인 국가고시 합격에 일조하기 위해 정성과 노력을 수험생 여러분 한 분 한 분께 전하는 마음으로 교재를 만들었으니 꼭!! 숙지하시어 합격하시길 기원합니다.

끝으로 본 교재가 나올 수 있도록 큰 도움을 주신 서울고시각 김용관 회장님과 김용성 사장님 이하 편집부 여러분께 감사를 드립니다.

수험여러분의 합격을 진심으로 기원합니다.

편저자 씀

1 개요

① 간호사는 의사의 진료를 돕고 의사의 처방이나 규정된 간호기술에 따라 치료를 행하며, 의사 부재 시에는 비상조치를 취하기도 한다. 환자의 상태를 점검, 기록하고 환자나 가족들에게 치료, 질병예방에 대한 설명을 해주는 의료인을 말한다.
② 보건복지부장관이 인증하는 가정, 감염관리, 노인, 마취, 보건, 산업, 아동, 응급, 임상, 정신, 종양, 중환자, 호스피스 등 총 13개 분야의 전문간호사 제도가 있어 간호사의 전문성을 더욱 강화하고 있다. 간호사 면허소지자로서 3년 이상의 실무경력과 2년의 교육과정(석사학위 과정)을 이수한 후 자격시험에 합격한 자로 해당 전문분야에서 간호와 간호 관련 학문에 대한 폭넓은 지식과 기술을 기초로 대상자에게 상급 간호 실무를 제공하고 교육, 연구, 지도, 자문과 간호의 효과를 최대화하기 위해 다른 보건의료 인력과의 협동자의 역할을 수행한다.
(출처 : 통계청 한국표준직업분류, 대한간호협회)

2 수행직무

① 간호사는 상병자(傷病者)나 해산부의 요양을 위한 간호 또는 진료보조 및 대통령령으로 정하는 보건활동을 임무로 한다(의료법 제2조).
② "대통령령으로 정하는 보건활동"이란 다음의 보건활동을 말한다(의료법시행령 제2조).
- 「농어촌 등 보건의료를 위한 특별조치법」 제19조에 따라 보건진료원으로서 하는 보건활동
- 「모자보건법」 제2조제10호에 따른 모자보건요원으로서 행하는 모자보건 및 가족계획 활동
- 「결핵예방법」 제18조에 따른 보건활동
- 그 밖의 법령에 따라 간호사의 보건활동으로 정한 업무

③ 모든 개인, 가정, 지역사회를 대상으로 건강의 회복, 질병의 예방, 건강의 유지와 그 증진에 필요한 지식, 기력, 의지와 자원을 갖추도록 직접 도와주고 간호대상자에게 직접 간호뿐만 아니라 교육, 설명, 지시, 조언, 감독, 지도 등의 중재적 활동을 수행한다.
(출처 : 의료법 제2조 및 동법 시행령 제2조, 대한간호협회 간호표준)

3 시험일정

구분		일정	비고
응시원서 접수	기간	• 인터넷 접수 : 2021.10.13.(수)~2021.10.20.(수)	[응시수수료] – 추후 공지
	장소	• 인터넷 접수 : 국시원 홈페이지 [원서접수]메뉴 – 다만, 외국대학 졸업자로 응시자격 확인서류를 제출하여야 하는 자는 위의 접수기간 내에 반드시 국시원 별관(2층 고객지원센터)에 방문하여 서류확인 후 접수가능함.	[접수시간] • 인터넷접수 : 해당 시험직종 접수 시작일 09:00부터 접수 마감일 18:00까지
응시표 출력기간		시험장 공고일 이후부터 출력 가능	– 2021. 12. 10(금) 이후
시험시행	일시	– 2022. 1. 21(금)	[응시자 준비물] – 응시표, 신분증, 필기도구 지참(컴퓨터용 흑색 수성사인펜은 지급함) ※ 식수(생수)는 제공하지 않습니다.
	장소	[국시원 홈페이지]-[시험안내]-[간호사]-[시험장소(필기/실기)]	
최종합격자 발표	일시	– 2022. 2. 18(금)	• 휴대전화번호가 기입된 경우에 한하여 SMS통보
	장소	• 국시원 홈페이지 [합격자조회]메뉴	

4 응시자격

① 다음 각 호의 자격이 있는 자가 응시할 수 있음
- 평가인증기구의 인증을 받은 간호학을 전공하는 대학이나 전문대학[구제(舊制) 전문학교와 간호학교를 포함한다]을 졸업한 자
- 보건복지부장관이 인정하는 외국의 제1호에 해당하는 학교를 졸업하고 외국의 간호사 면허를 받은 자

② 다음 각 호에 해당하는 자는 응시할 수 없음
- 정신건강증진 및 정신질환자 복지서비스 지원에 관한 법률(약칭 : 정신건강복지법) 제3조제1호에 따른 정신질환자. 다만, 전문의가 의료인으로서 적합하다고 인정하는 사람은 그러하지 아니하다.
- 마약·대마·향정신성의약품 중독자
- 피성년후견인·피한정후견인
- 의료법 또는 형법 중 제233조, 제234조, 제269조, 제270조, 제317조제1항 및 제347조(허위로 진료비를 청구하여 환자나 진료비를 지급하는 기관이나 단체를 속인

경우만을 말한다), 보건범죄단속에 관한 특별조치법, 지역보건법, 후천성면역결핍증 예방법, 응급의료에 관한 법률, 농어촌 등 보건의료를 위한 특별 조치법, 시체해부 및 보존에 관한 법률, 혈액관리법, 마약류관리에 관한 법률, 약사법, 모자보건법, 그 밖에 대통령령으로 정하는 의료 관련 법령을 위반하여 금고 이상의 형을 선고받고 그 형의 집행이 종료되지 아니하였거나 집행을 받지 아니하기로 확정되지 아니한 자

5 합격기준

① 합격자 결정
- 합격자 결정은 전 과목 총점의 60퍼센트 이상, 매 과목 40퍼센트 이상 득점한 자를 합격자로 함
- 응시자격이 없는 것으로 확인된 경우에는 합격자 발표 이후에도 합격을 취소함

② 합격자 발표
- 합격자 명단은 다음과 같이 확인할 수 있음
  - 국시원 홈페이지 [합격자조회]메뉴
  - 국시원 모바일 홈페이지
  - ARS 전화번호 : 060-700-2353
  - ARS 이용기간 : 합격자 발표일부터 7일간
  - 기타 자세한 사용방법은 ARS의 안내에 따르시기 바람
- 휴대전화번호가 기입된 경우에 한하여 SMS로 합격여부를 알려드림
  (휴대전화번호가 010 으로 변경되어, 기존 01* 번호를 연결해 놓은 경우 반드시 변경된 010 번호로 입력(기재)하여야 함)

6 시험과목

시험 과목 수	문제수	배점	총점	문제형식
8	295	1점/1문제	295점	객관식 5지선다형

7 시험시간표

구분	시험과목(문제수)	교시별 문제수	시험형식	입장시간	시험시간
1교시	1. 성인간호학 (70) 2. 모성간호학 (35)	105	객관식	~08:30	09:00~10:35 (95분)
2교시	1. 아동간호학 (35) 2. 지역사회간호학 (35) 3. 정신간호학 (35)	105	객관식	~10:55	11:05~12:40 (95분)
점심시간 12 : 40~ 13 : 40(60분)					
3교시	1. 간호관리학 (35) 2. 기본간호학 (30) 3. 보건의약관계법규 (20)	85	객관식	~13:40	13:50~15:10 (80분)

＊ 보건의약관계법규 : 「보건의료기본법」, 「지역보건법」, 「국민건강증진법」, 「감염병의 예방 및 관리에 관한 법률」, 「후천성면역결핍증예방법」, 「검역법」, 「의료법」, 「응급의료에 관한 법률」, 「혈액관리법」, 「마약류관리에 관한 법률」, 「국민건강보험법」과 그 시행령 및 시행규칙, 「호스피스・완화의료 및 임종과정에 있는 환자의 연명의료결정에 관한 법률」과 그 시행령 및 시행규칙

CONTENTS

PART 01 성인간호학

Chapter 01 간호학실무의 개념 ········· 3
- 제1절 성인의 이해 ········· 3
- 제2절 재활 간호 ········· 4
- 제3절 통증 간호 ········· 8
- 제4절 임종간호와 호스피스 ········· 10
- 제5절 응급간호 ········· 12
- 제6절 노인간호 ········· 17

Chapter 02 병태생리기전 ········· 21
- 제1절 수분과 전해질 ········· 21
- 제2절 산과 염기 ········· 29
- 제3절 면역반응과 간호 ········· 32
- 제4절 쇼크간호 ········· 38
- 제5절 종양간호 ········· 41
- 제6절 수술환자간호 ········· 45

Chapter 03 소화기계 ········· 49
- 제1절 구조와 기능 ········· 49
- 제2절 위장계 기능의 사정 ········· 52
- 제3절 상부 위장계 질환 ········· 56
- 제4절 하부 위장계 질환 ········· 64
- 제5절 간·담도 및 췌장 질환 ········· 70

Chapter 04 호흡기계 건강문제와 간호 ········· 78
- 제1절 호흡기계 구조와 기능 ········· 78
- 제2절 호흡기계 사정 ········· 80
- 제3절 호흡기계 질환의 일반적 간호 ········· 82
- 제4절 상부기도 질환과 간호 ········· 86
- 제5절 하부기도 질환과 간호 ········· 90
- 제6절 폐쇄성 호흡기 질환과 간호 ········· 93
- 제7절 호흡기계 신생물 ········· 97

제8절	흉곽외상과 간호	99
제9절	흉막과 흉막강 질환과 간호	101
제10절	폐혈관 질환과 간호	102
제11절	급성 호흡 부전 질환과 간호	103

Chapter 05 심혈관계 건강문제와 간호 ······ 105

제1절	심장의 구조와 기능	105
제2절	심혈관계 건강사정	107
제3절	부정맥	110
제4절	허혈성 심장질환	115
제5절	심부전	120
제6절	급성 폐부종	123
제7절	염증성 심장질환	124
제8절	심장판막질환	127
제9절	심근병증	128
제10절	고혈압	129
제11절	맥관계의 구조와 기능	130
제12절	동맥질환	131
제13절	정맥질환	134

Chapter 06 혈액계 건강문제와 간호 ······ 137

제1절	혈액계 구조와 기능	137
제2절	혈액계의 건강사정	140
제3절	혈액계 대상자의 일반적 간호	142
제4절	적혈구 장애	144
제5절	적혈구증가증	147
제6절	백혈구 장애	148
제7절	조혈장애	150
제8절	혈소판·출혈·응고 장애	152

CONTENTS

Chapter 07 근골격계 건강문제와 간호 ·········· 154
- 제1절 구조와 기능 ·········· 154
- 제2절 근골격계 손상 ·········· 157
- 제3절 인공관절 ·········· 161
- 제4절 염증성 장애 ·········· 163
- 제5절 대사성 장애 ·········· 165
- 제6절 척추질환 ·········· 166
- 제7절 골종양 ·········· 168

Chapter 08 신경계 건강문제와 간호 ·········· 169
- 제1절 구조와 기능 ·········· 169
- 제2절 신경계 기능 사정 ·········· 172
- 제3절 신경계 환자 간호 ·········· 175
- 제4절 뇌혈관성 질환 및 감염성 질환 ·········· 177
- 제5절 퇴행성 질환 ·········· 180
- 제6절 말초장애 ·········· 184
- 제7절 뇌신경장애 ·········· 185
- 제8절 신경계 외상 ·········· 187
- 제9절 종양・기타 신경계 질환 ·········· 191

Chapter 09 내분비계 건강문제와 간호 ·········· 194
- 제1절 구조와 기능 ·········· 194
- 제2절 건강문제와 간호 ·········· 196

Chapter 10 비뇨기계 건강문제와 간호 ·········· 213
- 제1절 구조와 기능 ·········· 213
- 제2절 건강사정 ·········· 215
- 제3절 감염 및 폐쇄성 질환 ·········· 219
- 제4절 신생물 ·········· 221
- 제5절 신부전 ·········· 223
- 제6절 신장외상 ·········· 228

| 제7절 | 사구체질환 | 228 |
| 제8절 | 비뇨기계 기능 장애 | 230 |

Chapter 11 남성생식기계 건강문제와 간호 … 232
제1절	구조와 기능	232
제2절	전립선 질환	232
제3절	생식기 질환	234
제4절	정관절제술	235
제5절	성 전파성 질환	235

Chapter 12 유방 건강문제와 간호 … 237
제1절	구조와 기능	237
제2절	유방의 양성질환	237
제3절	유방암	238

Chapter 13 감각계 건강문제와 간호 … 239
제1절	눈의 건강문제와 간호	239
제2절	귀의 건강문제와 간호	244
제3절	피부계 건강문제와 간호	248
제4절	화상	251

PART 02 모성간호학

Chapter 01 여성생리와 관련된 문제 … 257
제1절	여성건강 개념	257
제2절	여성생식기의 구조와 기능	262
제3절	여성생식기 건강사정	265
제4절	유방 건강사정	267
제5절	여성의 생식생리작용과 호르몬	268
제6절	월경간호	271

CONTENTS

Chapter 02 여성의 통상적 건강문제 ·· 273
- 제1절 갱년기 및 폐경간호 ·· 273
- 제2절 생식기 감염 ·· 275
- 제3절 성접촉성 질환 ·· 277
- 제4절 생식기 종양 ·· 280
- 제5절 자궁내막질환 간호(양성질환) ·· 286
- 제6절 생식기 구조이상 간호 ·· 288
- 제7절 난임 여성 간호 ·· 290

Chapter 03 임신 ·· 293
- 제1절 정상 임신 간호 ·· 293
- 제2절 임부의 건강사정 ·· 298
- 제3절 고위험 임부 간호 ·· 303
- 제4절 태아발달 ·· 313
- 제5절 건강사정 및 간호 ·· 317

Chapter 04 출산 ·· 321
- 제1절 정상 분만 간호 ·· 321
- 제2절 고위험 분만 간호 ·· 328
- 제3절 태아 관련 건강 ·· 333
- 제4절 분만의 유형 ·· 335

Chapter 05 산욕기 ·· 338
- 제1절 정상산욕 간호 ·· 338
- 제2절 고위험 산욕 간호 ·· 344
- 제3절 산후우울 ·· 348

PART 03 아동간호학

Chapter 01 아동 간호의 개념 ········ 351
- 제1절 아동간호학 정의 및 목적 ········ 351
- 제2절 아동의 성장발달 ········ 353

Chapter 02 정상 신생아의 건강유지·증진 간호 ········ 363
- 제1절 생리적 특징 ········ 363
- 제2절 정상 신생아 신체사정 ········ 365
- 제3절 신생아의 정상 반사 ········ 367
- 제4절 정상 신생아 간호중재 ········ 369
- 제5절 모유수유 ········ 370

Chapter 03 고위험 신생아의 건강유지·증진 간호 ········ 371
- 제1절 고위험 신생아와 가족의 간호 ········ 371
- 제2절 호흡기 장애 아동의 간호 ········ 372
- 제3절 소화기 장애 아동의 간호 ········ 373
- 제4절 비뇨생식기 장애 아동의 간호 ········ 375
- 제5절 심혈관 장애 아동의 간호 ········ 376
- 제6절 혈액 및 세포 장애 아동의 간호 ········ 377
- 제7절 면역 및 감염성 질환 아동의 간호 ········ 378
- 제8절 근골격 장애 아동의 간호 ········ 378
- 제9절 신경·인지 장애 아동의 간호 ········ 380
- 제10절 내분비 장애 아동의 간호 ········ 381
- 제11절 출생 시 손상 ········ 383
- 제12절 유전성 질환 ········ 384

Chapter 04 아동의 건강유지·증진 간호 ········ 385
- 제1절 소화기 장애 아동의 간호 ········ 385
- 제2절 호흡기 장애 아동의 간호 ········ 389
- 제3절 비뇨생식기 장애 아동의 간호 ········ 396
- 제4절 심혈관 장애 아동의 간호 ········ 398
- 제5절 혈액 및 세포 장애 아동의 간호 ········ 400

제6절	면역 및 감염성 질환 아동의 간호	403
제7절	근골격 장애 아동의 간호	408
제8절	신경·인지 장애 아동의 간호	410
제9절	내분비 장애 아동의 간호	413
제10절	심리사회장애	415

PART 04 지역사회간호학

Chapter 01 지역사회간호 ··· 419
- 제1절 지역사회간호의 이해 이론 ··· 419
- 제2절 지역사회 관련 이론 ··· 421
- 제3절 지역사회 간호사의 역할과 기능 ··· 422

Chapter 02 지역사회 간호행정 ··· 425
- 제1절 보건의료 전달 체계 ··· 425
- 제2절 국민건강증진종합계획 ··· 429
- 제3절 보건사업 기획 ··· 430
- 제4절 지역보건사업 ··· 432
- 제5절 일차보건의료 ··· 435

Chapter 03 지역사회 간호과정 ··· 436
- 제1절 지역사회 간호사정 ··· 436
- 제2절 지역사회 간호진단 ··· 437
- 제3절 지역사회 간호계획 ··· 439
- 제4절 지역사회 간호수행 ··· 440
- 제5절 지역사회 간호평가 ··· 441

Chapter 04 건강증진과 보건교육 ··· 442
- 제1절 건강증진 ··· 442
- 제2절 보건교육 ··· 445

Chapter 05	대상별 보건 의료 제공	452
제1절	생애주기 인구집단 간호	452
제2절	모성과 영유아, 노인 보건사업	454
제3절	가족 간호	458
제4절	학교보건	464
제5절	산업 간호	470
제6절	건강문제별 인구집단 간호	476

Chapter 06	역학	481
제1절	질병발생의 역학적 개념	481
제2절	역학 연구 설계 방법	482
제3절	질병의 역학관리	485

Chapter 07	환경과 건강	488
제1절	환경요인과 건강	488
제2절	재난 관리	493

PART 05 정신간호학

Chapter 01	정신건강	497
제1절	생물학적 이해	497
제2절	발달이론	498
제3절	정신역동적 이해	500

Chapter 02	정신건강 간호	504
제1절	정신건강 간호의 개념적 모형	504
제2절	정신건강과 정신장애	505
제3절	치료적 인간관계와 의사소통	506
제4절	스트레스 관리	508

Chapter 03 지역사회 정신건강 ········· 509
- 제1절 지역사회 정신건강 ········· 509
- 제2절 사례관리 ········· 512
- 제3절 위기 간호 ········· 513
- 제4절 응급 간호 ········· 514

Chapter 04 정신질환 간호 ········· 516
- 제1절 이상 행동 장애 간호 ········· 516
- 제2절 기분 관련 장애 간호 ········· 519
- 제3절 불안 관련 장애 간호 ········· 522
- 제4절 인격 장애 간호 ········· 525
- 제5절 물질 및 중독 관련 장애 간호 ········· 527
- 제6절 신경인지 관련 장애 간호 ········· 530
- 제7절 섭식장애 간호 ········· 532
- 제8절 수면 관련 장애 간호 ········· 534
- 제9절 성 관련 장애 간호 ········· 536
- 제10절 발달 및 행동조절 장애 간호 ········· 537
- 제11절 조현병 및 망상장애 간호 ········· 540
- 제12절 외상 및 스트레스 관련 장애 간호 ········· 544
- 제13절 노인 정신장애 간호 ········· 545

Chapter 05 정신간호중재 ········· 546
- 제1절 약물요법 ········· 546
- 제2절 정신요법 ········· 549
- 제3절 가족요법 ········· 550
- 제4절 환경요법 ········· 551
- 제5절 전기경련요법(ECT) ········· 552
- 제6절 인지행동치료 ········· 553
- 제7절 건강교육 ········· 553

PART 06 간호관리학

Chapter 01 간호관리의 이해 ······ 557
- 제1절 간호역사 ······ 557
- 제2절 간호윤리 ······ 565
- 제3절 간호전문직관 ······ 568
- 제4절 간호사의 법적 의무와 책임 ······ 571
- 제5절 관리의 이해 ······ 574

Chapter 02 간호관리과정 ······ 577
- 제1절 기획 ······ 577
- 제2절 조직 ······ 584
- 제3절 인사 ······ 590
- 제4절 지휘 ······ 595
- 제5절 통제 ······ 603

Chapter 03 간호단위관리 ······ 607
- 제1절 간호단위 관리 ······ 607
- 제2절 물품과 약품관리 ······ 608
- 제3절 환경과 감염관리 ······ 609
- 제4절 간호정보와 기록관리 ······ 611

Chapter 04 간호서비스 마케팅 ······ 613

CONTENTS

PART 07 기본간호학

Chapter 01 간호의 기본개념 ·· 617

Chapter 02 간호과정 ·· 622

Chapter 03 건강사정 ·· 627

Chapter 04 투약간호 ·· 631
- 제1절 투약의 이해 ·· 631
- 제2절 경구 투약 및 국소 투약 ·· 632
- 제3절 비경구 투약 ·· 633
- 제4절 정맥주사 ·· 635
- 제5절 수혈 ·· 637

Chapter 05 요구 중심 간호 ··· 638
- 제1절 산소화 요구 ·· 638
- 제2절 영양 요구 ·· 642
- 제3절 개인위생 ·· 646
- 제4절 활동과 운동 ·· 648
- 제5절 수면과 휴식 ·· 651
- 제6절 체온유지 ·· 653
- 제7절 배설요구 ·· 655
- 제8절 임종간호 ·· 660
- 제9절 안전요구 ·· 662
- 제10절 상처간호 ·· 664
- 제11절 감염관리 ·· 667
- 제12절 수술간호 ·· 671
- 제13절 성 요구 ·· 672

PART 08 보건의약관계법규

Chapter 01 의료법 ··· 675
- 제1절 총칙 ··· 675
- 제2절 의료인의 자격과 면허 ··· 677
- 제3절 의료인의 권리와 의무 ··· 681
- 제4절 의료행위의 제한과 의료인 단체 ··· 684
- 제5절 의료기관 ··· 686
- 제6절 의료광고 ··· 693
- 제7절 감독 ··· 696
- 제8절 보칙 ··· 700

Chapter 02 감염병의 예방 및 관리에 관한 법률 ··· 701
- 제1절 총칙 ··· 701
- 제2절 신고 및 보고 ··· 706
- 제3절 예방접종 ··· 707
- 제4절 감염 전파 차단 조치 ··· 708

Chapter 03 검역법 ··· 710
- 제1절 총칙 ··· 710
- 제2절 검역조사 ··· 712

Chapter 04 후천성면역결핍증 예방법 ··· 715
- 제1절 총칙 ··· 715
- 제2절 신고 및 보고 ··· 715
- 제3절 검진 ··· 716
- 제4절 감염인의 보호 및 지원 ··· 718
- 제5절 보칙 ··· 718

Chapter 05 국민건강보험법 ··· 719
- 제1절 가입자 ··· 719
- 제2절 국민건강보험공단 ··· 720
- 제3절 보험급여 ··· 721
- 제4절 건강보험심사평가원 ··· 725

Chapter 06	지역보건법	726
제1절	지역보건 의료계획의 수립과 시행	726
제2절	지역보건의료기관의 설치와 운영	727
제3절	지역보건의료서비스의 실시	729

Chapter 07	마약류 관리에 관한 법률	730
제1절	총칙	730
제2절	허가 등	734
제3절	마약류의 관리	735
제4절	마약류 취급자	737
제5절	마약류 중독자	738

Chapter 08	응급의료에 관한 법률	739
제1절	응급의료종사자의 권리와 의무	739
제2절	응급의료 기관	741

Chapter 09	보건의료기본법	743
제1절	총칙	743
제2절	보건의료에 관한 국민의 권리와 의무	743
제3절	보건의료자원의 관리 등	744
제4절	보건의료의 제공과 이용 등	745

Chapter 10	국민건강증진법	747
제1절	국민건강의 관리	747
제2절	국민건강증진기금	753

Chapter 11	혈액관리법	754

Chapter 12	호스피스·완화의료 및 임종과정에 있는 환자의 연명의료결정에 관한 법률	763

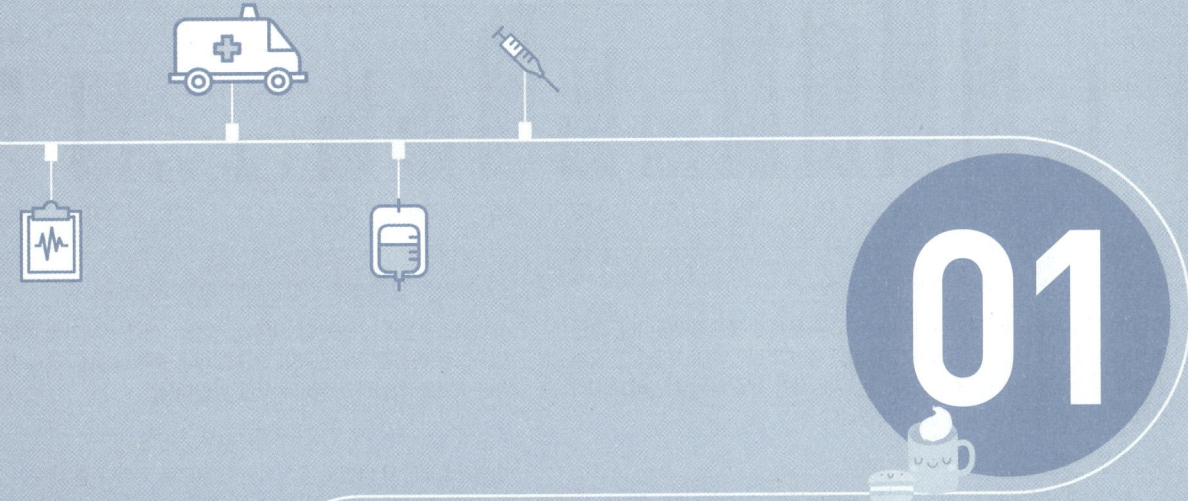

성인간호학

01

출제경향

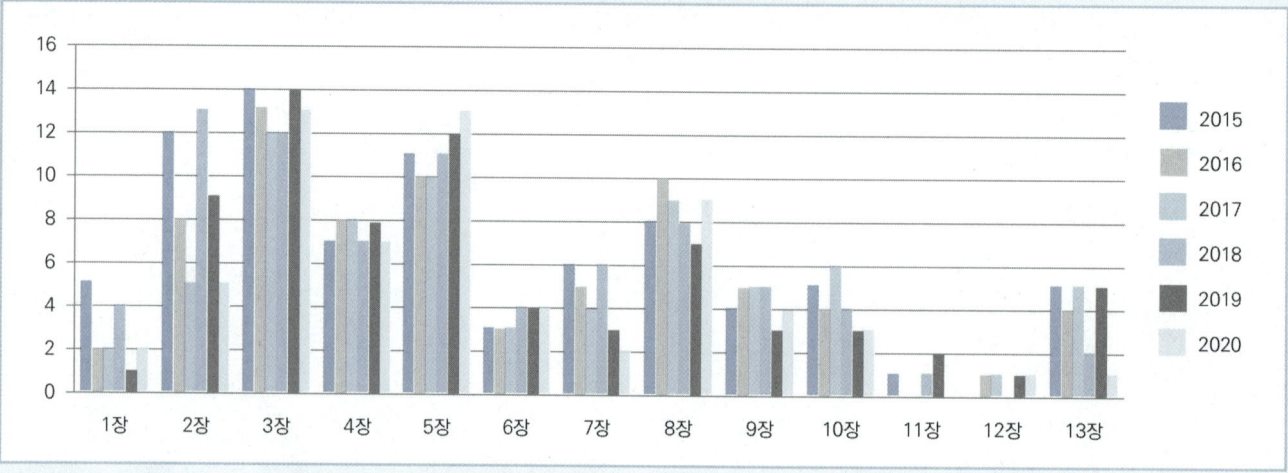

제1장 : 간호학실무의 개념 know-how
핵심개념의 내용 외에 다양한 분야에서 고루 문제가 출제되었습니다. 그중에서도 응급 간호 관련 문항의 꾸준한 비중 증가가 보입니다. 포괄적인 공부 방법이 필요하며 본 단원을 학습할 때는 기초적인 것을 다시 확인하고 지나간다고 생각하시고 정리해주시기 바랍니다.

제2장 : 병태생리기전 know-how
본 단원은 핵심개념을 토대로 암기할 부분이 많은 단원입니다. 전해질 및 산-염기 부분은 정상 수치에 대한 암기가 필요하며 shock 간호 및 과민반응의 유형을 잘 확인하고 암기하여야 합니다. 특히 전해질 및 산-염기 부분에서는 사례 중심으로 문제가 출제되기 때문에 증상을 통해 각 질환을 정확히 분류할 줄 알아야 합니다.

제3장 : 소화기계 know-how
성인간호학 중 가장 많이 출제되는 단원으로 최근 dumping syndrome과 간경화 합병증에 대한 문제는 매년 출제되고 있어 반드시 숙지하시길 바랍니다. 소화기계의 다양한 질환을 확인하면서 위궤양과 십이지장궤양, 크론씨병과 궤양성 대장염 등과 같이 비교하면서 암기하시기 바랍니다.

제4장 : 호흡기계 건강문제와 간호 know-how
본 단원도 성인간호학 중 다(多)출제되는 부분입니다. 최근 결핵, COPD 출제 빈도가 높아지므로 꼼꼼한 확인이 필요합니다. 사례로 출제되는 호흡기계 질환을 맞추기 위해 청진음과 타진음을 질병별로 구분할 줄 알아야 하며 호흡기계 검사 전후 간호 및 수술 전후 간호에 대한 부분도 꼭 기억하시기 바랍니다.

제5장 : 심혈관계 건강문제와 간호 know-how
심장의 기능과 혈액의 흐름을 정확히 이해하고 암기하는 것이 기본입니다. 부정맥은 매년 출제되므로 심전도와 부정맥을 매칭 할 수 있어야 합니다. 또한, 부정맥의 치료 및 간호 부분도 확인하셔야 합니다. 심부전 환자의 간호 및 주요 치료 약물에 대한 사항도 알아두셔야 하며 협심증과 심근경색의 차이를 알고 있어야 합니다. 정맥계 질환 vs 동맥계 질환을 비교하여 암기하도록 합니다.

제6장 : 혈액계 건강문제와 간호 know-how
산소운반과 관련된 빈혈 문제는 지속적으로 출제되는 부분이므로 빈혈의 기전, 검사 결과, 간호에 대해 철저히 숙지하셔야 합니다. 면역 저하 질환들에 대한 감염간호, 응고 장애 질환 등에서도 출제됩니다. 백혈병 종류 및 골수이식 간호 등과 관련된 내용도 숙지하시기 바랍니다.

제7장 : 근골격계 건강문제와 간호 know-how
류마티스관절염, 인공관절 치환술, 통풍에 대한 문제가 빈번하게 출제되고 있으므로 꼼꼼한 학습전략이 필요합니다. 등척성 운동 역시 자주 출제되는 부분이므로 확실하게 알아두길 바랍니다.

제8장 : 신경계 건강문제와 간호 know-how
성인간호학에서 다빈도 출제되는 단원으로 외워야 할 내용이 많아 어렵다고 느낄 수 있지만, 핵심개념들을 바탕으로 공부하신다면 보다 편안하게 내용을 숙지할 수 있습니다. 두개내압상승의 증상과 간호중재 부분은 매년 출제되는 부분이므로 꼭 확인하시고, 핵심개념의 내용도 꼭!! 숙지하시기 바랍니다.

제9장 : 내분비계 건강문제와 간호 know-how
갑상선(항진 vs 저하, 치료 시 간호, 수술 시 간호), 부갑상선(칼슘대사, 쿠싱증후군의 증상과 간호 중재), 당뇨(진단, 합병증, 혈당관리(인슐린), 발 간호, 소모기 현상 vs 새벽 현상) 등을 꼭!! 차근차근 비교하며 암기하시기 바랍니다.

제10장 : 비뇨기계 건강문제와 간호 know-how
비뇨기계 질환의 증상과 간호중재를 연결하여 학습하시면 시험장에서 많은 도움이 될 것입니다. 신부전, 급성사구체신염, 신증후군은 빈출 부분이므로 꼭 자세히 학습하시길 바랍니다.

제11장 : 남성생식기계 건강문제와 간호 know-how
출제 빈도가 낮은 단원으로 특징적인 것 위주로 학습하시기 바랍니다.

제12장 : 유방 건강문제와 간호 know-how
출제 빈도가 낮은 단원으로 특징적인 것 위주로 학습하시기 바랍니다. 최근 유방절제술 후 간호중재에 대해 출제되었습니다.

제13장 : 감각계 건강문제와 간호 know-how
눈, 귀, 피부, 화상의 특징적인 것 위주로 학습하시기 바랍니다. 특히 안압 상승 예방 및 중재, 메니에르병, 대상포진에 대한 문제는 꾸준히 출제되므로 꼭!! 숙지하시기 바랍니다.

01 간호학실무의 개념

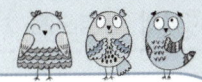

제1절 성인의 이해

구분	Erikson 심리사회적 위기	특징	발달과업
청년기 (11~19세) ▶ 99,00,01 기출	자아확립 대 역할 확산	• 객관적 사고 • 현실직시 • 성역할 확립	• 부모로부터 자율 • 직업선택 • 도덕성 내면화 • 성역할 동일시
성인전기 (20~39세)	친밀성 대 고립	• 친구, 동료와의 관계 형성 • 결혼 및 출산을 통한 현실적응 • 부모로부터 완전 독립	• 취업 • 결혼 • 출산
중년기 (40~64세) ▶ 98,99,02,03, 04,07,10 기출	생산성 대 침체	• 시력과 청력 변화 • 과도한 칼로리 섭취로 각종 만성질환 발생 • 폐경기와 성적 변화 　성적 매력이 끝난다(×) 　성적 흥미와 기능이 감소한다(×) • 중년여성 특징 　혈중지질농도↑ → 대사성질환 발생↑ 　질내벽 얇아지고 건조	• 자녀의 독립 • 노부모 부양 • 성취에 대한 만족 • 생리적 변화에 대한 적응 • 친구로서의 배우자 관계 유지 • 여가활동 개발
노년기 (65세 이후)	통합성 대 절망감	• 빈곤 : 소득원 상실 • 병고 : 신체기능 저하 • 무위 : 허무감 경험 • 고독 : 친구와 배우자 사망, 가족에서의 소외	• 체력감소에 대한 적응 • 은퇴와 감소된 수입에 대한 적응 • 배우자의 죽음에 대한 적응 • 동년배 집단과의 애착 형성

💗 두드림 퀴즈

01 중년기 대상자의 성에 관한 설명 중 틀린 것은?
① 남성과 여성의 갱년기 연령은 다르다.
② 폐경 이후 성관계가 어려워진다.
③ 성적 충동과 관심이 감소한다.
④ 여성의 경우 질 감염의 빈도가 증가한다.
⑤ 전립선 비대로 요정체를 일으킬 수 있다.

정답 01.③

제2절 재활 간호

1 재활 간호 개요

정의	심신 장애인이 신체적 기능을 재통합함으로써 사회로 복귀하여 가정과 지역사회와 직업적 요구에 부응할 수 있도록 능력을 도모하는 과정(WHO, 1976)
원리 07 기출	• 대상자는 본인의 삶의 목표, 요구, 문제 가능성을 가지고 있음 • 대상자는 나름대로 문제를 결정하고 그 과정에 참여 가능 • 평가는 대상자가 필요한 점을 미리 알아내어 성취할 수 있도록 돕는 것 • <u>할 수 있는 것에 관심을 둠</u>
목적 10 기출	• 자신의 기능을 최대한 활성화하고 자기 효능 성취 • 만족하는 삶의 질 유지 달성 • 변화된 삶의 형태에 환자와 가족이 적응 • 구체적인 욕구를 표출 • 합병증 예방, 안녕감 증진으로 사회에 재적응

2 재활 과정

평가 → <u>동기 조성</u> → 재활 중재 → 퇴원계획 → 추후관리

3 재활 간호 수행

간호수행	기본간호영역		영양, 개인위생, 휴식, 수면, 배설, 운동, 오락과 취미
	• 치료적 운동		
	목적 02 기출		관절의 기능 유지, 기형 예방, 혈액순환 자극, 통증의 경감, 부종감호, 근위축 방지
	치료적 운동의 종류 99,09 기출		• 수동적 운동 • 능동보조 운동 • 능동운동 • <u>저항운동</u> : 근력증진 시 • 신장운동
	근수축의 운동	등척성 운동 00 기출	• 근육 장력만 변함, 근섬유의 길이는 그대로, 정적인 운동 • 근육의 불용성 위축이나 근력저하를 방지 02,11기출
		등장성 운동	• 근육 장력은 그대로 유지, 근섬유의 길이가 변동, 동적인 운동 • <u>아령, 도르래를 이용한 운동, 윗몸 일으키기, 팔굽혀 펴기, 턱걸이</u>

		등속성 운동	• 운동 속도가 미리 정해진 기계에서 하는 저항운동 • 근력증강 운동
	관절가동범위 운동(ROM)		• 관절이 최대한 움직일 수 있는 한도를 유지하기 위한 운동 • 정상적인 운동범위 이상 움직이면 안 됨 = 통증이 있는 지점에서 멈춤
	재활간호에서 기형과 합병증 예방을 위한 체위 ▶ 02 기출		• 앙와위 : 똑바로 누운 자세 → 앙와위시 고관절 외회전 방지하기 위해 대전자말이 사용 • 측위 : 옆으로 눕는 자세 • 복위 : 엎드려 눕는 자세
물리치료	\multicolumn{3}{l	}{• 물리적 요소(열, 물, 광선, 전기, 마사지 등) 신경, 근골격계의 병변을 치료하고 통증을 완화하는 치료법 • 종류}
	열요법 ▶ 98기출		• 치료부위를 수건을 덮어 피부에 직접 열을 적용하지 않기 • 금기 : 급성 염증, 외상, 출혈
	냉요법		• 혈관수축, 혈류감소, 국소적 신진대사 감소시켜 통증 완화, 항염증 효과, 발열 억제, 근육의 경련 억제 • 금기 : 마취, 냉과민증, 감각 저하 부위
	수요법		• 따뜻한 물에 환부 및 전신을 담금
	광선요법		• 적외선, 자외선
	전기치료		• 고주파 전류 : 근육층보다 더 깊은 심부까지 열을 전달(초음파) • 저주파 전류 : 마비된 근육이나 말초신경손상부위에 전기자극(경피적 전기신경자극치료(TENS)
	마사지 ▶ 00,06 기출		• 국소적 혈액공급 증진, 림프, 정맥귀환 촉진 • 관절 주위 부종 감소 • 근육이완 증진, 위축된 근긴장도 감소 • 심박동수 감소, 혈압 감소 • 전진적 편안함과 피로회복 • 금기 : 악성종양, 혈전성, 정맥염, 전염성 질환, 화농성 피부염, 급성 염증반응, 골수염, 출혈성 외상 • 등마사지 방법
		경찰법	쓰다듬기	손으로 둥글게 움직이면서 문지름
		유날법	주무르기	척추를 중심으로 피부, 피하조직, 근육을 주무르거나 빠르게 꼬집는 방법
		경타법	두드리기	손의 양쪽 끝을 이용하여 두드림

두드림 퀴즈

02 한 쪽 하지만 체중부하가 가능한 경우 목발보행법으로 알맞은 것은?

① swing gait
② 2point gait
③ 3point gait
④ 4point gait
⑤ 1point gait

정답 02. ③

진동	진동	피부조직이 떨리도록 손바닥을 펴고 리듬 있게 두드림
	지압법	문지르기	손가락을 이용하여 피부 반대방향으로 잡아당김

목발 길이 측정	• 서 있는 자세 : 액와 전면 ~ 발 외측 15cm 거리 • 누워있는 자세 : 액와 전면 ~ 발뒤꿈치 측변 + 5cm • 대상자의 신장 – 40cm
사용법	• 손목, 손바닥으로 체중 지탱 • 액와에 체중 부하 금지(목발에 기대기 금지) : 액와에 체중부하 시 상완 신경총 압박되어 목발마비 발생
자세	• 발 옆으로 15cm, 앞으로 15cm 위치에 목발 • 팔꿈치 굴곡 30° • 손목은 신전
목발걸음 준비 ● 09 기출	• 상지근육(이두근, 삼두박근) 강화 • 둔근, 대퇴사두근 등척성 운동을 통해 보행을 위한 근육의 힘 유지 • 어깨와 상지근육(이두근, 삼두박근) 강화를 위해 상지근혈 상태를 확인하고 평형대 운동 시행

목발보행 ● 00,03 기출

• 보행방법 ● 98,01,04 기출

2점 보행	3점 보행	4점 보행	그네 보행
• 4점 보행보다 빠름 • 양쪽 하지에 체중 부하 가능한 경우 • 항상 2점이 땅에 닿아 있음	• 한쪽 하지가 전체 체중 부하가 가능한 경우	• 양쪽 하지가 체중 부하가 가능한 경우 • 매보행시 3점이 기저를 이루어 안정적 • 느림	• 양쪽 발이 체중 부하 불가능 • 속도는 빠르나 넘어질 위험이 큼

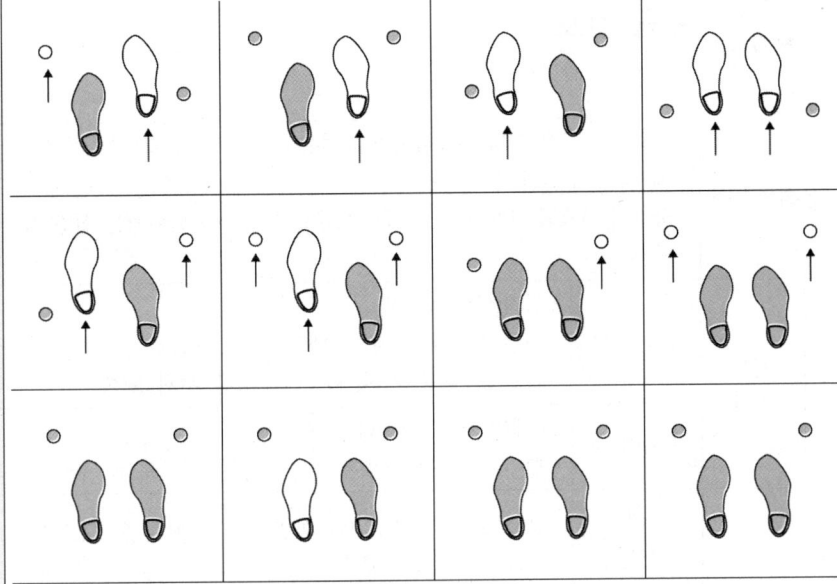

	• 계단보행 ▶ 02 기출	
	내려갈 때	목발과 아픈 다리 → 건강한 다리
	올라갈 때	건강한 다리 → 목발과 아픈 다리
편마비 환자 옷입기	• 상의 : 입을 땐 마비된 쪽 먼저, 벗을 땐 마비된 쪽 나중에	

제3절 통증 간호

관문통제 이론			• 통증 충격들은 전달을 제한하거나 허용하기 위해 <u>척추의 후각에 있는 통제 기전</u>에 의해 조절될 수 있음. • 국소 물리요법, 불안완화, 교육 등을 통해 통증이 완화됨을 설명 가능하게 하는 이론
종류	기간에 따라	급성통증	• 갑작스럽게 발생 • 혈압상승 또는 저하, 맥압 상승, 호흡수 증가, 동공 확대, 발한, 불안정, 집중 저하, 두려움, 통증 부위 보호
		만성통증	• 3개월 이상 지속되는 통증 • 혈압/맥박/동공/호흡 정상, 피부건조, 부동, 우울, 위축, 절망
	발생 부위에 따라	<u>표재성 통증</u>	• 피부 혹은 피하조직과 관련된 예리한 통증, 국소화
		<u>심부통증</u>	• 표재성 통증보다 오래 지속 • 강한 압력이나 조직손상은 심부통증 일으킴 • 오심, 발한, 혈압 변화 동반
		내장통	• 복강, 두개강, 흉강과 같은 곳에서 시작 • 통증 부위가 넓고 지속적 • 조직의 신전, 허혈, 근육경련에 의해 유발
		연관 통증	• 통증의 원발 부위에서 떨어진 다른 곳의 통증을 느낌
통증 사정 (PQRST)			• P(Position) : 통증의 부위 • Q(Quality) : 통증의 특성(칼로 베는 듯한, 콕콕 찌르는, 예리한, 무딘 등) • R(Relief or aggravating factor) : 통증에 영향을 미치는 요인 • S(Severity or intensity) : 통증 강도 • T(Time) : 통증의 시작 및 지속 시간
약물에 의한 통증관리	비마약성	비스테로이드성 소염진통제(NSAIDs)		염증을 감소시키고 프로스타글란딘 합성을 막아 통증 완화(aspirin, 살리실산염)
		아세트아미노펜 : 타이레놀		장기간 사용 시 간독성/신독성 있음
	마약계	종류	완전효능제	천장효과 없어 용량 증가 시 효과 증가 (morphine, demerol)
			부분 효능제	천장효과 있어 덜 효과적(Codeine)
			혼합형-길항제	천장효과 있음
			길항제	마약성 진통제의 호흡억제와 같은 부작용을 역전시키기 위해 사용(Naloxone= Narcan)

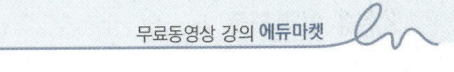

	자가통증조절 장치(Patient Controlled Analgesia, PCA) ▶ 09,03 기출	• 정맥, 피하에 도관을 통해 투여 • 약물용량을 환자 스스로 조절 • 수술 후 통증과 같은 급성 통증에 좋음 • 과다 용량 투여를 제한하기 위한 장치 • 지속적인 진통 유지 가능	
	부작용 및 간호중재 ▶ 98,05,14 기출	변비	• 섬유질 풍부한 식사 제공 • 변완화제 투여
		오심, 구토	• 항구토제 투여
		혼미, 진정작용	• 진통제 양 줄이거나 횟수 줄이기
		급성 호흡억제 ▶ 16 기출	• 투여 전후 호흡횟수 확인 • 필요시 Naloxone + 식염수 → 호흡이 8회/분 이상 증가할 때까지 천천히 투여

통증조절 약물요법 시 주의사항 ▶ 02 기출
• 진통제 투여하기 전에 <u>정확한 환자 사정</u> 필요
• 약물 투여가 통증 조절을 위한 가장 적절한 방법이긴 하나, <u>최상의 유일한 방법은 아님</u>
• 약물에만 의존해서는 안 됨
• 주의 깊은 관찰과 정확한 판단이 기본적으로 필요함

약물이외 통증 관리 ▶ 00,06 기출	물리 요법	근육 이완, 혈류 증진, 신체 노폐물 배설, 심리적 이완
	인지-행동 요법	관심전환, 심상법, 이완요법
	침습적 중재 ▶ 18 기출	신경절제술(다른 통증치료 효과가 없는 경우 시행), 방사선 조사
	사회 심리적 간호	• 불안 제거를 통한 통증 관리 • 얼마동안 환자랑 같이 있어줌 • 환자가 직접 말로 표현하도록 유도함 • 환자와 공감하며 대화할 의사를 보임 • 환자 스스로 통증을 조절하는 방법을 취하도록 해봄

두드림 퀴즈

03 마약성 진통제, 진정제, 신경 안정제 약물의 공통적인 부작용으로 옳은 것은?
① 다뇨
② 빈맥
③ 체온 증가
④ 호흡수 증가
⑤ 혈압 저하

정답 03.⑤

제4절 임종간호와 호스피스

1 개요

04 다음 중 호스피스 간호로 틀린 것은?
① 대상자에게 죽음에 대한 언급은 피하도록 한다.
② 영적 간호 시 간호사 자신을 치료의 도구로 사용한다.
③ 정서적 간호 시 대상자의 감정에 초점을 맞춘다.
④ 호흡 증진을 위해 지원한 공기가 유입되도록 선풍기나 에어컨을 틀어준다.
⑤ 대상자의 영적 관심을 민감하게 파악한다.

정의 (14 기출)	• 호스피스는 죽음을 앞둔 말기 환자와 그 가족을 사랑으로 돌보는 행위 • 환자가 스스로의 의지와 가치에 따라 위엄 있는 죽음을 맞이할 수 있도록 도움을 줌 • 사별가족의 고통과 슬픔을 경감시키기 위한 총체적인 돌봄
죽음에 대한 심리적 적응 단계	• by 엘리자벳 퀴블러로스

	부정	• 현실을 부정하며 여러 병원 다님
	분노	• 모든 대상에게 분노를 나타냄 • 인내심을 갖고 환자의 분노감 수용이 필요
	협상	• 죽음을 연기시키기 위해 타협을 시도 • 과거의 경험에 비추어 착실한 행동과 헌신함으로써 보상을 받을 수 있다고 생각함
	우울	• 더 이상 병을 부인하지 않으며 극도의 상실감과 우울증이 나타남 • 회상, 격려, 용기로 환자를 지지해 줌
	수용	• 가치 있는 존재였음을 환자가 깨닫도록 도와줌 • 가족들과 추억을 나누며 신상을 정리함

목적 (14,15 기출)	• 대상자는 말기환자와 가족 • 대상자가 여생을 가능한 편안하게 보내고 충만한 삶을 살도록 도움 • 삶을 긍정적으로 수용하고 죽음을 삶의 일부로 자연스럽게 받아들이도록 도움 • 대상자의 여생을 인위적으로 연장시키거나 단축시키지 않으며, 살 수 있는 만큼 잘 살다가 자연스럽게 편안히 생을 마감할 수 있도록 도움 • 대상자의 요구와 필요에 가능한 모든 자원을 이용해 충족시키고 죽음을 잘 준비하도록 도움
호스피스의 철학	• 대상자와 가족의 경험을 중시함 • 대상자와 가족의 가치에 따라 결정함 • 대상자의 자율성을 추구함 • 대상자가 정보를 듣고 결정을 내릴 수 있게 함 • 대상자와 가족을 존중함

정답 04.①

2 임종환자의 간호 접근 ● 12 기출

개방적 관계 형성	• 환자와 의료진 모두 죽음이 임박하다는 사실을 알고 서로 공개적으로 이야기하는 관계 • 마음의 준비가 되어 있지 않은 환자에게 죽음을 직시하라고 강요해서는 안 됨
영적 간호	• 영적 관심을 민감하게 파악하고 원하는 의식이나 종교적 조언과 위로를 받을 수 있도록 연계 • 간호사 자신을 치료의 도구로 사용 • 환자가 자신의 갈등과 고통에 대해 이야기 할 수 있도록 허용하고 경청함
정서적 간호	• 충분한 시간을 주어 충격과 거부의 단계가 지나갈 수 있도록 함 • 대상자의 감정에 초점을 맞추어 이해하려고 노력함.
신체적 간호 ● 20 기출	• 통증 경감 • 호흡 증진 : 호흡 상태를 규칙적으로 사정, 침상머리를 올려줌, 시원한 공기가 유입되도록 선풍기나 에어컨을 틀어줌 • 구강간호와 영양 공급 • 배설 증진 • 휴식과 수면 • 욕창 관리 및 위생 관리

두드림 퀴즈

05 다음의 환자 중 응급환자에 해당하는 것은?
① 탈골
② 복부 열상
③ 중증 화상
④ 단순골절
⑤ 경추손상 의심

제5절 응급간호

1 응급환자의 분류

긴급환자	Red	• 위기 혹은 생명의 위험 ▶ 13,19,20 기출 • 기도폐쇄, 심장마비, 경추손상 의심, 심한 쇼크, 의식불명, 개방성 흉부, 복부 열상, 긴장성 기흉, 연가양 흉곽 등
응급환자	Yellow	• 중함 • 중증 화상, 경추 외 척추 골절, 다발성 골절, 안구돌출성 외상, 중증 출혈 등
비응급환자	Green	• 경함 • 소량의 출혈, 탈골, 동상, 단순골절, 경증 화상, 경증 열상, 타박상 등
지연환자	Black	• 사망하였거나 심폐소생술의 효과 없을 것으로 판단되는 경우

2 응급관리를 위한 우선순위 ▶ 15 기출

1차 조사	Airway
	기도유지
		• 기도확보 및 기도 개방
		• 필요시 산소 제공
		• 경추 및 신체 선열 유지
		  → 경추 손상 아닌 경우 : 두부 후굴-하악거상법(head tilt-chin lift maneuver)
		  → 경추 손상 의심 : 하악견인법(jaw thrust)

	Breathing 호흡	• 보조근 사용 관찰 • 호흡수, 청색증 관찰 • 폐 청진, 경정맥 팽창, 기관 위치 사정 • 산소 공급 및 필요시 기도 삽관
	Circulation 순환	• 맥박 없으면 바로 심폐소생술 실시
	Disability 장애	• 의식수준(GCS), 통증사정(PQRST), 신경학적 사정(대광반사) • 변형 있을 시 고정
	Exposure 노출과 환경조절	• 의복 제거, 담요로 보온 유지, 따뜻한 정맥주사
2차 조사		V/S check, 심장리듬 확인, 심전도 검사, 산소포화도, 도뇨관 삽입, 위관 삽입, 혈액검사
응급 간호 순위 ▶ 99 기출		• 적절한 환기 및 기도유지 • COPD 병력이 없다면 산소 공급 6~9L/min • IV line • 12lead ECG : 심장모니터 • 쇼크 예방 체위

정답 05.③

3 현장 응급 처치

목적	심각한 해를 입지 않도록 하기 위해		
우선순위 ▶ 99,10,12 기출	안전한 장소로 이동	• 척추부위 손상여부 고려 : 손상의심 시 이동하지 않음 ▶ 15 기출	
	반응 확인 및 기도유지	• 턱을 들어 올리고 이물질 제거	
	호흡기능 유지		
	순환기능 유지		
	출혈 통제	• 상처 바로 위 동맥 압박 ▶ 98,01,10 기출 • 지혈대 적용, 출혈부위 직접 압박 • 출혈부위는 심장보다 높게 유지	
	척추, 사지손상 부위에 부목 ▶ 06,17 기출		
	개방상처	• 멸균된 천, 깨끗한 천으로 덮음	
	저체온 예방을 위해 최대한 빨리 이송		
우선순위 대상자	• 활력징후의 현저한 변화 • 의식상실 • 흉통 환자(35세 이상에서는 협심증과 심근경색 의심) • 심한 통증 환자 • 직접 압박으로 지혈되지 않는 출혈 • 치료가 지연될 경우 상태가 심하게 악화될 환자 • 타인을 침해하는 행동을 보이는 자 • 정신적인 황폐 상태 : 사랑하는 사람의 상실, 강간 • 노인이나 아동 환자		

4 심폐소생술(Cardio Pulmonary Resuscitation, CPR)

절차	반응확인 → 도움요청/119신고 → 호흡과 맥박 확인 → 가슴 압박 → 기도유지, 인공호흡 → 회복 확인	
	가슴압박 : 인공호흡 = 30 : 2 ▶ 00,03,12 기출	
	• 소아 & 영아의 심폐소생술에서 1인일 때 가슴압박 : 인공호흡 = 30 : 2, 2인일 경우 15 : 2 • 성인은 1인 2인 상관없이 30 : 2	
시간	4분 이내	소생술을 실시하면 뇌손상 가능성이 거의 없음 ▶ 98 기출
	4~6분	뇌손상 가능성 높음
	6~10분	뇌손상이 확실
	10분 이상	심한 뇌손상 혹은 뇌사

두드림 퀴즈

06 가슴을 움켜쥐고 쓰러진 환자가 의식이 없고 숨을 쉬지 않으며 맥박이 측정되는 않는 경우 우선적인 중재로 가장 적절한 것은?

① 인공호흡
② 기도삽관
③ 가슴압박
④ 자동제세동기
⑤ 수액공급

정답 06.③

두드림 퀴즈

방법	사정	• 의식확인 13 기출
	도움 및 119 신고	• 반응 없을 시
	맥박과 호흡 확인	• 일반인 : 맥박 확인 생략(호흡 비정상 또는 의식 없을시 심정지로 판단) • 의료종사자 : 경동맥 또는 대퇴동맥 10초간 촉지 + 호흡유무 확인
	심폐소생술 실시	• C-A-B • 일반인 구조자에 의한 심폐소생술
		가슴압박	100~120회/분 정도의 빠르기 & 5cm 정도의 깊이
			압박 위치 : 가슴 중앙인 가슴뼈(sternum)의 아래쪽 절반 부위
			팔은 바닥과 수직, 체중을 이용해서 압박 그리고 충분한 이완
		기도유지 인공호흡	• 하악거상법과 하악견인법으로 기도유지 • 호흡 시 가슴이 올라가는 것 확인
		가슴압박과 인공호흡 반복	
		회복자세	회복 확인 후 옆으로 돌려 눕혀 기도 개방 유지
		합병증	늑골 골절, 늑연골 분리, 간과 비장파열, 기흉, 혈흉, 심장압전, 폐좌상, 지방색전
이물질에 의한 기도 폐쇄 시		• 하임리히 법(Heimlich maneuver) : 서 있거나 앉아 있는 대상자

일반인에 의한 심폐소생술 순서	보건의료인에 의한 심폐소생술 순서

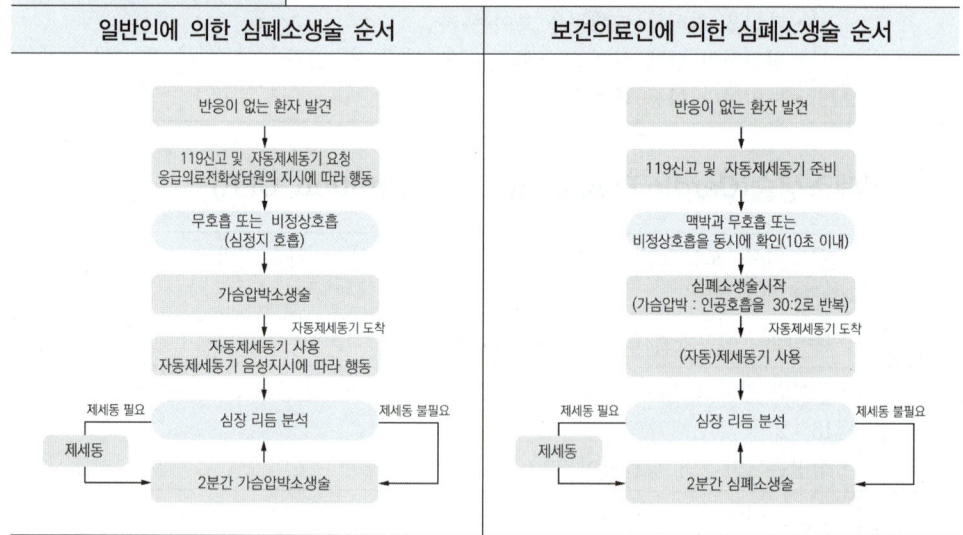

5 중독

흡입된 독	• 뇌와 심근의 저산소증을 치료하고 흡입된 독 제거 • 독가스가 있는 곳에서 환자를 이동시키며 조이는 의복은 느슨하게	
접촉에 의한 독 ▶ 11 기출	• 의복을 제거하고 피부를 다시 세척 • 일반적 화상 치료 • <u>다량의 물로 피부를 세척</u> ▶ 13 기출	
섭취된 독 ▶ 08 기출	• <u>구토제의 효과가 미비할 때 음독한지 2시간 이내 위세척(약물의 희석 및 배출)</u> • 부식제나 탄화수소가 아닌 다른 물질인 경우 15~30ml의 구토제를 주어 구토 유발 후 물 주기 • 활성탄 섭취 시 하제 투여 • 가정용 세제나 부식제를 섭취하였을 경우 희석요법이나 중화요법 • <u>강산성 물질 및 강알칼리성 물질 섭취 시 구토유발 및 중화제 넣는 것 금기</u>, 물을 마셔 중화시킴 ▶ 18 기출	
교상 및 자상	• 뱀에 의한 자상 ▶ 17 기출	• 물린 부위에서 10cm 가량 상부에 넓은 끈을 이용해 동맥혈은 유지되며 정맥혈은 차단되도록 함 • 물린 부위는 심장보다 낮추어 혈액 순환을 더디게 하고 흐르는 물과 비누로 세척 • 교상 15분 이내 흡입기를 이용하여 독을 빨아낼 수 있으나 입으로 흡입하지 않기
	• 동물에 의한 자상	• 심하지 않은 경우 비누와 흐르는 물로 10분간 세척 • 필요시 예방적 항생제 투여하여 파상풍 예방하기
	• 벌 자상	• 자상 부위에 남은 벌침을 신용카드, 칼등, 손톱 등으로 긁어서 제거 • 비눗물로 씻어주고 냉찜질하여 통증 완화 • 아세타미노펜, 스테로이드 연고 적용

6 열과 관련된 응급 상황

		열경련(heat cramps)	열탈진(heat exhaustion)	열사병(heat stroke)
고열과 관련된	원인	• 고온 환경에서 심한 육체적 노동시 발생 • 지나친 발한에 의한 탈수와 염분소실	• 고온 환경에서의 오랫동안 노출로 말초혈관 운동신경의 조절장애와 심박출량의 부족으로 순환부전 발생 • 피부혈관의 확장과 탈수 유발	• 고온다습 환경에서 육체적 노동을 하거나 옥외에서 태양의 복사열을 머리에 직접 받은 경우 발생 • 중추성 체온조절 장애 : 체내 열의 축적으로 고열발생(41~43℃)
	증상	• 오심, 창백, 허약, 심한 발한, 갈증 • <u>근육의 격렬한 수축</u> • <u>명료한 의식</u>	• 피로, 두통, 오심, 구토, 현기증, 졸도 • 과잉발한, 저혈압, 약하고 빠른 맥박(빈맥) • 근육수축, 통증	• 덥고 건조한 피부 • 정신상태 변화(혼동, 혼수) • 저혈압, 빈맥, 허약 • <u>40℃ 이상 체온상승</u>
	치료 간호중재 ▶ 15 기출	• 목적 : 기도·호흡·순환을 안정시키고 <u>심부의 체온을 하강시킴</u> • 정맥확보 및 <u>수액 주입</u> • 산소투여 • 차가운 환경유지, <u>의복제거</u>, <u>미온수부터 얼음물로 체온 하강</u> • 음료 제공 시 알코올 또는 커피, 카페인 함유 음료는 금지		
한랭과 관련된	동상	• 피부가 낮은 온도에 노출, 세포 안팎의 조직액이 얼어서 조직이 손상		
		중재	• 손상 받은 조직을 마사지하거나 소독하지 않음 • 손상부위 장신구와 의복 제거 • 미온수(39~42℃)에 손상부위 담그기 • 수포 절제 후 무균 드레싱	
	저체온증	• 체온이 34.4℃ 이하 • 신체가 환경으로부터 잃은 열만큼 생산하지 못할 때 발생		
		중재	• 젖은 의복 제거하고 마른 의복 및 따뜻한 담요 제공을 통해 수동적 보온 • 따뜻한 정맥 수액 투여, 가온된 습한 산소 제공 및 따뜻한 수액으로 복막, 위, 장세척하여 능동적 보온 • 구개반사 감소하거나 없는 경우 삽관 준비	

제6절 노인간호

1 노년기의 변화

심리·사회적 측면	또래집단과 애착형성, 신체적 변화에 끊임없이 적응, 추리력, 논리적 능력 감소			
	피부	• 표피가 얇아지고 투명 • 진피는 콜라겐의 감소 및 피부탄력성 감소 • 피지분비 감소로 건조하고 거친 피부 • 멜라닌 색소 감소로 모발 백색, 얼굴 제외한 체모의 감소 • 손발톱이 부서지기 쉽고 딱딱해짐		
		간호중재	• 40% 이상의 습도 유지 • 목욕은 1~2회/주, 습윤제 사용 • 태양광선으로부터 보호 : 썬크림, 모자 • 손발톱은 물에 담근 후 부드러워진 후 자름	
	근골격계 ▶ 06,18 기출	• 추간판 얇아지고, 간격 좁아짐 • 척추의 압박으로 인한 길이감소로 키가 작아짐 • 말초부위의 지방층, 골밀도의 감소 • 자극에 대한 근육의 반응속도가 느려짐 • 무게중심이 엉덩이에서 몸통으로 이동 • 허리 굽어져 전만증, 측만증, 흉곽의 전후경이 길어져 술통형 흉곽이 됨		
		골다공증검사 T-score 해석 ▶ 18 기출	정상	$-1.0 \leq$ T-score
			골감소증	$-2.5 <$ T-score < -1.0
			골다공증	T-score ≤ 2.5
			심한 골다공증	T-score ≤ 2.5 + 골다공증 골절
		간호중재	• 골다공증 예방 : 칼슘과 인을 함유한 식품 섭취(필요 시 약물로 섭취) 및 체중부하 운동(걷기) 권장 ▶ 13 기출 • 욕조와 화장실에 미끄럼 방지 고무판 사용	
			운동관리 ▶ 06 기출	• 유산소, 근력, 유연성 및 균형감 향상 운동을 골고루 시행 • 점차적 운동량 증가 • 폐확장을 위한 적절한 운동 선택
	심혈관계	• 좌심실 크기 감소 → 심장 수축·이완능력 저하 → 1회 박동량, 심박출량 감소		

---

07 노인의 생리적 노화현상으로 옳은 것은?
① 방광용적이 증가한다.
② 심장벽이 두꺼워진다.
③ 객담배출능력이 증가한다.
④ 단맛, 짠맛에 대한 감기 기능이 발달한다.
⑤ 근육주사 시 약물 흡수율이 증가한다.

정답 07.②

생리적 측면			• 관상동맥의 구경 좁아짐 • 심장판막, 심장, 동맥이 두꺼워지고 탄력성 감소 • 고혈압 발병률 증가
		간호중재	• 정규적인 혈압측정 • 염분, 지방, 콜레스테롤 제한 • 과체중인 경우 식이 제한과 적당한 운동 병행 • 금연 • 앉을 때 다리 올려놓기 • 기립성 저혈압 예방을 위해 천천히 눕고 일어나기
	소화기계 ▶ 06 기출		• 쓴맛, 신맛을 제외한 맛의 역치가 상승하여 과다한 양념을 사용 • 치주질환으로 치아 상실 • 식도 연동운동감소, 괄약근 이완 장애로 음식의 식도 정체시간 증가 → 가슴앓이, 연하곤란, 구토, 흡인의 문제, 불편감 • 65세 이상의 노인의 간 혈류가 50%까지 감소하여 약물의 독성 증가 • 직장벽의 탄력성 감소로 변비발생 증가 • 항문내괄약근의 긴장도 감소로 변실금 초래
		간호중재	• 염분 없는 조미료 사용 • 저지방식이 제공 • 소량의 음식 자주 섭취, 식후 앉아 있기 • <u>노인에 알맞은 용량의 약 섭취</u>
	호흡기계		• 호흡기계 근육의 효율성 감소 • 폐혈관의 저항, 폐동맥압 증가 • 기침능력 감소, 분비물 제거 능력 감소 • 호흡수 16~25회/분 증가 • 혈액의 산소운반능력, 혈색소의 감소
		간호중재	• 근긴장성 운동, 심호흡 운동 실시 • 횡경막 호흡 • 감기 및 폐렴의 예방접종을 통해 감기 예방 • 구강간호 자주 시행 • 금연
	비뇨기계		• 잔뇨량 증가 • 방광용적의 감소로 빈뇨 현상 발생 • 불수의적인 방광수축의 증가로 긴급뇨가 발생 • 남성에서 전립선 비대증 증가로 배뇨방해, 불수의적 방광 수축 발생 • 요실금 발생 증가
		간호중재 ▶ 15 기출	• 취침 전 수분, 알코올, 카페인 제한하여 야뇨증 예방 • 복근강화 운동

01,02,04,05,11 기출			• 수술 요법을 먼저 적용하지 않음 • 케겔 운동 교육 • 노인의 방은 화장실이 가까운 곳에 위치, 복도에 야간 등 설치, 소변기 옆에 손잡이 설치
	생식기계	여성	• 에스트로겐 분비 감소로 질벽이 얇아지고 탄력 상실 • 질분비물 감소, 질 건조, 질소양증, 성교통 • 골반 근육 약화
		남성	• 발기부전, 전립선 비대
	감각기계	시각	• 지방의 감소로 안검이 처짐 • 눈물생산의 감소로 안구 건조 • 수정체의 유연성 상실로 노안 발생 • 홍채 근육의 탄력 소실로 동공 조절이 어려워 암순응이나 명순응 어려움 • 초록색과 푸른색 구별 능력 감소
		청각	• 이개가 커지고 늘어짐 • 청신경의 퇴행으로 음의 전달능력의 감소 • 코르티기관의 섬모세포 감소로 노인성 난청 발생 • 고음에 대한 감지력 감소
		간호중재	• 밤운전 피하고 화장실과 복도에 야간 등 설치 • 선명한 색깔대조 사용 • 선글라스, 창모자, 비반사성 안경 착용 • 노인과 대화 시 고음을 피하고 적당한 속도로 말하기 • 다양한 음식으로 식욕 자극
	신경계		• 뇌혈류 감소와 신경 전도가 느려져 반응시간의 지연 • 인지기능이 다소 감퇴 • 기억력의 감소되는 것은 인출의 문제(저장의 문제 아님)
		수면의 변화	• 낮 수면의 증가 • 수면시작 후 깨어나는 빈도의 증가 • 숙면의 어려움 : REM 수면 줄고 NREM 3,4단계 못들어감 • 이른 저녁 취침, 이른 아침 각성
		간호중재	• 두뇌활동의 지속, 긍정적 생활태도 유지하도록 도움 • 비언어적 의사소통의 병행 • 수면 위생 : 규칙적인 취침, 낮잠의 최소화, 잠자는 방의 조명과 소음 조절, 야간 음주와 카페인 음료 제한

2 의사소통 ▶ 98,99,04 기출

- 감각결핍과 기억력 문제 고려하여 의사소통하기
- 반응, 이해하는 시간 충분히 제공하고 반복하여 설명하며 그림, 요약 사용하기
- 얼굴을 보면서 천천히 대화하기

3 체온유지

- 체온 조절 기전이 손상되어 저체온이나 고체온이 되기 쉬움
- 온도 변화 인지력 및 체온 조절 기전의 쇠퇴, 말초 혈류·오한·근육량 감소, 지방 축적과 대사율 저하

4 약물복용

약물반응 변화요인 ▶ 00 기출	약물 흡수 변화	위산 감소, 위혈류와 장운동 감소
	약물의 체내 분포	체액 감소, 체지방 증가 → 지용성 약물의 분포 증가, 수용성 약물의 분포 감소
	약물의 대사	간의 혈류 및 효소 활동 감소 → 약물의 혈장 농도 및 반감기 증가
	약물의 배설	사구체 여과율 감소로 약의 배설시간 증가되어 약물이 축적

5 낙상 예방 ▶ 05,13,16 기출

- 침실이나 목욕탕에 보조등 설치
- 욕실에 미끄럼방지 타일이나 고무깔개 설치
- <u>침대를 사용한다면 높이 조절이 가능한 침상을 사용하기</u>
- 목발, 지팡이, 보행기의 끝이 닳지 않도록 검사하고 휠체어 브레이크 검사 자주 하기

6 영양 관리

- 포화지방산과 염분 섭취 ↓
- 섬유소와 복합탄수화물 섭취 ↑

02 병태생리기전

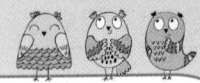

제1절 수분과 전해질

1 수분-전해질의 균형

항상성이란	체내외 환경의 변화에 대응하여 내부 환경을 일정하게 유지하는 작용 → 내분비계(호르몬)과 자율신경계의 조절에 의해 유지
항상성의 조절 중추	간뇌의 시상하부
항상성의 조절 기전	• 내분비계에 의한 조절(호르몬 분비) → 피드백 • 자율신경계에 의한 조절 → 길항작용 • 혈당 조절기전 • 삼투압 조절기전 • 혈중 Ca^{2+}양 조절 기전

2 체액의 분포 및 기능

종류	세포내액	세포외액
분포	세포내에 존재	간질액, 혈장, 세포간액
차지/비중	체중의 40%	체중의 20%
기능	• 세포내의 화학적 반응을 원활하게 하는 수성 매개물로 기능 • 인체의 구조물을 구성	• 세포에 영양분, 수분, 전해질 등을 전달 • 노폐물 운반 • 세포대사를 위한 용매(물) 역할 담당 • 전해질 농도를 유지시켜 세포기능을 원활하게 함 • 체온조절 ▶ 혈장 내의 주요 전해질 농도(mEq/L) | 양이온 | | 음이온 | | |---|---|---|---| | Na^+ | 135~145 | HCO_3^- | 22~26 | | K^+ | 3.5~5.0 | | | | Ca^{2+} | 4.5~5.5 | | | | Mg^{2+} | 1.3~2.1 | | |

3 체액과 전해질의 내적 조절

나트륨과 수분	갈증중추	삼투압 증가 → 갈증중추인 시상하부의 삼투수용기 탈수 혹은 자극 → 대뇌피질 자극 → 갈증지각
	신장	• 전해질을 선택적으로 재흡수 • 하루 1.5L 소변 생성 → 혈장의 정상삼투압, 전해질 균형, 정상 혈량 유지, 산염기 균형유지 • 삼투질 농도는 나트륨에 의해 결정 • 나트륨과 수분의 균형유지 주요 요소 사구체여과율(GFR), 항이뇨호르몬(ADH), 레닌-안지오텐신-알도스테론 체계
	항이뇨호르몬 (ADH) ▶ 13 기출	• 시상하부에서 합성되어 뇌하수체 후엽에서 분비 • 신장의 원위세뇨관과 집합관에서 수분의 재흡수를 증가시킴 • <u>세포외액 고삼투압, 세포외액량 결핍, 스트레스, 통증</u> <u>→ 항이뇨호르몬 분비 증가</u> <u>→ 혈액량 증가, 혈압 증가, 이뇨 감소</u>
	레닌-안지오텐신-알도스테론 체계	신혈류 감소 → 레닌분비(신장) ↓ 안지오텐시노겐 → 안지오텐신 Ⅰ → 안지오텐신 Ⅱ 말초동맥 수축 → 이완기혈압 상승 부신피질 자극 → 알도스테론 분비 → Na^+, 수분 재흡수 촉진 → 혈액량 증가 → 수축기 혈압 상승

4 수분 불균형

		원인	증상	간호중재
세포 외액량	결핍(탈수) 98 기출	수분, 나트륨의 손실 → 금식, 설사, 구토, 흡인, 과다 발한	19,20 기출 • 혈압, 소변량 감소 • 맥박, 호흡, 체온 증가	15,17 기출 • V/S • 구강이나 정맥으로 수분 보충
	과잉(부종)	저장액으로 관장 또는 위세척, 화상의 회복, Na^+ 증가	01 기출 • 호흡곤란 • 폐부종, 사지부종, 뇌부종 • 혈압상승	• 이뇨제 • 수분제한 • 저염식이 • 침상머리 30~45° 상승 → 정맥귀환량 증진
세포 내액량	결핍	고나트륨혈증, 세포외액량 결핍	04 기출 • 갈증, 발열, 핍뇨 • 중추신경계 변화 (혼돈, 무의식, 뇌출혈)	• 혈장과 유사농도의 등장성 용액 투여 = 수분공급
	과잉 (수분 중독증)	02 기출 저삼투성 용액 과다투여, 항이뇨호르몬 부적절 분비 증후군(SIADH)	• 두통, 서맥 • 혈압, 호흡수, ICP ↑	• 수분 제한 • 의식저하와 관련된 중재

두드림 퀴즈

01 세포외액량 결핍증과 관련된 내용은?

① 체온을 하강시킨다.
② 피부 탄력성을 저하시킨다.
③ 빈맥, 호흡수가 감소한다.
④ 맥압이 증가한다.
⑤ 다뇨가 나타난다.

정답 01. ②

5 전해질 불균형

(1) 나트륨(Na⁺, sodium) 불균형

나트륨 (Na⁺, sodium) 역할	• 정상범위 : 135~145mEq/L • 세포외액량과 삼투압조절 • 산, 염기 조절 • 효소 반응과 신경근 활동 조절 → 심장·골격근의 수축
나트륨 (Na⁺, sodium) 조절	• 혈장 나트륨 수치에 따른 삼투압 변화 → 갈증중추 반응과 수분이 이동하는 보상기전 • 레닌-안지오텐신-알도스테론 체계 • ADH • 신장의 사구체 여과율(GFR)

	고나트륨혈증(hypernatremia) 16 기출		저나트륨혈증(hyponatremia)	
정의	혈장 나트륨 145mEq/L 이상		혈장 나트륨 135mEq/L 이하	
원인	① Na 섭취증가 : 과도한 구강섭취, 고장액 IV ② Na 배설저하 : 알도스테론 과잉증, 신부전, 쿠싱증후군 ③ 수분소실 증가 : 삼투성이뇨, 이뇨제 복용, 심한 고혈당, 심한 발한, 설사, 화상, 발열 ④ 수분섭취 감소 : 금식, 갈증 감각저하		저혈량성	• Na 손실 > 수분소실 • 부적절한 Na 섭취 : 금식, 저염식 • Na 배설 증가 : 과도한 발한, 이뇨제, 상처배액, 고지혈증, 신장질환

			고혈량성	• Na 증가 < 수분증가혈청
				  → Na 희석
				  : 저장성 용액의 과도한 섭취, 정신성 다갈증, 신부전(신증후군), 저장용액의 비위관 세척, ADH 부적절분비 증후군, 고혈당, 울혈성 심부전

			정상혈량	• 체내 수분 증가
증상	심혈관계	심근의 수축력 저하, 보상성 빈맥 ㉠ 저혈량성 : 빈맥, 저혈압 ㉡ 고혈량성 : 서맥 또는 정상, 고혈압, 경정맥 팽창, 폐울혈, 체중증가, 부종	심혈관계	약한 맥박, 체위성 저혈압, 빈맥
	호흡계	호흡곤란, 수포음, 흉막삼출	호흡계	고혈량성 거친호흡, 빈호흡, 기좌호흡, 악설음, 수포음
	신경계	기면, 혼미, 혼수, 근긴장도 증가, 심부건 반사의 이상, 대사성 산증, 섬망, 경련	신경계	뇌압상승, 발작, 활동저하나 과다, 두통, 불안, 환각
	신장	핍뇨, 진한 농축뇨	위장관계	오심, 구토, 장음 항진, 복부 경련, 설사
	그 외	갈증, 발열, 체온상승	그 외	피부, 혀, 점막의 건조

02 저나트륨혈증의 증상으로 틀린 것은?
① 장음 항진, 복부 경련
② Na⁺ 115mEq/L, 혼돈, 경련
③ 혈장 삼투압 275mOsm/kg 이하
④ 체온 38.5℃, 혈장 삼투압 295mOsm/kg 이상
⑤ 설사, 맥박 120회/분, 혈압 80/50 mmhg

정답 02.④

치료 간호	• 근본적인 원인 교정 • 저장액 투여 : 0.2% 또는 0.45% 식염수 • 이뇨제와 포도당 용액 투여 → Na 배설 • 나트륨 섭취 제한	• 수분제한 + 균형잡힌 식이요법 • 신경학적 징후 나타난 환자 → 소량의 고장성 용액 3% Nacl IV & 모니터 • 구강섭취 불가능시 등장성 식염수 IV

(2) 칼륨(K⁺, Potassium) 불균형

칼륨 (K⁺, Potassium) 역할	• 정상범위 : 3.5~5.0mEq/L • 생존에 절대 필요 • 체내에 저장될 수 없음(매일 섭취) • 세포 내 삼투압 조절 • 수소와 교환을 통한 산-염기 조절 • 신경 자극의 전도와 골격근, 심장, 평활근의 수축 증진 • 간에 글리코겐 저장을 도와줌 • 단백질 합성의 조절
칼륨 (K⁺, Potassium) 조절	• 칼륨의 배설기관 : 신장과 위장관(배설) • 인슐린은 Na-K 펌프를 자극하여 세포 내로 K 흡수를 촉진 ▶ 17 기출

	고칼륨혈증(hyperkalemia)		저칼륨혈증(hypokalemia)	
정의	• 혈장 내 K⁺ 농도가 5.0mEq/L 이상		• 혈장 내 K⁺ 농도가 3.5mEq/L 이하	
원인 ▶ 16 기출	① K 섭취 과다 : K⁺ 함유음식, 과도한 정맥 투여 ② 체내 K 정체 → 소변 배설량의 감소 ③ 세포에서 K 과다 유리 : 인슐린 부족, 산증, 조직의 손상 및 이화작용(화상, 감염, 종양용해증후군) ※종양용해증후군 : 세포가 급격히 파괴 → 고 K,P / 저Ca / 고요산혈증		① K 섭취부족 : NPO, 영양불량, 체중감소 ② K 과다배설	
			위장관	설사, 구토, 비위관 흡인, 장누공, 하제의 잦은 투여, 다량의 수분 관장, 회장루
			약물	강심제, Thiazide 이뇨제, 스테로이드제, 중탄산염 등
			질환	고알도스테론 혈증, 쿠싱증후군, 당뇨병성 케톤산증의 삼투성 이뇨
			③ 혈청 내 K의 희석 : 수분중독, 포타슘이 부족한 수액 정맥 주입	

두드림 퀴즈

03 고칼륨혈증 시 심전도 소견으로 틀린 것은?

① QRS : 간격 넓어짐
② ST분절 : 올라감
③ T파 : 좁아지고 높아짐
④ PR간격 : 길어짐
⑤ P파 : 넓고 평평해짐

증상 ▶ 20 기출	심혈관계	• 빈맥 → 서맥, 부정맥, 저혈압 • 심근수축 약화, 심장마비	심혈관계	• 부정맥, 체위성 저혈압, 느리고 약한 맥박, 약한 심음 • 서맥 → 심정지
	위장관계	• 평활근 수축과 장연동 운동 증가 : 오심, 설사, 장경련, 장음의 항진	위장관계	• 식욕부진, 구토, 변비, 마비성 장폐색, 복부팽만
	신경 근육계	• 골격근의 신경근 흥분성 증가 • 근육의 탈분극 차단 → 근육허약 ㉠ 감각장애, 안절부절 허약감 ㉡ 손, 발, 얼굴이 저리거나 무감각 ㉢ 근육경련, 근육약화, 후기 축 늘어지다 마비	신경 근육계	• 피로감, 우울, 실어증, 과민성 • 전신허약감, 심부건 반사의 감소 또는 소실, 감각소실
	신장	• 소변에서 포타슘 배설의 제한 : 핍뇨, 무뇨 → BUN/Cr ↑	신장	• 다뇨, 혈청 내 삼투질 농도 감소, 이뇨
	진단	ABGA : 산증의 원인 파악(호흡성/대사성)		
ECG ▶ 02,18 기출	P파	넓고 평평해짐	P파	약간 상승
	PR 간격	길어짐	PR 간격	약간 길어짐
	ST 분절	내려감	ST 분절	내려가고 길어짐
	T파	좁아지고 높아짐	T파	내려간 T파
	R/QRS	진폭 감소/QRS 간격 넓어짐	U파	현저해진 U파
치료 간호 ▶ 00,03,06 기출		• 고칼륨 식이 제한 & 구강으로 금식 (NPO) • 포타슘 세포내로 이동 → 인슐린, 당 주입 • 이뇨제 투여 • K⁺ 대변으로 배출하기 위해 kayexalate 의 양이온 교환수지를 구강, 직장으로 투여 ▶ 15,19 기출 • 침상안정 : 칼륨수치 정상 시까지		• K식이 : 시금치, 바나나, 오렌지, 고기 (돼지, 소), 토마토, 정제가 덜된 곡류(오트밀, 귀리, 메밀, 팥), 양배추, 자두, 건포도, 말린과일, 무화과, 대추, 고사리, 미역, 파래, 고춧잎, 연근, 말린 버섯, 견과류 등 ▶ 13 기출 • K보충제 : 칼륨제제 구강투여가 가장 안전 • 정맥제제 : 반드시 희석하여 IV 투여
				주의사항 ㉠ 한 번에 push 금기 ㉡ 시간당 20mEq/L을 초과해서는 안됨 ㉢ 주입펌프 이용하고 ECG 모니터 관찰 ㉣ 포타슘은 NS에 희석할 것!! → 포도당에 희석시 세포내로 이동함.
				• 이뇨제에 의한 칼륨 부족 시 칼륨보충제나 칼륨보유 이뇨제 사용

정답 03.②

(3) 칼슘(Ca^{2+}, Calcium) 불균형   07,08,13 기출

칼슘(Ca^{2+}, Calcium) 역할	• 정상범위 : 4.5~5.5mEq/L • 신경전달물질의 촉매역할 • 세포의 투과성 유지 • 혈액응고기전에 관여(프로트롬빈 → 트롬빈) • 비타민 B_{12}의 흡수/이용증가
칼슘(Ca^{2+}, Calcium) 조절	• 부갑상선 호르몬 : 혈중 내 Ca 증가 • 갑상선 호르몬 : 혈중 내 Ca 감소(뼈로 저장) • P : 길항작용 • Mg : 상호억제 • 활성화된 vit.D : 신장 → Ca 흡수촉진, P흡수 방해 　　　　　　　　소장 → Ca/P 흡수촉진

		고칼슘혈증(hypercalcemia)		저칼슘혈증(hypocalcemia)
정의		• 혈장 칼슘 5.5mEq/L 이상		• 혈장 칼슘 4.5mEq/L 이하
원인	Ca 재흡수 증가 15 기출	• 부갑상선항진 • 악성종양 : 유방/폐/간/부신/전립샘 • 부동 : 뼈에서 칼슘 유리	Ca 재흡수 저하	• 갑상선 절제술 • 부갑상선 부전(기능저하증) • vit.D 섭취 부족 • 흡수불량 증후군, 유당불내증
	Ca 배출 감소	• 신부전 • Thiazide 이뇨제	Ca 배출 증가	• 신부전의 이뇨기 단계 • 설사, 지방변, 위장관 상처 배액
	Ca 혈액의 농축	• 신부전 • 탈수	이온화된 Ca의 부족	• 고단백혈증　• 알칼리증 • 급성췌장염　• 고인산혈증
증상 05, 15,18 기출	위장계	• 식욕부진, 오심, 구토, 변비 • 장연동운동 감소	위장계	• 장연동운동 증가, 설사
	신경계 18 기출	• 허약감, 피로, 우울, 집중력↓ • 심한 무력감, 감각기능 감소 • 혼돈, 혼수	신경계 13 기출	• 강직 : 입주변 뒤틀림, 손가락의 저림과 무감각, 사지경련, 얼굴경련, 후두경련, 심하면 강직성 경련 • 우울, 불안, 혼란 • Trousseau's 징후 양성 • chvostek's 징후 양성
	심혈관계	• 비효율적 수축, 부정맥, 심장마비 • 혈압상승, 강한 말초 맥박 • ECG : ST분절 & QT 짧아짐, T파 넓어짐		
	신장	• 다뇨, 신부전 • 신결석 : 옆구리의 통증, 신장/요관의 경련		
	근골격계 15 기출	• 뼈의 통증, 골절 • 느린 반사		

두드림 퀴즈

04 응급실에 내원한 환자의 검사 결과이다. 이 환자에게 제공해야 할 중재로 가장 올바른 것은?

- 혈장 K^+ 4.5mEq/L
- 혈장 Ca^{2+} 3.2mEq/L
- 혈장 삼투압 280mOsm/kg
- 혈장 Na^+ 140mEq/L

① Digitalis 제재를 투여한다.
② Trousseau's 징후를 사정한다.
③ 이뇨제를 투여한다.
④ 0.45% NaCl을 IV 투여한다.
⑤ Kayexalate 관장을 시행한다.

		심혈관계	• 초기 : 심계항진, 부정맥, 약한 맥박, 저혈압 • 후기 : 세포흥분성증가+심근수축력감소(CO↓) • ECG : ST 분절증가, QT 증가
		호흡기	• 호흡곤란, 후두연축, 천명
		혈액	• 출혈시간 지연 → 점상출혈
		근골격계	• 병리적 골절
		기타	• 머리카락 건조, 탈모, 피부 거칠, 백내장
간호	• 사정 : V/S, ECG, 근력 사정 • 혼돈, 기면, 혼수시 안전사고 예방 • 수분섭취 격려 : 신결석 예방(3~4L/일) • <u>소변 산성화</u> : 신결석 예방 위해 <u>산성 식이 제공</u> 　→ Vit.C 제공, 육류, 치즈, 계란 • 운동 격려 : 보행, 관절가동범위 운동		• V/S, ECG, 의식상태, 경련 • Trousseau's 징후 & chvostek's 징후 사정 • 출혈경향 사정 • 병리적 골절 예방 • 칼슘식이 : 우유, 치즈, 요구르트, 녹색채소
치료 ▶ 15 기출	• 칼슘 배설이 나트륨 배출에 의해 촉진되므로 <u>생리식염수 주입, 이뇨제 사용</u> • 산증교정 : 구강 혹은 정맥으로 인(P) 투여 • 칼슘 재흡수 감소 : 칼시토닌 투여, ROM 운동, 체중지지 운동		• 정맥 내 칼슘 투여 • vit.D 같이 처방하여 구강 칼슘 투여 • 운동

정답 04.②

28 | Part 01. 성인간호학

제2절 산과 염기

1 산-염기 균형 ▶ 99,00 기출

(1) 체내 산도(pH)는 수소이온(H^+)의 농도에 의해 결정 ▶ 06 기출
(2) 산-염기 균형을 위한 탄산(HCO_3) : 중탄산이온(HCO_3^-)의 비율 = 1 : 20
(3) 정상ABGA ▶ 04,05,06 기출

	pH	PaO_2	$PaCO_2$	HCO_3^-
정상범위	7.35~7.45	80~100mmHg	35~45mmHg	22~26mEq/L

(4) 동맥혈의 채취 ▶ 06 기출

채취부위	요골, 상완, 대퇴 동맥
주의사항	요골동맥에서 채취할 경우 allen test 시행하여 척골동맥의 혈액 순환이 정상인지 확인
방법	• 헤파린을 첨가시킨 주사기를 이용 • 공기접촉을 피하기 위해 코르크 마개로 막아두고 분석할 때까지 얼음 채운 그릇에 보관 • 채혈 부위의 출혈을 막기 위해 적어도 5분 정도 압박을 가해 눌러줌

(5) 동맥혈 가스분석 하기

	pH	H^+	$PaCO_2$	HCO_3^-
정상	7.35~7.45	·	35~45mmHg	22~26mEq/L
대사성 알칼리증	↑	↓	정상 혹은 약간 상승	↑
대사성 산증	↓	↑	정상 혹은 약간 하강	↓
호흡성 알칼리증	↑	↓	↓	정상 혹은 약간 하강
호흡성 산증	↓	↑	↑	정상 혹은 약간 상승

두드림 퀴즈

05 호흡성 산증 환자에게 나타날 수 있는 증상은?

① 고칼륨혈증
② 저칼륨혈증
③ 저칼슘혈증
④ kussmaul 호흡
⑤ 뇌척수액 pH 감소

2 산증 ▶ 98,03,04,18 기출

	호흡성 산증		대사성 산증	
원인	호흡저하	• COPD, ARDS, 중추신경계 질환 • CO_2 중독	신장의 배설기능 이상	신세뇨관 산증, HCO_3^-의 손실 (심한 설사, 장루)
	CO_2과다 생성	• 과다한 대사(패혈증, 화상) • 과다한 당질 섭취 등	과다한 비휘발성 산	신부전, 당뇨성 케톤산증, 요독성 산증, 젖산증, 독물질 섭취, 아스피린 등
			• 부신기능 부전증	
			• 수술 후 대사의 증가	
증상 ▶ 04,19 기출	• 두통, 호흡곤란, 과다환기, 고칼륨혈증 • 흐린 시야, 빈맥, 부정맥, 기면, 졸림		• 두통, 복통, 혼돈, 졸림, 혼수, 오심, 구토 • 과환기(kussmaul), pH < 7.0일 때 호흡 억제 • 고칼륨혈증 • 뇌척수액 pH 감소	

	pH	H^+	$PaCO_2$	HCO_3^-	pH	H^+	$PaCO_2$	HCO_3^-
검사 ▶ 98,00, 01,02,15,16, 18,19,20 기출	7.35~ 7.45	·	35~45 mmHg	22~26 mEq/L	7.35~ 7.45	·	35~45 mmHg	22~26 mEq/L
	↓	↑	↑	정상 혹은 약간 상승	↓	↑	정상 혹은 약간 하강	↓

	호흡성 산증	대사성 산증
간호 ▶ 99,15 기출	• 원인 요인 치료 • 의식수준에 맞는 안전대책 • 환기증진 • 마약성 진통제 사용 금지 : 호흡 억제 • <u>반좌위 적용</u> • $NaHCO_3$ 정맥 투여	• 원인 요인 치료 • 호흡증가 : CO_2 배출유지 　→ 마약성 진통제 사용 금지, 호흡기능 유지 • 중탄산이온(Bicarbonate) 투여 　→ 대사성 알칼리증, 저칼슘혈증(경직/경련) 주의 • 신부전 : 혈액투석, 복막투석 • 구강간호 : 과환기로 인한 구강건조 관리 • 전해질 불균형 조절 • 수분 공급 및 I/O check

정답 05. ①

3 알칼리증 06,07,13,14 기출

	호흡성 알칼리증			대사성 알칼리증		
원인	호흡과다	호흡깊이와 횟수의 증가로 CO_2 과다 배출(과환기)		비 휘발성 산 소실 (13 기출)	CO_2이외의 산의 부족	
		• 과도한 기계환기 • 갑상선 기능항진증 • 발열, 저산소증에 의한 과다 환가 • 저산소혈증(폐기종, ARDS) • 호흡 중추의 외상성 자극 : 통증, 뇌압 상승, 스트레스, CNS 손상			• 구토, 위 흡인 : 위산의 부족 • 제산제 혹은 중조의 과다섭취 • 이뇨제 사용으로 인한 저칼륨혈증	
				HCO_3^- 증가	염기물질의 과다 섭취 : 우유알칼리증후군, 중탄산나트륨으로 산증 과잉치료, 전혈의 과다한 수혈	
				과다한 HCO_3^- 재흡수	쿠싱증후군, 고알도스테론혈증, 감초중독	
보상기전	• 신장에서 중탄산이온 배출 증가 • 수소이온 염소이온 배출 감소			호흡수와 깊이 감소	폐에서 CO_2배출증가($PaCO_2$↑)	
				• 신장에서 중탄산이온 배출 및 재흡수 감소		
증상	초기	CO_2감소 → 뇌혈관 수축 → 혈류감소		저K	느리고 약한 맥박, 조기심실수축, 식욕부진, 구토, 변비, 장운동감소, 근육허약, 마비	
		현기증, 손/발가락의 무감각 및 저림, 이명, 혼돈, 흥분		저Ca	손과 발가락의 저린감, 근긴장 증가, 강직	
	후기	강직, 경련, 저포타슘혈증, 저칼슘혈증		신경	어지러움, 감각변화, 혼돈	
검사 13 기출	pH	$PaCO_2$	HCO_3^-	pH	$PaCO_2$	HCO_3^-
	7.35~7.45	35~45mmHg	22~26mEq/L	7.35~7.45	35~45mmHg	22~26mEq/L
	↑	↓	정상 혹은 약간 하강	↑	정상 혹은 약간 상승	↑
간호 06,14 기출	• 원인치료 • 봉지호흡 : CO_2정체시킴 → 혈중 $PaCO_2$↑ • 경련(tetany)안전대책 • 과환기의 급작한 중지는 위험 → 산소증진			• 원인치료 • 전해질 결핍(칼슘, 칼륨) 보충 • 적절한 수분 섭취 • 이뇨제 acetazolamide(Diamox) 투여 → HCO_3 배출 • 제산제의 적절한 사용 교육		

> **두드림 퀴즈**
>
> **06** 다음 입원 환자의 동맥혈 가스 분석 검사결과이다. 어떤 증상을 나타내고 있는가?
>
> • pH 7.48
> • PaO_2 90mmHg
> • $PaCO_2$ 46mmHg
> • HCO_3^- 30mEq/L
>
> ① 호흡성 알칼리증
> ② 호흡성 산증
> ③ 대사성 알칼리증
> ④ 대사성 산증
> ⑤ 케톤성 산증
>
> 정답 06.③

제3절 면역반응과 간호

1 염증

(1) 염증의 개념
인체가 손상을 받을 때 나타나는 국소 반응으로 염증성 물질을 중화시키고 희석하며 괴사물질을 제거하여 치유와 회복에 적합한 환경을 만드는 과정

(2) 염증의 증상

증상	원인		간호
발적	염증부위의 신진대사 증가	부종조절	• Rest : 휴식 • Ice : 냉찜질 • Compression : 압박 • Elevation : 거상
열	모세 순환의 확장으로 인한 충혈		
종창 ❯ 04 기출	혈관 이완되면서 혈액 증가, 간질공간으로 염증성 삼출액 축적		
통증	신경말단 자극 인자 증가, 삼출액에서 나온 화학물질에 의한 신경자극	염증감소	NSAIDs, 코르티코스테로이드, 항생제
기능이상	종창, 통증	전신증상 조절	해열제, 진통제, 고칼로리, 고단백, 고비타민C 식이 제공
전신증상	허약감, 권태감, 식욕부진, 체중감소, 발한		

2 면역 세포

호중구	• 미생물에 대한 즉각적이고 비특이적인 방어로 식작용을 함.
단핵식 세포	• 항원의 존재를 림프구에 알려주는 역할 • 세포성, 체액성 매개 면역반응 자극
림프구	• B림프구 : 항체생성, 체액성 면역

	면역글로불린의 종류	위치	특성
림프구	IgG ❯ 01 기출	혈장, 간질액	• 태반을 통과하는 유일한 글로불린 • 이차 체액성 면역반응의 주 항체
	IgA	체액	• 점막에 분포, 신체 표면 보호
	IgM	혈장	• 일차 체액성 면역반응의 주 항체
	IgD	혈장	• B림프구 분화 보조
	IgE	혈장, 간질액, 내분비액	• 알레르기 반응(아나필락틱 쇼크) • 비만세포, 호염기구를 활성화 • 기생충 감염에 대한 방어

• T 림프구 ❯ 03 기출 : 흉선에서 분열 증식되고 성숙

---

07 감염이 발생하였을 때 2차적으로 발현되는 인체의 방어기전은?

① 콧물
② 기침 증가
③ 연하운동 증가
④ 식균작용
⑤ 눈물

08 혈청항체의 75%를 차지하고 태반을 통해 신생아에게 전달되는 면역글로불린은?

① IgM ② IgE
③ IgD ④ IgG
⑤ IgA

정답 07.④ 08.④

3 면역의 종류

비특이적 면역	태어날 때부터 지니는 방어기전		
특이적 면역	• 체액성 면역 : B 림프구가 항체 생성 • 세포성 면역 : T 림프구의 작용 ▶ 16 기출		
후천성 특이 면역 ▶ 14 기출		자연적	인공적
	능동면역	질병을 앓고 난 후 획득	• 예방접종 : 심한 질병을 피하게 하는 방어
	수동면역	태아가 모체에서 받는 면역 (모유)	• 인체 감마 글로불린의 주사 : 다른 사람이나 동물에 의해 이미 만들어진 항체 주입, 면역반응 즉각적이지만 효과는 일시적, 2~3주 • 광견병, 파상풍, 독사에게 물린 경우

4 후천성 면역결핍 질환(Acquired Immune Deficiency Syndrome, AIDS)

원인균	HIV(Human Immunodeficiency Virus)
전파경로 ▶ 10 기출	성접촉, 혈액 및 혈액제제, 모체로부터의 전파
결과해석	HIV 양성 — • 반드시 AIDS임을 확정하지는 못함 • 전파 가능 • 항체 계속 존재하여 장기기증 불가능
예방 ▶ 02,06,11 기출	• 건조한 피부는 로션으로 마사지 • 주사바늘 사용 후 캡을 다시 씌우지 않음 • 단순한 피부접촉, 가벼운 키스, 포옹은 감염위험 없음 • 호중구수가 500개/mm^3 이하인 환자 → 엄격한 무균술 • 성관계시 콘돔 사용하도록 교육 • 주사바늘, 면도기, 칫솔 따로 사용 • 피부통합성, 호흡기, 소화기 상태의 세심한 평가와 신체사정 필요
간호중재 ▶ 99,07 기출	• 고열량, 고단백 식이 • 장관염 있는 경우에는 장의 휴식 위해 구강섭취 제한

두드림 퀴즈

09 K씨는 예방접종을 받은 경험이 없는데 A형 간염 항체를 가지고 있다. K씨에게 해당하는 면역은?
① 선천 면역
② 자연수동면역
③ 획득수동면역
④ 획득능동면역
⑤ 자연능동면역

10 HIV 감염 위험요인으로 적절한 것은?
① 비말감염
② 감염된 혈액 수혈
③ 침습적 피임기구 사용
④ 감염된 환자와의 대화
⑤ 청결하지 못한 식습관

정답 09.⑤ 10.②

5 과민반응(알레르기 반응)

두드림 퀴즈

11 과민반응을 일으킬 가능성이 낮은 약물은?
① Insulin
② corticosteroid
③ aspirin
④ penicillin
⑤ streptomycin

관련요인 01 기출		항원(알레르기원)에 대한 지나친 면역반응
알레르기원	흡인성	꽃가루, 먼지, 동물비듬, 진균 등
	섭취성	음식(달걀, 우유, 견과류, 생선, 갑각류, 초콜릿 등), 식품 첨가물
	접촉성	비누, 꽃가루, 나무, 라텍스 등
	주사약물	이물혈청, 약물(aspirin, penicillin, tetracycline, sulfonamide, insulin, 국소마취제, 조영제, 항암제 등), 벌 독
알레르기 매개물질	Mast cell의 화학적 매개물질	히스타민 : 혈관 투과성 증가, 평활근 수축, 수용체 자극 02 기출 → 기관지 평활근 수축 : 천명음, 기관지 경련
	아라카돈산 대사물질	류코트리엔(Leukotrienes) : 기관지 평활근 수축, 혈관 투과성 증가 → 세기관지의 지속적인 경련 유발, 평활근에 히스타민 작용 강화

▶ 과민반응의 유형

유형	관련 항체	발현시간	매개물질	증상 및 질환
제1유형 아나필락시스형 아토피형 01,19 기출	IgE	즉시	비만세포 : 히스타민, 류코트리엔, 프로스타글란딘	• 아나필락틱 쇼크 : 소양증, 부종, 콧물 → 호흡곤란, 청색증, 천명음 • 아토피성 : 예방이 최선, 건초열, 기관지 천식, 아토피 피부염, 알레르기 비염, 두드러기
제2유형 세포독성	IgG, IgM	즉시	보체 용해 조직 내 대식세포	• ABO 불일치 • 두통, 요통, 오심, 구토, 빈맥, 저혈압
제3유형 면역복합체성	항원-항체 복합체	즉시 또는 지연	호중구 보체 용해	• 항원-항체 복합체가 과도하게 형성되어 축적된 기관에서 발병 : 사구체염, 류마티스 관절염, SLE • 혈청질환 : 이종혈청 주사한 경우 00 기출 → 부종, 열, 두드러기
제4유형 지연성 16 기출	없음	24~72 시간	T세포, 단핵구, 대식세포, 사이토카인	• 접촉성 피부염 • 장기이식 거부 반응 • 투베르쿨린 반응

정답 11.②

진단적 검사	임상병리검사	IgE과 호산구 증가 : 제1형 과민반응 의심
	피부검사	아나필락틱 쇼크 경험 있는 경우 검사 금물
		긁는 검사(Scratch test) : 안전, 소아나 민감한 환자에게 실시
		첩포검사(patch test) : 피부에 부착 후 반응 확인 ▶ 00,07 기출
간호중재	증상의 예방, 완화에 중점	
	알레르기원 확인과 회피	약물, 먼지, 꽃가루, 곤충
	약물요법	• 항히스타민제 : 부종이나 가려움증 치료에 효과적 • epinephrine(adrenaline) : 기관지확장 • aminophylline : 평활근 이완, 이뇨작용 • Corticosteroid : 항염증제 • 비만세포 안정제 : 비강 분무제, 알레르기 비염과 천식 치료제 • Leukotrien 수용체 길항체 : 구강 투여, 알레르기 비염과 천식 치료제
	면역요법 = 탈감작 요법 ▶ 02,05,10,19 기출	• 제1유형 IgE 매개형 과민반응 치료에 사용 • 방법 : 정확한 양의 알레르기원을 일정한 간격으로 피하로 투여 ▶ 탈감작 요법의 주의할 점 ▶ 16 기출 • 항원 주사 시 아나필락틱 쇼크에 대비하여 응급처치 준비 • 주사하기 직전에 항원의 양과 보관날짜, 항원의 이름과 대상자를 확인 • 주사용 항원 용액 병은 냉장고에 바로 세워서 보관 • 이전 주사 시 부작용이 없었는지 확인 • 매 주사시마다 부위를 변경하는 것이 바람직 • 주로 상완에 피하 주사 • 가장 소량에서 차츰 최대 농도가 될 때까지 알레르기원 단계적 증량
아나필락시스 ▶ 11,15,18 기출	• 제1형 과민반응의 가장 치명적인 상태 • 알레르기원에 노출된 후 수초 내지 수분 내에 영향을 나타냄	
	증상	• 점막세포 분비 증가 : 콧물, 재채기, 충혈, 눈물 • 광범위한 혈관확장, 모세혈관 투과도 증가, 심박출량 감소, 심각한 기관지 협착
	관리	• 적절한 환기와 조직관류 유지 • 기도유지 • Fowler's 체위 • 필요시 1 : 1,000 epinephrine 0.3~0.5ml 10~15분 간격으로 반복 피하 투여 ▶ 18 기출

두드림 퀴즈

12 SLE 환자의 교육 내용 중 맞는 내용은?
① 안과 검진은 6개월마다 받는다.
② 여러 사람들이 모이는 단체 활동에 활발히 참여한다.
③ 건조한 피부에 로션 마사지는 증상을 악화시킨다.
④ 임신은 별도의 상담이 필요하지 않다.
⑤ 기분전환을 위한 염색은 괜찮다.

정답 12. ①

	• 24시간 이내에 아나필락시스의 재발 관찰 • 고용량 산소/수액 정맥 투여
예방법 ▶ 18 기출	• 피부반응검사 진행 • 아나필락시스 쇼크의 경험이 있는 환자에게는 금물

6 자가면역질환

정의	자기항원에 대한 면역관용이 깨지면서 세포성·체액성 면역 반응을 일으키는 질환
발생기전	• 자기항체의 변화, 조절장애 • 바이러스가 정상 면역기능 방해 • 유전적 소인과 관련 • 여성에게 빈번하여 성호르몬과 연관 • 노인에게 빈발하여 노화과정과 연관 • 항원의 변형, 항체의 교차반응

* 전신 홍반성 낭창증(Systemic Lupus Erythematosus, SLE) ▶ 03,13,15기

정의	• 다양한 신체 기관을 침범하는 만성 염증성 질환 • 지속적인 병의 증상 악화와 완화 불규칙적 반복 • 20~40대 여성에서 호발
병태생리	• 면역복합체 → 광범위한 조직손상 유발 ▶ 15 기출 • B림프구의 과도한 활동 • 특정 가족에게 발생 빈도 높음

증상 ▶ 03 기출	피부	탈모, 나비모양 발진, 원반모양 홍반, 손바닥 홍반, 점막궤양
	신경계	뇌졸중, 발작, 말초신경병증, 정신증, 기질성 뇌증후군
	심폐계	심내막염 심근염, 심낭염, 흉막 삼출증, 폐렴, 레이노이드현상
	혈액조절계	빈혈, 백혈구감소증, 림프선증, 비장비대, 혈소판감소증
	비뇨기계	사구체신염, 혈뇨, 단백뇨, 소변량감소
	위장계	복통, 설사, 연하곤란, 오심, 구토
	생식기계	월경불순
	근골격계	관절염, 근염, 활액막염

진단	• CBC : 백혈구감소증, 혈소판감소증 • ERS의 증가 • 면역글로불린 증가 • 보체 감소 • 혈청 내 자가항체, anti-DNA antibody, Anti Nuclear Antibody(ANA) 확인
치료	• 혈청교환법(일시적) : 자가항체와 면역복합체 제거 • 약물치료 → 스체로이드제제, 비스테로이드성 항염제(아스피린은 발열, 관절통 등의 염증 경감)

간호중재 01,08,13,17 기출	• 피부통합성 유지 → 건조한 피부에 로션 바르기, 외출 시 자외선 차단크림, 긴소매 옷, 챙이 넓은 모자 착용 • 통증 : 열·냉 요법 • 적절한 휴식과 활동하며 증상이 심하지 않을 때에는 적절한 운동(ROM, 필라테스 등) 하기 • 감염성 질환의 징후를 보이는 사람과 접촉금지 • 처방없이는 머리 염색도 금지 • 망막증의 합병증을 예방하기 위해 6개월마다 안과 검진

7 장기이식

조직적합성 (Histocompatibility) 17 기출	• 백혈구 항원 • 수혜자와 공여자의 HLA(Human Leukocyte Antigen) 비교 • 장기 이식 시 자기와 비자기 조직을 인식하는 능력이 있고, 면역세포 간의 제어기능을 담당하는 것으로 적혈구를 제외한 모든 혈액 세포표면에 존재			
이식거부반응 (Graft rejection)		과급성	급성	만성
	시기	이식직후 ~ 48시간 내	며칠 혹은 몇 달 후	수개월 수년 후 재발
	원인	공여자의 항원에 감작된 림프구에 의해 세포독성 항체 형성	세포 매개성 반응(T림프구) : 공여자 항원에 감작될 때 반응이 시작	항체와 보체가 관여(B림프구), 만성적으로 일어나는 이식 장기의 퇴화
	증상	• 거부반응 : 전신피로, 고열 • 이식장기 : 국소허혈, 부종	고열, 백혈구 증가증, 요량감소나 무뇨, 장기 이식 부위 통증, 경도의 고혈압, BUN/Cr↑	• 혈관이 두터워지고 좁아짐 • 이식 장기의 기능부전 및 퇴화 • 신장이식 후 만성거부반응 시 증상은 BUN/Cr↑과 고혈압
	치료	즉시 이식 장기 제거	• 즉시 면역억제제 투여 • 신속 진단 시 치료가능	이식거부반응 약물(스테로이드, 면역억제제) 사용 → 진행과정 지연 가능
이식편 대 숙주반응 (Graft-versus-Host Disease, GVHD) 06 기출	원인	면역 저하된 수혜자에게 면역 있는 공여자 골수세포 주입할 때 발생 → 공여자 골수 속에 있는 T림프구 증식되어 거부반응 발생		
	증상	급성	• 이식 후 1~100일 발생 • 주로 피부, 간, 소화기에 발생 • 홍반성 발진, 심한 탈피, 오심, 구토, 소화흡수장애, 장마비, 장점막 탈락, 간비대, 황달	
		만성	• 이식 후 100일 이후 발생, 100일간 지속 • SLE와 유사, 피부의 홍피증과 같은 섬유화, 발진, 심한 탈피	
	예방	• 수혜자의 면역기능 억제		
	치료	• 고용량의 면역제제, 스테로이드 사용		

두드림 퀴즈

13 간이식을 한 60대 남성 A씨는 수술 8일째 체온이 39℃ 이상으로 열이 있으며, 요량이 20cc/hr로 감소하였다. 이식부위의 통증을 호소하는 대상자에게 간호사가 우선적으로 중재해야할 것은?

① 이뇨제 투여
② 침상안정
③ 항생제 투여
④ 전해질 교정
⑤ 면역억제제 투여

정답 13.⑤

제4절 쇼크간호

1 정의
- 조직 관류의 전반적인 감소로 인한 세포 내 저산소증
- 장기가 필요로 하는 만큼의 혈액 전달 불가능하여 대사노폐물 축적되고 세포 파괴
- 조직과 신체 파괴

2 유형

		원인	증상	치료 및 중재
	저혈량성 쇼크 (hypovolemic) 01,02,10,11 14,16 20 기출	• 체순환 혈액량 감소 • 출혈, 염류소실, 화상 • 탈수, 요붕증 • 30% 이상 혈량 소실 : 보상기전 부전	• 빈맥 : 맥박 100회 이상 • 핍뇨 • 차고 축축하며 창백한 피부	• 기도확보, 산소투여 • 순환혈액량 증가 : 수혈 및 따뜻한 수액 제공 • 쇼크 체위 • 출혈부위 압박
	심인성 쇼크 (cardiogenic) 16,19 기출	• 심박출량 감소 • 심근경색 • 부정맥 • 심장압전, 판막부전증	• 빈맥, 저혈압, 맥압 저하 • 청색증, 창백, 차고 축축한 피부	• 산소 투여 • MI : 모르핀 투여 • 약물요법 : nitrate, dobutamine, β-아드레날린 차단제
혈관성 쇼크	패혈성 쇼크 (septic)	• 혈액 내 세균감염으로 전신 혈관확장과 혈압 저하 • 면역억제제 투여	• 체위에 따른 혈압 감소, 빈맥 • 호흡수 증가(첫 지표) : 호흡성 알칼리증 → 호흡성 산증 • 초기 : 따뜻한 피부, 건조, 홍조 • 후기 : 창백한 피부, 차갑고 얼룩덜룩하며 체온 저하 • 사망률 28~50%	• 감염 규명 및 항생제 치료 • 산-염기 균형 유지 • 체온 조절 • 혈압상승제 • 스트레스성 궤양 예방
	신경성 쇼크 (neurogenic)	• 교감신경계 손상 • 약물 과다 복용 • 척추손상(T₅ 이상 손상) • 강한 정서적 자극	• 저혈압, 서맥 • 건조한 피부 • 손상부위 이하 발한 능력 사라지고 혈관 이완, 혼돈, 실신	• 적절한 기도 유지, 호흡 • 혈압, 심박출량 유지

---

14 급성 심근경색증 환자에게 심인성 쇼크가 발생했을 때 관찰되는 증상과 거리가 먼 내용은?
① 청색증
② 혈압 저하
③ 호흡수의 감소
④ 차고 축축한 피부
⑤ 수축기 혈압의 감소

정답 14.③

| 아나필락틱 쇼크 (anaphylactic) 11,18,19 기출 | • 과민반응으로 인한 순환부전
• 음식, 곤충, 약물, 독
• 심근억제효소의 유리 | • 혈압 저하, 두통
• 빈맥 : 심각한 저혈량과 혈관 허탈 초래
• 호흡기계 억압 : 저산소혈증, 협착음, 천명음
• 소양증, 담마진, 안검부종 | • 기도유지, 산소보충
• 항히스타민, 에피네프린(정맥, 피하), 기관지확장제, corticosteroid주사
• 혈액량 유지
• 원인 제거 |

3 쇼크 환자의 일반적 증상

쇼크의 3단계	보상단계	• 지남력 있음, 의식수준 변화 시작, 호흡수 증가, 맥압 감소, 동공 산대, 폐 혈류 감소 • 쇼크 발생 1~2시간 이내 원인 교정 시 환자 상태 안정적 • 신혈류 감소되어 소변량 감소, 신장의 보상기전 작동
	진행단계	• 쇼크의 보상기전 실패로 혐기성 세포 대사 → 대사성 산증 • 흥분, 혼돈, 저혈압, 빈맥 → 말초 맥박 감소(결손맥), 말초조직 허혈, 전신 관류 감소, 부정맥, 심근허혈, 심근괴사
	불응단계	• 심박출량 감소 가중되어 뇌허혈, 심각한 저혈압, 말초맥박 촉지 불가, 난치성 순환 부전, 불규칙하고 극단적인 서맥 • 뇌 손상으로 인해 혼수, 반사 소실 • 다발성 장기부전 증후군 : 주요 장기 비가역적 손상, 사망 임박
전반적 증상 18 기출	맥박	• 빈맥(신경성 쇼크 제외)이면서 약함, 결손맥, 사망이 임박한 경우 맥박수가 극단적으로 감소 18 기출
	호흡	• 초기 과다환기 = 호흡성 알칼리증 → 호흡부전으로 대사성 산증
	피부	• 창백, 차갑고 축축함, 발한
	핍뇨	• 농축된 소변으로 40cc/hr ↓
	혈압	• 혈압 하강, 맥압 감소, 기립성 저혈압
	체온하강	• 체온조절 중추기능 저하

4 간호중재

	원인과 유형 규명
기도확보, 호흡 유지	• 기관내 삽관, 호흡 보조기구 사용 • 산소분압 50mmhg 이상으로 유지
순환 혈액량 복구	• 수액주입 • 전혈 공급
산-염기 불균형 교정 (대사성 산증)	• 중탄산나트륨 투여 • 기계 환기로 과호흡 교정
다리 30° 상승시킨 체위 (변형 트렌델렌버그 체위)	• 저혈량성 쇼크 의심되는 상황에서 중요 • 심장으로 환류 증가 • 심인성 쇼크에서는 금기
활력징후 감시	• 혈압 유지 확인 • 체온 : 체온과 비슷한 온도의 수액, 혈액 주입, 발열 기구 이용
약물치료	• 교감신경흥분제 : 말초혈관 수축으로 혈압 상승 <table><tr><td>dobutamine</td><td>• 심근수축력 증가, 심실 충만압 감소</td></tr><tr><td>dopamine</td><td>• 쇼크 시 가장 흔히 사용, 심박동수 증가, 심박출량 증가, 혈압 상승 • dopamine + Nitroprusside(말초혈관 저항 감소) 함께 사용 • dopamine + dobutamine 함께 사용</td></tr><tr><td>Epinephrine</td><td>• 저용량 : 기관지 확장(β_2), 심장 자극(β_1) • 고용량 : 말초혈관 수축(α)</td></tr></table>• 혈관 확장제 : 조직관류 저하와 심각한 혈관 수축이 있을 때 • 스테로이드
영양요법	• 단백열량 대사 → 쇼크에 의한 대사 과잉의 주증상 • 첫 24시간 내에 경장영양(entral nutrition), 어려울 때 비경구 영양(TPN) • 칼로리 요구와 균형 확인하기 위해 탈수 확인, 체중 측정

제5절 종양간호

1 양성종양과 악성종양 07,13 기출

	양성종양	악성종양
성장속도	천천히 성장	빠름
성장양식	국소적, 커지고 팽창	주위 조직을 침윤하여 성장, 염증·궤양·괴사 초래
피막	피막에 국한	피막 ×
세포의 특징	• 주위의 원조직과 거의 유사 • 대부분 잘 분화되어 나타남	• 대부분 미분화 • 세포 크기에 비해 핵이 커 핵의 비율이 큼 13 기출
재발	거의 없음	재발이 흔함
전이	없음	• 흔하게 발생 • 직접 퍼지거나 림프계, 혈액, 이식에 의해 다른 장기로 전이
신생물의 영향	• 발생부위의 조직을 압박하거나 주요 장기를 폐쇄시키지 않는다면 숙주에 거의 해가 없음 • 악액질(악성종양에 종종 수반되는 체중감소, 식욕부진, 오심구토, 설사 등의 임상증상, 암의 말기에 나타남)을 발생하지 않음	• 항상 숙주에게 유해함 • 외관손상, 중단된 장기기능, 영양불균형 초래 • 궤양, 패혈증, 천공, 출혈, 조직괴사를 초래 • 악액질, 폐렴, 빈혈 등 전신증상
예후	종양은 수술로 제거하며 예후가 좋음	분화가 잘되어 있거나 전이가 없는 경우 제외하고 예후 나쁨

2 TNM staging 분류체계 ▶ 05, 12, 14 기출

종양의 크기 Tumor	T_X	종양이 측정되거나 발견되지 않음
	T_0	원발성 종양의 증거 없음
	T_{IS}	상피세포내암
	T_1, T_2, T_3, T_4	종양의 크기와 침투 정도가 상승
결절, 림프절의 침범 정도 Node	N_X	국소 림프절에 대하여 임상적으로 평가할 수 없음
	N_0	림프절에 질병의 증거가 없음
	N_{1a}, N_{2a}	국소 림프절에서 질병을 확인할 수 있고, 전이가 의심되지 않는 경우
	N_{1b}, N_{2b}, N_{3b}	국소 림프절에서 질병을 확인할 수 있고, 전이가 의심되는 경우
전이의 유무 Metastasis	M_X	원거리 전이를 사정할 수 없음
	M_0	원거리 전이의 증거가 없음
	M_1, M_2, M_3	원거리 림프절을 포함하여 숙주의 전이성 침투의 정도가 상승

3 암의 치료와 간호중재

수술 요법		근치적 수술 : 일반적으로 종양을 둘러싼 림프절과 원발병소 모두를 제거	
방사선 요법	외부 방사선요법 ▶ 01 기출	• 기계를 통해 표적부위에 고에너지 X선과 감마선 전달 • 치료 후 격리 필요하지 않음 • 검사실에는 혼자 들어가나 의사소통 가능	
	부작용	• 피로 : 많은 에너지가 소모됨 • 탈모 : 치료가 끝나면 회복 가능 • 구강 장애 : 음식의 저작과 연하가 어려움 • 위장관 장애 : 오심, 구토, 설사	
	간호중재 ▶ 01, 03, 14, 15 기출	• 고통이 없음을 말해줌 • 검사실에는 환자 혼자만 들어가게 되나 의사소통 가능함을 설명함 • 절대안정을 요하지는 않으나 휴식할 수 있는 환경 제공 필요 • 필요시 항구토제, 진통제 사용	
		피부간호 ▶ 98, 99 기출	• 치료부위 건조하게 유지 • 처방받지 않은 연고, 화장품, 파우더 사용 금지 • 비누사용 금지 • 치료부위에 직접적인 마찰, 햇빛노출, 찬 것, 바람에 노출 금지 • 피부에 표시된 그림이 지워지지 않도록 주의 • 샤워 시 뜨거운 물 금지 및 샤워 후 문지르지 않기 • 의복은 부드러운 면직류

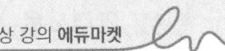

항암화학요법	투여원칙 04 기출	• 한 가지 약물보다 병합 투여하는 것이 훨씬 효과가 좋음 • 감염이 있는 동안 보류해야 함 • 최초의 치료는 최고의 효과가 있는 약제를 사용해야 함	
	투약 시 유의사항 07 기출	• 장갑, 보호안경, 긴 소매에 단이 있고 앞이 트이지 않은 저투과성의 가운을 착용하고 통풍이 잘되는 곳에서 항암제를 준비 • 항암제가 피부에 묻었을 때 즉시 물과 비누로 닦아냄 • 항암제가 눈에 튀었을 경우 15~30분간 세척 후 응급처치 및 의학적 평가 받기	
		항암제 투여 중 피부로 누출되었을 때 08 기출	• 주입 중지 • 주사기 세트에 잔여 항암제가 흐르지 않도록 빼냄 • 바늘 제거 • 해독제 피하주사 • 냉찜질 또는 온찜질
	부작용과 간호중재 06,11 기출	골수기능 저하	• 백혈구 감소, 혈소판 감소, 빈혈, 감염, 점상출혈, 비출혈, 발열, 피로감, 창백, 홍조, 소양증 등 • 출혈예방 : 아스피린계통 약물 금지, 출혈 증상 시 즉시 보고 17 기출 • 감염예방
		소화기 02,18 기출	• 구강건조증, 오심, 구토, 식욕부진, 구내염, 설사, 변비
			오심, 구토	• 오심 호소 시 크래커나 토스트 제공 • 약물 투여 전·후 2~4시간 동안 음식물 제한 • 영양결핍 예방으로 고단백, 고열량식이로 6대 영양소 골고루 소량씩 섭취
			구내염 예방 20 기출	• 부드러운 칫솔 사용 • 알코올 없는 구강액 사용 • 통증이 심하면 따뜻한 소금물로 함수 • 뜨거운 음식, 찬 음식, 자극적인 음식 피하기
		피부	• 영구적이지 않지만, 원래와 다를 수 있음을 교육
		생식기능	• 생식기능 저하나 불임가능성 교육 • 치료 전 정자냉동보존, 난자냉동보존으로 보관

두드림 퀴즈

15 암의 위험신호로 볼 수 있는 것은?
① 식욕의 증가
② 수면 장애
③ 급격한 성격의 변화
④ 지속적인 집중력 저하
⑤ 잘 아물지 않는 상처

4 암의 예방과 조기발견 ▶ 98,99,04,14 기출

1차 예방	암 발생 위험요인을 피하는 예방 행태 및 건강한 생활을 실천하는 것	
	암 발생 예방 습관 ▶ 14 기출	• 골고루 영양분 섭취 • 섬유소가 많은 음식 섭취 • 우유, 된장 섭취 권장 • <u>Vit, A, C, E 적당량 섭취</u> • 표준체중 유지 위해 과식하지 않고, 지방 적게 섭취 • 짜거나 맵거나 뜨거운 음식 피하기 • 불에 직접 태우거나 훈제한 생선이나 고기는 피하기 • 스트레스 피하기 • 땀날 정도로 운동하고 과로 피하기 • 금연 및 과음하지 않기
	암 발생 7가지 경고 증상 ▶ 00 기출	• 소화불량 또는 연하곤란 • 사마귀가 변화되는 것 • 계속되는 기침이나 쉰 목소리 • 치유가 안 되는 궤양 • 배변 또는 배뇨 습관의 변화 • 유방 또는 다른 신체 부위가 두꺼워지거나 덩어리가 만져짐 • 신체 개구부로부터 비정상적인 분비물이나 출혈

2차 예방	암의 조기 발견 및 조기치료 하도록 하는 것(=조기검진의 중요)				
	우리나라 국가 암검진 프로그램 ▶ 06 기출	암종류	검진대상	검진주기	검진방법
		위암	만 40세 이상 남녀	2년	위내시경검사 또는 위장조영검사
		간암	만 40세 이상 남녀로 간 경변이나 B형 간염 항원 양성, C형 간염 항체 양성, B형 또는 C형 간염 바이러스에 의한 만성 간질환 환자	6개월	간초음파검사 + 혈청 알파태아단백검사
		대장암	만 50세 이상 남녀	1년	분변잠혈반응검사(대변검사) : 이상 소견 시 대장내시경검사 또는 대장이중조영검사
		유방암	만 40세 이상 여성	2년	유방촬영
		자궁경부암	만 20세 이상 여성	2년	자궁경부세포검사

정답 15.⑤

제6절 수술환자간호

1 수술 전 간호

간호사정	연령	특히 노인은 신장, 간, 심장, 폐기능 약화
	영양상태 ▶ 03 기출	• 단백질 : 조직 재생에 필수 • 수분 및 전해질의 불균형을 I/O 관찰을 통해 확인 • vit.B₁(Thiamine) : 탄수화물 산화 및 위장관계 기능 유지 • vit.C(ascorbic acid) : 상처치유와 콜라겐 합성 • vit.K : 혈액응고와 프로트롬빈 생산
	신체사정	수술에 불리한 영향을 끼치므로 감염주의
		항응고제 복용 : 서서히 복용 중단, 지속해야 하는 경우 단기작용 헤파린 투여
간호중재	합병증 예방교육 ▶ 01, 13 기출	심호흡	• 수술 후 폐 확장과 혈중 산소 유지, 폐포 허탈(무기폐) 방지 • 느린 복식호흡, 2회/1일 연습
		기침	• 폐분비물 배출 용이하게 하여 폐렴 예방 • 기침 전 심호흡하여 기침 반사 유발 • 기침 시 수술부위 지지하고 실시
		체위 변경과 하지 운동	• 정맥정체 예방, 혈액순환 증진, 적절한 호흡기능 유지에 기여 • 체위변경 2시간 마다, 관절가동범위운동(ROM) 3~4회/일
수술 전날 간호	금식 (NPO)	• 수술 중 흡인과 구토 예방
	피부준비	• 피부손상 없이 피부 박테리아 감소, 피부 절개 시의 감염 위험 최소
수술 직전 간호	단순도뇨	• 급성 방광팽만의 즉각적인 완화를 위해 • 무균적인 소변 검사물을 얻기 위해 • 배뇨 후 잔뇨량을 측정하기 위해
	유치도뇨 ▶ 02 기출	• 소변 배출의 문제가 있을 때 • 요도와 주위조직의 외과적 수술 대상자들을 위해 • 요도 폐쇄 방지하기 위해 • 중환자의 계속적인 소변량 측정을 위해 • 실금하는 혼수환자 • 계속적이고 간헐적 방광세척을 위해
수술 전 투약 ▶ 02 기출	목적	• 수술 전 환자의 불안이나 흥분을 경감(수면제 등) • 타액과 위액의 분비를 감소, 기도 분비물을 억제(항콜린제 : atropine sulfate) ▶ 18 기출 • 통증과 불편감 완화(진통제)

2 수술 중 간호

체위	Trendelenburg P.	하복부, 복강내 수술
	변형된 Trendelenburg P.	담낭, 담도 수술
	쇄석위(lithotomy P.)	질, 직장 수술, D&C ▶ 99 기출
	신장체위	신장이식

합병증	저체온증	• 기초대사율 감소 유도 • 조직의 산소요구량 감소
	감염	• 무기폐, 폐렴

마취간호	전신마취		• 약물에 의해 중추신경계를 억압하여 기억상실, 진통, 무의식을 동반 • 마취의 단계 중 제2단계 흥분기 : 의식 상실에서 이완(규칙적 호흡, 안검반사 소실)까지 ▶ 98 기출
	국소마취	장점	• 별도의 마취기 필요 없음 • 간, 신장, 내분비, 대사에 큰 영향 없음 • 마취 후 구토 적음 • 수술 후 순환·호흡기 합병증의 발생빈도 낮음
		단점	• 마취의 조절성이 부족 • 급성독성반응이나 아나필락틱 쇼크 유발 가능성 • 약한 근이완작용 • 소아의 경우 협조 어려움

• 척수 마취(지주막하 차단)와 경막외 마취 비교 ▶ 99 기출

	척수 마취(지주막하 차단)	경막외 마취
적용 부위	• 자율신경, 운동신경, 감각신경 모두 차단	• 척수신경과 후근신경절 차단
천자 부위	• 척수가 L2에서 끝나기 때문에 L2~L5 지주막하강	• 경막외강(요·경·후추부 모두 가능)
합병증	• 저혈압 • 호흡억제 및 정지 • 오심과 구토	• 호흡마비, 순환장애 • 경련, 저혈압, 의식소실
적응증	• 하복부, 서혜부, 하지, 회음부 수술 • 기도확보가 곤란한 경우 • 간이나 신기능이 저하된 경우	• 수술 후 통증관리, 진단 및 급·만성 통증치료 • 금식기간이 충분하지 못할 때 • 질식분만 및 제왕절개술
금기증	• 중추신경계의 종양 및 질환 • 중증 심부전증 • 척추 및 천자부위의 감염	• 뇌압상승 • 출혈성 경향이 있는 환자 • 쇼크 혹은 저혈압
자율 신경 차단 징후	• 저혈압, 서맥, 오심, 구토 • 척수마취 > 경막외 마취	

		• 척수마취 후 부작용 ▶ 98,18 기출		
		• 두통, 마비, 뇌막염, 저혈압		
		원인	뇌척수액 유출, 부적절한 수액주입	
		중재	• 베개 없이 6~12시간 동안 앙와위로 안정 d/t 뇌척수액 나오지 않게 • 조용한 환경, 적당한 수분 공급 • 배뇨장애 및 하지 무감각에 주의	
회복실 간호 ▶ ㅇㅇ 기출	지속적 모니터	ECG, V/S		
	간호사정 ▶ 07,19 기출	호흡기능 사정	기도 청결, 기도 개방성, 산소 공급 필요성 사정	
		심혈관계 사정	• 첫 1시간 동안 15분마다, 그 후 1~2시간 30분마다, 그 후 4시간 1시간마다, 그 후에는 4시간마다 V/S check	
		I/O	• 6~10시간 이상 배설 못하면 인공도뇨	
		의식수준 사정 (GCS glasgow coma scale) ▶ 04,07,11 기출	• 최고점수 : 15점, 3~7점 : 혼수 혹은 심한 뇌손상	
			눈뜨기(E)	4 : 자발적 눈뜸 3 : 소리에 의해 눈뜸 2 : 통증에 의해 눈뜸 1 : 반응 없음
			언어반응(V)	5 : 지남력 있음 4 : 혼돈된 대화 3 : 부적절한 언어 2 : 이해할 수 없는 언어 1 : 반응 없음
			운동반사반응(M)	6 : 지시에 따름 5 : 통증에 국소적 반응 4 : 자극에 움츠림 3 : 이상 굴절 반응 2 : 이상 신전 반응 1 : 반응 없음

두드림 퀴즈

16 수술 후 흔히 발생하는 합병증으로 정맥혈전증을 예방하기 위한 간호로 틀린 것은?

① 2시간마다 체위변경을 시행한다.
② 혈액순환 개선을 위해 다리 마사지를 한다.
③ 하지 정맥주사는 하지 않는다.
④ 다리를 상승시킨다.
⑤ 낮은 용량의 헤파린을 주사한다.

3 수술 후 간호 ▶ 18 기출

원인에 따른 간호중재	호흡기계 기능유지		• 심호흡(복식호흡), 기침, inspirometer 사용 • 경구, 비경구 수분 공급 • 조기 이상 : 연동운동 회복, 분비물 배출 촉진 • 진통제 투여
	통증완화		• 체위변경, 진통제 투여, PCA, 등마사지
	불편감 완화		• 진통제 및 체위변경 • 요 배출량, 방광팽만검사
	위장관계 기능 회복		• 측위 : 구토 흡인 방지 • 조기이상 : 연동운동 회복 • 수분섭취 증가 • 필요시 비위관 삽관하여 감압
	요도기능 회복		• 배뇨유도 : 물 흐르는 소리, 회음부 열적용, 따뜻한 변기 • 필요시 인공 도뇨
	운동성 회복		• 체위변경, 조기 이상, 침상운동
수술 후 합병증 ▶ 00 기출	호흡기계 ▶ 01,05 기출		• 가장 흔하고 심각한 문제 • 예방 : 조기이상, 기침 격려, inspirometer 사용, 심호흡
	심부정맥혈증 (Deep Vein Thrombosis, DVT) ▶ 14 기출	원인	장시간 부동 시 혈전 형성 ▶ 15 기출
		증상	• 족배굴곡 시 장딴지 통증 = Homan's sign 양성 • 환측 다리 부종, 열감, 발적 • 합병증으로 폐색전증 발생 → 갑작스럽고 돌발적 발생, 예리하게 찌르는 듯한 흉통, 호흡곤란, 불안, 동공 확대, 식은 땀, 맥박 증가
		예방 ▶ 11 기출	다리 운동, 낮은 용량의 헤파린 주사, 탄력스타킹, 조기이상
		간호중재 치료	• 정맥결찰, 항응고요법, 혈전용해요법 • 침상안정, 온습포 적용, 마사지 금지
	요정체		• 유치도뇨관 삽입
	장폐색		• 복부통증 및 복부팽만 : 비장관 또는 직장관 삽입
	피부손상관리 ▶ 15 기출		• 내장 돌출(외과적 응급상황) : 돌출된 장을 소독된 생리식염수에 적신 거즈로 덮어주고 즉시 외과의 보고, 반좌위, V/S check(저혈압, 빈맥)
	영양 섭취 ▶ 03 기출		• 상청 치류 촉진 : vit.C와 단백질 공급 • 구강 섭취 허용되면 처방대로 액체(맑은 국물, 과일주스 등) 주기 • 처음 고형식이로는 야채와 고기를 소화되기 쉽게 조리한 것으로 주기

정답 16.②

03 소화기계

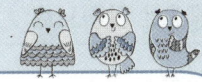

제1절 구조와 기능

구강 연수에서 저작과 연하를 담당	구조	• 연구개, 경구개, 혀, 치아, 치은(잇몸), 구강 점막
	기능	• 저작 : 연하를 위해 음식을 잘게 부수는 것으로 소화의 시작 • 타액분비 : 혀밑샘, 턱밑샘, 귀밑샘에서 타액을 분비하여 음식물을 부드럽게 넘길 수 있는 윤활제 작용을 함, 아밀라제 효소가 탄수화물을 엿당으로 분해 • 연하 : 저작으로 부드러워진 음식을 인두를 지나 식도로 넘김
식도	구조	• 인후두와 위를 연결 • 기관과 후두 뒷면에 위치
	기능	• 하부식도 괄약근은 평소 수축상태를 유지하여 음식물의 역류를 방지하고 식도 점막 보호 • 화학적 소화 없음, 점액을 분비하여 음식물 통과를 용이하게 함
위	구조	• LUQ : 늑골 바로 아래에 위치 • 복강동맥에 의해 위의 혈액공급이 이뤄짐 • 분비샘 | 분문샘	점액분비
---	---
주세포 (소화세포, chief cell, peptic cell)	• 점액과 펩시노겐 분비 • 펩시노겐은 위 내에서 H^+에 의해 펩신으로 활성화되어 단백질 분해
벽세포(parietal cell)	• HCL과 수분 분비 • 장에서 vit.B_{12} 흡수에 필수적인 내인자 생산
경부세포	• 점액분비
유문샘	• 가스트린과 점액 분비	
	기능	• 위액과 혼합, 유미즙 상태로 만들어 십이지장으로 배출 • 단백질 분해 시작됨 • 아밀라제가 산에 의해 불활성화 될 때까지 탄수화물 소화가 됨
	분비	• 위액분비 억제 요인 : 미주신경 자극 억제, 교감신경 자극, 음식물의 삼투질 농도 증가, 지방물질, Entrogastrone 호르몬, 혈액순환 변화, 위염과 염증

> 두드림 퀴즈
>
> **01** 간(liver)의 기능으로 올바른 것은?
> ① vit.K 합성
> ② 글루카곤 분비
> ③ vit.B_{12}흡수
> ④ 담즙 생성
> ⑤ 단백질 분해 시작
>
> 해설
> → 각 소화기계 기능은 ① 대장 ② 췌장 ③ 소장 ⑤ 위
> → 간의 기능 : 순환기능, 담즙생산, 탄수화물 대사, 지방 대사, 단백질 대사, 응고인자 합성, 비타민과 철 저장, 암모니아를 무독성의 요소로 전환, 해독작용 등
>
> 정답 01.④

		• 신경지배	
		교감신경	위액 분비 억제, <u>위 운동 억제</u>
		부교감신경	미주신경, 위산, 가스트린, 펩신 등의 위액 분비 및 <u>위 운동 증가</u>
	위 운동	• 위 배출 속도는 호르몬과 자율신경계의 작용에 의해 조절 • 자율신경계 : 미주신경 자극에 의해 위 운동 촉진 • 위장관 호르몬 영향	
		가스트린	위의 평활근 수축과 운동을 자극
		세크레틴	십이지장 분비, 위 운동 억제
		콜레시스토키닌	십이지장과 공장 분비, 유문 괄약근 수축
소장	구조	• 위의 유문과 연결된 관상기관, 6~7m, 직경 2.5cm	
		십이지장	유문괄약근~공장, 25cm, C자 모양, 오디 괄약근 위치
			오디괄약근 간에서 담즙 생성 → 담낭에 저장 → 총담관 → 오디괄약근이 열리면 십이지장으로 담즙이 흘러들어감 → 지방소화(위의 미즙 + 담즙 + 췌장액 혼합)
		공장	소장의 중간 부위 약 2.5m
		회장	소장의 마지막 부위 약 3.6m
		횡맹판막에서 결장과 연결	
	기능	• 하루 약 2L 장액(<u>pH8</u>) 분비 • 공장 : 음식물의 대부분 흡수 • 회장 : 담즙산염 흡수, vit.B_{12} 흡수	
	신경	교감	소장운동 억제, 통증 전달
		부교감	장의 긴장력과 운동성 증가
대장	구조	• 회맹판막~항문, 길이 1.5~1.8m • 맹장 : <u>RLQ</u>에 위치, 맹장의 말단에 맹낭(충구)이 있음 • 결장 : 분비물은 유일하게 점액만, 상행-횡행-하행-S자 결장 순 • 직장과 항문 : 두 개의 괄약근이 항문의 개구 조절	
	기능	• 수분, 요소, 전해질 흡수 완료 • 분변 형성 및 배출 • vit.B군 및 vit.K 합성	
간	구조	• <u>RUQ</u>, 횡경막 바로 아래, 위장의 앞쪽에 위치 • 간동맥, 문정맥에 의해 영양, 혈액공급	
	기능	순환기능	• 심박출량의 1/4이 간으로 유입 • 혈액을 해독 후 간정맥 → 하대정맥 → 우심방
		담즙생산	• 1200ml/일 분비

			• 담즙 결핍으로 지방흡수 감소 : vit. A, D, E, K(지용성비타민) 흡수 장애로 혈액응고 지연 • 빌리루빈은 간을 통해 배설(간에서 생성 ×), 담즙이 장으로 배설되지 못하고 혈관 속으로 흡수되면 피부와 공막에 황달 발생, 담즙산염이 피부에 축척되어 소양증 발생
		탄수화물대사	혈당 유지
		지방대사	에너지 방출
		단백질 대사	혈장단백질, 응고인자 합성(vit.K가 관여)
		비타민과 철 저장	• vit. A, D, E, K, B복합체 등 저장 • 철과 구리 저장
		해독작용	• 호르몬 또는 다른 화학물질들을 전화(암모니아 → 요소) • 식균성 쿠퍼세포(세균의 90~100% 제거)
담도	구조	• 간의 아래쪽 바로 아래 위치	
	기능	• 담즙의 저장 및 농축 → 십이지장으로 배출	
췌장	구조	• 후복막에 위치한 회백색의 기관 • 외분비선 : 소화효소 분비	
			아밀라아제 탄수화물 소화 트립신 단백질 소화 리파아제 지방 소화
		• 내분비선 : 혈류내로 집적 인슐린과 글루카곤 분비	
	기능	• 위 내용물 중화 • 췌장액 분비	
		내분비	• β세포 : 인슐린 • α세포 : 글루카곤
		외분비	소화효소, 중탄산염, 수분을 십이지장으로 분비

두드림 퀴즈

02 복부 사정의 순서 중 가장 마지막 단계에 해야 것은?
① 시진
② 청진
③ 촉진
④ 문진
⑤ 타진

[해설]
→ 시진 – 청진 – 타진 – 촉진

제2절 위장계 기능의 사정

1 사정

대상자의 호소	통증, 소화불량, 복부 가스, 오심, 구토, 배설양상의 변화 ▶ ∞ 기출, 지방변		
	흑색변	혈변, 상부 위장관 출혈	
	회색변	담즙 부족, 담관 폐색	
복부사정	• 밝은 조명, 검상돌기 윗부분~치골결합부위 복부 노출 • 대상자의 이완된 상태, 방광을 비우게 함 • <u>앙와위</u> : 머리와 무릎 아래에 베개 적용, 팔은 옆에 놓거나 가슴 위에 포갬 • 아픈 곳이나 민감한 곳은 가장 나중에 검진 • 순서 : 시진 → 청진 → 타진 → 촉진 • 시진 : 황달, 반흔, 선조, 확장된 정맥, 발진과 병소, 제대 • 청진		
	장음	• RLQ에서 잘들림 • <u>설사, 초기 기계적 장폐색시 장음 증가</u> • <u>마비성 장폐색, 복막염시 소실</u> • <u>복부경련 동반한 고음은 장폐색 초기</u> • <u>복통이 있고 복부가 단단해질 때 가장 우선적으로 시행</u> ▶ 14 기출	
	혈관음	• 고혈압일 경우 상복부에 심장 잡음과 같은 혈관잡음	
	• 타진 : 복부내 가스 분포와 양, 덩어리, 액체를 사정하기 위함		

[정답] 02.③

2 진단적 검사

식도, 위, 장의 진단적 검사	임상병리 검사		• 가스트린 : 위산분비 촉진 작용	
		CEA	• 일종의 당단백질 • 결장직장암, 위암, 췌장암, 염증성 장질환 환자에서 상승 • 간경변증, 간질환, 알콜성 췌장염 및 흡연자에서도 상승 가능	
	대변검사	분변 잠혈검사	• 대변 검사물 받기 전 3일 동안 붉은 색 고기, 아스피린, NSAIDs, 고추냉이는 섭취하지 않음. 식이섬유가 많은 음식 권장 • 잠혈 슬라이드상 시약을 떨어뜨려 푸른색이면 잠혈 양성	
		지방질 검사	• 소화장애와 흡수장애 환자에서 지방변 나타남	
		배양검사	• 위장관내에 병원체 확인 = 기생충	
	방사선검사	복부 단순 촬영	• 종양, 폐색, 비정상적인 가스 축적이나 협착 진단	
		상부위장관 조영술 ▶ 16 기출	• 바륨을 삼켜 식도, 위, 십이지장, 공장을 방사선으로 시각화	
			검사 전	• 8시간 금식, 전날 저녁 하제투여 • 흡연시 위운동 항진하기 때문에 금연
			검사 후	• 바륨 매복 예방을 위해 하제 투여 및 청결 관장 실시 • 72시간 이내 흰색 배변은 정상 • 수분섭취 증가
		하부위장관 조영술, 대장 조영술	• 바륨관장 : 바륨을 직장으로 투입하여 결장의 위치, 움직임, 채워지는 모습 관찰	
			검사 전	• 검사 이틀 전부터 저섬유성 식이나 맑은 유동식 섭취 • MNNPO • 검사 당일 좌약, 청결관장 반복
			검사 후	• 수분 섭취 권장
	초음파 촬영술		• 복부 초음파시 8~12시간 금식	
	내시경검사	상부위장관 내시경 ▶ 14,16 기출	• 급·만성 위장출혈, 식도 손상, 악성빈혈, 연하곤란, 흉골하 통증, 상복부 불편감 검사	
			검사 전	• 8시간 동안 금식, 동의서 • atropine : 구강, 인두 분비물 감소 ▶ 18 기출

		검사 중		• 좌측위 또는 Sim's position • 국소마취, 튜브 삽입 후 마취가 풀릴 때까지 침 삼키지 않고 입 옆으로 흘러내리게 함
		검사 후		• 구개반사 돌아올 때까지 금식 • 인후통시 따뜻한 생리식염수로 함수
		금기증		중증의 상부 위장관 출혈 환자, 식도 게실(천공 위험)
	대장경검사, 결장내시경 검사	• Sim's position		
		검사 전		• 검사 2일 전 맑은 유동식(유제품 제외) • 검사 전날 하제 투여, 8시간 전부터 금식 • 검사 당일 청결관장, 진정제 투여
		검사 후		• 천공 및 출혈 증상 관찰
	직장, S상결장검사 ▶ 03 기출	• 검사 전 날 밤 : 하제 투여 • 검사 당일 : 청결관장 • S자 결장을 곧게 펴기 위해 슬흉위, 측위, sim's position • 출혈이나 설사가 심할 때는 관장을 하지 않고 검사		
자기공명 영상검사	• 자기장을 이용하여 횡단적 영상을 만들어 비정상적인 조직 진단 • 금기 : 체내 인공 심박동기, 정형외과적 장치가 있는 대상자			
위액 분석검사	기본 분비 검사	• 비정상적인 위액분비가 의심될 경우 위산 자극 검사 시행함		
	위산 자극 검사	• 정상결과 나오면 방사선검사나 내시경검사 시행		
	산도검사	• 식도로 산의 역류 정도 검사 : 정상 식도 pH 6.0		
	산관류검사	• 심질환성 흉통 vs 식도점막 상처로 인한 상처의 통증 감별		
	위액 분석검사 결과	위액분비 심할 경우(++)		Zollinger-Ellison증후군, 다발성 소화성 궤양
		위액분비 약간 증가(+)		십이지장궤양
		위액분비 감소(-)		위궤양, 위암
		위액분비 없음		악성 빈혈, 악성 궤양
	쉴링 테스트	• vit.B$_{12}$ 흡수상태 검사-내인자 부족인지 단순 흡수 장애인지 구분 → 악성빈혈의 경우 내인자 결핍으로 vit.B$_{12}$흡수 안 됨 • 검사 12시간 전 금식 • 위의 산도 변화시키는 약물 금지(제산제, 콜린성 약물)		

간, 담도, 췌장의 진단적 검사	경구 담낭 조영술 02 기출	• 담석을 찾아내기 위해 담낭의 내용물을 태우고 농축하거나 수축하는 능력을 검사	
		간호중재	• 요오드 알러지 확인 • 우상복부(RUQ) 촬영하게 됨을 알려줌 : 고지방식이나 지방물질 섭취 후 담낭의 수축기능을 관찰 • 검사 전날 저지방 식사 + 1~2시간 후 조영제 섭취(검사 10~12시간 전) + 그 후 금식 • 조영제 배출을 위해 수분 섭취 권장
	경피적 간담관 조영술 (PTC)	• 우측 옆구리를 통해 담도로 직접 조영제 주입 • 담도계 폐색과 간 질환으로 인한 현저한 황달을 보일 경우 유용한 진단 방법	
		검사 전	요오드 알러지 사정 15 기출, 금식
		검사 후	주사부위 출혈 사정, 처방된 항생제 사용
	내시경 역행 췌담관 조영술 (ERCP)	• 광학섬유 내시경을 식도를 통해 십이지장으로 통과시키며 검사 진행	
		검사 전	MNNPO
		검사 후	• 합병증 확인 : 출혈, 천공 • 구역반사 회복 후 구강 섭취
	간생검 10 기출	• 간경피 생검은 적어도 6시간 동안 금식, 국소마취 하에 병실에서 실시 • 체위 : 앙와위 또는 좌측위로 오른 팔을 들어 올림 • 검사 30분 전 안정제를 투여 • 숨을 내쉰 상태(호기)에서 잠깐 호흡을 멈추게 한 후 생검	
		검사 전	• 출혈 예방을 위해 vit.K 정맥으로 며칠 동안 투여 (PT검사) 07 기출 • 제8~9 늑간 부위를 소독한 뒤 국소마취제로 마취
		검사 후	• 처음 8~12시간 V/S 측정 → 2시간 동안 Q15min, 이후 2시간 Q30min, 이후 4시간 Q1hr • 빈맥 및 혈압하강은 출혈의 증상이므로 주의 깊게 관찰 • 처음 1~2시간 동안 우측위 취하게 하여 압박을 가함으로써 출혈의 위험을 감소시킴 → 이후 앙와위 상태에서 절대 안정을 취함

제3절 상부 위장계 질환

1 구강의 건강문제

	병태	증상	간호중재
칸디다증 = 아구창	• candida albicans 진균 • 구강에 상주하는 진균 • 노인, 면역 저하 대상자, 임산부에게 발병률 높음	• 우유찌꺼기 모양의 진균성 백반 • 백반 제거 시 통증 및 홍반 동반되는 출혈성 병소	• 항진균제 : nystatin • 미지근한 물 또는 식염수와 과산화수소를 1 : 1로 섞은 용액으로 양치
아프타성 구내염	• 비전염성 • 여성 多 • 연쇄상 구균, 외상, 스트레스 후 등 이차적으로 발생	• 심한 통증 • 경계가 뚜렷한 홍반 • 반흔 없이 자연 치유	• 심한 통증 시 의치 제거 • 따뜻한 생리식염수 등으로 자주 함수 • 자극적이지 않은 비산성 음식 ▶ 10 기출
단순포진 바이러스	• Herpes simplex type I virus에 감염 • 1형 : 주로 아동기 • 2형 : 사춘기 이후 → 생식기 분비물과의 접촉	• 전구증상 : 가려움, 작열감, 수포생성, 통증 • 수포가 터져 통증이 있는 궤양 발생 • 2차적으로 발열과 무력감 등 전신증상	• 이차감염 예방을 위해 깨끗하고 건조하게 유지 • 궤양 부위 만지지 않기, 만진 경우 손씻기 • 수포는 터트리지 않기 • 병소가 완전히 치유될 때까지 성관계 피할 것 • 항 바이러스제제 : acyclovir (Zorivax)
구강암	• 흡연, 음주, 방사선, 면역 저하 환자, 가족력, 자극적인 음식 섭취, 불량한 구강 위생	• 구강표면이 거칠어지거나 하부조직으로 침범하면서 통증 유발	• 외과적 절제 • 수술 직후 간호 → 기도 폐색 여부 확인, 기관 내 흡인 → 출혈 확인 • 제11뇌신경(부신경, 어깨 늘어짐), 제7뇌신경(안면 신경, 입술이 약해짐) 손상 여부 사정

2 식도장애

	병태	증상	간호중재	
위식도 역류 질환 (GERD)	• 하부 식도 괄약근 (LES)의 부적절한 이완 • 유문협착 • 복압증가(d/t 비만증, 임신, 복수, 기침) • 흡연, 식도 열공 탈장 • 진단 : 바륨연하검사, 식도경, 위액검사, 24시간 식도 산도 검사 등	▶ 03 기출 • 가슴앓이 : 타는 듯 한 감각으로 70%에서 경험 • 역류 : 쓴 맛 혹은 신맛을 인두에서 느낌 • 연하곤란, 연하통, 소화불량	▶ 06,13,14,15 기출 • 식이관리 : 소량씩 자주 섭취, 음식 통과 위해 수분 섭취, 저지방 & 고섬유 식이 섭취 • 취침 2~4시간 전 음식 섭취 금지 • 취침 시 머리 부분 30°(10~15cm) 상승 • 복압 상승 행동 제한 → 식사 후 몸을 앞으로 구부리는 것, 무거운 물건을 드는 것, 배변 시 지나치게 힘주지 않기 • 음주, 초콜릿, 페퍼민트, 카페인 제한 • 탄산음료, 빨대로 음료수 마시기, 가스 발생 음식 제한 • 내과적 치료	
			제산제	• 이미 분비된 산을 중화 • 공복에 복용
			zantac ▶ 07 기출	• 히스타민 수용체 길항제 • 아예 산이 분비되지 못하도록 함
			위장운동 증진제	• 위 내용물이 심이지장으로 빨리 배출되도록
			부교감신 경제	하부식도조임근(LES)의 압력 강화하여 식도역류 예방
			• LES 압력 감소, 위 배출 속도 연장되어 증상 악화시키므로 항콜린계(theoph-yline) 약물, 칼슘차단제 금지	
식도 이완 불능증 ▶ 19 기출	• 연하시 식도 하부 조임근(LES)이 정상적으로 이완하지 못하여 음식물이 내려가지 못하는 상태 • 식도 하부 2/3 지점의 신경 근육 손상으로 인하여 식도의 연동운동 제한	• 연하곤란, 음식물 역류, 흉통(식후20분~2시간에 나타남) • 주로 30~40대 • 식도암 발생 빈도가 정상인에 비해 10배 높음	• 내과적 치료 ▶ 20 기출	
			LES이완 압력 감소 약물투여	항콜린제, 칼슘차단제, nitrate
			LES아래로 밀어내기	식사와 함께 수분섭취 격려
			음식물의 역류나 흡인 방지	수면 시 침상머리 상승
			• 꼭 조이는 옷은 삼갈 것	

두드림 퀴즈

03 식도암 수술 후 간호중재로 틀린 것은?
① 식후 좌위를 취한다.
② 영양관리를 위해 필요시 위관영양이나 TPN을 제공한다.
③ 수술 후 구강간호를 매일 시행한다.
④ 수분공급을 위해 뜨거운 음료를 섭취하도록 권장한다.
⑤ 연동운동이 돌아오면 물부터 구강 섭취 시작한다.

해설
→ 자극적인 음식을 금한다.

정답 03.④

	• 진단 : 바륨 연하검사, 위내시경, 식도내압 측정검사(LES 압력 > 40mmhg)		• 뜨겁거나 찬 음식, 술과 담배는 자제
			위루관 삽입 17 기출 • 경피내시경하 위루술 • 4시간 마다 위 내용물 흡입하여 산도 및 위 잔여물 측정 • 잔여물이 100cc 이상일 경우 1시간 내 음식 주입 금지 • 투여 전·후 미지근한 생리식염수나 물 30~60cc 주기 • 교체시기 : 6개월~1년
			• 외과적 치료
			풍선확장법 합병증 천공 유의하기
			식도근 절개술 풍선확장법 실패한 환자 및 천공의 위험성이 있는 환자
식도열공 탈장	• 원인불명 • 제1유형 활주탈장 → 위의 상부와 위식도 연접부가 흉곽으로 올라감 • 제2유형 식도주위 탈장 → 위의 일부가 흉곽내로 밀려 올라갔으나 위식도 연접부는 횡경막 아래에 존재	• 초기 : 무증상 • 과식, 야식, 흡연, 음주, 야식 후 가슴앓이, 흉골하 통증, GERD 나타남 • 제2유형에서는 역류 증상은 없으나 팽만감과 불편감 있음	• 간호는 GERD와 유사
식도게실	• 여자 < 남자(3배) • 60세 이후 발생 • 진단 : 바륨 연하(게실의 위치 확인) • 식도내시경, 비위관 삽입은 금기(게실 천공 유발 가능)	• 연하곤란, 목의 팽만감, 트림, 소화되지 않은 음식물의 역류로 기침 유발, 구취, 입안의 신맛, 식도천공, 식도의 완전폐쇄	• 내과적 관리 → 반고형식이, 식후 침상머리 상승, 복압상승행위 금지(꼭 조이는 옷, 식후 활발한 운동 피하기)
식도암	• 대부분 편평상피 세포암 • 흡연, 음주, 발암물질(질소화합물, 오염물질, 아편), 식도이완 불능증, 뜨거운	• 연하곤란증 • 식도폐색 증상 • 후기 : 구취, 통증, 혈액 섞인 위 내용물 역류, 체중 감소	• 수술 후 간호중재 18 기출 **기도 유지** • 침과 점액에 의한 질식을 예방 • 전식도 절제술의 경우 횡경막 가까이 절개하기 때문에 기침과 심호흡이 어려움

| | | | 영양
관리 | • 위관영양이나 필요시 TPN
• 연동운동이 돌아오면 물부터 구강섭취 시작, 식사 1시간 동안 좌위나 반좌위
• 연식, 반연식 소량씩 섭취 |

- 음식, 음료 섭취(식도 점막 손상)
- 주로 식도 1/3 지점에 발생
- 전이가 빠름
- 조기발견과 조기수술이 가장 중요함

3 위·십이지장 장애

	병태	증상	간호중재	
급성 위염	• 남성 > 여성 02 기출 • 원인 : 다식, 강한 양념, 병원균 감염, 미생물, 알코올, 아스피린, 방사선, 흡연, 자가면역, 심한 화상 등 • prostaglandin으로 구성된 점막 방어벽 손상 → 염산과 펩신의 위조직 자극 → 위염발생 • 진단 : 내시경검사와 생검으로 확진	• 상복부의 불편감, 복부 압통, 식욕 부진, 오심, 딸꾹질, 출혈	• 내과적 관리	
			Phenothiazine 계 약물	구토감소
			제산제, 히스타민 수용체 길항제 투여 (Zantac)	통증 감소, 산을 중화
			sucralfate	• 위산분비 억제× • 프로스타글란딘 합성을 증가시켜 점막 방어벽 보호 • 제산제와 히스타민 수용체 차단제 투여 후 30분 동안은 복용 금지
			• 식이 : 오심과 구토가 완화될 때까지 금식하고 이후 4~6회/일 소량의 식사 늘려감, 자극적 음식, 카페인, 과식 피하기	
만성 위염	• 표재성 위염 : 대다수 차지, helicobacter pylori 감염 • 위축성 위염 : 궤양과 위암으로 진전, 빈혈 동반, 벽세포에 대한 항체가 생기며 결국 악성빈혈 초래, 주세포의 수 또한 감소	• 식욕부진, 식후 상복부 통증, vit.B_{12}흡수 장애로 악성빈혈 초래, 양념이 많이 든 음식과 지방음식에 대한 불내성	• 내과적 치료	
			식이	담백한 음식 소량 자주
			스테로이드 복용	위벽 세포 재생
			vit.B_{12} 비경구투여	vit.B_{12} 1,000mg IM
			aspirin 금기	출혈 위험
			• 제산제, 미주신경 차단제, 진정제 투여	
			• 위점막 보호제, 히스타민 수용체 길항제투여	
			• 외과적 치료 : 출혈이 잘 조절되지 않을 때	

위암	• 남 > 여, 50~60세 • 선암 90%차지 • H.pylori 균 • 식이 : 훈제, 소금에 절인 식품, 고농도의 질산염, 과일과 채소 섭취 부족 • 유전, 흡연, 악성빈혈, 융모 선종, 만성 위축성 위염, 위궤양 • 진단 : UGI series, EGD+생검, 세포학적 검사, CT ▶ 16,17 기출	▶ 05 기출 • 증상이 늦게 나타나 위암 진단이 늦음 • 체중 감소, 막연한 소화불량, 식욕부진, 포만감, 경미한 불편감, 연하곤란, 폐색, 덩어리가 만져짐, 복수, 전이로 인한 뼈 통증(말기 증상), 심한 체중 감소	• 통증 조절 : 진통제, 전환요법, 마사지, 심상요법 • 영양관리 : 단백한 음식 소량씩 자주 섭취, 고칼로리, Vit.A/C/철분이 많이 함유된 음식 섭취, 전체 위절제술 후 vit.B₁₂ 비경구 투여(평생), 탄산음료 제한, 식전·후 30분간 수분섭취 제한, 섬유소가 많은 음식 피하기 • 비위관 삽입	
			목적	• 감압 : 폐색으로 인한 압력 완화 ▶ 19 기출 • 음식물과 약물의 투여 ▶ 98 기출
			방법	• 길이 : 코끝-귓불-검상돌기 더한 길이 • 머리 약간 뒤로 젖히고 비강으로 삽입 • 인두에 튜브 도달 시 고개를 약간 숙이게 하고 꿀꺽 삼키는 동작 ▶ 17 기출 • 표시된 위치까지 삽입 후 튜브 위치 확인(by 위 내용물 흡인과 청진)
			배액시 유의 사항	▶ 06 기출 • 배액이 안 되는 경우 구멍과 배액이 만나도록 체위를 변경 or 비위관을 2~3cm 더 삽입하여 보기 or 비위관을 돌려보기 • 과도한 위액 흡인 시 대사성 알칼리증 발생
			위관영 양방법	• 좌위나 반좌위 • 위관의 위치와 소화 정도 확인 • 음식 투입 전·후로 각각 물 30~60cc 주입 • 매 주입 때마다 관을 바꾸면 식도 손상의 위험이 있음 • 영양이 끝나면 관을 막음

▶ 소화성 궤양

정의	• 펩신에 의한 십이지장 근위부, 위식도를 포함한 상부위장관의 궤양성 질환 • 펩신의 공격적 효과 > 십이지장의 방어 능력(점막) 시 발생	
분류 비교		
	십이지장궤양	위궤양
연령, 성	• 30~50대, 남(3배) > 여	• 45~54세 가장 많음, 남(2배) > 여
원인	• helicobacter pylori 감염 : 십이지장궤양(90%), 위궤양(10%) 발생, 만성 위염 → 소화성궤양으로 진전 18 기출 • NSAIDs(예 aspirin) 사용자 25%에서 궤양 발생 13 기출 • Zollinger-Ellison 증후군 : 가스트린이 비정상적으로 과다 분비되어 발생하는 십이지장이나 공장의 궤양 증후군 • 가족력, 흡연, 알코올, 차, 커피, 콜라, 우유, 양념이 강한 음식 15 기출 • 스트레스 → 부신피질 활성화 → 위산 분비↑ 점액 생성↓	
위치	유문에서 0.5~2.5cm	위 기저부와 유문부 연결부위, 유문동
병태	• 과도한 산분비, 십이지장의 염기성 물질 생산↓ • 프로스타글란딘 생성 차단으로 점막 생산↓ • 음식물이 위에서 빨리 비워짐	• 점막 방어능력 결함 • 위산분비↑ • 프로스타글란딘 생성 차단되어 점막생산↓
HCL분비	상승	정상에서 감소
증상 15 기출	• 복부 중앙과 상복부의 타는 듯한 통증 • 공복 시 통증 : 공복 시 유문괄약근이 이완되면서 위산이 더 많이 흘러들어가 통증 발생 • 식후 2~3시간 후 통증 • 음식에 의해 완화(위가 비었을 때 증상 악화) • 한밤중에 통증	• 좌상복부 등 위쪽의 타는 듯한 통증 • 식후 30분~1시간 후 통증 • 음식에 의해 악화 02 기출 • 구토 후에 완화
제산제	효과있음 15 기출	효과없음
영양상태	좋음	나쁨
출혈	흑색변 > 토혈	흑색변 < 토혈
합병증	• 출혈 : 십이지장궤양에서 호발 • 천공 01,07 기출 → 십이지장궤양에서 흔함, 위궤양 천공으로 인한 사망률이 더 높음, 방사통(어깨 혹은 등쪽으로 퍼짐), 천공 시 복막염 유발, 반동 압통을 동반하여 복부가 경직되며 나무판자처럼 단단해짐 • 폐색(협착) : 통증, 구토, 소화불량 유발(대사성 산증, 전해질 불균형 유발)	

두드림 퀴즈

04 십이지장 궤양에 대한 설명으로 틀린 것은?
① 흑색변이 특징적으로 나타난다.
② 토혈이 특징적으로 나타난다.
③ 프로스타글란딘 생성 차단으로 점막 생산 감소로 발생한다.
④ 식후 2~3시간 후 통증 악화된다.
⑤ 제산제에 효과가 있다.

해설
→ ②는 위궤양에 대한 설명이다.

정답 04.②

간호 ○ 01,04,06,08,13 기출	• 내과적 관리			
	aspirin이나 NSAIDs류의 약물을 피하는 것이 좋음 ○ 13 기출			
	음주와 흡연 자제, 심한 운동 피하기			
	통증 유발 음식 피하기	• 커피, 콜라, 차, 초콜릿 등 카페인 함유 음식		
	우유 제한	• 즉각적 통증의 완화에 도움 되지만, 단백질과 칼슘이 산분비를 자극하여 통증 재발생 & 질병 악화		
	식사량과 간격	• 소량씩 자주 일정한 간격 • 잦은 간식은 위산분비를 증가시킴		
	• 외과적 관리			
	미주신경절제술	위산 분비 줄이고 위동의 기능 보존		
	전체 위절제술	식도와 공장 문합		
	부분 위절제술	Billroth Ⅰ : 위, 십이지장 문합, 덤핑증후군 발생 적음		
		Billroth Ⅱ : 위와 공장 문합, 덤핑증후군 빈발, 십이지장궤양 치료에 자주 이용		
	수술 후 합병증	• 변연궤양 : 위산이 수술부위에 접촉하여 생기는 궤양 • 무기폐 : 심호흡 기침 격려, 조기 이상으로 예방 가능 ○ 98 기출 • 위절제술 후 비위관 삽입 　→ 수술 후 연동운동 감소로 인한 가스와 체액의 축적과 관련하여 생긴 압력을 완화하기 위해 삽입 　→ 튜브 배액이 잘되지 않을 때 : 환자자세를 변경, 비위관을 조금 돌리기, 조금 더 삽입, 처방에 따라 N/S로 부드럽게 세척 가능 　→ 과도한 위액 흡인 시 위산을 제거하므로 대사성 알칼리증 발생할 수 있음 　→ 장음이 회복될 때까지 비위관 유지 • 덤핑 증후군 ○ 98,07,08,11,13,14 기출		
		▶ 위절제술 후에 잘 발생(Billroth Ⅱ 시술 후)		
		초기	식후 5~30분에 발생	
			증상 ○ 00 기출	어지러움, 빈맥, 실신, 발한, 창백, 심계항진, 설사, 오심
		후기	식사 2~3시간에 발생	
			공장 안으로 고탄수화물 음식이 너무 빨리 유입 → 혈당이 급격히 상승 → 인슐린이 과도 분비 → 저혈당 초래(식후 저혈당)	
		간호 중재 ○ 03,10,13,15,16, 17,18,19 기출	식이	고단백, 고지방(위 정체율 증가), 저탄수화물, 수분이 적은 식이, 한 번에 소량씩 섭취
			체위	식사 시	횡와위, 반횡와위
				식후	앙와위, 좌측위 ○ 16 기출
			식사 1시간 전, 식사 시, 식후 2시간까지 수분 섭취 제한 ○ 14 기출 (d/t 위배출이 빨라져 덤핑증후군 악화)	
			약물	항콜린성 약물 : 부교감신경 역할 방해 → 위배출 속도 지연

소화성 궤양 약물치료	
위액 분비 억제제	• histamine 수용체 길항제 : cimetidine(tagamet), ranitidine (zantac), famotidine(pepcid), nizatidine(axid) 등 • proton pump 억제제(PPIs) ▶ 11 기출 → omeprazole(prilosec) ▶ 19 기출, esomeprazole(nexium) • 부교감신경 차단제 : 미주신경 자극감소로 위 운동, 위액분비↑
분비된 위액 중화하는 제산제	• 식사 1~3시간 후, 취침 시 복용, 증상 완화
점막 방어벽 보호	• 제산제와 히스타민 수용체 차단제 투여 후 30분 동안 투여 금지 • sucralfate(carafate), misoprostol(cytotec)
H.pylori사멸하는 항생제	• omeprazole(PPIs)과 병용(10일~2주) • amoxicillin, tetracycline, metronidazole, clarithromycin

제4절 하부 위장계 질환

1 급성 염증성 질환

	병태	증상	간호중재
충수염	• 조기 발견이 중요 • 10~20대 호발 • 진단 ▶ 11,17 기출 : <u>Mcburney's point(RLQ 1/3) 반동성 압통, Rovzing's sign 양성(LLQ 누르면 RLQ 통증), 폐쇄근 검사 양성</u>, X-ray, 초음파 검사	• <u>Mcburney's point(RLQ 1/3) 반동성 압통</u> • <u>무릎을 구부린 자세로 누워있음</u> • 통증 후 구토 시작, 오심, 식욕 소실, 약간의 미열	• 천공 시 항생제 투여와 외과적 배액법 사용 • 복막감염 예방 관리 • 합병증 <table><tr><td>충수 천공</td><td>복막염, 농양 → 열, 복부통증, 복부압통</td></tr><tr><td>통증 조절</td><td>• 진단이 확정 전까지 진통제 금지 • 관장이나 완화제 금지 • 복부의 열요법 금지 • 수술 후 통증 조절하기</td></tr><tr><td>감염 관리</td><td>• 수술 전 항생제 투여 • 통증 관찰 • 수술 전 NPO • 수술 후 조기이상, 충분한 수분 섭취</td></tr></table>
복막염 ▶ 19 기출	• <u>복부 장기 질환의 합병증으로 많이 발생</u> • 충수돌기염, 게실염, 천공성궤양, 장 천공이 주요 원인	▶ 17,19 기출 • <u>반동압통</u> • 근육 강직 및 경련 • 초기 : 복부 팽만과 마비성 장폐색, <u>장음 소실</u>	• 금식 후 수액 및 전해질 IV 공급이 우선순위 ▶ 10,13 기출 • <u>감염관리</u> : 광범위항생제, NPO, 좌위(농이 골반강에 국한되도록 함) • 체액관리 : 수액 및 전해질 IV 공급 ▶ 13,17 기출, 장관을 삽입하여 감압 ▶ 19 기출
게실염 ▶ 19 기출	• 게실 : 근육막을 통해 장 점막층이 탈장되거나 돌출되어 나온 것 ▶ 11 기출 • 게실염 : 게실에 있는 음식 혹은 박테리아가 감염이나 염증을 유발한 상태 • S장 결장에서 90% 이상 발생 ▶ 15 기출 • 백인, 비만인 사람에게 많음 • 진단 : 급성 게실염일 때 <u>바륨 관장, 결장 내시경 금기</u>(천공 위험)	▶ 15 기출 • 배변습관 변화 : <u>설사, 변비</u> • <u>왼쪽 하복부에 둔한 통증</u>(S상 결장에 빈발) • 미열, 식욕부진, 허약감, 피로, 잠혈, 철 결핍 빈혈	• 내과적 치료 : 급성 시 통증, 열, 염증이 안정될 때까지 금식, 비위관 삽입, 정맥으로 수분 공급, 항생제 투여, 진통제 투여(마약성은 분절운동과 내 관강 내 압력을 증가시켜 금기) • 간호중재 ▶ 06,19 기출 <table><tr><td>게실증</td><td>2L/일 이상 수분 섭취, 고<u>섬유성 식이</u>, 걷기운동, 규칙적 배변, 변비 예방</td></tr><tr><td>게실염</td><td><u>금식, 저잔유식이</u>, L-tube 삽입(장관내압감소)</td></tr></table>

---

05 급성충수돌기염의 설명 중 틀린 것은?

① Mcburney's point(RUQ) 반동성 압통이 있다.
② 통증 후 구토를 시작한다.
③ 간호중재로 관장이나 완화제는 금지한다.
④ 수술 전 항생제를 투여한다.
⑤ 복부의 열요법을 금지한다.

[해설]
→ Mcburney's point는 RLQ이다.

정답 05.①

2 염증성 장질환

	크론씨병 ▶ 04 기출	궤양성 대장염 ▶ 14 기출
정의	• 소화관의 어느 부위에서나 불연속적으로 생길 수 있는 만성·재발성·염증성 질환	• 결장 전체에 걸쳐 부종과 점막궤양을 특징으로 하는 염증성 질환, 연속적인 병변, 만성·재발성
역학	• 20대 호발하는 자가면역질환 • 회장의 원위부, 결장에 주로 발생	• 15~30세 호발하는 자가면역질환, 유전 • 직장, 결장 말단부위 : S상 결장, 하행 결장
병태 생리	• 장벽이 두꺼워져 장관이 좁아짐 • Peyer's patches : 부종이 생겨서 두껍게 부풀어 오른 보라색 병변으로 조약돌 모양의 점막 • 육아종 발생	• 염증성 침윤 : 화농성 분비물, 괴사, 궤양 발생
증상 ▶ 11 기출	• 설사, 지방설사, 악취, 발열, 오심, 구토 • 복통 : RLQ 경련성 복부 통증, 식후에 악화 • 소장에 이환되어 심한 체중 감소 • 빈혈, 고열	• 출혈성 설사(중증에서 10~20회/일 발생) ▶ 18 기출 • LLQ 반동 압통 • 질병 악화와 완화가 반복 • 발열, 체중감소, 빈혈, 빈맥, 탈수
합병증	• 장폐색 • 협착과 누공 형성 • 영양 결핍	• 천공, 출혈 • 중독성 거대 결장 • 결장직장암 위험 증가

치료			
약물 치료	sulfasalazine(5-ASA, 5-aminosalicylic acid)		• 장 점막과 집적 접촉하여 위장관 염증 감소 • 엽산의 흡수를 저해하므로 보충 필요 ▶ 15 기출
	부신피질호르몬		• 염증감소
	항콜린제(부교감신경차단제)		• 결장 휴식, 위·결장 반사작용을 감소시키고 근육경련에 효과적임, 설사에 효과 없음
	면역 억제제		• 만성적 크론씨병이나 합병증이 있을 때 효과적
식이	• 저자극식이 : 칼로리, 단백질, 무기질이 풍부한 음식 섭취 • 저잔여, 저지방식이 : 장을 쉬도록 함 • vit.B₁₂공급 : 크론병의 호발부위인 말단회장에서 B₁₂ 흡수되므로		
간호중재 ▶ 98 기출	배변 조절		• 지사제 투여 • 경증시 설사 조절, 중등도 및 중증시 투여 금지 • 배변 양상 관찰 • 설사로 인한 수분 전해질 불균형 조절 ▶ 14 기출
	영양 관리		• 충분한 열량, 단백질의 균형식이 필수 • 소량씩 자주, 미네랄과 비타민 보충

> **두드림 퀴즈**
>
> **06** 회장말단부위에서 빈발하며 만성적으로 재발 잘되고 이완된 장의 벽이 두꺼워지는 질환은?
> ① 장폐색
> ② 게실염
> ③ 크론씨병
> ④ 세균성 회장염
> ⑤ 궤양성 대장염
>
> 정답 06. ③

3 결장직장암

역학	• 대부분 선암, 50~60세대, 암발생률 3위 • 직장과 S상결장에서 주로 발생 • 대부분 선종성 용종에서 시작 • 간 전이 쉬움(대장의 정맥혈이 간문맥과 연결)
위험요인	• 50세 이상 • 가족력, 비만, 흡연, 결장 용종이나 선종 • 식생활 : 저섬유, 고지방, 정제된 음식, 굽거나 튀긴 음식 • 생활환경의 변화 : 좌식, 사무직 • 염증성 장질환
병태 생리	• 선종성 용종 → 악성 변성 → 장벽 침윤 → 주변 장기로 전이
증상	• 비특이적이고 질병이 진전될 때까지 나타나지 않음 • 혈변, 직장 출혈, 배변습관의 변화, 빈혈, 식욕부진, 체중감소, 피로 **오른쪽 병변(상행성 결장)** • 묽은 변 • 대변에 잠혈(검은 변) • 빈혈, 식욕부진, 체중 감소, 복통, 덩어리 촉진 **왼쪽 병변(하행성 결장) & 직장** • 선홍색 혈변 • 배변습관의 변화로 변비 또는 설사 • 연필이나 리본 모양의 배변 • 이급후증 : 시원하지 않은 배설감 • 폐색이 초기에 나타남
진단	• 직장수지검사, 대변 내 잠혈검사, CEA 수치, CT, 결장경검사, 바륨관장
치료	• 내과적 치료 : 방사선치료, 동위원소치료, 항암치료 • 외과적 치료 : 결장루술, 내시경적 절제술, 복회음 절제술(영구적 결장루 조성술, 종양이 항문연으로부터 5cm 이내에 위치시)
간호중재	**영양관리** • 연동운동 감소 위해 고열량, 고단백, 고탄수화물, 저잔여식이, 유동식 • 가스 생성 음식, 냄새를 많이 나게 하는 음식 제한(계란, 생선류, 양파, 탄산음료, 채소류) **감염관리** (11 기출) • 수술 전 24~48시간 동안 경구로 항생제 투여 : 장내 세균수 감소 • 수술 전 장 준비 시행(청결관장) : 장폐색이 있다면 금기 **수술 후 관리** • 장루에서 나오는 배설물 관찰, 내용물 관찰, 대변 내용물, 수술 부위 관찰 • 상처 배액 관찰 • 연동 운동이 돌아오면 음식 섭취 • 유치도뇨관 : 소변으로 인한 상처 오염 방지, 방광 팽만 예방, 수일 간 유지

장루간호	회장루 간호 ● 06 기출	수분 전해질 균형 유지	• 수분 섭취 증가(2~3L/일 추가 섭취) • 이온음료로 전해질 보충 • 소변 배설 감소로 요산 결석 호발
		식이	• vit.A, D, E, K 보충 • 폐색영향 : 팝콘, 버섯, 줄기가 있는 채소, 거친 음식, 껍질이 있는 음식 제한
	결장루 간호 ● 12,18 기출	결장루 세척의 목적	• 형성된 배변 제거 및 규칙적인 배변 및 장운동 시간 형성 ● 03 기출 • 수술 전 배변 시간 : 1회/1~2일 시행
		결장루 세척 절차 ● 99,08,10 기출	• 500~1,000cc의 세척액 준비 : 체온이 같거나 미온수 • 대상자는 변기나 변기 앞에 앉아 통 높이 45~50cm, 튜브 삽입 길이 10~15cm • 튜브에 윤활제 바르기 • 5~10분 동안 세척액이 들어가도록 함 • 30~45분 정도 지나면 대변이 배출 • 개구부 주변 피부 청결히 하고 씻고 건조 • 1시간 정도 진행하되 경련이 발생하면 잠깐 기다리기 ● 18 기출
	공통 간호 ● 20 기출	피부간호	• 장루 양상 관리(정상 : 붉고 약간 올라와 있음) • 장루 주위 피부는 물로 깨끗이 닦고 완전히 건조시킴 • 순한 비누 사용 • 피부가 벗겨진 경우 : karaya powder 사용 • 주머니 부착 전 피부 보호제 도포 • candida 감염시 nystatin 연고 도포
		주머니 관리	• 주머니의 크기는 장루보다 0.2~0.3cm 더 크게 오리기 • 주머니가 1/3~1/2정도 찼을 때 비우고 4~7일마다 교환
		정서적 중재	• S장 결장루 환자의 경우 관리 방법만 잘 숙지하면 수영, 통목욕, 사우나, 성생활, 해외여행 등 일상 생활이 가능함을 교육 • 격렬한 운동이나 테니스는 피할 것
		식이 ● 03,12,19 기출	• 방취용액, 방취제를 주머니에 넣어 냄새나는 것 방지 • 수분 섭취 권장 : 2~3L/일 • 고단백, 고탄수화물, 고칼로리, 저잔유식이 = 균형잡힌 식사 • 공기를 삼키는 행위 피하기(빨대 사용, 흡연, 껌 씹기 등) • 냄새 유발 식이 피하기(계란, 마늘, 양파, 양배추, 생선, 브로콜리 등) ● 16 기출

두드림 퀴즈

07 결장루 세척 시 간호중재로 틀린 것은?
① 식사 후에 하는 것이 좋고 규칙적으로 세척한다.
② 용기를 개구부의 35cm 높이에 둔다.
③ 카테터는 5~10cm 가량 개구부에 부드럽게 넣는다.
④ 경련이 발생하면 잠시 멈춘다.
⑤ 개구부 주변 피부를 씻고 건조한다.

해설
→ 용기를 개구부의 45cm 높이에 둔다.

정답 07.②

4 탈장

원인	• 복벽 약화, 복부내압 증가
특징	• 제대 탈장이 가장 흔함 • 대부분 통증 없음 • 통증이 있다면 염전(장꼬임), 감돈(내공에 끼어 있는 것), 장중첩증(겹쳐 들어간 것)
치료	• 재발하기 쉽거나 원래대로 들어가지 않으면 수술
간호중재	• 수술 부위 지지하고 심호흡, 기침 • 복압이 상승되는 행동 금지 • 서혜부 탈장 수술 후에는 음낭부종과 통증조절을 위해 냉찜질

5 장 폐색

원인	• 기계적 요인 : 유착, 탈장, 장축염전, 장중첩증 ▶ 01,11 기출, 종양 • 혈관성 요인 : 장간막 경색, 복부 angina • 신경성 요인 : 마비성(복부수술 후 신경장애로 연동 운동 저하되어 초래)
진단	• X-ray 상 소장 내 가스 증가, 뿌옇게 보임
증상	• 복부팽만(체액이나 가스 축적) ▶ 13 기출
치료	• 내과적 치료 : NPO ▶ 16 기출, 장 튜브삽입(장관 감압시켜 폐색 완화) ▶ 07 기출 • 외과적 치료 : 장 튜브삽입 후에도 증상 지속되면 장 부분절제, 일시/영구적 결장루 필요
간호중재	• 장 튜브로 감압 : 흡인기에 연결, 구토, 복부팽만 완화, 배액분비물 양상 관찰 • 수분과 전해질 균형 • 체온상승, 염전, 감돈 증상 관찰 • 통증조절 : 마약성 진통제 사용할 수 있으나 연동운동 감소시키므로 주의

6 과민성 대장증후군

원인	• 신경성 질환, 여자＞남자 • 장의 운동 이상, 과민성, 장내 세균의 증가 • 위험요인 : 고지방식이, 탄산음료, 가스 생성 음식, 술, 담배, 스트레스, 수면의 변화
진단	• 대변검사, X-ray, 대장경검사, 바륨관장, 가족력
증상 ▶ 20 기출	• 복통(좌측하부)을 동반한 설사 혹은 변비 → 유당 내인성 장애와 감별 진단 필요 • 소화불량 증상 : 고창, 오심, 식욕부진 • 대장 점액 과다 분비 • 불안, 우울의 정서 상태, 만성적 스트레스에 의해 유발 혹은 악화

간호중재	• 약물 : 항경련제, 지사제 • 식이관리 : 섬유식이, 충분한 수분 섭취 • 고지방식이, 설사 유발 음식(우유, 콩 등), 가스형성 식이(양배추, 탄산음료, 양파 등) 지양 • 휴식, 운동, 담배 및 술 제한

7 치질

원인 16,19,20 기출	• 직장 팽대부의 정맥이 혈액정체로 인하여 확장되고 꼬불꼬불해진 상태 = 항문 주위의 정맥류 • 복부 내압, 항문관의 정맥압 상승 시 • 대변 시 힘을 많이 줄 때 • 변비, 설사, 비만, 임신, 울혈성 심부전, 장시간 앉아있을 경우, 문맥성 고혈압(내치질)		
종류	• 내치질 : 직장 내 괄약근 위에 발생, 육안 확인 어려움 • 외치질 : 항문으로 확장된 혹, 소양증, 동통, 출혈 가능, 혈전이 발생되지 않는다면 통증과 출혈이 내치질보다 심하지 않음		
증상	• 소양증, 배변 시 출혈, 돌출과 통증, 변비		
치료 08 기출	내과적 관리	• 변비예방 16 기출 : 충분한 수분 섭취, 고섬유식이 • 수술부위협착 예방 : 수술 후 1~2일째부터 더운물 좌욕 3~4회/일 12,13 기출 • 배변 시 화장실에 오래 앉아있지 않기, 조임근 운동	
	외과적 관리	• 경화요법, 고무밴드 결찰법, 한랭요법, 레이저 수술, 치질 절제술	
간호중재 08 기출	• 수술 후 간호 : 수술 후 대변이 형성되자마자 배변하도록 권하여 협착을 예방		

08 치질에 대한 설명 중 틀린 설명은?
① 치질의 원인은 복부 내압의 증가와 항문관의 정맥압 증가이다.
② 수술 후 배변완화제를 주어 배변을 도와준다.
③ 치질 수술 후 상처가 벌어질 수 있으므로 수술 후 12시간 동안은 대변이 형성되어도 배변하지 않는다.
④ 치질 대상자는 흔히 변비, 통증, 배변 시 출혈을 호소한다.
⑤ 문맥성 고혈압도 치질의 원인이다.

8 치열과 치루

- 치열 : 항문관 선이나 항문 직장선 아래에 균열로 갈라지고 틈이 생긴 궤양으로 자연치유 되나 수술이 필요한 경우도 있음
- 치루 12 기출 : 항문관이나 항문 주위의 피부로 누공이 생기는 것, 항문 음와에 1차 개구부 있음

정답 08.③

제5절 간·담도 및 췌장 질환

1 간염

종류			
	급성		• A, E : 급성 간염만 일으킴 • B, C, D : 급성·만성 모두 일으킴
	만성		• 간세포 파괴, 손상과 염증 반응이 6개월 이상 지속되는 상태 • B, C형 간염
	hepatitis A ▶ 13 기출	특징	• 갑자기, 독감과 유사한 증상, 합병증 없이 회복, 만성으로 진행되지 않음 • 위생상태가 불량한 지역에서 감염된 대변, 그로 인해 오염된 음식물 섭취 ▶ 13,15,20 기출 • 진단 : IgM anti-HAV(감염즉시 생성, 첫주에 최고치 도달, 3~6개월 내 소멸)
		간호 중재 ▶ 15,19 기출	• 대소변 관리 등 위생 관리 • 개인위생 중요성 교육 • 환자 간호 시 장갑 착용, 1회용 식기 사용 • 린넨, 옷, 수건, 배설물 등은 따로 처리 및 소독
	hepatitis B 간호 중재 ▶ 08,11,16,17 기출	특징	• 감염경로 : 혈액, 타액이나 모유수유를 통한 구강 경로, 성접촉 • 간경화 및 간세포성 암종의 주요 원인 • 만성으로 진행
		간호 중재	• 모유, 타액, 정액, 질 분비물 등 혈액이나 체액을 통한 직접, 간접 접촉 ▶ 16 기출에 의하므로 이것을 차단하는 교육 시행 • 세심한 개인위생과 손 세척에 대한 중요성 강화 • 오염된 바늘이나 체액 또는 혈액과 접촉된 기구에 의해 혈액이나 대상자의 체액의 접촉의 우려가 있을 때는 장갑, 마스크, 가운 등을 착용
	hepatitis C		혈액을 통해 감염되며 hepatitis B와 유사
	hepatitis D		hepatitis B와 중복으로 나타나며 간염으로 인한 사망의 50% 이상 차지
	hepatitis E		hepatitis A와 유사, 오염된 물이나 오염된 물건을 통해 감염
병태 생리	• 대부분 증상 없으나 초기 증상은 감기와 유사하며 다른 위장관 장애 증상이 나타난다. • 전신 쇠약 : 에너지 생산 감소 ▶ 16 기출 • 소화불량, 장기능 장애로 설사나 변비 발생, 메스꺼움, 구토, 심와부 우측 상복부 불편감		
	황달		• 빌리루빈 대사 이상으로 혈장 내 빌리루빈 농도가 비정상적으로 높아짐 • 공막, 피부, 심부조직이 황색으로 착색 • 혈청 내 빌리루빈 2.5mg/dL↑

두드림 퀴즈

09 간염 환자의 간호중재로 알맞은 것은?
① B형 간염 급성 환자에게 만성으로 진행되지 않음을 설명하여 안심시킨다.
② A형 간염은 혈액의 직접, 간접 접촉으로 전염됨을 설명한다.
③ C형 간염 환자의 보호자에게 수건이나 식기류를 함께 사용하면 안 된다고 설명한다.
④ IgM anti-HAV 수치로 A형 간염을 진단한다.
⑤ C형 간염은 A형 간염과 유사한 특징을 갖는다.

정답 09.④

	종류	용혈성	• 원인 : 빌리루빈 생성 속도에 맞추어 대사하지 못할 때(예 수혈 부작용, 용혈성 빈혈, 심한 화상, 말라리아 등) • 적혈구 파괴 증가 : 혈액 내 비결합 빌리루빈 증가 • 소변과 대변 내에 urobilinogen 수치 상승 → 소변색 진해짐 • 소변내 빌리루빈은 나타나지 않음 • 황달은 있으나 소양증 없음
		간세포성	• 원인 : 간세포의 기능 손상이나 괴사, 담관 및 담세관의 담즙 이동 장애로 인한 고빌리루빈혈증 • 소변으로 결합 빌리루빈 배출되어 콜라색 소변을 본다. • 담즙산 분비 부족으로 지방과 지용성 비타민 흡수 저해 • vit.K 부족 = 프로트롬빈 형성 억제로 출혈
		폐쇄성	• 원인 : 총담관의 폐쇄 • 대변 또는 소변의 urobilirubin 감소 : 회색, 지방변 • 소변으로 결합 빌리루빈 배출 : 콜라색 소변
	출혈경향		• 담즙 분비 부족으로 지방과 지용성 비타민 흡수 저해 • vit.K 부족 = 프로트롬빈 형성 억제로 출혈
	조혈작용의 변화		• 골수의 조혈기능 장애 → 적혈구 생성에 변화 → 빈혈 • 문맥 고혈압의 변화로 비장비대 나타나 혈소판/백혈구 감소, 빈혈 나타남
	내분비 및 대사 기능 변화		• 간성 신부전 • 부신 피질, 난소, 고환에서 분비되는 호르몬의 대사 변화로 생리 불순, 여성형 유방, 거미혈관종
	지속적인 간손상		• 문맥압 상승으로 위장계 정맥류 ▶ 14 기출, 위궤양, 위염, 비장비대, 복수, 호흡곤란
	B형 간염의 항원-항체검사		• HBsAg(+) : 과거 B형 간염 걸렸거나 회복, 계속적인 만성 간염 또는 보균 상태 • HBeAg(+) : 높은 감염력, 바이러스의 복제가 활발한 상태, 급성기 ▶ 12 기출 • anti-HBe(+) : 낮은 감염력 • HBs-Ag(-), anti-HBs(+) : 예방접종에 의해 면역력 형성 • HBs-Ag(-), anti-HBs(-) : 예방접종 필요 ▶ 07 기출
진단 ▶ 99 기출	혈액검사		• ALT(SGPT), AST(SGOT) 수치 상승 • 프로트롬빈 시간 지연 = 출혈 경향 증가 • 혈청 빌리루빈 수치 증가 = 황달, 소양증
	• 간염바이러스검사, 간생검, 초음파, CT, MRI		

치료		• 진토제 : 오심과 구토 조절 • 비경구적 Vit.K 투여하여 응고 인자 생성에 도움 • 항바이러스제 : lamivudine, entecavir, adefovir • α-interferon : 바이러스 복제 주기에 영향
간호 중재	식이	• 저지방 : 간의 휴식을 위해 • 고탄수화물, 적정 단백 식이, 염분 제한, 영양이 많은 아침식사(오후에 오심 증상 심해짐) • 자주 소량씩
	출혈조절	• PT 모니터, 지연되는 경우 Vit.K 보충 • 침습적 시술은 가급적 피하기 • 부드러운 칫솔사용, 거친 음식 제한, 넘어지거나 미끄러짐 주의
	전염예방 ▶ 16 기출	• 용변 후 손씻기 잘하기 • HBsAg(+), HBeAg(+)일 때 콘돔 이용하기 • 주사바늘, 식사도구, 칫솔을 함께 쓰지 않기 • 접촉 시 가능한 한 빨리 면역 글로불린 주사
	주의약물	• 경구용 피임약 : 에스프로겐이 혈중 빌리루빈 농도를 증가시킴 • 간독성 물질 : chlopromazine, aspirin, acetaminophen, 진정제 등
	소양증 관리	• 항히스타민제, 진정제 • 알칼리 비누 사용 제한, 전분 목욕, 미온수 목욕, 로션 바르기 • 잦은 체위 변경, 손톱 짧게 깎기, 서늘한 환경
	적절한 수분 섭취, 휴식, 간수치 모니터, 간성뇌병변 사정	

2 간경화

특징	• 간 실질 손상 → 섬유화 → 결절 → 간의 기능 상실		
증상	• 초기 증상 : 간의 비대, 허약, 피로감, 식욕부진, 체중감소, 단단하고 덩어리가 만져지며 커져 있음 • 진전된 단계 : 문맥성 고혈압, 식도정맥류, caput Medusae, 비장비대, 내치질, 상복부 잡음, 복수, 간성 뇌병변, 황달, 간헐적 발목 부종, 복수		
합병증	문맥성 고혈압 ▶ 07,08,13 기출	• 문맥압 상승은 측부 순환 발생 ▶ 13,14,17 기출 • 식도 정맥류 가장 흔하게 발생 • 직장 정맥 : 치질 발생 • 증상 : 심한 내치질, 복수, 비장비대, Caput Medusae ▶ 00 기출	
	복수 ▶ 10 기출	• 문맥압과 간 림프선의 흐름 증가 : 림프성 정체되어 수분 유출 • 혈장 교질 삼투압 감소 = 저알부민혈증 : 복강 내 수분 유입 • 혈장 정수압 상승으로 림프성 정체되어 수분 유출	
	간성 뇌병증 ▶ 01,15 기출	• 지남력 상실을 평가하기 위해 환자의 정신 상태 수시 ▶ 20 기출로 평가 • 식이 : 저단백, 저염, 저지방, 고탄수화물 식이 제공 • neomycin 경구 투여 : 대장내 상주균의 단백 합성 억제하여 암모니아 생성 억제 • lactulose 경구 투여 또는 관장 ▶ 12,19 기출 : 변비 예방 중요	
	복수 ▶ 19 기출	• 수분섭취 1,000ml/일 제한 • 알부민 투여 및 이뇨제(aldactone, lasix) 사용 • 복부정맥 측로술 : 상대정맥으로 빠져나가게 설치 • 복수천자 : 1회 1,000ml정도 제거	
	식도정맥류	파열시 간호 ▶ 15,17 기출	• 혈관수축제(vasopressin=항이뇨호르몬, ADH) 투여 후 BP f/u • S-B tube, Minnesota tube : 기계적 압박으로 출혈 조절, 구강간호하기, 심호흡과 기침 금지, 주기적으로 압력 제거하여 순환하도록 함(Q8~12시간, 5분간), 얼음주머니 금기, 삽입 환자의 맥박, 호흡수 상승 시 즉시 튜브를 자르기(침상에 가위 준비), 비위관삽입(Minnesota tube는 필요없음)

두드림 퀴즈

10 간경화의 합병증 증상 설명으로 맞는 것은?
① 간성 뇌병증이 나타나면 환자의 정신 상태를 수시로 평가하여 지남력 상실을 평가한다.
② 복수 증상이 나타나면 수분섭취를 1,500ml/일로 제한한다.
③ 식도정맥류 환자에게 S-B tube 삽입된 경우 맥박, 호흡수가 상승한다면 즉시 의사에게 알린다.
④ 복수는 혈장 교질 삼투압의 감소로 인한 고알부민혈증으로 인해 발생한다.
⑤ 초기 증상으로 문맥성 고혈압, 식도정맥류, 내치질 등이 나타난다.

정답 10.①

두드림 퀴즈

11 간암에 대한 설명으로 알맞은 것은?
① A형간염, C형 간염, 음주, 전이성 간종양이 원인으로 발생한다.
② 간 절제술 후 3~4일의 금식유지하고 이후 저단백식이를 제공한다.
③ 간동맥 화학 색전술 시술 후 4시간 안정하여 출혈이 없다면 일상생활 가능하다.
④ AFP 수치의 감소는 간암의 대표적 진단검사 결과 중 하나이다.
⑤ 손상된 간세포가 알부민을 합성하지 못하기 때문에 A/G ratio가 증가한다.

12 담낭절제술 후 간호중재로 알맞은 것은?
① 수술 후 일주일동안 저지방식이를 제공한다.
② 수술 후 통증 완화를 위해 Morphine을 투여한다.
③ 회색변이 나오는 것을 확인하면 T-tube를 제거한다.
④ 식사 전 T-tube를 1~2시간동안 잠궜다가 풀어주는 것은 소화를 돕기 위함이다.
⑤ T-tube 배액량이 많이 나오면 침상보다 높게 설치한다.

정답 11.② 12.④

3 간암

원인	• 간경화, B형간염, C형간염, 음주, 전이성 간종양
병태	• 간비대, 오심, 식욕부진, 발한, 발열, 체중감소, 빈혈, 허약감, 압통, 복수, 간비대, 황달 • Albumin-Globulin 비율(A/G ratio) 감소 ▶ 11 기출 : 손상된 간세포가 알부민을 합성하지 못하여 발생
진단	• 가족력, 간기능 검사상 AFP수치 상승, 만져지는 덩어리 및 압통

간호중재	간 절제술	• 수술 전 : Vit.K 투여하여 응고인자 결핍 보충 • 수술 후 : 3~4일 동안 금식 유지, 정맥으로 포도당 주입하여 저혈당 예방, 저단백식이, 진통제 투여(수술 후 첫 48시간 동안)
	방사선 요법	• 일반적 방사선 요법 시 간호중재 사용
	항암 요법	• 간동맥 화학 색전술(TACE) → 시술 전 : 8시간 NPO, 피부준비, 말초혈관 확인 → 시술 후 : 모래주머니로 지혈, 8시간 동안 침상안정, 통증시 몰핀 투여

4 담낭계

담낭염 및 담석증	역학	• 남＜여, 40세 이상, 비만, 다산부, 경구피임약 복용, 에스트로겐 복용
	증상 ▶ 08 기출	• 통증 : 담관 폐쇄 시 산통이 갑작스럽고 심하게 심와부에서 발생→우상복부, 오른쪽 어깨와 견갑골로 방사통 극심 ▶ 00, 09, 16, 18 기출 • 총담관 폐색 : 황달, 짙은 소변색, 회색빛 변 • 염증이 있으면 오한과 발열 • 소양감 : 담즙이 피부로 분비되어 발생 • Murphy's sign(+) : 심호흡을 하여 간 촉진 시 날카로운 복부 통증 유발하여 호흡 못함 • 출혈경향 ▶ 98 기출 : 담즙이 소장으로 배출되지 못하여 지용성 비타민 흡수가 저하됨
	진단	• 복부 초음파, CT, 담관조영술, 담낭조영술, ERCP
	치료	체외충격파 쇄석술(ESWL)	• 합병증 : 미세혈뇨(우측 신장 충격), 산통(담석 통과 시) ▶ 02 기출 • 간호 : 수분 섭취 증가 ▶ 14 기출
		담석용해제 투여	• 콜레스테롤 담석 용해를 위해 UDCA, CDCA 투여
		복부 담낭절제술 ▶ 08 기출	• 담낭을 절제하고 담낭관 정맥·동맥을 결찰하는 수술 • 수술 전 : MNNPO, Vit.K 주사, 피부 제모 • 수술 후 간호 ▶ 06, 10 기출

			• 호흡기 합병증 예방 • T-tube 배액양상 : 첫 24시간 동안 300~500cc/일, 혈액성 배액 → 녹갈색 담즙, 배액량이 갑자기 줄어들면 배액관 개방여부 확인 ▶ 20 기출 • 식전 1~2시간 잠가두었다가 풀어주어 담즙이 십이지장으로 들어가 소화를 돕도록 함 • T-tube제거 : 수술 후 7~10일 경 대변이 회색 → 갈색 ▶ 14 기출으로 돌아오는지 관찰, 담관 조영술을 실시하여 총담관 개방성 확인한 후 제거
	간호중재 ▶ 13 기출	식이	• 수술 후 4~6주 동안 저지방식이 ▶ 18 기출 후 일반식 가능하나 과도한 지방 제한 • 제한 식이 : 크림, 계란, 튀김, 가스 생성 유발 채소, 알콜 ▶ 13 기출
		통증	• nitroglycerin, demerol 사용 • 오디괄약근 경련 증가시키기 때문에 morphine 금지 ▶ 13 기출
		폐렴예방	• 2시간 마다 체위 변경 • 기침과 심호흡 격려 ▶ 13 기출
		전해질 균형	• 구토 및 팽만을 경감시기 위해 비위관 삽입 • 급성 담도 산통 시 금식시키고 수분 유지를 위해 정맥으로 수액 주입
담낭암	역학		• 여>남, 50세 이상, 예후가 좋지 않음
	증상 ▶ 13 기출		• 체중감소, 식욕감퇴, 오심, 구토, 허약, 우상복부(RUQ)통증, 소양증, 황달
	치료		• 담낭절제술 후 저지방 식이 ▶ 10 기출
	간호중재		• 수술 후 4~6주 동안 저지방식이 이후 지방 섭취 가능 • 통증완화 위해 진정제 nitroglycerin 투여 • 지용성 비타민 보충(Vit.A, D, E, K)
담관폐색			• 담즙이 담낭에 축적 시 → 담낭염 발생 : Murphy's sign(+) → 폐색성 황달 : 소양증 발생 ▶ 07 기출, 담즙 부족으로 지방산 소화 저해하여 회색의 지방변 배출

5 췌장염

(1) 급성 췌장염

병태	• 알코올 남용, 담석, 췌장 손상
증상	• 상복부의 극심한 통증(지속적, 찌르는 듯), 등·가슴·옆구리·하복부 방사통 ◉ 98,13 기출, 똑바로 누우면 더 심해지고 <u>상체를 구부리거나 무릎을 굽히면 완화</u> ◉ 20 기출 • 오심, 지속적인 구토 • <u>체중감소</u>, <u>지방변</u> • <u>Turner's sign</u> : 옆구리 피하 출혈, 푸르게 변함 • <u>Cullen's sign</u> : 배꼽 주위가 푸르게 변함 • 미열, 빈맥, 저혈압, 쇼크 발생 • 황달 • 저칼슘혈증 : 손·발의 감각이상, 강직, 반사항진

진단	• 임상검사 ◉ 01,19 기출
	  → <u>혈청 아밀라제, 리파아제 상승</u>
	  → <u>WBC 증가</u>
	  → <u>혈당 증가</u> : 랑게르한스 섬 손상
	  → <u>고지혈증, 고빌리루빈혈증</u>
	  → <u>저칼슘혈증</u>
	• MRI, CT, 초음파

간호중재 ◉ 99,04,10 기출	• 진통제 : demerol(morphine 금기)
	• 췌장액 분비 감소시키기 위해
	  → 안정
	  → 제산제, 항콜린제, 히스타민 길항제, 비위관 흡인(지속적인 흡인 시 대사성 알칼리증 유발) ◉ 98 기출, 췌장효소제 사용(회색 지방변 → 갈색변, 치료에 효과적임) ◉ 15 기출
	• 급성기에는 금식 및 수액 공급, 필요시 <u>TPN</u> ◉ 14 기출
	• 퇴원시 간호 ◉ 03 기출 : <u>저단백, 저지방, 탄수화물 식이</u> 소량, 자주 먹도록 교육

(2) 만성 췌장염

병태	• 알코올과 관련
증상	• 허리로 방사되는 지속적인 상복부 통증, 오심, 구토, 지방변, 흡수장애, 압통, 복부팽만, 복부강직, 고혈당, 고지혈증 ◉ 07 기출
간호중재 ◉ 16 기출	• 통증완화 : 이완요법, 마사지, 진통제 • 식이 : 소량 자주섭취, 저지방, 부드러운 식이, 과식이나 기름진 음식, 카페인, 알코올 제한 • 투약 : <u>제산제, 췌장효소</u> 등 투여 ◉ 16 기출

---

13 급성 췌장염 환자의 간호중재로 옳은 것은?

① 급성기 췌장염 환자에게 소량의 음식을 제공한다.
② 급성기 췌장염 환자에게 가장 효과가 좋은 진통제는 Morphine이다.
③ 퇴원 후 고단백, 저지방, 탄수화물 식이를 먹도록 교육한다.
④ 항콜린제를 투여한다.
⑤ 지속적인 비위관 흡인이 필요하다.

정답 13.④

6 췌장암

원인	• 흡연, 만성 췌장염, 당뇨병, 과다한 음주, 고지방 식이
병태	• 60~70%에서 <u>췌장머리에</u> 발생하여 담낭폐쇄증상 나타남 • 5년 생존률이 가장 낮음
증상	• 통증과 체중 감소 • 통증이 좌측 상복부로 국한 • 갉아 먹는 듯한 <u>극심한 통증</u> • <u>밤에 더 악화</u> • 황달, 회백색의 대변, 지방변, 진한 소변색, 당뇨병
진단	• <u>혈액 내 리파제, 아밀라제 상승</u> • CEA, CA19-9 상승
치료	• whipple 수술(췌-십이지장 절제술) : 췌장 두부에 암이 있는 경우 • 수술 후 간호 : 조기이상 및 작은 체위변경으로 호흡기와 순환기 합병증 예방

04 호흡기계 건강문제와 간호

두드림 퀴즈

01 호흡기계의 구조에 대한 설명으로 옳은 것은?
① 기관 분기부는 제6흉추에서 좌우로 나뉜다.
② 기관은 10~12cm 튜브 모양의 관이다.
③ 우폐 2엽, 좌폐 3엽으로 구성된다.
④ 호흡 및 순환 중추는 소뇌에 있다.
⑤ 상부기도는 인두, 후두, 기관으로 구성된다.

제1절 호흡기계 구조와 기능

1 상부기도

기능		• 흡입한 공기의 통로, 보온, 습화, 점막 섬모에 의하여 공기 중의 이물질을 여과하여 하기도 감염예방
구조	부비동	• 두개골내의 공기로 채워진 기관, 두개골의 무게를 가볍게 하고 목소리의 공명음 증진
	인두	• 비인두, 구강인두, 후두인두로 구성 • 편도 : 인두 안의 림프조직으로 림프액의 박테리아와 이물질을 여과한다.
	후두	• 갑상연골, 윤상연골, 2개의 피골연골로 구성 • 성대 : 발성, 기침반사에 관여 • 후두덮개 : 음식이 기관으로 들어가는 것을 방지

2 하부기도

기능		• 섬모운동에 의해 먼지, 세균 같은 미립자를 제거하여 호흡기계 감염 예방, 공기의 통로, 여과, 습화, 보온
구조	기관	• 10~12cm 튜브모양 관
	기관 분기부	• 제5흉추에서 좌우로 나뉨, 기침 수용기 있음
	기관지	• 오른쪽 짧고 굵어서 이물질 흡인과 폐렴의 위험성 높음, 왼쪽 길고 얇음
	세기관지	• 평활근에 의해 유지
	폐포	• 산소와 이산화탄소의 확산, 대식세포에 의해 이물질 제거

3 폐와 흉곽

폐	• 우폐 3엽, 좌폐 2엽, 쇄골 바로 위 폐첨부부터 11~12번째 늑골의 폐저부까지 위치 • 흉막강 : 늑막으로 덮여있음, 음압유지
흉곽	• 늑골, 흉골, 흉추 및 견갑골로 구성

정답 01.②

4 환기

폐환기	호흡근육	• 흡기운동 : 횡격막, 외늑간근이 수축 • 호기운동 : 횡격막, 외늑간근이 이완 + 내늑간근 수축과 복근의 수축 • 부속근 : 흉쇄유돌근, 사각근, 승모근, 대흉근, 소흉근
	순응도=폐신장성	• 폐와 흉벽이 늘어나는 정도로 흉벽이 빠르게 확장하는 것을 순응한다라고 함 • 폐포의 표면장력이 증가하면 순응도 낮아짐
	흉곽내압	• 흡기 : 대기압 > 폐포압, 호기 : 대기압 < 폐포압
가스교환	확산	• 압력 : 고 → 저, 산소 : 폐 → 혈액, 이산화탄소 : 혈액 → 폐
	관류	• 모세혈관을 타고 폐포로 공급되는 혈액의 흐름과 가스교환
	환기	• 기도를 따라 폐로 드나드는 공기의 흐름
	환기관류비	• 폐첨의 환기 : 관류 = 1 : 1, 기저부의 환기 : 관류 = 0.8 : 1
호흡조절	신경성 조절	• 수의적 조절계 : 대뇌피질에 존재하며, 흥분을 피질척수를 통해 호흡근의 운동 뉴런 전도 • 자율 조절계 : 연수 + 뇌교
	화학적 조절호흡중추	• 중추화학수용체 : 연수에 위치, pH 변화, $PaCO_2$ 감지 • 말초화학수용체 : 좌우 경동맥궁, 대동맥궁에 위치, 동맥 내 PaO_2 저하 감지 • 혈액의 CO_2, pH, O_2 농도 변화

두드림 퀴즈

02 기저부 폐포 내에서 가스 교환이 가장 효과적으로 일어나는 환기량과 관류량의 비율은?

① 0.5
② 0.3
③ 0.8
④ 1.0
⑤ 0.6

정답 02.③

제2절 호흡기계 사정

1 신체검진

- 시진 → 촉진 → 타진 → 청진

시진	• 좌위, 후면 → 전면, 위 → 아래	
	비정상소견	• 호기 시 입술을 오므림 : 폐쇄성 폐질환 • 호흡곤란 : 코를 벌름거림, 호흡 보조근 사용 • 무릎에 손이나 팔꿈치를 얹고 앞으로 기울임 • 피부 발한, 창백하여 붉음 • 청색증 : 피부나 점막이 푸르스름함 • 고상지두 : 만성적인 조직의 저산소증으로 인한 손가락 말단의 무통성 비대
	호흡양상	• 호기 : 흡기 = 2 : 1, 정상 12~20회/분 • 빈호흡 : 20회/분↑, 열, 저산소증 • 느린 호흡 : 12회/분↓, 뇌압상승 • 과다 호흡 16 기출 : 호흡의 깊이와 빈도 증가, 대사성 산증 • 체인스톡 호흡 : 과호흡과 무호흡 반복, 뇌손상 • 쿠스말 호흡 : 당뇨성 산증
촉진	• 흉곽의 대칭성, 확장	
	비정상소견	• 염발음 : 피부를 촉진할 때 부스럭거리는 소리가 남, 피하조직으로 공기가 새어나가 발생 • 진탕음 : 폐종양 같은 고형 물질 통과 시 증가, 기흉과 비만의 경우 감소
타진	• 정상 = 공명음 • 과공명음 : 폐기종, 천식, 기흉 • 고음 : 큰 기흉 • 편평음 : 폐 적출, 흉막삼출 • 탁음 : 폐렴, 폐부종, 무기폐	
청진	• 좌위, 심호흡하면서 청진	
	비정상소견	• 악설음 : 만성 폐쇄성 폐질환, 폐부종, 폐렴 • 천명음 : 천식, 만성 기관지염, 기도 폐색 • 협착음 : 크룹, 급성 후두개염, 기관지 폐색 • 흉막 마찰음 : 늑막염, 폐렴, 결핵 • 수포음 : 폐렴, 울혈성 심부전

03 천식을 앓고 있는 김 씨의 호흡음 사정시 쉬쉬하는 날카로운 소리가 들렸다. 김 씨의 호흡음으로 맞는 것은?
① 악설음
② 천명음
③ 협착음
④ 공명음
⑤ 수포음

정답 03. ②

2 진단검사

흉부X-ray	• 흰색 : 매우 조밀 • 검은색 : 공기로 차 있고 덜 조밀 • 회색 : 주로 액체
ABGA	• 요골동맥, 상완동맥, 대퇴동맥 • 검사 전 allen test 실시하여 요골 동맥이 막혀도 척골의 혈행이 적당한지 사정 • 검사 후 거즈 패드로 5~10분간 압박하여 지혈
폐기능검사	• 폐쇄성 폐질환과 억제성 폐질환을 구분 | 폐기능검사	폐쇄성 폐질환 ▶ 20 기출	억제성 폐진환
---	---	---
폐활량	↓	정상 혹은 ↓
전폐용량	↑	↓
노력성 폐활량	↓	정상
최대 의식 환기량	↓	정상
잔기량	↑	↓
호기 시간	↑	정상
기능적 잔기량	↑	↓	
기관지경검사 ▶ 06 기출	• 천식 등 심한 호흡곤란 환자, 심부전 및 부정맥이 심한 대상자는 금기
	검사 전 간호	• 검사 시행 6~8시간 전부터 음식과 수분 섭취 제한 • 입을 벌린 채 코로 숨 쉬는 것을 연습하도록 교육 • 시술 전 의치를 제거하고 흔들리는 치아가 있을 시 알리도록 교육
	검사 후 간호	• 구개반사가 돌아올 때까지 음식과 수분 섭취 제한
기관지 조영술 ▶ 99 기출	• 기관지 확장증, 종양, 낭종 또는 폐부위의 공동 진단 시 • 검사 후 간호 : 조영제 배출 촉진을 위해 기침과 체위배액법 시행, 구개반사 ▶ 00,04 기출가 돌아오면 음식과 수분 섭취, 요오드 조영제에 대한 반응 관찰
흉곽천자 ▶ 01,02,03,05,07 기출	• 흉막의 삼출액 및 기흉 제거, 흉막강에 약물 주입
	검사 중 간호	• 앉은 자세로 테이블에 엎드려 늑간의 공간을 넓힘 • 호기 말기에 바늘 삽입하기 위해 숨을 참도록 함 → 흉막강 내로 공기가 들어가는 것 방지 • 30분 이내에 제거되는 늑막액이 1,500ml를 넘지 않도록 함
	검사 후 간호	• 천자부위 위로 하여 안정하여 늑막액의 유출 방지 • 시술 후 심호흡 권장 ▶ 19 기출
객담검사	• 객담 수집은 아침 깨어난 직후 수집하여 병원균이 객담에 가장 많이 농축되도록 한다. • 객담의 오염을 막기 위해 물로만 입안을 헹구도록 함
폐생검	• 종양의 양성 및 악성 구분 • 합병증 : 기흉, 농흉, 출혈, 피하기종, 호흡곤란 ▶ 12 기출

두드림 퀴즈

04 기관지경검사 시 대상자에게 교육해야 할 내용으로 알맞은 것은?

① 금식은 필요하지 않음을 교육한다.
② 검사 후 바로 식사할 수 있음을 교육한다.
③ 의치가 있다면 빠지지 않도록 잘 착용하도록 교육한다.
④ 입을 벌린 채 코로 숨을 쉬는 것을 연습하도록 교육한다.
⑤ 복부를 지지하고 심호흡하는 방법을 교육한다.

정답 04.④

제3절 호흡기계 질환의 일반적 간호

1 호흡곤란

사정		• 말하다가 중단, 호흡 보조근 사용, 헐떡거림
간호중재 ▶ 00 기출	급성 호흡곤란	• 자세 : 똑바로 앉아서 다리를 아래로 내리는 자세로 허약하면 반좌위를 취해주고 팔을 지지해주기 ▶ 04,11 기출 • 처방에 따라 산소 4L/min으로 시작
	만성 호흡곤란	• 저산소혈증이 없는 만성 호흡곤란 환자에게 산소 주입은 부적절함
	생활양식	• 환기요구를 감소시키는 생활양식, 적절한 운동, 충분한 영양공급
	운동	• 점진적인 이완운동이 적합

2 기도청결유지 ▶ 04 기출

기침		• 기도 분비물 배출과 이물질의 흡인을 방지하기 위한 정상적인 방어기전
	효과적인 기침법	• 가능한 한 발을 바닥에 닿게 하고 앉은 자세에서 머리와 상체를 앞으로 약간 구부려 어깨를 편안하게 하고 베개를 복부에 댄다. • 천천히 입술 오므리기 호흡(pursed-lip)으로 호기하면서 머리를 앞쪽으로 숙인다. • 천천히 깊게 횡격막 호흡으로 흡기하면서 몸을 일으킨다. • 횡경막 호흡으로 깊게 흡기한 상태에서 몸을 앞으로 숙이고, 호기하면서 3~4회 강하게 기침한다.
	수술 후 통증이 있는 환자	• 기침하기 30분 전 진통제를 투여하고 수술 부위를 지지하기
	폐기종 환자	• 기침으로 인해 기도허탈이 증가되는 경향이 있으므로 코를 통해 깊게 흡기하여 2초간 참아 몸을 기울이며 부드럽게 기침 3번 하도록 한다.
기도 가습요법 ▶ 99,03 기출	수분공급	• 호흡기 분비물이 묽게 유지
	가습요법	• 인공적 기구로 흡입가스의 습도를 높임
	분무요법	• 기관지 확장, 객담 배출 증가
흉부 물리요법 ▶ 14 기출		• 식사 1시간 전 또는 식후 1~3시간 후에 수행
	종류 체위배액 ▶ 01 기출	• 중력을 이용하여 분비물 제거하는 방법으로 분비물의 위치에 따라 체위변경 • 폐 농양, 기관지 확장증
	타진법	• 점액이 기도벽에서 쉽게 떨어지게 함, 손을 컵 모양으로 오므리고 흉벽 두드림

	진동법	• 호기 동안 흉벽을 200회/분 진동, 한 분절에 3~5회 실시
	적응증	• 기관 내 분비물이 많은 환자, 기침이 가능한 환자
	금기증 ▶ 98 기출	• 객혈, 폐종양, 늑골 골절, 조절되지 않는 저산소증, 두개내압 상승, 기관지 경련
흡인	종류	• 구강 및 비강 흡인 : 기침 유도 및 상부기도 청결 위해 사용 • 기관 흡인 : 기관이나 기관지 분비물 제거, 카테터는 기도관의 1/2 이상 크면 안됨
	절차 ▶ 98 기출	• 생리식염수 점적 → <u>흡인 전후100% 산소 공급(d/t 저산소증 예방)</u> → <u>흡인력 작동 안한 상태에서 삽입(d/t 점막 손상 예방)</u> → <u>10초 이내로 흡인</u>(저산소혈증 예방) → 시간을 정하지 않고 필요시 시행
	합병증	• 호흡기 감염, 저산소혈증, 심부정맥, 점막 손상 등

3 기관내 삽관 및 기관절개

목적		• 기도개방, 기계적 환기 적용
적응증		• 효과적인 흡인 필요할 때, 환자의 기도가 효과적으로 유지되지 못한 경우, 상부기도에 손상을 입은 경우
기계적 환기		• 인공호흡기 적용 ▶ 20 기출 • 적응증 : 부적절한 환기, 저산소혈증, <u>고탄산혈증</u> • 목적 : 동맥혈 산환 및 이산화탄소를 배출하는 폐의 능력을 증진시키기 위해
인공호흡기 조절 방식 ▶ 07 기출	강제 조절 환기	• 자발적 호흡할 수 없는 대상자에게 적용
	보조 조절 환기	• 환자 상태에 따라 호흡횟수가 변화되고 흡기 노력이 없이도 최소한의 호흡 보장
	간헐적 강제 환기	• 기계가 보조해주는 호흡과 더불어 자가 호흡 가능
	동시적 간헐적 강제환기	• 환자의 자연스런 호흡에 맞추어 기계 호흡함 • 모든 호흡을 도와주지 않음
	지속적 기도 양압	• 호흡보조가 거의 필요 없는 입공호흡기 제거 직전의 환자 • 호흡기계 기능은 정상이지만 기도 보호를 위해 기관내관이 적용되어 있는 환자에게 사용
	호기말 양압 호흡 ▶ 19 기출	• 자가 호흡하는 대상자에게 호기말에 양압을 적용하여 <u>폐포의 허탈 예방</u>
간호 ▶ 99 기출		• 인공호흡기의 연결관은 24시간마다 교환한다. • 가습기 물을 꼭 확인하여 기관지 분비물의 건조를 방지하고 기도 자극을 방지 ▶ 15 기출 • 인공기도에 분비물이 있거나 나음이 들리면 흡인한다. • 흡인 전후 1~2분간 100% 산소를 공급한다.

두드림 퀴즈

05 기관 내 삽관을 시행한 환자의 효율적인 객담 제거를 위해 올바른 간호중재는?
① 하루 3회 이상 흡인하지 않는다.
② 10초 이상 흡인하는 것이 효과적이다.
③ 흡인 전후로 100% 산소를 이용하여 과호흡 시킨다.
④ 분비물이 진한 경우 압력을 조금 올려서 흡인한다.
⑤ 흡인관은 기도관 크기의 1/4 크기가 적당하다.

06 기관 내 삽관으로 가지고 있는 대상자 간호중재로 올바른 것은?
① 인공호흡기의 연결관은 24시간마다 교환한다.
② 하루에 4번의 흡인을 실시한다.
③ 가습기 물은 필요하지 않다.
④ 흡인 시 SpO_2가 89% 측정된다면 한 번은 더 흡인해도 된다.
⑤ 구강간호는 필요하지 않다.

정답 05.③ 06.①

	• 상체를 상승시킨 체위를 취하도록 한다. • 의사소통 시 예/아니오 표현을 미리 정하고 침상 옆에 종이와 펜을 준비한다.
합병증	• 인공호흡기의 양압에 의해 모든 신체는 영향 받음 • 저혈압, 체액 정체, 스트레스성 궤양, 담즙의 저류, 폐렴, 근육 합병증, 인공호흡기의 의존으로 호흡근이 피로해져서 스스로 호흡을 못함
흡인 시 간호 ◎ 18 기출	• 분비물이 있을 때만 실시 → 큰 기도에서 나는 천명음, 가래 있는 기침, 기침을 할 수 있다면 시행하지 않음 • 흡인 시 설명 후 흡인 • 흡인 시 심박동수가 40회/분 이상 증가하거나, SpO$_2$가 90% 이하로 감소하면 중단 • 흡인할 때마다 3~4회 호흡시키며 산소를 공급한 후 기도가 깨끗해질 때까지 반복 • 흡인 시간, 분비물 특성, 환자의 반응을 기록
간호진단 ◎ 14,19 기출	• 가스교환장애, 기도개방유지 불능, 감염 위험성, 운동장애, 언어소통 장애, 불안 등

4 산소요법

목적	• 산소분압 60mmHg 유지		
산소투여의 위험성	• 감염, 발화, 호흡기 점막의 건조, 수정체 후방섬유 증식증(미숙아) 등 • 산소독성 : 60% 이상의 산소, 24~48시간 이상, 폐조직의 구조적 파괴, 간질부종, 폐포 모세혈관막의 비후, 폐포내 출혈, 폐포부종, 무기폐, 산소운반 장애		
산소 전달체계	저유량방법		• 흡입산소 농도는 정확하지 않고 환자의 호흡 양상에 따라 산소량이 달라짐
		비강 캐뉼라	• 1~6L/min, 24~45% 산소공급, 비강점막 손상 우려
		단순안면 마스크	• 5~8L/min, 40~60% 산소공급, 구토 시 흡인 위험
	종류 ◎ 14 기출	부분재호흡 마스크	• 내쉰 공기가 저장백에 다시 들어가게 되어 있음 • 6~11L/min, 60~75% 산소공급, 높은 산소 공급 가능, 착용이 불편함, 사용 전 주머니 부풀려 주기
		비재호흡 마스크	• 내쉰 공기는 마스크 구멍으로 배출 • 7~10L/min, 60~100% 산소공급
	고유량방법		• 흡기를 완전히 조절, 환자가 호흡하는 모든 가스를 제공하는 방법 • <u>환자의 호흡양상에 영향을 받지 않아 흡기 산소를 정확한 FiO$_2$에 맞추어 제공 가능</u> • 벤츄리 마스크 : 일정량의 실내공기와 산소가 섞여서 공급, 4~12 L/min, 24~50%산소공급 가능, COPD 환자에게 유용하지만 마스크가 밀착되지 않아 산소가 눈에 들어갈 수 있음

07 산소 공급량을 가장 정확히 조절할 수 있는 산소 투여방법은?
① 벤츄리 마스크
② 안면 텐트
③ 비강 캐뉼라
④ 비내흡인 마스크
⑤ 부분 재흡인 마스크

정답 07.①

5 밀봉흉곽배액 ● 02 기출

목적		• 흉막강 내의 공기 혹은 액체 제거 및 정상 음압 유지, 폐의 재팽창 증진	
원리	배액병	• 혈액 및 삼출물 제거 • 배액물이 병 속으로 들어가는 통로	
	밀봉병	• 공기, 액체가 환자의 폐로 들어가지 못하게 함 • 흉부배액관과 연결, <u>2~3cm 멸균수에 잠겨</u> 있어 호흡에 따라 파동	
	흡인조절병	• 배액 촉진 • 짧은 관 : 밀봉병과 연결 • 긴 관 : 멸균수에 잠김(흡인력 결정) 대기와 연결 • 짧은 관 : 흡인기 연결	
간호중재 ● 03 기출	배액 개방성 유지 ● 07 기출	• 파동 정상 : 흡기 시 물이 올라가고 호기 시 내려감 • 파동 사라짐 ● 15,20 기출 : 체위 변경하여 개선되는지 관찰, <u>관의 막힘 사정</u> • 기포 : 호기 시 소량 발생은 정상이나 증가한다면 밀봉체계 또는 환자에게 공기가 새고 있음을 의미, 피하기종 사정 • 의사 지시 없이 환자가 임의로 배액관을 잠그지 않도록 주의	
	배액병의 양, 색, 특징	• 배액량이 100ml/hr 이상일 경우 과다 출혈일 수 있으므로 보고 • 한 번에 1,000~1,200ml 이상 배액하지 않기 → 반동성 저혈압, 재팽창성 폐부종 예방	
	배액관 분리	• 무균적으로 실시 • 배액관이 분리된 경우 : 삽입 부위에 바세린 거즈로 덮고 의사 호출	
	관 훑기 ● 01,14 기출	• 혈액 응고물이나 죽은 조직을 물리적으로 제거하는 방법 • 배액 용이, 개방성 유지 • 주기적으로 시행하지 않음(d/t 흉막조직의 손상과 흉막내압 상승의 위험)	
	지지적 간호	• 체위 변경 시 배액관이 눌리거나 빠지지 않도록 교육 • 배액병은 환자보다 낮게 유지하도록 교육 • 폐를 팽창시키기 위해 지속적인 심호흡과 환부측 어깨 활동 권장	
	배액관 제거 ● 04,12,16,20 기출	• 폐가 재팽창되고 배액물이 완전히 배출된 것을 흉부 X-ray상 확인되면 제거 • 흉관 제거 30분 전에 진통제 투여 • valsalva 수기로 숨을 내쉰 후 참고 공기의 유입을 방지 • 상처는 바세린 거즈로 덮고 멸균거즈를 대어 단단히 고정하는 밀폐드레싱 적용	

두드림 퀴즈

08 흉관배액 중인 환자에게 흉관을 제거하기 위한 간호중재 내용으로 올바른 것은?
① 흉관 제거 30분 후 진통제를 투여한다.
② 흉관 제거된 상처에는 멸균거즈로 단단히 고정하여 밀폐드레싱 적용한다.
③ valsalva 수기를 시행한 후 흉관을 제거한다.
④ 깊게 숨을 들이마시고 끝까지 내쉰 후 멈춘 후 흉관을 제거한다.
⑤ 배액물이 거의 나오지 않으면 의사의 확인 후 흉관을 제거한다.

정답 08.③

제4절 상부기도 질환과 간호

1 감기

정의	• 다양한 바이러스에 의해 발생, 상부 호흡기계의 경미한 증상
증상	• 잠복기 48~72시간, 전신적인 권태감, 인후염, 비염, 약간의 체온상승
합병증	• 2차 세균 감염 시 : 폐렴, 중이염, 부비동염, 편도염, 기관지염
치료	• 수액공급, 휴식, 균형잡힌 식이, 해열제, 진통제, 비충혈 완화제(3~5일 단기간 사용 권장) • 2차 세균감염 시 : 항생제
간호	• 감염예방 : 타인이 감염되지 않도록 개인위생, 기침 예절 지키고 백신 미리 접종(만성질환자, 노인) • 코를 풀 때 입을 벌리고 풀고 자주 풀지 않도록 함 d/t 유스타키오관으로 감염물질의 확산 방지 • 인플루엔자 고위험군 : 9세 이하 소아, 임신부, 면역저하자, 대사장애, 심장질환, 폐질환, 신장기능 장애 등

2 비염

	알레르기성 비염	비알레르기성 비염
정의	• 외부 항원 → 비강점막의 반응 → 염증	• 공기온도, 습도, 냄새 → 비강 반응
원인	• 여러 종류의 알레르기원	• 온도 변화, 습도, 냄새 등
증상	• 알레르기원은 IgE와 반응하여 매개체 방출 • 부종, 염증, 점액분비 증가, 비혈관의 확장, 재채기, 두통	• 국소 교감신경 자극제 과다복용으로 인한 약물성 비염 • 직접 접촉되는 점막에 국소적 증상 • 결막의 충혈, 부종, 비점막의 부종, 맑은 분비물
치료	• 알레르기원 제거 • 약물 : 항히스타민제, 스테로이드 비강 분무 • 면역요법 : 탈감작 요법	• 약물 : 항히스타민제, 교감신경자극제 • 부신피질 호르몬 비강 내 투여
간호	• 예방 : 알레르기원과 분리 • 충분한 휴식, 가습, 수분섭취 증가 • 감염예방 : 자주 손 씻기, 기침과 재채기는 휴지로 입을 가리고 하기, 사람이 많이 모이는 곳 피하기	• 부교감 자극 상황(알코올, 흡연, 기온과 습도의 변화) 피하기

---

09 알레르기성 비염 있는 환자에 대한 간호중재로 올바른 것은?

① 알레르기 비염은 전염성 질환이 아니므로 사람이 많이 모이는 곳을 가도 된다.
② 콧물이 나온 뒤에는 증상이 호전된다.
③ 알레르기 항원에 대한 탈감작 요법을 시행한다.
④ 항히스타민제 투약 후 집중력이 향상된다.
⑤ 몸을 따뜻하게 해준다.

정답 09.③

3 부비동염

정의	• 부비동 점막의 감염으로 상악동이 가장 잘 감염되고 비염을 앓은 후 호발	
원인	• 비중격 만곡증, 용종, 종양, 안면외상, 비강삽관, 치아감염, 면역력 저하	
종류	급성 부비동염	만성 부비동염
원인	• 상부 호흡기계 감염 후 부비동 개구부 폐쇄	• 급성 부비동염 후 농양 제거되지 않고 3주 경과
증상	• 전두, 볼, 치아의 심한 통증, 발열, 두통 • 감염된 부비동의 압통, 분비물 증가 • 안면통은 구부린 자세에서 심하게 나타남	• 지속적인 누런 콧물, 코 뒤로 넘어가는 콧물 • 아침<저녁 • 증상 진행되면 집중력 저하
치료	• 통증조절 위해 진통제 투여 • 배액촉진 : 비점막의 혈관수축 유도, 부비동 세척 • 온습포 적용 : 부비동 배액 촉진 및 염증 감소를 위해 얼굴이나 발생 부위	• 울혈제거제, 항생제 투여, 충분한 수분 섭취 • 비강 내 식염수 세척 • 외과적 절개 : 기능적 내시경 부비동 수술 • 가습기 사용 및 구강간호
간호	• 통증 조절 : 진통제, 안정 • 합병증 예방 : 38℃ 이상의 체온, 진통제로 완화되지 않는 두통, 오한, 구토, 흐린 시야, 비출혈	
수술 후 간호 ▶ 16 기출	• 전신마취 후 <u>측위</u> → <u>반좌위</u>(의식 돌아오면) d/t 배액 촉진, 부종 감소 • 24~48시간 비강 거즈로 막고 코 주위, 반상출혈 부위 얼음찜질 적용 d/t 통증 완화, 혈관 수축 • 출혈, 복시, 발열 증상 관찰 • <u>분비물을 삼키지 말고 뱉어내게 하며 코를 풀지 않고 가볍게 닦도록 함</u> • 수분섭취 권장, 차가운 습기 제공, <u>valsalva 수기 피하기</u>	

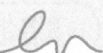 두드림 퀴즈

10 만성 부비동염 환자의 수술 후 간호중재로 알맞은 것은?

① valsalva 수기를 격려한다.
② 분비물을 삼키도록 교육한다.
③ 수술 부위의 온찜질을 한다.
④ 따뜻한 습기를 제공한다.
⑤ 수분 섭취를 권장한다.

정답 10.⑤

4 인두염, 후두염, 편도염

	인두염	후두염	편도염
원인	• 급성 : 바이러스, 세균(용혈성 연쇄상구균), 진균 • 만성 : 알코올, 흡연, 자극성 음식	• 급성 : 세균, 알코올, 흡연, 매연 • 만성 : 반복적 감염, 성대 남용, 역류성 식도염, 흡연, 후두 매독, 음주	• 세균성으로 용혈성 연쇄상구균 • 바이러스
증상	• 인후통, 건조함, 연하통, 연하곤란	• 쉰 목소리, 기침, 연하곤란, 인후통	• 심한 인후통, 오한, 두통, 근육통, 연하곤란, 경부 림프절 부종, 화농성 분비물
치료	• 바이러스는 대증요법 • 연쇄상구균 : 페니실린, cephalosporin • 가습된 따뜻한 공기 흡입	• 급성 후두염 : 상기도 감염이 사라지면 해결됨 • 만성 : 약물이 함유된 증기나 가습된 증기 흡입	• 급성 : 페니실린, erythromycin, 해열제, 진통제 • 재발 잦으면 편도절제술 실시
간호 ▶10,17 기출	• 휴식, 금연, 목소리 사용 자제 • <u>고단백, 고칼로리 식이, 하루 2~3L 수분 섭취 권장</u> • 증상이 호전되어도 처방된 항생제 모두 투약하기 • 인후통, 발열완화 : 진통제 • 인후세척, 따뜻한 식염수로 구강 함수(물500ml + 소금 1tsp) • 목에 <u>얼음 칼라 적용</u>, 신맛나는 음료수는 인두에 자극이 되므로 피한다.		
편도선 절제술 후 간호중재 ▶11,19 기출	• <u>출혈관리 : 자주 삼키는 행동</u>, 빈맥, 불안 등을 관찰, 정기적으로 목 뒤를 확인하고 활력징후 사정 • 수술 후 즉시 기침으로 객담 배출하지 않도록 함 • 수술 후 1~2주 동안 기침, 코 세게 풀기, 격렬한 운동, 무거운 짐 드는 것은 피하기 • 수술 <u>초기 부드러운 음식 혹은 차가운 물</u> 제공 → 유제품 제한, 빨대사용 금지 • 식이 : 너무 찬 음식보다 미지근하고 자극이 적은 음식 제공, 수술 후 1~2일 유동식 제공, 뜨겁고 단단하고 거친 음식은 수술 후 일주일 지나고 주기 • 안위도모 : 목에 <u>얼음 칼라</u> 적용, 가습기 • 자세 : 측위, 반좌위		

11 편도선절제술 환자를 위한 간호중재는?
① 자주 삼키는 행동, 빈맥, 불안 등의 출혈 증상을 관찰한다.
② 차가운 우유 섭취를 격려한다.
③ 기침에 의한 객담배출을 격려한다.
④ 오렌지 주스를 섭취하도록 한다.
⑤ 수술 후 앙와위 자세를 취하는 것이 휴식에 도움이 된다.

정답 11.①

5 그 외 질환

비출혈	원인	• 국소 원인 : 이물질에 의한 비점막 손상, 코를 후비는 것, 건조한 공기, 코를 세게 푸는 행동 • 전신 원인 : 혈액 및 순환장애, 기압의 급격한 변동 등	
	치료	• 혈관 수축제를 적신 솜을 출혈부위에 넣고 비중격을 압박 • 전기 또는 화학제를 이용한 소작 • 후비공 심지 : 응급상태 지혈 시 사용, 출혈의 위치 확인할 수 없고 비출혈이 멈추지 않을 경우 사용, 구강호흡법 교육, 구강호흡으로 인해 구강이 건조하므로 구강간호 시행	
	간호중재 ▶ 00,07 기출	• <u>좌위</u> 유지하며 <u>몸을 앞으로 숙이도록 함</u> d/t 흡인 예방 • <u>혈액을 뱉어내기</u> d/t 고인 혈액은 구토, 혈액의 흡인, 오심 등을 일으킴 • 코 위에 <u>얼음찜질</u> 적용 • 손가락으로 코의 비중격을 <u>5분간 압박</u>	
비중격 만곡증	정의	• 비중격이 정중선으로부터 벗어나 어느 한 쪽으로 휘어 있는 경우	
	증상	• 비강의 코막힘, 후각 기능 저하	
	치료 및 간호 ▶ 04 기출	• 외과적 수술 : 폐색일 경우 비중격 성형술(재건) 실시	
		• 수술 후 간호중재	• 출혈 관찰 : 반복적으로 삼키는 행동 관찰, 드레싱 부위 출혈 관찰 • <u>반좌위</u> : 국소 부종 감소 • 찬 습기 적용, 코 부위 얼음찜질, 코 풀지 않도록 주의

> **두드림 퀴즈**
>
> **12** 비출혈이 있을 때 간호중재로 옳은 것은?
> ① 혈액이 흐르지 않도록 고개를 뒤로 젖힌다.
> ② 지혈을 위해 온찜질하도록 한다.
> ③ 목 뒤로 고인 혈액은 뱉어낸다.
> ④ 콧볼을 압박하여 지혈한다.
> ⑤ 지혈제 사용은 혈관에 무리가 되므로 사용하지 않는다.
>
> 정답 **12.** ③

제5절 하부기도 질환과 간호

1 급성 기관지염

병태	• 바이러스, 세균, 먼지, 연기, 화학물질 등
증상	• 기침, 화끈거리는 흉통, 점액성 및 화농성 객담, 38℃ 이하 발열, 수포음, 천명음
치료	• 항생제, 심한 기침 시 codeine, dextromethorphan 투여, 기관지 확장제 theophylline 제제 투여
간호중재	• 기침 할 때 손바닥으로 가슴의 앞과 뒤 지지, 균형 잡힌 식이, 좌위 혹은 반좌위, 매일 2~3L 수분섭취 권장

2 폐렴 ▶ 08,11 기출

역학	• 지역사회성 폐렴 : 입원 48시간 이내 발생 • 병원성 폐렴 : 입원 48시간 이후 발생
병태 및 증상 ▶ 06,14 기출	• 기관지 점막 비후로 인한 점액 과다 분비 : 화농성 객담, 기침 증가 • 분비물 증가로 인한 기관지 경련 : <u>수포음, 천명음, 호흡곤란</u> • <u>저산소혈증, 과소환기, 호흡성 산증으로 고탄산증 및 pH↓, 패혈증(WBC&호중구↑)</u>
진단 ▶ 16 기출	• 객담검사 : 항생제 투여 전 검체 수집 • 흉부 X-ray : 폐침윤 확인, 폐부종이나 폐종양과 감별진단 위해 Chest CT가 유용함
치료 및 간호중재	• 광범위 항생제

	가스교환 및 기도개방 유지 ▶ 11 기출	• 산소요법을 통해 저산소혈증 교정 • 기침, 심호흡, 강화폐활량계 사용 • 분비물을 묽게 하여 배출하기 위해 수분 공급 증가, 가습기 적용, 분무 요법 시행
	감염예방	• 위생관리 : 무균법, 호흡기 장비 소독, 손 씻기 • 흡인예방, 패혈증 예방 • 면역력 증강 : 폐렴구균 및 독감 예방접종, 골고루 식사하기
	증상조절	• 열 조절, 휴식, 통증조절, 급성기에는 안정을 취하지만, 활동을 제한하지 않음 • 흉곽지지하며 기침 : 분비물 배출 • 적절한 수분섭취와 영양증진 : 고단백 및 고탄수화물 음식 권장

---

13 폐렴 환자에게 가습기를 제공하는 목적으로 알맞은 것은?

① 분비물을 묽게 하여 배출을 용이하게 하기 위해서
② 활동을 제한하기 위해서
③ 약물을 폐로 쉽게 전달하기 위해서
④ 수면의 질을 향상하기 위해서
⑤ 중력을 이용해 분비물을 적절하게 제거하기 위해서

정답 13.①

3 결핵

원인		• Mycobacterium tuberculosis(tubercle bacillus) • 비말핵이 공기를 통해 다른 사람의 호흡기로 흡입됨 = 공기매개전파 ▶ 15 기출 • 직업성 폐질환에게 감염가능성 높음 • 위험요인 : AIDS, 면역 장애 질환자, 약물중독자, 알코올 중독자, 사회경제적 빈곤층 ▶ 07 기출
증상		• 기침, 체중감소, 식욕감퇴, 객혈, 야간 발한, 발열, 오한 등
진단 ▶ 05,17 기출	투베르쿨린 반응검사 ▶ 16 기출	• PPD 0.1ml 전박 내측에 피내주사, 48~72시간 후 판독 • 판독 : 0~4mm(음성), 5~9mm(의심), 10mm 이상(양성) • 양성반응은 항산균 항체가 있음을 의미 = 활동성 결핵을 확진할 수 없음
	흉부 X-ray	• 과거 결핵균 노출 흔적으로 석회화된 병변, 치유된 병변 • 활동성 결핵 : 침윤, 소결절, 공동, 가슴막 삼출액 관찰
	객담검사 ▶ 98,20 기출	• 3회 검사 시행 : 밤사이 객담에 병원균이 농축되므로 아침에 객담 수집 • 도말검사 : AFB 양성이 반드시 결핵균 감염임을 의미하지 않음, 10~20%에서 항산균이 관찰되므로 주의요함 • 배양검사 : 결핵의 확진, 결핵균에 대한 배양검사, 결핵균 감별이 가능, 신뢰성이 높으나 결과 나오는 시간 오래 걸림
치료		• 항결핵 약물요법 • 복합약물 사용 d/t 약제 간 상승 작용과 내성 발생을 예방하기 위해 ▶ 02 기출 • 1일 1회 복용 d/t 한 번에 최대 혈청농도에 도달시키기 위해 • 공복 시 투여하면 흡수율이 높아지므로 식전투여 권장, 위장장애 시 식후 복용 가능 • 살균성 약물 우선 사용 = 1차약 = INH, RFP, PZA, EMB • 소아는 시력장애를 호소하지 못하기 때문에 ethambutol(EMB)금기 • 항결핵 약물을 3개월 간 복용 후 객담검사 음성이지만, 완치되었다고 말할 수 없음

항결핵약물 ▶ 08,14,19,20 기출		종류	부작용	주의사항
	1차	Isoniazid (INH)	말초신경염, 간독성 → pyr-idoxine 투여로 예방가능	간효소 검사 확인
		Ethambutol (EMB)	시신경염(시력감소, 색각 변화)	주기적 시력검사(백내장, 당뇨성 망막질환), 시력장애자에게 금기
		Rifampin (RFP)	분비물과 소변이 오렌지색으로 변함, 위장장애, 피부과민반응, 혈소판감소증	붉은 색 소변, 침, 객담, 땀, 눈물이 오렌지색으로 변함을 교육함
		Pyrazinamide (PZA)	간독성, 요산혈증	간독성 증상 관찰, 간기능과 요산검사 결과 관찰

두드림 퀴즈

14 활동성 결핵을 확진할 수 있는 진단검사로 옳은 것은?
① 투베르쿨린 반응 음성 시
② 투베르쿨린 반응 양성 시
③ X-ray 검사 결과 폐의 침윤과 작은 결절이 보일 때
④ 동맥혈 가스분석 결과 PaO₂감소와 PaCO₂증가를 보일 때
⑤ 폐실질에 석회화된 병변

정답 14.③

		capreomycin	제8뇌신경 손상, 신장장애	신장장애 및 청력장애 관찰
	2차	Streptomycin (SM)	제8뇌신경 손상, 신장장애	치료 전 & 치료 중 청력검사, 신장장애 증상 관찰
		kanamycin	청각장애, 신장장애	신질환자 주의 투여
간호중재 ▶ 01,13,17 기출	감염 전파 예방 ▶ 15 기출		• 마스크 착용 및 기침 시 코와 입을 가리고 하고 휴지는 따로 비닐에 모아 소각 • 결핵균은 햇빛 및 열에 파괴 • 음압이 유지되는 1인실에 격리하며 방안은 자주 환기시킴 • 화학요법을 시작한 첫 몇 주 동안은 타인과 접촉 제한	
	투약 교육		• 초기 최소 4가지 약을 병용 투약함을 교육함 • 약제 복용을 중단하지 않고 6~18개월 이상 장기 복용 중요성 알림	
	식이		• 고단백, 고칼로리, 비타민을 보충한 균형 잡힌 식이 제공	
최근 결핵 유병률의 증가 이유			• 면역력 저하, 장기간 보호시설에서 거주 시, 국민적 무관심, 사회적 지원체계 미흡, HIV & AIDS로 인한 감염취약자 증가, 경제 위기와 고실업률로 노숙자 증가	

4 폐농양 ▶ 18 기출

병태	• 화농성 세균 감염으로 2cm 이상의 폐실질을 괴사시키는 질환 • 구강분비물의 흡인, 종양, 이물질, 기관지 협착에 의한 기관지 폐쇄 후 발생
증상 ▶ 03,04 기출	• 39.5℃ 이상의 고열, 기침, 많은 양의 악취 나는 화농성 객담, 간혹 객혈, 흉통, 빈혈, 체중감소 • 타진 시 탁음, 농양 침범부위의 호흡음 감소, X-ray 상 공동화된 손상부위 • 만성 환자에서 손가락 곤봉증, 빈혈, 체중감소 관찰됨
치료	• 다수의 균이 원인이 되기 때문에 두 가지 이상의 항생제를 사용 • clindamycin 4~6주간 투여
간호중재	• 효과적인 기침과 체위배액 실시, 수분섭취 격려
합병증	• 농흉, 가슴고름증, 패혈증, 뇌 농양
간호진단	• 비효율적인 기도 청결, 비표율적인 호흡 양상, 비정상적 동맥혈가스검사결과, 불안감 등

---

15 폐농양 환자에게 나타나는 임상적 특성으로 볼 수 없는 것은?

① 늑막 마찰음
② 냄새나는 화농성 객담
③ 흉통
④ 빈혈
⑤ 고열

정답 15.①

5 무기폐 04,07 기출

정의	• 폐의 일부 또는 전부가 허탈되어 공기가 없어지거나 줄어든 상태
원인	• 흡입 마취, 호흡을 억제하는 복부 수술이나 흉부 수술, 기관지 확장증, 과량의 산소로 나타난 산소독성, 위 내용물이나 이물질의 흡인, 흉막삼출액, 폐실질의 장애로 인한 폐농양과 폐종양, 과도한 진정제 사용 등
증상	• 호흡음 및 진동음 감소, 침범 부위 청진 시 악설음, 타진 시 탁음, 흉곽의 움직임 감소, 기도 변위
간호중재	• COPD와 동일한 간호중재 • 예방이 중요하며 기도유지와 효과적인 환기증진을 위해 자주 체위변경하고 심호흡, 기침 격려, 분비물 제거하기

제6절 폐쇄성 호흡기 질환과 간호

1 만성 폐쇄성 폐질환(COPD) 18 기출

• 폐 실질을 파괴하는 폐기종 + 소기도 질환으로 만성 기관지염 = 기류제한

	만성 기관지염 04,11,14 기출	폐기종 04,14 기출
원인	• 감염성 자극물, 비감염성 자극물(흡연)에 지속적 노출	• 흡연, α_1-antitrypsin(AAT)의 유전적 결핍으로 인한 폐포 조직 용해
병태	• 점액선의 수와 크기 증가 및 기관지벽이 두꺼워져 점액 과잉생산, 기도의 폐쇄 발생 18 기출	• 가래, 소기관지의 경련, 감염, 기관벽의 허탈로 인한 세기관지의 폐쇄와 반복 감염으로 인한 폐포벽의 파괴
증상 16,19 기출	• 초기 : 발작적 기침 후 기관지 경련, 화농성의 양이 많은 객담, 잦은 호흡기 감염, 운동성 호흡곤란, 저산소혈증, 고탄산혈증 • 만성 : 적혈구 증가증, 청색증	• 호흡곤란, 입술 오므리기 호흡, 점액성의 적은 양의 가래, 감염 발생이 적음 • 기도 폐쇄가 심하고 과팽창된 폐포로 술통형 흉부 타진 시 공명음 • 산소분압은 정상이지만 저산소혈증 나타남
	• 기좌호흡, 술통형 흉곽, 입술 오므리기 호흡, 노력성호기량↓, 폐활량↓	
합병증	• 산증, 호흡기 감염 증가, 급성 호흡부전, 폐성 심부전 발생 • 우울증, 불안, 소화성 궤양, 위식도 역류 질환	
치료	악화요인제거	• 금연 : 니코틴 대체요법(패치, 껌, 흡입제, 정제, 부피로피온(니코틴 성분 아님) • 감염 예방 및 치료 : 독감 예방접종, 감염 시 항생제 치료

16 만성폐쇄성 폐질환 환자에게 '활동지속성장애' 간호진단을 내렸을 때 활용한 지표로 옳은 것은?

① 호흡수 20회/min
② 산소포화도 95%
③ 동맥혈산소분압 59mmHg
④ 동맥혈이산화탄소분압 40mmHg
⑤ 혈압 135/80mmHg

정답 16.③

	투약 ▶ 08,17 기출	• 기관지 확장제, 항생제, 이뇨제, 강심제, α_1-antitrypsin(AAT) 대치요법
	호흡요법	• 분무요법 : spacer 속으로 기관지 확장제 넣어 분무 • 산소요법 : PaO_2 60mmhg 이상 혹은 SaO_2 90% 이상 유지
	호흡운동 ▶ 98,01,03,14,20 기출	• pursed lip breathing : 기도허탈 예방, 호흡 속도, 깊이 조절, 이완, 불안 완화 • 복부-횡격막 호흡으로 횡격막의 사용 회복
	기관지경련예방	• 흡연, 먼지, 가스, 공기오염 등 기도 자극 피하기
	기도청결 ▶ 17 기출	• 분비물을 묽게 하기 위해 하루 2~3L 수분섭취, 흉부물리요법, 단계적 기침 교육
간호중재 ▶ 18 기출	산소공급 ▶ 03,07 기출	• 저산소혈증이 있을 때 저농도 산소요법 실시 : 1~2L/min • 고농도 산소 투여 시 문제점 : 호흡성 산증의 악화, 저환기 증가, 호흡성 보상기전 방해, 호흡 자극 저하 • 만성 고탄산혈증 환자는 금기 : 호흡중단 위험 있음
	적절한 영양 ▶ 12 기출	• 소량, 자주, 고단백, 고열량(탄수화물 50%내외로 조정) ▶ 8 기출
	불안완화	• 이완술, 입술을 오므린 호흡, 복식 호흡 강조
	활동 지속성 유지	• 만성피로가 발생하므로 일상생활 보조 필요, 자주 사용하는 물건 가까이에 두기

2 기관지 확장증 ▶ 12 기출

정의	• 감염에 의한 기관지벽의 탄력 섬유와 근육이 파괴되어 기관지의 비가역적 확대
병태	• 반복된 감염으로 염증세포가 기관지 내 침윤되어 기관지벽 손상시킨 후 섬유성 반흔 조직으로 대치되며 늘어진 소낭이 생성되고 점액과 농이 고이며 지속적인 염증 상태 유지
증상 ▶ 13 기출	• 다량의 냄새나는 화농성 3층 객담 = 흐린 점액 + 깨끗한 침 + 흐린 농물질 • 운동성 호흡곤란, 피로, 체중감소, 식욕부진, 폐 전체 천명음, 곤봉손가락, 폐성 심질환 등
치료 및 간호중재 ▶ 10,13 기출	• 항생제 투여 : 객담이 많거나 화농성일 때만 사용 • 저산소혈증 교정 : 기관지 확장제, 산소 공급, 간헐적 양압 호흡 • 수술 : 분절절제술, 폐엽절제술 • 기도청결 : 잦은 체위변경, 수분섭취 권장, 기침 격려, 흉부물리요법, 기관지 확장제, 거담제, 점액용해제 투여 • 감염예방 : 독감 및 폐렴 예방접종 • 적절한 영양 공급

17 기관지 확장증 환자의 증상으로 올바른 것은?
① 다량의 냄새나는 객담
② 운동성 호흡곤란
③ 간성 폐질환
④ 폐첨부의 공명음
⑤ 체중증가

정답 17.②

3 천식

정의	• 기도의 만성 염증, 기도 과민성의 증가 및 가역적인 기도 폐쇄를 특징으로 하는 폐쇄성 폐질환	
병태	• 초기천식반응(1시간 이내 반응) : 알러지원 → IgE 매개 비만세포의 활성화로 염증성 매개물질 분비 → 기관지 평활근 수축, 점액 분비, 누출, 부종 • 후기 천식 반응(4~6시간 후 반응) : 알러지원 → IgE 매개 비만세포의 활성화로 염증성 매개물질 분비 → 기도저항 증가, 폐의 과팽창, 점막의 염증 결과적으로 ⇒ 기관지 폐색, 공기 포획, 호흡성 산증, 저산소혈증	
원인	외인성 천식(아토피)	• 어린이 혹은 젊은 연령에서 호발, 급성 발작, 만성화, 유전 • 호흡기 감염, 운동 유발성, 항원 과민성(집먼지, 진드기, 동물 털 등) • 직업성 물질, 흡연, 감정적 변화, 과도한 스트레스, 내분비의 변화
	내인성 천식(비아토피성)	• 35세 이후 성인에게 발병, 예후 나쁨, 만성화 • 아스피린 민감성, 상기도 감염 시 발생
증상	• 호흡곤란, 기침, wheezing • 급성 천식 발작 : 기이맥, 호흡보조근 사용, 비익확장(차고, 건조한 공기, 밤에 호발) • 발작 종료되면 가래를 동반한 기침 발생하여 다량의 끈적이고 진한 객담 배출 • 초기에 과다호흡으로 호흡성 알칼리증, 심한 상태에서 고탄산혈증, 호흡성 산증 발생 • 호흡음↓, 횡격막 운동↓, 측부팽창↓, 과공명음	
진단	폐기능검사	• FEV_1↓, FEV_1/FVC↓, RV↑ • 기관지 확장제 투여 후 검사 : 12~15% FEV_1↑
	동맥혈 가스검사	• 산소분압↓ • 이산화탄소 분압 : 초기 감소(저탄산혈증), 후기 증가(고탄산혈증) • pH : 초기 증가(호흡성 알칼리증), 후기 감소(호흡성 산증)
	알레르기 피부반응검사	• 천식 원인 항원을 확인하고 아토피 여부 판정하기 위한 검사
	객담검사	• 객담 내 호산구 증가, IgE 증가
치료 03,08,11,14,19 기출	기관지확장제	• β_2-agonist : β_2수용체에 작용하여 기관지 평활근 이완, 단기작용(albuterol, terbutaline), 장기작용(salmeterol, formoterol) • anti-cholinergics : 콜린성 신경자극에 의한 기관지 수축을 예방, atrovent, tiotropium

두드림 퀴즈

18 다음의 검사 결과 수치 중 천식으로 진단하기 합당한 결과수치는 어느 것인가?

① FEV_1 ↑
② FEV_1/FVC ↓
③ RV ↓
④ 산소분압 ↑
⑤ IgE ↓

정답 18.②

			• Methylxanthine : 중추신경자극제, theophylline(독성증상 모니터링 중요, 식욕부진, 발작, 두근거림, 빈맥, 순환기능상실)
	항염증제		• corticosteroid : 기관지의 염증반응과 과민반응 억제하여 기관지 내경을 증가 • 비스테로이드 제제 : 비만세포 안정제 • leukotriene 완화제 : zileuton(Zyflo)
	급성 천식 발작 시 치료방법		• β_2-agonist 흡입, Aminophylline IV, steroid 경구 투여, O_2 & 수액 공급
간호중재 🔸 99,01,02,03,17,18 기출	만성천식 🔸 18 기출	자가간호 🔸 17,18 기출	약물 투여 이행확인, 부작용과 투여방법 교육, 처방받지 않은 약물 투여 방지, 금연, 스트레스 줄이기
		환경 🔸 98,00,04, 18 기출	알레르기원 피하기, 먼지 없는 환경 제공, 호흡기 감염 조기치료, 온도와 습도 조절(새벽 찬공기에 호발됨)
	급성천식 🔸 18 기출	기도개방	속효성 β_2-agonist 흡입제(albuterol), steroid 경구 투여
		산소공급	비강 캐뉼라(6L/min), 마스크(50% 농도의 산소), 이산화탄소 정체 환자에게 금기

제7절 호흡기계 신생물

1 후두암

정의	• 후두 성대에 생기는 악성 종양
원인	• 원인 불명, 유전적 요인, 성대 혹사, 유두종의 악성화, 흡연, 음주, 주로 남성, 60세 이후 등
증상	• 성문부암 : 쉰목소리(조기 증상으로 발견), 객담, 기침, 이물감, 호흡곤란 및 연하곤란(말기증상)
치료	• 부분후두절제술 : 목소리가 변할 수 있으나 말할 수 있음 • 전후두절제술 : 목소리의 영구적 상실, 기도변화로 공기의 흐름이 변화됨, 영구적 기관절개술 시행
간호중재 ▶ 99 기출	**수술 전** • 수술 과정에 대한 설명 및 수술 후 외모변화 • 언어상실 기간 있음을 설명하고 의사소통법과 가족 지지망 활용 설명 **수술 후** ▶ 02,13,15 기출 • 기도개방유지 ▶ 08 기출 : 자주 흡인, 습기제공, 기침 및 심호흡, 조기이상 격려, 기관절개관 관리 교육, 통목욕, 수영 금지 → 전후두절제술은 잘 흡인되지 않으나 부분후두절제술에서 기도 흡인 위험 있음 • 출혈 : V/S 측정하여 저혈압과 빈맥 확인 • 봉합선 긴장 방지를 위해 체위변경 시 머리 지지하고 반좌위를 통해 림프계 및 정맥 배액 증진, 봉합선 압력 감소되도록 함 • 수술 전에 비언어적 의사소통 교육하며 언어재활훈련 하도록 함 • 운동 : 광범위한 목 절제(흉쇄유돌근 제거 및 승모근 위축)로 어깨와 목 운동, 손가락으로 벽 오르기 운동 실시

두드림 퀴즈

19 65세 남자가 후두암으로 부분후두절제술을 받은 지 3일이 지났다. 전체 후두절제술을 받은 경우보다 더 주의 깊게 관찰해야 할 내용은?
① 통증
② 출혈
③ 기도유지
④ 불안
⑤ 활력징후

정답 19.③

두드림 퀴즈

20 전폐절제술 후 종격동 변위 예방을 위한 간호수행은?
① 완전 측위를 취해준다.
② 환측을 아래로 하여 1/4 정도의 측위를 취한다.
③ 객담배출을 격려한다.
④ 조기이상을 격려한다.
⑤ Trendelenburg position을 취한다.

2 폐암

원인	• 흡연, 간접흡연, 석면, 라돈 비소, 중금속, 유전, 식이(Vit.A 결핍)
증상 ◎ 03 기출	• 아래쪽 경부 림프절 비대, 폐문림프절비대 • 상대정맥 압박 : 호흡곤란으로 좌위 • 식도 : 억압으로 인해 연하곤란, 기도식도루, 폐렴 • 기관지 폐쇄 : 기관지 확장증, 폐농양, 폐렴, 천식음 • 폐색악화 : 폐렴 발생, 흉막마찰음 • 후두신경 침범 : 쉰 목소리 • 심부정맥혈전, DIC
치료	• 외과적 수술 : 쐐기절제술, 폐분절절제술, 폐엽절제술, 전폐절제술(암이 기관지 중앙에 위치한 경우) • 방사선 요법 : 흉곽 내에 제한적이거나 국소적일 때 효과적, 절제가 불가능한 암 • 화합요법 : 소세포암 진단 시 이미 전이되어 수술, 방사선 요법 모두 비효과적인 경우, 이 방법을 통해 1년까지 생존기간 연장 가능
간호중재	• 전폐절제술 대상자의 경우 종격동 변위와 남은 폐의 압박 방지를 위해 환측을 아래로 1/4 정도의 측위를 취하고 1~2시간 마다 변경하며 종격동 지지가 안되기 때문에 완전 측위를 엄격히 금함 • 수동적 팔운동은 수술한 날부터 실시 • 수술 후 기도흡인, 심호흡, 기침, 반좌위, 조기이상 격려
흉부 수술 후 간호	• 기도를 깨끗이 유지하여 환기기능과 폐의 재팽창 도모 • 체위 시 의식 없을 때는 똑바로 혹은 고개를 옆으로, 의식이 돌아오고 활력징후의 안정이 되면 반좌위를 취해 상대정맥압을 완화시킨다.

정답 20.②

제8절 흉곽외상과 간호

1 늑골 골절

정의	• 가장 흔한 흉부 손상
원인	• 사고에 의한 흉부 외상, 늑골의 직접적인 타격 혹은 압력
합병증	• 혈흉 및 기흉, 폐렴
증상	• 흡기 시 손상부위의 통증 증가, 흉부가 고정되며 빠르고 얕은 호흡, 기침 억제 등
치료 및 간호	• 합병증 없다면 3~6주간 자연 치유됨, 반좌위 시 호흡이 용이함 • 심호흡 격려, 필요시 진통제 투여

2 연가양 흉곽

병태	• 2개 이상의 인접한 늑골이 여러 군데에서 골절되어 모순되는 흉부운동이 관찰됨 • 흡기 시에 함몰, 호기 시에 팽창 → 역행성 운동 관찰 → 저환기 • 흡기 시 손상되지 않은 폐 쪽으로 종격동이 이동 • 청진 시 호흡음 감소하며 환기 저하로 인한 저산소혈증 및 청색증 유발
치료 및 간호	• 환측으로 눕혀 연가양 부위 안정시키며 손상받지 않은 쪽의 폐 팽창을 도움 • 내부 공기 안정법 : 기관내 삽관 후 일정기간 인공호흡기 보조

3 기흉

	자연 기흉	개방성 기흉	긴장성 기흉
병태	• 폐쇄성 기흉의 가장 흔함	• 관통성	• 흡기 시 흉막강 내로 들어온 공기가 나가지 못하여 흉부내압 지속적으로 증가 • 종격동 이동 • 이환된 부위 폐허탈 • 종격동 장기 압추으로 심박출량 감소, 정맥귀환 감소, 대정맥압박(응급)
증상	• 갑작스럽고 날카로운 통증 • 기침, 힘이 많이 드는 가쁜 숨 • 혈압 하강, 약하고 빠른 맥박 • 흉부의 과공명음 • 불안, 발한, 청색증	• 호흡 시 창상 부위 흡인음 • 기도편위, 빈맥, 저산소혈증, 피하기종	• 심한 호흡곤란 • 종격동 편위 X-ray 진단 • 경정맥 팽창, 저혈압, 빈맥, 심음 감소, 쇼크, 피하기종 • 환측 흉부운동 및 호흡음 없음

두드림 퀴즈

21 아무런 외상없이 기흉이 발생한 20대 환자에게 나타날 수 있는 증상으로 가장 적절한 것은?
① 심장 귀환 혈류 감소
② 갑작스럽고 날카로운 통증
③ 기관지 분비물의 증가
④ 피하 기종
⑤ 체온 저하 및 심계항진

정답 21.②

두드림 퀴즈

치료	• vibramycin, Tetracyclin과 같은 항생제의 무균적 주입으로 흉막 유착	• 개방창상 폐색	• 흉관 삽입 후 밀봉배액으로 공기 제거 • 항생제 투여하여 농흉 예방
간호 중재	• 활동제한, 침상안정, 산소투여	• 창상 막음	• 자주 V/S 측정, 심부정맥 관찰 • 피하기종 확인

4 혈흉

정의	• 흉막강 내 혈액이 축적되는 상태
원인	• 둔기성, 관통성 흉부손상
증상 ▶ 15 기출	• 폐압박, 종격동 이동, <u>폐 타진 시 탁음</u>, 객혈 등
치료 및 간호	• 손실된 순환혈액량을 보충, 저혈압 및 체액부족 현상 관찰 • 흉관을 즉시 삽입하여 흉강 내 혈액 배액 • 통증조절 : 편안한 체위, 마약성 진통제, 늑간신경 차단

22 흉막강 내에 혈액이 차 있을 때 나타날 수 있는 증상은?
① 서맥이 발생한다.
② 종격동이 이동한다.
③ 폐 타진 시 과공명음이 들린다.
④ 폐 청진 시 호흡음이 증가한다.
⑤ 종격동이 이동한다.

정답 22.⑤

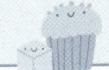 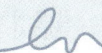

제9절 흉막과 흉막강 질환과 간호

1 농흉

정의	• 흉막강내에 농이 고인 상태
원인	• 혐기성 균, 호기성 균, 호흡기 질환, 흉부 손상 후 이차성으로 발생
증상	• 급성 : 기침, 고열, 일측 흉통, 피로 • 만성 : 체중감소, 미열, 피로
치료 및 간호	• 흉곽천자 후 밀봉배액 연결 후 배농 → 흉막강 내 항생제 투여 • 효율적인 기침, 심호흡 운동 교육, 산소요법, V/S 자주 확인

23 농흉의 증상과 거리가 먼 것은?
① 기침
② 일측성 흉통
③ 고열
④ 타진 시 둔탁음
⑤ 진하고 악취나는 흉막액

2 흉막염

	습식 흉막염	건식 흉막염
병태	• 염증으로 흉막 삼출물 있음	• 흉막 삼출물 없음
증상 12,13,18 기출	• 흡기 및 기침 시 악화되는 일측성 흉통 • 청진 시 호흡음 감소 09,18 기출, 호흡곤란 • 350ml 이상 삼출액이 고여 있으면 타진 시 공명음이 없음 • 저산소혈증, 고열, 체중감소, 전신 쇠약감	• 흡기 및 기침 시 악화되는 옆구리의 날카로운 통증 • 흉막 마찰음 • 전신 쇠약감, 오한, 얕은 호흡으로 인한 환기 저하
치료 및 간호중재	• 밀봉 흉곽 배액 • 흉곽천자로 호흡장애 완화 • 항생제 투여, 기도 청결 유지, 체위 변경 • 고단백, 고열량식이 권장	• 침범 받은 쪽 가슴지지, 그 쪽으로 자세 취하게 함 • 심호흡, 기침 교육, 고단백, 고열량 식이 • 진통제 투여 및 항생제 투여

24 습식 흉막염의 증상으로 올바른 것은?
① 흡기 시 악화되는 옆구리의 날카로운 통증
② 흉막 마찰음
③ 흉막 삼출물 없음
④ 350ml 이상 삼출액이 고여 있으면 타진 시 공명음 있음
⑤ 청진 시 호흡음 감소

정답 23.④ 24.⑤

두드림 퀴즈

25 폐색전증 환자에게 수행할 간호중재로 옳은 것은?
① 트렌델렌버그 체위를 취해준다.
② 처방된 혈전용해제를 투여한다.
③ 좌심부전 증상에 주의한다.
④ 처방된 혈액응고제를 투여한다.
⑤ 취침 시 탄력스타킹을 착용한다.

제10절 폐혈관 질환과 간호

1 폐색전증 ▶ 03,08 기출

정의	• 폐동맥 내에 하나 또는 그 이상의 혈괴로 막혀서 발생하는 폐포의 관류 저하 ▶ 15 기출 • 치료하지 않은 심부정맥혈전증 환자의 30%에서 발생
원인	• 혈전성정맥염(심부정맥혈전증), 비만, 임신, 에스트로겐 요법(경구 피임제) • 부동, 최근의 수술, 골절, 심한 외상, 감염된 도관 삽입
증상	• 빈호흡, 호흡곤란, 흉통, 폐동맥압 상승, 저혈압, 빈맥, 저산소혈증, 동맥혈 pH 증가 • 기침, 청색증, 객혈, 흉막마찰음, 흡기와 호기 시 흉통, 우심부전
치료 및 간호	• 항응고요법 : 응고기전을 억제하여 색전이 커지는 것을 방지, PT & PTT 확인 • 혈전용해요법 : 혈전을 즉각 용해, 폐기능을 신속히 복귀 • 폐색전 절제술 : 70% 이상의 혈관이 폐색된 경우와 내과적 치료에 반응 없을 시 시행
예방	1차 예방	• 가능한 조기 이상, 특히 수술 후 부상 후 비만인 대상자, 노인 • 외상 환자는 규칙적으로 다리 운동 시킬 것 • 금연, 압박스타킹, heparin 투여 • 다리를 조이는 옷을 입거나 오래 앉거나 서 있는 것 금지
	2차 예방	• 초기증상을 규명하기 위해 심부정맥염을 주의 깊게 사정
	3차 예방	• 항응고제 치료에 대하여 대상자 교육 • 대정맥 여과장치를 가진 대상자에게 합병증 증상과 징후 교육

2 폐고혈압

정의	• 폐혈관이 60~70% 감소되면 발생
원인	• 원발성 : 드물게 발생, 원인 불명, 남 < 여 • 속발성 : 폐동맥압이 증가되는 일차적 질환(COPD, 폐색전증)이 있을 때 발생
증상	• 활동 시 호흡곤란, 흉통 및 졸도, 피로, 현기증 • 말기에는 휴식 시 호흡곤란 초래 • 우심실 비대와 심부전, 폐동맥 확장
치료 및 간호	• 증상 완화 및 생명 연장하는 치료 • 이뇨제, 혈관확장제 투여

정답 25.②

3 폐성심

정의	• 폐질환으로 인해 우심실이 비대해진 상태
원인	• COPD

제11절 급성 호흡 부전 질환과 간호

1 급성 호흡곤란 증후군 ▶ 99,06 기출

정의	• 기왕 폐질환 없음 • 폐에 미만성 손상 후 과잉탄산증 없이 나타나는 급성 저산소성 호흡부전 증후군, 사망률 높음
병태	• 염증 반응과 면역 체계 자극, 중성구가 폐간질에 부착되어 폐포 및 모세혈관막 파괴 • 손상 또는 삼출기(폐손상 직후 첫 24~48시간, 보통 1~7일 사이에 발생), 증식기(폐 손상 후 1~2주 후), 섬유소 형성기(폐손상 후 2~3주 후)로 진행됨
증상	• 폐동맥압 상승, 마른기침, 발열, 의식의 변화(혼동~혼수) • 손상 후 48시간 이내에 급속히 진전 • 호흡곤란, 빈호흡, 보조근육을 이용한 호흡, 그르렁거리는 호흡
진단 ▶ 16 기출	• X-ray : 양쪽 폐의 대칭적인 간질세포와 폐포의 침윤 미만성의 간질성 또는 폐포성 부종이 관찰 • ABGA : $PaO_2\downarrow$, $PaCO_2\uparrow$ • PFT : $PaO_2/FiO_2 < 200mmHg$(정상 400~500mmHg), 폐포모세혈관압(PCWP) <18mmHg
치료 ▶ 00,05 기출	• 산소 : 낮은 FiO_2 유지 및 O_2 운반의 최적화, PaO_2 60mmHg, SaO_2 90% • 인공호흡기 : 호흡성 산증 교정 및 산소공급 향상, 순환상태 확인하기 위해 소변량 측정 • PEEP(positive end expiratory pressure) : 폐의 가스분배 증진 및 단락의 감소, 기도 허탈 방지 • 수액요법 : hypovolemia 교정, 폐동맥카테터를 삽입하여 폐포모세혈관압(PCWP) 측정 • 항응고제, 이뇨제, 혈관 이완제 등 투여
간호중재	• 폐포모세혈관압, V/S, I/O 확인 • 감염예방 : 무균법 지키기, 개인위생 • puesed lip breathing 외에 다른 호흡변화 시도 금지 d/t 새로운 호흡법은 호흡곤란, 피로 유발

2 호흡부전 ○○ 기출

정의	• 폐의 가스교환 기능이 저하되어 저산소혈증과 고탄산혈증이 진행되는 기능 장애
병태	• 환기부전 : 관류는 정상이나 환기가 비정상, 중증근무력증, 천식, COPD, 뇌간 경색, 척수 손상 등 • 산화부전 : 폐렴, 폐부종, 폐색전증, 급성 호흡부전 등 • 환기부전과 산화부전 혼합 : 심한 저산소증
증상 06 기출	• 초기 : 빈맥, 혈압상승, 말초혈관 수축, 호흡곤란으로 호흡보조근육 사용 • 만성 : 피로감, 반응시간 지연, 두통, 적혈구증가증 • 중추신경계증상 : 혼란, 판단장애, 졸음, 혼수 등
진단	• ABGA, 흉부 X-ray, 침상에서의 폐활량검사, 객담배양 및 민감성 검사
치료 및 간호 중재	• 저산소혈증과 호흡성 산증 교정 • 산소요법 : 최소량의 산소를 이용하여 PaO_2유지, $PaO_2 > 60mmHg$, $SaO_2 > 90\%$ • 호흡요법 : 분비물 제거, 양압호흡법 • 약물요법 : 기관지경련 완화, 기도내의 염증감소(steroid), 폐충혈 완화(이뇨제, 강심제), 기도감염 치료(항생제) 등 • 영양요법 : 정맥주입용 영양수액 투여, 흡인 방지를 위해 금식

05 심혈관계 건강문제와 간호

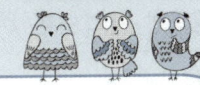 두드림 퀴즈

제1절 심장의 구조와 기능

1 구조

심장	• 무게 250~300g, 종격동 내에 위치, 2~5번째 늑간까지 12~14cm 정도 걸쳐 있음
심방과 심실	• 우심방 : 신체를 돌고 온 정맥혈을 받음 • 우심실 : 우심방으로부터 정맥혈을 받아 폐동맥을 통해 폐로 보냄 • 좌심방 : 4개의 폐정맥으로부터 산화된 혈액 즉 동맥혈 받음 • 좌심실 : 좌심방으로부터 대동맥을 통해 전신동맥순환계로 방출, 우심실보다 2~3배 두꺼움
심장막(심낭)	• 장측심장막 : 심장 바깥층을 싸고 있는 얇고 투명한 장액성 막 • 벽측심장막 : 심장의 가장 바깥을 둘러싸고 있는 섬유성 막 • 심막강 : 장측심장막과 벽측심장막 사이의 공간에 위치하며 15~20ml 소량의 심장막액이 들어있어 심장 수축 시 표면 마찰을 줄이고 심장의 과도한 팽창을 방지
판막	• 방실판막 : 삼첨판(우심방과 우심실 사이), 이첨판 = 승모판(좌심방과 좌심실 사이) • 반월판막 : 폐동맥판막(우심실과 폐동맥 사이), 대동맥판막(좌심실과 대동맥 사이)
관상순환	• 관상동맥 : 대동맥 시작부위에서 기시, 심근에 혈액 공급
	좌관상동맥 (LCA) : • 관상동맥 질환 호발 • 좌전하행동맥(LAD) : 심실 내 중격, 심실 전벽 혈액공급 • 좌회선동맥(CCA) : 좌심방, 좌심실에 혈액공급
	우관상동맥 (RCA) : • 경계(변연) 동맥 : 우측 심근에 혈액공급 • 우심실간 동맥 : 심실 후벽에 혈액공급

• 혈액순환
좌심실-대동맥-전신모세혈관-대정맥-우심방-우심실-폐동맥-폐모세혈관-폐정맥-좌심방-좌심실

2 전도계

심장근육의 특성	• 자동성 : 신경계와 무관하게 자발적으로 전기 신호 만들어내는 능력, 동방결절 • 흥분성 : 심방에 자극이 가해졌을 때 심근동을 시작하는 심근세포의 능력 • 전도성 : 동방결절에서 생긴 자극이 특수 전도계를 통해 심근섬유에 전달되는 능력 • 수축성 : 자극에 대해 수축하는 반응 • 불응성 : 수축에 이어 심근이 회복될 때까지 자극에 반응하지 않는 시간
전도계의 구조 ▶ 04 기출	• <u>동방결절</u> : <u>심방의 탈분극을 유도</u>, 우심방과 상대정맥의 결합부근에 위치 • 방실결절 : 심방에서 심실로 가는 <u>전도지연</u>으로 <u>혈류유입의 시간을 벌어주기</u> 위함, PR 간격형성 • 히스번들 : 방실결절과 연결 • 퍼킨제 섬유 : 심실벽에 수축자극 전달 • 동방결절 → 방실결절 → 히스번들 → 퍼킨제 섬유
심박출량 ▶ 00 기출	• 대동맥으로 분출되는 분당 혈액량 • 심박출량 = 1회 심박동량 × 심박동수, 정상성인 남녀 분당 4~8L • 1회 박동량에 영향을 주는 요인 ▶ 01 기출 : 전부하, 심근수축력, 후부하

	전부하 = 용적부하 = <u>혈액량과 비례</u>	• 이완기말에 심실의 용적과 압력이 최대로 증가된 용적으로 심장으로 돌아오는 혈액량이 많으면 전부하가 증가됨 • starling 법칙 : 혈액량이 많을수록 심근섬유가 신장되고, 심근섬유의 신장 정도에 비례하여 심장의 수축력과 박출량이 증가
	심근수축력	• 심장수축의 힘, 심근섬유의 길이나 전부하와 관계없음
	후부하 = 압력부하 = <u>혈관저항</u>	• 수축기 동안 좌심실에서 대동맥으로 혈액을 내보낼 때 발생하는 심실의 긴장 정도 • 말초저항의 증가 → 심실긴장도 증가 • 후부하 증가 → 심실 비대 → 심박출량 감소

심혈관계 조절	• 자율신경계 : 교감신경계(심박동수 증가, 심방과 심실 수축력 증가, 혈관평활근 수축), 부교감신경계(심박동수 감소, 혈관에 선택적 분포, 골격근의 혈관은 부교감신경 자극받지 않음) • 압력수용체 : 대동맥궁과 경동맥동의 압수용체, 동맥압 증가 시 심박동수 감소, 부교감신경 자극

혈압	• BP = 심박출량 × 전신혈관저항
	• 맥압 : 수축기압과 확장기압의 차이, 수축기압의 1/3, 보통 40mmHg 정도
	  → 맥압의 증가는 1회 심박동량을 증가시키고 전신혈관저항과 동맥탄력성을 감소시킴 = 죽상경화증, 노화, 고혈압 등
	  → 맥압의 감소는 1회 심박동량을 감소시키고 쇼크 및 심부전, 심박출 속도 감소(=승모판 역류) 및 수축기 혈류 차단(승모판이나 대동맥판막 협착)

01 심박출량 결정 시 가장 중요하게 영향을 미치는 것은?
① 심근수축력, 심박동수
② 정맥귀환량, 심박동수
③ 심근수축력, 혈압
④ 심근수축력, 승모판 기능
⑤ 심박동수, 심장 내 잔여 혈량

정답 01.①

제2절 심혈관계 건강사정

1 주요 증상

흉통	• 여러 가지 상황에 다양하게 발생 • 협심증의 경우 15분 이내 소실 • 심근경색의 경우 30분 ~ 2시간 이상 발생하기도 함 • 경감요인 : 휴식, 산소흡인, 체위변경, NTG 투여 → 경감 행위 하였어도 통증 있을 시 MI 의심
호흡곤란	• 기좌 호흡 : 누워 있을 때 흉강 내 정수압이 증가하여 호흡곤란 발생, 일시적 폐울혈 • 발작성 야간 호흡곤란 : 밤에 갑자기 나타나는 심한 헐떡임과 기침, 발한과 천명을 동반하여 잠에서 깨어남, 심부전 진단에 매우 유용한 증상
피로	• 운동 활동으로 인한 대사 요구 증가에 따라 심장이 기능적으로 따라가지 못해 심박출량이 불충분한 상태임 • 심부전과 관련하여 야뇨증, 불면증, 발작성 야간 호흡곤란 등으로 발생
심계항진	• 가슴이 두근거림, 박동이 느껴짐, 불안할 때 정상적으로 발생
졸도, 기절	• 일시적인 의식상실, 근육에 힘이 없어 쓰러짐, 뇌혈류 감소가 원인임, 부정맥에서 흔함
간헐적 파행증 ▶ ○○ 기출	• 말초혈관의 동맥경화증 및 폐색 시 둔부, 종아리, 허벅지, 발 등에서 사지말단의 허혈 발생 • 걸을 때 말초통증 및 안정하면서 다리를 아래로 내리면 통증 감소 • 찬 곳에 노출금지
부종	• 간질강 내에 과량의 액체 축적되는 상태로 초기에 발견이 어려워 매일 몸무게 측정하여 비교 • 원인 : 울혈성 심부전, 체액과다, 양측성 혈관 & 림프관 폐색, 신부전 등

2 과거력

소아기 질환 혹은 감염성 질환	• 연쇄상구균 감염된 후 심장장애 유발이 흔함 • 류마티스 열 후 심장판막질환의 흔한 원인임 • 선천성 심장질환
과복용약물	• 항우울제, 이뇨제, 혈관확장제, 기관지확장제, 경구 피임약, 에스트로겐 대체 약물 등
개인적 특성	• 성격, 스트레스 정도, 습관(흡연, 음주, 비만, 카페인 등)

> **두드림 퀴즈**
>
> **02** 다음의 심혈관계 건강 사정 내용 중 올바른 것은?
> ① 부종은 간질강 내에 체액이 축적되는 상태로 초기 발견이 쉽다.
> ② 간헐적 파행증은 걸을 때 통증이 감소하고 쉬면 통증 심해진다.
> ③ 누워있을 때 흉강 내의 정수압이 높아져 발생하는 호흡곤란이 기좌 호흡이다.
> ④ 심근경색의 경우 휴식, NTG 투여 등으로 증상이 완화된다.
> ⑤ 대사 요구 증가에 따라 심장이 기능적으로 따라가지 못해 심박출량이 불충분한 상태가 과로이다.

정답 02.③

3 신체검진

시진	• 청색증, 경정맥 팽창, 호흡양상, 말초부종(요흔성 부종)
촉진	• 말초맥박(좌우 동시에 촉진, 경정맥 제외), 심첨맥박(중앙쇄골선과 좌측 5번째 늑간이 만나는 부위)
타진	• 심장비대 확인할 수 있음

청진			정의	시기	질병
	정상	S1	승모판 및 삼첨판 닫히는 소리	심실수축 직전	정상
		S2	대동맥판 및 폐동맥판 닫히는 소리	심실이완 직전	
	비정상	S3	심실 충만음(소아, 청소년은 정상)	심실초기 이완	울혈성 심부전
		S4	심방수축기에 심실이완이 잘 안 되는 소리	심방수축기	좌심실 비대

• 비정상 심음 : 심막마찰음, 심잡음

4 진단적 검사

혈액역동검사	중심정맥압	• 정상 4~12cmH$_2$O(2~8mmHg) • 상승 : 과혈량, 우심실의 수축 부전 • 저하 : 순환혈액량 감소, 쇼크 혹은 출혈 의심
	폐동맥압과 폐모세혈관쐐기압	• swan-ganz cath. 폐동맥 안으로 삽입하여 측정 • 정상 : 4~12mmHg, 25mmHg 이상이면 폐부종 의심
초음파검사	경흉부심장 초음파촬영술	• 비침습적, 심장의 구조와 운동, 판막의 운동 사정
	경식도 심장 초음파촬영술	• 식도를 통해 심장을 매우 가까이 명확히 관찰 • 대동맥 질환이나 인공판막 관찰 • 검사 간호 : 시술 4~6시간 전 금식, 시술 후 적어도 30분 혹은 gag reflex 돌아 올 때까지 금식
방사선 동위원소를 이용한 검사	심근관류검사	• 최대 부하 시 동위원소 주입 후 재분포되는 것을 관찰 • 심근의 국소혈류량과 심근세포의 기능에 따라 축적 정도가 달라짐
	양전자 방출 단층 촬영	• 방사성 약품을 환자에게 주입하여 인체의 대사 상태와 기능을 영상화하여 손상된 심근의 심근 관류와 대사 상태를 정상과 비교 • 질병을 초기에 진단하고 예후를 판정하며 환자의 치료 및 관리 방향을 설정

심도자술 14 기출	• 도관을 통해 심장의 구조, 판막, 순환계 정보 파악 • 심방, 심실, 혈관의 압력 측정, 관상동맥을 보기 위한 혈관조영술임 • 검사 후 간호 : 4~6시간 동안 도관 삽입부위를 구부리지 않고 침상안정, 압박 지혈로 출혈예방
정맥검사	• 도플러검사 : 정맥의 개방성 검사 • 정맥조영술 : 하지정맥 내 혈전을 찾기 위한 검사
운동부하검사 10 기출	• 관상동맥질환의 유무와 그 중증도 평가 • ST분절, T파 변화 있는 경우 관상동맥질환 의미 • 검사중단 : 흉통, 현저한 ST 분절 하강 혹은 상승, 수축기압 증가가 안 될 때, 갑작스런 서맥
심전도 98,03,14,15,16,19 기출	• 심장에 의해 발생되는 전위를 기록 • 빈맥, 서맥, 부정맥의 평가, 협심증 및 심근경색 진단 • 가로(시간) : 1mm=0.04초, 5mm=0.2초(1분=1500칸) • 세로(전압) : 1mm=0.1mV

P파	• 심방의 탈분극, 작은 눈금 2~3칸 정도 정상
P-R간격	• 심방에서 심실근육 자극 전도시간으로 동방결절에서 방실결절의 자극하여 퍼킨제 섬유까지 흥분 • 정상 : 작은 눈금 3~5칸 정도
QRS파	• 심실의 탈분극으로 심실수축을 나타냄 • 0.12초 이상은 심실 내 전도 장애 의미
ST 분절	• 심실의 탈분극과 재분극 사이로 심실 밖으로 피를 내보내는 시간
T파	• 심실의 재분극

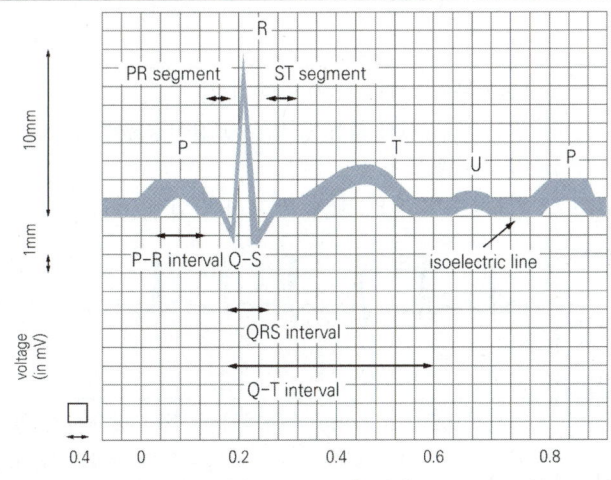

• 심전도상 심박수 측정 : RR 간격으로 1분당 계산 = 6초 동안 QRS군 개수× 10 또는 큰 네모칸 기준으로 RR 간격이 1칸 300, 2칸 150, 3칸 100, 4칸 75, 5칸 60, 6칸 50으로 계산

03 심전도 상 부정맥은 관찰되지 않았으며, 6초 동안 QRS군이 8개 등장하였다면 분당 심박동수는?

① 48회/분
② 80회/분
③ 72회/분
④ 60회/분
⑤ 88회/분

정답 03.②

제3절 부정맥

- 심장의 리듬이 불규칙하거나 심박동수가 비정상적인 상태

1 동방결절 장애

- 교감, 부교감 신경의 조절장애로 인한 것이 많음
- SA node에 의한 정상리듬 = NSR : P파가 규칙적으로 나타나며 심박동수가 60~100회/분, 각각의 P파 뒤에 QRS군이 나타남

동성부정맥	• 가장 자주 발생하는 부정맥으로 젊은 성인 혹은 소아에게 관찰됨 • 원인 : 호흡성(흡기 시 심박동 빨라지고, 호기 시 느려짐), 비호흡성(morphine, 강심제 투여 환자에게 발생하며 동성서맥 수반되는 경우 많음) • 치료 : 호흡에 따른 정상반응으로 필요하지 않음
동성서맥 ▶ 01,11,12,19 기출	• SA node에서 60회/분 이하의 자극을 보낼 때, 심전도상 P파는 매 QRS군에 선행, 정상 모양 • 원인 : 강심제, β-blocker, verapamil, diltiazem 복용, 심근경색, 뇌압상승, valsalva 수기, 갑상샘기능저하증, 저체온증 등 • 치료 : 대부분은 필요 없지만, 심박출량 과도한 감소로 인한 피로 또는 기절한 경우 위험하므로 항콜린제제, 교감신경흥분제 투여할 수 있음 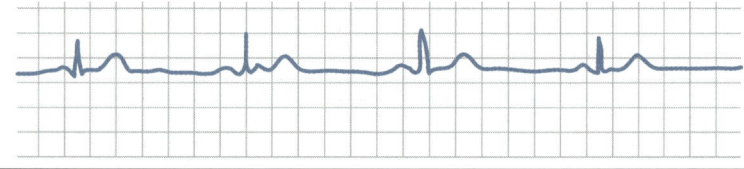
동성빈맥 ▶ 10,19 기출	• 빠른 규칙적 리듬 100~180회/분 • 원인 : 교감신경 활동 증가, 부교감신경 활동 감소, 카페인, 알코올, 흡연, 정서적 스트레스 등 • 치료 : 유발 요인 제거, 필요시 강심제, adenosine, β-blocker 약물 투여 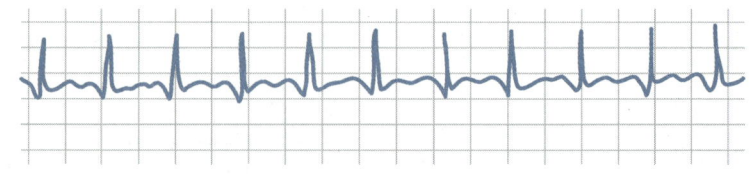
동정지	• 일시적으로 SA node 수축자극이 전혀 발생하지 않음 • 원인 : 미주신경 활동 증가, 동방결절의 국소빈혈, digitalis 독성 • 치료 : 증상 없으면 관찰, 심박출량 감소된 증상 나타날 경우 인공심박동기 적용, atropine 정맥 투여하여 심박동 및 심박출량 증가하도록 함

두드림 퀴즈

04 경동맥 마사지와 같은 미주신경 자극 시 발생하는 심전도 파형은?
① 동성서맥
② 동성빈맥
③ 조기심방수축
④ 심방조동
⑤ 심실전도장애

05 동성빈맥을 초래할 수 있는 경우는?
① 고체온
② 고혈량
③ 뇌압상승
④ 갑상샘 기능저하증
⑤ 미주신경 자극 증가

정답 04.① 05.①

2 심방에서 발생하는 부정맥

- SA node의 심박조율기 역할을 심방벽의 이소성 초점에서 하는 경우
- P파 이상(심방벽의 비정상적 자극), 정상 QRS파

조기심방수축 (PAC)	• P파가 일찍 나타나며 모양이 거꾸로 되거나 변형되어 있음 • 원인: 교감 신경의 흥분, 스트레스, 흡연, 카페인, 저산소증, 심방비대 등 • 치료: 금연, 금주, 증상 있는 환자에게 β-blocker 사용 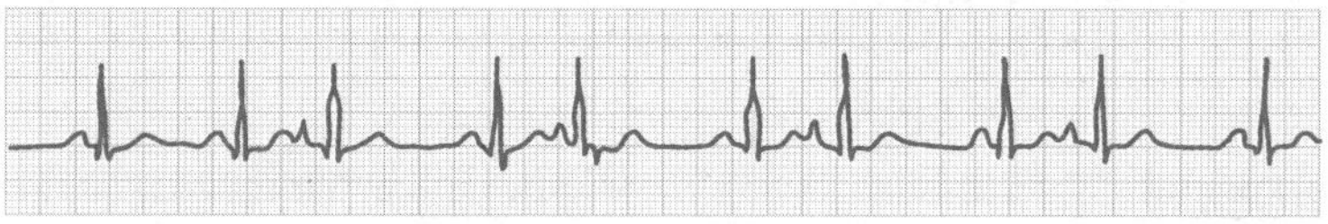
심방빈맥	• P파 있으나 심실박동이 높을 때 선행된 T파에 감추어지고 PR 간격이 짧고 규칙적 • 증상은 일시적으로 나타나며 불안이나 심계항진 호소 • 치료: 미주신경 자극(경동맥 마사지, 안구에 압력주기, valsalva 수기), 투약 (원인질환 교정, CCB, β-blocker)
심방조동(AF) .12,13,17 기출	• P파의 기저선 위치에 톱니모양의 조동파 생성, 임상적으로 1주일 이상 지속되면 심방세동(AF)으로 이행될 가능성 높아져 전신 색전증의 가능성 있음 • open heart surgery 후 기질적 심장질환 환자에서 잘 발생 • 치료: 투약(β-blocker, diltiazem, digoxin)을 통해 심실박동 저하, 심장율동전환술 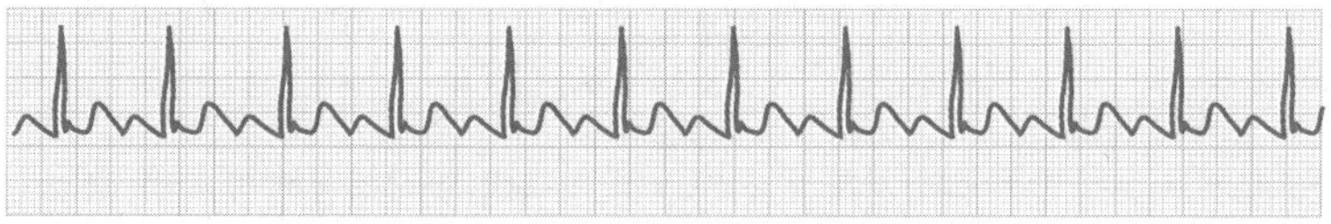
심방세동(AFL) 14,17 기출	• 가장 빠른 리듬, 심방 부정맥으로 구분 가능한 P파 없고 불규칙한 파상형태 • 맥박 결손: 심첨맥박보다 말초에서 측정한 맥박수 적음 • 증상: 심박출량 저하로 피로, 호흡곤란, 어지럼증, 전신적 색전증 • 원인: 심혈관계 요인(고혈압, 판막질환, 관상동맥질환, 선천성 심기형), 비심혈관계 요인(갑상샘기능 항진증, 만성 폐질환) • 합병증: 대부분 좌심방의 혈전 • 치료: 원인질환 우선 치료, 심장율동전환술, 예방적으로 항응고제 투약하여 심방벽의 혈전형성 예방, 심실박동 저하를 위해 CCB 혹은 β-blocker, digitalis 투약 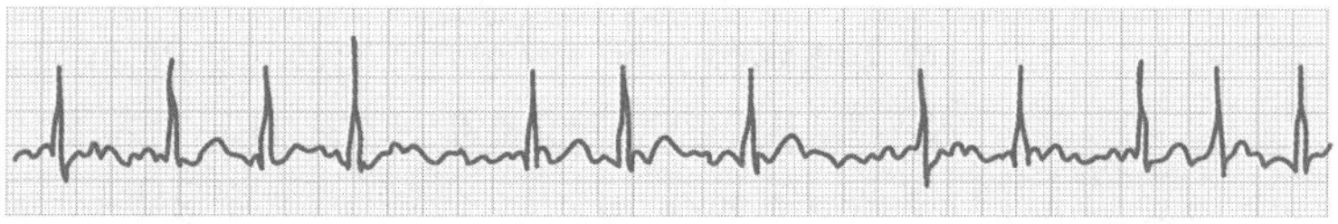

06 가슴 두근거림과 어지러움을 호소하는 환자에게 심전도 검사를 시행한 후 심방조동으로 진단받았다. 부정맥이 발생한 원인으로 올바른 것은?
① digitalis 투여
② 뇌압 상승
③ 미주신경 활동 증가
④ 저체온증
⑤ 우심방의 회기성 회로

07 심방세동의 합병증으로 가장 올바른 것은?
① 폐수종
② 기이맥
③ 심잡음
④ 전해질 불균형
⑤ 좌심방의 혈전

정답 06.⑤ 07.⑤

3 방실접합부 부정맥

- AV junction : 방실결절(AV node)과 히스번들(His bundle)

방실접합부 리듬	• SA node가 40~60회/분 미만의 심박동을 생성하거나 전도장애로 인해 전기 자극의 빈도가 감소될 때 AV node가 SA node를 대신해 심박조율기 역할 수행 • P파는 대체로 QRS군에 묻혀 식별이 어려움, 심실리듬은 규칙적 • 원인 : 미주신경의 항진, 완전 방실 차단, 동기능 부전증후군
방실접합부 조기수축	• 동성 자극이 방실결절에 도달하기 전에 방실접합부에서 먼저 수축 자극을 시작하는 이소성 박동 • 원인 : digitalis 독성, 심부전, 관상동맥질환

4 접합부 전도 장애

동방차단	• 동방결절의 전기자극이 발생 직후 소멸, 주위의 심방으로 전달되지 않아 심방과 심실의 수축이 일어나지 않으며 심박수 40회/분 이하 • 차단 발생한 곳에서 P파와 QRS 복합이 나타나지 않아 긴 휴지기 형성	
방실차단	• 동방결절에서 시작한 심장수축 자극이 방실결절에 도달한 후 히스번들을 통과할 때 전도가 지연되거나 부분적으로 혹은 완전히 차단되는 것으로 AV block은 전도장애 중 발생빈도가 높고 중요 • 원인 : AV junction 손상(허혈, 류마티스 열, 약물 독성)	
	1도 방실차단	• PR 간격이 0.2초 이상, 심박동수와 리듬은 정상, 관상동맥질환 및 digitalis중독과 관련
	2도 방실차단	• 1형 차단(Mobits I) : PR 간격이 점점 연장되다가 결국 QRS군이 1회 탈락, 대부분 치료는 필요하지 않지만 리듬 변화 모니터하기 • 2형 차단(Mobits II) : PR 간격이 항상 일정하다가 급작스럽게 QRS 복합이 탈락하거나 QRS 복합이 0.12초 이상 넓어짐, 완전 방실 차단으로 이행될 가능성 높으므로 인공심박동기 이식 필요

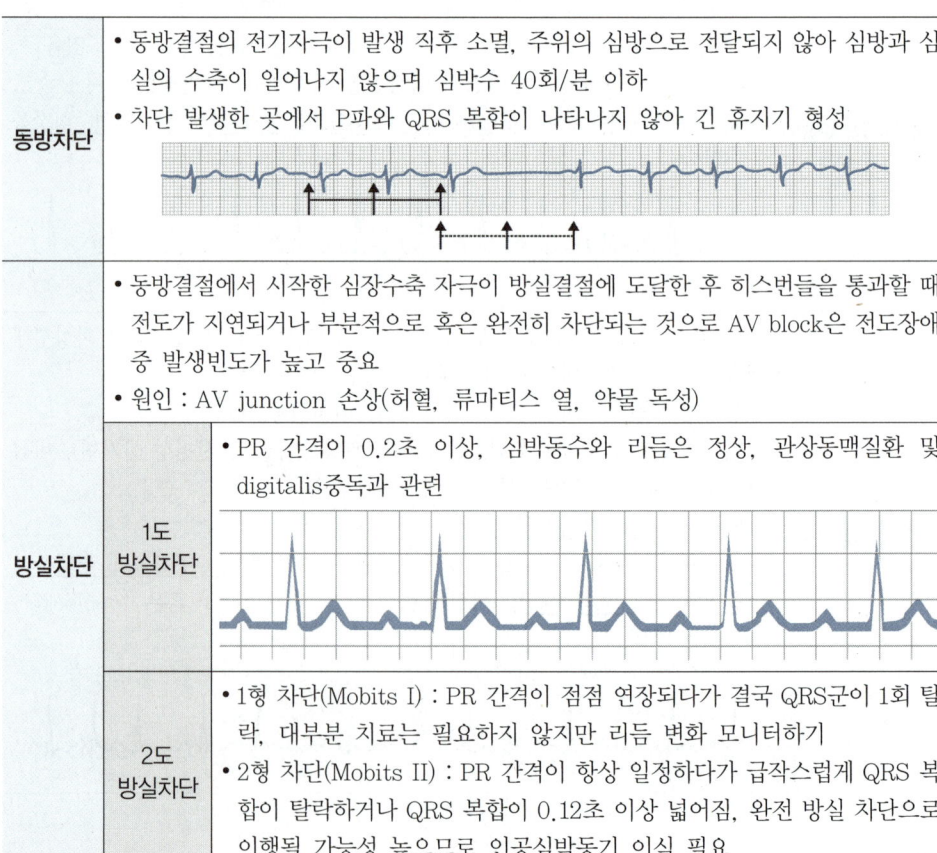

두드림 퀴즈

08 심전도상 정상 P파가 보이나 점점 지연되는 PR 간격, 한 번씩 누락되는 QRS 파가 관찰되는 부정맥으로 올바른 것은?
① 1도 방실 차단
② 2도 방실 차단
③ 3도 방실 차단
④ 동성 서맥
⑤ Adams stokes syndrome

정답 08. ②

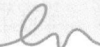

3도 방실차단 ▶ 17,20 기출	• 심방의 신호가 심실로 전달되지 않으며 심방과 심실 따로 수축 • P파와 QRS파가 따로 즉 PP간격과 RR간격은 규칙적이나 PR 일정한 패턴 없음 • 치료 : 영구 인공심박동기 삽입, 투약(epinephrine, isoproterenol : 심근 수축력, 흥분성 증진) • Adams stokes sttack ▶ 10 기출 : 심실이 자극을 만들지 않아 심실수축이 지연되어 뇌 혈류량이 감소됨, 응급상황으로 즉시 조치하지 않을 시 무의식, 사망

두드림 퀴즈

09 Adams stokes syndrome이 발생하였을 때 증상으로 알맞은 것은?
① 심방빈맥
② 심실빈맥
③ 정신적 쇼크
④ 고혈압
⑤ 심실수축이 지연되어 심박출량 급격히 감소

5 심실에서 발생하는 부정맥

• AV junction 이하에서 생기는 장애로 심방이나 AV junction의 장애보다 심각, 직접적인 심박출 장애 발생

조기심실수축 (PVC) ▶ 99,02,04,11, 14,15,16,18 기출	• SA node 자극이 생기기 전에 심실의 자극 발생 • 선행하는 P파는 없고 QRS군이 넓고 깊은 이상한 모양 • 심실성 이단맥 : PVC와 QRS 교대로 나타남 • 심실성 삼단맥 : 2개의 정상 QRS 후 PVC 나타남 • couplets : 2개의 PVC가 연속으로 나타남 • 치료 : 기저심질환 및 증상 없으면 치료할 것 없음, 심근 진정효과가 있는 약물 사용(lidocaine 정맥주입, β-blocker)하거나 지속적 VT 발생하면 삽입형 제세동기 삽입 • 위험한 PVC는 심실세동을 예고함 → 심근경색 후 첫 4시간 이내 발생할 경우, 1분에 5회 이상의 PVC 있는 경우나 다양한 양상으로 관찰될 경우, PVC 3개 이상 연이어 발생하는 경우, 다초점 PVC
심실빈맥 (VT) ▶ 06,08 기출	• 3개 이상의 PVC 분당 100회 이상으로 연속 출현 • 넓은 QRS군으로 0.12초 이상임 • 지속적 심실빈맥이 30초 이상 지속, 혈역학적 이상 초래로 심근과 뇌의 국소 빈혈 발생 • 방실 해리 : 심방과 심실이 독립적으로 뛰는 현상 • 심실 수축 100~200회/분 • 심실세동으로 발전할 수 있음 • 원인 : 관상동맥질환, 급성 심근경색, 울혈성 심부전, 전해질 불균형 • 치료 : 맥박이 있는 VT(심율동전환), 맥박이 없는 VT(즉시 제세동, CPR), 약물 (epinephrine, magnesium sulfate, β-blocker, 전해질 교정), 기도유지, 산소 요법
심실세동(VF) ▶ 06,11,16,17 기출	• 심실의 여러 부위가 불규칙하게 수축, 이완 → 심박출량 없음 • P파는 볼 수 없음, PR 간격, QRS 복합과 T파를 감별할 수 없는 불규칙한 세동파로 300~600회/분임, 3~5분 이내 적극적으로 치료하지 않으면 사망함 • 원인 : 급성 심근경색, 심한 좌심실부전, 저체온, 전해질불균형, 쇼크, 전기충격 • 치료 : 즉시 CPR, 제세동, Epinephrine 또는 vasopressin을 투여하여 제세동의 효과를 증가시킴
심정지 ▶ 99 기출	• 심전도 상 일직선 : 심장의 전기적 활동 없고 심박조절 세포들의 불능상태 • 혈압, 맥박 촉지 안 되고 심박동 들리지 않으며 곧 호흡도 멈추게 됨

10 PVC 연속 3회 이상 나타나며 심실박동 수가 100회 이상 나타나 심실세동으로 진행될 수 있는 부정맥은?
① 심실빈맥
② 심실조동
③ 심방수축
④ 심방세동
⑤ 심방조기수축

11 심실세동 시 가장 우선적으로 해야 할 간호는?
① CPR
② 약물 투여
③ 난관 올리기
④ 주치의를 부른다.
⑤ 심실세동에 대해 교육한다.

정답 09.⑤ 10.① 11.①

6 심실 전도 장애(BBB, bundle branch block)

특징	• QRS군이 0.12초 이상 지연, 독특한 모양
종류	• 우각차단(RBBB) : QRS군에서 R파가 두 개, ST 하강, T파의 역전 • 좌각차단(LBBB) : Q파는 볼 수 없고, S파가 없을 때가 많으며 폭넓은 R파, ST 하강, T파의 역전, RBBB보다 병적인 경우가 많음(관상동맥질환, 심근병증 등)

7 부정맥의 전기적 중재

제세동	• 심근 전체가 탈분극되도록 하는 것으로 QRS 관계 없이 shock • 에너지 준위 : 이상파형(120~200J), 단상파형(200~360J) • 전극판의 위치 : 쇄골 바로 아래 오른쪽 흉골, 왼쪽 심첨 • 적응 : 심실세동, 심실조동, 맥박 없는 심실빈맥 → 두 번째 세동 제거 후 리듬 돌아오지 않으면 CPR 실시
심장율동전환	• AV junction, 맥박이 있는 심실빈맥, 심방조동, 심방세동, 약품으로 조절되지 않는 부정맥에 선택적임 • 에너지 : 이상파형(50~100J), 단상파형(100~200J) → 낮은 에너지를 사용해 안전함

8 인공심박동기

적응증	• 약물요법에 반응하지 않으며 증상을 동반하는 만성 재발성 부정맥 • VT/VF로 유발된 심정지 있는 경우, 2&3도 AVB, BBB, 구조적 심질환이 동반된 지속적 VT, 심한 서맥 또는 반복적 심실빈맥
일시적 인공심박동기	• 적응증 : 개심술 시 응급상황 대비, 방실차단을 동반한 급성심근경색, 영구적 인공심박동기 삽입 전 • 심박동 발생기 = 외부 • 전극 : 우심방, 우심실
영구적 인공심박동기	• 적응증 : SA node의 기능부전, 전도계의 섬유화 또는 경화, 3도 AVB, 만성적 심방세동, 약물로 조절 안 되는 심실빈맥
인공심박동기 삽입 직후 간호	• 이식 후 1시간 동안 Q15min, 이후 Q4hr V/S check • 절개부위 감염증상 관찰 : 발열, 발적, 부종, 분비물 • 합병증 : 울혈성 심부전, 기흉, 감염, 혈관손상, 부정맥, shock • 전선의 위치 이탈 확인 • 12시간 침상안정, 전원을 삽입한 쪽의 팔은 하루 동안 움직이지 않도록 함 • 삽입 부위 수술 후 일주일 정도 건조하게 유지
인공심박동기 환자 교육	• 매일 맥박 측정 : 설정해 놓은 수와 비교하기 • 현기증, 기절, 심계항진 관찰하기 • 인공 심박동기 삽입 환자임을 알리는 신분증 휴대하기 • 고장가능성 증가로 고압전류, 자력, 방사선, MRI 피하도록 함 : CT 제외 • 전자레인지 및 전기 연장 등은 정상적으로 사용 가능 • 금속 탐지기에 반응함을 교육(공항 검색대 등)

---

12 심장율동전환술을 적용할 수 없는 부정맥은?
① 심방세동
② 심실세동
③ 맥박이 있는 심실빈맥
④ 심방조동
⑤ AV junction

13 인공심박동기를 가진 환자에게 시행한 간호교육으로 알맞은 것은?
① 금속탐지기에 반응하지 않으므로 걱정하지 않아도 된다.
② 삽입 6주 이후부터는 정상 활동 가능하다.
③ 수술 후 4~6시간 절대안정 후 일상생활 가능하다.
④ 맥박은 일주일에 한 번씩 미리 설정해 놓은 수와 일치하는지 확인한다.
⑤ 심박동기 삽입 직후 빠른 회복을 위해 마사지 한다.

정답 12.② 13.②

제4절 허혈성 심장질환

- 정의 : 심근에 산소가 불충분해진 상태
- 종류 : 협심증, 심근경색
- 원인 ▶ 06,10 기출 : 죽상경화증으로 인해 심장에 산소, 영양분 공급에 문제가 발생하면 증상 발현
  → 조절 가능한 위험 요인 : 환경(도시 > 농촌), 흡연, 고혈압, 고콜레스테롤, 고지혈증, 비만, 좌식생활, 운동부족, 여성의 경구피임약 복용

1 협심증 ▶ 13 기출

	병인	특성
안정형 ▶ 11,13 기출	• 죽상경화증, 심근허혈	• 2~5분(20분 미만) 지속, 휴식이나 NTG로 완화 • 촉진요인 : 운동, 극한 기온, 감정변화, 과식, 흡연, 성행위, 자극제, 스트레스 등
불안정형 ▶ 11,18 기출	• 안정형 협심증이 발전	• 안정 시 나타나는 통증이 10분 이상 지속, 점점 악화되며 증상이 심함 • 예측이 불가능하여 응급으로 발생, NTG에 반응하지 않으며 20~30%가 1년 이내 심근경색으로 진행
이형성	• 혈관의 경련성 내경 감소 및 죽상경화증에 의한 관상동맥의 기질적 내경 협착	• 휴식 시 일차적으로 발현 • 흡연과 밀접하게 연관되어 흡연 및 음주 시 악화 • 관상동맥질환 유무와 관계없이 발현되며 주로 새벽시간 흉통 • 치료 : 금주, 금연, 혈관확장제 투여(NTG, CCB)
치료 ▶ 09 기출	약물	혈관확장제 ▶ 98,02,04,07,19,20 기출	• NTG : 가장 중요한 역할을 하는 약물로 심장 평활근의 이완, 동정맥 확장하여 혈관저항 및 혈압하강 • 5분 간격으로 3회까지 투여 가능 • 갈색병에 담아 빛 차단, 6개월 마다 새로운 약으로 바꾸기 권고, 부작용 관리(저혈압, 두통, 피부 발적 등)
		교감신경차단제 (β-blocker) ▶ 06,07 기출	• propranolol(inderal), metoprolol, atenolol 등은 심박동수 감소, 혈압 저하, 심근수축력 저하, 전신혈관저항을 감소시켜 심근의 산소요구를 저하시킴 • 이형성 협심증은 금기, 기관지 경련 유발가능성 있어 천식이나 COPD 환자에게 금기
		혈소판, 항응고제제	• 죽상경화증의 악화 방지 및 급성 심근경색 예방하기 위해 투여 • aspirin, ticlodipine, clopidogrel

두드림 퀴즈

14 협심증이 발생할 가능성이 가장 높은 사람은?
① 아스피린을 매일 아침 복용하는 피로한 여성
② 공복시 혈당 90mg/dL이며 고혈압 가족력을 갖는 여성
③ 혈압 110/70mmHg의 신체활동 거의 없는 20대 여성
④ 저밀도 지방단백질(LDL) 200mg/dL이며 흡연하는 40대 남성
⑤ 총콜레스테롤 180mg/dL의 스트레스 많은 30대 남성

정답 14.④

두드림 퀴즈

15 요골동맥으로 PCI 시술 후 천자 부위를 압박 고정하고 있는 환자에게 교육할 내용으로 적절한 것은?

① 당장 보행이 가능합니다.
② 식사는 저녁부터 가능합니다.
③ 시술 후 2일까지 샤워할 수 없습니다.
④ 24시간 동안 압박 지혈이 필요합니다.
⑤ 침상머리는 45도 정도 올려야 합니다.

	안지오텐신 전환효소 억제제(ACE inhibitor : catopril) 14 기출	• 장기간 이차예방을 위해 투여하며 협심증과 같은 만성 허혈성 심질환자 유용 • 동맥확장 → 심박출량↑, 전신혈압강하, 알도스테론 분비 억제 → 체액과부하 및 사구체 여과압 감소 → 요비중 감소 • 부작용 : 신부전, 고칼륨혈증, 기침
시술	경피적 관상동맥 중재술 (PCZ) 15,19 기출	• 협착 및 폐쇄된 관상동맥 내로 catheter 삽입하여 재확장 요법 • 삽입 부위 : 대퇴동맥이나 요골동맥 • 스텐트 삽입 합병증 : 경직응괴와 허탈경련으로 관상동맥 폐쇄, 시술 부위 폐색 혹은 재협착, 혈전색전증으로 인한 뇌경색 및 폐색전 • 시술 후 간호 : 기계지혈방법으로 10~20분간 압박 지혈 후 4~8시간 동안 수술 부위를 굴곡시키지 않고 출혈 관찰 • 시술에 사용한 동맥의 혈류 확인 : 말단의 맥박 확인 및 양측 맥박 비교, 대퇴동맥으로 시술 시 족배동맥 확인 • 시술 후 생활습관 개선과 지속적인 증상 관리 필수
	관상동맥 우회술 (CABG) 18 기출	• 협착된 관상동맥 원위부에 동맥을 이식하여 심근에 혈액을 공급해주는 수술 • 적응증 : 좌우 관상동맥의 주요 혈관 3개에 70% 이상 협착이 있는 경우, 좌측주관 상동맥 60% 이상 협착이 있는 경우, PCI 실패 혹은 합병증이 발생한 경우, 좌심실부전이나 당뇨 • 합병증 : 수분 전해질 불균형, 출혈, 심근경색, 부정맥, 신경계 기능장애 • 수술 전 간호 : 약물중지(digitalis 수술 12시간 전 중지, 이뇨제는 수술 2~3일 전 중지, 아스피린 및 항응고제는 수술 7일 전 중지), 칼륨수준 유지(염화칼륨, 베타차단제, 칼슘통로차단제, 항부정맥제, 항고혈압제 투여), 수술 20~30분전 항생제 투여 • 수술 후 간호 : 의식수준, 폐음, 말초맥박, V/S, 심음 및 심박출량 관찰 • 합병증 : 부정맥, 수분-전해질 불균형, 저체온증, 고혈압, 저혈압, 출혈, 심낭압전 등
교육 01,07,11,12 기출		• 안위증진 : 통증 증가 요인 제거 및 피로, 불안 해결 • 조직관류의 증진 : 호흡곤란, 흉통 나타나면 즉시 활동 중지, 과로한 피로 피하도록 함 • 체중조절, 저염식이, 저지방식이, 규칙적인 운동, 금연

정답 15.①

2 심근경색 08,10,12,13 기출

정의	• 관상동맥의 갑작스런 폐색으로 발생한 비가역적인 심근 세포의 괴사
병태	• 죽상경화반의 파열 → 파열부위 혈소판 응집 → 혈전 생성 → 관상동맥의 폐색

증상	흉통 10 기출	• 휴식이나 NTG로 완화되지 않으며 왼쪽어깨나 양팔, 등, 목아래, 턱 부위로 방사통 있음 • 악화인자 : 흡연, 운동, 과식, 성행위, 추위, 감정적 스트레스
	교감신경 활성화 증상	• 아침에 깬 후 수 시간 내에 발생 • 식은 땀 : 미주신경 반사에 의해 발한, 오심, 구토 등 자주 동반 • 호흡곤란 : 심근경색으로 좌심실 부전이 야기되고 폐울혈이 생겨 호흡 곤란 생김 • 실신 : 갑작스런 의식손실로 부정맥, 설명되지 않는 혈압 저하, 극심한 허약 상태
진단	혈액검사 13,16,17 기출	• CK : 심근과 골격근에 모두 존재하는 효소로서 근육 손상 시 증가 • CK-MB : 심근에만 존재하는 동종효소이므로 더 특이적인 검사로 활용, 심근경색 후 3~12시간 지나면 상승하며 24시간 내에 최고치에 이르러 2~3일 후 정상 • Myoglobin : 심근경색 후 가장 먼저 상승 • LDH : CK-MB에 비해 늦게 상승하므로 초기에는 크게 유용하지 않으나 CK-MB가 안정화되어 입원한 MI 환자에게 유용한 검사 • Troponin : 심근에 대한 특이도 매우 높음, MI 후 10~14일간 혈액 중 검출되어 흉통이 소실된 환자에서 MI 판별에 유용
	EKG 09,11,17,20 기출	• ST 분절 상승 또는 하강 : 상승은 급성 심근허혈에서 심근경색으로 진행을 의미하며, 하강은 혈류의 흐름 회복 또는 심실 후벽의 허혈을 의미함 • 이상 Q파 : 심근의 괴사, 경색 심근의 크기가 클 때 • T파 역전 : 심근 허혈
급성기 치료 00,01,05,07,13, 14,15 기출	산소	• 비강 캐뉼라 혹은 마스크 2~4L/min
	투약	• aspirin : STEMI 의심되는 모든 환자에게 투여 • NTG : 설하 투여, SBP<90mmHg 금기 • Morphine : IV로 투여, 부작용 관찰(서맥, 호흡저하, 변비, 기면, 불안, 오심) • 안지오텐신 전환 효소 억제제(ACE inhibitor) : STEMI 환자의 사망률 감소, 심근경색 이후 울혈성 심부전의 발생률 감소 • β-blocker : 금기가 아니라면 다른 치료와 관계없이 경구 혹은 IV로 반드시 투여 • CCB : AMI 거의 효과 없음 • glucocorticoid, NSAIDs는 경색부위의 치유 지연 및 심근 파열위험이 높아 금기

두드림 퀴즈

16 심근경색이 나타나고 5시간이 지난 후에 검사상 확인할 수 있는 결과로 올바른 것은?

① CK-MB 하강
② ST 하강
③ AST 하강
④ Hb 상승
⑤ troponin 상승

정답 16.⑤

두드림 퀴즈

17 급성 심근경색 환자의 주요 사망 원인으로 알맞은 것은?

① 부정맥
② 협심증
③ 심근파열
④ 심한 호흡곤란
⑤ 경련성 흉통

18 급성심근경색 환자의 2단계 심장재활 운동을 위한 교육 내용으로 올바른 것은?

① 혈압과 심전도를 관찰하며 운동을 서서히 시작한다.
② 자전거 타기, 수영, 계단오르기 등을 한다.
③ 처방된 수준보다 한 단계 낮게 하여 성취감을 높인다.
④ 최대강도에서 시작하여 점차적으로 낮춰간다.
⑤ 무리가 가지 않도록 매일 스트레칭만 꾸준히 해준다.

재관류요법 ▶ 14,15 기출			• 증상 발현 1~3시간 이내가 가장 효과적임 • 혈전용해술(STEMI에서만 시행) : streptokinase, urokinase, <u>tissue plasminogen activator(t-PA)</u>을 정맥주사로 투여 • 혈전용해술 금기 : 이전에 두개내 출혈, 두개혈관 병변 혹은 악성종양, 대동맥 박리 의심 시, 월경을 제외한 활동성 출혈, 3개월 이내의 심각한 두경부 혹은 안면부 손상 • door to needle time 30분이내가 가장 이상적
급성기 간호중재			• 2~4L/min 산소 투여, 활력 징후 확인, ECG monitoring, NTG 통증 완화, 휴식(침상변기 사용, 대변 완화제 투여), 핍뇨 관찰
합병증 ▶ 02 기출			• <u>부정맥 : 심근 경색 후 첫 수 시간 내에 주요 사망원인이 됨</u> • 심인성 쇼크 : 수축기압이 90mmHg 이하의 저혈압, 빈맥, 20cc/hr이하의 요량, 차고 축축한 피부, 정신혼돈, 무기력 • 심부전, 폐부종 : 저염식이, 수분섭취 제한 필요 • 혈전색전증 : STEMI 사망원인의 25%, 큰 경색, 울혈성 심부전 및 좌심실 내 혈전이 원인이 되어 예리한 흉통, 호흡곤란, 빈맥, 기침, 청색증 등을 호소함
재활 ▶ 15 기출	목표		• 신체활동의 점진적 증가
	단계 ▶ 20 기출	1단계	• 입원기간 동안, 조기보행 및 점진적 신체활동
		2단계 ▶ 20 기출	• 퇴원 1개월 후부터, CABG한 경우 2~3개월 경과 시부터 6~12주간 실시 • 준비운동 - 본운동 - 정리운동 • 본 운동으로는 계단오르기, 자전거 타기, 노젓기, 트레드밀 가능함 • <u>운동처방에 맞게 스스로 운동하면서 감시할 수 있는 능력 배양</u>
		3단계	• 2단계를 마친 후 3~6개월간 시행 • 운동 시간은 30~45분으로 걷기, 조깅, 자전거 타기, 수영
	일반적 활동 수준의 증가 ▶ 13 기출		• 첫 24시간 : 침상안정이 필수 • 합병증 없을 시 24시간 이내 침대에 걸터앉는 정도 가능 • 2~3일 : 거리와 시간을 대상자의 지구력에 따라 점진 증가 • 3~4일 후 하루 최소 3회 150m 정도 걷도록 한다. • 2주 후 : 퇴원 후 돌아다니는 것 가능하게 한다.
	식이		• 초기 4~12시간 금식 • 저염, 저지방식이 및 칼륨, 마그네슘, 섬유질의 섭취 증가
	휴식 및 안정		• 신체 안정 및 불안 완화를 위해 필요시 진정제 투여, 대변완화제 이용, 충분한 수면, 금연

정답 17.① 18.②

3 심장질환의 예방 04 기출

생활습관개선	• 운동처방에 따른 지속적인 운동요법 이행 • 관상동맥 질환 위험인자 개선 : 고혈압, 고지혈증, 당뇨, 흡연, 비만, A형 성격 (급함, 공격적), 지속적인 스트레스, 운동 부족 등 • 협심증 발작에 대한 약물치료 및 교육
운동	• 1주일에 적어도 3회 이상 30분 이상 지속적인 운동하기 • 걷기, 달리기, 수영, 줄넘기, 자전거 타기 등의 유산소 운동 • 강도 : 최대 심박수의 70~80% 강도, 최대심박수 = 220 - 나이 • 준비운동 - 본운동 - 정리운동 순으로 실시 • 운동 시 호흡곤란, 흉통, 맥박의 급격한 상승 및 혈압의 저하가 나타난다면 운동 멈추기
식이	• 저지방식이 및 저염식이, 고섬유식이, 저칼로리식이

제5절 심부전

정의		• 수축성 기능부전 : 심부전의 가장 흔한 원인, 심실수축 저하로 심박출량의 저하로 발생, 원인으로는 관상동맥질환, 후부하 증가(고혈압), 기계적 이상(심장판막 질환) 등이다. • 이완성 기능부전 : 후부하의 증가로 발생, 이완기 동안 심실에 혈액을 채우는 능력의 손상, 원인으로는 비대 심근병증, 제한 심근변증, 심낭질환 등 심근이 경화되는 질환 등이다. • 수축성 + 이완성 기능부전 = 확장성 심근증
심부전의 보상기전 03 기출	교감신경계 자극	• 1차적 보상기전이지만 효과 적음 • 교감신경계의 활성으로 심박수와 심근의 수축력 상승 • 동맥의 수축과 정맥의 수축은 혈관 저항의 증가로 인한 후부하의 증가로 관류 증진
	renin-angiotensin-aldosterone (RAA) sytem 활성화 05 기출	• 신장의 수분보유 • 만성 심부전시 가장 중요한 보상기전 • 심박출량 감소로 인해 신장의 사구체 여과작용 저하되어 레닌 분비되어 RAA system 활성화 됨 • 심장 귀환혈류량을 증가시켜 과부하된 상태에서 혈액량 증가 심화 • 심박출량 감소의 임상적 증상 : 30ml/hr 미만의 요량, 요삼투질 농도의 상승
	좌심실 재형성	• 심실확대와 심근 비대 • 심근세포의 비후 : 심장벽의 스트레스가 증가되면 심실벽의 두께가 증가 • 심근세포 주변의 세포외 기질의 재배열 : 심장구조의 변화로 수축 및 이완 기능의 장애와 좌심방 mass 증가, 섬유화
종류 02,05,13 기출	좌심부전 16,20 기출	• 폐 울혈로 인한 호흡곤란 : 좌심부전의 초기증상으로 체액 축적으로 인한 가스교환 장애로 발생, 기좌호흡, 발작성 야간 호흡, 체인-스톡 호흡(무호흡과 과호흡 반복되는 호흡 양상) • 기침 : 체액 축적으로 폐와 기관지가 자극되어 발생, 많은 양의 거품 섞인 객담 수반되며 혈액이 섞이기도 함, 청진 시 악설음 • 뇌혈류 감소로 뇌의 저산소증, 신장 혈류의 감소 • 좌심실 기능부전 → 좌심실의 혈액이 폐정맥으로 역류 → 폐압력 증가 → 폐울혈, 폐부종
	우심부전 04,06,07,11,15 기출	• 전체적 부종 • 정맥계 울혈로 간비대, 우상복부 압통, 비대 • 정맥혈 정체 → 문맥압 상승, 복강 내 혈관으로부터 혈액의 유출(복수) • 말초부종 : 요흔성 부종, 압통 없음 • 경정맥 확장 및 중심정맥압 상승 • 폐질환으로 인해 발생될 수 있으나 대개 좌심실부전 후 우심실부전 발생

		• 우심실 기능부전 → 정맥 울혈 증가, 정맥 귀환 감소 → 중심정맥압(CVP) 증가 → 말초부종
	만성 심부전 ◉ 17 기출	• 양측 심실부전의 증상 모두 보임 • 피로, 위약감, 호흡곤란, 빈맥, 부종(요흔성부종), 피부 변화 및 체중 변화, 흉통
심부전 사정 ◉ 07 기출	• 심장환자 분류(뉴욕심장협회 심장질환자의 기능적 분류)	
	class Ⅰ	• 일상 신체 활동에 불편감이 없는 경우, 제한 없음
	class Ⅱ	• 약간의 신체활동 제한, 휴식을 취하면 증상 소실 • 일상생활로 피로, 호흡곤란, 심계항진, 흉통 발생
	class Ⅲ	• 일상 활동의 현저히 제한, 휴식 시에만 증상 없음
	class Ⅳ	• 활동의 경중과 무관하게 불편 • 안정 시에도 피로, 심계항진, 호흡곤란, 흉통 발생
치료 및 중재	심근수축력 강화	digitalis 투여 ◉ 03,07 기출	• 목적 : 심실수축 능력 증가시키고 심장 활동량 증가시킴 • 독성 관찰 ◉ 02,14 기출 : 투약 전 1분 동안 심첨맥박 측정 ◉ 11 기출하여 빠르거나 60회/분 미만이면 투약 중단하고 의사 보고 ◉ 19 기출 • 맥박수 매일 관찰하도록 교육하여 서맥에 주의 • 칼륨 수치 모니터링 ◉ 99,14 기출 : 저칼륨혈증은 digitalis의 중독증상을 가중 ◉ 10,20 기출시킴, 울혈성 심부전 치료 위해 사용하는 대부분의 이뇨제는 염분, 수분, 칼륨 상실 유발, 고칼륨혈증은 digitalis의 작용을 억제하여 치료적 용량에 도달 못하게 함.
		• dopamine, dobutamine 투여 : 심근 수축력 및 1회 박출량 증가시킴 • 산소투여 : 폐정맥 울혈 → 호흡곤란 → 산소부족
	심근의 부하 감소	전부하감소 (체액량 조절) ◉ 02,05,09,16 기출	이뇨제 투여 ◉ 02,03,09,16 기출	• digitalis 요법이나 나트륨의 제한으로 심부전 교정할 수 없을 때 사용 • thiazide : 부작용으로 Na^+ 배설 증가 → Na^+와 K^+ 교환 활성화 → K^+ 배설 증가 • loop diuretics : 모든 심부전 환자에 효과적 → furosemide(lasix) ◉ 18 기출 • 부작용 ◉ 17,19 기출 : 저칼륨혈증(칼륨보존 이뇨제로 대체 = spironolacton), 저혈량증, 저혈압
		• 수분, 나트륨 섭취 제한 ◉ 02,03,15 기출 : 갈증이 심하면 얼음조각 제공, 매일 몸무게 측정, 저염식이	
		• 직립자세를 통해 호흡곤란 감소	

두드림 퀴즈

19 울혈성 심부전의 가장 위험한 증상으로 옳은 것은?
① 전신적 부종
② 기좌호흡
③ 경정맥 확장
④ PVC 8회/분
⑤ 중심정맥압 상승

정답 19.④

두드림 퀴즈

20 심부전 환자가 호흡 곤란, 청색증, 불안을 보일 때 제공할 간호로 올바른 것은?
① 앙와위를 취해 침상안정하도록 한다.
② 2~6L/min 산소를 제공한다.
③ 수분을 충분히 섭취하도록 한다.
④ 걷기 등의 가벼운 운동을 격려한다.
⑤ 흡인을 시행한다.

정답 20.②

		후부하감소	ACE 억제제	• 최대한 빨리 투여 시작 • 전신 혈관저항 감소시켜 심박출량 증가로 국소혈류 재분포 • 증상완화, 급성 악화 감소, 이뇨제와 함께 염분 배설의 촉진 • 부작용: 저혈압, 마른기침, 신장기능저하 ▶ 18,19 기출
			β-blocker	• 교감신경 작용을 차단하여 심박동수를 감소시키고 심근의 산소요구를 감소시킴, 대표적인 약물로 propranolol임 ▶ 18 기출 • 금기: SBP<90mmHg, 심한 체액과다, AVB
		• 혈관이완제 ▶ 15 기출: ACE 억제제 투여할 수 없는 환자에게 고려함	
		• 스트레스 감소 ▶ 00,03 기출: 휴식을 통해 산소요구도 낮추고 호흡 부담 감소시킴, 진정제 사용	
합병증	심인성 급성 폐부종 ▶ 01 기출	• 좌심부전으로 인한 폐정맥의 압력상승으로 폐포 내에 비정상적으로 액체가 저류된 응급상황 • 증상: 심한 호흡곤란, 기좌호흡 ▶ 07 기출, 창백, 발한, 빈맥, 많은 양의 거품과 혈액이 섞인 분홍색 가래 배출, 흉막삼출, 부정맥, 좌심실 혈전, 간비대, 신부전		
간호중재 ▶ 06,14 기출	가스교환 증진	• 호흡곤란완화자세: high-fowler's position, 침상탁자에 기대는 자세 • 2~6L/min nasal cannula 또는 부분재호흡 마스크 산소 주입하여 조직관류 증진		
	심부담 감소 ▶ 98,03 기출	• 안정하도록 하여 조직의 산소 요구량 감소 • 체위: semi-fowler's position 또는 high-fowler's position으로 정맥환류 감소 • 기좌호흡: 침상 아래로 다리를 내리고 탁자에 기댈 수 있도록		
	영양증진 ▶ 07 기출	• 부드러운 저칼로리, 저섬유, 저염, 비타민 함유 식이 제공 • 소량씩 자주 제공하여 환자 부담 감소		
	• 부종으로 인한 피부 손상: 자가간호 감소와 부종 있는 피부에 영양 불량으로 손상받기 쉬우므로 침상안정, 체위 변경, 수분과 염분 섭취 제한, 단백질 섭취 권장, I/O 측정 필요함			
	• 활동증진, 배설증진, 감염예방			
	• 체액균형 유지 ▶ 16 기출: 수분과 염분 섭취 제한하고 탈수와 부종 상태 확인			

제6절 급성 폐부종

원인		• 심인성 : 폐모세혈관 쐐기압의 상승으로 혈관 외부의 간질로의 액체 증가로 부종 발생 • 비심인성 : 혈장삼투압의 감소(저알부민혈증), 기흉의 급격한 교정, 기도의 폐쇄
증상		• 휴식 시에도 지속되는 호흡곤란의 급성 악화, 빈호흡, 빈맥, 심한 저산소증, 청진 시 폐의 천명음과 수포음 • 심인성 vs 비심인성 감별 : swan-ganz catheter로 PCWP 측정(25mmHg 이상은 심인성)
치료 및 간호중재 ▶ 01 기출	약물요법	• Morhine IV : 일시적 정맥 혈관 확장, 불안감 경감 • digitalis, dopamine 투여 : 심근의 수축력 증진, 심박출량 증진 • 이뇨제 : 정맥환류 감소 • aminophyline IV : 기관지 확장, 신장혈류량 증가, Na^+ 배설의 촉진 • ACE 억제제 : 전부하와 후부하 감소
	간호	• 좌위 혹은 반좌위 : 다리와 발을 침대 아래로 • 가능한 활동 지속, 심리적 지지 • 산소장애로 인한 혼동과 지남력 장애 사정 • 동맥혈 가스분석 검사수치를 자주 모니터하여 저산소혈증과 고탄산혈증 사정
		• 정맥절개술 : 다른 치료로 폐부종의 증상이 완화되지 않을 경우 시술 • 윤번지혈대(순환지혈대) : 최근 많이 사용하지 않음, 사지에 혈액을 정체시켜 심장부담 감소, 한 번에 세 부분의 사지를 묶고 한 방향으로 15분 간격, 교대로 풀어줌, 동맥혈 차단되지 않게 묶기 • 산소 공급과 환기 ▶ 15 기출 : <u>고농도의 산소 공급</u>, $PaO_2 > 60mmHg$ 유지, 양압환기(PEEP)

두드림 퀴즈

21 70대 남자 환자가 휴식 시에도 지속적인 호흡곤란으로 급성 폐부종을 진단 받고 입원하였을 때 제공될 간호로 올바른 것은?

① 고농도의 산소를 공급한다.
② 기이맥 여부를 확인한다.
③ 심잡음을 확인한다.
④ 윤번지혈대를 1시간 간격으로 사지에 교대로 적용한다.
⑤ 진통제의 투여는 호흡수를 감소시키므로 금기이다.

정답 21.①

제7절 염증성 심장질환

1 류마티스성 심장질환

병태	• 급성 감염성 질환 • group A β-hemolytic streptococcus : 연쇄상구균이 원인임 • 류마티스 열을 앓았던 사람 중 약 10% 정도가 류마티스성 심질환으로 발전 • 판막 포함한 심내막(특히, 승모판)에 침범하며 염증 후 반흔 형성
진단	• group A β-hemolytic streptococcus 감염 확인 : antisstreptolysin O titer(ASO titer) 상승 • 발열, 백혈구 증가, ESR, CRP 상승
치료 및 간호 07 기출	• 심장기능 유지, 관절 통증 없이 일상 활동 재개, 질병 관리 능력 증진 • 무도병(chorea) 증상 있는 환자에게 침상안정, 조용한 환경 유지, 진정제, 안정제 투여 • 항생제 투여 : penicillin G-A군 연쇄상구균에 대한 치료로 1차 치료약물, 최소 10일 투여, 향후 수년간 예방적으로 투여 • erythromycin : 페니실린 알레르기가 있는 환자에게 투여 • 진통제 : aspirin, NSAIDs • 항염제와 스테로이드는 급성기 염증을 완화시킴

2 감염성 심내막염 98 기출

원인	• 미생물에 의한 심내막의 염증으로 특히 승모판에 호발 07 기출 • 급성 : 포도상구균이 원인 • 아급성 : 연쇄상구균, 장구균이 원인
증상	• 비특이적임 • 발열, 심잡음, 색전, 말초합병증(곤봉상지, 점상출혈)
진단	• 현재의 건강력 사정으로 감염성 질환 확인 • 2회 이상 연속 혈액 배양검사에서 감염성 심내막염의 원인균 양성반응 및 ESR 상승 등
합병증	• 울혈성 심부전은 판막 손상, 색전증은 심내막염 회복기에 떨어진 혈전이 문제가 되어 발생
치료 20 기출	• 항생제 : 원인균에 맞는 살균성 항생제로 기본 4주 IV 사용 • 수술 : 효과적인 항생제가 없을 때 감염된 판막 제거 • 색전 제거 및 항응고제 사용

---

22 어릴 때 류마티스 열을 앓았던 40대 여성이 심장질환을 진단받고 입원하였을 때 관련된 설명으로 적절한 것은?
① 만성 감염성 질환이다.
② 호발부위는 삼첨판이다.
③ A군 베타 용혈성 포도상구균에 의해 감염된다.
④ 심장의 염증 감소를 위해 스테로이드 제제를 제한한다.
⑤ 페니실린은 1차 치료 약물로 투약한다.

23 감염성 심내막염 환자에 대한 설명으로 알맞은 것은?
① 가장 많이 침범하는 부위는 삼첨판이다.
② 판막 손상과 심부전의 합병증에 주의해야 한다.
③ 한 번 감염되고 나면 재발하지 않는다.
④ 심부담을 줄이기 위해 수분섭취를 제한한다.
⑤ 혈액검사 결과 상 ESR 수치는 감소된다.

정답 22.⑤ 23.②

간호중재	• 항생제는 장기간 지속적으로 투여하기 때문에 신기능 확인을 위해 BUN/Cr 주기적 관찰 • 판막의 반흔에 재감염 쉽고 간단한 수술 및 발치 시 항생제 사용 필수 • 부드러운 칫솔 이용해 잇몸을 보호하고 충치 예방

• 감염성 심내막염을 예방하기 위해 항생제 요법이 필요한 경우 : 인공판막, 이전에 감염성 심내막염의 병력, 외과적으로 만들어진 전신-폐 문합, 교정되지 않은 청색증 질환, 판막 질환이 발생한 심장 이식환자, 치료가 덜 된 선천성 심장 결손

3 심장막염(심낭염) ▶ 99,00,03,13 기출

정의		• 박테리아, 바이러스, 진균 감염에 의한 장측, 벽측심막의 염증
분류	급성 섬유성	• 삼출액 없음, 줄 같은 섬유소가 심막강 내에 생성 • 심막마찰음 : 염증 부위 벽측 심장막과 장측심장막이 서로 마찰로 나는 소리, 쇄골 아래에서 시작되어 등이나 목, 왼쪽 어깨로 방사통 있어 협심증과 구분 어려움 • 흉통은 앉거나 앞으로 숙이는 경우 완화되나 누우면 통증 심해짐 ▶ 13 기출 • 호흡곤란, 발열, 오한, 불안, 연하곤란
	급성 삼출성	• 심막강 내 염증성 삼출액이 축적된 상태 • 증상 : 호흡곤란으로 좌위호흡, 심막마찰음은 심막강 내 삼출액이 고이면 안들림 • 염증으로 체온 상승, 빠르고 약한 맥박, 심하면 경정맥 울혈
	만성 수축성 심장막염	• 심장염의 빈번한 재발, 장기간 지속에 의해 심낭이 섬유화되어 두꺼워짐 • 감염과 외상으로 육아조직이 형성되어 심막강에 유착 발생 → 심장압박 • 감염 : 결핵, 심낭염 / 외상 : 흉부 외상, 개흉 수술 • 증상 : 운동 시 피로감, 호흡곤란, 하지부종, 복수, 낮은 맥압, 경정맥의 울혈
합병증	심낭압전 ▶ 13 기출	• 응급상황임 • 삼출액이 심막강에 축적 → 심장압전 → 귀환 정맥혈 감소 및 심박출량 감소 → 심부전 야기
	심낭삼출	• 심음의 감소 및 마찰음 감소, 심초음파로 심낭삼출의 양과 위치를 파악
	• 증상 : 혼돈, 불안, 안절부절, 경정맥 확장 = 기이맥, 심음 감소 • 기이맥=흡기 시 수축기 혈압이 비정상적으로 떨어지고 파동의 진폭이 작아지는 맥	
치료 및 간호		• 통증 조절 : 앉거나 앞으로 숙이는 체위, 항염증 약물 투여(심하면 Morphine 투여) • 불안 완화, 휴식, 염분제한 • 만성 심낭염 : 심낭 절제술이 가장 확실한 치료방법임 • 심낭압전 : 응급 심낭천자술 실시

24 급성 심낭염 환자의 통증을 완화시키는 행동으로 올바르게 설명된 것은?
① 앙와위로 누워 쉬도록 한다.
② 심호흡을 하도록 한다.
③ 앉은 자세에서 몸통을 앞으로 구부려서 기댄다.
④ 기침을 하도록 한다.
⑤ 바르게 누운 자세로 측위를 취해 쉬도록 한다.

정답 24.③

4 심장압전 ▶ 18 기출

정의	• 심낭 내에 혈액이나 삼출액의 축적으로 심낭내압이 상승되어 심장이 압박 받는 상태
원인	• 심장수술 후 합병증, 심장열상 및 흉부자상, 습성 심낭염 등
증상	• 3대 증상 : 정맥압 상승, 약해진 심음, 혈압 하강 • 저혈압, 빈맥, 청색증, 호흡곤란, 불안정, 창백, 발한, 모순맥박(기이맥), 정맥 울혈 있으면 경정맥 울혈 발생, 간 비대, 복수, 다리 부종
치료 및 간호중재	• 응급상황으로 즉각적인 치료가 필요함 • 심장막천자를 시행하여 심막강으로부터 액체를 빨리 제거

제8절 심장판막질환

1 승모판막질환

	승모판 협착(MS)	승모판 역류(MR) 및 폐쇄부전 ▶ 08 기출
정의	좌심방 → 좌심실 혈액의 흐름 폐색	수축기 동안 좌심실 → 좌심방으로 혈액 역류
병태	• 대부분 rhumatic fever : 류마티스성 심근염을 앓고 약 20년 뒤에 MS 발생	• 류마티스 심장병, 감염성 심내막염이 원인 • 좌심실, 좌심방의 확대와 비대 일으킴
증상 ▶ 03,06,07 기출	• 폐울혈로 인한 호흡곤란, 기좌호흡 • 흉통 : 심각한 승모판 협착의 10%에서 발생 • 심방세동 • 우심부전 : 부종, 간비대, 복수 • 좌측와위로 누운 환자의 심첨에서 저음의 이완기 잡음 • 심계항진 증상이 심하면 판막교환술 (와파린 평생 복용해야 함) ▶ 17 기출	• 피로감, 운동 시 호흡곤란, 기좌호흡 • 심잡음 • 폐고혈압의 증상으로 간비대, 말초부종, 경정맥울혈, 복수 • 심계항진, 심방세동 • 전신색전증 • 치료의 목표는 증상 감소

2 대동맥판막질환

	대동맥판 협착(AS) ▶ 19 기출	• 대동맥판 역류(AR) 및 폐쇄부전
정의	• 좌심실 → 대동맥 혈액 분출 어려움	• 이완기 때 대동맥 → 좌심실 혈액 역류
병태	• 대부분 류마티스 심내막염 • 노년기, 남성 호발	• 류마티스 질환, 강직성 척추염, 대동맥 죽상경화증이 원인이 됨
증상 ▶ 12,15 기출	• 3대 증상 : 활동 시 호흡곤란, 협심증, 운동 시 실신 • 운동제한, 유식, 저염식이	• 맥압 증가(코리간 맥박, 허탈 맥박) : 누울 때 이상한 심박동으로 수축기마다 몸이 흔들거림 • 활동 시 호흡곤란, 기좌호흡, 야간에 발생하는 흉통, 발한, 발작성 호흡곤란 • 이완기 잡음, 부종 ▶ 03 기출

25 승모판 협착증으로 인해 나타날 수 있는 증상으로 올바른 것은?
① 간비대
② 심실세동
③ 발한
④ 맥압증가
⑤ 운동 시 실신

26 확장기 잡음이 들리는 판막질환은?
① 승모판막 폐쇄부전
② 대동맥판막 폐쇄부전
③ 폐동맥판막 협착증
④ 대동맥판막 협착증
⑤ 삼첨판막 폐쇄부전

정답 25.① 26.②

제9절 심근병증

27 확장심근병증(DCMP)의 병태생리는?
① 비대칭적 심근의 비후로 심실 용적이 감소하여 발생한다.
② 심부전과 부정맥을 위한 고식적 치료가 필요하다.
③ 젊은 사람의 급성 심장사의 주원인이 된다.
④ 심실벽의 과도한 섬유화로 단단해져 있다.
⑤ 심실수축 저하로 울혈성 심부전이 나타난다.

	확장 심근병증 : 수축장애(DCMP)	비대 심근병증 : 이완장애(HCMP)	제한 심근병증 : 이완장애(RCMP)
병태	• 좌심실/우심방 확장 • 심실수축 기능의 저하 • 울혈성 심부전 • 특발성, 임신, 알코올중독, 갑상샘 질환, 저칼슘혈증 등	• 비대칭적 심근의 비후로 심실 용적 감소 • 증상 없거나 운동 후 돌연사, 심근 수축력 약화로 심근허혈 유발되어 호흡곤란, 협심증, 실신 • 명확한 원인 없음 • 젊은 사람 급성 심장사 주원인	• 심실 벽의 뻣뻣함으로 확장기 심실 충만 감소하여 심박출량 감소 • 호흡곤란, 운동 능력 감소 & 정맥압 상승으로 부종, 복수, 간비대 보임
치료	• 항응고요법 • 심부전 치료와 유사 • 저염식이	• 부정맥의 치료 : amiodarone • 이뇨제 • 초기 약물 치료 : β-blocker, verapamil, diltiazem • ICD(삽입형 제세동기) : 급사 위험이 큰 경우	• 심부전과 부정맥을 위한 고식적 치료 혹은 심장 이식 • digitalis 혹은 혈관이완제 • 항응고 치료 : 혈전예방

정답 27.⑤

제10절 고혈압

정의	• 수축기 혈압 140mmHg 이상이거나 이완기 혈압 90mmHg 이상
분류	• 일차성 고혈압 : 지속적인 전신 혈압 상승, 환경적 요인(염분, 비만, 직업, 음주 등), 90~95% • 이차성 고혈압 : 확인 가능한 기저질환에 의해서 초래된 혈압 상승, 원인(대동맥 협착증, 신장질환, 부신질환, 뇌손상, 경구피임약 복용 등), 5~10%

▶ 일차성 고혈압 = 본태성 고혈압

위험요인 ▶ 12 기출	• 조절 불가능 요인 : 가족력, 연령, 성별(남 : 55세 이전, 여 : 55세 이후) • 조절 가능 요인 : 비만, 죽상경화증, 흡연, 알코올, 정신적 스트레스, 음주, 신체활동 부족, A type 성격, 고염식이, 고지혈증 등
병태생리	• <u>혈압의 조절</u> : 혈압 = 말초혈관저항 × 심박출량 • <u>교감신경계 활성화</u> : 에피네프린과 노르에피네프린 방출 → 말초혈관 수축, 심박출량 증가 • <u>renin-angiotensin-aldosterone(RAA) sytem</u> : 안지오텐신 II는 혈관을 수축시켜 말초저항을 증가시키고 알도스테론 분비를 자극하여 신장의 나트륨과 수분 재흡수를 촉진하여 혈액량이 증가되어 혈압이 상승
고혈압성 위기	• <u>수 분 간격을 두고 3번 이상 측정한 혈압이 180/110mmHg 이상으로 응급으로 혈압을 낮추어야 하는 임상상태</u> • 경고 증상 : 심각한 두통, 의식 혼미, 가슴통증, 호흡곤란, 시야혼미, 경련, 혼수 • 임상적 증상 : 안절부절 못함, 혼돈, 섬망, 경련, 구토 • 방치할 경우 고혈압성 뇌병변으로 진행되어 뇌혈관의 심한 수축과 뇌실질의 부종, 뇌내출혈, 지주막하 출혈, 급성 좌심부전 및 폐부종, 심근경색, 신기능상실, 박리성 대동맥류, 망막병변 등과 같은 고혈압성 응급 상황이 초래됨

치료 및 간호		
	비약물요법	• 이상적인 체중 유지 : 10Kg 감량 시 수축기압 5~20mmHg 감소 • 식이 : 저나트륨식이, 섬유질 섭취 증가, 수분섭취 증가, 저지방식이, 생선 섭취 • 알코올 섭취 제한, 금연 • 운동 : 1회 30분 이상, 주 3~5회, 중간 강도의 운동(걷기, 조깅, 수영 등) • 구강피임제 외 다른 피임법 권장
	약물요법 ▶ 01,04 기출	• 적응증 ▶ 15 기출 : 생활습관 교정 3개월 후 목표 혈압에 도달하지 못한 경우로 수축기 혈압 140mmHg 이상 또는 이완기 혈압 90mmHg 이상인 고혈압
		약물: • 이뇨제 : thiazide, lasix, spironolactone • β-blocker : propranolol, nadolol, atenolol • ACE inhibitor : captopril, enalapril • α-blocker : phenolamine, prazocin

28 고혈압을 진단받고 항고혈압제제를 복용하는 환자가 어지러운 증상을 호소하며 복용을 중단하였을 때 간호중재로 올바른 것은?

① 혈관확장제를 같이 복용하도록 한다
② 즉시 약을 중단하도록 한다.
③ 규칙적인 운동을 함께 하도록 지도한다.
④ 약물 용량을 줄여서 투약하도록 설명한다.
⑤ 약의 부작용을 사정하고 나타날 수 있는 증상임을 교육한다.

정답 28.⑤

		• 혈관확장제 : hydralazine, minoxidil • 안지오텐신 수용체 차단제(ARB) : losartan, irbesartan • 칼슘길항제 : nifedipine, verapamil, diltiazem
	불이행 예방 99,05,07,13, 14,16,17 기출	• 불이행 원인 : 혈압이 악화되기까지 증상이 없어 질환의 심각성 인지하기 어려움 • 이행을 돕는 방법 : 증상이 없다고 혈압이 잘 조절되고 있는 것은 아니라는 사실을 환자에게 이해시킴, <u>약물 복용 직후 체위성 저혈압, 현기증이 있을 수 있다는 것을</u> 사전에 교육, 약물 복용에 대해 기억하기 쉬운 방법을 검토, <u>갑자기 약물 중단 시 반동성 고혈압이 발생될 수 있다는 것을 교육</u>, 약물로 인한 수분-전해질 불균형을 예방하기 위해 적절한 식이를 섭취할 것을 교육 (<u>thiazide, lasix의 경우 저칼륨혈증 유발 가능</u>)

제11절 맥관계의 구조와 기능 02 기출

• 체순환과 폐순환으로 이루어진 폐쇄회로이며 동맥, 모세혈관, 정맥으로 구성	
동맥	• 대동맥을 통해 심장에서 조직으로 산소, 혈액 운반하는 벽이 두꺼운 혈관으로 3중 구조(내막, 중막, 외막)로 구성 • 문제 발생 시 경색, 조직괴사로 산소 및 영양소 이동에 장애가 유발
정맥	• 산소 제거된 혈액을 모세혈관에서 심장으로 되돌려 보내는 벽이 얇은 혈관 • 3중구조로 되어 있으며 평활근과 결합조직이 적어 확장이 용이 • 판막이 있어 혈류의 흐름이 중력에 저항하여 한 방향으로 흐르게 함 • 문제 발생 시 정맥판막의 손상, 정맥 내 혈전 형성
모세혈관	• 단일 세포막으로 구정된 미세하고 벽이 얇은 혈관으로 세동맥과 세정맥을 연결
림프	• 간질 공간에서 세포내액을 혈액으로 보내며 폐쇄 시 심한 부종이 나타남

제12절 동맥질환

1 죽상경화증 ▶ 98 기출

정의	• 혈관 내막에 다량의 콜레스테롤, 중성 지방 등의 지질 침윤
원인	• 유전, 흡연, 고혈압, 고지혈증, 나이, 육체적 운동 부족 등
병태	• 혈관 내피세포의 상패와 지질 대사 이상 • 동맥 내피세포의 반복적인 자극으로 동맥내벽 손상

2 동맥류 ▶ 98 기출

정의	• 동맥벽의 탄력성을 잃어 부분적으로 약해지거나 늘어나 영구적으로 확장된 상태
원인	• 죽상경화성 질환, 외상, 매독, 감염, 혈관 선천성 기형(말단비대증) 등
병태	• 3가지 유형으로 발생 • 방추형 : 혈관의 일정 부분의 전체 둘레가 영향을 받아 전반적으로 확장 • 소낭상형 : 확장이 한쪽 벽만 포함하여 주머니 모양으로 돌출된 모양 • 분리형 : 혈관내막이 찢어져 내막층-중간층 사이 강안으로 혈액 축적
증상 ▶ 19 기출	• 인접 조직을 압박하기 전까지 무증상 • 흉부동맥류 : 흉골하, 목, 등에서 통증 발생 • 복부동맥류 : 복부중앙, 허리 아래에서 통증 발생, 상복부 중앙에서 맥박이 느껴지는 덩어리 • 파열 시 증상(응급) : 극심한 통증, 쇼크, 적혈구 감소, 백혈구 증가
치료 ▶ 15 기출	• 조기발견 및 즉각적 치료 • 수술, 경피적 혈관 내 스텐트 삽입술

3 대동맥 박리

정의	• 흉부 대동맥에서 흔하고 동맥벽에 깊이 골이 생기면서 내막이 찢어져 가성내강 형성
원인	• 고혈압, 낭성중간막 괴사, 말판 증후군, 혈관염
증상	• 심한 흉통(도끼로 등을 내리찍는듯한 통증), 실신, 호흡곤란, 쇠약감
합병증	• 심장압전 : 상행대동맥 파열 시 • 박리된 동맥 파열 : 출혈로 쇼크, 사망 • 폐색으로 인한 주요 장기 허혈
치료 및 간호	• 투약 : β-blocker IV & 진통제 Morphine • 수술 요법 : 약물요법이 비효과적이고 합병증 있는 경우, 말판 증후군

두드림 퀴즈

29 성인에게 나타나는 대동맥류의 가장 흔한 원인은?
① 죽상경화증
② 혈전증
③ 고혈압
④ 류마티스 열
⑤ 정맥류의 악화

정답 29.①

4 말초 폐쇄성 동맥질환 ○ 05 기출

정의	• 동맥내막 안쪽에서 일어나는 동맥 경화성 협착이나 진행성 또는 급성 동맥 폐색, 퇴행성 변화에 의해 발생
원인	• 죽상경화증, 노화, 운동부족, 흡연, 고혈압, 고지혈증, 비만, 당뇨, 스트레스 등, 40세 이상 호발
병태	• 적절한 혈액을 조직으로 운반하지 못해 조직에 영양공급, 대사산물 제거 안됨 • 폐색성 동맥경화증 나타남
증상 ○ 16,18,19 기출	• 초기 : <u>간헐적 파행</u>, 운동 시 통증, 경련이나 통증은 <u>운동 중지 후 10분 이내 소실</u> • <u>후기 : 휴식시에도 통증 유발</u> • <u>창백 맥박소실, 감각이상, 마비, 변온증(손상부위가 차게 느껴짐)</u> • <u>발목상완지수(AMI)</u> : 정상 1.0~1.2, 파행 0.5~0.7, 허혈 0.4 미만 → 정상인에서 다리 혈압 > 팔 혈압, 항상 1 이상임
치료	• <u>금연</u>, 혈중 지질을 저하시키는 약제, 항혈소판제 • 외과적 : 우회술, 동맥내막절제술, 혈관내막수술, 절단술

5 폐색성 혈전 맥관염(버거씨 병)

정의 ○ 16 기출	• 혈관을 폐색시킴으로써 말초순환부전을 일으키는 질환 • 상하지의 말초부에 발병
원인	• 20~35세 젊은 남성, 흡연자
증상	• 통증 : 손바닥, 발바닥, 종아리에 <u>간헐성 파행증</u> • 청색증, 냉감, 감각 이상과 무감각, 낮은 온도에 민감, 진행 시 괴사 및 괴저
치료 및 간호 ○ 99,10,14,20 기출	• <u>금연 : 병의 진전을 막기 위해 가장 중요</u> • 수술 : 동맥의 원위부에서 시작하여 근위부로 진행하기 때문에 어려움, 심한 괴저 발생 시 절단 • 통증 완화, 혈관확장 증진, <u>말초를 추운 환경에 노출시키지 않기</u>

두드림 퀴즈

30 간헐적 파행증에 대한 설명으로 알맞은 것은?
① 동맥폐색질환의 후기 증상이다.
② 걷거나 운동할 때 증상이 나타나지 않는다.
③ ankle-brachial inder(ABI) 1.0은 정상이다.
④ ankle-brachial inder(ABI) 0.7은 정상이다.
⑤ 활동 시의 통증은 반복되지 않는다.

31 폐색성 혈전 맥관염에 대한 설명으로 올바른 것은?
① 60세 이상의 남성에게 호발된다.
② 주원인은 음주이다.
③ 병의 진전을 막기 위해 가장 중요한 것은 금연이다.
④ 손목을 많이 사용하여 발생하는 질환이다.
⑤ 동맥의 근위부에서 시작해서 원위부로 병이 진행된다.

정답 30.③ 31.③

6 레이노이드병

정의	• 추위나 스트레스에 노출되었을 때 간헐적이고 반복적인 손가락 동맥의 수축
원인	• 다양한 류마티스 질환, 혈액질환, 약물에 의해, 45세 이전의 젊은 여성, 손을 많이 쓰는 직업군 • 찬 공기나 물에 노출, 감정적 자극
증상	• 양측성, 대칭성, 주로 상지 및 손가락 끝과 중수지 관절에 많이 발생 • 증상은 추위에 노출정도, 정서적 흥분, 카페인 섭취, 흡연과 관련
치료 및 간호 ▶ 99,19,20 기출	• 약물요법 : 혈관수축을 완화하고 평활근을 이완시켜 동맥혈류를 증가 → 교감신경차단제, CCB, 혈관확장제, α-아드레날린 수용체 차단제 • 추위 노출 최소화, 실내 온도 따뜻하게 유지, 스트레스 예방 • 필요시 교감신경절제술 시행

32 레이노이드병의 증상 완화에 효과적인 약물은?

① CCB
② ACE inhibitor
③ β-blocker
④ diuretics
⑤ α-아드레날린 수용체

정답 32.①

제13절 정맥질환

1 심부정맥혈전증 ▶ 15 기출

정의	• 정맥 내 혈액저류, 정맥내피세포의 손상, 과응고 상태 • 정맥벽에 염증을 동반하면 혈전성 정맥염이라고 함
원인 ▶ 12 기출	• 정맥울혈 : 장기간 부동, 비만, 임신, 울혈성 심부전 • 정맥혈관 내피세포의 손상 : 폐색성 혈전 맥관염, 골절, 탈구, 조영제, 정맥주사 • 혈액응고 항진 : 탈수, 혈소판 증가, 경구용 피임약
증상 ▶ 13 기출	• 국소적 통증이나 압통, 열감, 발적, 다리감각이상, 일측성 부종, 심부정맥혈전증이 대정맥에 발생 시 양측성 부종
진단 ▶ 00,06,15,18 기출	• 혈액 : CBC, 출혈시간 • Homa's sign : 누워서 다리 들고 발을 배굴할 때 통증이 있는 경우
치료 및 간호 ▶ 98,11,15,17,18,19 기출	**예방적 간호** • 혈관 내부 손상 예방하기(다리로 혈관주사 맞지 않기), 조기이상으로 장딴지 근육의 활성화, 체위변경, 탄력스타킹을 통해 혈액정체 예방, 다리 상승, 온찜질은 정맥 경련 감소와 진통 효과가 있음 • 마사지는 색전 형성의 원인이 되므로 금지 ▶ 98,18 기출 **약물** • 항응고요법 : 심부정맥혈전증 형성 예방을 위해 INR 2.0 ~ 3.0 유지 ▶ 19 기출 • 헤파린 : aPTT & PTT 수치로 효과 확인 ▶ 19 기출 하며 5~7일간 투여 • 저분자헤파린 ▶ 11 기출 : 표준헤파린보다 출혈 합병증과 혈소판 감소증 위험 적음 • 와파린 : 비타민 K 길항제로 치료 효과 도달하기 위해 5일 이상 투약해야 하며 약효가 나타날 때까지 헤파린과 함께 투여, PT 수치로 약물 효과 확인 • 혈전용해제 : 급성 혈전증 발생 후 첫 3일 이내 시행 = urokinase, streptokinase • 통증이 심하면 진통제 투여 **외과적 치료** • thrombectomy, 하대정맥 차단 **출혈 예방 간호** • 조이는 옷 금지, 가습화된 산소, 수분로션 바르기, 전기면도기 사용, 강하게 코를 풀지 않기, 처방에 따라 색전 예방 스타킹 사용 • 아스피린 및 직장 좌약 금기, 억제대 금기, 알콜 함유된 구강세정제 피하기

두드림 퀴즈

33 하지의 심부 정맥 혈전으로 인한 증상으로 알맞은 것은?
① 부종과 통증이 나타난다.
② 환측 다리의 냉감이 느껴진다.
③ trendelenburg test 양성
④ 다리 거상 시 증상이 악화된다.
⑤ 다리의 크기가 감소한다.

정답 33.①

2 정맥류 혹은 정맥부전증 ▶ 98 기출

정의	• 정맥 판막의 기능이상, 정맥압 상승으로 표재성 정맥이 확장되고 구불거리는 상태
원인	• 원발성 : 가족력, 선천성 • 속발성 : 외상, 폐색, 심부정맥혈전증, 손상된 판막의 염증, 외부압력 증가(임신, 복부 종양, 복수), 지속적인 정맥압 상승(울혈성 심부전, 간경변증), 오래 서 있는 직업
증상 ▶ 02 기출	• 검고 구불거리며 튀어나온 혈관, 거친 피부, 따뜻한 환경 또는 장기간 서 있을 때 악화 • 약간의 다리 부종 조이는 감각, 가려움, 약간의 종아리 경련
진단 ▶ 03,06 기출	• 걸을 때 정맥압 및 혈관의 변화 확인 가능, 도플러 검사, 정맥 조영술 • Brodie-Trendelenburg test(판막기능 사정) 시 양성
치료 및 간호 ▶ 00,12 기출	• 경화 요법 : 작은 크기의 정맥류에 경화제를 주사기로 주입 • 외과적 중재 : 정맥 결찰 혹은 제거 → 궤양이 생기고 혈전 자주 생기는 경우 시행
수술 후 간호	• 다리압박 : 탄력붕대 사용 24~72시간 • 다리 운동 : 24시간 후 기동 가능 • 탄력 스타킹 : 2~3주간 착용
예방 ▶ 98 기출	• 탄력 스타킹 착용, 이상적인 체중유지 • 장기간 앉아 있거나 서 있지 않도록 하고 자주 다리를 상승시키고 휴식

3 림프부종 ▶ 99,01,13 기출

정의	• 림프액의 순환부전으로 림프내압 상승하여 림프결절에 종창이 생긴 상태
원인	• 원발성 림프부종 : 선천성의 경우 상염색체 우성 유전질환 • 속발성 림프부종 : 다른 질환이나 처치에 의해 림프계가 손상, 폐쇄되어 발생
증상	• 초기 : 하지를 상승시키면 감소되는 부종, 요흔성 부종 • 후기 : 섬유화되어 부종이 있으나 요흔성은 아님, 피부가 나무같이 두껍고 거칠어짐
예방	• 수술 중 림프절이 광범위하게 제거되지 않도록 함
치료 및 간호 ▶ 13 기출	• 물리요법 : 림프순환 마사지(말단부에서 중심부 방향으로 마사지) • Coumarin 요법 : 부종 경감 • 외과적 치료 : 피하조직 제거술 • 저염식이, 증상완화(이뇨제, 이환된 사지 상승, 탄력붕대지지)

두드림 퀴즈

34 정맥부전증의 증상으로 올바른 것은?
① 추운 환경에 있을 때 증상 악화
② 요흔성 부종
③ 약간의 종아리 경련
④ 감각이상
⑤ 부드러운 피부

35 림프부종 대상자의 간호로 옳은 것은?
① 염분 제한은 필요하지 않다.
② 림프부종 부위의 탄력 붕대를 적용한다.
③ 부종 완화를 위해 환측을 내리도록 한다.
④ 림프순환 마사지는 중심부에서 말단부 방향으로 한다.
⑤ 절대안정을 통해 부종을 줄여준다.

정답 34.③ 35.②

4 맥관계 환자의 간호중재 02 기출

체위	• 동맥질환 : 혈액공급이 부족한 상태이므로 누워있는 동안 통증 심하여 휴식 시에 다리는 내리는 것이 좋음 • 정맥질환 : 정맥혈의 귀환하지 못하는 것이 문제이므로 휴식 시에 다리는 올리는 것이 좋음
혈관확장 증진	• 따뜻한 온도를 유지
혈관수축 예방	• 흡연 및 카페인, 감정적 흥분 제한
교감신경절단	• 혈관수축이 일어나지 않도록 교감신경 절단
발 간호	• 당뇨환자 발 간호와 유사 → 발 청결, 윤활유 도포, 발톱은 일직선으로 자르며 편하고 신축성 있는 신발 착용, 안전주의, 발의 보온, 개방성 궤양 있다면 활동 제한하지만 그 외 활동 유지, 전기장판 사용하지 않기

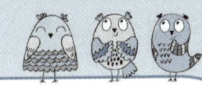

06 혈액계 건강문제와 간호

제1절 혈액계 구조와 기능

1 혈액구성

혈장	기능	• 체액량 유지, 단백질 및 전해질 운반
	구성	• 물 92%, 단백질 6~8%, 전해질, 당, 요소, 지방질
	혈장 단백질	• 알부민 : <u>혈장 교질삼투압 유지</u> • 글로불린 : 당단백, 지단백, 면역 글로불린 • 피브리노겐 : 혈액응고의 주 인자
혈구	적혈구 ▶ 18,19 기출	• <u>조직으로 산소 운반, 대사 과정에서 만들어진 CO_2와 H^+를 처리</u> • 양면이 오목한 원반형으로 세포 내 소기관 없음 • 생성장소 : 태아(간, 비장), 성인(골수 : 척추, 늑골, 흉골, 두개골, 골반뼈 등) • 필요조건 : 철(부족 시 철 결핍성 빈혈, 신체 내 2/3가 적혈구의 Hb 성분), vit.B_{12}(적혈구 생성과 성숙과정의 DNA합성에 필요한 물질 함유, 부족하면 미숙 적혈구(거대적아구 발생), <u>내인성 인자</u>(위벽의 벽세포에서 생성되는 vit.B_{12}의 장관흡수에 필요한 인자로 내인성 인자 결핍 시 비경구적으로 vit.B_{12}공급 필요), 엽산 등 • 영향요소 : 내분비 호르몬(티록신, 코르티코스테로이드, 테스토스테론), 일산화탄소(산소보다 Hb과 친화력이 강하여 일산화탄소 중독 시 RBC 의 산소 운반 능력의 상실)
	백혈구	• 식균작용 • 생성장소 : 골수(호중구, 호산구, 호염기구, 단핵구), 림프절과 흉선, 비장(림프구)

	세포		기능
백혈구	과립구 ▶ 02 기출	호중구	• <u>첫 번째 방어선</u>, 탐식 및 살균작용
		호산구	• 알레르기 반응에서 항원-항체 복합체 포획 • <u>알레르기성 질환 시 수치 상승</u>, 기생충 감염으로부터 보호
		호염기구	• 과립 내 히스타민 등 염증 매개체를 저장하고 있다가 IgM에 특이 항원이 결합하면 즉각적 <u>과민반응 증상</u>
	무과립구	림프구	• 자연 살해 세포, <u>세포성 면역 T-cell</u>, 체액성 면역 B-cell
		단핵구	• 탐식, 혈관 생성 자극, 상처치유, <u>염증 부위에서 증식</u>
혈소판			• 골수의 간세포에서 생성되어 30~40% 비장에 나머지는 말초 혈액에 존재

두드림 퀴즈

01 혈액에 대한 설명으로 알맞은 것은?
① 호중구는 알레르기성 질환 시 수치가 상승한다.
② 림프구는 과립구로 세포성 면역과 체액성 면역을 한다.
③ 혈소판은 골수의 간세포에서 생성된다.
④ 적혈구는 산소의 친화력이 일산화탄소의 친화력보다 높다.
⑤ 태아의 적혈구는 골수에서 생성된다.

정답 01.③

2 골수, 간, 비장

골수	적골수	• 혈구 세포의 생산
	조혈줄기세포	• 적골수 내의 미분화된 미성숙 세포로 성숙되고 분화되어 다양한 혈구 세포가 만들어짐
비장	조혈기능	• 태아기 동안 적혈구 생산
	여과기능	• 항원제거, 노쇠한 적혈구 파괴
	면역기능	• 림프구와 단핵구 혈장세포, 항체 생성
	저장기능	• 적혈구와 혈소판의 주요 저장소
간		• 혈장단백과 응고인자 합성, 혈색소를 철분과 포르피린으로 분해

3 기능 ▶ 02 기출

운반	• 폐 : 조직으로 산소운반, 소화기관 : 조직으로 영양소 운반 • 세포 : 배설부위의 대사노폐물 운반, 내분비기관 : 표적기관으로 호르몬 운반
조절	• 체온조절 : 열을 흡수하고 분배 • 체조직의 pH 조절 : 혈장 단백질, 용질의 완충제로 작용하여 pH 유지 • 체액량 조절 : 혈장 단백질이 염과 작용하여 과도한 체액손실 방지
방어	• 지혈 : 혈관 손상 후 혈소판, 혈장 단백질이 혈괴 형성하여 혈액손실 막음 • 신체방어 : 항체, 보체, 백혈구가 이물질에 대한 감염 막음(면역 반응)

4 혈액응고과정

1차 지혈		• 혈관수축, 혈소판의 손상부위 부착, 혈소판의 응집
2차 지혈	응고 1단계	• 내인계 : 혈장에서 일어나는 반응(관련 응고검사 aPTT) • 외인계 : 조직에서 일어나는 반응(관련 응고검사 PT)
	응고 2단계	• 트롬보플라스틴이 Ca^{2+}의 존재 하에서 프로트롬빈 → 트롬빈 전환
	응고 3단계	• 트롬빈이 피브리노겐 → 피브린 전환
섬유소 용해		• 혈액 응고-섬유소 용해 균형으로 손상 부위에서만 응고기전이 제한적으로 일어남

5 항혈소판 제제

- 혈소판 활성화 과정의 다양한 여러 단계에 작용
- 혈소판의 응집을 억제하여 급성 심근경색 및 심혈관, 뇌혈관 질환의 예방을 위해 사용
- aspirin, clopidogrel, ticlopidine 등

6 항응고제

- 혈전증 및 색전증의 치료 근간이 되는 약재

heparin	• antithrombin Ⅲ의 항응고 작용의 촉진 기전으로 aPTT 모니터링 필요함 • 부작용 : 출혈부작용 혈소판 감소증 • 태반을 통과하지 못해 임신 중 사용가능
LMWH	• heparin과 같은 정도의 항응고 효과를 가지면서 출혈 부작용과 혈소판 감소증의 부작용이 적음
경구용 항응고제	• 와파린, 쿠마딘 • vit.K 의존요소 감소, PT 모니터링 필요함 • 부작용 : 태반을 통과하여 기형, 사산, 태아사망 등 유발하므로 임신 시 금기
항응고제 대상교육	• 매일 같은 시간에 복용, 인식카드 가지고 다님, 정기 혈액검진 꼭 받기 • 처방 없이 약물을 임의로 복용하지 않기

7 섬유소 용해제

- 급성 심근경색, 뇌경색에 사용
- t-PA, u-PA : 혈전의 주성분인 섬유소를 용해시킴

02 헤파린에 대한 설명으로 알맞은 것은?
① antithrombin Ⅲ의 항응고 작용의 촉진 기전이다.
② 혈관을 수축시키는 작용을 한다.
③ PT 모니터링이 필요하다.
④ 태반을 통과하여 기형, 사산 등 유발한다.
⑤ 출혈 부작용과 혈소판 감소증의 부작용이 적다.

정답 02.①

제2절 혈액계의 건강사정

1 신체검진

피부	• 자반증(점상·반상출혈), 멍 등 • 침윤성 병변 촉진
눈	• 황달, 창백 관찰 • 공막 - 노란색 : 과도한 용혈로 담색소 축적 • 결막 - 창백 : 헤모글로빈 양 감소 • 망막 출혈 및 삼출 : 심한 빈혈, 혈소판 감소증
입	• 점막궤양 : 호중구 감소증, 백혈병 • 종창, 발적, 잇몸 출혈 : 백혈병
림프절	• 비후되고 단단한 림프절 : 혈액질환, 감염성 질환
흉부	• 압통 : 백혈병, 다발성 골수종
비장, 간	• 비장 비대 : 림프종, 단핵세포 증가증, 백혈병 • 간 비대 : 백혈병
골격계	• 뼈 통증 : 혈액계 악성종양 • 관절기형 : 출혈성 질환
신경계	• 뇌종양 증상·징후 : 백혈병, 림프종성세포의 침윤

2 진단검사

전혈검사	백혈구 (10 기출)	• 4,000~11,000/mm³ • 급성 감염 시 증가
	적혈구	• 순환하는 총 적혈구수로 빈혈 구분
	헤마토크릿	• 전혈량에 대한 적혈구의 용적비로 증가는 적혈구증가증 혹은 체액손실과 탈수를 나타내고 감소는 빈혈을 나타냄
	헤모글로빈	• 남자 : 13~18g/dL, 여 : 12~16g/dL • 적혈구의 산소 운반 색소
	혈소판	• 150,000~400,000/mm³ • 지혈과 응고에 관여하며 감소하면 출혈 발생
혈액응고검사	출혈시간(BT)	• 1~6분 • 혈관, 혈소판 비정상 알아냄, aspirin과 NSAIDs 약물은 BT를 연장시킴
	응고시간	• 헤파린 요법 사정 및 조절
	피브리노겐	• 증가는 응고율 증가를 나타내며 감소는 출혈 경향을 설명함
	aPTT (19 기출)	• 23~45초 • heparin 요법 사정, 응고과정 이상 있으면 aPTT 시간 연장 • 내인성 응고체계 사정가능(후천성, 선천성)
	PT (13 기출)	• wafarin 치료 감시 • 외인성 응고체계 사정가능
쿰스검사		• coombs 혈청을 이용하여 적혈구 항원에 대한 항체를 발견하기 위한 검사
골수생검	목적	• 조혈작용에 대한 평가 및 골수 검사물 채취
	방법	• 장골능에서 국소마취 후 탐침을 골수강 안으로 삽입하여 채취 • 0.2~0.5ml 골수액 흡인 • 천자부위 압박 및 무균적 드레싱 실시
	검사 후 간호	• 검사 후 30분 동안 침상 안정 • 3~4일간 천자부위 주변 통증 지속 • 필요시 진통제, 진정제 투여 가능

제3절 혈액계 대상자의 일반적 간호

1 수혈

03 수혈의 주의사항에 대한 설명으로 올바른 것은?
① 16G 카테터를 이용하여 정맥천자 한다.
② 수혈 시작 후 한 시간 동안은 30분 마다 활력징후를 확인한다.
③ 청결한 의무는 있으나 무균적으로 실시할 필요는 없다.
④ 가벼운 알레르기 반응은 관찰하며 천천히 수혈하도록 한다.
⑤ 발열성 비용혈성 수혈 부작용의 증상은 수혈 2시간 후 오한 혹은 체온 상승이다.

수혈 전 검사	• ABO & Rh type 검사, 항체 선별검사, 교차시험
수혈 절차	• 2명의 간호사 확인 : 혈액형, 혈액의 종류, 혈액번호, 환자이름, 나이, 등록번호 일치 • 전혈, 적혈구(RBC), 신선냉동혈장(FFP) : 1~6℃ 냉장보관, 혈장 & 혈소판 : 실온 보관 　→ 냉장상태에서 반출된 혈액이 20분 이상 경과되면 혈액에 변화가 생긴 것으로 간주하여 다시 저장하지 않음 • V/S check • 18~20G 혈관 카테터로 정맥천자하여 수혈세트의 Y 관에 생리식염수를 연결하고 혈액 주입을 시작함 • 수혈 세트의 chamber는 3/4정도 채워 혈액 점적 시 혈구 파괴로 인한 용혈반응을 예방함 • 첫 15분간은 천천히 주입하여 부작용 관찰, 부작용 없다면 주입량 증가하여 4시간 이내 투여 • 첫 1시간 동안은 15분마다 V/S check 한 후 수혈이 끝날 때까지 30분마다 V/S check • 수혈이 끝나면 수혈세트의 조절기를 잠그고 생리식염수를 연결하여 20~50cc 주입시켜 튜브에 남은 혈액을 정맥으로 완전히 흘려보냄 • 수혈 시작 시간과 끝난 시간, 혈액량, 혈액번호, 담당간호사 이름을 기록하고 수혈전표를 순서대로 붙임 • dextrose 용액이나 laxtated ringer 용액은 적혈구 용혈을 초래하기 때문에 절대 같이 사용해서는 안 됨

	유형	증상	간호중재
수혈 부작용과 간호중재 20 기출	급성 용혈성 수혈 부작용 : ABO, Rh 부적합	작열감, 저혈압, 발열(40℃↑), 오한, 흉통, 쇼크	• 수혈 후 첫 15분 동안 환자를 자세히 관찰하고 급성 용혈성 수혈 부작용 반응이 나타나면 즉시 수혈 중단 • 혈압 유지를 위해 식염수 정맥 주입 • 신부전이 발생할 경우 투석 • 혈액분석을 위해 남은 혈액과 환자의 혈액을 채혈하여 혈액은행으로 보냄
	발열성 비용혈성 수혈 부작용	수혈 약 2시간 후 오한, 체온 상승	• 공여자의 백혈구와 HLA 항원에 대한 항체로 인해 발생 • 수혈중단, 백혈구 제거 혈액제제 고려
	알레르기 반응	두드러기, 천식, 가려움	• 공여된 혈액의 백혈구, 혈소판, 혈장 단백질에 대한 과민반응 • 증상이 가벼운 경우 잠시 수혈 중단 + 항히스타민 투여 • 아나필락시스 쇼크를 포함한 심한 반응이 나타나면 즉시 수혈을 중단하고 에피네프린 투여

정답 03.⑤

2 출혈예방 ▶ 99,20 기출

출혈징후관찰	• 피부 관찰 : 점상출혈, 반상출혈 • 코피, 잇몸출혈, 혈변, 상처 및 천자부위 출혈 • 내부출혈 : 활력징후 관찰	
출혈예방 ▶ 98,14,16 기출	환자보호	• 체위 변경, 드레싱 시 주의, 침상난간에 패드 적용하여 손상받지 않도록 함 • 사지교대로 혈압 측정하여 점상출혈 예방 • 아스피린 제제 및 항응고제 사용 제한 • 기립성 저혈압 환자는 천천히 기동 • 침습적 처치 제한 : 직장체온, 좌약, 질정제, 탐폰 등 • 혈소판 수치 5만/mm^3 이상일 때 간/요추/개방성 폐 생검 시행 가능
	자가간호	• 부드러운 면봉 및 칫솔 사용, 치실 사용 금지 • 전기면도기, 튼튼한 신발이나 슬리퍼 착용 • 코를 심하게 풀거나 장운동 과잉 촉진하는 것 혹은 심한 기침 금물
출혈조절	• 5~10분 직접 압박, 출혈 부위 얼음찜질, 출혈 부위 심장 위로 상승 • 위장관 출혈 시 차가운 생리식염수 세척	

두드림 퀴즈

04 출혈 위험성이 있는 환자의 경우 출혈을 예방하기 위해 필요한 간호중재는?

① 부드러운 칫솔과 치실을 사용하도록 한다.
② 혈소판 3만/mm^3 이상이면 요추 천자, 간 생검, 개방성 폐 생검 시행 가능하다.
③ 기립성 저혈압 환자는 천천히 기동한다.
④ 되도록 근육 주사한다.
⑤ 아스피린을 사용한다.

정답 04.③

제4절 적혈구 장애

1 재생불량성 빈혈 = 골수부전성

정의	• 골수 손상이나 감염, 종양으로 인해 골수의 적혈구 조혈 중단으로 순환 적혈구 수 부족
원인	• 선천성 : 염색체 이상 • 항암제, 화학물질(벤젠, DDT, 벤젠 유도제), 바이러스, 세균 감염
증상 03 기출	• 전혈구감소증(적혈구, 백혈구, 혈소판) • 적혈구 감소 : 피로, 권태, 호흡곤란, 창백 • 백혈구 감소 : 작은 감염으로 발열, 인후염, 패혈증 • 혈소판 감소 : 출혈 경향 관찰되어 점상출혈, 비출혈, 안저출혈
진단	• 혈액검사 상 전혈구감소증 • 골수검사에서 저세포충실도 검사 실시
치료 및 간호중재 08,17 기출	• 원인물질 확인 및 제거, 지지적 간호가 필요함 • 조혈모세포 이식 : 35세 이전의 수혈을 받지 않은 젊은 환자에게 효과 좋음 • 골수기능을 위축시키는 약품 및 물질 사용중단 • 면역 억제법 : 면역 억제제를 투여하여 골수기능의 회복하도록 함 • 감염과 출혈로 인한 합병증을 예방하는 것이 가장 중요함

2 철결핍성 빈혈 06 기출

정의	• 체내에 저장된 철이 정상 적혈구 생성에 필요한 양보다 감소하게 되어 발생
원인 15,16 기출	• 영양부족 : 위절제술, 다이어트 하는 젊은 여성, 만성 감염성질환자, 채식주의자 • 철분 요구량 증가 : 유아, 사춘기, 임신 중 여성 • 혈액 손실 : 만성적인 위장관 내 출혈, 월경 과다 등
증상	• 피로, 두통, 심계항진, 호흡곤란, 창백, 설염, 입술의 염증, 어지러움, 허약, 권태 • 숟가락 모양 손톱, 이식증 • Plummer-vinson 증후군의 3대 증상 : 연하곤란, 구내염, 위축성 설염
진단	• 혈색소 12g/dL 이하
치료 및 간호중재 01,06,10,13,14 기출	• 원인 규명하고 교정 • 철분투여 : 공복시 투여, 액체제제의 경우 희석시켜 빨대로 복용하여 치아 착색 방지하기, Vit.C 섭취하여 철분의 흡수 돕기, 변의 색깔이 짙어짐을 설명함, 제산제는 철분의 흡수를 방해하므로 금지 • 부작용 : 속쓰림, 설사, 변비 • 근육주사 : Z track 기법 사용, 주사 후 걷도록 하여 흡수 촉진(마사지 금기),

---

두드림 퀴즈

05 다이어트 중인 26세 여성이 월경 후 호흡곤란과 심계항진을 호소하며 외래를 방문하였으며 숟가락 모양의 손톱을 보였다. 이 환자에게 나타난 빈혈은?
① 악성 빈혈
② 철결핍성 빈혈
③ 용혈성 빈혈
④ 재생불량성 빈혈
⑤ 거대적아구성 빈혈

정답 05.②

	• 바늘 제거 시 피부의 착색을 방지하기 위해 약물 주입 후 남은 소량의 공기까지 모두 주입 • 정맥주사 : 경구용 철분제제의 부작용을 견딜 수 없는 환자 및 출혈이 심한 환자

3 악성빈혈

정의	• 위선분비에서 내적 인자의 결핍으로 인해 vit.B_{12}를 흡수하지 못해 발생하는 자가면역질환
원인	• 위벽세포 혹은 내적 인자에 대한 자가면역성 파괴 • 무위산증, 부분 위절제술, 전체 위절제술, 회장 절제술, 종양, 육아종성 질환 등
증상	• 약하고 창백, 조직의 저산소증, 붉은 혀, 설사, 신경증상, 증상의 완화와 악화 반복
진단	• 전혈구 검사 시 적혈구, 혈색소, 헤마토크릿 감소 • shilling test 양성 : vit.B_{12}흡수 정도를 검사하기 위해 시행하는 검사
치료 및 간호중재	• 반드시 근육주사로 vit.B_{12}(d/t 내인자가 없으므로 구강투여로 흡수 안됨)

4 거대적아구성 빈혈

• 세포 분열은 제대로 이뤄지지 않지만 세포질의 발달이 계속되어 거대 RBC
• 조혈계의 DNA 합성 장애로 골수 기능 장애 초래하여 전혈구감소증 초래함

	엽산 결핍성	vit.B_{12} 결핍성 빈혈 ▶ 98,06,10,18 기출
병태	• 엽산이 부족하여 DNA 합성이 잘 이뤄지지 않음	• vit.B_{12}가 부족하여 DNA 합성이 잘 이뤄지지 않아 정상 적혈구 생산이 감소됨
원인	• 섭취 부족, 알코올 중독자, TPN 영양, 투석	• 채식주의자, 자가면역, 위장관 흡수 장애, 위절제술
증상	• 신경 증상 없음 • 소화불량, 두툼하고 부드러운 혀	• 혀의 통증, 식욕부진 • 신경증상 : 허약, 손과 발의 감각 이상, 진동감, 위치 감각 이상, 운동 실조증, 근육악화, 혼돈, 치매 • 증상의 악화와 완화 반복
진단	• 악성 빈혈과 감별진단 : shilling test 음성 • 혈중 엽산 감소	• shiling test 양성 • 적혈구 모양이 크고 비정상적임, 수명이 짧음
치료 및 간호중재	• 고엽산식이 : 육류, 내장, 달걀, 양배추, 브로콜리, 오렌지, 녹색잎채소 등 • 비경구적 치료는 거의 필요 없음	• 악성빈혈 : vit.B_{12} 근육주사(내인자가 없어 경구로 투여해도 흡수되지 않으므로)

06 악성빈혈을 진단할 수 있는 검사는?
① Homan's test
② Tensilo test
③ Schiling test
④ Weber test
⑤ Bruziski test

07 악성빈혈의 신경계 증상을 예방하기 위해 투여해야 하는 영양소는?
① 칼슘
② 엽산
③ 나트륨
④ vit.B_{12}
⑤ vit.D

정답 06.③ 07.④

두드림 퀴즈

08 용혈성 빈혈에 대한 설명으로 알맞은 것은?

① LDH 농도가 감소된다.
② 내인성 원인으로 기계적 손상으로 인한 적혈구 손상을 볼 수 있다.
③ 빈혈 증상의 완화를 위해 수혈을 할 수 있다.
④ 적혈구 파괴 시 생성되는 간접빌리루빈의 농도가 감소하기 때문에 황달이 나타난다.
⑤ 붉은 빛의 소변이 관찰된다.

5 용혈성 빈혈

정의	• 적혈구의 수명이 지속적 혹은 간헐적으로 감소되어 발생하는 빈혈
원인	• 내인성 : 적혈구 자체의 결함, 비정상적인 혈색소(낫적혈구, 지중해빈혈), 당 분해효소의 결핍, 세포막 결함 • 외인성 : 적혈구 자체는 정상, 약물, 화학물질, 독성물질, 감염, 외상, 화상, 기계적 손상 등으로 적혈구 손상
증상	• 빈혈에 의한 창백, 붉은 빛 소변, 간과 비장 비대, 담석증 • 황달 : 적혈구 파괴 시 생성되는 간접빌리루빈 농도 증가 때문 • 합병증 : 신부전(적혈구 분해산물의 배설에 대한 신장 부담증가) ❯ 01 기출
진단	• 조혈 활성 증가 : 망상 적혈구(RPI) 2.5 이상 • 간접빌리루빈 농도 증가 : 소변과 대변의 유로빌리노겐의 배설 증가 ❯ 15,20 기출 • LDH 농도 상승
치료 및 간호중재 ❯ 01 기출	• 원인이 되는 질환 치료 • 빈혈 증상 완화 : 산소 투여, 필요시 수혈 • 신장기능 유지 : I/O check, 수분전해질 불균형 관리, sodium bicarbonate 투여

정답 08.⑤

제5절 적혈구증가증

1 일차성 다혈구혈증 = 진성 적혈구증가증

정의	• 골수증식성 질환의 한 종류로 <u>전체 혈구계가 증식</u>
증상	• 비장비대, Hb & Hct 증가, <u>혈액 점성증가</u>, 혈전증, 수인성 소양증 • 적혈구 과도 생산 후 파괴되어 혈중 요산 증가로 통풍 발생
진단	• RBC, Hb & Hct 증가 • Erythropoietin(조혈인자, EPO)의 농도 상승 없거나 감소
치료 및 간호	• 적혈구 증가에 따른 혈전증 예방을 위해 <u>혈액의 점도 낮추기</u> ▶ 13 기출 : 정맥절개술, 철분 제제 제한, 저용량 아스피린, <u>수분섭취증가</u> ▶ 13 기출, <u>활동권장</u>, 혈전증 위험 요인 제거(흡연, 고혈압, 고지혈증, 과체중)
합병증 ▶ 98 기출	• 치료하지 않을 경우 : <u>평균 수명 1.5년</u> • 혈전, 색전, 출혈, 약 10%는 급성 백혈병으로 전환

2 이차성 다혈구혈증

정의	• <u>다른 질환에 동반하여 Erythropoietin(조혈인자, EPO)의 농도 상승 때문에</u> 적혈구 생산 증가
원인	• 저산소 등의 상황에서 생리적으로 Erythropoietin(조혈인자, EPO) 증가 : 폐질환, 높은 고도 • 신장질환이나 종양에 의한 Erythropoietin(조혈인자, EPO) 증가
증상	• 적혈구만 증가
치료 및 간호	• 원인 요인 제거, 산소결핍증 관리, 정맥 절개술

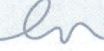

09 적혈구증가증 환자에게 수분 섭취를 증가시키는 이유로 가장 적절한 것은?

① 면역 증가를 위해서
② 적혈구 감소에 도움이 되므로
③ 염증 반응을 지연시키기 위해서
④ 혈액의 점성이 증가하는 것을 막으려고
⑤ 고열을 예방하기 위해서

정답 09.④

두드림 퀴즈

10 백혈병 진단 받은 20세 환자의 혈액검사 결과 혈소판 수치가 40,000/mm³일 때 적절한 간호는?

① 면도 시 무딘 날을 사용한다.
② 구강간호는 피한다
③ 혈뇨, 혈변 증상을 관찰한다.
④ 생야채, 생과일 섭취를 권장한다.
⑤ 근육주사 부위는 마사지 한다.

정답 10.③

제6절 백혈구 장애

1 백혈병 ▶ 11,12,13 기출

- 골수, 비장, 림프계 등 조혈기관의 악성 종양으로 미분화된 백혈구의 과잉 증식

치료	• 백혈병은 전신질환이므로 가장 효과적인 관해유도 방법으로 항암화학요법 시행 • 화학요법 후 골수 회복 및 호중구 증가를 위해 집락자극인자(G-CSF, GM-CSF) 투여 ▶ 19 기출
교육내용	• 감염예방 : 전염성 질환의 가능성이 있는 사람과 접촉 금지, 생과일과 채소를 뺀 저세균성 식이, 매일 항균비누로 목욕하고 여러 차례 세심한 구강 간호, 질세척 및 탐폰 사용 금지, 항문좌약과 직장체온계 삽입 금지, 침습적 시술 가능한 피하기 ▶ 19 기출 • 출혈예방 : 부드러운 칫솔모 사용, 치실 사용 금지, 배변 시 힘주기 금지, 전기면도기 사용, 근육주사나 피하주사 금지, 아스피린 함유 약물 금지, 주변 환경에서 날카로운 물건 제거 ▶ 20 기출

	호발연령 및 특징	증상 ▶ 02 기출	치료 및 간호 ▶ 99,13 기출
급성 골수성 백혈병	• 성인에게 흔함	• 골수부전에 의한 증상 : 심각한 감염, 출혈증상, 뼈통증 • 적혈구, 혈소판 감소 ▶ 00 기출	• 감염예방 : ANC관찰, 격리 및 방문객 제한 • 출혈예방 : PLT 관찰, 출혈증상 평가 ▶ 20 기출
만성 골수성 백혈병	• 25~60세 호발 • 점진적 발생과 느린 진행	• 만성기(3~5년) : 무증상, 피로, 야간발한 • 급성기 전환 : 비장비대, 심각한 전신증상, 간비대, 흉골압통 • 현저한 백혈구증가증 • 골수검사 : 필라델피아 염색체 발견	• 치료 : 동종 조혈모세포 이식 • 급성으로 변하면 항암제 반응 안하고 수개월 내 사망 • 평균생존기간 : 3~5년
급성 림프성 백혈병	• 2~9세 호발, 어린이	• 골수 lyphocytes 증식 • 중추신경계 및 고환 침범	• 통증, 감염, 영양 등 간호
만성 림프성 백혈병	• 60~80세 이상 성인, 노인 • 비교적 경미한 증상	• 완화와 악화 반복 • 피로감, 식욕부진, 체중감소, 발열, 적혈구 및 혈소판 감소	• 생존기간 : 7~15년 • 수혈, 방사선, 비장절제술

2 호중구감소증 07,10,11,14 기출

- 호중구 < 2,000/mm³ (중등도 위험 < 1,000/mm³, 고위험 < 500/mm³)
- 과립구감소증, 감염률이 증가

원인	• 심각한 감염, 자가면역질환(SLE, 류마티스성 관절염), 약물(항우울제, 항암제, 항생제) • 혈액질환(혈액암, 악성 종양, 재생불량성 빈혈, 백혈병)
증상	• 감염 취약 : 작열감, 빈뇨, 두통, 식욕부진, 질의 소양증, 호흡곤란, 패혈증 등
진단	• 말초혈액의 호중구 수 < 2,000/mm³ (무과립구증 : 호중구 수 < 500/mm³) • 골수 검사 : 과립구 감소, 골수성 원시세포 수 증가
치료	• 호중구 감소를 초래하는 원인 규명 • 감염 시 원인균 확인 및 예방, 치료적 항생제 투여 • 조혈성장인자 투여 • 보호적 격리술, 호중구 < 500/mm³면 무균술
간호중재	• 감염의 징후 관찰 : 발열, 호중구 수 확인, 활력징후 관찰, 오한, 계속되는 기침, 흉통, 구강 통증 • 고단백, 고비타민, 고탄수화물 식이 • 날 음식, 생과일, 생야채 등 제한 • 충분한 휴식과 안정, 철저한 손씻기, 가능한 침습적 처치 제한

두드림 퀴즈

11 67세 남자 환자의 혈액검사 결과 호중구가 400/mm³로 나타났다. 이 환자에게 제공해야 할 간호 중재로 올바른 것은?

① 음압병상을 이용하도록 한다.
② 엄격한 무균술을 실시한다.
③ 농축제제를 주사한다.
④ 철분의 섭취를 제한한다.
⑤ 통증을 감소시키기 위해 마약성 진통제를 투여한다.

정답 11. ②

제7절 조혈장애

1 다발성 골수종

정의	• 골수에서 항체를 생산하는 형질세포가 비정상적으로 증식하는 혈액질환으로 뼈의 침범이 많음
원인	• 방사선 노출, 화학물질 노출, 염색체 이상
증상	• 초기에는 무증상, 감염에 취약하여 폐렴이나 신우신염 흔함 • 뼈의 통증, 요통, 콩팥기능 상실
진단	• 골수생검 시 혈장 세포 증식 > 10%, X-ray 검사상 골다공증의 특징적인 벌집 모양 • 소변검사 상 monoclonal protein • 혈액 검사 상 과립구감소증, 빈혈, 혈소판 감소증, 고칼슘혈증, 고요산혈증 ▶ 16 기출
치료 및 간호	• 경한 통증에 NSAIDs, 필요시 마약성 진통제 사용 • 적절한 신장 기능 유지 : 이뇨제 투여, 충분한 수분 공급, allopurinol 투여 • 골절 예방 : 기동 권장, 진통제, 근육이완제 투여, 낙상예방, 빈혈 및 출혈 관리

2 림프종

	호지킨병	비호지킨병
정의	• 림프절에 있는 비정상의 거대 다핵세포인 reed-shernberg cell의 과다 증식 • 남>여, 백인>흑인, 20대 초, 50대 이후 호발	• 호지킨으로 분류될 수 없는 모든 림프조직의 악성 종양 • reed-shernberg cell 없음 • 남>여, 50~70세 호발
원인	• 원인세포 : B 림프구 • 유전적요인, HIV 감염균에서 증가 • epstein-barr virus 감염	• 원인 세포 : B 림프구, T 림프구 • 유해환경 노출, AIDS, 자가면역질환, 면역억제상태에서 발생률 높음
증상	• 국소성, 림프절이 서서히 비대 : 주로 한 쪽 목 • 전신증상 : 체중감소, 열, 야간발한 중 하나라도 있으면 양성 → B 증상 있을 시 예후 불할 • 림프절이 커져 주위 장기 압박	• 무통성 림프절 비대 ▶ 08,18 기출, 피로, 권태, 체중감소 • 종격동, 복강 내 침범 : 호흡곤란, 위장관계 불편감 • 호지킨병에 비해 예후 불량
진단	• B symptom 관찰, 적혈구 침강속도 증가	• 림프절 생검, 골수 생검, 뇌척수액검사, CT
치료	• 전이되면 화학요법, 방사선 조사 병용	• 항암화학요법, 방사건 조사, 골수이식

두드림 퀴즈

12 다발성 골수종 환자에게 제공할 간호중재로 가장 적절한 것은?
① 침대 난간을 올려준다.
② 마약성 진통제 사용은 금한다.
③ 신장에 문제가 없다면 수분섭취 권장한다.
④ 하지를 상승시킨 채로 유지하도록 한다.
⑤ 골절 예방을 위해 침상안정하도록 한다.

13 비호지킨 림프종에 대해 바르게 설명한 것은?
① 호지킨 림프종보다 예후가 좋다.
② 림프절이 커져 주위 장기를 압박한다.
③ 적혈구 침강속도가 증가한다.
④ 무통성 림프절 비대
⑤ epstein-barr virus 감염이 원인이 된다.

정답 12.③ 13.④

3 조혈모세포 이식

- 공여자의 골수, 말초혈액, 제대혈 등에서 조혈모세포를 채취하여 환자에게 주입
- 화학요법이나 방사선 요법으로 악성세포를 제거하여 골수 기능이 억압된 대상자에게 건강한 골수를 다시 생착

분류	• 자가 조혈모세포 이식 : 자신의 조혈모세포를 치료 전 냉동하였다가 다시 주입, 재발이 많지만, 이식편 대 숙주 반응의 위험이 없음 • 동형 조혈모세포 이식 : 일란성 쌍생아의 골수 이식, 거부의 위험이 적음 • 동종 조혈모세포 이식 : 주요 HLA 형이 일치하는 공여자로부터 골수를 이식 받는 것 • 말초혈액조혈모세포 이식
적응증	• 백혈병, 재생불량성 빈혈, 다발성 골수종, 난소암, 고환암, 면역결핍 질환
필요 진단검사 ▶ 18 기출	• HLA-A&B 적합 • 림프구 혼합 배양에서 음성반응 • ABO 혈액형 적합 : 일치하는 것이 바람직하나, 반드시 일치하지는 않아도 됨
수여자 간호	• 수술 2주 전 입원, 무균실로 옮겨 전 처치 실시 • 동의서 작성, 골수이식을 위한 적합성 검사 • hickman 카테터 삽입하여 중심정맥선 확보

제8절 혈소판·출혈·응고 장애

1 혈소판 장애

	혈소판 감소증	자가면역성 혈소판 감소성 자반증(ITP)
정의	• 혈소판 수의 감소 < $100,000/mm^3$	• 항혈소판 항체가 생겨 혈소판 수명이 짧아지는 질환 • 젊은 여성에게 흔함
원인	• 선천성 : 전혈구감소증, 유전성 • 후천성 : 혈소판 파괴 증가, 혈소판 생산 감소	• 만성의 경우 자가면역질환이 원인이다.
증상	• 점상출혈, 반상출혈, 자반증	• 점상출혈, 반상출혈, 자반증, 혈뇨, 토혈, 잇몸 출혈, 여자 성인에서 월경 과다
진단	• 혈소판수 < $1.0 \times 10^5/mm^3$ • 골수검사	• 골수검사 : 혈소판 전구세포인 거핵구 정상 혹은 증가
치료 및 간호	• 혈소판 수혈, corticosteroid, 출혈 예방 관리	• steroid로 조직의 면역반응 감소, 혈소판 파괴 감소 • 비장 적출 : 스테로이드 반응하지 않을 경우 • 면역 억제, 혈소판 수혈, 출혈 예방

2 혈우병 ▶ 08,13 기출

정의	• 유전성 응고장애로 Ⅷ(혈우병A), Ⅸ(혈우병B), Ⅺ(혈우병C) 응고인자 장애로 출혈 경향 증가 • 성염색체(X)로 유전되는 열성질환
증상	• 혈관절증 : 슬관절, 족관절, 고관절, 주관절, 수근관절과 견관절에 발생하여 관절강직을 초래하여 근위축 유발 ▶ 13 기출 • 혈종 : 피하출혈이나 근육 혈종 • 심부출혈에 의한 혈관 및 장기 압박소견 • 합병증 : 두개강 내 출혈
진단	• aPTT만 연장(PT, BT 등 다른 임상수치 정상) ▶ 08 기출 • 응고인자 : 혈우병 A-factorⅧ 결핍, 혈우병 B-factorⅨ(vit. K dependent factor) 결핍
치료 및 간호	• 혈우병 A : factor Ⅷ 응고인자 농축액 투여 • 혈우병 B : 신선냉동혈장(FFP) 투여, factor Ⅸ 응고인자 농축액 투여 • 출혈조절 : 손상부위 압박, 지혈제, 침습적 처치제한, aspirin & NSAIDs 금기 • 출혈에 대한 대처방법 교육하는 것이 중요 • 혈우병 표시 항상 가지고 다니도록 함 • 농축제제 주사 : 필요한 초기 교육, 정확한 사용방법과 주의사항

---

14 혈소판 감소증 환자에게 적절한 간호중재는?
① 단단한 칫솔 사용을 권장한다.
② 월경량이 많을수록 도움이 된다.
③ 비타민 섭취를 제한한다.
④ 설사 예방을 위해 저잔유식이를 섭취하도록 한다.
⑤ 항응고제는 투여하지 않는다.

15 혈우병을 가진 대상자에게 중점적으로 관찰해야 하는 주요 문제는?
① 배뇨장애
② 변비
③ 점상출혈
④ 감염
⑤ 혈관절증

정답 14.⑤ 15.③

3 파종성 혈관내 응고증(DIC)

정의	• 출혈과 응고가 한꺼번에 발생하는 질환 • 혈관 내 응고기전이 활성화 되어 전신의 미세혈관 내 혈전 형성이 일어나는 동시에 섬유소 용해 작용이 일어나 발생하는 내과적 응급상황
원인	• 감염(패혈증), 쇼크, 용혈과정 • 산과적 상태 : 태반조기박리, 양수색전증, 패혈성 유산 • 암, 조직 손상 : 광범위한 화상, 외상, 이식 거부 반응, 지방 폐색전, 뱀독
증상 ▶ 19 기출	• 출혈 : 비출혈, 점상출혈, 반상출혈, 혈압 저하, 체위성 저혈압, 빈맥, 적혈구 감소 • 혈전증상 : 덜 흔함, 침범 기관이나 신체 조직에 따라 다름
진단 ▶ 12,19 기출	• 혈소판 감소증 : 많이 소비되어 부족 • PT, aPTT 연장 • 피브리노겐 저하, 섬유소 분해산물(FDP) 증가
치료 및 간호	• 원인 질환의 치료가 가장 중요 • 출혈 조절, 응고인자의 정상 수준 유지 • 응고물질 투여 : 동결침전제제, 신선냉동혈장, 혈소판 투여, 필요시 수혈 • 약물요법 : 출혈을 조절하기 어려울 때 피브린용해억제제 투여, 증상에 따라 새로운 혈전을 예방하기 위한 항응고요법으로 heparin IV 투여

4 저프로트롬빈혈증

정의	• 혈액 내 순환하는 프로트롬빈의 양이 기준보다 부족해지는 질환
원인	• Vit.K 부족 • 담관 폐쇄 및 간 손상 등의 간 질환으로 인한 Vit.K 흡수 장애 ▶ 15 기출 • aspirin, coumadin 및 coumadin 유도체, 항응고제의 과용(Vit.K에 길항 작용하기 때문)
증상	• PT, aPTT 시간의 연장 • 반상출혈, 비출혈, 수술 후 절개부위 출혈, 위장관 출혈 정맥 천자 부위의 지속적인 출혈
치료 및 간호	• Vit.K 결핍 : phytonadione 또는 menadione와 같은 Vit.K 약물 IM or IV 주입 • coumadin 항응고제 과량 투여인 경우 : 항응고제 차단 • 간질환이 원인 시 : 프로트롬빈 농축액이나 프로트롬빈 및 제 Ⅷ, Ⅸ, Ⅹ인자를 수혈

16 산재성혈관내응고증(DIC)에 대한 설명으로 옳은 것은?
① PT가 연장된다.
② aPTT가 단축된다.
③ 혈소판의 수가 증가한다.
④ 피브리노겐의 증가한다.
⑤ 섬유소 분해산물(FDP)이 감소한다.

17 저프로트롬빈혈증의 원인으로 올바른 것은?
① 골수억제
② 담즙산염
③ 담즙관 폐쇄
④ Vit.K 과다투여
⑤ 간의 혈색소 대사

정답 16.① 17.③

07 근골격계 건강문제와 간호

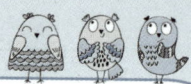

제1절 구조와 기능

1 구조

뼈	골세포	• 골아세포 : 뼈 만드는 세포 • 골세포 : 골조직 대사유지 • 파골세포 : 용해효소 작용으로 손상되거나 늙은 뼈의 골기질 파괴
	해면골	• 치밀골 : 뼈의 피질 구성, 밀도 높다. • 해면골 : 뼈의 수질 구성, 스펀지 같다.
	골막	• 결합조직으로 골내막과 골외막으로 구성 • 새로운 골아세포와 골수세포 생산
	골수	• 골수강과 해면골 사이에 있는 결합조직 • <u>적골수 : 혈관조직, 적혈구 많음, 조혈(적혈구, 백혈구, 혈소판 생산)작용 활발, 성인의 머리 편평골과 팔다리 근위부, 늑골, 흉골, 추골, 관골 등에 존재</u> • 황골수 : 지방 세포 많음
관절	활막관절	• 활액성 관절 전체를 덮는 주머니 형성되어 충격 흡수 • 윤활액을 생산하여 관절면 윤활 및 연골에 영양 공급
	연골성 관절	• 두 뼈 사이가 연골로 연결되며 약간의 운동성 있음
	섬유성 관절	• 섬유결합조직에 의해 결합되는 관절로 운동성 제한, 부동성 관절
	관절 움직임	• 굴곡 : 각도 감소 • 신전 : 각도 증가 • 과신전 : 관절각 180° 이상으로 신전된 상태 • 외전 : 기준축에서 멀어지는 운동 • 내전 : 기준축에서 가까워지는 운동 • 회외 : 손바닥이 위쪽 또는 앞쪽을 향하게 하는 운동 • 회내 : 손바닥이 아래쪽 또는 뒤쪽을 향하게 하는 운동
건과 인대	건	• 결합조직으로 근육-뼈 연결
	인대	• 섬유성 결합조직으로 뼈-뼈 연결

근육	내장근(평활근)	불수의적, 자율신경계의 지배 받음
	심근	불수의적, 심장근육층 구성, 심장 전도체계와 자율신경계에 의해 조절
	골격근(횡문근)	수의근, 뇌척수계의 신경섬유의 지배

2 기능

뼈	• 근육부착 및 운동 : 골격근이 붙는 곳, 골격근 수축 시 지렛대 역할 • 무기질 저장 : 칼슘, 인산, 나트륨, 마그네슘 저장 • 지지와 보호 : 인체 지지, 기본 형태 유지, 조직과 기관 보호 • 조혈 : 적골수에서 성숙된 혈액세포를 골수 혈관을 통해 혈류로 방출
건과 인대	• 건 : 근육 수축 시 뼈가 움직이도록 함 • 인대 : 뼈를 안정시키는 역할로 유연성과 탄력성을 갖음
근육	• 운동 : 근육의 수축과 이완, Ca^{2+}의 골격근 수축조절, 수축 시 에너지 사용(ATP 필요) • 열 생산 : 근육의 활동으로 과도하게 열 발생으로 혈관이 이완되고 땀으로 방출, 체온이 저하되면 근육이 작고 빠른 수축으로 열 생산(오한) • 근수축의 종류 : 긴장성, 등장성(근육 길이의 변화(+), 아령들기), 등척성(근육 긴장도의 변화(+), 복부힘주기), 연축, 강직증, 경련

3 근골격계 기능 사정

근육	• 근력, 근긴장력 : 질병상태를 진단 및 대상자의 보행활동 참여에 어느 정도 보조가 필요한지 파악하는데 도움이 됨 • 사정내용 : 경직, 강직, 긴장저하 • 관절 가동 범위(Range of Motion, ROM) : 관절각도기 사용, 수용적 및 능동적 관절 범위 모두 • 근력평가 기준 | 등급	사정	상태
0	Zero	근육의 수축력 전혀 없음
1	Trace	근육의 수축력 약간 있으나 운동력은 없음
2	Poor	중력을 배제한 상태에서 정상적인 범위의 관절 움직임 있음
3	Fair	중력에 저항하여 정상범위의 관절을 움직일 수 있음
4	Good	중력과 약간의 저항에 대항하여 정상범위의 관절을 움직일 수 있음
5	Normal	중력과 큰 저항에 대항하여 정상 범위의 관절을 움직일 수 있음.	

신경혈관	• 순환 : 모세혈관 충만검사(3초이내 붉은 색으로 회복 시 정상), 맥박, 온감, 피부색 • 운동 : 스스로 움직여보도록 함 • 감각 : 예리한 물체로 피부를 가볍게 자극, 감각이상 확인 • 말초신경기능검사의 사정 빈도		
	골절, 수술, 석고붕대, 견인 후 첫 24~48시간		Q 1hr
	손상이 없다면		Q 4hr
진단검사	• 임상검사 : 혈청검사, 혈청 전해질검사, 근육 효소검사 • 영상검사 : X-ray, CT, MRI, 골밀도 검사(골다공증, 골연화증과 같은 대사성 골질환 환자 진단, 요추 및 대퇴 근위부 손목뼈의 질량과 밀도 측정) • 침습적 검사		
	골 스캔	• 방사선 동위원소 정맥 주입 후 방사능 분포 양상 확인 • 악성 종양, 골수염, 골다공증, 병리적 골절 진단	
	관절강 조영술	• 무릎관절이 찢어졌는지 확인 가능	
	관절경검사	• 피부 절개하여 내시경을 관절에 삽입하여 직접 관찰하여 관절의 급·만성 질환, 관절연골이나 인대의 손상 여부 파악	
		간호중재 ❯ 10,16 기출	• 무균적, 국소 마취, 수술실에서 시행 • 검사 전 MNNPO • 검사 후 CMS 평가, 2~3일 환부의 과다한 움직임 금지 ❯ 16 기출, 보행 억제 • 24시간 환부 고정 및 얼음주머니 적용, 환부 거상 • 합병증 사정 : 혈전성 정맥염, 출혈, 움직임 감소, 활액낭 파열, 감염, 종창, 관절손상
	관절 천자	목적	• 염증성 관절상태, 관절염, 관절 감염 진단 또는 약물 투여
		결과분석	• 점성도 : 손가락으로 벌려보았을 때 2.5~5cm 정도 늘어남, 염증시 점도 낮고 물과 같음 • 정상 활액은 맑고 옅은 노란색, 소량이나 염증시 회색빛이며 혼탁, 양 증가가 특징적으로 관찰

제2절 근골격계 손상

1 외상

	타박상	좌상	염좌
정의	• 둔탁한 힘에 의한 연조직 손상	• 건의 과신전, 근육의 과긴장	• 인대가 늘어남, 찢어짐
원인	• 걷어차임, 넘어짐, 구타 등	• 격렬한 운동	• 격렬한 운동, 교통사고, 낙상
증상	• 피하출혈, 반상출혈, 상처부위 부종, 통증	• 갑자기 심한 통증, 부종, 반상출혈	• 인대열상, 반상출혈, 종창, 심한 통증 • 경추 및 발목에 호발
치료	• 자연치유, 혈종은 흡인, 절개	• 손상 부위 보호 • PRICE법 적용	
간호중재 11,13 기출	• P(protection) : 손상부위 보호 • R(rest) : 안정, 손상된 관절을 쉬도록 함 • I(Ice) : 냉요법 통해 부종과 통증 완화 위해 첫 24~48시간 동안 적용(손상 직후), 20~30분 이상 하지 않고 10~15분 간격으로 적용, 추후 온찜질을 통해 혈액순환, 치유증진 • C(compression) : 압박, 부종 부위 압박붕대로 고정, 감각저하, 순환장애 나타나지 않게 Q8hr 묶고 풀기 반복 • E(Elevation) : 거상, 손상 부위 심장보다 높게 하여 부종 예방 • 심한 경우 석고붕대, 부목 적용		

▶ 수근관 증후군(CTS) 09,19 기출

정의	• 수근 관내 정중 신경 압박
원인	• 수근관을 덮고 있는 인대가 붓거나 두꺼워져 터널의 공간이 감소되어 정중신경 압박 • 30~60대 여성 류마티스 관절염 환자, 임신 말기나 폐경 시 호발
증상	• 통증 : 엄지와 검지, 중지의 감각둔화, 통증, 얼얼, 밤에 더 심해짐, 저린 감각 • 방사통 : 상지와 목 기저부의 방사통 • 엄지두덩의 위축
진단 19 기출	• Tinel 징후 : 손목부위의 정중신경을 가볍게 두드리면 엄지부터 3개 반 정도의 손가락 저림 • phalen 검사 : 양 손등을 마주대고 손목을 90°로 약 1분간 굴곡시킬 때 팔목 부위가 무감각해지고 얼얼해짐

01 수근관 증후군의 특징적인 증상은?

① 손의 불수의적 떨림
② 손등의 감각 항진
③ 엄지 검지 중지의 통증 및 감각둔화
④ 손목 염증
⑤ 상지와 목의 통증

정답 01.③

치료	• 휴식 및 안정 : 손목 보호대, 부목 적용 • 단기간의 통증완화 : NSAIDs, 스테로이드 • 수술 : 개방성 해리술, 내시경 해리술
수술 후 간호 12 기출	• 안위증진 : 손과 팔을 24시간 동안 올리기 • 손목안정 : 부목으로 굴곡 방지 • 통증관리 : 얼음찜질, 진통제 • 4~6주간 무거운 물건 들지 않기

2 골절

종류		• 상처에 따라 : 단순, 복합(개방, 연부조직을 뚫고 피부 밖으로 나와 감염등의 합병증 위험多) 골절 • 골절형태에 따라 : 완전, 불완전, 병리적, 압박, 분쇄(골편수 3편 이상), 전위(골절선이 완전 분리되어 위치 이탈) 골절 • 골절선의 방향에 따라 : 선상, 종적, 사설, 나선, 횡 골절 • 손목골절 : 진단 시 손가락의 운동범위 확인, 여성이나 노인에게 호발 • 고관절골절 : 여성이나 노인에게 호발, 골절로 인한 합병증과 부동으로 사망 초래 • 골반 골절 : 치유가 빠름, 요도 및 방광파열이 합병증으로 나타날 수 있으므로 소변 내 혈액 유무 확인
치유과정		• 혈종형성 → 세포증식 → 가골 형성 → 골화 단계 → 골 강화와 재형성
치료		• 정복 → 고정 → 재활(등척성 운동)
간호중재		• 부동, 말초 조직관류 유지, 통증 관리, 피부 통합성 유지, 기동성 회복 • 골절 시 응급처치 10 기출 : ABC 확인, 환부 신속히 고정, 개방성 골절 시 무균방포나 깨끗한 헝겊으로 덮고 부목 적용 14 기출, 늑골 골절 시 폐 천공 가능성 있으니 기흉 징후 사정, 골절부위가 하지일 경우 가위로 잘라서 옷 벗기기, 골절부위를 마음대로 정복하거나 타진하지 않으며 골편 제거하지 않기, 손상부위 상승 및 신속 후송
합병증	지방색전증 98 기출	• 장골, 골반부 골절, 하지 골절, 다발성 골절 분쇄성 골절일 때 혼합 • 증상 07 기출 : 손상 후 2~3일 이내 나타남, 어지러움, 혼란, 섬망, 흥분, 혼수, 저산소증, 빈호흡, 빈맥, 청색증, 호흡곤란, 흉통, 점상출혈, 지방뇨 • 치료 : 고농도 산소 적용 및 필요시 인공호흡기, 폐의 염증 치료와 뇌부종 감소를 위해 스테로이드 투여, 지방조직 파괴 및 혈류 증진을 위해 헤파린 투여, 통증과 불안 완화를 위해 morphine 투여
	구획증후군	• 한정된 근막구획 내 간질액 압력 증가로 공간 내 조직의 신경·혈관의 손상 • 증상 : 5P[pain(통증), pallor(창백), paresthesia(이상감각), paralysis

		(마비), pulseessness(후기증상으로 맥박소실)] • 근육 긴장, 냉감 발생하며 초기에는 심한 통증 → 조직 괴사 후 통증 사라짐 • 볼크만씨 허혈성 구축 : 팔과 손이 갈고리 모양의 기형으로 변형된 영구적 마비형태 • 치료 : 광범위 피부 근막 절개술을 통해 외과적 감압, 손상된 사지 심장 높이로 상승, 규칙적으로 CMS 사정, 등척성 운동
	무괴혈성 괴사 ▶ 04 기출	• 골절이나 탈구 시 혈관이 손상되어 발생하는 **뼈의 혈액 공급 장애 및 괴사** • 대퇴경부에서 호발 • 치료 : 체중 부하 금지, 목발 혹은 보조기 착용, 재생술, 전골술, 인공관절대치술
석고붕대	제거 시	• 미지근한 물로 약알칼리성 비누로 부드럽게 세척
	종류	• 단상지 : 요골하부 골절 시 • 장상지, 상박 현수, 단하지, 장하지, 체간부, 수상 석고
	간호중재	• 석고붕대의 건조 : 드라이기 및 히터 사용금지, 실내온도가 적당해야 함 • 신경혈관계 손상 예방 ▶ 02,10,14,16 기출 : 창구 또는 말단부위에서 CMS 사정 및 모세혈관 충만 검사 실시 ▶ 13 기출, 손상부위 상승 및 냉적용으로 부종 완화 ▶ 98,11 기출, 석고 붕대 말단 사지에 5P 발생 ▶ 14,15 기출 시 석고붕대 제거, 꽉 조이는 석고붕대는 자르거나 반원통으로 자르기 ▶ 04 기출 • 피부 통합성 유지 ▶ 03 기출 : 가려움증 ▶ 16 기출에 옷걸이, 연필, 자 등으로 긁지 않고 가려움증 반대부위에 얼음 대주거나 진통제 투여, 땀띠가루 및 녹말가루 사용 금지, 2~3시간 마다 체위변경을 통해 골고루 노출되도록 함 • 운동 장애 : ROM 권장, 등척성 운동을 통해 근력 유지 • 석고붕대증후군 : 복부를 덮는 석고붕대로 인한 십이지장 급성 폐색으로 오심, 구토, 복부팽만, 통증의 증상이 나타남, 비위장관 삽입하여 감압, 수분과 전해질 공급을 위해 IV, 금식, 석고 붕대 제거
견인장치 ▶ 02 기출	목적	• 근육 경련 감소 및 예방, 관절 및 신체 부위 고정, 골절 또는 변위 예방, 척추 압박 요인 제거
	종류 ▶ 07,13 기출	• 피부견인 : 골절편의 고정을 위해 일시적, 단기적, Buck's 신전견인 = 수평견인, Russel 견인 = 수평 + 수직견인, 3세 미만 소아의 고관절 90° 굴곡 유지하는 Bryant 견인 • 골격견인 : 견인력 계속 유지 ▶ 06 기출, 평형 현수대 견인, 두부 골격견인

02 석고붕대로 인한 합병증을 예방하기 위한 간호로 알맞은 것은?
① 등장성 운동을 통해 근력을 유지한다.
② 선열을 잘 유지되게 하기 위해 외부와 통하는 곳 없이 딱 맞게 붕대를 감는다.
③ 손상부위의 통증 완화를 위해 온찜질을 적용한다.
④ 석고 붕대 말단 사지에 5P 증상이 발생하면 시간을 두고 지켜본다.
⑤ 석고붕대 부위의 가려움증이 있다면 반대쪽 부위에 얼음을 대주거나 진통제를 투여한다.

정답 02.⑤

간호	• 올바른 견인력 유지 : 추가 바닥에 닿지 않도록 한다. • 피부 간호 : buck's 견인 18 기출은 q8hr 풀고 다시 감기 03 기출, 뒤꿈치 q4hr 마사지, 고정부위 상승시켜 부종 예방 11 기출 • 신경혈관계 손상 예방 : q2hr 견인 부위의 CMS 평가, 감각의 약화 혹은 상실 발견 시 탄력붕대 느슨하게 다시 감기 • 감염예방 : 소량의 장액성 배액은 정상, 냄새나고 변색된 배액물 관찰하기 • 신체선열 유지 : 삼각손잡이 이용하여 움직일 수 있도록 하고 쿠션 활용하여 내번과 외번 방지 • 운동 : 등척성 운동을 통해 근력 유지하도록 한다. 움직이지 못하는 사둔근과 둔근 힘주기

3 절단

절단방법	• 개방성 절단 : 환부를 단면으로 절단하는 방법, 감염이 심할 때 시행 • 폐쇄성 절단 : 절단부를 피부로 봉합하는 방법, 감염이 없을 때 시행
간호중재 01,04,08 기출	• 수술 전 사지강화, 환자의 반응에 대해 무비판적 수용 • 관절 구축 유발 자세 금지 : 둔부나 슬부 아래에 베개 두는 자세, 절단부를 내려놓은 채 휠체어에 앉는 자세, 척추를 구부리는 자세, 무릎이나 둔부를 굴곡시킨 채 눕는 자세, 대퇴 사이에 베개를 놓는 자세, 목발 손잡이 위에 절단부를 놓는 자세, 침대에 절단부를 걸쳐 놓는 자세, 절단부를 외전시키는 자세
절단 후 합병증 간호	• 통증 : 상처부위 얼음 사용 금지, 마약성 진통제 투여, 수술 부위에 발판이나 크레들 이용하여 압박 예방 • 수술 직후 또는 절단 2~3개월 후 <u>환상지통 경험</u> 17 기출 : 다른 활동이나 기분전환, 24~48시간 이내에 석고붕대 끝에 타월이나 베개 대주어 압력완화, 통증을 표현하도록 하고 점차 통증이 감소됨을 설명함 • 피부통합성 유지 : 피부가 부드러우면 의지 사용이 불편하므로 크림, 로션 사용하지 않기, 양말 신어 땀 흡수, 피부가 보철물에 직접 닿지 않도록 함, 일회용 밴드 금지 • 관절구축 예방 : 수술 후 48시간 이후에 거상 금지, 관절구축 예방을 위해 3~4회/일 복위 11 기출를 취한다. 고관절 내전유지, 목발 보행에 필요하므로 이두박근 및 삼두근 강화 • 재활간호 01 기출 : 근력강화 및 ROM 운동 즉시 시작, 골이식한 경우 수개월 동안 뼈가 완전히 결합될 때까지 체중부하운동을 금함
하지 절단부 관리	• 매일 따뜻한 물과 중성비누로 절단부를 깨끗이 씻기 • 피부를 수건으로 완전히 닦고 건조 • 의지를 착용하지 않는 동안 절단지의 성숙과 부종 예방을 위해 압박붕대로 감되 Q4~6hr 압박붕대를 풀고 마사지 해주어야 한다. • 보행훈련을 단계적으로 시행하며 <u>상지 근육 강화를 가장 우선적</u>으로 한다 18 기출

---

03 절단환자의 절단 부위 간호로 옳은 것은?

① 이틀에 한 번 깨끗하게 씻어 건조하지 않게 한다.
② 씻은 후 완전히 건조하기 위해 드라이기를 사용한다.
③ 보행훈련을 단계적으로 시행할 때는 상지 근육 강화를 가장 우선적으로 한다.
④ 절단부위는 약알칼리성 비누와 물을 이용하여 씻는다.
⑤ 절단부의 피부 건조 방지를 위해 로션을 바른다.

정답 03.③

제3절 인공관절

1 고관절 전치환술

수술 전 간호		• 양측 고관절 수술을 한 번에 실시할 수 있음
수술 후 간호 06,08,10 기출	탈구 예방 16,18,20 기출	• 관절 굴곡 : 6~7일 60°, 2~4개월 90° 정도로 제한 • 외전 상태를 유지하기 위해서 다리 사이에 베개를 두고 잔다. ▶ 11,12 기출 • 말단 부위의 내회전 및 외회전 삼감 • 높은 변기와 의자 이용, 팔걸이 있는 의자 이용 • 주치의 처방 없이 측위로 눕지 않기
	통증관리 00,10 기출	• 처방된 진통제, 근육 이완제 투여, 물리치료, 조기 이상은 진통제 투여 20~30분 후 실시
	활동 및 운동 18 기출	• 침상 머리 부분 올릴 때 굴절 제한 정도 확인 • 대퇴사두근 힘주기, 둔근 힘주기 운동으로 근력강화 및 혈전형성 방지 • 수술 받은 다리를 외전 및 신전시킨 상태로 수술 받지 않은 쪽으로 눕기 • 수술 후 첫날부터 침상운동을 시행, 조기이상 권장 • 수술 후 이틀 째 : 베개 2~3개를 받쳐 고관절이 심하게 굴곡되는 것을 방지하고 반좌위 취한다. 앉은 자세 20~30분 이내 제한
	고관절 탈구 증상 17 기출	• 대퇴관절을 90° 굴절시킬 때 내전근의 단축으로 인해 외전 제한 • 외측성 탈구 시 비대칭적 둔근의 주름 • piston 증후군 : 아탈구 시 탈구부 쪽 하지를 당겼다 놓을 때 비구와 대퇴두부가 맞닿는 느낌(딸깍) • trendelenburg 증상 : 기립 상태에서 정상인 다리를 들고 탈구 있는 쪽으로 서면 정상인 쪽으로 골반이 기움 • 외측성 탈구 : 양쪽 하지의 길이가 다르고 골반 부위 허약, 환측이 짧음 • 단측성 탈구 : 절름걸음 • 양측성 탈구 : 골반이 넓어지고 오리걸음과 같이 걸음, 하복부가 돌출, 요추 전만
	고관절 전치환술 후 허용되는 자세 18 기출	• 수술 받은 다리가 중앙선을 넘거나 무릎이 몸 쪽으로 돌려지지 않음 • 낮은 의자에 앉거나 다리를 꼬고 앉지 않음 ▶ 11 기출 • 고관절을 90° 이상 굽히지 않으며 수술 받은 다리를 몸 뒤로 하고 구부림

> **두드림 퀴즈**
>
> **04** 고관절 전치환술 환자가 외전베개를 해야 하는 이유를 물어볼 때 간호중재로 옳은 것은?
>
> ① 감염 예방을 위해 필요하다.
> ② 낙상을 방지하기 위해 필요하다.
> ③ 탈구의 예방을 위해 필요하다.
> ④ 혈전이 줄어들어 필요하다.
> ⑤ 통증을 줄여줄 수 있어 필요하다.
>
> 정답 04.③

	• 손잡이가 긴 집게를 이용하여 물건 잡음 • 변기의 높이를 올려서 사용 • 다리 사이에 베개를 넣고 잠
퇴원교육 ◎ 16 기출	• 내전을 피하기 위하여 보행보조기 사용하고 2~4개월 동안 둔부 굴절을 90°로 제한 • 간이용 좌변기 집에서 사용하도록 함 • 통목욕, 자동차 운전을 4~6주간 피함 ◎ 11 기출 • 다리 꼬고 앉지 않기 ◎ 13 기출 • 팔걸이 있는 의자 사용

2 슬관절 전치환술 ◎ 08,19 기출

수술 후 간호	• 체위 : 첫 48시간 동안 정맥 순환 촉진을 위해 수술 받은 다리 거상, 무릎 굴곡시키지 않기 ◎ 19 기출 • 측위와 앙와위 변경 가능, 혈전스타킹 ◎ 19 기출 적용 • 상처 : 수술 2일 후 드레싱 제거 ◎ 19 기출, 3~5일 능동적 굴곡운동 시작 • 운동 : 지속적 수동운동 기계 ◎ 17 기출 (CPM, 가능한 오래 적용, 점차 각도 늘려 퇴원 시 약 100~120° 정도 구부릴 수 있도록), 수술 후 첫째 날 대퇴 사두근 힘주기 운동 및 보조기구 이용한 가벼운 체중부하 시작, 수술 후 약 3~5일 째 능동적 굴곡운동 ◎ 19 기출 3~4회/일 시작 • 통증 : 초기 마약성 진통제 투여, 체위 변경하여 불편감 조절, PCA pump, 능동적 굴곡운동 전후 20~30분 냉찜질
퇴원교육	• 한국식 좌식 생활 자제 : 요 깔고 자기, 재래식 화장실 사용 등 자제 • 꾸준한 ROM 운동 및 물리치료

제4절 염증성 장애

1 관절염 00,15,16,19 기출

	류마티스 관절염	골관절염
정의	• 전신적 자가면역질환, 30~50대 여성 호발, 여러 가지 관절 외의 증상 동반	• 비염증성 퇴행성 질환, 국소적 관절의 점진적인 관절연골의 소실, 노인 호발
원인	• 감염과정에 의한 자가면역 기전, 유전적	• 관절 연골의 마모, 파열
증상 14,15,16, 18,19 기출	• 대칭적 • 처음에는 소관절 침범, 손목, 팔꿈치, 어깨, 무릎 • 아침에 강직증상 : 1시간 이상 지속 • 류마티스성 결절로 손목, 손의 변형(swan-neck 변형), 안구건조(쇼그렌 증후군)	• 비대칭적 증상 • 관절부위 국소적 통증으로 휴식 시 완화 • 강직은 아침, 오래 앉아 있다 일어설 때, 15분내 호전 • 헤버든 결절(Heberden's node) : 손가락 원위지 관절 골증식 • 부챠드 결절(Bouchard's node) : 손가락 근위지 관절 골증식
진단	• 류마티스 인자 검사하여 자가 항체, 특이도 관찰 약 70%(확진은 어렵다) 진단 • 항핵항체 역가(ANA titer)↑, 적혈구 침강속도↑	• 환자의 나이, 유병기간, 관절 침범 양상, 염증의 유무, 방사선 소견 종합하여 진단
치료 98,13,19 기출	• 약물요법 : NSAIDs, 진통제, 항류마티스제(methotrexate : 염증세포의 DNA 합성을 억제), sulfasalazine, 항말라리아제, 스테로이드(염증제거), 면역억제제	• 관절성형술 • 약물요법 : salicylate, NSAIDs(단기간 최소용량)
간호중재	• 안위증진 99,01,03,17 기출 : 급성기 동안 절대 안정, 조조강직 시 따뜻한 물에 부위 담그기, 더운물 목욕 00,12 기출 • 마사지, 전환요법 • 운동 04,05 기출 : 등척성 운동, 크고 강한 근육 사용, 통증이 심하면 중단, 급성기에는 운동 20분전 냉찜질, 급성기 지나면 온찜질로 통증 완화시키기, 관절운동 4~5회/일 • 자가 간호 증진	• 휴식과 관절 보호하여 급성 염증기간 동안 휴식하도록 함 • 열요법 15 기출은 강직에 효과가 좋다, 열요법은 급성기에만 사용하기 12 기출 • 식이요법 : 정상체중 유지, 항산화 영양소 섭취 • 운동 : 유산소운동, 수중운동, 관절 주변 근육의 저항 운동은 통증을 감소시키고 기능을 호전 10,15 기출 • 관절의 과도 굴곡 금지 : 쪼그려 앉지 않게 함, 정좌 자세 금지

두드림 퀴즈

05 류마티스 관절염에 대한 설명으로 옳은 것은?
① 오후에 경직과 통증이 심해진다.
② 움직일 때 관절에서 소리가 난다.
③ 통증시 냉찜질이 도움이 된다.
④ 급성기 동안 절대 안정한다.
⑤ 등장성 운동이 도움이 된다.

정답 05.④

두드림 퀴즈

06 골수염에 대한 설명으로 옳은 것은?
① 백혈구 감소, 발열, 통증 등의 증상이 관찰된다.
② 골절 예방을 위해 체중부하 운동을 한다.
③ 고단백, 고열량, 무기질 함유식이를 한다.
④ 주 원인균은 연쇄상구균이다.
⑤ 말기에 골막하 농양이 발생한다.

2 골수염

정의	• 뼈, 골수, 주변 연조직의 세균 감염(원인균 80~90% 이상 황색포도상구균) • 12세 미만 남아 발생
증상	• 급성 골수염 : 주로 장골에 침범하거나 혈관이 많이 분포된 골부위에도 흔히 침범, 권태, 전신 허약감, 오한, 초조, 야간 발한, 발열(38℃↑), 극심한 통증 및 부종, 압통 • 만성 골수염 : 염증이 1개월 이상 지속, 초기 항생제 치료에 반응 없는 골수염, 지속적인 뼈 통증, 압통, 부종, 온감, 피부궤양
진단	• 백혈구 증가, ESR 증가, 세균 배양검사, X-ray, MRI
치료	• 절개 배농, 항생제, 석고붕대 혹은 부목으로 감염 확산 막고 통증 경감 • 만성 골수염은 수술 및 항생제 치료 필요
간호중재 ▶ 15 기출	• 관절을 굴곡시킨 보호적 체위 • 통증 : 급성기에는 평평한 침대에서 휴식이 필요함, 단단한 침요, 올바른 신체선열유지, 골절 예방을 위해 체중부하 피하기 • 감염예방 : 고단백, 고열량, 무기질 함유식이를 제공함, 석고붕대 건조하게 유지하고 적절한 수분 공급

3 척추결핵

정의	• 결핵균이 척추에 침범한 것
증상	• 초기증상 : 허리 윗부분 또는 등의 통증, 근육의 긴장으로 인해 척추의 운동제한 • 피로감, 미열, 오한, 체중감소, 밤에 심한 요통, 농양을 잘 형성
진단	• X-ray, 골주사검사, MRI
치료	• 9개월 이상의 항결핵제 투여가 필요함 • 파괴가 심하거나 신경증상이 있는 경우 감압성 변연절제술 시행
간호중재	• 통증 관리 : 단단한 침요, 신체선열 올바르게 유지 • 감염예방 : 멸균술, 석고붕대 건조하게 유지, 고단백 및 고열량 식이, 적절한 수분 공급

정답 06.③

제5절 대사성 장애

1 골다공증

원인 08,20 기출	• 노화, 폐경, 에스트로겐 결핍, 부동, 영양 결핍, 가족력, 과도한 음주, 과도한 카페인 섭취, 흡연, 마르고 작은 체형 • 질환 관련 : 부갑상샘 항진증, 스테로이드 장기 사용, 성장호르몬결핍증, 당뇨병
증상 18 기출	• 초기증상 : 불안정한 걸음걸이, 경직과 식욕부진, 흉추 및 요추하부의 통증 • 다발성 압박 골절 발생
진단	• 혈액과 소변의 칼슘 농도 검사, 혈중 인 농도검사, 초음파, CT, 골밀도검사 • 골다공증 T점수 : 정상 = 0, 음수로 갈수록 뼈가 약한 것, 양수로 갈수록 뼈가 강한 것
간호	• 칼슘흡수를 방해 요인 : Vit.D↓, 알루미늄이 포함된 제산제, 스테로이드, tetracycline, 카페인, 술 • 예방이 가장 우선 • 약물치료 11 기출 : 구강으로 소량의 에스트로겐을 투여하여 골밀도 감소 및 골 파괴 저하, Vit.D 투여, 칼시토닌 투여하여 골파괴 억제, Busophonates 투여하여 골파괴 억제, • 통증 : 국소적으로 열적용 및 진통제, 필요시 교정 기구 착용 • 식이요법 : 적당량의 단백질 13 기출, 마그네슘, 칼슘, Vit.D 섭취 권장 • 규칙적인 운동을 통해 체중 부하되는 운동 실시 30분씩 주 3회 이상

2 골연화증

원인	• Vit.D 결핍 15 기출으로 인한 칼슘과 인의 대사 장애로 골기질에 무기질이 침착되지 않아 뼈가 연화됨
증상	• 광범위한 뼈조직의 탈칼슘화, 연화(척추와 하지, 골반에 흔히 발생), 척추 측만증, 후만증, 골반의 변형, 근육 쇠약
간호 11 기출	• 흡수불량 증후군의 경우 원인적인 치료가 필요함 • Vit.D 투여 : 장기투여시 혈중 칼슘농도가 높아질 수 있으므로 혈청검사 및 요검사 실시 • 적절한 양의 단백질, 칼슘, 인의 섭취 • 단단한 침요, 보조기, 코르셋 적용 • calcium lactate, gluconate 투여

---

07 골다공증 발생 위험요인은?
① 부갑상샘기능저하증
② 성장호르몬과잉증
③ 부동
④ 가임기 여자
⑤ 에스트로겐 대체요법 적용

08 골연화증의 원인에 해당하는 것으로 맞는 것은?
① 저체중
② 저혈당
③ Vit.D 감소
④ Ca 증가
⑤ 과도한 운동

정답 07.③ 08.③

두드림 퀴즈

09 발가락 통증을 호소하는 통풍환자에 대한 간호중재로 옳은 것은?
① 통증시 NSAIDs 제제를 투여할 수 있다.
② 수분 섭취를 제한한다.
③ 통증 시 조기이상 하도록 한다.
④ 통증 시 온찜질을 시행한다.
⑤ 통증이 심할 때는 ROM을 반복적으로 시행한다.

3 통풍 ▶ 06 기출

원인	• 퓨린의 대사 장애로 요산 결정체가 관절에 축적되어 염증 일으킴, 전신성 대사 장애 • 원발성(80%) : 퓨린 대사의 유전적 결함으로 발생(배설량 < 생산량)
증상 ▶ 15 기출	• 통풍결절, 통증에 민감, 만성 진행시 조조강직 • 엄지발가락에 90% 발생, 족근관절, 발목관절, 무릎관절에도 흔히 발생
간호 ▶ 14 기출	• 급성발작 ▶ 14 기출 : 3~5일내 증상 완화, 절대안정, 부목 고정, 냉 습포, 마사지, 약물치료(colchicine ▶ 02,14 기출 : 요산배설 및 통풍완화, allopurinol ▶ 17 기출 : 요산 생산 억제, 요산배설촉진을 불활성화 시켜 요산을 축적하는 아스피린은 복용금지) • 통증관리 : NSAIDs 약물투여, 통증 있는 부위에 크래들을 사용하여 침구로부터 압력 받지 않도록 함, 관절에 냉찜질, 조기이상 금지하여 급성 재발 촉진
가정간호 ▶ 10 기출	• 요산배설촉진을 불활성화 시켜 요산을 축적하는 아스피린은 복용금지 • 수분섭취 권장하여 신석 형성을 예방하고, 체내 요산 수치 상승을 막음 • 과체중 예방 • 식이요법 ▶ 18 기출 : 저퓨린식이, 알칼리성 식품 섭취(야채, 해조류)하여 요산이 소변에 잘 녹아 요산 배출에 도와줌 • 고퓨린식이 : 내장류, 진한 고기국물, 멸치, 술 • 저퓨린식이 ▶ 15,18 기출 : 곡류, 계란, 우유, 치즈, 과일 및 주스, 당류, 야채류

제6절 척추질환

1 척추관 협착증

10 척추 협착증 시 나타나는 증상으로 거리가 먼 것은?
① 둔부나 항문 부위로 전이되는 요통
② 감각이상
③ 간헐적 파행증
④ 양팔로 전이되는 통증
⑤ 보행 시 갑자기 주저앉음

원인	• 요추부 중앙의 척추관, 신경근관, 추간공이 좁아져 신경근을 침범 • 선천성 : 특발성, 30대 초기에 증상이 나타남 • 후천성 : 퇴행성, 50~60대 증상 시작
증상 ▶ 07 기출	• 요통 : 둔부나 항문 부위로 전이 • 걷거나 서 있을 때 당기고 찌르는 듯하고 쥐어짜는 것 같은 통증(간헐적 파행증) • 하퇴부의 감각이상, 운동장애
간호	• 추간판 탈출증 대상자와 유사 • 자세의 교정, 복근 강화 운동, 보조기 이용 • 통증시 NSAIDs • 보조기 6주간 사용, 오래 앉아있거나 운전 시 착용

정답 09.① 10.④

2 척추측만증

원인	• 성장이 빠른 시기에 나쁜 자세와 운동 부족으로 발생 • 왕성한 성장기인 14세 이전에 흔히 발생, 여자 > 남자
증상 ▶ 04 기출	• 어깨, 등, 허리의 불편감과 통증, 피로 요통, 심한 경우 호흡곤란
진단	• 척추의 구조적 변화, X-ray
간호	• 간호는 만곡에 따라 다름 • 만곡 20° ↓ : 운동요법, 매 3개월마다 재검사 • 만곡 20° ↑ : milwaukee, 뼈 성장이 완료될 때까지 운동, 목욕 제외하고 24시간 착용 • 만곡 45° ↑ : 보존적 치료로 치료 불가능한 경우 수술, 수술 후 milwaukee 보조기 착용하기

3 노인성 척추후만증 ▶ 18 기출

선천성	• 진행이 빠르고 성장이 계속되는 동안 악화되고 하반신 마비를 일으킬 수 있음 • 보존 치료 효과 없어 척추후방융합술, 전방융합술 실시
청소년기	• 원인 불명 • 불량한 자세로 통증 호소 • 척추후만증이 통증보다 먼저 나타남, 성장이 멈추면 더 진행하지 않음 • 치료 : 경증(운동), 중증(milwaukee 보조기, 흉요천추 보조기)
노인성 ▶ 18 기출	• 폐경기 후 골다공증 등이 주요 원인 + 만성적인 자세불량에 의해 더욱 악화 • 흉추에 심하게 나타나며 통증과 피로감이 심함 • 자세 바로잡기와 복근운동, 등근육 강화운동이 도움이 됨 • 골다공증에 대한 치료가 가장 중요함

두드림 퀴즈

11 척추측만증에 대한 설명으로 올바른 것은?
① Vit.D 결핍 시 악화된다.
② 만곡 20° 이상에서 밀워키 보조기를 착용한다.
③ 대나무 척추 증상이 나타난다.
④ 14세 이전 남자에게 흔히 발생한다.
⑤ 척추 인대 골화, 고관절과 척추를 침범하는 만성 염증성 질환이다.

정답 11.②

두드림 퀴즈

12 골육종에 대한 설명으로 옳은 것은?
① 덩어리가 만져진다.
② 가동범위는 자유롭다.
③ 비마약성 진통제만 사용하여 통증 조절 가능하다.
④ 재활 프로그램은 수술 후 5일째부터 시작하도록 한다.
⑤ 60세 이상 노년층에서 호발한다.

제7절 골종양

1 골육종

특징	• 침습성이 흔하고 다른 곳으로 전이가 빠른 원발성 골암 • 장골의 골간단부에 많이 발생
증상	• 뼈 촉진 시 통증, 밤에 주로 통증 발생, 국소적 종창, 덩어리, 가동범위 제한, 피로, 운동감소, 빈혈
간호	• 통증 : 마약성과 비마약성 모두 사용 가능, 환부 고정(침상안정, 부목), 이완, 상상요법 • 조기재활과 독립심 증진 : 재활 프로그램은 수술 후 첫 날 시작, 자조집단 소개

정답 12.①

08 신경계 건강문제와 간호

제1절 구조와 기능

1 중추 신경계

- 뇌
  → 대뇌, 간뇌(시상, 시상하부), 뇌간(중뇌, 교, 연수), 소뇌로 구성
  → 3개의 뇌막이 보호 : 경막(가장 밖, 두껍고 질긴), 지주막(지주막하 공간에 뇌척수액이 순환), 연막(가장 인접)

대뇌	전두엽	• 1차 운동영역 : 운동피질, 복잡하고 학습된 무의식적 긴장이나 운동을 조절하고 통합 • 좌측 반구의 브로카 언어중추 = 운동성 언어영역 ▶ 14 기출 → 손상 시 단어의 뜻을 알아도 말을 할 수 없게 됨 • 합리성, 집중력, 추상화, 인격, 고위인지기능(학습, 문제해결 능력, 판단 등)
	두정엽	• 감각, 질감, 크기, 모양, 공간적 관계 이해 • 미각 해석, 노래, 악기 연주, 비언어적 시각 경험 과정에 중요
	측두엽	• 청각중추 • 복합적인 기억 패턴 • 베르니케 영역 = 언어 이해 영역 → 손상 시 언어의 뜻을 이해할 수 없게 됨
	후두엽	• 일차적 시각 중추
	변연계	• 생존과 관련된 정서 및 본능적인 충동 : 배고픔, 공격성, 성적 흥분(감정적인 면 유발) • 학습과 기억
간뇌	시상	• 후각을 제외한 모든 감각자극을 대뇌피질까지 전달
	시상하부	• 자율신경계의 최고 중추 • 수분 대사, 식욕, 수면주기, 온도 조절, 갈증 조절 등 • 호르몬 활동
뇌간	중뇌	• 몸의 평형 유지 • 동안신경, 활차신경 신경핵 위치
	교(뇌교)	• 흡식중추, 호흡조절중추 위치 • 삼차신경, 외전신경, 안면신경, 청신경 신경핵 위치
	연수	• 뇌와 척수 연결 • 생명 유지에 중요한 호흡중추, 심박동 조절중추, 연하중추, 구토중추, 딸꾹질 중추, 반사중추 • 설인신경, 미주신경, 부신경, 설하신경 신경핵 위치

두드림 퀴즈

01 청각중추이며 베르니케 영역에 해당되는 중추신경계 부위는 어디인가?
① 두정엽
② 측두엽
③ 전두엽
④ 후두엽
⑤ 변연계

정답 01.②

두드림 퀴즈

02 뇌척수액의 정상 압력으로 알맞은 것은?

① 0~50mmH₂O
② 20~30mmHg
③ 60~180mmH₂O
④ 200~300mmH₂O
⑤ 50~100mmHg

소뇌	• 신체의 방향감각 = 평형감각
기저핵	• 장애 시 파킨슨병, 헌팅톤무도병, 진전, 무정위 운동, 과긴장증 등
뇌의 혈액공급	• 대뇌동맥고리(윌리스환) : 어느 한 혈관이 차단되어도 나머지 혈관으로부터 혈액 공급은 계속받아 괴사 예방 • 뇌혈관장벽(BBB) : 뇌와 척수조직을 보호하고 뇌척수액 순환과 혈장 내 일부 물질 보존 → 이동 물질(산소, 당, 이산화탄소, 알코올, 마취제, 수분)
뇌척수액(CSF)	• 압력 : 60~180mmH₂O(5~15mmhg) • 무색, 무미, 무취

2 말초 신경계(PNS)

(1) 뇌신경(CN, 12쌍) ▶ 10 기출

뇌신경		기능	검사방법	기구
제1뇌신경	후각신경	후각	커피, 바닐라향 한 쪽 코씩 맡기	
제2뇌신경	시신경	시각	• 시력 및 시야 검사 • 검안경으로 시신경유두 관찰	검안경, 시력표
제3뇌신경	동안신경	안구운동, 동공 수축, 안검 거상	• 동공반사 • 안구굴리기 • 대광반사 ▶ 15 기출 : 양측 눈이 반응하는지 관찰	펜라이트
제4뇌신경	활차신경	안구운동	안구가 아래/중간쪽 움직임 관찰	
제5뇌신경	삼차신경	저작, 안면감각, 각막반사	• 운동신경 : 이를 꽉 다물게 함(저작) • 감각신경 : 이마, 볼, 턱 3등분하여 통각, 촉각, 온도각을 검사 • 각막반사 : 면봉자극 시 양안검 개폐	면봉, 더운물/찬물 담은 시험관, 핀
제6뇌신경	외전신경	안구운동(측면)	안구 외전 운동	
제7뇌신경	안면신경 ▶ 01,11,20 기출	안면근, 혀 전면 2/3의 미각(혀끝부분), 타액분비	• 얼굴의 대칭성, 수축능력 관찰(찡그리기, 주름짓기, 빰 부풀리기 등) • 혀 전면 2/3 미각검사	짠맛, 단맛, 신맛 용액
제8뇌신경	청신경	청각, 평형감각(전정기관)	• 청각, 공기 전도와 골전도, 평형감각(전정기관) • 웨버검사 • 린네검사 • 롬베르그 검사	음차, 시계
제9뇌신경	설인신경 ▶ 00 기출	혀 후방 1/3의 미각(혀 뒷부분), 구개반사 조절, 혀의 움직임, 연하작용	• 혀 후방 1/3 미각검사 • 구개반사	면봉

정답 02.③

제10뇌신경	미주신경 ○○ 기출	구개, 인두, 후두, 많은 자율신경계 기능 조절 (부교감 신경)	소리내면서 연구개와 목젖의 움직임/대칭 관찰	설압자
제11뇌신경	부신경	흉쇄유돌근과 승모근 운동 조절	• 저항 : 어깨 으쓱 검사 • 얼굴에 손대고 돌리기	
제12뇌신경	설하신경	혀의 운동	• 혀의 움직임 관찰 : 말을 하게 함	

(2) 척수신경(31쌍, 운동섬유와 감각섬유로 구성)

8경수	12흉수	5요수	5천수	1미수
목과 상지의 횡격막, 늑간 관장	흉강과 복부 관장	하지와 복부 관장	하지 관장, 요로계와 장 관장	

3 자율신경계

- 구조와 기능 : 대뇌의 의지와 상관없이 조절되는 신경, 중추=간뇌(시상하부)와 척수 그리고 변연계
- 자율신경계의 자극 영향

기관	부위	교감신경(항상성 유지, 스트레스원 대항기능) = 흥분, 놀람	부교감신경
눈	동공	확대	수축
	모양체근	이완(먼 곳 봄)	수축(가까운 곳 봄)
샘	침샘	분비 감소	분비 증가
	땀샘	분비 증가	영향 없음
심장	심근	수축력 증가	수축력 감소
	혈압	상승	하강
	혈관	수축	팽창
폐	기관지평활근	이완	수축
	호흡	촉진	억제
위, 장	소화액분비	억제	촉진
	소화관 운동	감소	증가
	간	당원분해와 지질 분해, 혈중 포도당 상승	
	담낭	이완	수축
	신장	동맥 수축시켜 소변생성 감소	
부신	수질	에피네프린과 노르에피네프린 분비	영향 없음
방광	방광벽(배뇨근)	이완	수축
	방광괄약근	수축	이완
	음경	사정	발기(혈관이완)

제2절 신경계 기능 사정

1 신체사정

- 신경학적 검사

인지기능		• 전반적인 행동, 정서적 상태
	운동성 실어증	• 전두엽의 브로카 영역의 이상 • 쓰고 이해가능하나 발음할 수 없음 • 간호 : 일상적인 단어 반복 연습, 단답으로 대답할 수 있도록 질문
	피질감각성 실어증	• 측두엽의 베르니케 영역의 이상 • 환자가 말한 것을 이해할 수 없고 의미가 맞지 않는 말을 하게 됨 • 간호 : 간단한 문장 이용, 몸짓이나 손짓 함께 사용
소뇌기능		• 평형 및 조정 • 균형검사 : Romberg's test(차렷 자세로 서서 처음 20초 눈뜨고 그 다음 20초 눈 감았을 때 흔들림 있는지 관찰, 양성 = 운동 실조증)
감각기능		• 통각이 정상이면 온각은 생략 가능 • 솜을 이용하여 가벼운 촉각 검사
반사		• 심부건 반사 : 이두근건 반사, 삼두근건 반사, 상완요골근건 반사, 슬개건 반사, 아킬레스건 반사 → 4점 척도 : 2+(정상) 0(무반사) 4+(반사항진) ▶ 13,17 기출 • 반사 항진 : 상부 운동신경원 손상, 뇌손상 • 반사 감소 : 하부 운동신경원 손상, 척수손상 • 표재성 반사 : 복부 반사, 거고근 반사, 항문 반사, 각막 반사, 구역 반사 → 있음/없음 척도 ▶ 17 기출
의식수준		• GCS ▶ 04,07,11,19 기출 : 최고점 15점, 3~7점(혼수, 심한 뇌손상)
	눈뜨기	4 자발적으로 눈을 뜸 3 소리에 의해 눈을 뜸 2 통증에 의해 눈을 뜸 1 반응 없음
	언어반응	5 지남력 있음 4 혼돈된 대화 3 부적절한 언어 2 이해할 수 없는 언어 1 반응 없음

---

03 교통사고로 두개 손상을 받은 35세 남자가 응급실에 왔다. 의식수준 평가를 위해 통증에 눈을 뜨고, 자극을 주었을 때 움츠리는 운동 양상을 보였으며, 사건 경위를 물었을 때 이해할 수 없는 언어를 할 때 대상자의 GCS는 몇 점인가?

① 5~6점
② 7~8점
③ 9~10점
④ 11~12점
⑤ 13~14점

정답 03.②

운동반사	6	지시에 따름
	5	통증에 국소적 반응
	4	자극에 움츠림
	3	이상 굴절 반응, 제뇌피질자세(팔꿈치, 손목, 손가락은 굴곡, 팔 내전되어 내측으로 회전)
	2	이상 신전 반응, 제뇌경직자세(더 심각한 손상, 신전)
	1	반응없음

- 의식수준

명료	• 정상적인 의식 상태
기면	• 졸음이 오는 상태 • 자극에 대해 반응이 느리고 불완전 • 자극의 강도를 증가시키면 반응 보임
혼미	• 계속적인 강력한 자극(큰 소리, 밝은 광선, 자극)을 주면 반응 • 간단한 질문에 한 두 마디 단어로 대답을 보임 • 통증 자극에 피하려는 모습 관찰
반혼수	• 자발적인 근육의 움직임 거의 없음 • 고통스러운 자극 주었을 때 어느 정도 피하려는 반응 보임 • 신음소리, 중얼거림 있음
혼수	• 모든 자극에 반응 없음 • 뇌의 연수는 기능을 유지 • 빛에 대한 동공 반사도 존재

2 진단검사

요추천자	천자부위	L3~4 or L4~5 → 신경이 L1~2까지 내려와 있어 손상을 줄이기 위해
	방법	• 지주막하강으로 바늘 삽입해 뇌척수액 수집, 양상, 뇌척수압 측정, 감염 확인
	검사결과	• 뇌척수압 60~180mmH$_2$O(5~15mmhg) • 무색, 투명 • 적혈구는 미검출 • 단백질 15~45mg/dL, 포도당 50~80mg/dL
	간호중재	• 배뇨하고 바늘 삽입 시 움직이지 않도록 교육 • 새우자세를 취해 척추 간 간격을 넓히기 • 검사 후 첫 1시간 동안 복위 : 복압상승으로 인한 뇌척수액 유출 방지 • 검사 후 6~24시간 반듯한 자세로 누워있기(고개 들지 않기) → 척수성 두통 감소, 두통 있으면 진통제 사용 가능 • 뇌척수액 누출 여부 확인
	금기 04,20 기출	• 뇌척수액의 급격한 제거 : 뇌구조가 대후두공으로 탈출 → 연수의 생명 중추에 압박 → 갑작스런 사망 • 두개내압 상승 환자 • 유두 부종 대상자 • 뇌종양 의심 시
방사선 검사	뇌혈관 조영술	• 두개내 혈관상태 관찰 18 기출 • 요골동맥이나 대퇴동맥 → 도관을 삽입 → 추골동맥, 총경동맥을 통해 관찰 • 검사 후 8~24시간 동안 머리를 30° 상승시켜 침상안정
	X-ray	• 뼈의 이상 감별
	CT	• 동맥류, 뇌종양, 뇌경색, 두개내 출혈, 혈종, 동정맥 기형, 수두증 등 감별
	MRI	• 두개내 종양, 척수, 척추관강의 정확한 영상
	PET	• 뇌의 포도당사용 변화 감지 • 간질, 알쯔하이머 질환, 치매, 뇌혈관질환, 정신질환, 대뇌손상 감별시 유용
뇌파검사		• 목적 : 뇌손상, 혼수, 발작, 기질적 뇌증후군, 퇴행성 질환, 약물 과용 진단 • 검사 전 24~48시간 카페인 음료, 신경자극제, 신경안정제, 항경련제 제한 • 약 20분간 16개의 전극을 두피에 꽂고 뇌에서 생성되는 전기적 활동 기록

제3절 신경계 환자 간호

1 두개내압 상승

원인 13,17 기출	• 정상 : 5~15mmHg, 뇌압상승 : 20mmHg↑ • 두부손상, 뇌졸중, 뇌종양, 뇌수종, 뇌부종으로 인한 뇌탈출, 대사장애 및 중추신경계 감염 등에 의해 발생 • 신경외과 환자의 주요 사망원인 중 하나
임상증상	• 의식수준 변화가 가장 초기에 나타남 • V/S 변화 : 연수의 압력이 증가하기 때문에 • 쿠싱 3대 증상 : 수축기 혈압 상승(맥압증가), 불규칙한 호흡, 서맥(40~60회/분) • 후기 증상으로 고체온증 : 시상하부의 손상 → 체온 조절 기능 저하로 체온 상승 → 대사성 요구 상승 → ICP 상승 악순환 반복 • 동공 변화 : 고정, 확대, 반응이 느리고 비대칭적, 안검하수 • 유두부종 06,13 기출 : 지속적인 ICP 상승으로 중심망막 정맥에 압력이 가해져 정맥이 울혈되어 발생 • 두통 : morning HA, 긴장, 움직임, 기침, 배변 시 통증 증가 • 투사성 구토 : 오심 없이 발생 • 운동감각변화 : 제뇌피질자세(굴곡), 제뇌경직자세(신전), 통증자극에 무반응, 경련, 바빈스키반사(+) • 시각변화 : 복시, 광선공포증
치료	**외과적 치료** : V-P shunt, 내감압술, 외감압술 **내과적 치료** : • 과호흡 유도 : CO_2분압↓ 뇌혈관 수축 → 뇌혈류 감소 → 두개내압↓ • 짧은 시간 과환기요법이 용이 • 삼투성 이뇨제(mannitol) : 혈장 삼투압과 전해질 수치 모니터링 필요 • barbiturate : 세포막 안정, 뇌대사율 감소, 뇌혈류 저하시켜 뇌부종 감소 • steroid, 항경련제, 진정제, 고장액
간호중재 99,01,10, 19,20 기출	• 호흡유지 : 기도 개방 유지, 측위, 머리 약간 상승, 흡인 전후로 100% 산소투여 **뇌조직 관류 유지** 19 기출 • 두개내압 상승 증상 확인 : 서맥, 혈압 상승 • 두개내압의 상승 예방 : 침상머리 15~30° 상승하여 경부 굴곡을 예방, collar 부목 → 정맥순환계로의 유입량↑ • 체위변경시 천천히 조심스럽게 • valsalva 수기/등척성운동/과도한 굴곡/기침/구토 피하기 • 배변완화제 투여하여 힘주는 것 피하기 • 저체온요법으로 뇌의 신진대사 감소시키기 • corticosteroid 사용하여 혈관성 부종 감소시키기 **감염예방** : • 뇌실 내 도관 삽입한 경우 뇌막염 증상 사정

04 ICP 환자의 간호중재로 적절한 것은?
① 두통이 있다면 마약성 진통제를 투여한다.
② 증상 악화를 방지하기 위해 앙와위를 취해준다.
③ 뇌혈류 저하시켜 뇌부종을 감소하기 위해 barbiturate를 투여한다.
④ valsalva 수기를 이용하여 뇌조직 관류를 유지한다.
⑤ 밝고 조용한 환경을 유지한다.

정답 04.③

손상방지	• 침대 낙상 예방, 난간패드사용, 조용하고 자극이 적은 환경
체액균형유지	• 수분섭취 제한 • mannitol 투여

• 두통이나 체온 상승 시 비마약성 진통제 사용

2 무의식환자 ▶ 11 기출

기도유지 ▶ 02,17 기출	• 목 보호를 위해 collar를 이용하여 무의식 환자를 이동 • 체위 : 측위, 심스 체위, 침상 머리 30° 상승
체액과 영양 균형 유지	• 연하반사 소실 • I/O, 소변량, 비부긴장도 사정
피부 통합성 유지	• 청결, 건조, 보습제 사용, 손톱은 짧게, 적절한 영양과 수분 공급 • 욕창관리 : 에어메트 사용, 2시간마다 체위변경 • 회음부 : 여자의 경우 필요 • 각막반사 없고 눈 뜨고 있는 경우 인공눈물 2시간마다 점적, 안대나 거즈 사용, 안와부종 시 찬물찜질 • 하루에 3회 이상 구강간호 실시 : 인공기도, 비위관 삽입으로 구강호흡 하므로 구강이 건조
손상 방지	• 역제대는 신중히 사용, 난간 패드, 조용하고 자극이 적은 환경
근육관절 경축 예방 간호	• 바른 자세 유지, 2시간마다 체위변경 • 경축 예방 : 수동적 ROM, 발판과 베개, 핸드롤 이용하여 신체 선열 유지, 고관절 외회전 방지를 위해 trochanter roll 사용
배설장애	• 변비 예방을 위해 배변완화제 투여 • 요정체 예방을 위해 유치도뇨관 삽입
체온조절	• 갑작스런 체온 저하나 오한 관찰
감각자극간호	• 의식이 없어도 부적절한 말은 하지 않음 • 시간과 장소에 대한 정보 제공 • 일상리듬 유지

3 두개 수술 후 대상자 간호

환자관찰	• 운동능력(손잡아보기 ▶ 11 기출), 지남력, 명료성 수준, 동공검사 • 배액의 정도나 특성 사정 • 중심정맥압 2시간마다 사정
호흡유지	• 기도유지 : 분비물 흡인 방지, 목의 심한 굴곡 피하기 • 측위 : 복압 상승 예방을 위해 둔부 굴절시키지 않기
두개내압 하강 증진	• 침상머리 30° 상승시켜 정맥순환 증진 → 울혈예방 → 두개내압 하강 ▶ 02,05,14 기출 • 뇌의 대사성 요구 감소를 위해 두뇌활동 최소화하고 정상체온 유지하도록 하며 경련을 예방

제4절 뇌혈관성 질환 및 감염성 질환

1 두통

긴장성두통	• 증상 : 스트레스로 인한 목과 두피 근육의 경련, 지속적인 압박감이 전체 혹은 편측으로 발생, 불빛과 소음에 자극 받음 • 간호 : 비마약성 진통제(aspirin, acetaminophen)
편두통	• 원인 : 불면, 혈관장애, 여자 호발, 유전적 경향 • 증상 : 주기적으로 심하게 나타나는 두통, 일측성, 양측성, 박동성, 스트레스 및 밝은 불빛, 생리, 술, 초콜릿, 심리적 요인에 자극 • 간호 : 비특이적 진통제(aspirin, acetaminophen, NSAIDs), Ergotamine제(뇌혈관 수축유도, 발작방지), Triptans(혈관수축) • 예방간호 : 진하지 않은 커피, propranolol, 이완요법, 바이오피드백
집락성 두통	• 원인 : 불명, 남자 호발 • 증상 : 안와부에서 시작하여 머리로 퍼짐, 박동성, 뇌가 쪼개지는 듯한 심한 통증 • 간호 : 산소 공급 및 휴식

2 뇌혈관성 질환(뇌졸중, CVA)

개요	• 허혈성(80%) + 출혈성(20%) • 일과성 허혈증(허혈성의 20~30%) : 호발부위(총경동맥의 분기점), 증상 ▶ 20 기출 (다리, 팔, 손, 입부분의 갑작스런 허약감이나 마비, 언어 양상의 변화, 한 쪽 눈의 시야 장애), 간호(혈관 이완제 투여, 항응고제, 혈소판 응집억제제, 산소공급), TIA 앓았던 사람은 정상인에 비해 뇌졸중에 걸릴 확률 9배 높고 3~6개월 내 재발 가능성이 높아 ▶ 18 기출 철저한 평가와 치료 필요함	
증상	일반적인 증상	두통, 구토, 경련, 혼수, 목의 강직, 발열, 고혈압, 심장의 이상, 기억력의 손상, 정신 변화
	편마비와 감각 장애	반신마비, 반신부전마비 유발
	마비된 부위의 일측성 장애	신체 반쪽에 대한 감각소실, 이상 감각, 보행 장애, 부적절한 움직임
	실어증 및 구음장애	감각 실어증(베르니케), 운동 실어증(브로카), 구음장애(어눌한 언어구사), 연하곤란
	시력의 변화	동측성 반맹증
	방광손상	감각 마비성 방광은 요실금, 빈뇨, 긴박뇨
	정신활동 손상	감정변화 심함, 퇴행성 변화

05 뇌졸중으로 왼쪽 편마비가 온 대상자에게 실시하여야 할 예방적 간호중재로 적절한 것은?
① 혈압은 왼쪽 팔로 측정한다.
② 발목이 높은 운동화나 발판을 적용한다.
③ 왼쪽 편마비의 증상 완화를 위해 능동적 운동을 한다.
④ 편마비 반대쪽에 핸드롤을 대어 준다.
⑤ 편마비 쪽으로 아령을 드는 운동을 천천히 하도록 한다.

진단검사	• CT, MRI, PET, 뇌혈관조영술, 요추천자
치료	약물요법(혈전성 뇌졸중) ▶ 11,20 기출 • 증상 발현 3~4시간 이내 혈전용해제 투여 • 안정되면 항응고제 투여 • 항혈소판제, 두개내압 강하제, 항경련제 • 칼슘통로차단제로 혈관 경련 감소
간호중재	• 안정될 때까지 자주 신경학적 상태 사정 • 기침 자극 금지(뇌압 상승 유발하기 때문에) • 수동적 ROM 실시하여 기형예방 • 자세간호 ▶ 02 기출 침범된 쪽/마비되지 않은 쪽으로 조심스럽게 돌려 눕히기 슬관절 아래 롤 적용하여 굴곡 유지 하수족 예방을 위해 발목이 높은 실발이나 발판 적용 고관절 외회전 예방을 위해 고관절 롤 사용하기 • 일상생활활동(ADL) 훈련 옷을 입을 때 환측 먼저 옷을 벗을 때 건측 먼저 평소보다 큰사이즈 스스로 자가간호하도록 격려
연하곤란 대상자 간호 ▶ 16 기출	• 식전·후 구강간호 실시 • 식사시간은 30~35분 • 머리와 목, 턱과 함께 약간 앞으로 당겨 ▶ 16,19 기출 내려 음식을 충분히 씹기 전에 넘어가지 않도록 예방 • 마비되지 않은 쪽으로 씹기 • 액체성보다는 연식이나 반연식 • 지나치게 뜨겁거나 차가운 음식 제한
반맹증 환자 간호 ▶ 99,03,08 기출	• 시각이 완전한 쪽에서 환자에게 접근 • 완전한 시야 쪽에 문이 위치하도록 함 • 머리를 돌려 감소된 시야 보상하도록 교육
실어증 환자 간호 ▶ 05 기출	• 이해수준과 언어사용 파악 • 단어카드, 그림, 컴퓨터 등 보조기 사용 • 자연스런 음조로 천천히, 간단한 단어로 이야기 함 • 재활 필요시 언어치료사에게 의뢰

정답 05.②

3 감염성 질환

수막염 (뇌막염)	원인	• 세균성 수막염 : 연쇄상폐렴구균, 뇌막염구균, 나이세리아 등 • 무균성 수막염 : 바이러스(enterovirus)
	증상	• 심한 두통, 발열, 빈맥, 목의 경직 • 의식 변화(바이러스성에서는 의식저하✕), 오심, 구토, 지남력 상실, 광선 공포증 • 뇌막자극 3증상 ▶ 03,05,13 기출 경부강직 kernig sign(+) : 고관절에서 굴곡 시킨 채 다리를 신전할 수 없음 brudzinski sign(+) ▶ 13 기출 : 목을 굴곡시켰을 때 고관절과 무릎이 저절로 굴곡됨
	진단	• 뇌척수액검사, 혈액검사, CT, MRI, X-ray
	치료	• 항생제 투여 : 페니실린, caphalosporin, 반코마이신 ▶ 18 기출 → 배양검사 후 즉각적인 치료가 필요한 세균성 수막염시 • 삼투성이뇨제, steroid : 뇌부종 감소 • 항경련제, 두통시 acetaminophen → 대증치료(바이러스성 수막염시)
	간호중재 ▶ 07 기출	• 배양 결과 나오고 항생제에 의한 효과 보일 때까지 24시간 비말 격리 • 체온조절 : 해열제(acetaminophen) • 수분균형유지 및 통증감소 • 광선공포증 시 방을 어둡게 유지, 가능한 조용하게 해주고 환경자극 감소 • 경련 여부 자주 관찰 • 체위 변경 시 머리와 목의 강직에 주의
뇌염	정의	• 세균 및 바이러스, 곰팡이에 의한 뇌실질의 염증
	원인	• 일차성 : 주로 감염성(바이러스, 진균, 박테리아) → 주로 herpes simplex virus 多 • 이차성 : 뇌농양, 수술
	증상	• 발열, 두통, 오심, 구토, 경련성 발작, 실어증, 편측마비, 불수의적 움직임
	간호중재	• 지지적 치료로 항경련제, steroid, 안정제, 진통제 • herpes virus인 경우 → acyclovir iv • 침상머리 30° 상승
뇌농양	원인	• 유양돌기염, 중이염, 부비동염, 치아 감염으로 직·간접 전파
	증상	• 반복되는 두통(아침에 심함) • 오심, 구토, 사지의 쇠약, 의식수준의 변화, 시력감퇴, 운동감각과 언어 장애
	간호	• 항생제 투여 • 불안감 완화, 안전한 환경유지, 통증완화

06 뇌농양의 원인 중 가장 일반적인 것은?
① 이하선염
② 심내막염
③ 유양돌기염
④ 경막열상
⑤ 기저 두개골절

정답 06.③

제5절 퇴행성 질환

1 파킨슨병(PD)

정의	• 기저핵의 신경원을 침범하는 만성 퇴행성 중추신경계 장애	
원인	• 도파민 부족	
병태	• 기저신경절 내 흑질의 퇴행성 변화 → 신경원의 파괴 → 도파민 양 감소 → 아세틸콜린의 흥분활동에 대한 도파민의 부적절한 조절 → 수의적 동작의 시작과 조절이 어려워짐	
증상 14 기출	• 진전 98,04,11 기출 활동을 시작하거나 수면 중 소실, 휴식 시 악화 수전증 : 엄지를 손바닥 안쪽으로 돌림(pill-rolling) 목적이 있는 수의적 운동 시에는 감소 : 단추 채우기, 옷입기 손가락에서 시작하여 팔, 전신으로 진행 • 모든 움직임의 강직 : 웅크리는 자세 • 운동불능/운동완서 : 자율적인 운동의 점진적인 소실(느린 운동), 운동개시 곤란 • 체위의 불안정 : 걸음의 폭은 짧고 앞으로 굽은 자세와 질질 끄는 종종걸음, 가속보행, 보행시 손을 흔들지 않는 자세 • 마스크 같은 얼굴 = 가면 같은 얼굴 • 침 흘림, 직립성 저혈압, 발한 : 자율신경기능 이상 • 소서증 : 전진 증상으로 글씨가 흔들리고 작음 • 단조로운 목소리, 빠른 말투 • 우울, 치매	
진단	• 진전, 강직, 운동 완서증 중 두 개의 특징적인 증상이 나타날 때	
치료	도파민 작용제	• levodopa(sinemet), bromocriptine(parlodel) • 도파민 전구물질(BBB통과×), 뇌 속에서 도파민으로 전환되어 부족한 도파민 보충 • 부작용 : 오심, 환각, 운동실조, 심한 체위성 저혈압 • amantadine : 도파민의 분비를 증가시킴
	항콜린성 제제	• 아세틸콜린의 작용 감소, 진전 완화
	항히스타민제	• 항콜린성 효과, 진전과 강직 완화
간호중재 05 기출	기동성 증진 19 기출	• 따뜻한 물로 목욕, 마사지, 신전운동 격려, 매일 운동하는 것을 격려 • 운동과 걷는 방법 교육 : 의식적으로 발을 들어올렸다가 내리면서 걷도록
	영양상태 증진	• 의식적으로 양쪽으로 사용하도록 교육 • 식사도구는 사용하기 편한 것으로 교체

07 파킨슨병 환자의 증상으로 옳지 않은 것은?
① 휴식 시 진전은 악화된다.
② 질질 끄는 종종걸음이 있다.
③ 증상이 팔에서 시작된다.
④ 주먹을 꼭 쥔 듯한 손동작이 특징적이다.
⑤ 글씨를 쓸 때 흔들리나 크기는 일반적이다.

정답 07.⑤

	• 머리를 뒤로 젖혀 침이 밖으로 흘리지 않도록 하고 침을 삼키도록 교육 • 소량씩 자주 먹도록 함
의사소통능력 증진	• 말을 시작하기 전에 심호흡하도록 격려 • 규칙적인 노래, 소리내어 책 읽기 • 짧은 문장을 사용, 단어 중간에 숨을 쉬도록 함
변비예방	• 규칙적인 배변시간 • 배변 시 정상적 체위 유지 • 고섬유식이, 수분섭취 권장
Levodopa의 안전한 사용을 위한 지침 ▶ 10,16,20 기출	• 안정제, Vit.B_6 식품섭취 금함 : lovodopa 효과 감소 ▶ 03,07 기출 • 알코올✕ : 레보도파 길항작용 • 고단백식이✕ : 레보도파 흡수 방해 → 아침과 점심은 저단백, 저녁은 고단백식이 제공 • 공복 시 복용, 오심 있을 경우 음식과 같이 복용 ▶ 16,20 기출

2 근위축성 측삭경화증

정의	• 루게릭병 • 뇌간, 척수, 대뇌피질의 운동 신경원을 침범 • 감각신경과 자율신경계는 침범하지 않고 정신상태의 변화는 나타나지 않음 • 호흡근의 약화와 마비로 2~6년 내에 사망
원인	• 원인 불명, 바이러스, 대사 장애, 감염 등, 40~70대 남성 호발
증상	• 근육의 점진적인 탄력소실과 무력감 • 인지능력은 유지되어 환자가 더 고통스러움 • 점차 호흡곤란이 초래되어 호흡기 감염으로 사망
치료	• Riluzole : 병의 진행을 느리게 하는 약물 • 인공호흡기, 위관영양
간호중재	• 호흡유지 : 폐활량이 50%↓, 현저한 근육기능의 소실됨을 나타냄 → 필요시 삽관이나 기관절개술 할 수 있도록 세트 준비 • 신체운동성 확립 : 위축 방지를 위한 신전운동 실시 • 영양상태 유지 : 고열량, 적은 양의 식사를 자주 제공 • 피로 완화 : 중요한 일은 오전에 하기 • 흡인과 감염방지 : 식사 중, 식사 후 좌위, 가능한 활동 권장, 체위배액 자주 시켜줌

3 다발성 경화증

정의	• 뇌, 시신경, 척수 백질 등의 수초가 탈락되는 것으로 중추 신경계의 만성 진행성 퇴행성 신경질환
원인	• 자가 면역 질환, 유전적 소인, 바이러스 감염과정, 과도한 피로, 임신, 불량한 건강 상태
병태	• 중추신경계의 만성염증과 탈수초화 반흔조직의 형성
증상	• 만성적, 점전적으로 악화와 회복 반복 • 소뇌 침범되어 조화운동 불능, 떨림 • 지속적인 근허약과 피로, 경직, 비정상적 열감, 비정상적인 반사
진단	• 척수액검사 상 IgG↑ • MRI 상 신경계의 백질 부분에 작은 반점
치료	• 급성 증상 시 : 부종완화, 염증 완화를 위해 corticosteroid & ACTH • 만성 증상 시 : 강직완화(valium, lioresal), 우울관리(항우울제 및 상담), 빈뇨 및 긴급뇨(항콜린성 제제), 소변정체(콜린성 제제), 간헐적 도뇨, 배변관리(변연하제, 좌약)
간호중재 00, 07 기출	• 수동적 운동 실시 • 피로의 최소화 • 복시 있으면 양쪽 눈에 교대로 안대 적용 • 시야 결손 있다면 고개를 돌려서 확인하도록 교육

4 헌팅톤 무도병

정의	• 불수의적인 근 움직임, 신경계 퇴행성 상염색체 우성 유전 질환
원인	• 15~20년 진행되는 퇴행성 질환 • 신경전달물질의 불균형으로 도파민의 농도가 상대적으로 상승되어 억제되지 않은 움직임 초래
증상	• 비정상적이고 과다한 불수의적 움직임(무도병) • 구음장애, 균형감 저하, 수의적 활동 제한 • 호흡장애, 변실금, 요실금
간호중재	• 비정상운동을 증가시키므로 억제대 금지 • 약물요법을 통해 증상조절

5 치매

정의	• 후천적인 인지기능 손상에 의해 만성적, 진행성 • 기억력, 언어능력, 시공간기능, 실행기능, 판단력의 장애와 정서증상, 성격변화, 행동증상 등이 상실되거나 장애를 일으키는 증후군
진단	• MMSE, CT, MRI, 치매와 우울의 감별 진단
치매환자 간호지침 ▶ 13,18 기출	• 환자의 행동이 아이 같아도 <u>인격적으로 존중</u> • 눈 맞추며 의사소통 • 인내심을 가지고 유연하게 대처 • <u>과업을 단순화</u>하여 직접 할 수 있도록 함 • 한 번에 한 가지 일에 초점 • 환자의 행동에 비판하거나 <u>교정하려고 하지 않음</u> • 인지적 자극 : 다양한 사람과 접촉하게 하여 환경적 자극 제공, 점진적으로 현실을 변화, <u>달력 제공</u>, 새로운 물건을 제공하기 위해 반복적으로 사용 • 기억력 훈련 : 과거의 경험에 대해 적절히 <u>회상</u>, 경험한 기억 문제를 환자나 가족과 상의 • <u>일몰증후군</u> : 해가 진 후 혼돈이 더해지는 현상

6 알쯔하이머

정의	• 뇌 위축, 만성 진행성 퇴행성 질환, <u>치매의 60%</u>
원인	• 유전적, 노화
증상	• <u>기억상실</u> ▶ 18 기출, 유사 과업의 어려움, 언어 장애, 판단력 저하 • 5~20년에 걸쳐 서서히 진행
진단	• 단일 임상검사는 없음 • 우울검사 • MMSE : 기억력, 계산, 언어, 시공간 지각력, 민첩성 초점 • 유전성일 경우 혈중 Apo E-4, CT, MRI, SPECT, PET
간호중재	• 약물 : <u>아세틸콜린 분해효소 억제제</u>, 항우울제, 항경련약, memantine(뇌의 학습 및 기억 증진) • 자가 간호 증진, 적절한 영양관리, 의사소통 증진, 배회 예방, 감염예방, 돌봄 제공자의 역할 긴장 감소

---

08 알쯔하이머 대상자 간호에 대한 설명으로 맞는 것은?

① 한 번에 간단한 2~3가지 일을 함께 하도록 한다.
② 달력은 대상자가 보이지 않는 곳에 잘 배치한다.
③ 이해되지 않는 행동에는 즉각적인 교정이 필요하다.
④ 과업을 정교화하여 직접할 수 있도록 한다.
⑤ 다양한 사람과 접촉하게 하여 환경적 자극을 제공한다.

정답 08. ⑤

제6절 말초장애

1 중증근무력증, MG 11 기출

정의	• 수의근 침범, 만성 신경근성 자가면역질환으로 근육 약화 초래
원인	• 아세틸콜린 수용체에 대한 자가 항체 형성 ↑
증상 11 기출	• 골격근의 약화로 하행성 운동마비 • 초기증상 : 안검하수, 복시, 안구진탕 • 안면근육 침범 : 안검하수, 무표정한 얼굴 • 후두 및 인두 근육 침범 : 언어, 저작, 연하곤란, 기도흡인으로 호흡기계 합병증 • 의식의 변화는 없음
진단	• 혈액검사 상 아세틸콜린 수용체 항체검사 시 titer↑ • Tensilon test(+) : 콜린 분해효소 억제제인 tensilon IV시 30초 이내에 근육허약증상이 눈에 띄게 회복됨 03,08,16 기출
치료	• 콜린분해효소 억제제, 면역 억제제, 혈장교환, 흉선절제술
간호중재	• 피로감소, 흡인예방, 사회적 관계 유지

	근무력성 위기	콜린성 위기
원인	• 약물이 부족하거나 투약하지 않은 경우	• 자연적 혹은 흉선절제술 후 증상이 완화거나 수용체부위에서 아세틸콜린이 증가함으로써 복용 중이던 anticholinesterase 약물용량이 과다해진 경우
감별 진단	• anticholinesterase 약물의 정맥주입 후 힘이 생실 때 • 안검하수, 분명한 발음이 되지 않는 연수 증상 등 골격근의 허약이 나타날 때	• anticholinesterase의 복용 1시간 이내 허약감, 안검하수, 연수증상, 호흡 곤란과 같은 골격근 허약 증상이 나타날 때 • 동공축소, 타액분비, 설사, 오심, 구토, 복부경련, 증가된 기관지분비물, 발한 또는 유루와 같은 증상을 포함하는 평활근의 효과

2 길랑-바레 증후군

정의	• 다발성 신경염
원인	• 바이러스 감염에 대한 자가 면역 반응
증상	• 상행성 대칭성 근약화 • 근위축을 동반하지 않는 이완성 마비 • 호흡부전, 장과 방광의 조절 상실, 심부건 반사 감소 • 뇌신경 증상 : 안면마비, 연하곤란, 복시, 언어곤란 • 감각신경 침범으로 통증 및 감각 이상
치료 16,17 기출	• 호흡유지 : 기계적 환기 보조 • 혈장분리 교환술, 면역글로불린 정맥주사

두드림 퀴즈

09 중증근무력증에 대한 설명 중 옳은 것은?
① 아세틸콜린 수용체에 대한 자가 항체 형성이 증가한다.
② 근무력성 위기 증상 시 tensilon은 근육의 허약감을 감소시킨다.
③ tensilon IV시 30초 이내에 근육강화증상이 나타난다.
④ 근무력성 위기 증상으로 설사, 오심, 구토, 복부 경련이 나타난다.
⑤ 근무력은 가역적이며 의식변화가 있다.

10 길랑-바레 증후군을 가지고 있는 환자가 호흡곤란을 호소할 때 해야 할 중재는?
① 천천히 걷도록 한다.
② 수분을 제공한다.
③ 반좌위를 하고 심호흡할 수 있도록 지지한다.
④ 산소를 주고 기관절개 할 준비를 한다.
⑤ 산소를 주고 기관 내 삽관한다.

정답 09.② 10.⑤

제7절 뇌신경장애

1 안면신경 마비(bell's palsy, 제7뇌신경)

원인	• 원인불명 • 바이러스, 허혈, 자가 면역 질환, 국소외상과 관련 있음 • 1~3주 전 상기도 바이러스 감염 병력
증상 16,17,18,20 기출	• 얼굴근육의 마비 : 눈이 잘 안 감김, 이마에 주름 생기지 않음, 입이 삐뚤어짐, 얼굴 한 쪽 근육 마비, 발음 부정확, 눈동자 위로 올라감 • 감각의 둔화, 미각 감소 • 청각 과민 증상 • 얼굴, 눈, 귀 뒤에 통증 • 토안으로 눈을 깜박이지 못하여 각막 건조
합병증	• 각막 궤양 • 시력장애
간호중재 14 기출	• 각막 보호 위해 인공눈물, 안연고 적용, 수면 시 안대 착용 • 안면신경의 부종 감소 및 혈액공급을 위해 스테로이드, 혈관 확장제 투여 • 염증완화를 위해 비스테로이드 투여 • 통증완화를 위해 비마약성제 투여 • 얼굴운동 교육 : 3~4회/일 5분간 눈썹 올리기, 눈 꼭 감기, 입 오므리기, 휘파람불기

11 다음의 증상이 있는 환자에게 예상되는 질환은?

- 이마에 주름이 생기지 않음
- 눈동자가 위로 올라감
- 미각 감소
- 청각 과민증상
- 눈을 깜박이지 못하여 각막 건조

① 삼차신경통
② 중증근무력증
③ 무긴장성 발작
④ 안면신경 마비
⑤ 파킨슨 병

정답 11.④

두드림 퀴즈

12 삼차신경통 환자의 간호중재가 적절한 것은?

① 입을 크게 벌리거나 양치할 때 통증이 발생하므로 양치대신 가글만 하도록 한다.
② 통증이 있을 시에는 얼음찜질이 도움이 된다.
③ 전기면도기의 사용은 지양한다.
④ 수술 후 6개월마다 정기적으로 치과를 방문한다.
⑤ 저작 기피 증상이 있으므로 유동식으로 식사하도록 한다.

2 삼차신경통

원인	• 제5뇌신경(삼차신경)의 이상 • 통증 전달하는 통증 민감 구심성 섬유의 신경근에서 발생하는 이소성 활동전위
증상	• 눈 아래 안면부의 편측성 발생 • 찌르는 듯한 강한 통증 갑자기 발생, 2분 내에 사라지고 반복적으로 발생 • 음식 먹을 때, 입 크게 벌릴 때, 양치할 때 통증 유발 • 얼굴 만지거나 말하기, 저작 기피, 심한 통증으로 인한 피로, 허탈 상태
치료	• 항경련제(carbamazepine, phenytoin, lamotrigine) • 수술 요법: 신경근 파괴술, 감마나이프 방사선 수술, 삼차신경 미세혈관 감압술
간호중재 98,20 기출	• 찬바람, 더위 피하기, 통증 없는 동안 개인 위생 격려, 뜨겁거나 차가운 음식 피하기, 일상적 활동 유지 권장, 급성 통증 시 마약성 진통제투여(중독 유의)로 통증 조절하기 • 고단백 고칼로리의 씹기 쉬운 음식(연식)으로 적절한 영양 상태를 유지하기 • 불안감 감소, 방문객 제한, 보조적 의사소통 지지하기 • 수술 후 6개월마다 정기적으로 치과 방문으로 치아 관리하여 충치 예방하기 • 음식을 씹을 때는 건강한 안면 쪽으로 저작하기 • 전기면도기를 사용하도록 함 • 수술 후 구강간호를 제공

정답 12.④

제8절 신경계 외상

1 두부손상

종류	폐쇄성 뇌 손상	뇌진탕	• 일시적 뇌의 마비 • 증상 : 구토, 현기증, 잠시 의식소실 • 특별한 치료 없음
		뇌좌상	• 뇌타박상 • 뇌조직 여러 군데의 점상출혈과 멍 • 상당기간 무의식과 현저한 뇌조직 손상 증상
		뇌열상	• 뇌 실질 조직이 찢어짐, 조직 손상이 심함
	두개내 출혈	경막외 혈종 (EDH)	• 두개골 골절과 관련 • 주로 동맥성 출혈이며 신경학적 응급 상태 • 손상 즉시 무의식 → 잠시 명료한 의식 → 의식 수준 저하, 동공 산대, 혈종 부위 안구운동 마비, 두통, 오심, 구토 • ICP 하강시키고 혈종 제거하는 치료
		경막하 혈종 (SDH)	• 경막과 지주막 사이의 출혈로 주로 정맥성 출혈이다. • 분류 | 급성 | 손상~48시간 | 즉시 악화 | |---|---|---| | 아급성 | 48시간~2주 이내 | 혈종의 위치에 따라 정신상태의 변화 | | 만성 | 수주~수개월 | 점진적인 의식 변화 | • 신경증상의 변화, 두통, 인격변화, 경련 • 천공술이나 개두술로 혈종 제거
		뇌내 혈종 (ICH)	• 뇌의 실질 세포 내에 직접 출혈되어 혈종 형성 • 반신마비가 흔하며 혈종의 위치에 따라 다양 • 수술로 혈종 제거
	두개골 골절	선상골절	• 저속도 손상, 두개골의 연속성 손상, 합병증X
		함몰골절	• 강한 가격으로 두개골 안쪽으로 들어감, 뇌열상과 감염 초래 • 외과적 처치가 24시간 이내에 요구
		기저 두개골절 ◆ 01,07,12 기출	• 전두엽과 측두엽의 기저부를 따라 골절 • 뇌척수액이 귀, 코로 흘러나오거나 뇌신경 손상증상, 안와 주위 반상출혈, 유양돌기 주위의 반상 출혈
임상증상	• 의식수준의 변화(초기증상) • 활력징후의 변화 : 호흡완서, 불규칙한 호흡, 서맥, 맥압 증가, 후기증상으로 고체온증 • 동공변화 : 고정, 확대, 느린반응, 비대칭적 • 눈, 귀, 코의 분비물		

두드림 퀴즈

13 두부손상 환자의 간호중재로 틀린 것은?

① 지시사항을 단순화한다.
② 침상머리 60° 이상 유지한다.
③ 수분 섭취를 제한한다.
④ 비위관 영양을 실시한다.
⑤ 삼투성 이뇨제를 투여한다.

치료	• ICP 상승과 뇌부종의 원인을 확인하고 교정 • 수술 : 개두술로 혈종제거, 파열된 혈관 결찰, 배액 • 기저 두개골절시 방수생성억제제(diamax) 투여 • 뇌막염 발생을 예방하기 위해 무균적 처치, 흘러나오는 것은 닦아주기만 하기 • 스테로이드 금지
간호중재	• 호흡유지 : 기관 삽관 및 인공호흡기 적용, 진정제, 진통제 투여 시 의식저하와 호흡기 억압 발생 가능하므로 주의, 분비물 흡입하기 전 과다 환기 • 적절한 뇌관류 유지 : 침상머리 30° 상승, 삼투성 이뇨제(mannitol)로 뇌부종 완화 • 염증완화 : corticosteroid 투여 후 혈액과 요검사 실시 • 수분섭취 제한 : ICP 고려 • 영양상태 : 삼킬 수 없는 상황이면 비위관 영양 실시 • 인지기능 증진 : 지시사항을 단순화, 적절한 휴식 • 손상방지 : 불안정한 행동, 흥분 등의 증상이 있을 때 지지 필요 • <u>조용한 환경으로 자극을 최소화</u> ▶ 12 기출 • 사지 ROM 운동 : 경축으로 인한 기형 예방

2 척수손상

호발부위	• 경추(C1~2, C4~6), 흉추와 요추의 접합부위(T12~L1), L4~5
원인	• <u>교통사고(30~50%)</u>, 낙상, 폭행, 자상, 운동 손상, 과도굴절, 과도신전, 척추압박, 회전 등
증상	• 손상부위 이하의 운동, 감각, 반사기능의 소실 + 척추쇼크, 통증, 운동변화, 마비, 의식상실 • 자율신경 증후군 : 척추쇼크, 자율신경 반사부전

	척추쇼크	• 신경성 쇼크, 외상직후 상하위 운동신경원 사이의 전달로 파괴 • <u>저혈압</u>, 서맥, 체온조절능력 상실, 이완성 마비, 손상이하부 반사소실, 척수 반사소실, 마비성 장폐색, 감각상실(손상부위 이하의 통각, 온각, 촉각, 압각, 위치감 상실)
증상	자율신경 반사부전	• <u>T6 이상의 손상</u> ▶ 14 기출 → 대뇌에서 교감신경계 통제 불능 • 척수쇼크 종료된 후 발생 • 원인 : <u>방광에 소변이 가득한 경우多</u> ▶ 15 기출, 요로감염, 출혈성 방광염, 복부수술, 욕창, 폐경색, 저혈압, 변비 등 • 증상 : <u>심한 고혈압</u>, 박동성 두통, 서맥, 과다발한, 흐린 시야, 복시, 척수손상 이하 냉감 및 창백, 입모증(소름끼침) • 중재 : 원인 찾아 제거, high fowler's position 취하고 혈압 측정, 도뇨관 개방유무 확인, 방광 팽만 시 도뇨관 삽입, 실내 온도가 확인, 보온 필요, 찬 공기에 노출되지 않도록 함, 혈압 주기적 측정

	• <u>C4 이상의 경추 손상 시</u> : 호흡을 포함한 모든 기능 상실 • <u>흉추(T1~6)의 경추 손상 시</u> : 가슴 아래 모두 기능 상실(상지 사용 가능) ▶ 09 기출 • <u>요추</u> : 다리, 배변, 배뇨기능 상실 ▶ 08,09,13 기출

정답 13.②

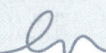

치료	• 손상부위 부목 고정, 신체선열 유지(경추부목, 머리 고정대 이용) ▶ 15,17 기출 • 업어서 옮기거나 무리하게 이동한 경우 척수 손상 악화가능 있음
간호중재 ▶ 02,05,16 기출	• 호흡유지 ▶ 99 기출 : 상부의 척수손상 환자의 경우 호흡관찰과 기도 유지 • 부동으로 인한 합병증 예방 : 사지 ROM 운동, 활동 권장하여 신결석 및 골다공증 예방, 탄력스타킹 착용, 처방된 항응고제 투여 • 피부 통합성 유지 : 2시간마다 체위변경=통나무 굴리기, 딱딱한 침대, 등과 목 똑바로 유지 • 배뇨증진과 요정체 예방 ▶ 104 기출 : 도뇨관 삽입, 유치도뇨관은 빠른 제거, 낮 동안 수분을 2시간마다 제공하고 30분 후 방광 부위 눌러주어 배뇨감 증진시켜 배뇨반사 훈련 실시 • 장활동 증진과 변비예방 : 고열량, 고단백, 고섬유식이 제공 • 손상 후 2~3주 강직이 올 수 있음을 설명 • 강직 시 간호 : 조용하고 편안한 환경, 천천히 그리고 무리하지 않도록 ROM, 너무 덥거나 찬 온도 피하기, 근육이완제 투여, 체위변경이나 활동 시 천천히

두드림 퀴즈

14 강직 시 간호로 알맞은 것은?
① 변비예방을 위해 저열량, 고단백, 고섬유식이 제공한다.
② 요정체 예방을 위해 유치도뇨관을 유지한다.
③ 환자의 편안함을 위해 폭신한 침대를 준비한다.
④ 체위변경이나 움직이는 활동 시 천천히 하도록 교육한다.
⑤ 부동으로 인한 합병증 예방을 위해 항혈전제를 투여한다.

3 추간판 탈출증

호발부위	• C5~6, L4~5, L5~S1
원인	• 외상(자동차사고), 무거운 물건을 잘못된 자세로 들 때, 비만, 흡연, 노화, 나쁜 자세, 높은 굽 구두
증상	• 경추간판 탈출증 : 경추통증, 목운동 제한, 상지에 감각장애, 무감각, 견갑부 통증, 한쪽 팔 방사통 • 요추간판 탈출증 ▶ 07,16,17 기출 : 침범된 등과 하지에 압통, 자세의 기형(허리를 굽히지 못함, 구부정), 감각장애, 무감각, 심부건 반사 감소, 하지 방사통, 발 배굴 시 통증
진단	• 하지 직거상검사 ▶ 11,16 기출 : 요추 추간간판 환자의 경우 60° 이상 올리기 어려워 함 • 척수 조영술, CT, MRI, EMG(근전도검사)
치료	• 보존적인 중재 안 될 때 외과적 수술 필요 • 외과적 방법 : 경피적 레이저 추간판 감압술, 화학적 수핵 용해술, 척추 융합술 ▶ 20 기출, 추간판 절제술 등
간호중재	• 예방간호 ▶ 07,17 기출 : 무릎 구부려서 물건 들기, 서서 일 할 때는 한쪽다리 발판에 올리고 하기, 목이나 어깨, 복근강화 운동 • 체위 : 침요는 단단, william's 체위(반좌위에 무릎을 굴곡하여 하부 등근육 이완시키고 척수 신경근에 압력을 제거), 앙와위 시 다시 아래에 베개를 넣는 체위 • 운동 : 급성통증이 완화된 후에 시작, 등척성 운동이 효과적, 근육 강화를 통한 손상 재발 막기 • 열, 냉 요법 : 신경 치유 촉진, 급성통증과 염증완화효과

15 추간판 탈출증 환자에게 통증을 경감할 수 있는 체위로 알맞은 것은?
① william's 체위
② semi-folwer's 체위
③ 앙와위
④ 쇄석위
⑤ 복위

정답 14.④ 15.①

- 수술 후 간호 ▶ 15,16,19,20 기출

CMS	Q2~4hr CMS 확인, 통나무 굴리기 방법으로 Q2hr 체위변경 ▶ 16 기출
운동	• 침상안정을 4일 이상 하지 않고 서서히 걷기 운동 • 2~3회/주 20~30분 자전거 타기 권장 • 요추의 가동범위 제한하기 위해 보조기(brace 혹은 코르셋) 착용 ▶ 20 기출
자세	• 수술 후 12~24시간 침상(단단한)에 똑바로 누워 있기, 침상 높이지 않고 편평 • 수술 후 4~6주간 앉는 것은 자제

4 말초신경 손상

병태	• 말초신경 손상 후 손상받은 원위부는 24시간 이내 퇴축, 4일 경과 후 전도 상실
증상	• 경미한 마비, 심부건 반사의 소실, 손상 후 온단계 동안 사지가 따뜻, 2~3주 후 냉단계 & 청색증
진단검사	• Tinel sign : 축삭돌기 신경재생률 확인 검사 • EMG
간호중재	• 최적의 감각 및 운동기능 유지, 감염예방, 손상부위 올려주는 것 필요함 교육 • 혈관 배액 증진을 위해 사지 상승 • 안위 증진을 위해 사지 상승, 신경감각이 저하된 부위가 한랭에 노출되는 것 방지

제9절 종양·기타 신경계 질환

1 뇌종양

분류	• 두개내강을 차지하는 국소적 두개내 병변인 신생물 • <u>신경교종</u> ▶ 02 기출 : 원발성 두개내 종양으로 65% 발병 빈도 가장 높음, 빠르게 성장, 침윤성, 완전 제거 어려움 • 수막종 : 비교적 천천히 성장하며 재발 잘되는 양성종양 • 청신경섬유종 : 청신경총에 발생하는 종양으로 어지점증, 편측성 청력장애 발생 • 전이성 뇌종양 : 두개내 종양의 10%로 폐, 유방, 갑상샘, 방광, 전립선암에서 전이 • 뇌하수체 종양 : 성장호르몬 과잉분비 종양(말단비대증, 거인증), 프로락틴 과잉분비(무월경, 유즙분비, 성욕감퇴), 스테로이드 호르몬 과잉분비(쿠싱증후군) • 혈관기형종 : 40세 이하의 뇌출혈인 경우 의심, 뇌혈관구조의 기형 종양
증상	• ICP 상승 : 투사성 구토, 유두부종, 아침에 발생하는 지속적 재발성 두통 • 종양의 국소 부위에 따른 증상 | 대뇌	전신적 경련, 뇌압상승	시상하부	체온조절 기능 상실, 요붕증
---	---	---	---
두정엽	운동이상, 감각이상	후두골	시각적 실인증, 시야손상
전두엽	성격변화, 대칭성 운동무력감, 브로카 실어증	뇌간	연하곤란, 실금, 심혈관계 불안정, 뇌신경 기능 이상
측두엽	기억력 감퇴, 환청, 베르니케 실어증, 복합성 부분 발작, 시야손상	뇌하수체	시야손상, 생리이상, 발기부전, 쿠싱증후군
소뇌	조화, 보행, 균형감각 이상			
치료	• 외과적 수술 : 개두술 • 방사선치료 및 항암치료
간호중재 ▶ 15, 19 기출	• 통증완화 : 침상머리 5~20° 상승으로 뇌정맥 울혈 완화 ▶ 98, 14, 15 기출, ICP 상승 예방 및 완화, 광선공포증 있는 환자는 방을 어둡게 해주기, 조용한 환경 유지, 수술부위 위로 하여 눕기 ▶ 15 기출 • 손상방지 : 발작처치를 위한 약물을 침대 가까이에 두어 필요시 즉시 사용, 시야에 손상이 있는 경우 시야 안에 환자가 사용하는 물건 모두 놓기 • 불안감 완화, 지속적인 V/S & I/O & 반사신경 확인 ▶ 15 기출

2 척수내 종양

증상	• 비정상적인 반사가 동반된 사지의 무력감, 통증, 감각감퇴, 방광기능 이상과 변비
치료	• 척수 압박(응급상황) : 부종 감소를 위해 dexamethasone 다량 투여
간호중재	• 배뇨조절의 획득 • 수술 후 간호 : 수술부위 출혈, 뇌척수액 누출, 감염의 징후 관찰

3 발작

정의			• 발작(seizure) : 경련발작이 단발성으로 일어남 • 뇌전증(epilepsy) : 만성적 잠재 원인에 의해 지속적으로 발작을 일으키는 것
종류	부분발작	단순	• 의식손상(-) • 운동, 감각, 자율신경 또는 정신적 증상(+)
		복합	• 의식손상(+) • 목적 없는 반복적 행동, 초점 없는 눈, 입맛을 다심
	전신발작	소발작	• 5~10세 소아 호발, 5~10초 이내 종료 • 전조증상 없이 행동 멈추고 멍하게 바라보기, 고개를 푹 수그리기
		대발작	• 전신강직-간대성 발작, 가장 흔함, 흔히 간질이라 함 • 전조 : 발작 시작 시에 일어나는 허약감, 어지럼증, 운동 또는 감각 신경성 증상 • 긴장기 : 30~60초 정도 지속, 근육의 긴장이나 수축, 무호흡, 턱 고정, 동공 확대 고정 • 간대기 : 근육의 수축과 이완이 교대로 나타남, 몸통과 사지의 율동적이고 격렬한 움직임, 과다한 타액 분비, 빈맥, 요실금, 간대기 이후 잠시 동안 완화되고 잠시 후 완전한 혼미상태 지속
		근간대성 경련 발작	• 빠르고 순간적인 근육 수축이 한 쪽 또는 양쪽 팔다리와 몸통에 한 번 또는 연달아 반복되는 것이 특징
		무긴장성 발작	• 적하발작, 1~2초간 갑작스러운 근육 긴장 소실, 매우 짧은 시간 고개를 떨구거나 끄덕이는 운동, 의식 소실과 함께 전진 근육에 힘이 빠짐
		간대성 발작	• 의식 소실로 시작, 갑작스러운 근육긴장도 소실, 의식 소실, 비대칭적 사지 경련

치료	• 약물요법으로 항경련제 투여 • carbamazepine(tegretol), phenobarbital, divalproex 등 • 최소한의 부작용 발생과 경련의 조절 • 급성 간질 발작 : lorazepam(ativan), diazepam(valium) • 재발방지 : phenytoin(대발작시 사용, 부작용으로 소화기 장애, 피부발진, 구강염, 잇몸과잉증식, 골수 억압, 무과립세포증이 있다) • 뇌농양, 뇌종양, 혈관이상 시 수술적 중재 가능
간호중재 ▶ 03,04,05 기출	• <u>뇌조직 관류 유지</u> : 발작에서 완전히 깨어날 때까지 기도 확보, 피부색이 바뀔 경우 발작동안 산소제공, 약물의 치료적 혈중농도, 부작용 모니터링 • <u>손상방지</u> ▶ 10,14,17,19 기출 : 주변의 위험한 물건을 치움, 침대는 낮게 침상난간에 푹신한 것 대줌, 방을 어둡고 조용하게 유지, 발작동안 억제대는 사용하지 않음, 단단한 옷은 풀어주기, 발작동안 <u>입안에 설압자 등 어떠한 것도 넣지 않기</u>, 흡인을 막기 위해 측위 유지 • phenobarbital, phenytoin 투여 시 Vit.D와 엽산이 결핍될 수 있으므로 흰 치즈, 바나나, 오렌지주스, 푸른 콩 등과 섭취 권장 • carbamazepine(tegretol) : 자몽주스와 함께 마시지 말 것(약물 대사를 저해해 혈중 농도 높임)

두드림 퀴즈

16 간질발작으로 인해 항경련제 p-henytoin(Dilantin)을 처방받은 환자를 위한 교육으로 적절한 것은?
① 자몽주스와 함께 투여하면 안됨을 교육
② 약을 모두 복용한 후 집에서 지켜 보다가 다시 증상이 나타나면 병원에 내원하도록 교육
③ 발작동안 기도유지를 위해 설압자를 사용하도록 교육
④ 약물부작용이 나타날 경우 약 복용을 잠시 중단하고 병원으로 문의하도록 교육
⑤ 치은 증식증, 다모증, 부정맥, 시각 장애 등 부작용이 나타날 수 있음을 교육

정답 16.⑤

09 내분비계 건강문제와 간호

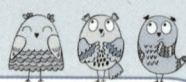

제1절 구조와 기능

1 구조

외분비선	• 침샘, 기름샘, 간, 위, 췌장, 전립선, 눈물 등 • 관(duct)에서 분비되어 신체 내부와 피부까지 분비물 운반
내분비선	• 소량의 호르몬을 분비하여 몸 전체의 항상성 유지 • 혈액 내로 분비되어 직접 표적 세포에 운반됨 • 뇌하수체, 갑상선, 부갑상선, 부신, 췌장의 랑겔한스섬, 난소, 고환, 송과체, 흉선 등

2 호르몬 조절 기전

분비	• by feedback(되먹임 기전) • 음성되먹임 기전 : 혈중 호르몬 양 적으면 이에 반응하여 추가호르몬 분비 • 양성되먹임 기전 : 호르몬 분비를 추가로 유발하기 위한 기전(분만 시 옥시토신 작용) • 신경계 조절 : 통증, 감정, 성적 흥분, 스트레스 등의 신경 자극 • 주기 : 일정한 빈도와 진폭으로 분비되는 주기성, 24시간 일교차 주기 등
운반	• 순환계를 통하거나 혈장 단백과 결합하여 운반
작용	• 세포내 수용체나 막수용체와 결합하여 세포활동 시작
기능	• 물질대사 관여, 전해질 균형 유지, 성격 발달, 성장과 생식, 에너지 생성 등

3 내분비계 기능과 호르몬 분비 99,05,06,07,14 기출

분비기관	호르몬	기능	분비과다	분비저하
뇌하수체 전엽	TSH(갑상샘자극호르몬)	T3, T4 분비자극	갑상샘기능항진	갑상샘기능저하
	ACTH(부신피질자극호르몬)	cortisol, 성스테로이드 분비 자극	쿠싱증후군, 알도스테론증	에디슨병, 부신위기
	Gn(FSH, LH)(성선자극 호르몬)	성선분비자극 : 성기관의 성장 및 성숙	성조숙	불임, 성욕저하, 2차 성징 지연
	prolactin(유선자극 호르몬)	유즙분비, 유상조직성장자극, 남녀생식기능 조절	무월경, 임신에 관계없이 유즙분비	유즙분비 부족
	GH(성장호르몬) 14 기출	세포, 골, 연조직성장 촉진, 당이용 감소, 단백질 합성증가	• 어린이 : 거인증 • 성인 : 말단비대증	• 어린이 : 난쟁이 • 성인 : 무력감
뇌하수체 후엽	ADH(항이뇨호르몬)	원위세뇨관과 집합관 수분 재흡수 증가로 삼투조절, 혈압상승	ADH 부적절증	요붕증
	옥시토신	강한 자궁수축, 유선에서 유즙 배출	분만 촉진, 유즙분비 과다	분만지연, 유즙분비감소
갑상샘	소포 세포	T3(삼요오드티로닌) T4(티록신)	골격 성장, 중추 신경계 성숙, 기초대사량 증가	craves병 basedow병	크레틴병(신생아) 점액수종(성인)
	소포 곁세포	칼시토닌	PTH와 반대작용, 혈중 칼슘 농도 저하 98 기출	혈중 칼슘 농도 저하로 골화석증(osteopetrosis)	혈중 칼슘 농도 증가
부갑상샘	PTH(부갑상샘호르몬)	• 혈중 칼슘 농도 증가 • 혈중 인 농도 감소	혈중 칼슘 농도 상승되어 뼈에 낭포형성	혈중 칼슘 농도 저하
부신피질	알도스테론(염류코르티코이드)	수분과 전해질의 균형을 유지하여 혈압조절, 혈청 내 Na 증가, K 배설	고혈압	저혈압
	콜티졸(당류코르티코이드)	당질·지방·단백질 대사 → 혈당상승, 스트레스에 반응, 항염작용	쿠싱증후군, 알도스테론증	에디슨병, 부신위기
	안드로겐(성호르몬)	2차 성징의 발달에 영향	사춘기 조기 발현	
부신수질	에피네프린 노르에피네프린	응급작용 = 교감신경자극과 동일	갈색세포종, 고혈압	
췌장	인슐린	당질, 지방, 단백질 대사에 관여, 혈당감소	저혈당증	고혈당증(당뇨)
	글루카곤	혈당증가	고혈당증	저혈당증
	somatostatin	위에서 가스트린 분비 촉진	위산과다(위궤양)	
고환	테스토스테론	2차 성징, 성 기관 유지		
난소	에스프로겐, 프로게스테론	2차 성징, 월경 후 자궁내막 재생에 영향		

제2절 건강문제와 간호

1 뇌하수체 전엽의 장애

분비기관	호르몬	기능	분비과다	분비저하
뇌하수체 전엽	TSH(갑상샘자극호르몬)	T3, T4 분비자극	갑상샘기능항진	갑상샘기능저하
	ACTH(부신피질자극호르몬)	cortisol, 성스테로이드 분비자극	쿠싱증후군, 알도스테론증	에디슨병, 부신위기
	Gn(FSH, LH)(성선자극호르몬)	성선분비자극 : 성기관의 성장 및 성숙	성조숙	불임, 성욕저하, 2차 성징 지연
	prolactin(유선자극 호르몬)	유즙분비, 유상조직성장자극, 남녀생식기능 조절	무월경, 임신에 관계없이 유즙분비	유즙분비 부족
	GH(성장호르몬) ▶ 14 기출	세포, 골, 연조직성장 촉진, 당 이용감소, 단백질 합성증가	• 어린이 : 거인증 • 성인 : 말단비대증	• 어린이 : 난쟁이 • 성인 : 무력감

뇌하수체 기능 항진증 ▶ 09 기출	분류	뇌하수체 선종	• 대부분의 뇌하수체 기능 항진증의 원인임 • 비기능성 뇌하수체 선종의 증상 : 안구운동 마비, 수두증, 뇌압상승, 두통유발, 요붕증, 반맹증 • 기능성(호르몬 분비성) 뇌하수체 선종 : 전엽 호르몬 분비 과다로 그 증상은 갑상선 기능항진, 쿠싱증후군, 성조숙증, 유즙분지 증가, 거인증, 말단비대증 등이 나타남
		말단비대증 거인증 ▶ 10,11 기출	• 원인 : 성호르몬의 과다 분비 • 거인증 = 골단 융합 전의 어린이 : 계속적인 신체 성장, 과도하게 큰 키, 심비대, 간비대, 장기비대, 당뇨병, 성기능저하, 골다공증, 고혈압 등 • 말단비대증 = 골단 융합 후의 성인 : 길이의 성장 없이 말단부위의 뼈나 연조직 비후, 코, 입술, 귀, 혀의 비대, 부정교합, 상악전돌증, 손발 비대, 골관절성 통증, 심한 발한 등
		쿠싱병	• ACTH 분비 증가로 부신피질 호르몬의 과잉 분비
		고프로락틴혈증	• 여성 : 무배란, 월경 장애, 불임, 유즙 분비, 성교통 등 • 남성 : 성욕감소, 발기부전, 여성형 유방, 정자 수 감소 등
	치료 및 간호		• 외과적 수술 : 뇌하수체 절제술로 경접형동 뇌하수체 절제술 혹은 개두술 • 방사선요법 및 약물치료
뇌하수체 기능 저하증	원인		• 종양의 압박, 염증, 혈관 손상, 뇌하수체 경색, 뇌수술, 방사선요법, 매독, 결핵 등 ▶ 10 기출

증상	GH	• 소아에서 성장장애, 체력 저하, 운동능력 감소, 근육량 감소 등
	Gn	• 성욕 감소, 불임, 고환위축, 정자 생성 부전, 발기부전, 불규칙한 월경 등
	TSH	• 소아에서 성장장애, 성인에서 갑상선 저하증, 변비, 피로감, 추위 민감 등
	ACTH	• 감염에 대한 낮은 저항성, 저혈당, 건조한 피부, 피로 등
	ADH	• 중추성 요붕증, 다뇨

2 뇌하수체 후엽의 장애

분비기관	호르몬	기능	분비과다	분비저하
뇌하수체후엽	ADH (항이뇨호르몬)	원위세뇨관과 집합관 수분 재흡수 증가로 삼투조절, 혈압 상승	ADH 부적절증	요붕증
	옥시토신	강한 자궁수축, 유선에서 유즙 배출	분만 촉진, 유즙분비 과다	분만지연, 유즙분비감소

요붕증	정의	• ADH 부족 → 신장의 수분 재흡수 장애 → 다량의 희석된 소변 배출
	증상	• 다뇨 : 당 미포함, 하루 5L↑, 비중 1.005↓, 삼투압 100mOsm/L↓로 혈장 삼투성 증가(295mOsm/L↑) ▶ 05 기출 • 다갈 : 신장의 수분 재흡수 장애, 과다 수분손실 • 수분보충 부적절 시 : 고삼투압(과민반응, 혼수, 고열), 혈액량 감소(빈맥, 저혈압, 피부긴장도 저하)
	진단	• 수분제한검사, ADH 대체검사
	치료 및 간호중재	• 탈수의 징후 조기 발견하여 PO 또는 IV 공급하기 • desmopressin : 중추성 요붕증에 효과적 ▶ 18 기출 → 다양한 방법으로 투여 가능 • 커피, 차 등 이뇨작용 심하게 유발할 수 있으므로 금기
항이뇨호르몬 부적절 증후군	정의	• 수분 정체로 인한 수분중독증이 온 상태 ↔ 요붕증 • 수분 축적, 저나트륨혈증
	증상	• 소변으로 나트륨 배설 지속, 수분 재흡수 증가로 부종, 혈압상승 없는 수분 축적, 세포외액 증가 • 저나트륨혈증 : 식욕감퇴, 두통, 의식 혼탁, 혼수, 불안감, 심한 경우 뇌부종
	치료 및 간호중재 ▶ 18 기출	• 저나트륨혈증 교정 : 500~600ml/일 수분 섭취 제한, 물보다 얼음 먹고, I/O & B.wt 변화 관찰 • 약물요법 : Lasix 투여하며 나트륨과 칼륨 보충, 고장성 saline(3%)정맥 투여 • 안전한 환경을 제공 : 신경학적 상태 변화인 혼수와 경련 관찰, 지남력 확인, 낙상 예방, 소음과 빛 조절

두드림 퀴즈

01 경접형동 뇌하수체 절제술 후 간호중재로 올바른 것은?
① 앙와위를 취해준다.
② 수술 후 수술 부위를 지지하고 조심스럽게 기침하거나 재채기 하는 것은 괜찮다.
③ 콧물이 흐르면 깨끗한 휴지로 닦아 버린다.
④ 일시적 호르몬 대치요법이 필요하다.
⑤ 두통완화를 위해 진통제를 투여한다.

▶ 경접형동 뇌하수체 절제술 수술 후 간호 중재 ▶ 12 기출

- 두개내압 상승 징후 관찰(혈압상승, 서맥 등)
- 수술 후 기침, 재채기, 코풀기 삼가
- 머리를 30° 상승시킨 체위
- 호르몬 분비 저하로 인한 징후 관찰 예) ADH-요붕증, 체액부족 ▶ 14 기출
- 콧물이 흐르면 분비물의 양과 질을 사정하고 CSF와 구분한다(당이 검출되면 CSF임).
- 비심지는 2~3일 후 제거 : 비심지 적용기간 동안 구강호흡하도록 하고 구강간호 실시
- 두통완화를 위한 진통제 투여
- 일생동안 호르몬 대치요법이 필요하다.
- 자가 투여방법 교육한다. → ADH, cortisol, 갑상샘호르몬

3 갑상선 기능 장애

분비기관		호르몬	기능	분비과다	분비저하
갑상샘	소포세포	T3(삼요오드티오닌) T4(티록신)	골격 성장, 중추 신경계 성숙, 기초대사량 증가	• craves병 • basedow병	• 크레틴병(신생아) • 점액수종(성인)
	소포곁세포	칼시토닌	PTH와 반대작용, 혈중 칼슘 농도 저하 ▶ 98 기출	혈중 칼슘 농도 저하로 골화석증 (osteopetrosis)	혈중 칼슘 농도 증가

▶ 갑상샘 기능항진 ▶ 13 기출 : 갑상샘 호르몬의 과다 분비로 말초 조직의 대사가 항진된 상태

Graves' disease	원인	• 20~50대 여성 호발, 갑상선 분비조절능력 부족, 요오드 부족, 자가면역성 질환, 스트레스, 출산 등
	증상	• 미만성 갑상선 종대 ▶ 02 기출 : 갑상선이 2~6배로 커져 연하곤란, 기도압박, 말하기 불편 • 안구돌출 : 안구 후방 내용물의 증가로 발생, 빤히 응시(상안검 퇴축), 하안검 퇴축, 안검부종, 복시, 흐릿한 시야 등 → 합병증 : 안구 건조증으로 인한 각막 궤양, 시신경 병변, 외안근 병변 • 수면장애 • 따뜻하고 축축한 피부, 식욕증가, 심계항진, 빈맥, 다뇨, 무월경, 성욕 감퇴, 근력약화
	진단	• TSH↓, T3&T4↑, 단백결합요오드↑
	치료 ▶ 05 기출	약물요법	• 항갑상샘제 : propylthiouracil(PTC), metimazole(tapazole), carbimazole ▶ 02,12 기출 • 요오드 이용의 차단으로 갑상샘 호르몬 합성을 억제하는 약물요법으로 작용이 느려 6~8주 소요 • PTC(propylthiouracil) ▶ 20 기출

정답 01.⑤

		• 고용량으로 시작 → 갑상샘 기능 호전에 따라 점차 감량 • 6~8주 후 효과 • 12~18개월 후 호르몬 정상화 시 중단 • 다른 약에 비해 무과립구증, 간기능 장애의 부작용은 더욱 심함 • 그 외 부작용 : 가려움, 피부반점 등의 과민증상 • 임산부에게 주의 투여 : <u>태반 통과 약물</u>이므로 태아에게 영향 → 임신 1기에만 사용
		• PTU 알레르기 있는 대상자는 methimazole을 사용한다.
방사성요오드요법		• ^{131}I을 구강 투여, 비교적 간단하고 효과적이며 경제적인 방법 • β선 이용하여 갑상샘 세포 파괴 • 방사선 요오드 배출 돕기 위해 수분 섭취 증가 • 치료 후 <u>2~3일 동안 독방</u>, 배변 후 2~3회 물내리기, 타인과 신체 접촉 피하기(방사선이 소량 배출됨) • <u>모유 수유 금지</u>, 방사선 치료 후 6개월 이상 피임 • 부작용 : 갑상샘 기능저하증 발생 위험(50%)
수술요법 00,03,06,07,10,11 기출		• 갑상선절제술 : 완전 절제 시 평생 갑상선 호르몬제 투여
	수술 전 간호	• 갑상샘 기능을 정상으로 만들고 유지하기 위해 수술 전 두 달 가량 항갑상샘제제 투여 • 갑상샘의 혈류량 감소, 수술 후 갑상샘 위기 예방을 위해 7~10일간 Lugol 용액 투여
	수술 후 간호	• 반좌위, 베개, 모래주머니로 머리지지 • 환자에게 말을 시켜 <u>회귀후두신경</u> 손상을 확인한다. 쉰 목소리가 나면 의심, 정상에서는 수일 내로 소실됨 • 출혈이나 종창 : 수술부위가 <u>호흡기</u>와 가깝고 출혈의 가능성이 높으므로 V/S check, 24시간 동안 4시간 마다 체온 측정(d/t <u>갑상샘 위기의 첫 증상이 고열</u>), 목과 어깨 아래로 손을 살며시 넣어 드레싱 아래쪽 부위를 확인(출혈양상은 거즈로 베어 나오지 않고 아래로 흐름) • 유의 증상 : 호흡곤란, 불규칙 호흡, 기관폐색, 천명음, 목이 조이는 느낌, 기침이 어려우며 연하곤란 호소 등
	저칼슘혈증	• 갑상선절제술 시 사고로 부갑상선 제거 혹은 손상으로 인해 테타니 발생하기 때문에 교육 필요 • 초기 : 입 주위, 손가락 및 발가락의 저림 및 경련 • 후기 : <u>안면 근육 경련(chvostek's sign)</u>, <u>상완 압박 시 팔 경련(trousseau's sign)</u> 19 기출 • <u>저칼슘혈증으로 인한 경련은 calcium gluconate, calcium chloride iv 투여</u>

두드림 퀴즈

02 갑상샘절제술을 받은 환자에게 트루소 징후(Trousseau's sign) 양성이 관찰되었을 때의 혈액검사 결과로 알맞은 것은?

① 칼륨 상승
② 칼슘 저하
③ 인산 감소
④ TSH 저하
⑤ T3, T4 감소

정답 02.②

두드림 퀴즈

03 갑상샘 기능항진 환자의 식이 교육 내용으로 올바른 것은?
① 체중이 안정될 때까지 저칼로리식이를 한다.
② 고열량, 고단백식이를 통해 체중 감소를 방지한다.
③ 체중 감소를 위해 저지방식이를 한다.
④ 변비 완화를 위해 고섬유식이를 한다.
⑤ 양념을 많이 넣어 입맛을 돋운다.

04 갑상샘 기능항진증 환자가 갑자기 투약을 중단했을 때 나타나는 갑상샘 위기 증상으로 적절한 것은?
① 저혈당
② 설사
③ 호흡곤란
④ 서맥
⑤ 고열

	응급상황준비	• 기관내삽관, 기관절개술 세트, 산소공급장치, 흡인 기구 준비 • 드레싱을 느슨히 해도 호흡곤란 완화되지 않거나 즉각적 의료요청 불가능하다면 클립, 봉합 제거한다.
	안위제공	• 목의 강직 예방을 위해 봉합선이 치유되면 수술 후 2~4일째 목의 ROM 운동을 시행한다. • 봉합선 부위의 긴장 피하기 : 머리 돌릴 때 혹은 기침 시 목 뒤로 양손을 받쳐서 머리지지(기침을 제한하지 않는다)
갑상샘 기능 항진증 환자의 간호중재 ▶ 98,99,05 기출	안위유지	• 조용하고 안락한 환경 • 실내온도 낮추고 가벼운 침구 사용, 과도 발한 있어 침구 자주 교환 • 활동과 휴식이 적절하게 되어야 하며 절대안정이 필요하지 않다. • 따뜻한 우유는 수면에 도움이 될 수 있음
	눈보호	• 안구 주의 부종 : 침상 머리 상승하고 이뇨제 투여하며 염분 섭취를 제한 • 눈부심 : 색안경 착용 • 안구 돌출 : 처방에 따라 안연고, 인공 누액 투여 및 안대 착용
	식이	• 과도한 섬유소 섭취는 제한 • 보충 영양소 및 칼로리 섭취량 증가(4,000~5,000kcal/일), 식간 간식 제공 • 카페인 섭취 제한 • 수분섭취 증가 : 4,000ml/일
갑상샘 중독 위기 ▶ 11,17 기출	원인	• 갑상샘 기능항진이 극도로 악화되어 나타나는 증후군 = 대사 항진 더욱 더 증가
	증상	• 고열, 발한, 불안, 복통, 구토, 부정맥 동반 빈맥, 심계항진 → 섬망, 혼수, 사망(30%↑)
	치료 및 간호중재	• 다량의 항갑상샘제 투여, 탈수치료, 전해질 균형 유지 • 적절한 환기 유지, I/O 확인, 기도개방 • 체온조절 : 얼음주머니 적용, 조용하고 시원한 환경 조성 • 투약 : 갑상샘 호르몬 분비 억제하기 위해 PTH(경구), dexamethasone, 요오드화 칼륨 투여

▶ **갑상샘 기능저하** : 갑상샘호르몬의 부족으로 각 조직의 산소소모율이 감소, 신체대사가 느려진 상태

크레틴 병	정의	• 선천적으로 갑상샘이 없거나 임신 시 모체의 요오드 섭취 부족으로 인해 요오드 대사에 결함을 초래하여 신생아에게 유발되는 갑상샘 기능저하증
	증상	• 2~3개월까지는 무증상 → 황달, 근육 긴장도 감소, 거대한 혀, 골성숙 지연
	치료	• 갑상선 제제 투여

정답 03.② 04.⑤

점액수종	정의	• 성인에게서 나타나는 갑상샘 기능저하증 • 남>여, 고령
	증상	• 병리적 변화 : 대사율 저하, 영양요구량 감소, 말초혈관 수축, 한선과 피지선 활동 감소, 지질대사 감소로 콜레스테롤 수치상승 ▶ 07 기출, 장 연동운동 감소 등 • 임상증상 ▶ 15,17 기출 : 추위를 참지 못함, 차갑고 창백하며 건조한 피부, 가늘고 건조하며 잘 빠지는 모발, 식욕 감소, 체중증가(부종 : 비요흔성), 피부와 손톱의 노란빛, 무감동, 기면, 졸림, 혼수, 감각이상, 성욕감소, 불임증 등 • 점액수종의 특징적 얼굴 : 혀 비대, 말초 부종, 잠긴 목소리
	진단	• TSH↑, 혈청 내 콜레스테롤↑, T4 & T3↓, ECG 변화 ▶ 18 기출
	치료	• 갑상샘 호르몬 대체요법 : synthyroid(levothyroxine) 소량에서 증량하며 효과까지 6주 소요 → 매일 아침 식전 30분 공복에 투약하기 ▶ 13 기출 • 수술 : 비대된 갑상선이 주위 조직을 압박할 때 실시 → 평생 갑상샘 호르몬 대치요법 필요
	간호중재	• 갑상샘 호르몬 제제(synthyroid)의 부작용 사정 = 기능항진 증상(불안, 협심증, 심근경색) ▶ 16 기출 • 저체온 관리 : 실내온도 유지, 담요제공 • 식이 : 저칼로리, 고단백, 고섬유식이 • 변비완화를 위해 심장에 문제가 없다면 수분섭취 권장
점액수종 혼수	정의	• 갑상샘 기능저하증의 가장 심각한 형태
	요인	• 치료받지 않은 지속된 갑상샘 기능저하증, 진정제, 최면제, 한랭에 노출, 수술, 감염 등
	증상	• 갑상샘 기능저하증, 호흡부전, 심한 체온저하, 저혈압, 의식소실, 과소환기로 호흡성 산증, 저체온증, 저혈압 발생 → 합병증 : 저나트륨혈증, 고칼슘혈증, 부신부전, 저혈당증, 수분중독, 사망
	치료 및 간호중재 ▶ 07 기출	• 기도 유지, 의식 확인 • 저혈당 교정, synthroid 투여, corticosteroid 투여 • 저체온 : 담요로 덮어 보온, 열찜질은 혈관 허탈을 유발하기 때문에 금기 • 갑상샘 기능저하증이 장기간 지속되면 속발성 부신기능 부전 발생 → 부신피질 호르몬 투여
갑상샘 암	역학	• 여>남
	증상	• 초기 : 무통성 단단, 고정된 불규칙한 결절 • 진전 : 호흡곤란, 쉰 목소리, 성대 마비
	치료	• 갑상샘 자극호르몬 억제 요법 : T4 투여 → TSH 억제 → 암세포 성장 억제 • 방사성 요오드를 이용한 절제요법, 수술요법, 방사선요법, 호르몬 억제요법, 화학요법 등

두드림 퀴즈

05 심장질환이 있는 대상자에게 갑상선 기능저하증이 관찰되어 synthyroid 제제를 투여 시 교육 내용으로 올바른 것은?

① 잠자기 전에 투여한다.
② 증상이 완화되면 약을 중단한다.
③ 효과는 2주정도 약을 투약해야 된다.
④ 고용량 약으로 시작해 대상자의 컨디션을 보며 차츰 줄여간다.
⑤ 흉통과 호흡부전이 있다면 약물 복용을 중지하고 병원 방문한다.

정답 05.⑤

갑상샘종	정의	• 갑상샘의 비대와 증식되어 있는 것
	원인	• 갑상샘 기능항진 : grave's disease • 갑상샘 기능정상 : 요오드섭취 저하 • 갑상샘 기능저하 : TSH 분비 ↑로 갑상샘 과자극
	진단	• 촉진, 시진, 혈액검사(TSH, T3, T4)
	치료	• 원인에 따라 갑상샘 호르몬 치료

4 부갑상선 기능 장애

분비기관	호르몬	기능	분비과다	분비저하
부갑상선	PTH (부갑상선호르몬)	• 혈중 칼슘 농도 증가 • 혈중 인 농도 감소	혈중 칼슘 농도 상승되어 뼈에 낭포형성	혈중 칼슘 농도 저하

▶ 인체 내 칼슘대사에 작용하는 인자 03 기출

	혈중 Ca	뼈	신장	소화기계
PTH (부갑상샘)	↑	뼈의 재흡수 ↑ = 혈액으로 칼슘이 나옴	• 칼슘 재흡수 ↑ • 인 재흡수 억제	Vit.D3 활성화 자극하여 칼슘 재흡수 ↑
칼시토닌 (갑상샘)	↓	뼈의 재흡수 ↓	칼슘과 인의 재흡수↓	직접 작용 없음

부갑상샘 기능항진증 ▶ 16 기출	원인	• 원발성(악성 선종(80~90%), 과다증식, 악성종양 등), 속발성(만성 신부전, 다발성골수종, 골전이암 등)의 다양한 원인으로 <u>부갑상샘의 과다활동</u>
	증상 ▶ 01,12 기출	• 고칼슘혈증 : ECG변화(QT간격 단축, 부정맥), 권태감, 근육쇠약증, 식욕 상실, 고혈압, 신결석, 골다공증, 뼈의 손상 등
	진단	• PTH 상승, 혈청 내 칼슘수치 상승(정상 : 8.5~11.5mg/dL), 혈청 내 인 수치 감소(정상 : 2.5~4.5mg/dL)
	치료 — 수액공급	오심, 구토, 식욕부진 등으로 인한 저혈량 보충
	약물요법	• 신기능 정상이고 요로결석 없을 시 <u>경구용 인 투약</u>하여 장에서 Vit.D의 칼슘 흡수를 억제해준다. • 칼시토닌 투여로 골재흡수억제 및 신장에서 칼슘의 배설 촉진하여 칼슘 농도 감소시킨다. • fosamax : 골 재흡수 억제하여 골소실 예방 • furosemide : 칼슘 배설 촉진 → Thiazide계 이뇨제 금기
	수술요법	• 부갑상샘절제술
	간호중재 ▶ 16 기출 — 신체손상 예방	• 부동은 뼈의 칼슘 소실을 증가시켜 골절 발생시키므로 운동 프로그램 계획, 낙상예방, 침대 난간 올리기 등
	순환계기능 유지	• 고칼슘혈증 시 digitalis 중독이 쉽게 발생하므로 강심제 복용시 독성 관찰 • 고혈압, 심계항진 관찰
	안위증진	• 필요시 진통제 투여, 신장 산통에 마약성 진통제 사용, 소양증시 전분목욕
	신장기능 유지, 신결석예방	• 수분섭취 증가 : 3~4L/일, 무기염류 농축과 요결석 감소 • 산성 식이 권장하여 신결석 예방 → d/t 칼슘이 산성소변에 잘 녹음 • 신결석의 통증 사정, 소변 결석 수집(거즈 이용)
	수술 후 간호	• 갑상선 절제술과 유사 • 호흡증진 : 기도유지, 침상머리 30° 올리기, 심호흡, 기침, 체위변경, 수분섭취 유지
	저칼슘혈증 중재	• 경증 : 경구용 칼슘제 • 중증 : $CaCl_2$, calcium gluconate IV

두드림 퀴즈

06 지나치게 낮은 혈액 내 칼슘치를 정상적으로 높이기 위해 사용하는 호르몬은?
① 인슐린
② 칼시토닌
③ 부갑상샘호르몬
④ 에피네프린
⑤ 티록신

07 부갑상샘 기능항진증 환자의 식이요법으로 적절한 것은?
① 알칼리성 식이
② 고칼슘식이
③ 저인산식이
④ 수분섭취 증가
⑤ 저섬유소 식이

정답 06.③ 07.④

두드림 퀴즈

08 Chvostek's sign 양성과 손가락의 감각 이상을 호소하고 환자의 혈액검사 결과상 저칼슘혈증이 확인되었을 때 의심할 수 있는 질병은?

① 크레틴병
② 부신위기
③ 갈색세포종
④ 에디슨병
⑤ 부갑상샘기능저하증

부갑상샘기능 저하증	원인	• 자가면역 장애, 부갑상샘 경색, 갑상샘절제술 중 사고 등 • 골흡수 ↓, 신장의 칼슘 배설 ↑ 칼슘의 장 흡수 ↓ Vit.D 활성화 ↓ • 신장의 인산 배설 ↓ → <u>저칼슘혈증 & 고인산혈증</u> • 신경근육의 불안정
	증상 ▶ 20 기출	• 저칼슘혈증과 관련된 증상이 주로 나타남
	근육 신경계	• 입 주위, 손가락 끝 감각저하, 저질감 등의 감각 이상 • 테타디 : 안면경련(chvostek's sign) & 손목경련(Trousseau's sign) • 근육 경련 : 경직성 경련, 강직성 간대성 경련 ▶ 14 기출
	피부	• 피부 건조, 가늘고 건조하며 잘 부스러지는 모발
	눈	• 수정체 석회화 → 복시, 수명, 흐린 시야
	정신 및 신경계	• 정신 지체(소아의 20%), 의식 저하, 유두부종, 불안
	치아	• 치아 발육 부진(소아), 치아 간격 넓어짐, 충치
	소화기계	• 오심, 구토, 설사, 복부 경련
	심혈관	• 저칼슘혈증 → QT 간격 증가, 강심제 저항성, 심박출량 감소, 심근수축력 감소, 저혈압
	치료 및 간호중재 ▶ 06,10 기출	
	기도개방 유지	• 후두 강직, 호흡기 폐쇄 시 기관내과삽관 혹은 기관절개 세트 준비
	약물요법	• 급성기 : 칼슘 투여, 수분 섭취 증가, 필요시 이뇨제 사용, 강심제 투여 시 심전도 감시 • 장기 치료 : 칼슘염 경구 투여 시 Vit.D 함께 투여
	식이	• 고칼슘, 저인산, 고비타민식이, 유제품 제한(인이 많다)
	불안방지	• 과다환기되면 호흡성 알칼리혈증으로 저칼슘혈증 악화시킴
	추후관리	• 평생 치료하므로 3~4회/년 정기 검진 필요, 저칼슘혈증 교육하여 증상 나타나면 병원방문하여 치료 받도록 함

정답 08.⑤

5 부신 기능 장애

분비기관	호르몬	기능	분비과다	분비저하
부신피질	알도스테론(염류코르티코이드)	수분과 전해질의 균형을 유지하여 혈압조절, 혈청 내 Na 증가, K 배설	고혈압	저혈압
	코티졸(당류코르티코이드)	당질·지방·단백질 대사 → 혈당 상승, 스트레스에 반응, 항염작용	쿠싱증후군, 알도스테론증	에디슨병, 부신 위기
	안드로겐 (성호르몬)	2차 성징의 발달에 영향	사춘기 조기 발현	
부신수질	에피네프린 노르에피네프린	응급작용 = 교감신경자극과 동일	갈색세포종, 고혈압	

부신수질		종류	위치	작용
	알파수용체	α_1	피하, 위장	혈관 수축, 발한 작용
		α_2	시냅스 전	카테콜라민 분비 억제
	베타수용체	β_1	심장	심박동수, 심근 수축력 증가
		β_2	신체 어디든	기관지 확장, 혈관 확장

부신피질 기능 항진

쿠싱증후군-당류코르티코이드 과잉	원인	• 의원성 : 가장 흔하며 코티졸과 ACTH 장기간 사용 시 • 내인성 : 부신 증식(ACTH 증가 및 과잉자극) 및 종양
	증상 99,01,02,06,08 기출	**단백질 대사장애** • 근육소모, 사진 근육의 소모로 가느다란 팔과 다리, 전신쇠약 • 피부의 교원질 상실 : 피부 얇고 약해짐, 쉽게 멍듦, 반상출혈, 자색의 피부선, 상처치유 지연
		지방 대사장애 • 지방합성이 촉진, 지방산의 대사가 느려 신체 지방 증가 • 만월형 얼굴, 견갑부분의 경부비만, 몸통비만
		탄수화물 대사장애 • 간의 당원 형성 증가와 인슐린 분비장애는 식후 고혈당, 당뇨병 초래
		염증과 면역반응장애 • T림프구의 감소, 세포매개성 면역의 감소 → 감염 취약
		수분과 전해질 대사장애 • 코티졸 자체로 알도스테론과 비슷한 작용함 • 수분정체, 체중증가, 부종 • 저칼륨혈증, 대사성 알칼리증은 염소와 칼륨의 배설이 증가되어 나타남

두드림 퀴즈

09 쿠싱환자에게 교육해야 할 내용으로 알맞은 것은?
① 코티졸을 장기간 투여한다.
② 사람이 많은 곳을 피한다.
③ 피로감이 조금 느껴지는 강도의 운동을 한다.
④ 고열량, 고탄수화물 식이를 섭취한다.
⑤ 침상안정하도록 한다.

10 알도스테론 과잉분비 환자의 간호로 알맞은 것은?
① 환하고 밝은 분위기로 음악을 틀어준다.
② 저단백, 저칼륨 식이를 제공한다.
③ valsalva 수기를 시행한다.
④ 대사성 산증을 교정한다.
⑤ 두통 시 얼음주머니를 적용한다.

	정서적 불안정	• 다행증과 수면장애 빈번함
	혈액학적 장애	• RBC & WBC & Hb & Hct ↑ → 안면홍조 • 림프구 & 호산구 ↓
	안드로겐 과다 장애	• 여성의 남성화, 얼굴과 몸 전체가 갈색 솜털로 덮힘 (다모증) • 탈모, 무월경, 성욕 감퇴
	색소침착	• ACTH 과다분비 시 멜라닌 색소 자극하여 피부와 점막에 색소 침착
진단		• 혈장과 소변의 코티졸 검사, 혈장 ACTH 검사
치료 및 간호중재 99,12,17 기출	식이	• 수분 제한 • 저칼로리, 저염, 저지방, 고단백, 고칼륨, 고칼슘 식이
	감염예방 15 기출	• 감염원 노출 방지 : 사람 많은 곳 가지 않기, 개인 위생 • 약간의 체온 상승도 즉시 치료
	피부통합성	• 보습제, 출혈예방 위해 침습적 시술 후 충분히 지혈, 전기면도기 이용
	휴식과 활동권장	• 부동으로 인한 합병증 예방을 위해 활동 격려
	손상예방	• 낙상, 골절 예방 • 체중증가 예방을 위해 저열량, 저나트륨 식이 제공
	사고 과정 증진	• 급작스런 기분 변화, 우울증, 불안정에 대해 대처할 수 있도록 교육
부신절제술 간호	수술 전 간호	• 저칼륨혈증은 칼륨이 많은 음식을 섭취
	수술 후 간호 04 기출	• 양측 절제술 : 평생 동안 호르몬 대체 요법 필요 • 일측 절제술 : 남은 부신이 충분한 호르몬을 분비할 때까지 호르몬 대체 요법 실시 → 6~12개월 동안 cortisone 15~20mg 15 기출 • 수술 후 2~3일 동안은 침상 절대 안정 • 체위성 저혈압 예방을 위해 탄력붕대, 탄력스타킹, 거동 시 부축함 • 장기간 당류코르티코이드 = 스테로이드 치료 시 지침 98,02,03,18 기출 → 스트레스 줄이기 : 수술, 치과치료, 독감, 고열 등 정신적·신체적 스트레스 심하면 용량 증량 → 균형잡힌 식사와 운동, 규칙적인 생활습관 유지 → 음식이나 스낵류와 함께 복용

정답 09.② 10.⑤

		→ 약물 스케줄 맞게 투약 : 하루 2회(아침 2/3 & 오후 일찍 1/3, 오후 4시 넘어서 투여하면 수면 방해함) • 부신위기 : 안절부절 못함, 탈수, 빈맥, 저혈압, 체온상승, 구토 등 → 응급상황으로 corticosteroid 용량 증가, 수액 공급, 전해질 투여
알도스테론 과분비-염류 코르티코이드 과잉	원인	• 원발성 : 부신선종 • 속발성 : 레닌-안지오텐신-안도스테론 체계 자극 상태(신부전증, 간질환, 임신, 에스트로겐 요법, 저혈당 등)
	증상	• 신장에서 Na^+ 재흡수 증가 : 체액량 증가, 뇌혈관, 망막혈관, 신장의 구조적 손상 등 • K^+ 배설 증가 : 저칼륨혈증, 근력약화, 피로감 • H^+ 배설 증가 : 대사성 알카리증 • 신세뇨관의 소변 농축력 저하 : 다뇨증, 야뇨증, 심부전
	치료	• 칼륨보존이뇨제 투여
	간호중재 06 기출	• 규칙적 체중 측정, 고혈압, 울혈성 심부전, 부정맥 증상 확인 • 조용한 환경 조성 및 스트레스원 제거 • 고단백, 저나트륨, 고칼륨 식이 제공 • 두통 시 얼음주머니, 이완요법 • 합병증 예방 : 고혈압, 저칼륨혈증, 테타니, 알칼리증 증상 및 징후 관찰, valsalva 수기, 과격한 움직임 예방

두드림 퀴즈

11 염류코르티코이드(알도스테론) 결핍 시 나타날 수 있는 환자의 증상으로 알맞은 것은?

① 공복 시 혈당 감소
② 색소 침착
③ 우울
④ 저혈량성 쇼크
⑤ 저나트륨혈증

12 부신위기에 관한 설명으로 알맞은 것은?

① 추위에 노출될 때 발생한다.
② 당류코르티코이드 요법을 갑자기 중단할 때 발생한다.
③ 부신의 만성 감염 시 발생한다.
④ 고나트륨혈증과 저칼륨혈증이 초래된다.
⑤ 심한 고혈압 증상과 쇼크가 관찰된다.

13 갈색세포종 환자 혈압 상승 예방 간호로 적절한 것은?

① valsalva 수기를 이용한다.
② 교감신경차단제로 혈압을 조절한다.
③ 저섬유식이를 제공한다.
④ 근력운동을 시행한다.
⑤ 저단백식이를 제공한다.

정답 11.⑤ 12.② 13.②

부신피질 기능 저하		
에디슨병 ▶ 98 기출	원인	• 일차성 : 선 파괴(수술적 제거, 감염, 암), 호르몬 합성 장애(선천성 부신 증식), 선천성 부신 발육부전 • 이차성 : 시상하부-뇌하수체 질환, 외인성 스테로이드 사용, 뇌하수체 절제술
	증상	• 당질코르티코이드(코티졸) 결핍 : 공복 시 혈당 감소 위험, 색소 과잉 침착, 저혈량성 쇼크, 기분변화, 자주 우울, 슬픔 • 염류코르티코이드(알도스테론) 결핍 ▶ 13 기출 : 탈수, 혈장의 감소, 저나트륨혈증(만성두통), 고칼륨혈증, 체위성저혈압, 근육 쇠약, 피로
	진단	• 아침 혈장 코티졸 농도, 인슐린내성검사
	치료 및 간호중재 ▶ 00,08,16 기출	• 부족 호르몬 보충 ▶ 16 기출 : 당질코르티코이드(hydrocortisone) 투여 및 염류코르티코이드(fludrocortisone) 투여 • 고탄수화물 및 고단백 식이 • 저혈당 증상 관리
부신위기 (addison's crisis) ▶ 03 기출	원인	• 부신부전이 악화된 상태, 당류코르티코이드 요법 갑자기 중단하거나 과도한 스트레스 시, 부신의 급성 감염이나 출혈
	증상	• 고열 후 체온저하, 전신근육 쇠약, 두통, 복통, 혼돈, 혼수, 부정맥, 질소혈증, 혈관허탈, 고칼륨혈증, 저나트륨혈증, 심한 저혈압 및 쇼크
	치료	• 기도유지, 급성기동안 Q15min V/S, I/O 측정, 산소투여 • 저혈압과 전해질 균형 유지, 당질코르티코이드(hydrocortisone) 즉시 투여
부신수질 기능 항진		
갈색세포종	원인	• 크롬친화성 세포종, 부신경절종 등에 의한 카테콜라민(에피네프린, 노에피네프린) 과도 분비하는 내분비성 고혈압성 질환
	증상	• 지속적 혹은 간헐적, 발작적 고혈압으로 두통과 빈맥을 동반 • 교감신경계의 과다 활동으로 불안, 발한, 심계항진, 오심, 구토, 고혈당 나타남
	진단	• 혈장과 소변의 카테콜라민 증가
	치료 및 간호중재 ▶ 00,08,16 기출	• 부신절제술 : 수술 전 α, β 교감신경 수용체 차단제로 고혈압과 심장자극 증상 조절 • 고혈압예방 : vasalva 수기 & 몸을 굽히거나 일으키는 것 금기, 변비예방 • 상태를 알리는 팔찌나 신분증 소지 • 어둡거나 조용한 독방, 환자의 움직임 제한 • 양측성 부신절제술 후 평생 당질코르티코이드 요법 교육

6 췌장_당뇨병

분비기관	호르몬		기능	분비과다	분비저하
췌장	내분비선 (호르몬분비)	인슐린(β세포)	당질, 지방, 단백질 대사에 관여, 혈당감소	저혈당증	고혈당증(당뇨)
	랑게르한스섬 α & β세포	글루카곤(α세포)	혈당증가	고혈당증	저혈당증
	외분비선 (소화액분비)	somatostatin	위에서 가스트린 분비 촉진	위산과다 (위궤양)	"

인슐린	• 혈당을 낮추기 위해 모든 세포에서 포도당의 사용을 강화함 ▶ 03 기출 • 인슐린 요구량 증가하는 경우 : 정서적 긴장, 급성 상기도 감염, 과식 등 ▶ 07 기출
글루카곤	• 혈당상승
혈당 조절에 관여하는 호르몬 ▶ 05 기출	• 혈당↑ : 글루카곤, 카테콜라민, 당질코르티코이드, ACTH, 갑상샘호르몬, 성장호르몬 • 혈당↓ : 인슐린

원인	• 근본적 원인불명 • 유발요인 : 유전, 스트레스, 자가 면역, 비만 등	
병태	• 췌장 랑게르한스섬의 β cell에서 분비되는 인슐린 결핍	
종류	제1형 당뇨병 (인슐린 의존성 당뇨병, 소아형 당뇨, IDDM)	• 절대적 인슐린 결핍 • 자가 면역기전에 의한 췌장 베타 세포 파괴 • 당뇨성 케톤산증으로 발전 • 매일 인슐린 투여 필요
	제2형 당뇨병 (인슐린 비의존성 당뇨병, 성인형 당뇨, NIDDM)	• 인슐린 분비의 상대적 • 전체의 90% 차지, 인슐린 저항성 증가
	기타	• 임신성 당뇨, 2차성 당뇨(알코올성 만성 췌장염으로 인한 당뇨)
진단	▶ 당뇨병 진단기준(American Diabetes Association, 2012) ▶ 07 기출 | 항목	수치
---	---
HbA1C	≥ 6.5%
공복 혈장 혈당(8시간 이상 공복 후 정맥 채혈)	≥ 126mg/dL
경구당부하검사 2시간 후 혈장 혈당	≥ 200mg/dL		

		공복 혈당	• 정상 < 100mg/dL
		식후 2시간 혈당검사	• 정상 < 140mg/dL
		당화혈색소 11,17 기출	• 정상 < 5.7% • 최근 1~3개월간 평균적인 혈당 조절 상태 반영 • 당뇨병의 혈당조절 지표
		당화 단백, 당화 알부민	• 정상 205~285μmol/L
		경구 당부하검사(GTT)	• 혈당이 정상으로 돌아오는데 걸리는 시간
		C-펩타이드	• 췌장의 –세포의 인슐린 분비량 반영, 분비 능력 정확히 반영 • 정상 1.3~1.5ng/dL
증상			• 다뇨, 다갈, 다식, 체중감소
급성 합병증	저혈당	원인	• 혈당70mg/dL 이하 17,18 기출 • 인슐린 또는 경구혈당강하제 과량 투여, 밤사이 공복, 식사 거름, 운동이나 활동량 증가, 알코올 섭취 등
		증상	• 자율신경계 증상 : 교감신경계(빈맥, 심계항진, 진전, 불안, 과민), 부교감신경계(발한, 이상감각, 공복감) • 신경 당 결핍증 증상 : 두통, 쇠약감, 피로, 경련, 혼수, 시야곤란 등
		치료 및 간호중재 99,04,06,08,16 기출	• 의식 有 : 속효성 탄수화물 경구 섭취(사탕, 초콜릿, 과일주스 등) • 의식 無 : 50%포도당 500ml IV 16 기출 (10ml/분의 속도로 서서히), 수액 요법이 어려울 경우 글루카곤 IM
	당뇨병성 케톤산증	원인	• 지방조직, 골격근, 간에서 인슐린 부족으로 발생 • 인슐린 부족, 당뇨환자의 타 질병이나 감염상태, 진단되지 않은 당뇨환자에서 많이 발생
		증상 14 기출	• 다뇨, 다음, 다갈 • 따뜻하고 건조한 피부, 빈맥, 저혈압, • 대사성 산증 보상기전 : 과다환기(호흡의 깊이↑ 호흡수↑ 과일향 호흡, kussmaul respiration, 아세톤 냄새) • 신경학적 증상 : 의식장애, 신경 반사 저하, 쇼크 • 케톤뇨, 요당증가
		치료 및 간호중재	• 수액요법으로 혈당 낮추기, 탈수 교정 • 저용량 속효성 인슐린(RI) 투여

			• 인슐린 투여로 인한 저칼륨혈증 교정하며 ECG 관찰
	고혈당 고삼투성 비케톤성 증후군	원인	• 제2형 당뇨병 환자에게 발생
		증상 ▶ 18,20 기출	• <u>심한 고혈당 : 600mg/dL↑</u>, 극심한 다뇨, 심한 탈수, 저혈압 • 쿠스말호흡과 호흡시 아세톤 냄새 없음 • 가벼운 케톤증을 동반하지만, 케톤뇨(-)
		치료 및 간호중재 ▶ 15,20 기출	• 수액요법 : 저장성 혹은 등장성 생리식염수로 삼투압을 낮추기 & 수분 보충 • 저농도 속효성 인슐린(RI) IV
만성 합병증 ▶ 16 기출	대혈관병증		• 혈관의 죽상경화성 변화로 관상동맥질환, 심근병증, 뇌혈관 질환
	미세혈관병증 ▶ 16 기출		• 눈 : <u>당뇨병성 망막증</u>, 백내장, 녹내장, 각막염, 시신경염 • 신장 : 당뇨병성 신증 발생하여 말기 신장질환의 주요 원인이 됨
	당뇨병성 신경병증 ▶ 10 기출		• 모든 신경 침범 가능 • 하지 말단 지각운동 신경병증이 가장 흔함
치료 및 간호중재	식이요법 ▶ 99,00,01,06 기출		• 가장 우선적 관리 • <u>개인별 식단 계획이 필요</u> ▶ 14 기출, 골고루 먹으면서 비만 줄이기 • 고섬유질 식이 • 알코올은 저혈당을 유발하고 중성지방 수치를 증가하므로 되도록 먹지 않기
	약물요법 ▶ 11 기출		• 속효성 : RI • 중간형 : NPH, Lente • 지속형 : Lantus, Levemir • 경구형은 제2형 당뇨병 환자에게 효과적 • 인슐린 주사법 • 투여 시 미리 꺼내어 실내온도 맞추기 • 양 손바닥 사이에 두고 굴리기 • 인슐린을 섞어서 사용할 때 속효성 → 중간형·지속형 순서(맑은 것에서 탁한 것) • 4주에 1회 이상 맞지 않도록 주사 부위 회전(팔, 허벅지 앞, 복부) ▶ 14 기출 → 주사부위 지방 이영양 : 같은 부위 계속 주사할 때 발생 → 주사부위 피하 지방위축, 지방비대되어 약물 흡수 지연 ▶ 13 기출 • 장내 비활성화되므로 구강투여 하지 않기 • 주사 후 마사지 하지 않고 눌러주기 • 인슐린 요구에 미치는 영향 : 증가(외상, 감염, 스트레스, 발열), 감소(운동) ▶ 12 기출

두드림 퀴즈

14 당뇨병의 합병으로 인한 발 관리 방법으로 적절한 것은?

① 작은 티눈은 티눈제거제를 사용하여 간단히 없앤다.
② 발의 순환을 위해 슬리퍼를 신고 다닌다.
③ 발에 물집이 생기면 위생적으로 터친 후 소독 관리한다.
④ 발톱은 부드럽게 한 후 줄을 이용하여 직선으로 다듬는다.
⑤ 발을 촉촉하게 유지한다.

정답 14.④

	• 소모기 현상 ▶ 05,19 기출 : 급성 저혈당에 대한 반응으로 카테콜라민, 코티졸, 성장호르몬 등이 분비되어 반동적 고혈당 형성 → 인슐린 용량 감소, 자기 전 간식섭취 • 새벽현상 ▶ 05 기출 : 새벽까지 정상혈당, 이른 아침에 혈당 상승 혹은 밤 동안 지속적으로 상승하는 현상, 성장호르몬과 인슐린 분비 부족 등이 원인이며 → <u>인슐린 용량 증가</u> ▶ 98 기출 • 소모기 현상과 새벽 현상 감별진단 = 새벽 3시 혈당 측정 → 소모기 : 저혈당 vs 새벽현상 : 정상 혹은 고혈당
운동	• 효과 : 인슐린의 신체요구도 감소, 인슐린 저항 감소, 근육세포의 활성화로 포도당의 흡수 증가, 인슐린의 조직 민감성 증진, 체중감량, 심혈관상태의 개선 • 운동 시작하기 1~3시간 전 식사 ▶ 14 기출 • 저혈당을 예방하기 위해 인슐린 효과가 최고일 때 피하기
발관리 ▶ 14,15,16 기출	• 약한 비누와 미온수 이용 • 건조하게 유지 • 발톱은 부드럽게 하고 줄을 이용하여 직선으로 다듬기 • 발에 잘 맞는 신발 착용, 맨발X, 슬리퍼X • 처방 없이 티눈이나 굳은 살을 제거하지 않기 • 궤양, 물집, 발적, 욕창 등을 수시로 관찰 • 처방 없이 항균제나 티눈제거제 사용하지 않기 • 금연

7 정소와 난소

	호르몬	기능
정소	안드로겐, 테스토스테론	2차 성징, 성 기관 유지
난소	에스프로겐	• 2차 성징 발현 • 자궁의 수축력 증가 • 골단부 성숙 촉진, 칼슘과 인 보유 • 혈중 콜레스테롤 감소 • 지방축적, 유방비대 촉진, 유륜의 색소침착, 유즙생산 촉진, 배란유도 • 에스트로겐 요법 금기 : 간독성, 혈전성 정맥염, 담석증, <u>고혈압</u> ▶ 08 기출
	프로게스테론	• 자궁내막 재생에 영향 • 유즙생산에 필요한 유방소엽 발달 강화 • 임신에서 분만까지 자궁근 수축 억제, 수정란의 착상을 도움, 유산 방지 → <u>임신 유지 호르몬</u>

10 비뇨기계 건강문제와 간호

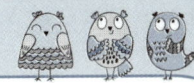

제1절 구조와 기능

1 구조

신장	위치	• 적갈색 강낭콩 모양 150~250g • 후복막강 내, 척추의 양측면에 하나씩, 누운 자세에서 C12~L3
	구조	• 피질, 수질, 신동, 신우

	네프론	• 신장의 기능적 단위로 신장마다 약 100만개 이상 존재
		• 구성
		  • 신소체 : 사구체(여과기능) + 보만주머니
		  • 세뇨관계 : 근위세뇨관(재흡수) + 헨렌씨고리 + 원위세뇨관(재분비) + 집합관(소변농도결정)

	혈액공급	• 신순환 • 복부대동맥 → 신동맥 → 수입세뇨관 → 사구체 → 수출세동맥 → 세뇨관 → 주위모세혈관 → 신정맥 → 하대정맥

	순환조절	• 순환량
		  • 신동맥으로 유입(1,200ml/분) = 심박출량의 20%
		  • 혈장의 흐름 = 500ml/분 : 혈장 중 20% 여과 → 소변형성 125ml/분

요로	요관	• 신우~방광, 연동운동을 통해 소변 운반 • 요관방광판막 : 방광 수축 시 요 역류 방지
	방광	• 용량 300~500ml • 교감신경과 부교감신경의 지배
	요도	• 여 : 3~5cm, 남 : 16~20cm

2 신장의 기능

소변생성	• 하루 약 1,500ml 소변 배출, 1회 300ml • 소변 배출량 = 사구체 여과 + 세뇨관 분비 – 세뇨관 흡수
사구체여과	• 혈장단백질, 지방, 혈구 등 큰 물질은 통과 못함 • 여과된 성분 : 요산, 요소, 아미노산, 포도당, 물 • 여과속도(GFR, 여과율, 청소율) = 125ml/분, 180L/day → 99%가 재흡수 → 1~2L/day만 소변으로 배출
세뇨관 재흡수	• 포도당, 아미노산, 전해질, 수분(by ADH 영향)
세뇨관 분비	• H^+, NH_4^+, K^+ 분비하여 체액의 항상성 유지
수분과 전해질 균형	• Na^+ : 근위세뇨관과 원위세뇨관에서 재흡수 • K^+ : 근위세뇨관에서 완전 재흡수, 원위세뇨관에서 분비 • 수분조절 : 혈장 삼투압 농도↑ → 뇌하수체에서 <u>ADH 분비 → 요량↓</u> 13 기출
산과 염기의 균형	• H^+, HCO_3^- 배출하여 균형 유지, pH 5~7(약산성)
대사산물, 독성물질 배출	• 대사 최종 산물 : 요소, 요산, 크레아틴, 약물, 식품첨가제, 살충제 등 • 혈장청소율 : 혈장으로 들어온 물질이 혈장을 완전히 빠져나가서 깨끗해지는 비율 • 크레아티닌 청소율 : 세뇨관에서 재흡수되지 않아 임상에서 유용
혈압조절 07 기출	• <u>레닌-안지오텐신-알도스테론</u> : 혈관 수축반응 자극, 체액량 유지, 혈압 조절 • 혈압 하강 시 : 사구체 근접세포에서 레닌 분비 → 안지오텐신I 형성 → 안지오텐신II 전환 → 말초혈관 수축 + 알도스테론 분비(부신) → 혈압상승 • 알도스테론 : 원위세뇨관에서 K^+분비, Na^+재흡수 → 수분 재흡수 증가 → 혈류량 증가 → 혈압 상승
대사, 내분비 기능	• 적혈구 조혈인자 생산 • Vit.D 대사를 도와 체내 칼슘 항상성 유지 • 인슐린의 분해와 배설 관여 : type I 당뇨환자는 신부전이 진행됨에 따라 인슐린 요구량이 감소 → 인슐린 투여량 감소
배뇨	• 방광에 소변량 200~300ml 이상 되면 요의 발생 • 배뇨반사 : 부교감신경 활동 자극 → 방광배뇨근수축, 방광내압 상승

제2절 건강사정

1 주증상

분류		증상	정의	요인
배뇨양상	소변량	무뇨	100ml/일↓	• 신부전, 요로완전폐색(외상, 종양)
		핍뇨	100~400ml/일, 30ml/hr↓	• 신부전, 소변정체, 요로폐색, 외상, 중독, 허혈
		다뇨	2,500~3,000ml/일↑	• 당뇨, 호르몬 장애, 요붕증
	소변성상	혈뇨, 미오글로빈뇨	• 혈뇨 : 소변내 적혈구 • 미오글로빈뇨 : 적갈색 소변	• 혈뇨 : 암, 결석, 감염, 신장염, 방광염, 외상, 도뇨관 제거 후, 월경 • 미오글로빈뇨 : 신체적 과로, 심한 손상에 의한 근조직 파괴
		세균뇨, 농뇨	혼탁함, 악취	• 감염증 의미
		단백뇨	과다한 거품 생성	• 고당질식이, 당뇨병
		당뇨	비정상적으로 당 배출	• 신증후군
	배뇨장애	배뇨곤란	배뇨 어려움, 배뇨 시 통증 및 작열감	• 요로계 감염
		빈뇨	1회 배뇨횟수가 비정상적으로 증가	• 요로계 감염, 수분섭취 증가가 동반된 고혈당증, 전립선 비대증, 불안, 스트레스
		긴박뇨	요의를 긴박하게 느껴 참을 수 없음	• 요로계 감염, 방광자극, 외상, 종양
		야뇨	수면동안 2번 이상 소변을 보기 위해 깨는 것	• 이뇨제, 전립선 비대증, 신부전, 수분 섭취 증가, 울혈성 심부전
		배뇨지연	배뇨시작이 지연되고 어려움	• 부분 요도폐쇄, 신경성 방광
		요실금	소변이 불수의적으로 배출	• 요로감염, 여성노인 회음부근육 이완
통증	신장		• 늑골척추각 통증(CVA) • 12늑골과 장골능선 사이의 신장부위 타진 시 통증 • 늑골 아래에서 제와부로 방사통	
	요관		• 산통 : 요관 근육과 신우의 경련에 의함 • 등의 통증 : 신피막의 팽창이 원인	
	방광		• 치골상부 : 배뇨근 수축으로 인한 방광경련 • 요도염 : 배뇨시작 시 작열감	

		검사	정상수치	내용
소변검사	수집	무작위 소변검체		• 아침에 농축된 소변 채취가 가능
		중간뇨 수집		• 외음부 깨끗이 씻고 소독액으로 닦은 후 중간뇨 수집 • 비침습적 방법
		도뇨검체		• 오염되지 않은 검사물을 얻을 때 일회성 사용하기 위해 단순도뇨 • 유치도뇨관 있는 대상자에서 배뇨관 아래부분 무균술 소독 후 수집
		24시간 소변수집		• 소변 시작 시점의 소변을 버리고 그 다음부터 다음날 같은 시작 시간의 소변까지 소변수집
	검사법 목적	유치도뇨		• 장기간 자연배뇨가 불가능 할 때 배뇨하기 위함 • 시간당 소변 배설량 측정할 때
		단순도뇨		• 방광 내용물 비울 때 • 무균적으로 소변 검체를 받아야 할 때 • 잔뇨량 측정 시
	정상소변 ○○ 기출	색	미색, 호박색	• 요농축능력, 출혈, 약물, 음식의 영향
		탁도	투명	• 혼탁 시 이물질이나 세균성 의심 = 요로감염
		산도	4.5~8.0	• 알칼리성 : 요로감염 의미 • 산성 : 산독증 의미
		비중	1.010~1.025 1.001~1.040	• 소변 농축능력
		크레아티닌 청소율	• 남 : 82~125ml/min • 여 : 75~115ml/min	• 신장 여과능력 평가 • 신기능 저하 시 감소
		적혈구	0~2	• 신장조직의 외상, 요로 출혈
		백혈구	0~4	• 감염지표
		세균	미검출	• 감염지표
		빌리루빈	미검출	• 간질환 : 간염, 간세포 손상 시
		당, 케톤	미검출	• 당뇨, 단식, 임산부, 수유부, 구토
		단백	미검출	• 단백뇨 : 사구체신염, 전신성홍반성낭창
		원주체, 결정체	미검출	• 소변 혼탁의 원인

• 방광염 : 배뇨과정 & 배뇨 후 작열감

혈액검사	크레아티닌	0.5~1.5mg/dL	• 근육의 형성 및 단백질 대사 시 생성되는 부산물 • 신기능 상태 평가 : 외부 영향 받지 않음
	BUN ▶ 18 기출	5~25mg/dL	• 신기능 상태 평가
	BUN/Cr	12 : 1~20 : 1	• 증가 : 수분 부족, 폐쇄성 신질환, 고단백 식이 • 감소 : 수분 과잉
	WBC	4,000~10,000/mm³	• 감염
	RBC	• 남 : 4.2~5.4×10⁶/mm³ • 여 : 3.6~5.0×10⁶/mm³	• 요로 출혈, 신장의 적혈구 조혈기능 감소, 빈혈
	K⁺, Na⁺	• Na⁺ : 135~145mEq/L • K⁺ : 3.5~5.0mEq/L	• 신세뇨관 분비능력 지표
	Hb	• 남 : 14~18g/dL • 여 : 12~16g/dL	• Erythropoietin 감소에 의한 빈혈 평가
	Hct	• 남 : 42~52% • 여 : 37~47%	• 탈수평가 • 증가 : 수분부족 • 감소 : 과잉

두드림 퀴즈

01 혈액 검사 결과 중 정상치에 해당하는 것은?

① K⁺ : 6.0~8.0mEq/L
② Cr : 0.5~1.5mg/dL
③ Na⁺ : 145~150mEq/L
④ 남성Hb : 10~14g/dL
⑤ BUN : 15~35mg/dL

정답 01.②

2 진단적 검사 08 기출

구분	목적 및 방법	간호
단순요로촬영술	• 신장 및 요로의 이상 유무 조사	• 통증이 없음, 장준비하여 시야 확보
경정맥신우 촬영술 (요로조영술)	• 방광 경부의 폐색 여부 확인 • 신장, 요관, 방광의 크기, 모양, 위치파악	• 검사 전 : 8시간 금식, 수분제한, 시간별 (2,5,15,20,30,60분 간격) 촬영, 조영제 알러지 확인 • 검사 후 : 수분섭취 권장, 조영제 알러지 반응 확인
역행성 신우조영술	• 조영제 알러지로 경정맥 신우 촬영술이 불가능할 경우 시행 • 카테터를 요도, 방광, 요관, 신우에 삽입한 후 항생제를 혼합한 조영제 직접 주입	• 검사 전 : 불편감 설명 • 검사 후 : 온수좌욕, 요로감염 관찰, 수분섭취 권장
신장 혈관조영술	• 대퇴동맥을 통해 신동맥까지 카테터 삽입 • 신장 순환의 시각화, 신종양 평가, 수술 전 혈관 위치 파악 • 신 기능 감소 원인 확인	• 검사 전 : MNNPO, 장준비, 조영제 알러지 확인 • 검사 후 : 출혈 및 조영제 알러지 확인, 천자부위 압박지혈 위해 4~6시간 앙와위, 하지 말초 동맥 사정, 신장 기능 손상 여부 확인 (혈청 Cr)
요로역학검사	• 방광내압과 요도내압 측정, 요도 괄약근 근전도 검사, 요흐름 검사(배뇨곤란, 실금환자)	• 검사 전 : 체위 불편감 있음을 교육 • 검사 후 : 요로감염 증상 관찰, 소변 정체 확인
방광경 05 기출	• 요도를 통해 방광으로 요도경을 삽입하여 요도와 방광 직접 촬영 • 종양, 결석, 이물질 제거, 출혈부위 지혈, 요관 확장 등	• 검사 전 : 검사 2시간 전 2~3L 수분 섭취하여 방광 채우기, 장준비, 진정제 및 진통제 주입, 마취가 필요할 시 금식 • 검사 후 : 요로감염, 방광 천공, 출혈, 패혈증, 신부전 등의 합병증 사정, 더운물 좌욕, 낙상의 위험으로 검사 직후 일어서거나 혼자 걷지 않도록 주의, 진통제 및 항경련제 투여, 하복부 통증 시 온찜질 및 마사지
신생검 04,12,15 기출	• 신장의 병리적 진행단계와 유형을 결정하기 위한 진단 방법	• 금기증 : 비협조적, 무의식, 한 쪽만 신장이 있는 경우, 패혈증, 심한 고혈압, 응고장애 • 검사 전 : 6~8시간 금식, 검사 중 단단한 베개나 모래주머니 지지하여 복위, 국소마취, 지시에 따라 흡기 시에 멈췄을 때 생검 • 검사 후 : 모래주머니로 멸균 압박드레싱, 생검부위쪽으로 30분 간 복와위 유지, 24시간 침상안정(4시간 동안은 앙와위 상태로 부동, 기침 금지), 출혈징후를 확인하기 위해 V/S 5~10분마다 측정, 수분섭취 2,500~3,000ml 권장, 2주 동안 복압 상승 동작 및 운동 금지

제3절 감염 및 폐쇄성 질환

1 요로감염

원인	• 대부분은 대장균	
	상행성 감염	• 대변, 질, 성생활, 실금, 세균이 요도를 통해 위로 올라오면서 감염 • 여성의 경우 요도가 짧고 개구부가 질과 항문과 가까움 • 도뇨관 삽입, 소변정체, 소변의 역류
진단	• 소변배양검사, 경정맥 신우조영술, 방광요도조영술, 역행성 신우조영술, 방광경검사	
치료 및 간호중재 04,05,14,17 기출	• 무증상 세균뇨는 보통 자연적으로 좋아짐 • 급성 및 만성 신우신염은 절대안정이 필요 • 항생제 및 항균제 : 2주 이상 • 소변의 산성화를 위해 vit.C 섭취↑, 크렌베리 쥬스는 세균이 방광점막에 붙는 것을 막아 요로감염 예방에 효과적 • 수분섭취 권장 : 3,000ml/일 이상 섭취하여 소변희석하고 세균정체 및 성장을 최소화함, 요도를 씻는 효과, 염증성 산물의 신속한 제거 • 대변을 본 후 외음부 닦는 방향 교육 : 앞 → 뒤 • 요로 감염을 막기 위해 가장 우선적으로 유치도뇨관 적용 기간을 최소화하기 18 기출	

	원인	증상
신우신염 05,06,15 기출	• 신우와 신배의 염증 • 하부 요로계에서 상행성 감염 • 임부, 당뇨병, 고혈압 환자	• 급성 : 옆구리 통증 및 늑골척추각 압통, 고열, 악취나는 탁한 소변, 혈뇨, 단백뇨 • 만성 : 권태감, 식욕부진, 세균뇨 • 후기 : 고혈압, 크레아티닌 청소율 감소 • 신부전 가능성
방광염 05,19 기출	• 요로 감염 중 가장 흔함 • 세균성 감염의 2차 감염	• 빈뇨, 긴박뇨, 배뇨곤란, 작열감, 잔뇨감, 하복부 통증, 요실금
요도염 13 기출	• 남성 : 성병 • 여성 : 폐경기 에스트로젠↓	• 야뇨, 빈뇨, 작열감, 배뇨통, 요도불편감, 요도 분비물, 소양증

02 신우신염의 급성증상으로 올바로 짝지어진 것은?
① 세균뇨, 옆구리 통증
② 고열, 고혈압
③ 악취 소변, 탁한 소변
④ 단백뇨, 야뇨
⑤ 늑골척추각 압통, 권태감

정답 02.③

2 요로결석

원인		• 요중 침전물 : 칼슘, 인산, 요산
위험요인 11 기출	약물, 대사	• 외인성 스테로이드, furosemide, 부갑상샘기능항진증, vit.D 과잉
	연령	• 20~55세
	성별	• 남＞여
	유전적 요인	• 결석의 가족력, 통풍, 신산증
	호르몬 요법	• 에스트로겐 또는 에스트로겐과 프로게스테론 대체요법
	감염	• 잦은 비뇨기계 감염
	생활습관	• 장기 부동 및 좌식 생활
	식이	• 과도한 단백질 섭취, 칼슘과 수산염의 과도한 섭취, 수분섭취 제한
	고혈압	• 정상인 발생률의 2배
증상		• 산통 : 예리하고 갑작스런 통증, 진통제로 완화 안 됨, 늑골척추각압통(신결석 25%, 요관결석 75%) • 혈뇨, 요로폐쇄, 감염, 수신증(소변의 흐름 폐쇄)
치료 및 간호중재 08 기출		• 요로결석의 자연배출을 위해 3,000~4,000ml/일 이상 섭취하여 소변량 증가로 결석 배출 • 통증조절 : 마약성진통제, 비스테로이드성 항염증제, 항경련제 • 감염 치료 : 항생제 • 칼슘석 & 인석(85%) : 저단백, 저염식, 인산 및 수산이 많은 음식 제한, 칼슘은 적절히 섭취 • 요산석(10%) : 퓨린 및 단백 섭취 제한, allopurinol 투여 • 인산이 많은 식품 : 우유, 치즈, 달걀, 콩, 호두, 잡곡 • 수산이 많은 식품 : 차, 초콜릿, 호두, 맥주, 시금치, 콩 • 퓨린이 많은 식품 : 동물내장, 새우, 마른 콩, 육류 • 체외 충격파 쇄석술(ESWL) : 입원 필요하지 않으며 국소마취나 전신마취, 출혈위험 있어 시술 전 항응고제 투약중이라면 중단 • ESWL 합병증 02 기출 : 혈뇨, 통증(신석이 통과할 때), 배뇨통, 빈뇨, 핍뇨, 발열, 패혈증 등 • 경피적 신쇄석술 : 큰 결석의 경우 옆구리 피부를 뚫고 신장 내시경을 삽입하여 결석을 직접 제거하거나 조각내어 체외 배출, 신장루관 삽입하여 소변 배액 유도
재발 방지 간호 03,11,18 기출		• 수분섭취 증진 : 하루 2L 이상 • 식이제한 : Vit.D & 우유, 염분, 퓨린 많은 음식 제한 • 섭취 증가 : Vit.C • 적절한 운동 : 상부요로에서 하부요로로 결석 이동 촉진, 땀 많이 나는 운동은 피하기 • 배뇨관리와 개발방지에 대한 교육

두드림 퀴즈

03 체외 충격파 쇄석술(ESWL) 시 필요한 간호중재로 올바른 것은?

① 입원이 필요한 시술이다.
② 국소마취나 전신마취가 필요한 시술이다.
③ 출혈의 위험성은 없다.
④ 비교적 크기가 큰 결석이 있는 경우에 사용되는 방법이다.
⑤ 신장루관 삽입하여 소변 배액 유도가 필요하다.

정답 03.②

제4절 신생물

1 신장암

원인	• 흡연, 비만, 지방이 많은 식사, 석면이나 카드뮴, 휘발유 등의 물질에 노출
증상	• 혈뇨, 옆구리 통증, 복부 종양덩어리 촉진 • 신장선암 : 3대 증상 나타남 • 신우 및 요관 신생물 : 통증 없는 혈뇨(75%), 옆구리 통증, 요관이 폐색되면 요관 주행을 따라 방사되는 요통
치료 및 간호중재	• 수술로 제거가 가장 우수함, 방사선요법이나 항암요법에 잘 반응하지 않음 • 신절제술 : 복부나 흉복부를 통해 실시 • 수술 후 간호 : 횡경막 근접 부위 절제로 인해 심호흡이 어려워 무기폐, 폐렴 이환되지 않도록 하기, 조기이상, 체위변경, 남아 있는 신장 기능 확인(25~30cc/hr↓ 신혈류 감소 의미), 출혈예방

2 방광암

원인		• 비뇨기계 암 중 가장 발생 빈도 높은 악성종양	
증상		• 무통성 혈뇨, 옆구리 통증, 덩어리 촉진, 빈뇨, 급박뇨, 배뇨장애	
치료 및 간호중재	약물요법	국소 항암화학요법	• 도뇨관을 통해 방광내로 점적 • 소변을 2~3시간 참고 체위변경을 통해 골고루 약물 흡수 • 수분섭취 권장
		전진적 항암화학요법	• cisplatin, doxorrubicin, methotrexate 등
		부작용	• 무균성 방광염, 직장항문염, 출혈성 방광염
	방사선요법	• 수술 전 종양 크기 감소 목적으로 사용	
	수술요법	경요도 절제술	• 수술 후 혈뇨 있을 수 있음을 설명하기 • 수술 후 간호 : 24시간 침상안정, 배뇨양상 관찰, 지속적인 방광세척, 출혈증상 관찰(소변의 색깔 변화), 감염증상 관찰(열 측정), 수분섭취 증가(혈괴완화)
		부분방광절제술	• 일차 종양 절제술
		전방광절제술	• 방광전체 적출
		근치방광절제술	• 방광과 주변조직의 제거 • 수술 전 간호 : 수술 후 혈뇨, 성기능 장애 있을 수 있음을 교육, 관장, 항생제 구강투여, 2일 전부터 저잔류식이 & 하루 전 유동식 & MNNPO, 요로전환술 필요함을 설명

두드림 퀴즈

			• 수술 후 간호 ▶ 07,17 기출 : 감염증상, 드레싱 관찰, 배뇨곤란 완화, 48시간 이내 맑은 소변 확인하기
	요로전환술		• 요배설 통로 형성, 방광과 요도 제거 시 영구적 요로전환술 필수 • 전환방법 : 신우루, 요관루, 방광루, 회장도관, 요관S상 결장루 • 수술 전 간호 : 수일전부터 저잔류식이, 하제와 관장 • 수술 후 간호 ▶ 99,03 기출 : 심호흡 & 조기이상 권장, 체위변경, 삽입된 도뇨관의 개방성과 배설량 감시(소변의 혈액은 점차 사라짐, 탈수, 요관폐색, 신기능 손상 등), 감염, 출혈, 정서적지지 ▶ 15 기출 (자신의 감정 표현하기, 변화된 자아상에 적응
	요루 관리 및 자가간호 ▶ 02,06,07,08,17 기출	교환 및 세척	• 인공루 주위 피부 : 비누와 물로 청결히 닦고 건조 • 교환 시 루에서 소변이 흘러나오지 않게 거즈나 탐폰 삽입 • 인공루 주머니의 개구부는 요루의 크기보다 3mm 크게 자름 • 교환은 이른 아침에 한다. • 소변이 주머니의 1/3~1/2 시 주머니 비우기 • 냄새가 제거되지 않으면 <u>희석식초용액이나 방취제</u>에 20~30분 담근 후 흐르는 물에 헹구어 건조 • <u>방취 알약 주머니에 넣어 사용할 수 있음</u>
		피부 간호	• 피부의 결정체는 희석식초용액으로 닦기 • 접착 물질은 접착 제거제로 닦기 • 소변으로부터 피부보호 : karaya분말, 항생제크림, systatin
		식이 조절	• 2,000ml/일↑ 수분섭취로 소변농축으로 인한 결정체 형성 및 감염 방지 • 가스생성 음식 섭취제한
		합병증	• 요로감염, 피부감염, 출혈, 탈장, 협착, 잠재적 합병증, 실변, 스트레스성 실금, 팽만

04 요루를 갖고 있는 환자의 자가간호 교육 내용으로 올바른 것은?
① 소변주머니는 가득 찰 때마다 비운다.
② 소변주머니의 세척은 뜨거운 물로 하여 세균을 모두 없앤다.
③ 요루 주머니의 개구부 크기는 요루와 일치하도록 한다.
④ 착용기구의 교환은 잠자기 전에 하여 숙면하도록 한다.
⑤ 방취 알약을 주머니에 넣어 사용할 수 있다.

정답 04.⑤

제5절 신부전

1 급성 신부전

정의		• 신장의 여과기능이 갑작스럽게 상실되었지만 회복 가능한 상태 • 핍뇨(400ml/일↓), 체내 질소노폐물 축적으로 BUN과 Creatinine 상승 • 수분과잉, 전해질 불균형(저나트륨혈증, 고칼륨혈증), 대사성 산독증, 요독증 • 신전성 ▶ 10 기출 : 55~70%, 신혈류 감소, 말초혈관 확장으로 인한 사구체 여과율 저하 • 신성 : 25~40%, 신장질환 및 신독성 약물에 의해 신장 실질조직 손상 • 신후성 : 5%, 양측 요관, 방광, 요도의 폐색
증상 ▶ 14,17 기출	소변생성의 변화	• 핍뇨&무뇨기 : 400ml/일↓(8~15일 지속), 수분과다증상(눈꺼풀 부종, 울혈성 심부전 폐부종, 호흡곤란) • 이뇨기 : 손상된 네프론의 치유 시작, 노폐물의 배출은 효과적이지 않음 • 회복기 : 대부분의 신장기능이 정상으로 회복, BUN 안정
	수분 전해질 불균형	• 고칼륨혈증 : 신장의 칼륨배출 부전, 칼륨은 나트륨과 교체되어 배출됨, 혈중 5.5mEq/L↑ 시 심전도 변화 • 수분과잉, 저나트륨혈증 : 주로 과혈량증 의해 발생, 혈중 나트륨 농도 135mEq/L↓, 저나트륨혈증의 증상은 습하고 따뜻한 홍조 띤 피부, 뇌부종, 의식변화이다.
	산-염기 장애	• 대사성 산독증 : 세뇨관에서 H^+(산)의 배설과 HCO_3^-(염기)의 생성이 감소 시 발생 • 폐의 보상기전 : 쿠스말 호흡(과환기, 이산화탄소 배출 증가)
	대사성 노폐물 축적	• 요독증 : 신기능의 감소 → 대사성 산물의 제거 감소 → 요산의 축적
진단		• 신전성, 신성, 신후성 요인, 급성 질환 확인 • 혈액 검사 상 BUN & Creatinine 상승 ▶ 05 기출, 소변검사
치료 및 간호중재	수분과 전해질의 균형	• 수액 섭취 제한 및 조절 : 일일 소변량 + 500ml(불감성 수분소실량) • 이뇨제 사용 : 소변량이 회복되지 않을 경우 • 고칼륨혈증 ▶ 12 기출 : 급성 심정지 위험, 심전도 점검 → 칼륨제한 식이, kayexalate ▶ 19 기출, sorbitol 구강, 직장으로 투여, 속효성 인슐린 • 고인산혈증 : 인섭취 제한 • 저칼슘혈증, 저나트륨혈증
	영양관리	• 저단백식이 0.6g/kg/일↓, 고열량식이, 저염, 저칼륨, 저인산식이

05 급성신부전증으로 인해 눈꺼풀 부종, 호흡곤란, 소변량 감소를 나타내는 대상자에게 가장 우선적으로 내릴 수 있는 간호진단은?
① 신체상 장애
② 체액 과다
③ 감염 위험성
④ 피부손상 위험성
⑤ 영양 부족

정답 05.②

산염기 불균형 교정 ◉ 01 기출	• 대사성 산독증 중재 : pH 7.2 이하일 때 sodium bicarbonate 투여
빈혈교정	• Vit.K & 철분 & 제산제 투여
감염예방	• 피부손상 예방하기 위해 체위변경, 특수 메트리스 사용, 관절운동을 통해 순환 증진

2 만성 신부전

정의 ◉ 17 기출	• 3개월 이상 신장의 구조 및 기능에 대한 손상이 발생 • 사구체 여과율이 60ml/min 이하로 감소한 상태	
원인	• 고혈압성 신장 경화증, 당뇨성 신장 경화증, 신장 병변, 화학약품, 약물, 독성 물질 등	
증상	전해질 불균형	• 보통식사에도 과잉 혈중 초래 • 나트륨 : 저나트륨혈증 → 고나트륨혈증 • 고칼륨혈증, 고인산혈증, 저칼슘혈증, Vit.D 부족으로 골연화증
	혈액계	• 조혈인자 감소로 인한 빈혈, 피로, 백혈구감소증, 반상출혈
	심혈관계	• 과혈량증, 고혈압, 경정맥 울혈, 유두부종, 부정맥
	호흡기계	• 쿠스말 호흡, 요독성 악취, 기침 시 통증 동반, 체온 상승, 폐부종, 악설음
	위장관계	• 식욕부진, 오심구토, 위장관계출혈, 설사, 변비, 구취
	신경계	• 기면, 혼란, 경련, 이상행동, 근육불안정
	근골격계	• 근육연축, 신성골이영양증, 신성구루병, 관절통
	피부계	• 창백, 색소침착, 소양증, 미란, 요독성 서리
	생식기계	• 불임, 성욕감소, 발기부전, 무월경
	비뇨기계	• 요배설 감소, 단백뇨
	요독증	• 대사성 산증 • 원인 : 적정산(인산염, 환상염)과 암모늄염(NH_4^+)의 배설장애, 중탄산염(HCO_3^-)의 재흡수 장애 • 요독증 증후군 ◉ 13 기출 : 신부전 말기에 현저하게 나타남, 증상으로는 기면, 두통, 피로, 불안, 무기력, 우울, 식욕부진, 소양증, 체중감소, 오심, 구토, 요흔성 부종
치료 및 간호중재 ◉ 98,10,11 기출	식이요법 ◉ 14 기출	• 단백질 제한 • 저염식이 : 나트륨 대신 향신료 사용, L-글루탐산암모늄으로 만든 소금대체품

06 만성 신부전 말기에 나타날 수 있는 요독증 증후군의 증상으로 맞는 것은?

① 폐수종
② 신성구루병
③ 관절통
④ 소양증
⑤ 요흔성 부종

07 만성 신부전 환자에 대한 간호중재로 올바른 것은?

① 단백섭취를 감소시킨다.
② 인산섭취를 증가시킨다.
③ 칼륨섭취를 증가시킨다.
④ 수분섭취를 증가시킨다.
⑤ Vit.D 섭취를 감소시킨다.

정답 06.⑤ 07.①

		• 고칼로리식이 : 단백이화작용에 의한 BUN 상승 방지 • 고칼륨 및 고인산 식이 제한 ● 14 기출 • 철분, 칼슘, vit.D 보충 ● 13 기출
	고칼륨혈증의 치료	• 심한 고칼륨혈증 : calcium gluconate 정맥주사 • 칼륨의 일시적 세포내 이동 : bicarbonate 및 인슐린 정맥 투여 ● 17 기출 • 칼륨의 체외제거 : kayexalate → 칼륨이 대변으로 배출
	수분섭취량 조절	• 1~2L/일 미만으로 제한
	고혈압 관리	• 혈압상승 억제제 투여 • 안지오텐신 전환효소 억제제(ACE inhibitor), 칼슘길항제
	감염과 상처예방	• 구강간호 시 부드러운 칫솔, 과로 피하기, 요흔성 부종 관리
	변비	• 변완화제 투여 및 흑변 관찰
	안위증진 ● 01 기출	• 소양증 : 혈청 인 수준 감소되면 소양증 감소함, 미지근한 물로 목욕하며 비누 사용 줄이고 로션 등으로 피부 보습, 과도한 온열 방지, 손톱은 짧게 • 두통 : 아스피린 투여 시 주의 • 결막에 칼슘 침전으로 눈 자극 : 인공 누액으로 자극 감소

3 투석

원리	• 확산 : 반투과막 통해 용질이 고농도 → 저농도 이동 • 삼투 : 반투과막 통해 수분이 저농도 → 고농도 이동 • 초여과 : 혈액과 투석액 사이의 인위적인 압력 경사를 만들어 혈액내 수분이 투석액으로 이동하도록 함		
종류		혈액투석	복막투석 ● 98.04 기출
	정의	• 체외 투석기를 통해 혈액 내 노폐물과 수분 제거	• 고장액을 복막강으로 순환시켜 노폐물과 수분 제거
	장점	• 짧은 치료 시간 : 3~5시간 • 노폐물과 수분의 효과적 제거	• 환자가 손으로 쉽게 조작 가능 • 저혈압과 수분전해질 불균형이 드묾 • 혈액화학물의 상태가 일정하게 유지 • 식이 제한이 비교적 적음(고단백식이 권장)
	단점	• 전문적 직원 및 장비 필요 • 저혈압과 수분전해질 불균형 자주 발생	• 긴 치료시간 : 10~14시간 • 복막염 위험 • 복강 내 수분 축적으로 인한 호흡곤란

		• 전신적인 헤파린 요법 필요 • 투석과 투석 사이가 길어 식이요법 필요	• 단백 소실
	합병증 ▶ 10 기출	• 감염, 공기 색전, 출혈, 전해질 불균형, 저혈압, 심부정맥, 빈혈 • 투석불균형증후군 : 혈액 투석 시 BUN 수치의 급격한 감소로 뇌부종 유발	• 복막염 : 혼탁하거나 불투명한 삼출액, 유출액 배양검사, 민감도 검사 ▶ 12,14,15,20 기출 • 단백질 손실, 복압 상승으로 탈장 • 장 천공, 호흡곤란, 고혈당, 출혈
	금기증	• 혈액역동의 불안정한 상태	• 광범위한 복막 유착, 복막 섬유증, 최근 복부 수술
	간호	• 투석 후 부작용 감시 : 저혈압(투석 날 아침 고혈압 약 먹지 않기) • 헤파린 요법으로 출혈 위험 • 저혈당증 예방 • 투석환자의 식이 요법 → 양질의 단백질, 적절한 열량, 수분과 염분 제한, 칼륨과 인 제한 ▶ 16 기출 • 필수 약물 : 수용성 비타민, 철분, 인결합제, 칼슘 보충제, 활성비타민 D_3, 항고혈압제	• 도관 삽입 후 5~7일(치유기간) 후 투석 시도 • 매일 같은 시간 투석액 배출 전과 후 체중측정 • 투석액 주입 시 자세 : Fowler's position → 복강 내 투석액이 횡격막을 압박하여 호흡 방해하므로 기침과 심호흡 유도 • 투석액은 체온정도의 온도로 데우기 • 통목욕 금지, 매일 샤워 • 단백질 소실 예방 위해 충분히 공급
혈관통로	션트	• 잘 사용하지 않음	
	동정맥루 ▶ 14,19 기출	• 혈액 투석 최소 한 달 전에 시술 • 매일 자주 진동을 촉진하고 잡음을 청진하여 혈관통로 개존성 확인 • 수술 직후 환측 사지 상승 • 수술 2일 후 부종과 통증이 감소하면 공주무르기 운동 시작 • 말초 맥박과 순환 사정 • 혈관 통로가 있는 사지를 압박하거나 무거운 물건을 들지 않게 함	

4 신장이식 ▶ 02,03,05 기출

장점	• ESRD에 가장 이상적인 치료이며 1년 기준 경제적으로 이득임
단점	• 이식거부반응과 면역억제 위험 ▶ 06 기출
수혜자 선택	• 기대여명 5년 이상인 환자 • 이식금기 : 면역억제제 치료할 수 없거나 생존기간 제한된 환자, 치료에 대한 순응도 떨어질 때
신 공여자와 수여자의 적절성 여부 평가 ▶ 08 기출	• ABO 혈액형 • Human Leukocyte Antigen(HLA) • 공여자 면역세포에 대한 수례자의 항체 형성 여부
이식신의 기능 정상화 ▶ 08 기출	• 수술의 성공여부 파악 위해 수술 직후 배뇨양상 관찰하기 • 첫 8~24시간은 보통 이뇨기 • 정상적인 기능을 할 때까지 투석을 하기도 함

		증상발현 시기	주요 임상 소견	치료
신장이식 거부반응	초급성	이식 즉시 ~ 수술 후 48hr	• 수술도중 나타남 • 발열, 급격한 무뇨, 보체 및 혈소판의 격감, 백혈구 침윤, 피브린 혈전, 급성 요세관 괴사, 출혈	• 즉시 이식신 제거
	급성 ▶ 16,17,18 기출	1주일 이후 ~ 3Mo	• 신장 기능의 갑작스런 악화 • 발열, 권태감, 요량감소 ▶ 13 기출 • BUN, Cr 상승 • Cr 청소율 저하, 이식신의 증대·경화·혈류량 감소, 단백뇨, 혈뇨, 림프구뇨	• 스테로이드 투여 • 방사선 조사 • 단일항체 면역억제제 투여
	만성	2,3Mo~ 수 년	• 신장기능 서서히 감소 • 단백뇨, 고혈압	• 원인확인에 따른 처치

간호중재	• 면역억제제 복용의 중요성 교육 = 평생 복용을 설명함 • 면역억제제 투여하므로 감염관리 철저 • 거부반응 및 고혈압이 없다면 정상식이 • 거부반응 조기발견을 위한 자가 측정 교육

두드림 퀴즈

08 신장이식 후 급성 거부반응이 나타난 환자의 임상 소견으로 옳은 것은?

① 급격한 무뇨
② 피브린 혈전
③ 출혈
④ 권태감
⑤ 고혈압

정답 08.④

제6절 신장외상

원인	• 둔한 외상 및 침투성 외상
증상	• 혈뇨, 측복부나 상복부의 동통이나 압통
치료 및 간호중재	• 경미한 경우 보존적 요법으로 안정, 항생제 투여 및 수액요법 • 혈뇨가 있다면 멈출 때까지 절대 안정 ▶ 15 기출 • 중증인 경우 수술적 요법, 투석

제7절 사구체질환

1 사구체신염

	급성사구체신염	만성사구체신염
원인	• Group A β-용혈성 연쇄상구균 • 호흡기 감염 • 어린이와 청년 호발	• 급성 질환의 결과 • 중년기 호발
증상	• 혈뇨, 단백뇨, 핍뇨, 무뇨, 쇠약감, 기면상태 • 사구체여과율 감소 : 수분 정체, 전신부종, 요흔성 부종	• 주로 비특이적 증상 : 빈혈, 쇠약감, 구토 • 요독증 : 간성혼수, 사망 위험
진단	• ASO titer 증가 ▶ 16 기출 • 육안적 혈뇨, 단백뇨 관찰 • 피부염, 편도선염의 감염 여부 확인 • 균 배양 및 신생검	• BUN/Cr 상승 • 사구체 여과율 저하 • 전해질 불균형
치료 및 간호중재 ▶ 11,13 기출	• 예방 중요 : 호흡기, 피부질환 조기치료, 완치 • 침상안정 : 부종, 혈압 안정 시까지 • 감염예방 d/t 면역계 장애와 면역억제제 투여 ▶ 13 기출 • (염분, 수분, 단백) 제한 식이 • 약물요법 : 항원제거, 항생제, 면역억제제, 알킬화제, 항경련제, 혈압강하제 등	• 단백질 손실 막고 부종 예방 : 침상안정 (고혈압, 혈뇨, 부종 안정될 때까지) • 양질의 단백질 식이, 충분한 열량 • 감염예방 • 투석 및 신장이식

---

09 상기도 감염이 선행된 환자가 급성 사구체신염으로 진행되었는지 여부를 진단하는 검사는 무엇인가?
① ASO titer 증가
② ASO titer 감소
③ ESR 증가
④ 용혈반응검사
⑤ 전해질 불균형

정답 09.①

2 신증후군

원인	• 혈장 단백질이 빠져나가는 상태 • 사구체신염, SLE, 당뇨, 상기도 감염, 림프종 → 사구체 기저막에 손상을 주는 질환
증상	• 단백뇨, 저알부민혈증, 부종, 고지혈증, 과응고상태
치료 및 간호중재 ▶ 98 기출	• 단백뇨 조절 : 단백질 적당히 제한, 고단백식이는 신기능 악화시킬 수 있음 • 부종 조절 : 저염식이, 수분제한 • 고혈압 조절 : 염분 제한 식이 • 고지혈증 조절 : 저지방식이, 저콜레스테롤 식이 • 과응고성 장애 조절 : 필요시 헤파린 사용 • 감염예방 : 백혈구 수 저하 시 보호격리, 수분섭취, 배설 권장 • 피부간호 : 공기 매트 사용, 압박 감소 침요 사용 • 활동 유지 : 잦은 체위변경, 관절범위운동 실시

3 IgA 신증

원인	• 사구체에 IgA가 주성분인 항원-항체 침착물이 나타나는 가장 흔한 원발성 사구체신염
증상	• 20대에 가장 많이 발견, 증상 심할 때 단백뇨 보이긴 하나 대부분 무통성
진단	• 현미경상 혈뇨가 보이면서 첫 진단됨 → 신생검, 형광 면역 염색으로 확인
치료 및 간호중재	• 일반적인 사구체신염 환자와 동일

제8절 비뇨기계 기능 장애

1 요정체

원인	• 기계적 요정체 원인 : 방광출구 및 요도 폐쇄(전립선 비대, 요도협착, 결석 등) • 기능적 요정체 원인 : 요관의 연동운동 장애, 방광요관역류, 신경인성 방광
증상	• 빈뇨, 발한, 치골상부의 불편감 및 팽만감, 요로감염(탁한 소변, 배뇨 시 작열감, 긴박뇨, 발열) • 요정체로 인해 요로감염 및 결석 형성이 용이해짐
치료 및 간호중재	• 약물요법 : 원인에 따라 선택적 사용 • 배액법 : 부분폐쇄의 경우 요관 카테터 삽입, 폐색 시 신루술, 신우절개술, 도뇨가 어려운 경우 치골 상부 방광 절개술(방광에 카테터 삽입) • 배뇨촉진 04,10 기출 : 요의를 느끼면 가급적 바로 배뇨, 따뜻한 변기, 좌위(복압 상승시켜 배뇨 증진), 물 흐르는 소리 들려주거나 따뜻한 물에 손 넣기, 따뜻한 물로 좌욕, 회음부 세척 • 인공도뇨 : 배뇨 촉진 방법이 효과 없을 시 사용, 무균적으로 실시, 계속적인 도뇨 필요한 경우 유치도뇨관 삽입하기

2 요실금

10 요실금 환자의 간호중재로 알맞은 것은?

① 낮 동안 수분 섭취를 제한한다.
② 골반저근 강화운동을 1회 10번 이상 실시한다.
③ 규칙적으로 변기에 앉아 배뇨 훈련 한다.
④ 질콘을 이용할 때는 무거운 것부터 시작하도록 한다.
⑤ 침대패드 혹은 성인용 기저귀를 착용하도록 한다.

정답 10.②

원인	• 소변이 불수의적으로 흘러나오는 상태 • 괄약근 조절 장애, 방광경부 협착, 산과적 외상, 노화, 감염, 신생물, 신경장애
증상	• 심리적 : 우울, 자존감 저하, 고립감 • 신체적 : 감염, 욕창, 영구적 방광손상

		병태	치료
종류	복합성 stress 02,14 기출	• 요도 괄약근 허약, 복압상승 시 실금, 대개 여성	• 케겔 운동 • estrogen 크림적용 • 비만은 체중조절
	긴박성 절박성	• 강한 요의와 함께 불수의적 방광수축으로 갑자기 요배출 • 운동신경 장애 : 억제성 배뇨근 조절 장애 • 긴박뇨, 야뇨, 빈뇨	• 케겔 운동 • 항콜린성 약물 • 전기자극
	역리성 축뇨성	• 방광에 가득 찬 소변의 압력으로 소량의 소변이 넘쳐 불수의적으로 소량의 요 배설 • 요배출을 제대로 할 수 없어 발생	• 인공도뇨 • valsalva 수기 • α-교감신경 차단제 • 콜린성제제

반사성 계속적	• 배뇨행위를 억제하지 못하고 배뇨 반사자극을 받으면 즉시 배뇨 • 비정상적인 척수반사	• 체외 소변 수집 기구
기능적	• 기동장애, 지남력 상실, 환경적인 문제로 인한 요실금 • 비뇨생식기의 문제 없음	• 간이 소변기
치료 및 간호중재 01,02,05,15 기출	• <u>생활습관의 변화</u> : 카페인 섭취 제한, 규칙적으로 변기에 앉아 배뇨 훈련, <u>낮 동안 2,000~2,500ml 섭취</u>하여 배뇨반사 자극, <u>밤에는 수분 섭취 제한</u>하여 충분한 수면 유지, <u>정상체중 유지</u> • 골반저근훈련 : <u>골반저근 강화운동(케겔운동)</u>, 하루 3회 이상, 1회 10번 이상 수축과 이완 반복 • 바이오피드백 : 자율신경의 생리적 변수를 부분적으로 조절 • 전기자극 : 골반저근 자극 • 질콘 : 콘 모양 질 내 삽입물, 가벼운 것부터 삽입하여 떨어지지 않도록 골반저를 수축, 단계별 시행 • 방광훈련프로그램 : 배뇨일지 기록, 골반저근 운동, 심상요법 • 약물요법 : 원인에 따라 적절한 약물 사용, 긴박성(배뇨근이완제, 항콜린제제, 삼환계 항우울제), 복압성일 경우 요도내압 증가 약물(에스트로겐, α-교감신경 효능제, β-교감신경 차단제 등)	

3 신경인성 방광

원인	• 중추 혹은 말초신경계 병소에 의해 발생되는 방광기능 장애
증상	• 소변정체, 실금, 빈뇨, 야뇨, 혈뇨, 긴박뇨, 요로 감염 등
치료 및 간호중재	• 약물, 방광훈련, 수술 • 간헐적 인공도뇨의 자가 교육 실시 : 도뇨 간격 철저하게 지키기
합병증	• 자율신경 반사부전 : 심각하고 치명적인 합병증

11 남성생식기계 건강문제와 간호

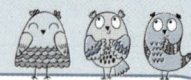

두드림 퀴즈

제1절 구조와 기능

외부	• 음낭 • 음경 : 발기조직(3개의 해면체로 구성)
내부	• 고환 : 정세관에서 정자형성, 간질세포에서 테스토스테론 분비 • 부고환 : 정자의 성숙 및 저장, 운반 • 정관, 요도 • 부속선(정액 생산) : 정낭(황색의 점성도 높은 알칼리성 액체 분비), 전립선(우유와 비슷한 약산성 액체 분비하여 정자 활성화), 요도구선(진하고 맑은 점액 생산, 사정되기 전에 방출하여 산성의 요를 중화함)

제2절 전립선 질환

1 전립선염

원인	• 박테리아, 곰팡이균, 성매개 질환과 연관
증상	• 급성 세균성 전립선염 : 배뇨장애, 혼탁뇨, 음낭 통증, 발열, 오한 • 만성 세균성 전립선염 : 압통, 배뇨곤란
치료	• 항생제, 침상안정, 휴식, 알코올 섭취 제한
간호	• 통증 완화 및 좌욕 • 전립선을 비우는 것의 중요성 교육 : 규칙적 성생활, 전립선 마사지

2 양성 전립선 비대증(BPH)

원인	• 세포조직에 양성 신생물이 증가하여 배뇨 장애 발생 • 안드로겐 상승과 연관 있고 50대 남성에게 흔한 질환이며 가족력, 환경, 고지방식이, 흡연이 위험 요인이다	
증상 08,09 기출	• 전립선의 비대와 결절 조직 증가 • 요로 폐색 증상 : 배뇨 긴장, 배뇨시작의 지연, 감소된 소변 흐름, 배뇨 후 방울방울 떨어짐, 야뇨, 배뇨 곤란, 혈뇨, 긴급뇨	
진단	• 직장수지검사 ▶ 15 기출, PSA(전립선특이항원검사) 등	
치료	• 약물치료	• 알파차단제 : 평활근 이완으로 압력과 긴장 완화, 요 흐름 촉진, alfuzosin • 안드로겐 억제제 : 전립선 크기 감소, finasteride
	• 외과적치료	• 치골상 전립선 절제술 : 비대 조직이 매우 클 경우, 수술 후 장 운동이 돌아올 때까지 금식유지, 복부 절개하여 방광통해 전립성 제거, 규칙적 도뇨관 관리 • 경요도 전립선 절제술(TURP) ▶ 03,05,13,18,19 기출 : 가장 흔히 사용, 절개하지 않고 요도 통해 전립선 조직 제거, 유치도뇨관 삽입하여 24시간 동안 지속적으로 세척
경요도 전립선 절제술 간호 03,06,12,19 기출	• 수술 전	• 2,000~3,000ml/일 수분 섭취 권장
	• 수술 후 01,11 기출	• 합병증(출혈, 방광경련, 요정체, 감염) 관찰하기 • 24시간 침상 안정 후 조기 이상 • 감염예방을 위해 항생제 복용과 방광세척 한다 • 방광세척 : 무균술, 생리식염수 사용, 보통 적은 양(60~100cc)의 생리식염수로 지속적 세척 • 치골 상부 온찜질, 좌욕 • T 바인더로지지 • 직장체온, 튜브, 관장 금지
	• 환자교육 13,19 기출	• 6~8주간 무거운 물건 드는 것, 2주간 운전(단거리 예외) 금지 • 힘든 운동 및 오래 앉아 있기, 3주간 성생활 제한 • 변비 예방, 방광 자극 음식 제한(맵고 짠 음식, 커피, 술, 산성 주스) • 충분한 수분 섭취로 혈액응고 형성 방지 • 소변 줄기가 가늘어지거나 출혈이 있다면 병원방문 • 발기는 정상, 발기부전을 경험하는 사람은 드물다는 사실 교육 ▶ 13 기출

두드림 퀴즈

01 경요도 전립선 절제술을 받은 환자교육으로 올바른 것은?
① 수술 후 4주 이후에는 무거운 물건을 들어도 괜찮다.
② 수술 후 2주간 운전하지 않는다.
③ 발기는 정상이므로 성생활은 제한하지 않는다.
④ 소변 줄기가 가늘어지거나 출혈이 있다면 집에서 조심스럽게 관찰하며 양상을 기록한다.
⑤ 수분 섭취를 제한한다.

정답 01.②

3 전립선 암

원인	• 전립선 실질에 일어나는 악성종양으로 원인 불명
증상	• 전이될 때까지 무증상, 출혈, 배뇨곤란, 잔뇨, 빈뇨 등
예방	• 조기 진단이 중요하므로 40세 이상 남성 1회/년 정기적인 직장 내진 검사 실시
간호	• 양성 전립선 비대증 외과적 치료 후 간호와 유사함

제3절 생식기 질환

1 음낭 질환

	원인	증상	치료
고환염	• 이하선염 앓은 후 고환염은 불임 가능성	• 피로, 오심, 구토, 고환 종창, 동통	• 음낭지지, 절대안정, 온·냉습포, 항생제
부고환염	• 가장 흔한 음낭 내 급성 염증질환	• 부종, 동통	• 항생제, 진통제, 음낭지지, 온·냉습포
음낭수종	• 고환 내 액체 저류	• 둔한 통증, 당기는 불편감	• 음낭지지, 절대안정, 수류절제술

2 고환암

원인	• 잠복고환, 감염, 터너증후군 등과 같은 유전성 질환, 가족력
증상	• 무통성 고환증대(부종), 하복부 및 회음부, 음낭에 둔통과 무거운 느낌
치료	• 고환 절제술, 화학요법, 방사선 요법
간호	• 예방을 위해 잠복고환 교정, 조기발견 중요 • 고환자가검진 : 목욕 직후 따뜻할 때 실시, 정상은 달걀형이며 대칭적 구조(양측 고환의 크기는 일반적으로 다름)이고 덩어리 없음, 탄력성 촉진, 부고환 촉진, 정삭 촉진

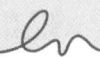

제4절 정관절제술

특징	• 정관시술 후에도 정자는 지속적으로 생산됨 • 전립선에서 만들어진 정액은 수술과 상관 없이 배출됨 • 정자 없는 정액만 사정되므로 임신 성립 어려움 ◎ 00 기출 • 시술을 받았어도 2차 성진, 성욕, 성감에 아무런 변화 없고 성교 시 정액도 제대로 배출됨
수술 후 간호 ◎ 01 기출	• 1~2일 동안 힘든 운동 금지 • 정액검사에서 정자가 없다는 것이 판명될 때까지 다른 피임법 혼용 = 약 6주간 • 음낭 부종 시 음낭 지지대는 도움이 됨 • 음낭에 경미한 부종과 통증, 미세 출혈 시 냉찜질 혹은 좌욕 해주기

02 정관수술을 받을 대상자에게 제공할 교육으로 올바른 것은?
① 성생활은 한 달 정도 못하는 것을 설명한다.
② 수술 후 1~2일 정도면 정액검사 상 정자가 없다고 판명됨을 설명한다.
③ 수술 후 피임법 혼용은 약 6주간 필요하다.
④ 음낭의 통증이 있다면 온찜질이 도움이 된다.
⑤ 음낭에 부종이 있을 때 음낭 지지대는 도움이 되지 않는다.

제5절 성 전파성 질환

1 임질 ◎ 03 기출

원인	• 성접촉으로 감염 • Neisseria gonorrhea(임균)에 의해 발병 • 클라미디아 등의 다른 성병도 동반됨 • 잠복기 2~7일
증상	• 여성 : 가벼운 화농성 질 분비물(노랗거나 황록색), 복부 불편감, 통증, 방광 침범 시 작열감, 빈뇨, 절박뇨 증상 나타남 • 남성 : 요도염의 첫 증상, 심한 배뇨곤란이 아침 첫 소변 시 나타남, 화농성 분비물이 요도로 배출, 음경의 종창, 음경귀두염, 고환의 통증 및 종창, 치료 미루면 2~4주 내에 전립선염 및 전립선농양 발생함 • 합병증 : 치료하지 않을 경우 4주 이후 장기화되어 임균성 부고환염, 피부염, 관절염, 불임, 심장염, 뇌막염 등 발생
치료 및 간호	• 성 파트너와 함께 치료 • 치료가 끝난 4~7일 후 요도, 인두, 직장에서 배양검사 실시 • 스크리닝검사 실시하여 환자 조기발견하기

03 임질의 증상과 치료에 대한 설명으로 옳은 것은?
① 여성에게 요도염의 첫 증상이 발견된다.
② 치료하지 않을 경우 다른 질환을 일으키지는 않는다.
③ 성 파트너와 함께 치료하면 더욱 효과적이다.
④ 치료가 끝난 3일 후 요도, 인두, 직장에서 배양 검사 실시한다.
⑤ 스크리닝 검사 시 조기발견이 어렵다.

정답 02.③ 03.③

04 매독 단계별 증상으로 알맞게 연결된 것은?

① 1기 고무종
② 2기 심혈관 매독
③ 2기 유행성 감기와 유사한 증상
④ 3기 경성하감
⑤ 3기 신체 발진

2 클라미디아 감염

원인	• chlamydia trachomatis, 임균 감염과 밀접한 관련
증상	• 여성에게 무증상인 경우 많음, 대하가 조금씩 증가 • 남성 : 요도염, 직장염, 부고환염 • 여성 : 자궁 경부염, 요도염, 성교통증, PID, 염증으로 인한 아랫배통증 • 합병증 : 남성(부고환염, 불임, 반응성 관절염), 여성(만성 골반통, 불임)
치료	• 성 파트너와 함께 치료, doxycycline, zithromax

3 매독

원인		• 매독균(treponema pallidium) : 태반 통과 가능, 따뜻하고 습한 환경에서 잘 증식
증상	1기	경성하감이 성기, 입술, 유두, 손, 구강, 항문, 직장에서 관찰, 감염성 높음 • 6주 후 소실
	2기	감염 후 6주~6달, 전신증상으로 편평콘딜로마, 유행성 감기와 유사, 권태감, 신체 발진이 1~3개월 사이 소실
	3기	2기 발진 쇠퇴 후 1년~수년간, 고무종, 심혈관 매독, 신경매독, 유산, 선천성 매독 발생
진단		• VDRL 혈액 검사 = 대표적 검사임
치료 및 간호		• penicillin G : 임신기에도 효과적이며 모든 단계에 사용 가능 • 신경 매독 : 주기적인 혈청검사, 뇌척수액검사(3년 동안)

정답 04.③

12 유방 건강문제와 간호

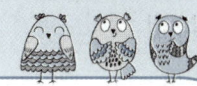

제1절 구조와 기능

구조	• 위치 : 제2~6늑골사이, 흉추겨드랑이 중심선 • 유륜 근처에 몽고메리 선(증대된 지방샘) 분포함 • 유두 : 예민성 발기성 조직으로 15~20개의 젖샘관 개구
기능	• 수유기능 : 유즙 생산(prolactin) 및 분비(oxytocin) • 성적 흥분
유선	• 각각 15~20개의 엽으로 구성 • 호르몬의 영향으로 유선의 발달 : 유즙생산(프로락틴), 선포 발달(프로게스테론), 분비관 발달(에스트로겐)

제2절 유방의 양성질환

종류		• 섬유낭포성 질환 : 자유로운 움직임, 확실한 둥근 종괴, 압통 및 불편감 동반하기도 함, 평생 정기검진 필요 • 섬유선종 : 둥글고 딱딱한 무통성 덩어리, 필요시 절제 • 유두종 : 작은 종양이 유관에 발생 • 유방염 : 유방의 염증이나 감염, 모유수유 여성에게 흔함, 항생제와 배농 치료 필요 • 여성형 유방 : 남성에서 관찰됨, 남성 호르몬과 여성호르몬의 불균형
유방자가 검진 교육 ➡ 02 기출	• 시기	• 매월 월경이 끝난 직후 5~7일 이내 = 유방이 가장 부드러운 시기 • 폐경기 후에는 매월 일정일을 정하여 정기적으로 실시 • 경구 피임약 복용 시 새로 복용을 시작하는 첫 복용 날짜에 시행
	• 방법	• 거울 앞에서 유방 비춰보기 • 서서 : 차렷 자세, 하늘 위로 들어올리기, 허리에 손대고 앞으로 숙이기 • 누워서 : 왼쪽 혹은 오른쪽 어깨와 등 아래에 두꺼운 수건이나 베개를 받치고 손으로 머리를 괸 후 손가락 전체로 둥글게 원을 그리기 • 유방 검진은 전체적으로 완전하게 해야 함
	• 검진내용	• 유방의 대칭성, 분비물 유무, 피부변화, 덩어리 촉지, 액와 림프절 촉지

두드림 퀴즈

01 폐경을 앞둔 56세 여성에게 교육할 유방자가 검진 내용으로 알맞은 것은?
① 폐경 후에는 매월 대상자가 정한 날짜에 정기적으로 검진하도록 한다.
② 주먹을 가볍게 쥐고 유방을 촉진하도록 한다.
③ 유방에 통증이 있으면 악성 종양을 의심해보아야 한다.
④ 폐경 후 유방암의 위험성은 커진다.
⑤ 유방 검진은 부분적으로 완전하게 한다.

정답 01.①

제3절 유방암

02 유방암으로 수술 받은 환자에게 수술 부위 피부간호 교육 내용으로 알맞은 것은?
① 목욕 후 건조하게 해야 하므로 크림을 바르지 않는다.
② 수술 부위 피부의 통증이 심하므로 운동은 퇴원 후에 한다.
③ 환측 손에 보석 착용 가능하다.
④ 벌레에 물리지 않도록 주의한다.
⑤ 간단한 설거지 할 때는 고무장갑을 착용하지 않아도 된다.

원인 ▶ 02 기출	• 50세 이상 • 가족력 : 유전자 돌연변이 BRCA1, 2와 관련 • 출산력이 없거나 30세 이후 첫 자녀 출산한 경우 위험 증가 • 조기초경(12세), 늦은 폐경(55세) 위험 증가 d/t 에스트로겐 노출 시간 길기 때문 • 에스트로겐 투여, 피임제제 복용 • 방사선, 음주, 폐경 후 체중 증가 및 비만
증상 ▶ 17 기출	• 상외측 호발(70%) • 초기 : 무통성, 단단, 모양 불규칙적, 움직이지 않음, 윤곽 뚜렷 • 후기 : 오렌지 껍질 같은 피부, 유방 비대칭(환측 상승), 유두 함몰 및 위축, 흉벽에 고정
진단	• 유방촬영술, 생검, CT, MRI 등

치료	• 수술요법
	  - 유방보존술 : 부분유방절제술 : 1/4제거
	  - 유방전절제술 : 변형근치절제술 : 흉근남길 수 있음 / 근치유방절제술 : 흉근까지 모두 절제 / 단순유방절제술 : 유방 및 주위 조직 모두 제거
	• 감시 림프절 생검술
	• 유방 재건술 : 주로 재발 가능성이 낮을 때 실시
	• 화학요법 : 수술 후 보조요법, 전이가 있을 때 실시
	• 호르몬 요법 : 1차적 치료의 보조요법, 재발이나 전이된 경우, estrogen과 progesterone 수용체 양성 → 대표적 치료제 : tamoxifen(nolvadex)
	• 피부간호 : 치료부위 건조하게 유지, 물로만 닦고 비누 사용하지 않기, 연고 및 파우더, 로션 바르지 않기, 자극과 마찰 가하지 않기, 태양광선 및 찬바람에 노출하지 않기

수술 후 간호 ▶ 09,20 기출	• 수술 부위 유합 촉진을 위해 압박 드레싱 ▶ 98,03,08 기출 • 환측 부위 팔 보호 : 혈압재기 및 정맥 주사 금지, 제모 시 면도기 사용 금지, 환측 팔로 무거운 물건 들어올리는 것 금지 • 부종이 환측에 잘생겨 부종을 예방하기 위해 환측을 상승시키고 말초에서 어깨 방향으로 마사지하여 정맥과 림프순환 증진한다 ▶ 19 기출 • 수술 직후 ▶ 13,16 기출 : 주먹을 쥐고 펴는 손 운동, 공을 압축시키는 운동, 팔꿈치를 굽히고 펴는 운동 • 운동 ▶ 07,13,16 기출 : 4~6주 안에 서서히 운동 범위 회복하기, 손운동, 머리 빗기, 세수하기 → 로프 돌리기, 벽오르기, 팔꿈치의 굴곡 및 신전, 어깨운동 ▶ 00 기출 • 운동을 하지 않으면 환측 팔이 몸에 붙고 머리가 기울어지는 기형적 체위가 될 수 있음 ▶ 98,99,03 기출
수술 부위 피부 간호 ▶ 01,04 기출	• 목욕 후 크림 바르고 마사지, 건조하게 유지, 태양광선 피하고 벌레에 물리지 않도록 주의 • 피부 부드럽고 유연하게 유지 • 감염 예방 위해 설거지 할 때 고무장갑 착용하고 밖에서 일 할 때 장갑 착용 • 수술 받은 쪽에 보석 착용하지 않기

정답 02.③

13 감각계 건강문제와 간호

제1절 눈의 건강문제와 간호

1 구조와 기능

안구	외막	• 각막 : 투명한 무혈관 조직, 안구보호, 광서굴절 • 공막 : 치밀한 섬유조직, 희고 단단, 상공막의 혈관 & 맥락막의 혈관망에서 영양 공급 받음, 신경이 분포되어 있어 염증 시 통증 심함
	중막(포도막) = 영양공급	• 홍체 : 각막과 수정체 사이에 위치하며 조리개 역할 함, 광선의 양 조절 • <u>모양체</u> : 수정체를 변형시켜 조절력 변화, <u>모양체 돌기는 방수의 생산과 배출</u>, 홍채에 영양공급 기능을 함 • 맥락막 : 망막과 공막에 영양을 공급함 ▶ 03 기출
	내막	• 망막 : 안구의 가장 안쪽막, 무수히 많은 신경세포와 섬유망으로 구성, 빛을 수용하는 광수용체, 망막에 초점을 맞춰 상을 맺어 시각이 나타남, 시신경 유두 위측의 작은 갈색 부위인 황반은 시력이 가장 좋게 나옴
	굴절 구조와 매체	• 수정체 : 눈의 굴절 기능, 초점 조절 • 방수 : 투명한 수정액, 안압 조절, 수정체와 각막에 영양을 공급 • 시신경 유두 : 시신경이 안구에서 뇌로 들어가는 곳, 시각 수용체가 없음, 생리적 맹점
눈부속기관	안와	• 안구의 대부분을 둘러싸고 보호하는 뼈, 외상으로부터 눈 보호
	안검	• 외부의 자극으로부터 눈 보호
	결막	• 안검의 점액선부터 공막의 전면까지 덮고 있는 얇고 투명한 점막, 무혈관성 각막에 영양분, 항체, 백혈구 공급
	누선	• 생산된 눈물은 비루관으로 배수 • 깜빡거릴 때마다 눈물 솟아오르고 눈의 표면 가로질러 흐름
	눈의 뇌신경	• 제2뇌신경(시신경) : 시신경유두에서 뇌로 연결 • 제3뇌신경(동안신경) : 동공의 크기 조절, 외안근 조절 • 제4뇌신경(활차신경) : 외안근 조절 • 제6뇌신경(외전신경) : 외안근 조절

두드림 퀴즈

01 망막에 영양을 공급하는 눈의 구조물은?
① 각막
② 공막
③ 맥락막
④ 결막
⑤ 수정체

정답 01.③

2 간호사정

건강력		• 안증상 : 동통, 시력장애, 외상여부, 증상 발현 등 • 당뇨병, 갑상샘 질환, 결체조직 질환 등의 전신질환
외안부 검사	안검	• 안검부종 : 신증후군, 안검염, 갑상샘질환 • 여포성 결막염 : 안검의 팽대, 눈곱, 인설 • 안검하수 : 상안검이 쳐지는 것, 동안신경의 장애 혹은 교감신경의 장애 시 발생
	누공	• 눈물샘 부종 확인, 비루관 폐쇄 및 감염여부 검사
	결막, 공막	• 이물질, 분비물 사정
	각막 및 수정체	• 각막표면의 만곡도 : 작은 손전등을 옆에서 비춰 봄 • 각막반사 : 각막의 민감도 검사 • 의식수준의 변화와 신경외과적인 장애 평가 시 : 제5뇌신경 • 빛을 비추어 동공을 통해 보이는 수정체의 혼탁여부 확인
	동공	• 좌우 같고 둥글며 빛에 축소됨 • 산동 : 동공의 크기 확대 ↔ 축동 : 동공의 크기 축소 • 대광반사 : 빛에 대한 동공반사 검사 • 대상자에게 먼 곳을 응시하도록 하고 각 동공에 차례로 빛을 비추어 빛이 망막에 비춰지면 즉시 동공이 축소(직접대광반사)되며 빛을 받지 않은 반대편 동공도 같이 축소(교감대광반사)된다.
눈의 기능검사	시력검사	• 시력을 확인하는 검사
	시야검사	• 눈이 한 점을 주시하고 있을 때 그 눈이 볼 수 있는 외계의 범위로 주변시야의 상실정도를 알 수 있음
	굴절검사	• 광선이 각막, 전방, 수정체를 통과하여 망막에 물체의 상을 맺게 하는 것
	안저검사	• 정상 안저는 주황빛이고 붉은 빛의 혈관이 관찰됨 • 눈 속의 망막, 혈관, 시신경유두, 황반 등 관찰
안압검사		• 녹내장의 필수검사로 정상안압은 10~21mmHg

02 시야검사에서 나타나는 생리적 맹점 부위는?
① 시신경 유두
② 맥락막
③ 수정체
④ 황반
⑤ 각막

정답 02.①

3 질환

백내장	정의	• 투명한 수정체의 전체적 또는 부분적 혼탁
	원인	• 노화, 외상, 속발성(포도막염, 당뇨, 파상풍 등), 흡연, 음주 등
	증상	• 초기 : 왜곡되거나 흐려진 시야 및 색깔 인식 감소 • 후기 : 무통성 시력상실, 적반사 결여, 한쪽 눈에 복시, 하얀 동공 • 눈부심, 불빛 주위에 무지개, 주간맹(밝은 곳에서 축동이 일어나 눈부심이 심해져서 시력이 매우 감퇴)
	치료	• 외과적 수술이 유일한 방법임 • 백내장으로 인한 시력상실은 외과적 제거로 재건 가능함 • 낭외 백내장 적출술 : 가장 많이 하는 방법, 안압상승이 합병증임 • 인공수정체 삽입 : 선호되는 수술, 원근 조절력 없음 • 인공수정체 삽입이 불가능한 경우 : 백내장 안경 → 사물이 실제보다 30%정도 크게 가까이 보이므로 처음 착용 시 앉아있을 때 잠깐씩만 착용하여 적응하도록 함
	수술 후 간호 ▶ 98,99,02,08, 09,12,15,20 기출	• <u>안압상승 예방</u> : 머리를 30° 올려줌, 돌아누울 때는 수술 안 한 쪽으로 돌림, 배변완화제 투여, 기침과 재채기를 하지 않기, 고개를 숙이거나 무거운 것을 들지 않기, 안검을 누르지 않음 • 출혈 : 자주 드레싱 부위를 확인(수술 후 처음 2시간 동안 15분마다 확인한 후 괜찮았다면 8시간마다 확인, 통증 시 안구 내 출혈 가능 • 안대착용 : 안구 손상 방지, 안구의 움직임 최소화 • 퇴원 시 교육 : 6~8주 때까지 격렬한 활동 금함, 운전 제한, 밝은 빛에 노출될 때는 어두운 안경 착용
녹내장 ▶ 05,13,16 기출	정의	• 방수 유출 통로의 폐쇄로 인해 안압이 비정상적으로 상승한 상태
	종류	**원발성 폐쇄각 녹내장** **= 급성 협각형 녹내장** • 홍체가 비정상적으로 앞쪽에 위치하여 전방각을 폐쇄, 안압의 급격한 증가 • 증상 : 급성 안구 통증, 빠른 시력소실, 두드러진 안압상승 30~50mmHg 이상 급증, <u>조명 주위의 무지개의 달무리</u> **원발성 개방각 녹내장** **= 만성 광각형 녹내장** • 방수 유출 통로 지속적 손상, 홍채와 각막사이 전방각은 정상 • 증상 : 초기 암순응이 어려움, 양측성, 주변 시력 감소가 점진적으로 나타나며 점차 실명, <u>과도한 눈물 분비</u> ▶ 08 기출, <u>주변시야 완전 소실(터널시야)</u> ▶ 16,19 기출 **속발성 녹내장** • 눈의 염증, 외상 등으로 발생

두드림 퀴즈

03 노인성 백내장으로 진단 받은 후 낭외 백내장 적출술을 받고 인공수정체를 삽입하였다. 수술 후 올바른 간호중재는?
① 앙와위를 취해준다.
② 밝은 빛을 보면서 안구 운동을 하도록 한다.
③ 양쪽 모두 안대로 가려 쉬도록 한다.
④ 기침, 재채기는 조심스럽게 하도록 한다.
⑤ 수술 부위 반대쪽으로 돌아눕기 가능하다.

정답 03.⑤

두드림 퀴즈

04 녹내장 환자의 시신경 유두의 변형을 알아보는 검사는?

① 우각경검사
② 검안경검사
③ 시야검사
④ 전방우각형검사
⑤ 혈관조영술

05 40세 남성이 갑자기 눈앞이 잘 보이지 않고 부유물이 떠다니는 느낌이 든다고 표현할 때 의심되는 질환은?

① 녹내장
② 안검내반
③ 홍채염
④ 포도막염
⑤ 망막박리

	위험요인	• 유전, 안구의 종양이나 염증, 안구 손상, 혈관장애, 당뇨, 과거 눈 수술	
	진단 16 기출	• <u>안압검사</u> : 안압측정 • <u>시야검사</u> : 중심 시야를 측정하여 시신경 손상 확인 • <u>검안경검사</u> : 시신경 유두 함몰부위 관찰	
	치료	약물치료 = 안압하강제 14 기출	방수 배출증가	• 축동제(pilocarpine, carbachol)
			방수 생성감소	• β-adrenergic 차단제 : timolol, levobunolol • 탄산탈수소효소 억제제 : methazolamide (Neptazane), actezolamide(Diamox), carbonic anhydrase inhibitor.
		외과적 관리	• 섬유주 성형술 혹은 절제술 • 합병증 13 기출 : 흐린 시력, 감염, 통증, 맥락막 출혈 등	
	간호중재 05 기출	• 안약의 정확한 점적 방법 • 축동제 : 1~2시간 동안 흐린 시야 있으므로 운전 금지 • 가족력이 있다면 주기적으로 안과검진 • 안압상승 행동 금지 : 목을 압박하는 옷, 무거운 물건 들기, 삽질 등 • 과도한 나트륨 섭취 제한, 커피나 차도 하루 한 잔 정도로 제한 • 녹내장은 완치되지 않으므로 평생동안 지속관리 필요함 교육	
망막박리 00 기출	정의	• 망막 안쪽의 감각층과 바깥쪽 맥락막의 색소상피층 분리되는 것	
	원인	• 염증, 출혈, 갑작스런 신체활동 • 유발요인 : 노화, 백내장 적출, 망막의 퇴화, 외상, 고도 근시, 가족적 소인	
	예방	• 심한 근시 혹은 당뇨병성 망막병증 있을 경우 정기적 안과검진으로 조기발견	
	증상 11,15,18 기출	• <u>무통증, 갑자기 발생, 눈앞이 번쩍거림, 점차적으로 악화되는 흐린 시야, 눈 앞에 커튼이 쳐진 것처럼 느껴짐</u>, 시야결손	
	치료	• 외과적 수술, 냉동요법, 광선요법, 투여요법, 공막 버클링 방법, 가스나 액체 주입 • 초기 수술은 치명적인 손상과 실명을 피하기 위해 필수적임	
	간호중재	수술 전	• 양안 안대, 손상으로부터 대상자 보호, 눈의 스트레스 최소화 • 처방된 수술 전 약물 점안 : 산동제, 모양체근 마비제
		수술 후 06,10 기출	• 수술 시 가스 혹은 오일을 사용한 경우 : 엎드린 자세나 고개 숙인 자세를 취해 가스를 망막쪽으로 밀어낼 수 있도록 체위함 • 안위증진 : 진통제, 모양근 마비제, 항염제 등

정답 04.② 05.⑤

		• 안전간호, 얼굴을 아래로 하는 체위 금지, 수술하지 않은 쪽으로 돌려눕기 • 습포적용 : 온습포(이완, 진정), 냉습포(부종, 통증, 소양증의 감소, 염증완화)
	퇴원 후	• 2~3주 TV 시청, 독서, 바느질, 글쓰기 등의 근거리 시력 요하는 작업 제한 • 눈 관리 : 청결유지, 더러운 손으로 비비지 않기, 이물질 들어가면 자연스럽게 눈물 흐르도록 해서 세척 ▶ 01 기출
결막염 ▶ 01,09 기출	원인	• 세균, 바이러스, 칸디다 알비칸스, 알레르기 반응 등
	증상	• 초기증상 : 충혈, 작열감, 분비물 증가 → 감염되지 않은 눈으로 쉽게 옮겨짐 • 세균성 : 화농성 분비물, 치료하지 않더라도 2주 이내 가라앉음 • 바이러스성 : 전염성이 매우 높으며 수성 분비물이 많이 나오고 충혈 • 기생충 혹은 독소 : 일측성 • 알레르기성 : 끈적한 분비물, 부종 심하고 소양증 동반
	치료	• 세척, 국소 항생제 사용, 인대는 하지 않음 • 온습포 적용하여 눈에 붙어 단단한 가피 제거
	간호중재	• 교육 : 전염력 강조, 손으로 얼굴 만지지 않기, 손씻기 교육, 안대 및 콘텍트 렌즈 금지 • 안연고 도포 : 결막노출하여 내안각→외안각, 튜브 끝이 눈썹이나 다른 부위에 닿지 않도록 하기 • 세안 ▶ ∞ 기출 : 분비물 제거 시 내안 → 바깥쪽 안각 방향으로 결막을 따라 용약을 흘리며 직접 세척 • 개별 수건, 도구 사용하기
포도막염 = 홍채염, 모양체염, 맥락막염		• 증상 : 심한 통증, 눈부심 • 치료 : 모양근 마비제(산동제, atropine)으로 모양체 안정 및 수정체와 홍채의 유착을 막음
교감성안염		• 외상을 받은 반대쪽 눈의 충혈, 수명감, 흐린 시야 발생 • 예방 : 손상 받은 안구를 손상 후 10일 이내 적출 • 치료 : atropine 점적, 전신적인 스테로이드 치료
안질환의 일반적 간호 ▶ 07,19 기출		• 눈 만지기 전과 후 손씻기 • 눈의 드레싱 교환시 압력을 가하지 않도록 조심스럽게 • 눈을 완전히 감지 못할 때는 각막에 자극이 가지 않도록 함 • 눈꺼풀 닦는 방향 : 내측눈구석 → 외측눈구석 • 눈에 창상을 입은 경우 함부로 압박하지 않고, 플라스틱이나 알루미늄으로 잘 덮고 병원이송 • 눈에 화학 물질이 들어간 경우 흐르는 물에 15~20분간 씻기

06 안과에서 많이 사용하는 안약에 대한 설명 중 알맞은 것은?
① 산동제는 방수배출을 증가시킨다.
② 산동제는 교감신경차단제이다.
③ 산동제 투여 시 광과민반응이 나타날 수 있다.
④ 녹내장 치료를 위해 모양근 마비제를 사용한다.
⑤ 안과 약물 투여 후 운전하게 된다면 선글라스 착용한다.

시각장애 및 맹인 간호		• 환자의 접촉 시 미리 소리내거나 알려 놀라지 않도록 함 • 음식을 먹기 전 손가락으로 온도를 측정하도록 함 • 방문을 완전히 닫거나 열기 • 가구나 물건은 대상자가 원하는 대로 두고 움직이지 않도록 함 • 깨지지 않는 접시, 찻잔, 컵을 사용 • 욕실 바닥은 미끄럽지 않도록하고 전기 면도기 사용
안과에서 자주 사용하는 약	산동제	• atropine • 부교감신경차단제, 동공 확대 • 녹내장에 금기 • 선글라스 착용, 운전 금지
	축동제	• pilocarpine • 동공수축, 방수배출 증가 • 녹내장 치료에 사용
	β-교감신경 차단제	• timolol • 방수생산을 감소, 안압저하 • 녹내장 치료 • 기관지 경련을 유발하므로 호흡기계질환 환자 투여 시 주의 • 심박출량을 감소시키므로 심혈관계질환 환자 투여 시 주의

제2절 귀의 건강문제와 간호

1 구조와 기능

외이	• 이개 : 피부로 덮여 있는 외부의 연골 덮개, 음파 모음 • 외이도 : 고막에 소리를 전달하는 통로, 귀지샘에서 귀지 분비하여 보호기능 함
고막	• 반투명, 진주 빛 • 외부 소리를 진동시켜 전달, 중이 및 내이를 외부로부터 보호
중이	• 이소골(추골, 침골, 등골) : 공기 진동을 기계적 진동으로 변환하여 내이로 전달 • 이관(유스타키오관) : 고막 내부와 외부의 기압 평형 유지
내이	• 와우각(달팽이관) : 음파가 신경성 흥분으로 전환 • 전정 : 평형조절 • 반규관(세반고리관) : 몸의 회전 및 가속 감지

정답 06.③

2 간호사정

외이검사 01 기출	• 성인 : 후상방, 3세 이하 소아 : 후하방 방향으로 귓바퀴를 당겨서 검사 • 건강한 고막 : 원추형, 외부로 볼록, 연한 회색 진주빛, 위에서 아래로 경사짐	
이관기능 검사	• 이관이 막히면 고막의 움직임을 볼 수 없음 • 이경으로 고막을 볼 때 코를 막고 valsalva 수기 하도록 하여 고막의 움직임 관찰	
청력사정 05 기출	청력상실의 유형	전도성 난청 99,11,13 기출	• 외이 혹은 중이에서 소리의 기계적 전달 장애 → 보청기 필요 • 원인 : 외이도의 폐쇄(귀지, 감염, 이물, 고막 비대 및 퇴축, 천공 등), 수술 후 일시적으로 귀에 넣어 둔 심지 혹은 부종(제거 시 완화됨)
		감각신경성 난청	• 청신경의 장애로 음파가 청피질에 전달되지 않음 • 원인 : 감염(홍역, 볼거리, 수막염), 동맥경화증, 이독성 약물, 제8뇌신경의 신경종, 이경화증, 머리나 귀의 외상, 노화, 코르티 기관의 퇴행변화
	청력 상실의 원인		• 선천적 요인, 감염, 상해, 노화 등
	청력측정검사		• 방음 장치된 방 + 이어폰 : 소리 들리는 쪽 귀가 어디인지 신호 보내 검사
	음차검사	Weber test 03,15 기출	• 편측성 청력손실 시 유용한 검사 • 음차 진동 후 이마 혹은 치아 위에 놓고 그 음이 양쪽 귀에 들리는지 혹은 한 쪽 귀에 잘들리는지 여부 확인 • 전도성 장애 : 질병 귀 잘들림 • 감각신경성 장애 : 정상 귀 잘들림
		Rinne test	• 음차 진동 후 유양돌기(골전도)에 댔다가 이개에서 6cm 떨어진 곳(공기전도)으로 위치 바꿀 때 음조가 더 크게 느껴지는 쪽과 음조가 더 이상 들리지 않는 때를 확인 • 정상 : 공기전도 2~3배 〉 골전도 • 전도성 장애 : 공기전도 〈 골전도 • 감각신경성 장애 : 공기전도 〉 골전도(정상보다 길게 들림)
	평형검사	Romberg 검사 17 기출	• 눈 감고 두 발 모아 똑바로 서서 직립반사 확인, 내이의 평형 상태 사정 • 약간의 흔들림은 정상이나 넘어지지 않기 위해 양 발을 움직이는 것은 양성으로 후주로 질환, 전정기능 상실, 소뇌장애 의심
		온도안진검사 = 열량검사 15 기출	• 외이도를 통해 체온보다 차거나 더운 물 혹은 공기를 넣어 세반고리관을 자극 • 정상은 자극 준 반대쪽 눈 안구진탕, 무반응은 전정기능 상실

07 난청 환자에게 Weber test 실시한 결과 환측이 더 잘들린 경우 어떤 질환을 의심할 수 있는가?

① 전도성 난청
② 감각 신경성 난청
③ 노인성 난청
④ 복합성 난청
⑤ 확장성 난청

08 대상자가 어지럼증과 현훈을 호소할 경우 전정기관의 기능을 사정하기 위한 검사는?

① Weber test
② Rinne test
③ 온도안진검사
④ 투과조명검사
⑤ whisper test

정답 07.① 08.③

3 질환

중이의 장애	급성 중이염	원인	• 인플루엔자 바이러스, 연쇄상구균, 폐렴 구균 등 흔히 호흡기 감염이 선행
		증상	• 발적기 : 상기도 감염 후 • 삼출기 : 삼출물 형성 • 화농기 : 고막 천공되지 전에 이통이 심하고 화농성 분비물
		치료	• 고막 절개술 : 귀를 솜으로 느슨하게 막음 • 머리감기, 수영으로 인한 감염예방 • 발열 시 수분 섭취 권장
	만성 중이염	원인	• 3개월 이상 중이와 유양 봉소의 염증 상태 지속
		증상	• 악취가 나는 분비물, 난청 • 뇌막염, 뇌농양, 세반고리관 미란, 갑작스런 안면 마비, 심한 난청
		치료 ▶ 10 기출	• 고막절개술 • 수술 전 간호 : 전날 밤 샴푸하고 귓바퀴 주변 면도 • 고막절개술 후 간호 : 귀에 물이 들어가지 않도록 한다, valsalva 수기 금지, 수술하지 않은 쪽으로 돌려눕기, 2~3주 동안 빨대 사용 금지, 코를 풀려고 할 때는 부드럽게 한 번에 한 쪽씩 입을 벌리고 실시, 샤워나 머리 감을 때는 바세린 바른 솜뭉치를 귀에 넣어 귀가 건조하지 않게 유지 • 합병증 : 고막천공, 진주종, 안면 신경 손상, 난청, 유양돌기염, 뇌농양, 뇌막염
	이경화증 ▶ 07 기출		• 등골이 경화되어 난청이 되는 질환, 수술로 90% 완치 가능 • 증상 : 이명과 진행성 전도성 난청 : 부드럽고 작게 말하는 저음의 소리 듣기 힘듦 • 진단 : 음차검사 • 치료 : 보청기, 등골 절제술 및 내이 개창술 등의 외과적 수술
	유양돌기염		• 원인 : 중이염의 합병증 • 증상 : 고막 절개술로도 사라지지 않는 심한 통증, 미열, 권태감 • 치료 : 유양돌기 절제 후 농 제거, 항생제 요법, 통증완화 위해 냉찜질
내이의 장애	메니에르병 ▶ 02,05, 17,19 기출		• 내림프액압이 병적으로 증가하여 내림프수종을 일으키는 막미로의 대표적 질환 • 20~50대 호발, 남 > 여 • 3대 증상 : 이명, 감각신경성 난청, 현훈 ▶ 08,10,12 기출 • 증상 : 귀의 충만감, 오심, 구토, 균형장애, 자율신경계 증상 • 원인 : 원인불명, 내림프관 폐쇄, 가족력 • 진단 : Romberg test, 전기안진검사(평형측정검사), 청력측정검사 ▶ 07 기출

치료 11 기출	약물 요법	• 이뇨제 : 내림프액의 양을 저하시켜 귀의 충만감 압력완화 • 항히스타민제 : 진토작용 • 항콜린성제제 : 오심과 구토 조절 • 진정제 : 피질하 변연계에 영향으로 억제성 신경전달물질인 GABA를 강화, 어지러움, 오심, 구토에 효과적
	• 수술 : 약물요법 실패 시, 미로절제술, 내림프낭 감압술	
	• 식이 : 저염식, 알코올, 카페인, 설탕, 화학조미료 섭취 제한	
	• 갑작스런 현훈 발생 : 머리 움직임을 제한, 머리를 천천히 움직이기, 주위 어둡게, 평편한 바닥에 누워 현훈이 사라질 때까지 눈 감기 ▶ 19 기출	
	귀점적 주입법	• 점적제 병을 체온과 같아지도록 5분 동안 따뜻한 물에 담군다. • 환측을 위로 하여 투약점적기를 삽입하여 점적 • 주입 후 5~10분간 자세 유지 • 부드러운 솜으로 외이를 느슨하게 막아줌 • 가려움증 완화를 위해 70% 알코올로 닦아줌
외이의 장애	• 기형, 이물, 귀지가 막힌 것, 외이도염	
공막천공	• 감염 혹은 외상의 결과로 발생 • 출혈, 이명, 어지러움, 통증, 청력 저하	

두드림 퀴즈

09 급성 메니에르 환자에게 우선적으로 시행할 간호는?
① 침상을 높인다.
② 운동을 하도록 한다.
③ 큰소리로 말한다.
④ 난간을 올려준다.
⑤ 좋아하는 TV 시청한다.

10 청각장애 대상자와의 의사소통으로 적절한 것은?
① 큰 소리로 또박또박하게 말한다.
② 대상자와의 접촉은 최소한으로 한다.
③ 말을 잘 이해하지 못하면 보호자에게 설명한다.
④ 필기도구를 준비한다.
⑤ 단어를 강조하며 말한다.

정답 09.④ 10.④

제3절 피부계 건강문제와 간호

1 구조와 기능

피부의 기능	• 방어기능 : 일차 방어선 • 체온 조절, 감각기능 • 신진대사 : Vit.D 생성 • 면역기능 수행 : 랑게르한스 섬, 각질형성세포 • 피하지방층의 기능 : 열차단, 충격흡수, 영양 저장소
표피 부속기의 기능	• 모발, 피지선, 한선, 조갑(nail)

2 간호사정

피부징후	원발진	• 반점 : 피부색만 변화, 주근깨, 점상출혈, 1cm 미만 • 구진 : 경계가 뚜렷, 단단하고 융기된 병변, 사마귀, 1cm 미만 • 수포 : 장액성 액체로 차 있는 병변, 수두, 대상포진, 1cm 미만 • 판 : 표면 융기되고 단단한 병변, 건선, 지루성 각화증, 1cm 이상 • 팽진 : 직경 다양, 단단, 부종, 불규칙, 두드러기, 곤충 물린 것 • 농포 : 농을 포함한 융기, 여드름, 농가진 • 결절 : 구진과 같은 형태로 더 크고 단단, 통풍
	속발진	• 균열 : 표피에서 진피에 걸쳐 선상의 균열인 파괴, 건조 또는 습함, 무좀 • 인설 : 비정상적 각질화와 탈락에 의해 죽은 표피세포 과다, 성홍열 • 반흔 : 정상피부 대치하는 비정상적 결체조직, 치유된 상처, 외과적 절개 • 궤양 : 표피와 진피의 상실로 움푹 파인 불규칙한 모양, 욕창, 하감 • 위축 : 표피와 진치가 얇아져 생기는 피부 함몰, 노화피부 • 찰상 : 표피의 상실, 진피가 노출, 옴, 찰과상 • 가피 : 혈청과 농 및 혈액이 달라붙은 병변
피부진단 검사	Wood lamp examination	• 모발과 피부 곰팡이 진단 • 감염된 부위 비추면 녹색 혹은 빛에 반사된 반짝임 관찰
	도말검사	• 균 바로 확인 가능 • 청크 도말 검사 : 수포성 질환의 감별
	첩포검사	• 알레르기원 확인 • 상피 피부 혹은 등에 농축된 알레르기원 샘플을 <u>도포한 후 48시간 경과</u> • <u>첩포 떼어내고 20분 후에 발적, 부종, 수포형성 유무 확인</u> • 지연반응 관찰위해 일주일 후 다시 평가
	즉시형 피부반응검사	• 알레르겐에 대한 IgE 존재 확인

3 질환

습진성 피부염	접촉성 피부염	• 증상 : 홍반, 부종, 수포, 병변은 주로 접촉된 부위에 한정 • 진단 : 첩포검사, 사용 실험 • 중재 : 원인물질 재접촉 피하기, 탈감작(과민반응 보이는 물질에 소량씩 반복 접촉시켜 과민성 줄이는 방법), 환부에 냉습포 적용, 진정제&항히스타민 투여	
	아토피 피부염	• 만성 재발성 피부염으로 성장하면서 알레르기성 비염 혹은 천식 동반 • 중재 ▶ 05 기출 : 탈감작 요법, 서늘한 실내온도, 땀과 먼지 제거, 긁기 억제, 비누사용하지 않고 목욕, 냉습포요법을 통해 급성 진물 완화, 의복은 면제품 • 예방 : 모유수유, 스트레스 예방, 온도조절	
두드러기, 홍반	두드러기 = 담마진 ▶ 99,00 기출	• 원인제거 • 항히스타민, 비만세포 안정제, 전신적 스테로이드 • 소양증 : 칼라민 로션, 전분 목욕, 냉습포	
	결절홍반	• 여러 가지 원인에 의해 이차적으로 발생하는 반응성 홍반	
세균성 감염증	농가진	• 황색 포도상구균, 연쇄상구균에 의해 발생되며 전염력 높음 • 아동에게 흔함 • 비위생적 환경, 불결한 개인위생, 영양불량, 건강상태 악화 • 수포→농포→가피→접촉한 다른 부위 발생 • 치료 : 항생제 3회/일 이상 도포, 가피 제거하고 새로운 가치가 형성되지 않도록 2~3회/일 부드럽게 씻기, 단단한 가피는 습포한 후 제거 • 개인수건 사용하기	
바이러스성 감염증	단순포진 ▶ 11 기출	• 단순포진 바이러스에 의해 입이나 성기 발생하는 수포성 질환 • 재발을 촉진하는 요인 : 발열, 상기도 감염, 극도의 피로, 심리적 긴장 • 치료 : 항바이러스제 구강 투여 및 연고 도포, 활동성일 때는 접촉하지 않기	
	대상포진 ▶ 99,04,08,11, 13,16,17,20 기출	• 원인 : Varicella zoster virus, 숙주의 일차적 감염으로 수두 발생할 수 있음, 면역된 숙주에게 일어나는 면역반응 • 특징 : 권태감, 비대칭적, 말초감각 신경 따라 수포발생, 수두에 비해 점염력 약함 • 치료 : 항바이러스제(acyclovir), 진통제, 해열제, 항히스타민제	
기생충 감염	옴 ▶ 06 기출	• 암컷 진드기가 피부속으로 파고들어 알을 낳아 발생 • 장기 접촉으로 전파 → 가족 관리 잘하기 • 증상 : 야간 소양증	

두드림 퀴즈

11 아토피성 피부염 환자에 대한 교육으로 적절한 것은?
① 따뜻한 환경을 유지하도록 한다.
② 땀을 흘리는 운동을 주기적으로 하도록 한다.
③ 발진이 일어난 부위는 미지근한 물에 15~20분 담근 후 로션이나 크림을 바른다.
④ 비누를 이용해 병변부위를 깨끗이 유지한다.
⑤ 코르티코스테로이드는 피부염을 악화시킬 수 있으므로 사용하지 않는다.

정답 **11.** ③

두드림 퀴즈

12 피부의 욕창 예방 간호중재로 올바른 것은?
① 매 3시간 마다 체위변경을 실시한다.
② 압박받은 피부의 혈액순환을 위해 부드럽게 마사지한다.
③ 저단백, 고열량 식이 제공한다.
④ 피부 주변이 습하지 않도록 유지한다.
⑤ 궤양부위 조직은 피부재생을 위해 제거하지 않는다.

정답 12.④

피부종양	기저세포암	• 관자놀이 근처 종양세포 증식, 악성도 낮음 • 긁어내거나 전기 소작
	악성 흑색종	• 가장 악성, 전이빠름, 기저층에 산재한 멜라닌세포에서 발생 • 조기 진단 및 수술 적 절제
	카포시 육종	• 원인 : herpes simplex type I virus • 증상 : 고전형(적색,보라색 결절), 면역억제 관련형(장기이식하여 면역억제제 투여 후), AIDS 관련형(에이즈 환자의 피부 초발증상, 병의 경과 중 피부에 출현) • 치료 : 방사선요법, 화학요법, 면역요법, 외과적 절제
	피부 비정형 편평상피세포암 ▶ 15 기출	• 원인 : 자외선, 반복되는 외상과 자극으로 인한 만성 피부 손상 • 특징 : 표피에 생기는 암, 국소적 발생, 귀와 입술, 외부 생식시에 더 잘 발생
	피부암 예방 ▶ 10 기출	• 오전 11시 ~ 오후 3시 햇빛 노출 피하기 • 피부 유형에 맞는 자외선 차단제 바르기 • 햇빛이 강한 야외에서는 모자, 긴 옷, 선글라스 사용 • 피부의 변화 시 피부과 검진 받기
욕창	병태 ▶ 17 기출	• 뼈 돌출부위의 부드러운 조직이 지속적인 압박을 받아 발생하는 병변 • 촉진요인 : 습도, 부동, 저알부민혈증, Hb 저하, 감각장애 등 • 피부에 기계적인 힘 : 압박(중력에 의해 발생), 마찰(외표면이 피부를 문질러 표피를 직접 잡아당기거나 자극할 때 발생), 응전력(피부가 고정되어 있는 상태에서 피부 아래의 조직이 이동하거나 들려져 발생)
	단계	1기 : • 표피의 발적과 염증, 압력을 제거하고 5분이 지나도 계속 붉은 상태
		2기 : • 진피층까지만 파괴된 표면적인 궤양, 수포, 부종 심함, 1~2주내 완화
		3기 : • 피부, 피하지방을 포함한 전층이 파괴, 근막을 넘지 않는 궤양 발생 • 괴사조직을 제거해야하고 회복되는데 수개월 걸림
		4기 : • 전층 파괴 + 근육, 인대, 골격까지 손상 • 광범위한 조직괴사로 수술이 필요함
	치료 및 간호 ▶ 08 기출	• 균형식이, 단백질 잘 섭취 • 복합 비타민을 통해 치유 촉진 • 욕창 예방 : 2시간마다 체위변경, 마사지 하지 않기, 실금 조절, 피부주변 습하지 않도록 관리, 마찰과 응전력 제거, 가능한 활동량 증가

제4절 화상

1 분류

머리와 목 9%
앞쪽 18%
뒤쪽 18%
9%   9%
생식기 1%
오른쪽 다리 18%   왼쪽 다리 18%

화상입은 체표면의 비율

a. 12세 이상 : 9의 법칙
b. 12세 미만 : 수정된 9의 법칙
- 머리와 목 : 9% + 12세 미만의 나이에서 각각 1세에 1%씩 더함
- 팔 : 9%
- 몸체 : 36%
- 다리 : 18% - 12세 미만 나이에 각각 1세에서 0.5%씩 뺌
- 생식기 : 1%

손상정도		내용
	표재성 1도 화상	• 표피만 손상 • 통증, 발적, 부종, 열에 대한 민감성 증가
	심부 2도 화상	• 표피 전체와 다양한 범위의 진피 손상, 통증, 창백하거나 발적, 부종, 수포 • 신경말단의 손상과 함께 외부 노출로 인해 통증을 느낌 • 상피세포 파괴되지 않아 치유 가능
	전층 3도 화상	• 피하조직까지 손상되어 피부이식 필요함 • 통증 없음, 체온 조절이 안 됨 • 피부색이 하얗거나 발적, 검정색
	4도 화상	• 근육, 뼈 조직의 손상으로 3도 보다 심함

두드림 퀴즈

13 27세 남자 환자가 교통사고로 화상을 입고 응급실에 내원하였다. 양팔과 양다리, 생식기에 화상을 입었을 때 환자의 화상표면적 비율로 알맞은 것은?

① 37%
② 18%
③ 55%
④ 73%
⑤ 45%

정답 13.③

2 생리적 변화

응급기 02,03,08 기출	• 화상 입은 시점부터 48~72시간 이내	
	• 체액상실단계 : 초기 12시간, 24~36시간 지속 가능, 핍뇨, 고칼륨혈증, 저단백혈증(모세혈관 투과성 증가로 조직으로 이동 및 교질 삼투압의 감소로 발생)	
	합병증	• 심혈관 : 저혈량성 쇼크 → 중증 화상환자의 최우선 치료 요함 • 호흡기계 : 저산소증, 상기도 감염, 후두개 이하의 흡입손상, 호흡운동 손상 • 위장관계 : 컬링궤양 혹은 스트레스 궤양 ▶ 12 기출 • 마비성 장 폐색증 • 구획증후군
	병원이송전 응급처치	• 기도확인 → 호흡 → 순환 • 화상 부위 및 옷을 찬물에 빨리 적시어 화상부위 식히기 • 상처는 생리식염수에 적신 거즈로 덮고, 열손실 막기 위해 건조한 담요로 덮기 • 화학성 화상의 경우 즉시 20~30분간 irrigation-shower로 계속 세척
	간호중재 ▶ 02,05,07, 11,13,16 기출	
	응급실 간호중재	• 기관내 삽관이 선호 • 기도확보 후 순환 유지 • 유치도뇨관을 삽입하여 소변배설량 정확히 체크
	수액공급	• 혈액량의 급격한 감소와 부종은 첫 8시간 내에 빠르게 진행되므로 상해 입은 한 시간 이내에 체액보충 시작 • 전해질은 등장액이나 고장액 사용 • 대상자 상태를 사정해 첫 24시간 안에 요구되는 체액의 양을 계산하여 보충 • 소변배설량이 30ml/hr 이하이면 수액공급이 불충분함을 의미한다
	체온유지	• 장기간의 공기노출 삼가 • 환부 세척 시 환자의 체온을 일정하게 유지 • 주위환경은 평상시보다 더 따뜻하게 유지
급성기	• 응급기 말 ~ 화상상처가 치유되기까지	
	간호중재	• 불안완화 : 외상후스트레스 증상 • 감염예방 : 신체의 25% 이상 화상인 경우 사망의 가장 큰 요인이 된다, 역격리 필요, 패혈증의 증상 관찰(고열, 감각의 변화, 빈호흡, 빈맥, 마비성 장폐색, 핍뇨, 복부팽창)
재활기	• 재활은 입원 당시부터 시작	
	간호중재	• 경축의 예방을 위해 규칙적으로 체위 변경 실시 • 능동적 운동과 가볍게 압박을 가하는 운동이 경축을 예방하고 교정에 도움 됨

14 화상 30%, 2도 화상인 경우 24시간 이내 우선적으로 해야 할 간호중재로 알맞은 것은?
① 경축을 예방한다.
② 식염수로 세척한다.
③ 항생제를 투여한다.
④ 기도를 확보한다.
⑤ 수액과 전해질을 보충한다.

정답 14.⑤

3 화상 치료 방법

개방법	• 크레들 사용, 방안의 습도는 40~50%가 적당
부분적 개방법	• 환부에 항균약을 도포하고 얇은 거즈로 덮어주는 방법
폐쇄법	• 연고 묻은 거즈를 사용하여 탄력붕대로 감아 놓는 방법
국소적 화학요법제	• 국소적 부위에 연고 바르는 것으로 감염을 감소시키고 치유를 촉진함
피부이식 ▶ 07 기출	• 화상 후 3~21일 사이에 실시 • 화상부위를 덮어주어 치유를 촉진하고 경축을 예방하며 회복기간을 단축함
영양공급	• 식사시간 가까이에 통증유발 처치를 피함 • 고칼로리, 고단백, 고비타민, 고미네랄 식이 제공

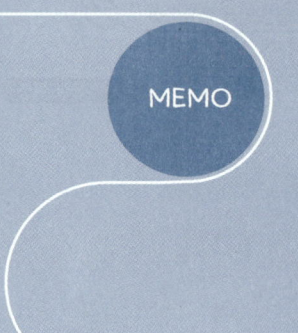

02 모성간호학

출제경향

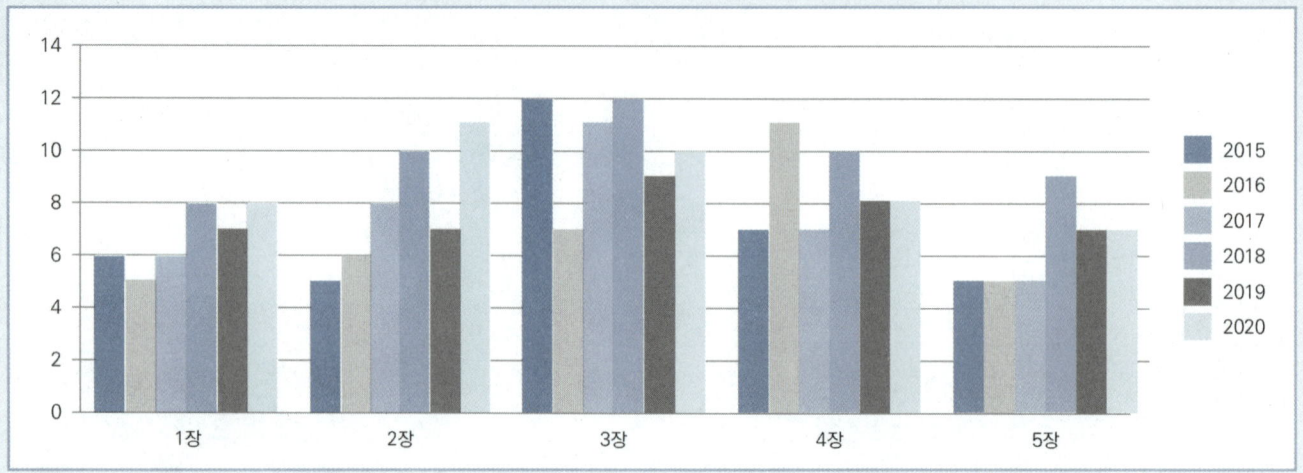

📖 제1장 : 여성생리와 관련된 문제 know-how
꾸준히 출제되는 부분은 여성건강간호 개념과 목적이므로 꼭!! 숙지하시기 바랍니다. 또한 여성 생식기의 구조 및 호르몬 관련된 월경주기, 자궁내막의 변화를 연결하여 확인하시고 월경 곤란증 및 무월경, 월경 전 증후군의 원인 및 간호 중재를 꼼꼼히 알아두시기 바랍니다. 최근 성폭력 피해 여성에 대한 문제가 출제되고 있으니 이 부분도 숙지하시기 바랍니다.

📖 제2장 : 여성의 통상적 건강문제 know-how
폐경으로 인한 신체변화 및 증상, 병태생리는 꾸준히 출제되고 있으니 자세히 학습하시기 바랍니다. 여성 건강 문제의 개념뿐만 아니라 치료방법, 수술방법, 간호중재를 연관지어 기억하시기 바랍니다. 종양 진단검사 및 치료와 자궁내막질환의 간호중재는 빈출되는 부분이므로 꼭!! 기억하시기 바랍니다. 여성과 남성에게 실시되는 난임 진단검사 역시 꾸준히 출제되는 부분이므로 숙지하시기 바랍니다.

📖 제3장 : 임신 know-how
임부의 생리변화와 산전 관리(실시 이유)에 대해 다양한 분야에서 자주 출제되므로 숙지하시기 바랍니다. 또한, 유산, PIH, 임신성 당뇨 역시 자주 출제되는 부분이므로 관련 질환의 특징과 간호중재에 대해 알아두시기 바랍니다. 자궁 내 태아의 발달과정은 특징적인 사항을 중심으로 암기하시고 태아 건강사정 방법도 알아두시기 바랍니다.

📖 제4장 : 출산 know-how
태향과 관련된 그림 및 레오폴드 촉진결과를 알고 유추 가능해야 합니다. 분만 단계에 따른 모성과 태아의 상태를 간호중재와 연관하여 이해한다면 쉽게 기억할 수 있을 것입니다. 자궁기능부전과 제대탈출 간호는 자주 출제되므로 숙지하시기 바랍니다. 분만 중 사용되는 약물의 부작용과 중단하는 이유에 대해서도 꼭!! 확인하시기 바랍니다.

📖 제5장 : 산욕기 know-how
출산 후 자궁퇴축 과정과 간호중재, 오로 변화 양상에 대한 문항은 지속적으로 출제되므로 숙지하시기 바랍니다. 산욕기에 발생할 수 있는 비뇨기계 정상 변화를 이해하고 병리적 현상과 구분하여 필요한 간호 중재를 알아두시기 바랍니다. 고위험 산욕 간호에서 무엇보다 중요한 것은 산욕 감염, 폐색전증, 산후 출혈, 자궁이완 간호이므로 숙지하시기 바랍니다.

01 여성생리와 관련된 문제

제1절 여성건강 개념

1 여성건강간호

여성건강간호의 개념 ▶ 04,07,15,18 기출	• 여성의 전생애주기 건강관리를 제공하며 여성뿐만 아니라 가족 모두의 건강 유지 및 증진
여성건강간호의 목적 ▶ 06,09,13,18,19,20 기출	• 여성의 삶 전체에서 그들이 불편한 부분을 간호 ▶ 99 기출 • 가족 구성원의 핵심인 여성이므로 가족 중심 접근방법으로 가족 구성원의 역할과 기능을 통해 여성 개인뿐만 아니라 가족 전체의 건강을 도모 • 여성의 건강을 여성의 입장에서 이해하는 여성 중심 방법으로 여성이 자신의 건강문제를 인식하고 지식을 가짐으로써 스스로 결정하고 조정하는 능력을 갖추게 됨 • 협의의 목적 : 사춘기에서부터 폐경기 이후의 여성이 가족, 사회문화적 테두리 안에서 마주하는 여성의 성 특성과 관련된 건강문제를 가족 중심, 여성 중심적 접근방법으로 관리

2 여성건강간호 이론

가족주의 이론 ▶ 98,11,14,16,19 기출	• 가족은 출산, 양육, 사회화 등 독특하고 중요한 기능을 담당하는 곳으로 가족 전체의 과업으로 간주 • 분만은 가족발달 단계에 따른 정상적 과업이라는 인식 확대로 가족 중심의 출산 경향이 나타남
여성주의 이론 ▶ 17,18 기출	• 여성의 삶 전체를 고려하여 총체적인 존재로 인식하고 여성의 입장에서 건강 문제를 해결

두드림 퀴즈

01 여성건강간호의 목적으로 가장 올바르게 설명된 것은?
① 개인중심의 접근방법으로 여성 개인만의 건강을 도모한다.
② 여성이 자신의 건강문제에 관심을 가지고 스스로 결정하고 해결한다.
③ 여성의 건강문제를 간호사가 해결할 수 있도록 한다.
④ 남성을 제외한 여성의 문제만을 해결한다.
⑤ 임산부와 태아의 건강관리에 초점을 맞춘다.

정답 01.②

> 두드림 퀴즈

02 여성건강간호사의 역할 중 옹호자로서의 역할로 적절한 것은?
① 여성의 건강 유지 및 증진을 지지
② 여성의 일상 문제를 해결하는 역할
③ 전문직 여성의 역할모델을 그대로 따르는 역할
④ 여자가 간호와 자가 검진 교육 실시
⑤ 가족 중심적이고 여성 중심의 간호 제공

3 여성건강 간호사의 역할

여성건강 간호사의 역할	• 간호제공자 : 가족 중심적이고 여성 중심의 간호제공 • 옹호자 : 여성의 건강 유지 및 증진을 옹호하고 지지 • 교육자 : 자가 간호와 자가 검진 교육 실시 • 역할모델 : 전문직여성으로서 여성의 역할 모델이 됨 • 정치, 사회적 역할
여성건강관련 전문 간호사 : 조산사 ▶ 03 기출	• 자격 조건 : 간호사 면허증 보유, 1년간 조산수습과정(보건복지부장관이 인정하는 의료기관) 마친 자, 외국의 조산사면허를 받은 자가 조산사 국가시험에 합격한 후 면허를 받은 자 • 수행직무 : 임신관리, 분만관리, 산후관리, 여성건강관리, 조산원과 같은 전문기관 경영 등
여성건강간호의 실무지침 ▶ 01 기출	• 건강증진과 질병예방 측면 강조 • 여성이 자신의 신체기능을 알고 문화 속에서 자신의 역할에 능숙하도록 도움 • 한 개인의 건강은 가족체계, 사회체계 속에서 서로 영향을 주고받는 존재임을 인식 • 모성이 가질 수 있는 비정상적인 증상에 대해 간호과정을 적용
가족중심 간호의 기본원칙 ▶ 19 기출	• 출산가족을 지지하는 인간적인 환경 내에서 총체적이고 인간 중심적인 간호 제공 • 출산은 가족의 삶에서 정상적이고 건강한 사건으로 간주 • 출산은 가족 전체에 영향을 미치며 가족 관계를 변화시킬 수 있음 • 가족은 적절한 정보와 전문적 지지만 주어지면 스스로 가족의 간호에 대한 의사결정 가능
성상담 ▶ 17 기출	• 방법 : 주제나 문제 중심으로 성교육을 준비한다, 대상자의 수준에 맞는 내용 준비, 내용을 사실적, 구체적, 직설적으로 설명, 성에 대한 긍정적이고 확고한 가치관을 가지고 능동적으로 대처할 수 있도록 한다. • 유의사항 : 비판적 감정, 양가감정, 구원 및 구조 감정, 주관적 느낌 → 주의해서 상담
가족의 기능 ▶ 04,14 기출	• 생기적 기능, 상호지지의 정신적 기능, 경제적 기능, 가치체계 형성 기능, 사회문화적 기능
가족폭력의 간호중재 ▶ 14 기출	• 여성을 검사하는 동안 남성은 대기실에 기다리도록 한다. • 정서, 죄책감, 공포 등을 표현하도록 한다. • 자신에 대한 통제 능력을 재구축 한다. • 기록에 대한 비밀보장을 알려준다. • 자신의 상처와 가정상황에 대해 말하도록 격려한다. • 서두르지 않고 스스로 자신의 과거와 문제점을 다루도록 한다. • 잘못된 인식을 바꾸도록 정보를 제공한다.

정답 02.①

가정폭력에 대한 잘못된 인식 ▶ 16 기출	• 가정폭력의 발생률은 낮다 = 보고된 수치가 저조하다. • 가정폭력은 사회경제적 수준이 낮은 계층에서 발생하는 문제이다. = 중산층에서도 많이 있지만 숨기는 경향으로 노출되지 않는다. • 가정폭력을 당하는 여성은 피학적인 성향을 가지고 있다. = 폭력을 방지하기 위한 시도이다. • 술과 약물남용으로 폭력이 유발된다. = 술이 폭력의 근원적인 유발요인은 아니다. • 가정폭력은 일시적이다 = 지속적이고 습관적이어서 자녀로 이어진다.
가족계획	• 가족의 시작기인 부부가 건강, 경제적 능력, 자녀양육 책임을 감당할 수 있는 능력에 알맞게 그들의 자녀에 대한 출산계획을 결정하여 건강한 자녀의 출산과 양육을 계획함으로써 모성과 가족의 건강을 향상시키는 것

4 피임

피임 원리 ▶ 01,05 기출
- 확실성 : 피임의 효과가 확실해야 한다.
- 안전성 : 인체에 무해해야 한다.
- 수용성 : 성교나 성감을 해쳐서는 안 된다.
- 간편성 : 사용법이 간편해야 한다.
- 경제성 : 비용이 적게 들어야 한다.
- 성 접촉에 의한 성병감염과 HIV 감염을 예방하는 효과도 중요하다.
- 부부가 서로 합의하고 선호하는 방법이어야 한다.

종류		종류	원리	장점	단점
종류	일시적	페서리 다이아프램	• 자궁구를 완전히 덮어 정자의 자궁 내 진입 방지 • 살정제와 중복 사용 시 효과 증대	• 여자 스스로 미리 넣을 수 있는 장치로 2~4년 사용 가능	• 자궁경부 크기 맞추어야 하며 사전 훈련 필요
		살정제	• 사정된 정자를 경관으로 들어가기 전에 죽이거나 난자에 도달하지 못하게 하는 약	• 성관계 1시간 전에 삽입 가능	• 성교 대상자 또는 여성의 피부 자극 및 알러지 유발
		경구피임약 ▶ 99,04,05,08 기출	• 에스트로겐과 프로게스테론의 양을 일정수준으로 유지하여 배란 방해 • 복용을 잊은 경우, 항상 복용하던 시간	• 피임 성공률 높음 • <u>월경통, 월경과다의 증상을 보이는 가임기 여성에게 증상 완화 효과</u>	• 정확한 복용 필요 • 부작용 : 불규칙적인 출혈, 유방압통, 복부 팽만 등 • 금기 : 혈전성 정맥염, 유방암, 분만 2

---

03 경구피임약을 복용하는 대상자가 정해진 시간에 복용하지 못하고 7시간 전에 알았을 경우 올바른 교육 내용은?

① 정해진 시간이 돌아오면 2정을 한 번에 먹는다.
② 즉시 복용 후 24시간 후 다음 약을 복용한다.
③ 즉시 2정을 한 번에 먹는다.
④ 즉시 복용 후 다음 투약은 정해진 시간에 복용한다.
⑤ 잊은 것은 무시하고 다음 날 투약 시간에 투약하도록 한다.

정답 03.④

		12시간 이내면 바로 복용, 다음날은 정해진 시간에 복용, 12시간이 지났다면 잊은 것은 무시하고 그 다음날 정해진 시간 복용(피임효과 감소됨)		주 이내, 심혈관 질환, 뇌혈관 장애, 고혈압, 고지혈증, 간 기능 장애, 당뇨, 편두통, 생식기 비정상 출혈
	피임패치	• 에스트로겐과 프로게스테론을 피부로 방출하는 패치 • 3주간 붙이고 1주간 떼고	• 기억하기 쉽고 효과적	• 떼어져도 모름 • 피부자극 • 성전파성 질환 예방 안됨
	콘돔	• 음경에 씌워 정자 진입방지	• 부작용 없음, 경제적 • 성병예방	• 매회 새로운 것으로 교환
	자연피임법	• 성교중단법 • 월경주기이용 • 기초체온이용 • 자궁경관 점액 관찰	• 부작용 없음 • 간편하고 부작용 없음	• 남성 스스로 조절 • 실패율 높음 • 가임기간 판단이 잘못되어 피임효과 떨어지기 쉬움
장기간	자궁내장치 (IUD)	• 자궁 내 장치의 표면과 접촉하는 자궁내막에 가벼운 변화를 일으켜 수정되더라도 착상되지 못하게 함	• 높은 피임 효과, 사용의 간편성, 적은 비용	• 경련, 요통, 점적 출혈, 자연적인 배출, 월경 양이나 기간의 증가 ❯ 02,11 기출 • 합병증 : 미주신경 자극 반응, 경부 및 자궁 파열, 자궁 외 임신, 골반염증성 질환, 자궁천공
	피하이식법	• 황체 호르몬제가 담긴 이식제제를 피하에 삽입	• 장기간 피임 가능, 제거 시 즉시 임신 가능	• 시술이 필요 • 부작용 : 월경혈 변화, 출혈, 월경불순, 이물감, 경구 피임제와 유사
영구적	정관절제술	• 양쪽 정관을 절단하는 시술	• 피임 효과 100% • 성생활에 아무 지장	• 주의사항 : 수술 후 약 2~3개월간 다른

		• 정액의 양과 내용물은 변화 없음	• 없음 • 정액량의 변화 없음	• 피임법 사용 • 수술 후 약 10회 이상 사정 후에 안전하다고 판단
	난관결찰술	• 난관 폐쇄	• 피임효과 100% • 피임은 즉시 이루어진다	• 수술적 요법으로 감염가능성 • 자궁외 임신가능
응급	응급복합 피임약 ▶ 13 기출	• 단기간에 강력하고 폭발적인 호르몬 노출에 의해 배란이 지연되거나 억제 • 정자, 난자의 난관 통과를 방해하여 수정 억제 • 자궁내막을 변형시켜 착상 억제	• 성교 후 72시간 이내 첫 용량 복용 → 12시간 후 두 번째 약 복용 • 임신 80% 예방 가능 • 복용 전 임신 확인 • 안전성 : 피임에 실패로 임신하여도 태아 기형 없음	• 복용전 임신 확인 • 내과적 질환 확인 • 유방암, 생식기암, 뇌졸중, 고혈압, 혈전, 심장질환, 당뇨, 간질환, 신질환 있을 시 신중하게 투여 • 오심, 구토, 두통, 유방통, 체액저류, 어지러움 등

5 성폭력

간호 ▶ 15,19,20 기출	• 강간에 대한 증거 수집 및 보존 • 현장보존, 증거물 보존 중요 : 증거수집 전 대상자가 대소변을 보거나 샤워, 질세척을 하지 않도록 교육, 피해자의 신체 의복에 묻은 분비물도 씻지 않기 • 함께 있어 주며 감정을 표현하도록 격려 • 반복적 표현과 행위를 사용
유의사항 ▶ 11,15 기출	• 강간 생존자는 환자가 아니라 위기 상태에 있다는 것을 명심하기 • 간호 제공자의 가치, 태도, 신념은 제공하는 간호의 초점과 능력에 반드시 영향 • 성폭력은 순결의 상실이 아닌 폭력이다. • 대상자에게 사고를 당한 원인에 대해 질책하지 않기 → 강간 생존자가 화를 자초했다는 견해는 지지적 도움을 제공하는 능력 방해하며 긴장 증가시킴 • 비밀보장, 특별히 마련되어 조용하고 편안한 치료 장소에서 중재하기 • 임신을 방지하기 위해 24~72시간 사이에 응급복합 피임약을 복용하기 • 임신여부 확인을 위해 HCG 양성 반응을 확인(수정란 착상 5일 후 증가하므로 즉시 처치는 아님) • 날짜, 장소, 시간 등에 대한 세밀한 보고서를 작성하기

04 성폭력을 당한 후 임신을 예방하기 위한 즉각적인 처치로 알맞은 것은?
① 피하피임법
② 임신반응검사
③ 응급복합피임약
④ 자궁내막 흡인술
⑤ 질세척

정답 04.③

제2절 여성생식기의 구조와 기능

1 외부 생식기

치구	• 치골 앞쪽을 덮는 피부, 결합조직이 잘 발달됨 • 풍부한 혈관, 지방샘, 땀샘이 있어 습한 상태 유지 • 성적 역할, 성교 시 치골결합 보호
대음순	• 치구에서 회음부까지 양측 앞뒤로 길게 뻗은 두꺼운 피부주름, 좌우대칭 • 남성의 음낭에 해당되며 소음순, 요도구, 질구 보호
소음순	• 대음순 안쪽에 위치, 모낭이 없고 성적 흥분 시 붉어짐 • 상단부에 음핵은 포피에 둘러싸여 있음
음핵	• 발기성 조직, 자극에 매우 민감, 남성의 음경에 해당 • 성적인 흥분을 담당
질전정	• 소음순에 의해 둘러싸여 있는 아몬드 모양의 공간을 지칭 • 전정 내에는 질구, 요도구, 2개의 스킨샘, 2개의 바르톨린샘 총 6개의 구멍이 존재
바르톨린샘 ▶ 04,13 기출	• 질구의 4시, 8시 방향으로 위치한 2개의 분비기관 • 성적 자극 시 다량의 점액물질을 배출하여 질 주위를 축축하고 윤활하게 함 • 임균의 좋은 은신처로 임질에 감염되면 바르톨린샘이 화농의 원인이 되어 전체가 고름으로 부풂

2 내부 생식기

회음	• 구성 : 질, 항문, 요도를 둘러싼 두꺼운 근막 • 항문올림근(치골직장근, 치골미골근, 장골미골근) : 골반의 바닥 구성하고 직장, 요도, 질이 뚫고 지남 • 골반저근훈련법(Kegel's exercise) ▶ 08,10 기출 통해 강화 : 망울해면체근, 회음표면횡근, 항문올림근 • 혈액 : 내음부동맥으로부터 공급 • 신경 : 음부신경이 분포
질	• 외음에서 자궁까지 통하는 한 개의 근육기관 • 기능 : 배설관(자궁의 분비물 및 월경), 성교 기관, 산도(분만 시 태아) • 위치 : 질의 전방(방광), 질의 후방(직장) • 질벽 : 가로주름(추벽, 질점막주름), 질벽 표면은 중층편평상피세포로 구성되어 전후상하로 잘 늘어남, 질 점막(강한 산성 pH 4~5 때문에 일반 세균 침입 막음 : 정상 질의 세균인 유산간균에 의해 질 상피세포에서 나오는 글리코겐을 분해하여 유산이 생성되어 질분비물을 산성으로 유지함) ▶ 11 기출

---

05 임균의 좋은 은신처로 임질에 감염된 여성에게 화농의 원인이 되는 곳은?

① 스킨샘
② 음핵
③ 소음순
④ 바르톨린샘
⑤ 치구

06 자궁인대 중 자궁저부에서 대음순까지 연결되어 전경을 유지하는 인대는?

① 항문미골인대
② 기인대
③ 광인대
④ 원인대
⑤ 자궁천골인대

정답 05.④ 06.④

질원개	• 경관이 질 상부에 삽입된 부분의 빈 공간으로 전후좌우 구분 • 전원개 : 앞쪽의 질 벽과 경부 사이 • 후원개 : 임상적으로 중요, 후 질벽과 경부 사이, 전원개보다 깊다, <u>암세포 검사물 채취부위</u>, 맹낭천자와 맹낭경검사의 주요 부분
자궁	• 불수의적 근육층, 속이 빈 근육성 기관 • 기능 : 월경의 장소, 수정란을 성장, 발육, 배출 • 위치 : 전방(방광), 후방(직장) • 모양 : 전경, 전굴로 질과 직각, 팽만 된 방광에 의해 후방으로 직장에 의해 전방으로 이동 가능 • 크기 : <u>임신 전 자궁의 무게는 60~70g, 만삭에 1,100g</u> ▶ 12 기출 • 구조 : 연령에 따라 자궁에서 체부가 차지하는 비율이 커짐(사춘기전 1/3, 성인2/3)

<table>
<tr><td>저부</td><td>• 자궁의 상부와 난관이 시작되는 곳의 사이로 상부로 둥글게 돌출된 가장 넓은 부분
• <u>근육의 치밀도가 가장 높아 자궁 수축정도 측정</u> ▶ 18 기출</td></tr>
<tr><td>체부</td><td>• 자궁 내구의 상부</td></tr>
<tr><td>협부</td><td>• 체부와 경부가 연결되는 좁은 부분으로 임신 중 자궁 하부 형성</td></tr>
<tr><td>경부</td><td>• 자궁 내구의 하부</td></tr>
</table>

• 자궁 경부 : 탄력성 있는 결합조직으로 배란 또는 임신 시에는 호르몬 영향받음, <u>편평원주접합점</u> ▶ 18 기출(편평 상피세포와 원주 상피세포가 만나는 부위, 종양성 세포 변화가 가장 잘 생기는 부분으로 pap smear 검사 부위)
• 자궁벽 : 자궁외막 + 자궁근층

외층	• 종행근, 분만 중 <u>태아와 태반 만출시킴</u>
중간층	• 사행근, 큰 혈관을 둘러싸고 있어 분만 후 <u>지혈기능함</u>
내층	• 윤상근, 경부의 대부분을 차지, <u>손상 시 자궁 경관 무력증 유발됨</u>

• 자궁내막 : 자궁체부의 가장 안쪽에 위치한 층, 점막으로 구성되며 많은 혈관 분포됨

재생층	기저층	• 임신과 월경기에도 <u>그대로 유지</u>
기능층	해면층	• 결합조직, 월경이나 분만 시 탈락
	조밀층	

• 혈액공급 : 나선 동맥(기능층에 공급), 곧은 동맥(기저층에 공급)
• <u>인대</u> ▶ 08,15 기출 : 자궁, 난소, 난관들은 골반 내에서 인대에 의해 각기 일정한 위치와 자세 유지

기인대	• 자궁의 탈수 방지
광인대	• 자궁, 난관, 난소를 <u>정상위치에 놓이게 함</u>
원인대	• 자궁의 <u>전경</u> 굴곡 유지, 임신 시 힘을 가장 많이 받음
자궁천골인대	• 자궁 <u>탈수 방지, 자궁을 견인시켜 제 위치에 놓이게 함</u>

난관	- 신경 : 주로 교감신경계(자궁근육 및 혈관 수축) 지배, 자궁 신경(T11~12), 자궁경부와 질 신경(S2~4)
- 기능 : 배설관(난자를 난소에서 자궁까지, 정자를 자궁에서 난소까지 운반), 운동(섬모 운동, 난관의 연동운동, 난관수축 운동)
- 구조 {{TABLE2}}
난소	- 기능 ❯ 02 기출 : 배란, 내분비(에스트로겐, 프로게스테론, 안드로겐 생성 및 분비)
- 자궁 광인대와 난소인대에 의해 지지, 아몬드 모양, 진주 빛, 배란기에 일시적으로 커지고 폐경기에 현저히 퇴축
- 피질 : 발달단계가 다른 원시난포, 성숙난포, 황체, 백체와 난자들이 들어있음
- 수질 : 많은 혈관, 림프관, 비횡문근으로 이루어져 있음

내부 표 (난관 구조):

간질부	- 자궁의 근층에 포함
협부(25%)	- 난관에서 가장 좁은 부분
팽대부(55%)	- 난관의 가장 두꺼운 부분을 차지
- 수정이 이루어지는 곳 ❯ 02 기출
- 자궁 외 임신이 가장 많이 일어남
체부	- 나팔 모양으로 손가락 모양의 난관채에 의해 둘러싸여 있음
- 운동성이 있으며 배란 시 난자를 끌어당김

제3절 여성생식기 건강사정

1 생식 건강사정

월경력	• 초경연령, 월경양상, 최종 월경일, 월경곤란증
산과력 임신력, 출산력 ▶ 06,08,17,18,20 기출	• 2자리 숫자체계 = 임신 수/출산 수 • 5자리 숫자체계 = 총 임신 수 - 만삭 분만 수 - 만기 전 분만 수 - 유산 수 - 현존 생존아 수 • 쌍생아의 경우 임신 수와 출산 수는 1 / 현존 생존아 수 2 • 4자리 숫자체계 = 만삭 분만 수 - 만기 전 분만수 - 유산 수 - 현재 생존아 수

2 외음 건강사정 ▶ 07 기출

자세	• 쇄석위
순서 ▶ 01 기출	• 복부진찰 → 외생식기검사 → 질경검사 → 검사물 채취 → 양손검진법(쌍합진)
외음 촉진	• 외생식시의 병소가 의심스러울 때 촉진함 • 요도, 스킨샘 : 오른 쪽 검지를 질 내에 4~5cm 넣어 안에서 요도를 안에서 밖으로 가볍게 눌러 분비물 있으면 배양, 통증은 없는 것이 정상 • 바르톨린샘 : 검지를 질강 후부까지 삽입하여 엄지손가락을 바깥쪽에 놓고 아래 방향으로 돌려 대음순의 4시, 8시 방향 촉진(눌러)하여 부종, 분비물, 동통 여부 검사
골반근육지지정 도사정 ▶ 06 기출	• 시지, 장지를 질 안으로 넣은 후 아래로 힘주도록 함 → 질벽의 팽윤 요실금 없음이 정상 • 비정상 : 질 벽 팽윤, 복압성 요실금, 성적 만족도 감소

3 질경검진

질경검사	대상자 준비 ▶ 06,11 기출	• 24시간 전에 질 세척이나 질약(윤활제) 사용 금지 • 방광 비우기 및 쇄석위
	검진자 준비 ▶ 10 기출	• 질경을 따뜻하게 준비, 손씻고 소독 장갑 착용, 검진부위만 노출하여 프라이버시 보호 • 검사 목적 및 방법 설명
	삽입법	• 나사를 잡아 질경이 닫힌 상태로 질 전벽과 요도를 건드리지 않기 • 질 후벽 쪽으로 45° 각도 아래쪽 방향으로 삽입

• 성 경험이 없는 대상자 : 작은 질경을 사용하여 검사를 시행할 수 있음 ▶ 10,13 기출

두드림 퀴즈

07 현재 임신 20주 임부는 첫 임신은 계류 유산, 두 번째 임신은 30주 쌍생아를 분만하였다. 산과력으로 올바르게 표시된 것은?

① 3-0-0-1-2
② 2-1-0-0-2
③ 2-1-0-1-3
④ 2-0-1-2-2
⑤ 3-0-1-1-2

08 생식기 검진 순서로 알맞은 것은?

① 검사물 채취 - 외생식기 검사 - 질경검사 - 복부진찰 - 양손검진법
② 외생식기 검사 - 검사물 채취 - 질경검사 - 양손검진법 - 복부진찰
③ 복부진찰 - 외생식기 검사 - 질경검사 - 양손검진법 - 검사물 채취
④ 검사물 채취 - 외생식기 검사 - 복부진찰 - 질경검사 - 양손검진법
⑤ 복부진찰 - 외생식기 검사 - 질경검사 - 검사물 채취 - 양손검진법

09 질분비물로 인해 부인과를 방문한 대상자의 준비사항을 알맞은 것은?

① 쇄석위
② 검사 24시간 전 질세척
③ 방광을 채우기
④ 월경기간에 실시
⑤ 질약 사용

정답 07.⑤ 08.⑤ 09.①

두드림 퀴즈

10 7년전 폐경한 대상자가 아랫배에서 덩어리가 만져져 병원에 방문하여 양손검진법을 시행한 결과 자궁경부는 통증 없이 움직일 수 있으며 질경은 5mm, 난소는 12cm, 난관은 만져지지 않는다, 검진결과를 적절히 해석한 것은?

① 시지를 질강에 둔 채 중지를 직장에 넣어 재검사가 필요하다.
② 난소가 위축되어 있다.
③ 자궁이 전방전위 되어 있다.
④ 골반염증성 질환이 의심된다.
⑤ 난소종양이 의심된다.

11 다음의 자궁경부세포진검사 설명 중 올바른 것은?

① 노인은 질점막이 건조하므로 면봉 끝에 식염수를 적셔서 사용하도록 한다.
② 검사 전에 질 세척을 하도록 한다.
③ 성교는 검사에 문제가 되지 않음으로 제한하지 않는다.
④ 검사는 질병을 확진하는 방법 중 하나이다.
⑤ 임균의 배양이 필요한 경우 pap smear 검사 후에 검사물을 채취하도록 한다.

정답 10.⑤ 11.①

4 양손검진법 ● 05 기출

목적	• 질과 경관, 자궁 및 난소, 난관 등의 부속기와 직장을 두 손 사이에서 촉진 • 항문과 방광의 상태 확인 • 자궁의 크기, 압통, 종양 여부 확인
방법	• 성 경험 없는 대상자 : 간호사가 옆에 있어주고, 항문으로 검진할 수 있음을 설명 ● 10,13 기출
결과해석	• 자궁경부는 통증 없이 어느 정도 움직일 수 있으며 직경은 3~5mm • 난소는 정상적으로 크기가 3~4cm 이하, 난관은 만져지지 않음 • 비정상 소견 : 자궁후방전위, 폐경 후 3~5년(난소의 위축으로 촉진 안됨, 촉진될 경우 종양 의심), 경부 움직일 때 통증(골반염증성 질환)

5 자궁경부세포진검사 ● 20 기출

과정	• 검사 전 질 세척, 질약 삽입, 성교 금함, 월경기가 아닐 때 검사 ● 07,14,20 기출 • 목적 및 방법 설명, 손씻기 • 노인은 질점막이 건조하므로 면봉 끝에 식염수 적셔서 사용 • 임균의 배양이 필요한 경우 pap smear 검사 전에 검사물 채취 • 편평원주 상피세포 접합부와 후질원개에서 채취 • 편평상피세포의 표면을 360도로 회전하여 채취
결과 해석 ● 19 기출	• 검사 결과 비정상인 경우에는 질확대경검사, 생검, 원추절제술 등 정밀검사 필요 • 질환을 확진하는 것이 아님

class Ⅰ	class Ⅱ	class Ⅲ	class Ⅳ	class Ⅴ
이상세포가 없음	염증으로 인한 이상 세포 출현	비정상 유핵세포 변화	암으로 생각할 수 있는 세포상 출현	침윤암으로 시사할 만한 세포상

제4절 유방 건강사정

1. 유방의 구조와 기능 ▶ 03 기출

외부구조	• 유륜 : 유두 주위를 둘러싸고 있는 핑크색 혹은 검붉은 장미 빛 몽고메리 선 • 몽고메리 선 : 증대된 지방샘으로 젖무리 사방에 흩어져 있으며, 임신 중에 현저하게 변함 • 유두 : 예민한 <u>발기성 조직</u>, 15~20개의 젖샘관이 개구됨
내부구조	• 실질 : 샘조직을 통한 유즙 배출 기전 • 기질 : 지지조직 cooper's ligament(젖샘을 흉벽 상에 지지하며 유동성 보존), 지방 및 섬유성 결체조직(젖샘 조직 및 관 보호) • 기능 : 수유 기능, 성적 흥분 • 유즙 분비와 호르몬 : <u>젖샘 발육</u>(에스트로젠, 프로게스테론, 인슐린, 코티솔, T3, T4, 프로락틴, 성장호르몬, 태반락토젠), <u>유즙 생성</u>(프로락틴 : 분만 후 에스트로겐과 프로게스테론 감소에 의해 분비 촉진), <u>유즙 배출</u>(옥시토신) • 젖샘 : 15~20개의 젖샘엽으로 구성

2. 유방 (자가)검진

목적	• 유방암의 조기 발견, 여성의 건강수준 향상
시기	• 사춘기 이후 : 매달 월경 후 1주일 안에 실시(가장 부드러운 시기임) • 폐경 후 : 매달 같은 날짜에 실시, 매년 1회 이상 정기검진 받기
시진	• 대상자를 앉힌 후, 팔을 양옆으로 내리게 한 후 관찰 • 대칭성, 혹이나 움푹 들어간 곳, 납작한 곳 등의 외형 관찰 • 색소침착, 정맥울혈, 오렌지 껍질과 같은 피부, 궤양 등 관찰 • 분비물, 자극에 대한 반응(돌출, 함몰) → 오래 서 있을 때의 유두 함몰은 정상임 • 양팔 내리기 → 양팔 올리기 → 양손을 허리에 놓은 자세 → 양팔 뻗은 자세로 상체를 앞으로 구부려서 유방을 늘어지면서 생기는 변화 관찰
촉진	• 대상자를 눕힌다. • <u>검사하는 쪽의 어깨 밑에 작은 베개를 집어넣고 대상자의 팔을 머리 위로 올림</u> : 소결절 관찰 용이

두드림 퀴즈

12 유방자가검진 시 방법으로 올바른 것은?
① 월경 시작 전에 하는 것이 가장 적당하다.
② 유방 촉진시 민감성을 위해 하나의 손가락만 이용한다.
③ 유두의 12시 방향에서 시작해 밖의 방향으로 원을 그리며 촉진한다.
④ 대결절은 위험하나 소결절은 정상이므로 관찰한다.
⑤ 유두를 짜서 분비물 여부를 확인한다.

정답 12.⑤

	• 2, 3, 4번의 손가락을 모으고 첫째 마디 부분을 이용 • 12시 방향에서 시작하여 시계방향으로 돌아가면서 유방의 밖 → 유두(안쪽) 반복적으로 시행 → 마지막 단계에서 유두를 짜서 분비물이 나오는가를 확인 • 소결절이 촉진되면 자세히 기록
전문의방문	• 유방의 크기가 평소보다 커져있는 경우 • 한쪽 유방이 평소보다 늘어져 있는 경우 • 유두의 피부가 변한 경우 • 평소와 달리 위팔이 부어있는 경우 • 유방의 피부가 오렌지 껍질 같은 경우 • 평소와 다르게 유두가 들어가 있는 경우 • 유두에서 분비물이 나오는 경우 • 비정상적인 덩어리가 만져지는 경우

13 난소와 자궁내막의 주기적 변화를 조절하는 상위 중추는?
① 뇌하수체 전엽과 난소
② 뇌하수체 후엽과 갑상선
③ 시상하부와 뇌하수체 후엽
④ 시상하부와 연수
⑤ 뇌하수체 전엽과 시상하부

제5절 여성의 생식생리작용과 호르몬

1 호르몬 생식생리

시상하부	• 뇌하수체에서 호르몬 분비하도록 자극 또는 억제하는 호르몬 분비	
뇌하수체	• 뇌하수체 전엽에서 06,10 기출	
	FSH 분비	난포 성장 → 에스트로겐 분비 촉진
	LH 분비	배란 → 황체 형성 유발 → 황체 → 에스트로겐, 프로게스테론 분비 촉진
난소호르몬	• 에스트로겐, 황체호르몬, 릴락신	

2 난포발달

발달 단계	• 원시난포 → 성장난포 → 성숙난포 → 배란 → 황체 → 백체 • 주기적으로 반복되어 일어나는 성장과정

정답 13.⑤

3 난소호르몬

에스트로겐	• 자궁내막주기 증식기에 소변에서 검출 • 가장 많이 분비되는 시기는 월경주기의 13일 째, 가장 낮을 때 3일 째 • 자궁 : 자궁내막 비후, 자궁근육 증대, 혈액 공급 증대, 경관 점액 분비와 pH 증가로 점도 묽어짐, 견사성 증가, 양치엽상 형성 • 난관 : 난관 성장에 자극, 근육 수축력 증가시켜 연동작용 일어나도록 함 • 유방 : 유선 자극하여 유선엽 폐포 발달시킴 • 내분비계 : 난포자극 호르몬(FSH) 분비 억제, 황체화 호르몬(LH) 분비 자극 • 전신 : 뼈의 성장촉진(부족 시 골다공증, 칼슘혈증), 혈액 내 단백질 양, 응고인자(혈전색전증 유발 가능), 섬유소원 등 증가, 혈관의 체액 증가시켜 혈액을 희석
프로게스테론	• 태아의 착상과 임신 유지 기능을 도움 : 임신 시 증가 • 가장 많이 분비될 때는 월경주기 20일 또는 21일째(배란 후 7~8일), 가장 적게 분비되는 때는 월경 전 2일 • 자궁 : 자궁내막유지(항에스트로겐 작용, 수정란 착상, 임신 유지), 자궁 운동성 억제하여 자궁근 이완 초래 • 유방 : 포도상선과 젖샘소엽 발달 • 전신 : 체온 상승
릴락신	• 황체와 탈락막, 태반에서 분비되며 구조적으로 인슐린, 인슐린 유사 성장인자와 비슷 • 프로게스테론과 더불어 자궁 근육을 이완시키고 임신 유지와 성공적인 분만에 중요한 역할

두드림 퀴즈

14 난소 호르몬으로 유관 발달, 자궁내막을 비후시키는 호르몬은?
① 난포자극호르몬
② 에스트로겐
③ 프로게스테론
④ 옥시토신
⑤ 릴렉신

4 배란증상

• 하복부 통증 및 약간의 출혈 : 배란 시 소량의 출혈이 복막을 자극하여 느끼는 것이며 약간의 질 출혈 있기도 함
• 체온이 약간 하락한 후 0.3~1.0도 정도 상승 ▶ 03,18 기출

난소주기	• 난포기 : 원시 난포가 성숙하여 배란하기 전까지이며 에스트로겐 양이 점차 증가 • 배란기 ▶ 03,13,18 기출 : 체온이 약간 하락한 후에 0.3~1.0정도 상승하여 황체기에 고온 유지, 월경주기 14일에 이뤄짐, 배란기에 LH, FSH 분비 급상승, 배란기에 양쪽 번갈아(일정하지 않음) 난자 방출 • 황체기 : 프로게스테론 분비기, 월경 시작 시 황체 퇴화되며 끝남

15 LH & FSH 분비가 급상승하는 난소 주기는?
① 성장황체기
② 황체기
③ 난소기
④ 난포기
⑤ 배란기

정답 14.② 15.⑤

두드림 퀴즈

16 수정이 이루어지지 않는 경우 배란 14일 이후에 월경을 하는 이유는?

① 소동맥 이완
② 에스트로겐 상승
③ 프로게스테론 저하
④ 난포의 느린 성장
⑤ 황체형성 호르몬 상승

5 자궁내막의 변화

월경	• 약 4주 간격으로 자궁내막에서 주기적으로 흐르는 생리적인 출혈 • 배란으로 인한 호르몬의 변화에 따라 나타남	
자궁내막주기= 자궁내막변화 ▶ 09 기출	월경기	• 월경주기 첫 5일, 기능층(해면층, 조밀층)이 분해되고 탈락된 조직들이 혈액과 함께 배출 • 시작(나선동맥 파열 시), 끝(나선동맥의 수축 시)
	증식기 ▶ 11 기출	• 월경 5~14일, 기능층이 빠르게 성장(자궁내막은 점차 두꺼워짐) • 난소의 난포성장 활발 → 에스트로겐 분비 증가
	분비기	• 배란~월경 3일 전, 자궁내막 유지(6mm, 프로게스테론) • 자궁내막은 태아가 착상하기 적합한 상태(혈관 많이 분포, 수분과 글리코겐 풍부)
	월경전기	• 월경 전 3일, 황체 퇴행으로 에스트로겐, 프로게스테론 분비 감소 • 분비선과 소동맥관의 위축 : 기능층의 빈혈 상태초래하여 기능층 박리

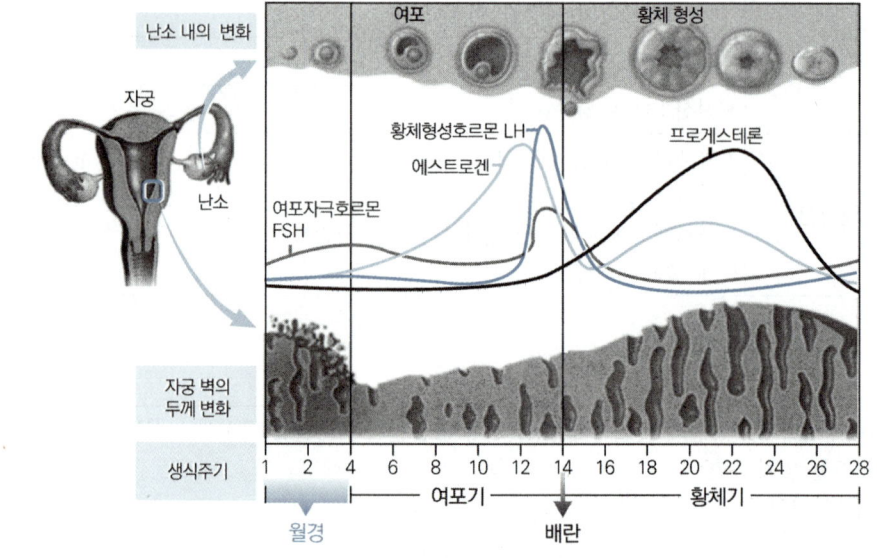

정답 16. ③

제6절 월경간호

1 무월경

원발성 무월경	• 2차 성징 발현 없이 13세까지 초경이 없는 경우 혹은 2차 성징 발현과 상관없이 15세까지 초경이 없는 경우 → 성선 발생 부전, 해부학적 장애 등
속발성 무월경	• 정상적인 월경주기 3cycle이 지나도록 월경이 없는 경우 혹은 정상월경이 있던 여성이 6개월 이상 월경이 없는 경우 → 조기 폐경(40세 이전에 난자가 완전히 소멸되어 영구적 무월경), 만성 무배란 증후군(시상하부 및 뇌하수체 결함, 내분비 및 대사장애, 정서적 긴장, 체중감소, 외상(자궁협착, 자궁강 내 유착 등)
간호	• 원인규명 : 가임기 여성의 경우 임신 가능성 있어 hCG 검사 필요 ▶ 19 기출 • 배란유도, 호르몬 대체요법, 성선 제거술 등 원인에 따른 치료
생리적 무월경 ▶ 20 기출	• 기질적인 이상없이 월경을 하지 않는 것을 말하며 예시로는 자연 폐경이 해당된다.

2 비정상적 자궁출혈

• 정상적인 월경의 양상을 벗어난 경우를 총칭

월경과다	• 원인 ▶ 98 기출 : 호르몬의 부적절한 자극, 기질적 병소(자궁경관염, 자궁내막염, 골반감염, 자궁근종 등), 자궁내장치(IUD), 경구 피임약 • 증상 : 월경이 7~8일 이상 지속 • 치료방법 : 젊은 여성 및 병리적 원인이 아닌 경우 특별한 치료법 없음, 자궁 내 장치가 원인이면 제거 후 경구 피임약으로 변경
과소월경	• 원인 : 내분비 기능 장애(경구 피임약 복용으로 자궁내막에 에스트로겐 결핍, 자궁경부 협착, 심한 체중감소, 단백질 결핍, 약물 복용 등) • 증상 : 월경주기 규칙적, 기간이 1~2일로 짧고 양이 적은 월경 • 치료방법 : 골반검사 및 배란검사로 원인규명, 경구 피임약 복용-중단, 경관 협착-경관 확대, 체중감소-영양개선
부정자궁 출혈	• 원인 : 혈중 에스트로겐 농도 저하(점상출혈), 생식기 병소(만성 경관염), 자궁 외 임신 및 태반조각의 잔여 • 증상 : 월경기간 아닌 때 점상 또는 다량의 비정상적 자궁출혈 • 치료방법 : 점상출혈-배란 전후 에스트로겐 투여
기능성 자궁출혈 ▶ 10 기출	• 원인 : 시상하부-뇌하수체-난소 장애, 스테로이드 호르몬 영향, 호르몬 대체요법에 의한 의인성 출혈, 갑상샘기능 이상, 스트레스, 불안 등 • 증상 : 자궁의 기질적인 병변과 관계없이 주로 내분비장애에 의한 자궁내막 주기 변화로 발생 • 치료방법 : 원인 규명 후 치료, 반복적이고 심한 출혈은 레이저 치료 혹은 소파술, 지혈을 위한 프로게스테론 투여

두드림 퀴즈

17 생리적 무월경의 발생 원인으로 알맞은 것은?
① 자궁 경부 유착
② 자연 폐경
③ 처녀막 손상
④ 조기 폐경
⑤ 자궁 협착

18 월경과다, 월경주기 불규칙한 가임기 여성의 증상 개선을 위한 피임 방법은?
① 경구 피임약
② 루프삽입
③ 난관결찰
④ 호르몬 요법
⑤ 살정제

정답 17.② 18.①

두드림 퀴즈

19 월경 7일 전부터 우울, 불안 등의 심리적 증상이 나타나는 대상자의 상태로 알맞은 것은?

① 원발성 월경통
② 불안증후군
③ 월경 곤란증
④ 월경 전 증후군
⑤ 속발성 무월경

20 원발성 월경곤란증의 설명으로 올바른 것은?

① 초경 시작 2년 후 발생한다.
② 통증은 생리 시작 1~2주 전에 발생하여 생리 후 며칠간 지속된다.
③ 더운물 샤워가 도움이 된다.
④ 통증은 운동 시 악화될 수 있으므로 쉬도록 한다.
⑤ NSAIDs 약물은 효과가 없다.

3 월경 전 증후군 ▶ 15,17,18 기출

정의	• 월경과 관련된 정서장애, 일상생활에 지장을 줄 정도의 신체적, 정서적, 행동적으로 복합된 증후군
원인	• 불명확
증상	• 월경 전 약 2~10일 발현되어 월경 시작 직전 혹은 직후 소실 • 신체증상 : 유방 팽만감, 통증, 골반통, 두통, 체중증가, 배변장애, 어지럼증, 피로, 더부룩함 • 정서증상 : 집중력 장애, 불안정, 우울, 감정 기복 커짐, 성욕 감퇴, 공격적 혹은 파괴적 충동
간호 ▶ 01 기출	• 스트레스 관리, 규칙적인 운동, 충분하고 규칙적인 수면, 교육과 상담 • 식이요법 ▶ 18 기출 : 규칙적 식사, 저염식이, vit.B6, 녹황색 채소, 과일 섭취, 정제된 설탕이 많이 든 음식 제한, 알코올 및 붉은색 육류, 카페인 섭취 제한 (=신경흥분초래)

4 월경곤란증 ▶ 10,20 기출

원발성	• 골반의 기질적 병변 없는 생리통 • 원인 : 프로스타글란딘의 과도한 합성 ▶ 02,13,16,18,19 기출으로 평활근 수축 촉진, 자궁협부 긴장도 증가(월경혈 유출 장애), 자궁내막 동맥 경련, 불안증, 신경질적 소질 • 증상 : 초경 시작 후 6~12개월 이내 발병, 천골 쪽 통증 동반 또는 허벅지 쪽으로 방사통 있기도 함, 오심 및 구토, 설사 동반 • 간호 ▶ 98,07,10,12,16,18,20 기출 : 복부마사지, 필요시 진통제, 프로스타글란딘 합성 억제제(NSAIDs) 투여, 경구 피임약(NSAIDs 반응 없을 때), 더운물 주머니 혹은 더운물 샤워, 충분한 수면, 짠 음식 제한, 적당한 운동, 스트레스 관리
속발성	• 기질적인 병변과 동반된 생리통 • 원인 : 1위 자궁내막증 - 자궁선종 - 자궁 내 장치 - 만성 골반 염증성 질환 • 증상 : 초경 2년 후 발생, 통증이 생리시작 1~2주 전에 발생하여 생리 끝난 후 며칠간 지속 • 간호 : NSAIDs 혹은 경구 피임약은 비효과적임, 나이와 원인에 따라 치료

정답 19.④ 20.③

02 여성의 통상적 건강문제

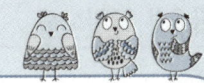

제1절 갱년기 및 폐경간호

1 폐경의 정의 및 원인, 증상

정의	• 난소기능의 상실로 인한 월경의 영구적인 중지
단계	• 폐경 전기(3개월 내 월경 있음) → 주폐경기(월경주기 불규칙 ~ 최종 월경 후 1년) → 폐경 후기(지난 12개월 간 월경하지 않음)
종류	• 생리적 폐경 : 50세 전후 자연적, 점진적 생리적 감퇴 현상 • 조기 폐경 : 40세 이전에 월경이 끝나는 것 • 인공 폐경 : 난소의 영구적 기능감퇴로 월경이 유발되지 않는 것
원인	• 난소기능의 상실로 에스트로겐 분비 감소
증상 ❯ 01,05,14,15 기출	• 초기 : 자율신경계 변화(열성 홍조, 야간발한, 심계항진), 정신증상(피로, 짜증, 안절부절), 불쾌감 • 중기 : 요로생식기 위축증상, 교원질(콜라겐) 감소증상, 피부위축, 요실금 • 말기 : 골다공증, 심혈관 질환, 치매

2 갱년기 및 폐경의 신체변화

호르몬 변화	폐경 전기	• 에스트로겐, 인히빈(inhibin) 분비저하 ❯ 18,20 기출 → FSH ↑, 황체기능 유지(LH 변화 없음)
	주 폐경기	• FSH ↑ → 난포 성숙 가족화하여 비정상적 난포성숙되어 배란 중단 혹은 불규칙 배란 • LH ↓ → 에스트로겐 과도 자극 ❯ 18,20 기출
	폐경 후기	• 난소의 에스트로겐 생성 정지, 시상하부 및 뇌하수체 기능 유지(FSH & LH 상승)
혈관계 변화		• 병태 ❯ 11 기출 : 자율신경계 및 체온조절 불안정 → 모세혈관 확장 및 수축 장애, 완전 폐경 시 호르몬 안정 • 증상 ❯ 99,02,07,11,19 기출 : 에스프토겐 감소로 안면홍조, 야간발한, 무딘 감각, 얼얼하게 쑤심, 수족냉증, 심계항진 등
근골격계 변화 ❯ 05,17,20 기출		• 병태 : 에스트로겐 감소 → 골형성 억제, 골흡수촉진, 장내칼슘흡수저하, 연골세포증식 감소 및 분해 증가 → 골밀도 저하 ❯ 20 기출 • 증상 : 골절, 골허약증, 골다공증, 관절통, 근육통, 관절연골손상위험도 증가, 척추후만증 등

01 폐경 여성에게 나타나는 증상으로 알맞은 것은?
① 요로생식기 분비물 많음
② 자신감 증가
③ 교원질 감소
④ 변실금 발생
⑤ 골다공증 위험 감소

02 갱년기 및 폐경의 신체변화 설명으로 올바른 것은?
① 성생활 시 지용성 윤활제를 사용한다.
② 혈중지질 및 지질단백의 변화로 HDL 증가한다.
③ 질 및 요도의 pH 증가로 질 내 감염위험성 증가한다.
④ 위축성 질염에는 프로게스테론 질 크림을 도포한다.
⑤ 골형성 증가가 관찰된다.

정답 01.③ 02.③

심혈관계 변화 20 기출	• 병태 : 에스트로겐 저하 → 혈중지질 및 지질단백 변화 HDL ↓ LDL ↑ • 증상 : 관상동맥 질환(MI, angina), 심혈관성 고혈압, 동맥경화성 질환
요로생식계 변화 18 기출	• 병태 : 에스트로겐 저하 → 골반 내 혈류량 감소 → 요로생식시 위축, 질점막 쇠퇴로 두께가 얇아지고 질추벽 사라짐, 질 및 요도 pH ↑, 질 내 감염위험성 ↑, 요도염 위험성 ↑ • 증상 : 위축성 질염(에스트로겐 질 크림 도포) 04 기출, 위축성 요도감염, 배뇨 시 작열감, 외음 소양증, 성교통, 절박 요실금, 빈뇨 등
심리 변화 10 기출	• 집중력 저하, 의욕 상실, 긴장, 초조, 예민, 소외감, 고독감, 내향성, 신경쇠약, 우울, 불면 등
성기능	• 질의 윤활성 및 탄력성 저하, 성적흥분 시 질팽창의 저하, 오르가즘 시 자궁수축으로 성교통 발생

3 갱년기 및 폐경 여성의 간호

정보제공 및 지지체계 구축	• 갱년기 여성의 심리적 & 정서적 지지
생활습관	• 규칙적인 생활리듬 유지, 스트레스 긍정적 대처
운동과 휴식	• 골반저근훈련법(Kegel's exercise)을 통해 자궁하수 및 긴장성 요실금 예방 18 기출 • 체중부하가 있는 운동 05,12 기출을 통해 심폐 기능 증진 및 골다공증 예방 • 수영 : 심폐기증 증진 및 관절통 완화, 골다공증 예방 효과는 적음
영양섭취 05,13,16 기출	• 섭취 권장 : 식물성 에스트로겐 들어 있는 음식 섭취(메주콩), 칼슘(우유, 치즈, 멸치, 녹색채소, 해조류), 미네랄, 비타민 • 섭취 제한 : 지방, 카페인, 탄산음료, 술, 염분, 조미료 • 음식량을 줄이고 저녁 8시 이후 적게 섭취할 것
성생활	• 최종 월경 후 12개월까지 피임, 수용성 윤활제(지용성 사용 시 질선을 막아 감염원이 된다), 온수 목욕 권장, 성교통 시 규칙적 성생활
호르몬 대체요법	• 신체적인 장애를 심하게 호소할 경우 후유증 방지하기 위해 의사 상담 진료 후 사용 • 적응증 : 폐경(홍조, 질위축, 요로증상), 골다공증 위험요인(가족력, 흡연자, 저체중), 심혈관질환 위험요인(심근경색 및 협심증 과거력, 고혈압, 흡연자, 가족력) • 절대 금기증 : 임신, 최근 발생한 심근경색, 최근 발생한 뇌졸중 또는 일과성 허혈성 발작, 중증 급성 간질환, 유방암, 자궁내막암, 확인되지 않은 질출혈, 활동성 혈전성 정맥염, 현재 담낭질환, 간질환 등 • 보통 금기증 : 유방암 과거력, 재발성 혈전성 정맥염, 혈전성 정맥염 과거력 • 부작용 : 질출혈, 자궁내막암, 유방암, 오심/구토, 우울감, 유방통, 복부팽만감

03 50대 골다공증 여성에게 제공할 간호중재로 적절한 것은?
① 고지방 식이
② 고열량 식이
③ 칼슘 섭취
④ 저비타민 D 식이
⑤ 운동 제한

정답 03.③

제2절 생식기 감염

1 외음 감염성 질환

원인	• 접촉성 피부염 : 다양한 자극원에 의해 발생 • 간찰진 : 질 분비물과 기름샘 분비물로 외음이 항상 습해 습진처럼 짓무르게 되는 것
증상	• 소양증 : 야간, 열감 있을 때 심해짐 • 외음조직의 부종, 발적, 통증, 작열감, 흰색 장액성 병변이 다발적 발생
간호	• 감염 예방을 위해 외음 주위의 청결과 건조, 면제품 내의 착용, 꽉 끼는 옷 피하기, 좌욕, 냉찜질

2 외음 소양증 ▶ 20 기출

원인	• 국소적 : 외음 피부 병소(간찰진, 습진, 수포진 등), 외음의 궤양성 병소(연성하감 및 서혜 육아종), 화학성 자극물질에 노출(강한 비누, 자극성 로션, 연고 등), 자궁경관 및 질 요도의 자극성 분비물 • 전신적 : 전신 허약(영양실조, 비타민 결핍증, 빈혈, 결핵, 암 등), 약물 중독, 황달, 요독증, 내분비장애(폐경 후 에스트로겐 결핍, 갑상샘 기능부전증)
치료	• 과로 피하기, 너무 조이거나 비흡수성 옷 피하기, 가려운 부위 긁지 않기, 청결과 건조 • 합성제품 속옷, 강한 비누 사용, 강한 향의 파우더 혹은 로션 사용 금지

3 질염

	원인	증상	치료
세균성 질염	• 질속의 정상 세균총을 구성하고 있는 혐기성 세균이 증가 • Lactobacillus 종의 농도가 감소할 때 발생	• 생선비린내 같은 악취, 묽은 회백색 질 분비물	• metronidazole 투여
크리코모나스 질염 ▶ 99,10,13 기출	• 트리코모나스 원충(알칼리성에서 잘 자람)	• 높은 재발율 ▶ 98 기출 • 녹황색의 기포가 많고 악취가 나는 다량의 분비물 ▶ 16 기출 • 심한 동통, 소양증, 작열감	• metronidazole 투여(임신 3개월까지 투약 금지, 수유부 투약 후 24시간 동안 수유 금지), 배우자 함께 치료

두드림 퀴즈

04 외음 소양증을 호소하는 대상자 간호중재로 올바른 것은?
① 진통제를 투약하도록 한다.
② 뜨거운 물로 통목욕 하도록 한다.
③ 병력을 청취하고 외음부를 시진한다.
④ 꽉 끼는 옷을 입도록 한다.
⑤ 에스트로겐 크림을 도포한다.

05 노인성 질염의 원인으로 알맞은 것은?
① 호르몬 대체 요법
② 성 파트너 많음
③ 임균 과거력
④ 알카리성 환경
⑤ 폐경 후 질 점막 위축

정답 04.③ 05.⑤

칸디다성 질염 09,15,17 기출	• 칸디다 알비칸스 • 임산부 및 당뇨, 폐경기 여성, 장기간 항생제 혹은 구강피임약 사용자	• 백색의 냉대하증 11 기출, 노란 치즈 같은 반점, 심한 소양증, 배뇨곤란, 분만 시 감염된 모체의 산도로부터 신생아에게 전파	• mycostatin 질정 혹은 크림으로 투여, 질세척 금지, 헐렁한 면 내의 입기
노인성 질염	• 에스트로겐 농도 저하	• 혈액 섞인 분비물	• 에스트로겐 질정 01,04,07 기출 • 질크림 2~3회/주

4 자궁경부염

원인	• 급성 : 임균, 클라미디아균 감염 • 만성 : 경부 열상, 손상 후 연쇄상구균, 포도상구균 감염
증상	• 진하고 끈적거리는 농성 대하, 부종, 발적, 성교 후 점적 출혈, 외번된 자궁경부의 짓무름
치료 및 간호	• 원인에 따른 항생제, 진통제, 좌요 및 성교 금지, 만성 경관염은 경부암 발전 가능

5 자궁내막염

원인	• 연쇄상구균, 대장균, 포도상구균 등의 화농균과 임균, 결핵균, 불법 임신중절 시술, 수정 산물의 잔류나 계류유산, 자궁 내 장치 등
증상	• 식욕부진, 피로, 요통, 골반통 등
치료 및 간호	• 입원하여 절대안정, 항생제, 필요시 소파하여 배농, 자궁적출술

6 난관염

원인	• 하부 생식기관의 급성 감염 후 즉각적인 후유증으로 발생, 경관에 있는 보균 상태의 균에 의한 감염
증상	• 골반염증성 질환의 특징적인 증상 발현, 난관 부종, 화농성으로 진행되어 삼출액이 배출 • 난관이 염증으로 팽창되고 난관채부가 폐쇄되면 화농난관을 형성 • 염증이 소실되지 않으면 아급성 상태가 됨
치료 및 간호	• 내진 전 자궁경관 점액의 도말염색으로 임균 확인 • 배양검사로 원인균 확인 • 초음파검사 : 난관-난소의 농양의 특성 확인 • 복강경 검사 : 팽창된 난관, 유착성 병변, 골반 농양 확인, 난관채부 끝에서 검사물 채취 배양하여 원인균 확인

7 골반감염

원인 ▶ 14 기출	• 임균(65%), 자궁 내 장치(IUD), 산후감염
증상 ▶ 98.03 기출	• 급성 : 고열(38℃ ↑), 악취가 나는 농성 분비물(농성 대하) • 만성 : 재발성 골반압통, 미열(37.7℃), 비정상적인 질 출혈, 대하증, 빈뇨, 배뇨곤란
치료 및 간호 ▶ 00,11,19 기출	• 균배양 검사 후 광범위한 항생제 투여(균배양 검사에서 균이 발견되지 않을 때까지 투약) • 통증 관리, 침상안정, 휴식, 수분공급, 좌욕(통증완화, 치유증진), 반좌위(분비물 배설 촉진), 불임예방

제3절 성접촉성 질환

1 AIDS

원인	• 원인균 : HIV(humman Immunodefeciency Virus) • 전파경로 : 성적 접촉, 혈액 및 혈액제제, 모체로부터 전파(모유수유, 태반)
증상	• 잠복기 : HIV 항체는 감염 3개월 ~ 수년 후 나타나기 시작 • 면역기능 없어지고 쇠약, 구강병변, 대상포진, 신경질환, 호흡기 질환, 위장관 질환, 피부질환
치료 및 간호	• 항체검사 : 효소면역분석법(ELISA)은 민감도 99.5%, 양성 반복이면 WB(western blot), IFA(Immunofluoresence Assay) 검사 • 약물요법 : 항바이러스 치료, 칵테일 약물요법(바이러스 증식 억제 목적) • 감염예방 : 악수, 포옹, 같은 장소를 사용하는 것으로 감염되지 않음, 감염자를 지나치게 경계하는 것은 금물, 콘돔 사용, 문란한 성관계 금지, HIV 모체는 모유수유하지 않기, 영양상태 증진, 사회적 격리감 감소

두드림 퀴즈

06 골반염 대상자의 간호로 올바른 것은?
① 균배양 검사 없이 광범위한 항생제 투여한다.
② 항생제는 3주간 투여한다.
③ 좌욕은 금지한다.
④ 반좌위를 통해 분비물 배설 촉진한다.
⑤ 간단한 운동을 통해 기분전환 하도록 한다.

07 후천성 면역결핍증에 대한 설명으로 올바른 것은?
① 성관계 시 콘돔은 감염예방을 할 수 없다.
② HIV 산부의 모유수유 태아에 영향을 주지 않는다.
③ 칵테일 약물요법을 사용하여 치료한다.
④ 악수, 포옹으로 감염될 수 있음을 인지한다.
⑤ 사회적 격리가 필요하다.

정답 06.④ 07.③

두드림 퀴즈

08 단순포진에 감염된 임부에 대한 설명으로 적절한 것은?
① 재발을 방지할 수 있는 방법은 다양하게 존재한다.
② 눈과 신경계 손상을 방지하기 위해 질식분만을 한다.
③ 수포는 터뜨려서 건조하게 관리한다.
④ 수포 형성과 심한 통증이 동반된다.
⑤ 산도를 통해 감염된 신생아는 가볍게 눈의 염증만 발생한다.

2 단순포진 바이러스

원인	• 단순포진 바이러스 Ⅱ형 : 주로 음부에 발생(Ⅰ형은 주로 허리 위로 발생) • 피부나 점막을 통해 인체에 감염되면 균이 소실되지 않고, 후근신경절에 잠재해 있다가 외상, 피로, 월경, 발열, 스트레스 등에 의해 재발 • 다수의 성 파트너를 갖는 청소년, 젊은 청년에게서 나타남 • 성접촉, 태반, 분만 시 산도감염
증상	• 1차 감염의 잠복기(3~14일) 후 수포형성, 심한 배뇨통, 통증, 근육통, 서혜부 림프관 종창, 발열 등 • 급성 염증성 질환
임신	• 신생아 포진 : 치명적, 바이러스 검출 시 제왕절개 분만 요구됨 • 태반 통해 감염 시 유산, 사산, 조산, 태아기형 유발
치료 및 간호	• 수포는 터뜨리지 않고 건조하게 유지 • 증상에 따른 대증요법 : 넉넉한 면 옷 입기, 베타딘 소독법과 좌욕 • 항 바이러스제제 : acyclovir
관리	• 성접촉 전후 비누로 세척, 콘돔 사용

3 첨형콘딜로마 = 인유두종 바이러스 감염 ▶ 18 기출

원인	• HPV(인유두종 바이러스) • 고위험 : HPV 16, 18형은 자궁경부형성이상과 암의 발생과 관련 • 저위험 : HPV 6, 11형은 성기의 피부점막에 발생하는 사마귀인 첨형콘딜로마의 원인
증상	• 대부분 무증상, 다발성 양배추 같은 돌기형 덩어리(외음, 질, 경관, 항문, 음경), 사마귀 집단
치료 및 간호	• 성 파트너와 함께 치료하며 치료 완료될 때까지 성관계를 삼가는 것 권장 • 바이러스 소멸시킬 수 있는 방법 없음 → 목표 : 재발 감소, 병소제거, 암 발생 가능성 줄이기

정답 08.④

4 매독

원인	• 스피로헤타균인 트레포네마 팔리둠 = 나선균 • 감염자의 삼출액 : 개방된 상처, 감염된 혈액에 의해 전파 • 태반을 통한 선천성 매독
분류 ▶ 10 기출	• 초기 단순 궤양부터 시작 • 1기 : 경성하감, 통증 없는 결절로 턱, 외음, 항문에 발생 • 2기 : 편평콘딜롬, 전염성 강함, 인두염, 체중감소, 피로, 혈액 내 침투하여 전신감염 • 3기 : 고무종(외음에 발생), 매독성 궤양(질과 직장 사이에 누공), 신경 매독으로 중추신경을 퇴화 • 잠복매독 : 임상소견이 없는 매독 • 태아에게 미치는 영향 : 유산, 사산, 선천성 매독, 간질환, 신질환, 피부질환, 광범위한 염증 및 지방층의 부족, 정서불안 등
치료 및 간호	• penicillin G : 모든 단계의 매독 치료에 선택, 임신기에 페니실린을 대체할 약제 없음 • 성 파트너가 함께 치료 • 신경 매독은 주기적 혈청검사 및 뇌척수액검사(3년 동안) • 모든 임부는 매독혈청검사 받고 임신 5개월 이내 적절한 치료 받기(5개월 이후 태반으로 균 통과) • 매독균은 체외에서 12시간 이상 살기 힘들고 비누와 물에 닿으면 사멸됨

5 임질

원인	• 임균(neisseria gonorrhea) : 성교에 의해 전파되는 가장 흔한 병
증상 ▶ 03 기출	• 다량의 황색, 황록색 화농성 질 분비물 ▶ 99 기출, 배뇨 시 불편감, 침범부위 자극, 발적, 부종, 소양증 • 침범부위 : 스킨샘, 바르톨린샘, 경관, 요도, 난관, 복강 • 상행감염으로 난관 좁아져 불임 초래 • 전신적 임질의 경우 관절염, 심내막염, 심장근염, 뇌막염으로 발전하기도 함 • 태아 : 조산, 자궁 내 성장지연, 신생아 안염 • 임부 : 패혈성 유산, 융모양막염, 조기파막, 산욕기 감염
치료 및 간호 ▶ 04 기출	• 성 파트너와 함께 치료 • 적절한 항생제 치료 → 항생제 사용 1~2주 후 배양검사를 통해 치료 효과 확인 → 항생제 사용은 임의 중단 없이 배양 검사 음성이 나올 때까지 사용한다 : 임질 단독 시 ceftriaxone투여, 클라미디아 동반 시 erythromycin 투여 • tetracyclin은 태아 기형 초래할 수 있어 금지 • 임질균이 태반을 통과하지 않아 임신 유지는 가능하지만, 산도 통한 태아 감염은 가능 • 신생아 안염 : 1% 질산은을 N/S 희석하여 두 방울 점적

두드림 퀴즈

09 임신 29개월인 임부가 매독에 감염되었을 때 태아에게 나타날 수 있는 영향은?
① 신질환
② 대상포진
③ 융모양막염
④ 신생아 안염
⑤ 과숙아

10 임신 시 임질에 걸렸을 때 중재로 알맞은 것은?
① penicilline 치료를 한다.
② tetracycline 치료를 한다.
③ 항생제 사용은 3주 정도 한다.
④ 클라미디아 동시 감염되었다면 erythromycin로 치료한다.
⑤ 신생아 안염은 질산은 2% 용액을 점적한다.

정답 09.① 10.④

6 클라미디아

원인	• 클라미디아 트라코마티스균 • 전파경로 : 성접촉(1~3주 잠복기), 임질과 중복감염 흔함
증상	• 물같이 투명한 점액성 또는 농성 경부 분비물 • 소량의 점적출혈, 성관계 후 출혈 • <u>합병증 : 급성 난관염, 골반염 → 1/5 여성 불임, 자궁 외 임신</u> • 임신 : 분만 시 산도를 통해 60~70% 감염, 클라미디아 결막염, 신생아 안염, 감염된 신생아 폐렴, 미숙아, 사산, 산후 자궁내막염 등
치료 및 간호	• 항생제 7일간 외음부 적용, 임신중 항생제 경구 투여 • 안구 감염 시 안연고 21일간 투여 • 예방 : 콘돔, 살정제, 예방을 위해 성 파트너와 함께 치료

제4절 생식기 종양

1 외음 양성종양

원인	• 매독, 결핵, 연성하감, 임질, 서혜림프육아종, 필라리아 등의 감염
증상	• 대음순, 음핵 등 불규칙적으로 비대 및 증식으로 기괴한 외관, 보행곤란, 성교 불능
치료	• 국소적 절개술, 원인균에 따른 치료

2 외음암

원인	• 비후성 및 육아성, 자극성 병변의 악성화, 60대 노인에서 호발, 음핵을 포함해 광범위하게 발생
증상	• 종괴, 통증성 궤양, 분비물, 외음 자극감, 배뇨장애, 출혈, 오래 지속되는 소양감
치료	• 주로 수술, 방사선 요법 병행

3 자궁경관 상피 내 종양 = 자궁경부 양성 종양

원인	• 편평원주상피접합부의 산성 노출 • 위험요인 : 인유두종 바이러스 감염
증상	• 특징적인 것 없음
치료 및 간호	• 진행이 느려 조기 진단이 가능하므로 선별진단검사 시행이 중요 • 추적관찰 : 정기적 세포진검사, 질확대경검사 • 국소 파괴요법 : 루프환상투열절제법, CO_2레이저 요법(경부 구조가 원형대로 보존, 6주면 완치) • 수술요법 : 원추절제술, 자궁절제술

4 자궁경부암 = 자궁경부 악성종양 ▶ 98,18 기출

원인 ▶ 04,09,12,15 기출	• 첫 성교의 나이가 어린 경우(16세 이전), 성 파트너가 많은 경우 • 흡연, 성 전파성 감염, 인유두종 바이러스, 인종, 낮은 사회적 & 경제적 상태, 교육수준
증상	• 초기 : 성교 후 접촉 출혈, 출혈 있기 전 담홍색 핏빛을 띈 분비물 • 진전된 경우 : 동통(암이 많이 진행), 경부의 궤양, 월경과다, 식욕부진, 체중 감소 • 말기 : 지속적 요추 천골통, 편측성 림프선 부종, 요관 폐쇄증
진단검사	• 자궁경부세포진검사(pap smear) : 호발부위인 편평원주상피세포 접합부 부위의 세포를 채취, 검사 전 24시간 동안 질 세척과 성교, 윤활제 사용 금지, 월경 중 시행하지 않음 • 쉴러검사(schiller test) ▶ 07 기출 : 요오드 용액 도포, 정상세포 적갈색, 암세포 노란색 • 질확대경검사(cloposcopy) ▶ 12,15,16 기출 : 병변 보이지 않으나 pap smear 상 이상소견 시 경부에 3~5% 초산용액 적용 후 흰색으로 변하면 이상소견 • 조직생검 : 최종적 진단을 내리기 위한 검사 ▶ 18 기출 • 원추절제술 ▶ 11 기출 : 일반적으로 진단과 치료를 겸한 목적으로 실시, 냉나이프와 CO_2레이저를 이용한 생검
치료 및 간호	• 1기 : 원추절제술, 방사능 요법, 단순 자궁절제술 • 1기 이후 : 근치자궁절제술, 항암요법, 방사선 요법
HPV 접종	• 시기 : 첫 성교 5년 전, 성생활을 하고 있더라도 바이러스 감염이 없는 경우 효과적 • 방법 : 3회 근육주사, 2가(0,1,6개월), 4가 가다실 & 9가 가다실9(0,2,6개월) → 3회 모두 맞아야 효과적 항체 충분히 형성됨

> **두드림 퀴즈**
>
> **11** 자궁경부암 진단 검사 중 편평원주상피세포 접합부 부위의 세포를 검사하는 방법으로 알맞은 것은?
>
> ① 세포진 검사
> ② 쉴러 검사
> ③ 조직 생검
> ④ 원추절제술
> ⑤ 질 확대경 검사
>
> 정답 11.①

두드림 퀴즈

12 자궁근종의 발생가능성이 가장 높은 경우는?

① 페미돔 사용
② 살정제 사용
③ 에스트로겐 경구 피임약 복용
④ 피하이식법 사용
⑤ 자궁 내 장치 사용

13 자궁내막암에 대한 설명으로 알 맞은 것은?

① 자궁경부의 침윤 여부 확인을 위해 조직생검 검사를 한다.
② pap smear를 통해 90% 정도 확진할 수 있다.
③ 장기간 에스트로겐에 의한 자극이 원인이 되어 발생한다.
④ 초기 증상으로는 심한 출혈로 인한 빈혈이 가장 특징적이다.
⑤ 이른 폐경이 원인이 되기도 한다.

정답 12.③ 13.③

---

5 자궁근종 = 자궁 양성종양 ▶ 06 기출

- 자궁에 발생하는 종양 중 가장 흔한 유형으로 평활근세포에서 발생하는 종양

원인	• 근종의 성장은 에스트로겐 영향으로 가임기에서 성장이 빠르지만, 폐경기에는 크기가 작아지거나 소멸되기도 한다 ▶ 02,08,11,13 기출
종류 ▶ 03 기출	• 점막하 근종 : 자궁내막 바로 아래 • 근층내 근종 : 자궁근종 대부분 • 장막하 근종 : 복막 바로 아래
증상	• 이물촉지, 이상 자궁출혈, 만성 골반통, 압박감 ▶ 11 기출, 월경에 미치는 영향(월경과다 ▶ 03 기출, 월경기간 길어짐, 월경통)
치료 및 간호 ▶ 07 기출	• 내과적 : 성선자극호르몬 분비 호르몬 작용제로 월경과다 방지 • 외과적 : 근종 절제술, 레이저수술, 자궁 절제술 • 근종의 크기가 작고 증상 없을 경우 : 6개월 마다 정기검진 받으며 관찰

6 자궁내막암 : 자궁 악성종양

원인 ▶ 01,13 기출	• 미산부, 늦은 폐경, 무배란성 월경에 의한 불임증이나 월경장애, 비만 여성, Tamoxifen, 경구피임약 → 장기간 에스트로겐에 의한 자극
증상 ▶ 01 기출	• 자궁내막암의 80%가 선암, 폐경 전 과다출혈, 폐경 후 비정상적 자궁출혈(90% 환자), 혈성대하, 골반 압박감, 불편감 • 말기 : 체중감소, 전신쇠약, 심한 출혈로 인한 빈혈
치료 및 간호 ▶ 02,09,14 기출	• 조직생검(90% 확진가능), pap smear(30~80% 진단 가능, 좋은 선별법은 아님) • 구획 소파술 : 자궁경부의 침윤 여부 확인

7 융모상피암 : 악성종양

- 포상기태, 자연유산, 자궁 외 임신, 정상 분만 등의 임신 수태산물에서 발생할 수 있는 영양배엽의 악성질환

증상	• 동맥혈관을 침범, 혈류를 통해 다른 장기로 전이 • 심한 출혈로 초기에도 갑작스런 사망을 일으킬 수 있음
치료	• 병기에 따른 항암화학요법, 보조적 자궁적출술 시행 가능

8 난소종양

상피성 난소종양	비종양성 (기능성) 종양	난포낭종	• 성숙한 난포나 퇴화 중인 난포에 유동액이 고여 발생
		루테인낭종	• 융모생식자극호르몬(hCG)의 과다 자극을 받아 발생
		황체낭종	• 배란 후 황체가 비정상적으로 성장하거나 강내로의 출혈이 낭성으로 변화
		다낭성 난소낭종 ▶ 13 기출	• 표적기관의 호르몬 과잉에도 불구하고 뇌하수체 자극 호르몬 분비기관이 과민할 때 발생 • 증상 : 무배란으로 불임증 호소, 고안드로젠혈증(여드름, 다모, 탈모 등)
	양성종양	점액성 낭선종	• 모든 양성 난소종양의 15~25% 차지, 유두상돌기 가진 경우 악성이 많음
		점액성 낭선종	• 모든 양성 난소종양의 16~30%
		복막가점액종	• 장내기관 점액성 종양에 의한 2차적 점액복수에 의해 발생
		낭성섬유종	• 점액성 낭선종의 변형, 드물게 발생
	악성종양 = 난소암		• 난소의 중피세포로 구성된 표면 상피와 주위의 기질에서 유래된 악성 종양 • 90% 상피성, 80% 이상 폐경기 이후 발견
		원인	• 무배란 기간이 난소암에 의한 보호기간으로 작용하여 보호기간이 길수록 난소암의 발생위험이 현저하게 감소
		종류	• 장액성 난소암, 점액성 난소암, 자궁내막양 난소암, 투명세포암, 악성 브레너 종양
		증상 ▶ 07 기출	• 비특징적, 불규칙적 생리, 빈뇨, 변비, 성교통, 조기폐경, 낭종 부위 중압감
		치료 및 간호	• 외과적 절제술로 완치 불가능, 조기진단 어려움, 2/3 진행성 암으로 발견
생식세포성 난소종양	유피낭종 ▶ 20 기출		• 낭종의 외배엽, 중배엽, 내배엽에서 유래된 성숙된 조직을 함유하고 있는 양성 기형종
		특징	• 낭종 내에 피부모낭, 털, 피지선, 땀 분비선, 치아 등 외배엽에서 유래된 조직 관찰
		증상	• 대부분 무증상, 복통, 종괴의 촉지, 비정상적 자궁출혈 등 호소
	기타		• 생식아세포종, 악성 난소 기형종, 태생암, 다배아종, 혼합 생식세포종, 미분화 배세포종

> **두드림 퀴즈**
>
> 14 낭종 내에 피부모낭, 털, 피지선, 땀 분비선, 치아 등 외배엽에서 유래된 조직이 관찰되는 난소종양은?
> ① 다낭성 난소낭종
> ② 난포 낭종
> ③ 황체 낭종
> ④ 점액성 난소암
> ⑤ 유피낭종
>
> 정답 14.⑤

9 종양 치료 및 간호

여성 생식기 수술	자궁 절제술	종류 20 기출	• 부분자궁절제술 : 체부만 절제, 경부 남겨둠	
			• 전자궁절제술 : 자궁체부와 경부 모두 절개	
			• 한쪽 혹은 양쪽 난관난소절제술을 동반한 전자궁절제술	
			• 근치 자궁절제술 : 자궁+양쪽난관+난소+질 일부+자궁 부위의 림프절+인대 모두 절제	
		수술방법	• 복식 전자궁절제술 : 복부절개를 통해	
			• 질식 전자궁절제술 : 질구를 통해	
			• 복강경하 전자궁절제술 : 복강경을 통해	
	• 난소 수술, 난관 수술, 외음 절제술			
	수술에 따른 생식생리 변화	자궁절제술 월경 × 임신 ×	• 부분자궁절제술, 전자궁절제술 • 한쪽 난관난소절제술+전자궁절제술	• 에스트로겐 분비 O
			• 양쪽 난소절제+전자궁절제술	• 에스트로겐 분비 X, 폐경증상
			• 근치 자궁절제술	• 에스트로겐 분비 X, 폐경증상 • 소변장애 올 수 있음
		외음절제술	• 피부이식 필요할 수 있음, 폐색전증 등 심혈관계 합병증 발생 가능	
		난소·난관절제술	• 불임의 치료 또는 유도 가능	
			편측 난소 절제술	• 매달 배란과 월경 있으며 임신 가능 ▶ 16 기출
			양측 난관 절제술	• 배란과 여성호르몬 분비, 월경 가능, 자연임신 불가능
	간호		• 불안 중재, 방광팽만 여부 사정, 장 준비, 피부준비 • 질식 자궁절제술 예정 환자 : 질의 궤양이나 위축성 질염 미리 치료 • 근치 자궁절제술 예정 환자 : 위관 삽입, 복부팽만 예방	
	수술 전 간호 ▶ 14 기출		• 수술관련 정보제공 • 직장을 비워 수술부위 압력 감소 • 수술부위의 청결을 위한 피부준비 • 수술 중 방광팽만으로 인한 방광의 외상과 감염을 예방하기 위해 유치 도뇨관 삽입	
	수술 후 간호 ▶ 18,19 기출		• 통증 완화 : 마약성 진통제 • 움직일 때는 수술부위를 손으로 지지하거나 복대하여 긴장 줄이기 • 회음부 불편감 해소를 위해 좌욕, 회음램프, 얼음주머니	

15 근치적 절제술을 받는 대상자의 수술 직후 간호중재로 올바른 것은?

① 활력징후는 2시간마다 측정한다.
② 통증 완화를 위해 마약성 진통제는 사용할 수 없다.
③ 성관계는 지장 없다.
④ 복강경 이용한 수술 시 견갑통이 있다면 즉시 재수술한다.
⑤ 별도의 배뇨간호는 필요하지 않다.

정답 15.③

	• 호흡기 합병증 예방 : 기침, 심호흡 • 복부팽만 예방 : 유치도뇨관 48시간 유지하여 방광 쉬도록 함 • 성기능 회복간호 : 성관계 지장 없음, 6~8주부터 시작 가능, 수용성 윤활제 사용 • 복강경 이용한 자궁절제술 시 수술 동안 이산화탄소를 주입하므로, <u>이산화탄소 가스로 인한 횡격신경 자극으로 견갑통과 불편감 호소 가능</u>
근치자궁절제술 직후 간호 ▶ 20 기출	• 환자가 안정될 때까지 15~30분 간격으로, 안정되면 Q4hr V/S • 호흡음 청진 시 분비물 축적 유무 주의 깊게 판단 • 복부 상처와 회음패드를 관찰 : 수술 직후 3~4시간까지 질 절단면에 출혈이 있을 수 있음 • 복식 자궁절제술 후 복부 근육을 지지하기 위해 복대하기
방사선요법	• 조사 전 간호 : 방사선 조사 부위 표시 = 지워지지 않는 잉크 사용 • 조사 중 간호 : 조사 부위 건조, 청결 유지, <u>연고나 로션 사용 금지</u> • 조사 후 간호 : <u>2~3L/day 수분섭취</u> 권장, <u>치료 부위가 지워지지 않도록</u> 부분목욕, 방사선 효과 10~14일 지속되어 3주 후 치료효과가 나타나며 몸 안에는 방사능 물질이 남아있지 않음을 교육
항암화학요법	• 일반적인 항암화학요법과 유사함

제5절 자궁내막질환 간호(양성질환)

1 자궁내막증 ▶ 20 기출

정의 ▶ 20 기출	• 자궁내막 조직이 자궁 외 부위에 존재하는 것
원인	• 유전, 자가면역질환, 내분비학적 호르몬 요인 • 키가 크고 마른 여성, 월경주기 길거나 짧은 경우, 빠른 초경, 출산횟수 적은 경우
증상 ▶ 09,16,18,20 기출	• 난소, 골반장기, 복막에 호발 • 초경 이전에 발견되지 않음 • 불임 : 자궁내막증 환자의 30~50%에서 동반 • 월경통, 성교통, 오심, 구토, 맹낭 경절, 자궁천골 인대 결절 • 가장 많은 증상 : 월경과 함께 혹은 월경 직전에 초래되는 골반통
치료 및 간호	• 약물요법 : 경구 피임제제, 프로게스틴 등의 호르몬제 • 수술요법 : 복강경, 개복수술(자궁내막증 병변 및 유착 제거)

2 자궁선근증 ▶ 17 기출

정의	• 자궁내막선, 간질이 자궁근층 내에 존재하는 것으로 대게 자궁근의 비후가 동반
원인	• 다산부, 사회 경제적 상태가 낮음, 40대 이상
증상 ▶ 14 기출	• 대개 무증상, 월경과다, 속발성 월경통, 성교통, 크기가 큰 자궁<14cm(임신 12주 이하 자궁 크기)
치료 및 간호	• 대증요법(곧 폐경이 될 나이로 난소기능의 소실이 예상되므로) • 증상이 심하면 자궁적출술 실시

16 자궁내막증에 대한 설명으로 바른 것은?
① 무통성 출혈이 특징적 증상이다.
② 불임은 나타나지 않는다.
③ 가장 특징적인 증상은 무월경이다.
④ 치료 방법 중 개복수술이 있다.
⑤ 경구 피임제제는 치료에 도움이 되지 않는다.

17 경산부가 월경량이 많고 월경통의 증상을 보여 촉진 실시하니 큰 자궁이 촉지되었다. 임신검사 결과 음성이 나왔다면 어떤 질병을 의심할 수 있는가?
① 자궁경부암
② 다낭성 난소낭종
③ 포상기태
④ 자궁경관염
⑤ 자궁선근종

정답 16.④ 17.⑤

3 자궁내막증식증

정의	• 비정상적인 자궁출혈을 동반하는 자궁내막의 비정상적인 증식, 과도한 월경 변화 ~ 상피내암 다양
원인	• 에스트로겐 대사이상 • 성호르몬 결합 글로불린의 감소 → 에스트로겐 순환과 자궁내막의 감수성 증가
증상	• 월경과다, 부정자궁출혈, 지연월경, 자궁내막강에 혈액이 고여 하복통 발생
치료 및 간호 ▶ 19 기출	• 증상 있는 대상자에게 자궁내막암 진단을 위해 소파술 실시 • 자궁보존을 원치 않는 경우 : 자궁적출술 • 자궁보존을 원하는 경우 : 매달 11~14일 난포호르몬 및 황체호르몬 투여로 인위적 에스트로겐-프로게스테론 주기 만들어줌 • 3~6개월마다 반복 자궁내막 생검 시행 • 치료되지 않는 경우 3개월 동안 매일 고용량 프로게스틴 투여

4 자궁내막 폴립 = 자궁내막 용종

원인	• 자궁근종, 암, 육종 및 태반의 잔재조직으로 구성되어 자궁내막층에 폴립성 종양 생성
증상	• 폴립이 자궁경부로 튀어나올 정도로 커지거나 2차 퇴행성 변화를 일으키지 않으면 증상 없음
암과의 관계	• 폐경기나 폐경 후 자궁내막의 선암과 연관 • 폐경이후 폴립은 악성 암과 자주 동반
치료 및 간호	• 수술을 통해 제거 : 자궁내막 소파술이 적합 ▶ 19 기출 • 자궁내막 용종이 심하게 많고 월경과다 등의 증상이 심한 경우 : 자궁절제술 실시

두드림 퀴즈

18 60대 여성이 자궁탈출증을 진단받았을 때 근본적인 치료법은?

① 에스트로겐 요법
② 페서리 요법
③ 자궁고정술
④ 근치적 자궁 절제술
⑤ 질식 자궁절제술

제6절 생식기 구조이상 간호

1 생식기 기형

외부 생식기 기형	음순유합	• 선천성 기형 아님, 유년시절 염증의 부적절한 관리로 유착
	처녀막 폐쇄증	• 태생기 외생식기 분화 시기에 질이 출아하는 장소에서 관강이 발달하지 못해 발생 → 삼각피부관 절제와 함께 처녀막 단순절개
내부 생식기 기형	질의 기형	• 질무형성증, 세로 질 중격, 가로 질 중격
	자궁과 난관의 기형	• 태생기 뮐러관의 무발육, 뮐러관의 수직융합, 융합 후 발육 이상 • 무자궁, 단각자궁, 흔적자궁각, 맹각자궁, 대칭이중자궁
	난소의 기형	• 난소의 발육부전, 과잉난소, 부속난소, 일측 난관결여 및 동측난소결여

2 자궁탈수 ▶ 03,12,20 기출

정의	• 자궁이 하강하여 자궁경부가 질 입구로 내려온 상태 • 힘을 주고 있을 때 자궁경부가 처녀막 링에서 2cm 아래로 나온 상태
원인	• 나이 많은 다산부에서 호발 : 과거 분만 시 회음근과 근막이 신전되거나 외상을 입어 질 출구가 이완, 무력해져 복압 상승시키는 요인들이 장기적으로 작용해 자궁탈출이 촉진 • 전신적 요인 : 비만, 천식, 만성기관지염, 기관지 확장증 • 국소적 요인 : 복수, 골반 내 거대종양(자궁근종, 난소낭종)
증상	• 경미한 압박감, 질을 통한 생식기 하수감, 경한 요통, 하복부의 중압감 • 누우면 증상 없음, 증상이 아침보다 오후에 심해짐
치료 및 간호 ▶ 00 기출	• 페서리 요법 : 회음부가 질내 장치를 지탱할 수 있는 상태일 때 페서리로 밀어 올려 고정 • 자궁고정술 : 미혼 혹은 아기를 원하는 여성 중 선천적으로 골반기저층이 약화되어 발생한 경우 시행 • 폐경 후 여성들에게 에스트로겐 대체요법으로 골반근막 조직의 탄력성 유지 • 골반저근훈련법 : kegel's exercise • 필요시 질식 자궁절제술 : 근본적 치료 ▶ 16,17,20 기출

정답 18.⑤

3 자궁위치이상(정상 자궁 위치 : 전경전굴)

자궁전방전위	원인	• 생식기 발육 부전
	증상	• 월경통이나 불임
	치료 및 간호	• 대부분 치료 필요하지 않음 • 발육부전인 경우 호르몬 자극과 자궁내막 소파술 권장
자궁후방전위	원인	• 선천적 : 발육부전, 어린이 자궁 • 후천적 : 골반 염증성 질환, 자궁내막증과 같은 골반 병변의 복합 작용
	증상	• 선천적 : 약간의 요통 • 후천적 : 자궁이 무겁고 퇴축부전 및 부종 발생, 월경 전 요통 및 월경통
	치료 및 간호	• 페서리 사용으로 월경 전 요통 및 월경통 경감 • 출산 후 슬흉위 1일 3~4회, 1회 5분씩 권장

4 생식기 누공

정의	• 생식기의 어떤 부분과 비뇨기 혹은 직장 사이에 생긴 통로를 통해 질로 소변이나 분변이 누출되는 것
종류	• 방광-질루 : 부인과적 수술 후 발생 • 요도-질루 : 질수술 후 발생 • 방광-자궁루 : 자궁절제술 후 발생 • 직장-질루 : 수술이나 분만 시 직장 손상을 받은 경우(질천자, 회음봉합술, 치질절제술 등) 발생
진단	• 슬흉위 자세로 진단 쉽게 할 수 있음
증상	• 요실금, 변실금, 통증, 감염, 신경질, 초조감, 불면증, 우울증
간호 ▶ 19 기출	• 작은 누공의 경우 자연 치유 가능 : 항생제 치료, 수분 제한, 방광 내 유치 카테터 삽입 • 외과적 수술 : 4~6개월의 준비 기간이 필요(d/t 부종, 경화 가라앉아야 수술 가능) • 수술 부위 치유 위해 수술 후 방광 내 <u>유치도뇨관 삽입</u> • 위생관리 잘하기, 누공 주위 따뜻한 물과 부드러운 비누 사용, 수술 상처 나을 때까지 관장 금지

---

19 방광-질 누공을 갖는 대상자의 수술 후 상처 부위 치유를 돕는 간호중재로 올바른 것은?

① 어떠한 크기의 누공이든 모두 수술이 필요하다.
② 고단백식이를 제공한다.
③ 변이 질로 배출되는지 확인한다.
④ 다리를 움직이지 못하게 고정한다.
⑤ 외과적 수술은 4~6개월의 준비 기간이 필요하다.

정답 19.⑤

두드림 퀴즈

20 세 아이를 둔 42세 여성이 기침 시 소변이 나온다며 병원을 방문하였다. 요역동학 검사를 통해 배뇨근의 수축 없이 방광 내압이 요도폐쇄압을 넘어설 때 요누출이 발생하였고, 배뇨 후 잔뇨량은 정상이었다. 적절한 진단과 치료방법으로 바르게 연결된 것은?

① 긴장성 방광-질식자궁적출술
② 긴장성 방광-골반저근훈련법
③ 요도 질 누공-골반저근훈련법
④ 복압성 요실금-골반저근훈련법
⑤ 복압성 요실금-질식자궁적출술

5 복압성 요실금 ▶ 18 기출

원인	• 구해면체근, 외항문괄약근, 항문거근 등 지지약화 • 치골미골근의 지지가 약할 때 복압이 요도에 직접 전달되어 발생 • 임신 시 자궁증대와 임신 중 분비되는 호르몬에 의해 골반근육이 이완되어 발생 • 폐경기에 에스트로겐의 결핍으로 질 주위 근육의 탄력성 감소, 이완
증상	• 재채기, 기침으로 인한 복압 상승 시 소변 누출 • 외음부 피부염, 외음염, 냄새로 인한 불쾌감 또는 불안감으로 사회적 활동이나 대인관계 회피
치료 및 간호	• 골반저근훈련법(kegel's exercise) : 10초 수축 10초 이완 10회 반복 하루 4~5회 실시 • 약물요법

제7절 난임 여성 간호

1 난임의 원인

여성	• 발육이상 : 자궁결여, 성선부전, 난소장애 • 전신이상 : 심한 빈혈, 마른 체격, 영양장애, 음주, 흡연, 불안, 공포 • 내분비 이상 • 생식기 질환 : 성관련 질환, 골반감염, 결핵, 난관폐쇄
남성	• 무정자증, 정자의 성숙부전, 정자결핍증, 성교불능, 선천성 기형, 잠복고환, 정관 결손 • 전신이상 : 과다음주, 흡연, 성생활습관, 중금속 및 고열에 장기간 노출되는 직업

정답 20.④

2 난임의 진단방법 ▶ 98,04,05,08,13,16,17,18,19,20 기출

- 남성 먼저 검사 : 무정자증일 경우 여성의 검사로 원인 밝혀내는 것 불가능하며 시간적 금전적 낭비 방지

			시행시기	근거
기초검사	남	정액검사 ▶ 05 기출	전체	• 적절한 정액 생산여부 파악 • 2~3일 성생활 금한 후 2~4주 간격을 두고 2회 실시 • 채취 후 1시간 이내 분석 • 1회 최소 사정량 : 1.5ml 이상, pH 7.2~8.0 ▶ 19 기출 • 정자 수 : 1,500만개/ml 이상, 살아있는 정자 수 58%↑
	여	배란검사		• 기초체온 측정 ▶ 18 기출, 배란시 24시간 이내 체온 0.3~1.0℃ 상승 • 3~4개월간 매일 측정, 눈 뜨자마자 누워서 측정
		경관점액 검사 ▶ 08,16 기출	다양, 배란기	• 배란기(혈중 에스트로겐 최고치)의 pH, 점액량, 점도, 견사성, 양치엽 및 세포 수 평가 → 견사성 8~10cm, 양치엽 관찰 • 적절한 경관점액은 물같이 맑고 투명, 세포성분이나 균이 섞여있지 않음
		난관검사	월경 끝난 2~3일 후	• 자궁 난관 조영술 : 난관강 이상유무 확인 • 월경 끝난 2~3일 후 → 방사선에 저항력, 자궁내막 증식 전으로 조영제 소통 원활 ▶ 15 기출 • 루빈검사 ▶ 98 기출 : 난관의 개방 여부 확인(난관 통기성 검사) • 배뇨 후 루빈 캐뉼라 통해 자궁 경관으로 이산화탄소 가스 주입하여 자궁-난관-복강으로 통하는지 확인 • 견갑통 호소 : 적어도 한 쪽 난관이 개방되어 있다는 증거
		자궁내막 검사	황체기 월경 2~3일 전 ▶ 18 기출	• 자궁내막 생검 ▶ 04,18 기출 : 자궁내막 조직을 떼어낸 후 조직검사하여 자궁내막 조직에 분비기 소견이 나타나야 함
		복막강 검사	월경 후 (월경주기 초)	• 복강경검사 : 난관, 복막 관련된 불임 인자의 정보 확인 • 직접 복강, 골반 장기 관찰 • 6~8시간 금식 후 소변보고 전신마취하여 쇄석위로 실시 • 시술 후 24시간 내 운전금지, 퇴원 시 타인의 도움이 필요 • 자연 배뇨 가능 시 퇴원 • 주입된 가스로 인해 일시적인 견갑통 있음
상호작용 검사 ▶ 20 기출				• 성교 후 검사 : 경관점액의 정자 수용성, 정자의 경관점액 통과하는 침투력, 운동성 • 배란기에 실시, 1~2일간 금욕 후 검사 2~12시간 전 성교 • 검사 48시간 전부터 통목욕, 질 세척, 질정, 윤활액 사용 금지 • 성교 후 여성의 질 분비물 채취하여 관찰

두드림 퀴즈

21 불임여성의 경관점액 검사 시 측정하는 것으로 올바르게 연결된 것은?

① 산도, 운동성
② 견사성, 점액의 양
③ 점액의 냄새, 견사성
④ 점액의 양, 운동성
⑤ 검액의 양, 산도

22 불임부부에게 실시되는 불임검사에 대한 설명으로 알맞은 것은?

① 정액검사 : 정자의 경관점액 통과하는 침투력, 운동성 파악
② 자궁내막검사 : 자궁-난관-복강으로 통하는지 확인
③ 경관점액검사 : 적절한 정액 생산 여부 파악
④ 자궁 난관 조영술 : 난관, 복막 관련된 불임 인자의 정보 확인
⑤ 성교 후 점액검사 : 경관점액의 정자 수용성 확인

정답 21.② 22.⑤

3 난임의 치료방법

일반적 대증 요법	• 체질개선, 개인위생개선, 외과적 수술(선천적 구조 이상, 정관 폐쇄)
인공수정	• 정액을 직접 경관 입구에 넣어 줌 • 경관점액에 문제 있는 경우 직접 자궁강 내에 주입하여 자궁 내 수정
여성 난임의 치료	• 배란 장애 치료 : 원인규명에 따른 치료 • 경관 점액 이상의 치료, 난관 폐쇄의 치료, 자궁내막 이상 및 황체기 결함의 치료
보조 생식술	• 체외수정-배아이식 : 시험관 수정 후 자궁내막 이식 • 생식세포 또는 접합자 난관 내 이식 : 모체의 나팔관 수정 • 난자 공여

03 임신

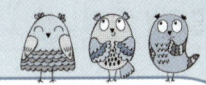

제1절 정상 임신 간호

1 임부변화 ● 00,07,10,16,18 기출

추정적 징후 (주관적) ● 07 기출	• 주로 임부에 의해서 느껴지는 주관적 자료, 비임신 시에도 가능 • 피로, 무월경, 오심, 구토, 입덧(4주), 빈뇨, 유방 팽만, 민감성 증가 • 첫 태동(16~18주) : 모아애착증진 ● 11,20 기출
가정적 징후 (객관적)	• 조금 더 객관적이지만 확증 어려움 • 복부 증대, 복부 촉진에 의한 태아 윤곽 확인, 부구감에 의한 태아 확인(16~20주) • 자궁 크기, 모양, 경도, 변화 • Mcdonald's sign : 경부 반대쪽으로 자궁 체부가 조금 기울어진 것 • Hegar's sign : 6주, 자궁 협부의 연화 ● 04 기출 • Goodell's sign : 6~8주, 자궁 경부의 연화 • Braxton Hick's contraction : 6~18주, 무통의 간헐적인 자궁 수축 • chadwick's sign : 8주, 질 벽과 질 전정의 자청색 • 복부 촉진에 의한 태아 윤곽 확인 • 부구감에 의한 태아 확인 : 16~20주, 선진부를 툭 건드리면 양수에 의해 태아의 반동이 느껴짐
확정적 징후 ● 03,13 기출	• 태아심박동 : doppler 10~12주, 청진기 17~18주 • 초음파에 의한 태아 확인 : 6주 이후부터 가능 • 검진자에 의한 태아 움직임 : 20주 이후

	임신 1기(수정~임신 14주)	임신 2기(임신 15~26주)	임신 3기(임신 27주~분만)
객관적 증상	• 무월경, 오심, 구토 • 빈뇨, 유방의 민감	• 무월경, 오심/구토 사라짐 • 첫 태동(16~18주)	• 2기 증상 + 압박감 : 순환장애, 하지부종 • 호흡수 과다 • 하강감 : HOF 8개월 수준
주관적 증후	• 유방팽만, 색도, 침착, 몽고메리결절 • Hadwick's sign • Goodell's sign • 자궁증대, 기초체온 상승 (프로게스테론) • 임신 반응 검사(+)	• 자궁증대 • 전초유 분비(16주) • Braxton-Hick's contraction • 태아심음 청취 • 부구감 • 피부의 색소 침착 : 임신 중앙선, 기미, 임신선	• 2기의 증후 모두 나타남 • 태아 쉽게 촉진 가능

두드림 퀴즈

01 임신의 추정적 징후로 옳은 것은?
① 태아심박동
② 부구감에 의한 태아 확인
③ 복부증대
④ Goodell's sign
⑤ 첫 태동

02 임신 각 주기에 나타날 수 있는 특성은?
① 임신 1기 : 태아심음 청취
② 임신 1기 : 부구감
③ 임신 2기 : Goodell's sign
④ 임신 3기 : 하강감
⑤ 임신 3기 : 피부 색소 침착

정답 01.⑤ 02.④

2 임신에 따른 신체 변화

생식 기계	자궁			• 임신 초기 에스트로젠, 프로게스테론에 대한 반응으로 자궁근 섬유의 증식 • 임신 말기 성장 발육하는 태아의 물리적 힘에 의해 자궁근 섬유의 비대
		자궁저부 높이	임신 주수 측정가능	
			12주(임신1기)	치골결합 위로 올라옴 ▶ 20 기출
			22~24주(임신2기)	제와부 수준
			36주(임신3기)	검상돌기 수준, 임신 중 가장 높은 수준까지 올라간 시기 ▶ 18 기출
			40주(임신4기)	검상돌기 밑으로 하강
		자궁수축 ▶ 03 기출		• 수축과 이완이 교대로 나타남 • Braxston-Hick construction : 불규칙적 무통성 수축으로 자궁의 혈액공급 촉진 • 임신 12주부터 강하게 나타남
		자궁혈류 및 유연성 증가	Hegar's sign	자궁협부의 부드러움(6~8주)
			goodell's sign ▶ 06 기출	자궁경부의 부드러움(6~8주)
			chadwick's sign ▶ 98 기출	자궁혈류 및 림프액 증가로 질, 경부점막이 자청색으로 변함(6~8주)
		자궁경부		• goodell's sign, chadwick's sign • 모양 : 경산부(transverse slit), 초산부(pin point)
			점액마개 형성	• 자궁 내의 부속물이 자궁 밖으로 나가지 못하도록 함 • 호르몬의 영향으로 점액분비세포가 증식하여 벌집모양의 점액성마개 형성 • 임신 중 백대하, 분만 초기 형성 이슬의 원인
			질 분비물 증가	• 에스트로겐의 영향으로 탈락된 상피세포가 많이 포함된 질 분비물 분비 • 진하고 하얀색의 백대하
	질 ▶ 98 기출			• chadwick's sign
		질 분비물		• 에스트로겐 영향으로 글리코겐 풍부한 백대하 상태 → 곰팡이 감염 증가
		질내 pH		• 비임신 시 4.5~5.5 산성 → 임신 시 유산 간균의 작용으로 산도를 유지

	외음	• 혈류증가, 회음근육의 비후, 결체 조직의 이완
	난소	• 배란 정지 = 무월경 : 에스트로겐, 프로게스테론의 분비로 난포자극호르몬 분비 억제 • 임신 유지 : 에스트로겐, 프로게스테론 분비(12주까지 난소, 이후에는 태반에서 분비)
	유방 03,04 기출	• 몽고메리 결절 비대 : 모유수유 시 유두 보호하기 위해 윤활유 분비 • 유방 팽만, 민감성, 따끔거림 증가, 압통 • 유방의 정맥성 울혈 : 초임부에게서 더 심함 • 유두, 유륜의 착색, 유두직립 • 전초유(임신16주) : 유두를 짜면 엷고 맑은 고단백 성분의 액체 분비
심맥 관계 98,00, 03,04,09, 10,13,14 기출	심장 위치 변화	• 자궁 증대로 인해 횡격막이 상승하여 좌측 상방으로 전위
	심박출량	• 혈액량의 증가 및 산소요구도 증가로 임신 27주까지 30~40% 증가 (5~7L) • 임신 32주 혈액량 및 심박출량 모두 최고조 → 심장질환 임부는 32주, 분만 직후 매우 위험 ▶ 98 기출
	혈액	혈액량 증가	• 임신동안 1,500ml 중 1,000ml는 혈장, 500ml는 혈구로 구성 → 자궁증대에 따른 혈액요구량 증가, 분만과 산후 혈액손실을 대비한 보호기전
		생리적 빈혈 03,09 기출	• 혈구량에 비해 혈장량의 과도 증가로 발생 • Hb 14g/dL → 11g/dL, Hct 41% → 37% • Hb 수치 : 임신 1기 & 3기 11g/dL, 임신 2기 10g/dL 이하
	혈압 10 기출	임신2기	• 수축기 혈압과 이완기 혈압 모두 5~10mmHg 감소 → 호르몬의 영향으로 전신혈관 저항이 감소하기 때문에
		임신3기	• 초기 혈압으로 회복
		임신후반기	• 커진 자궁이 골반정맥과 하대정맥을 눌러 혈액 정체로 하지 정맥압 상승
		• 모체의 자세는 임신 기간 동안 혈역학적으로 중요한 영향을 미침 → 임신 후반기 앙와위 → 자궁에 의해 정맥계 압박 → 하반신에 혈액 저류 → 심박출량 감소
	응고요인	• 혈장 섬유소원 50% 이상 증가 • 응고인자 Ⅶ, Ⅷ, Ⅸ, Ⅹ 증가로 혈액응고 경향 증가, 임신 말기 정맥 정체 및 정맥혈전증 위험 증가
호흡기계	횡격막	• 자궁증대로 인해 횡격막 상승 ▶ 00 기출
	폐기능	• 과호흡, 산소요구도 증가 → 경미한 호흡성 알칼리증
	흉곽둘레	• 에스트로겐의 영향으로 흉곽인대 5~7cm 정도 늘어남

두드림 퀴즈

03 임신 중 유방의 변화로 알맞은 것은?
① 임신 10주 전초유가 분비된다.
② 몽고메리 결절이 축소된다.
③ 유두직립이 관찰된다.
④ 유방의 정맥성 울혈은 경산부에게서 더 심하다.
⑤ 유방의 민감성은 감소된다.

정답 03.③

		호흡	• 흉식호흡 → 복식호흡 : 임신 24주 이후
		방광	• 에스트로겐, 프로게스테론, 자궁의 압박으로 방광점막 울혈, 방광비대, 방광 긴장력 저하 유발 • 방광자극, 빈뇨, 핍뇨, 야뇨증 발생　98,17,19 기출
비뇨기계 11 기출		요관	• 프로게스테론 및 증대된 자궁의 압박으로 요관 비대 및 근육 탄력성 저하 • 요정체, 임신 중 신우신염, 방광염으로 조기분만 위험도 증가
		신기능	• 신장혈장흐름과 사구체 여과율 증가, 재흡수 감소 • 당뇨 : 경미한 정도는 정상 • 단백뇨 : 하루 300mg 이상의 단백뇨는 비정상 • 좌측위를 취해 신장혈류량을 증가시켜 신장 기능 촉진 • 생리적 부종 : 손가락, 발목 등 인체의 수분 축적은 임신 말기의 정상적 현상 → 상체 부종은 비정상 → 혈압상승과 단백뇨가 부종과 동반되면 임신성 고혈압 의심
피부		임신선	• 임부 50~90% 복부, 허벅지, 유방에 피부 아래 결합조직이 단열된 것으로 임신후반기 나타남 • 산후에는 은색 반흔(영구적)으로 남음
		거미상혈 관종	• 작은 모세혈관이 확장되는 모세혈관 확장증 • 임신 5~6개월, 에스트로겐 상승으로 나타남 • 가슴부위, 얼굴, 팔에 발생
		색소침착	• 임신 8~16주에 멜라닌 세포 자극호르몬 분비 • 기미 : 임부의 50~70% 얼굴에 검은색 착색 • 흑선 : 치골결합에서부터 복부 중심에 수직 착색(임신 12주)
신경계	감각 변화	요통, 하지 통증	• 커진 자궁이 골반신경과 혈관을 압박하여 발생
		수근관증후군 08 기출	• 손가락이 얼얼하고 무감각한 증상 → 출산 후 소실 • 말초신경 부종이 정중신경의 부종과 압박으로 이어져 손에 지각 이상과 통증 발생
소화기계		식욕 06,13 기출	• 임신 초기 hCG 영향으로 오심, 구토 발생 = 입덧 → 아침에 심함, 임신 12주 정도 사라짐 • 임신오조 : 임신 13주 이후에도 지속되는 입덧으로 관리 필요
		구강	• 에스트로겐의 영향으로 잇몸 충혈, 연화, 부종 초래
		위장관 01,10,17 기출	• 에스트로겐 영향 : 염산과 펩신 분비 감소 • 프로게스테론 영향 : 평활근 탄력성과 운동성 저하(변비, 소화불량), 식도 역류 및 속쓰림 호소(가슴앓이), 담낭이 비워지는 시간 지연 및 프로게스테론 상승, 혈중 콜레스테롤치 증가
		간	• AST, ALT, 빌리루빈 농도 약간 감소, 혈청 알부민 농도 감소

내분비계	태반호르몬 및 뇌하수체 호르몬	에스트로겐	• 황체(임신 12주까지), 태반(12주 이후)에서 생산
		프로게스테론	• 자궁내막 증식, 자궁수축 억제, 호흡기계 및 평활근 이완 • 황체(임신 12주까지), 태반(12주 이후)에서 생산
		융모성선자극호르몬(hCG)	• 수정 8~10일 후 융모막융모에서 생산(임신10주 경 최고) • 모체 혈액, 소변에서 검출되어 임신 진단 시 사용
		태반락토젠	• 지방을 분해하여 임부 대사, 태아 영양분으로 이용 촉진 • 모체의 당 이용과 당 합성을 억제하여 태아 성장 촉진
		프로락틴	• 뇌하수체 전엽에서 임신 5주부터 분비 • 수정란 착상, 임신유지, 젖샘 세포에서 젖 분비
		옥시토신	• 뇌하수체 후엽에서 분비 • 분만 시 자궁수축과 출산 후 유즙사출, 자궁퇴축 도모
	갑상선호르몬 ▶ 07 기출		• 갑상선의 중등도 비대 • 임신 중 갑상선 호르몬 생산이 증가하여 기초대사율증가
	부갑상선 호르몬		• 임신 15~35주 최고 분비, 태아 성장에 칼슘과 비타민 D 요구 증가로 분비 증가
	인슐린 ▶ 05 기출		• 임신 초기 거의 변화 없음 • 임신중/후반 : 분비 증가 → 증가하지 않으면 임신성 당뇨 유발
	프로스타글란딘 ▶ 15 기출		• 자궁 수축, 긴장도 증가, 난관에서의 정자 이동성 증가, 유즙 사출 역할, 월경통의 원인임 • 임신 2기 유산의 원인이며 말기 분만 유도 시 사용됨
대사변화	체중증가		• 정상체중 : 11.5~16kg ▶ 04 기출, 과체중 : 7~11.5kg 이상적임 • 저체중인 경우 11.5~16kg 보다 많이 증가되어도 됨 • 태아 체중증가는 9~10개월에 현저하게 나타남

제2절 임부의 건강사정

1 산전관리

임부를 위한 산전관리 목적	• 임신 전, 임신 중 및 분만 이후 임부의 안녕유지, 자아 및 자기간호를 증진한다. • 모성사망율과 이환율, 태아상실과 같은 불필요한 임신소모가 감소한다. • 다음 임신 및 가임연령 이후의 건강위험요인이 감소한다. • 부모가 되기 위한 마음가짐 및 기술을 교육한다.
태아를 위한 산전관리 목적	• 태아의 안녕을 유지 증진한다. • 조산, 자궁 내 성장지연, 선천성 기형 및 사망이 감소한다. • 성장발달장애와 기타 질병이환율이 감소한다. • 정상성장발달, 예방접종, 건강관리를 증진한다.
산전관리의 내용 ◉ 03 기출	**임신시기** / **검사항목**
	최초 방문: • <u>혈압, 체중, 요검사, 혈액검사, 혈당측정 = 기본 검사로 매 회 측정</u> • 초음파, 빈혈, 혈액형, 풍진항체, B형 간염, AIDS, 소변, PAP 도말검사, VDRL
	9~13주: • 목덜미 투명대(초음파), 융모생검, 이중 표지물질검사
	15~20주: • 이중 표지물질검사, 양수검사
	20~24주: • 임신 중기 초음파, 태아 심장 초음파
	24~28주: • 임신성 당뇨 선별검사, 빈혈검사
	<u>28주</u>: • Rh 음성인 경우 면역글로불린 주사 ◉ 19 기출
	32~36주: • 초음파검사(태아체중, 태반위치, 양수량)
	• 정기 진찰일 : 임신 28주까지 1회/4주 → 36주까지 1회/2주 → 36주 이후 1회/매주
	• 태아 측 사정요인 : 태아 심음 120~160회/분 정상
모체 측 사정요인 ◉ 98 기출	• <u>6시간 간격으로 두 번 측정 시 1400/90mmHg 이상, 평소 혈압보다 수축기 +30mmHg, 이완기 +15mmHg 이상일 때 고혈압 의심</u> • 단백뇨 측정 → PIH 임신성 고혈압 감별 → 체중증가, 혈압증가, 단백뇨, 부종 ◉ 17,18 기출 • 첫 방문 시, 임신 24~28주 50g 경구포도당부하검사 → 임신성 당뇨 선별
분만예정일 ◉ 98,04,08,20 기출	• <u>LMP = 마지막 월경 시작일로 계산</u> • 임신주기는 28일로 가정하여 계산

- EDC = LMP (+1년-3개월+7일) or (+9개월+7일)
- 예) LMP 2020년 4월 20일 → 2021년 1월 27일

임신 중 위험 증상 ▶ 06,14,15 기출	자간전증	• 얼굴과 손의 부종
	고혈압, 자간전증	• 지속되는 심한 두통, 시력장애(흐릿한 시야, 복시, 암점)
	임신오조증	• 지속되는 구토
	핍뇨	• 신부전증, 수분 섭취 부족
	조기진통 및 태반 조기박리	• 하복부 동통
	태반 조기박리 및 전치태반	• 질 출혈
	감염	• 오한, 발열(38℃ 이상)
	조기 양막파열	• 질로부터 액체의 갑작스러운 유출
	• 태동의 강도 또는 빈도의 현저한 변화	
안위증진을 위한 간호	• 기초대사율 및 체중 증가 등으로 피로와 권태감을 느끼며 수면요구 증가	
	휴식 ▶ 19 기출	• 임신 말기 좌측위로 불편감 경감, 하지정맥 압박으로 인한 순환 장애 예방
	수면	• 밤에 충분한 수면 + 오전/오후 휴식이나 낮잠 30분씩
	여행	• 자가용 운전 : 2시간 마다 10~15분 씩 휴식하여 피곤방지 및 순환 용이
	운동	• 하루 30분 권장, 보행이 가장 권장 ▶ 16 기출 • 골반 흔들기 : 요통경감 • 골반저근훈련법 : 실금예방, 회음근 강화 • 어깨 돌리기 : 손, 팔 저림 완화, 손목 터널 증후군 완화 • 나비 운동 : 가슴앓이, 호흡곤란 완화 • 주의사항 : 심박동이 140회/분 초과하지 않기, valsalva's 수기가 적용되는 운동 금기
	유방간호 ▶ 00,14 기출	• 전초유가 분비되므로 매일 씻어야 함 : 따뜻한 물로만 매일, 비누 사용 금지 • 함몰유두 관리 : 임신 5~6개월부터 유두 관리 시작, 유두 당기기, 유두 굴리기, 유두 보호기 착용 등
	의복	• 헐렁한 의복으로 순환이 용이하도록 한다. • 신발 : 굽이 높은 신발은 요통과 피로를 야기함, 너무 낮은 굽도 불편하며 신발의 굽은 약 2~3cm가 적당 ▶ 16 기출
	복부지지 ▶ 10 기출	• 복대 이용하여 아래에서 위로 자궁 받칠 수 있도록 한다. • 임신 말기 35주경부터는 복부 불편감을 초래하므로 복대 착용하지 않는 것이 좋다. • 복부 지지의 장점 : 요통경감, 피로예방, 좋은 자세 유지

두드림 퀴즈

04 임신기간 동안 알코올 섭취가 태아에 미치는 영향을 알맞게 설명된 것은?

① 정신지체
② 집중력의 증가
③ 뚜렷한 인중
④ 대두증
⑤ 자가면역질환

	변비 ▶ 98 기출		• 원인 : 신체적 활동 감소, 위장 운동 저하, 평활근 이완, 자궁에 의한 장의 압박 • 예방 : 수분 섭취 권장, 고섬유식이, 적당한 운동, 규칙적 배변 습관
	흡연 ▶ 01,04,09 기출	모체 영향	• 니코틴 중독, 혈관수축, 카테콜라민 증가, 모유로의 오염, 태반 기능부전
		태아 영향	• 저체중, 사산, 태아 돌연사 증후군, 선천적 기형, 알레르기, 호흡기 질환
	알코올 ▶ 12 기출	모체 영향	• 알코올 중독, 태반기형과 기능부전, 자연유산
		태아 영향	• 저체중, 비특이성 기형, 태아 알코올 증후군 • 신체적 기형 : 소뇌증, 심장기형, 척추 기형, 두 개 안면 기형(낮고 짧은 코, 턱뼈 발육 부전, 짧은 안검열, 소안증, 인중 발육 부전 등) • 정신적 기형 : 주의 집중 이상, 행동 장애, 과잉 행동성, 충동성, 지각 이상, 정신지체
임신 시 요구되는 영양	칼로리와 영양소 ▶ 13,14 기출		• 비임부에 비해 하루 300Kcal 더 필요 • 임신 기간 동안 영양요구량이 증가하므로 매일 비타민과 무기질 섭취 • 철분 및 엽산 보충식이 • 불포화지방으로 섭취하기 • 하루 평균 6~8잔의 충분한 수분섭취 • 이식증 : 얼음, 먼지, 진흙과 같은 것을 먹고 싶어 하는 증상으로 철결핍증과 연관됨

2 임신 시 예방접종 및 위험 증상 ▶ 98,04,06,15 기출

05 임신 기간 중 접종 가능한 예방접종으로 알맞은 것은?

① 결핵
② 폴리오
③ 풍진
④ 이하선염
⑤ 홍역

금기	• MMR, polio → 생균 • 바이러스는 태반을 통과하므로 생바이러스 예방접종은 피하기, 수유 중은 금기아님
가능	• 파상풍, 디프테리아, 콜레라, 결핵 → 사균

정답 04.① 05.①

3 임신 시 간호

임신 1기	입덧 04,06,09,11 기출	• 원인 : hCG의 증가로 발생 • 등을 세운 자세 유지 • 기상 전 마른 탄수화물 식이, 하루 5~6회씩 조금 자주 섭취 • 냄새나는 것, 자극적인 것, 기름기, 가스형성 음식 삼가
	유방변화	• 임부용 브래지어 착용, 따뜻한 물로만(비누X) 씻고 잘 말리기
	긴급요의 및 빈뇨	• 규칙적으로 방광비우기, 케겔운동, 취침전 수분섭취 제한
	무력감, 권태	• 필요시 휴식을 취하고 균형잡힌 식사하기
	타액분비과다	• 안위증진 위해 구연성 구강세척제 사용, 껌 씹기, 단단한 사탕 먹기
	치은염 및 치은종	• 적절한 단백질과 신선한 과일 및 채소와 함께 균형잡힌 식사섭취 • 부드러운 칫솔로 양치하고 구강검진, 감염피하기
	코막힘과 코피	• 가습기 사용, 손상방지
	백대하	• 예방법 없음 • 임신시간내 지속되니 질 세척하지 말고 회음부패드 사용하기
임신 2기	체위성 저혈압	• 측위 혹은 반좌위를 취한다
	정맥류 07 기출	• 비만, 장시간 서있기, 조이는 의복, 변비, valsalva 수기 제한 • 적당한 운동, 하지 및 둔부 부분 높이고 휴식, 탄력 양말 착용(기상전) • 온수 좌욕
	피부착색, 여드름	• 예방하지 못하지만 산욕기에 대부분 해소된다고 설명해주기
	심계항진, 실신	• 적절한 활동과 휴식, 갑작스러운 체위변경을 피하기 • 혼잡하고 더운 환경 피하기
	가슴앓이 99,07,17 기출	• 원인 : 프로게스테론 분비로 위장운동 감소와 식도 괄약근 이완 • 가스를 만들거나 기름진 음식, 과식 피하기, 좋은 자세를 유지 • 일시적 완화를 위해 소량의 우유섭취, 식간에 처방된 제산제 투여가능 • 나비 운동 : 호흡곤란 임부에게도 효과적인 운동임
	변비 98 기출	• 하루 6잔 이상의 수분섭취, 적절한 운동, 규칙적인 생활, 이완 기술과 심호흡법을 사용
	수근관 증후군	• 영향 받은 팔 거상, 분만 후 증상 사라짐을 알림, 어깨 돌리기 운동
	요통, 원인대 통증 13 기출	• 좋은 자세와 신체역학유지, 휴식하기 • 골반 흔들기, 국소적 냉·온요법 적용
임신 3기	호흡곤란	• 임부의 60%에서 발생, 좋은 자세 유지, 과식하지 않기
	불면증	• 의식적 이완법, 베개로 신체부위지지 • 따뜻한 우유 섭취, 따뜻한 물 샤워
	회음부 불편감, 압박감	• 휴식, 의식적 이완, 좋은 자세 유지

> **두드림 퀴즈**

06 임신 10주에 접어든 임부가 아침에 호소하는 입덧의 원인으로 알맞은 것은?
① 에스트로겐의 저하
② 프로게스테론의 저하
③ 옥시토신의 혈중농도 증가
④ 심리적 요인 및 hCG 호르몬 영향
⑤ 태아 성장호르몬 분비

정답 06.④

자궁수축	• 휴식을 취하도록 함
하지경련, 하지통 ◯ 12 기출	• 원인 : 자궁으로 인해 하지에 분포된 신경 압박, 혈청 Ca 감소, 혈청 인 상승, 피로와 불충분한 말초 순환 및 근육의 긴장 • 근육 마사지, 따뜻하게 해주기 • <u>탄산칼슘, 유산칼슘 경구 투여로 인 배출</u>
다시 시작된 빈뇨 및 긴박뇨	• 규칙적으로 방광비우기, 케겔운동, 취침 전 수분섭취 제한

4 임부와 가족 간호

발달과업	• 임신 여성의 심리, 인지적 과업 : 자신이 임부라는 사실과 태아를 구체화하여 믿는 것 • 듀발의 가족발달 이론에 따른 출산기 가족의 과업 : 영아를 가족으로 통합하고 가족 구성원의 발달과업에 요구와 갈등을 조정한다
태아애착	• 태아를 독립적인 존재로 인식하게 되며 임신이 진행되면서 깊어짐
사회문화적 영향	• 의학의 발달로 임신의 선택이 여성의 의무에서 권리로 변화됨 • 간호사는 여성들이 결혼 전부터 미리 임신과 모성에 대한 자신의 가치관을 확립하여 결혼 후 임신을 준비할 수 있도록 돕기
임신 중 안전한 성생활	• 금욕은 필요하지 않으나 마지막 1개월 ~ 산후 2개월은 피하는 것이 좋음 • 유산이나 조산 위험 시 피하거나 콘돔을 사용하기
임부의 심리적 적응	임신1기 (~14주)	• 양가감정, 임신과 태아를 자신의 일부로 생각, 아기를 공상적인 것으로 간주 • 의존도가 높아지고 기분 변화 심함
	임신2기 (15~26주)	• 태아를 자신과 분리된 독립된 개체로 생각하는 <u>모아관계의 시초</u> • <u>태동으로 아기의 실재 인정</u> • <u>내성적이고 조용한 시기</u>
	임신3기 ◯ 10 기출 (27주~분만)	• <u>적극적이고 활동적인 시기</u> • 출산이 임박함에 따라 <u>불안 증가, 8개월에 최고</u> • 기저귀, 아기 옷, 집안일 정리(둥지 틀기 본능) 등 출산 준비

07 임신 30주 임부의 분만에 대한 공포감을 중재하기 위한 방법 중 비효과적인 것은?

① 출산방법에 대한 정보를 제공하고 분만실을 방문한다.
② 호흡법, 이완법 등 분만 진통을 완화할 수 있는 방법을 소개한다.
③ 남편과 같이 출산준비교실에 참석하여 분만에 대한 교육을 받도록 한다.
④ 분만과정에서 겪을 수 있는 증상을 교육한다.
⑤ 혼자 공포감을 극복할 수 있으므로 남편의 출입을 제한한다.

정답 07.⑤

제3절 고위험 임부 간호

1 임신오조

정의	• 입덧이 심하여 탈수, 전해질 불균형, 영양결핍, 체중저하가 심한 상태
원인	• hCG 호르몬, 에스트로겐 증가 : 특히 여아를 임신한 산모에게 빈도 증가 • 갑상선 기능항진, 포상기태, 다태임신, 초임부, 20세 이하, 비만 임부 등
증상 ◆ 06 기출	• 너무 심한 입덧이나 임신 13주 이후에도 지속 • 지속적인 구토로 음식섭취 불가능 • 탈수 : 입술갈라짐, 구강 건조, 피부 건조, 소변량 감소 • 기아 : 체중감소, 탄수화물 부족으로 지방 사용하여 아세톤뇨 발생 • 황달, 섬망, 불면증, 전해질 불균형, 영양실조
치료 및 간호 ◆ 00,02,03,05,09,12,14 기출	• 수분 및 전해질 교정 : 5~10% 포도당 용액 정맥으로 주입, 비타민 및 포타슘 첨가, I/O check • 체중감소 예방 : 먹을 수 있는 음식을 소량씩 자주 공급, 정맥 수액 주입, 위관 영양, 완전비경구영양, 진토제, 기상 전 마른 탄수화물 섭취 권장 • 심리적 지지 : 말로 표현하도록 도움 제공 • 치료적 유산 : 체중감소가 임신 전 보다 5% 이상 저하, 체온이 38℃ 이상 지속, 호흡수 130회/분 이상, 섬망, 황달 출현 시

2 출혈성 건강문제

(1) 유산

정의		• 태아가 생존력을 갖기 전에 임신 종결, 태아 몸무게가 500g 미만 또는 재태 기간 20~24주 이하일 때
원인	초기 자연유산 = 태아측 문제	• 임신 12주 이전에 발생, 비정상적 배아 및 영양막 결함, 내분비 불균형, 유전적 요인, 감염 등
	후기 자연유산 =모체측 문제	• 임신 12~20주, 고연령, 다산력, 자궁경관무력증 ◆ 02 기출, 자궁 발육부전

종류	출혈량	자궁경련	조직의 배출	경관	특징 및 간호
절박유산 ◆ 00,06,19 기출	혈성 질 분비물 점상출혈	출혈발생 몇 시간 혹은 며칠 후 발생	×	닫힘	• 20주 이전(초기) 무통성 질출혈 • 적절한 치료 시 임신지속 가능 • 침상안정, 성관계 금지 • 출혈량 확인, 필요시 입원

두드림 퀴즈

08 임신오조증에 대한 설명으로 옳은 것은?
① 몸무게 감소가 임신 전의 3% 이상 되면 치료적 유산이 필요한 경우이다.
② 체중감소 예방을 위해 구토가 나더라도 꾸준히 먹도록 한다.
③ 영양과 수분 전해질 균형이 우선적으로 요구된다.
④ 수액 주입시 생리식염수를 주도록 한다.
⑤ 기상 전 마른 탄수화물 섭취는 도움이 되지 않는다.

09 경미한 경련과 출혈이 조금씩 관찰되고 자궁경관이 닫혀있으며 수태산물 완전 배출된 경우 예측할 수 있는 유산 유형은?
① 완전유산
② 계류유산
③ 불완전유산
④ 불가피유산
⑤ 절박유산

정답 08.③ 09.①

불가피유산 03,13 기출	중등도	중등도	×	개대	• 임신지속 안 됨 • 출혈 조절, 감염 및 쇼크 예방 • 수혈, 소파술, 옥시토신, 항생제
불완전유산 20 기출	다량	심한 경련	태아, 태반의 일부	개대	• 출혈조절, 감염예방 • 소파술, 항생제 투여
완전유산 16 기출	약간	경한 경련	수태산물 완전 배출	닫힘	• methergine IM • 3~4주간 성생활 금지, 휴식
계류유산 98,02 기출	약간	×	×	닫힘	• 임신반응검사 : 양성 → 음성 • DIC, 저섬유소혈증 위험
습관성유산	• 정상분만 과거력 없이 3회 이상 연속적으로 유산 • 대부분 자궁경관근무력증이 원인이 되는 경우가 많다				• 원인 : 염색체/면역학적/내분비학적/해부학적 이상 • 원인에 따른 치료 : 기형자궁-외과적 교정, 경관무력증 치료
인공유산	• 치료적 유산 : 심한 심장병, 본태성 고혈압, 유전질환 등 • 선택적 유산				• 출혈, 염증, 자궁천공, 경관열상, 공기색전 등의 위험

(2) 자궁경관무력증 ▶ 13 기출

정의	• 자궁경관의 구조적, 기능적 장애로 임신 2기에 자궁수축 없이 무통성으로 자궁경관이 개대되어 태아와 부속물 배출 • 조기 양막파열로 조산, 습관성 유산 초래
원인	• 선천적 : 짧은 자궁경부, 자궁기형 • 후천적 : 수술 시 자궁경부 열상 및 확장 등
증상	• 임신 2기 자궁경부의 파막 또는 개대로 태아 배출, 이슬
치료 및 간호	• 보존적 요법 : 안정, 수분 섭취 • 수술 : 맥도날드 교정술, 쉬로드카 교정술 → 임신 13~14주 • 수술 후 간호 : 파막, 자궁수축, 태아심음 관찰, 절대 안정

10 경관무력증으로 유산을 2회 경험한 산모가 임신 13주에 맥도날드 교정술 후 주의 깊게 관찰하여야 하는 것은?

① 오로양상 확인
② 태동 확인
③ 태아심음확인
④ 태아 위치 확인
⑤ 자궁수축정도 확인

정답 10.⑤

(3) 자궁외 임신 09 기출

정의	• 수정란이 자궁강 외의 장소에 착상한 상태
원인	• 난관이 좁거나 폐쇄 : 골반염증성 질환, 난관의 선천적 이상, 난관의 유착, 산욕기 감염 혹은 난관염 • 난관 점막의 수정란에 대한 수용력 증가, 자궁내막증, 인공유산 과거력, 자궁내 장치 삽입 후 임신
증상 98,10,17 기출	• 자궁크기 : 임신 8주 이내 크기 • 난관임신 : 95%, 난관 팽대부에 호발 • 수정란이 터지기 전까지 무증상 → 파열시 갑작스럽고 칼로찌르는 듯한 하복부 통증, 한쪽에서 나타남 • 암갈색 질출혈 • 복강 내 출혈 : cullen's sign(제와주위가 푸른색), 난관 파열시 심한 출혈로 저혈량성 쇼크(저혈압, 빠르고 약한 맥박, 빈호흡)
치료 및 간호	• 출혈증상 확인 • 주된 치료법은 개복술로 혈액과 응고물 제거하는 것 • 임신 6주 이내 MTX(methotraxate) IM 또는 임신 조직에 직접 투여하여 분화하는 세포 파괴 : 2~8주 동안 매주 β-hCG 검사가 음성으로 나올 때까지 모니터, 질내 삽입(탐폰, 질세척, 성교) 및 태양노출, 알코올, 엽산이 함유된 비타민 복용 금지 • 재발 가능성 높아 다음 임신 추정 시 자궁외 임신에 대한 진단받도록 교육

(4) 포상기태 18 기출

정의	• 영양막의 비정상적 증식으로 수포성 변성을 일으켜 작은 낭포를 형성하는 일종의 종양
원인	• 10대 초반, 40세 이상, 다산부, 다태임신
증상 98,02,12,18 기출	• 임신 4주 이후 냄새가 고약한 초콜릿 색의 질 출혈 : 95% • 자궁 크기가 임신 주수에 비해 과도하게 큼 • 임신 1기 이후에도 임신 오조증(25%)과 같은 심한 오심, 구토(hCG 증가) • 태아 심음 감지되지 않고 촉지 불가능 • β-hCG : 정상임신에 비해 높은 수치 • 임신 9~12주 자간전증 증상 : 혈압상승, 단백뇨, 부종(경련은 드물게 발생)
치료 및 간호	• 임신 12주 이내이면 소파수술+옥시토신 • 자궁절제술 : 40세 이상, 포상기태로 인한 자궁파열 시 차후 임신을 원치 않을 경우
추후관리	• 기태 제거 후 융모상피암으로 이행될 위험 있음 • 침윤성 기태, 임신성 융모상피암으로 진행 05,14 기출 • 합병증 : 황체 낭종, 폐의 영양배엽 색전증, 혈액응고장애, 출혈로 인한 철결핍성 빈혈
	β-hCG	• 융모상피암(악성), 잔여기태, 침윤성기태로 발전되는 것 감시하기 위해서

두드림 퀴즈

11 자궁외 임신일 때 우선시 되는 간호중재는?
① 자궁출혈을 예방하기 위해 옥시토신 치료한다.
② 활력징후를 자주 측정하고 저혈압, 빈맥이 나타나는지 사정한다.
③ 불완전유산 후 항생제 투여로 난관염을 예방한다.
④ 모든 산모에게 MTX 즉시 투여한다.
⑤ 복부 통증 시 처방된 진통제 투여한다.

12 포상기태에 대한 설명으로 적절한 것은?
① 칼로 찌르는 듯한 복부통증이 나타난다.
② 임신 후반기에 자간전증 증상이 나타난다.
③ 태아 심음이 감지되지는 않지만 태아 촉지는 가능하다.
④ 맥도날드술로 치료한다.
⑤ hCG 수치가 급격히 증가한다.

정답 11.② 12.⑤

	• 음성이 될 때까지 매주 측정 → 다음 2~3개월 격주로 → 그 후 1년간 매달 → 2년간 3개월 간격 → 매년 1회
피임	• β-hCG가 음성이 된 후 1년 동안 피임
흉부 X-ray ▶ 04 기출	• 융모상피암 전이가 가장 잘 되는 곳은 폐이기 때문
화학요법	• 조직 소견상 융모상피암으로 진단되었을 때, 전이 병소가 발견되었을 때

(5) 전치태반 ▶ 09,10,14 기출

정의	• 태반이 자궁 경부의 내구를 전체 또는 부분적으로 덮고 있는 상태
원인	• 과거 제왕절개술 혹은 유산, 소파술 후 자궁내막 반흔, 전치태반 과거력 • 다산부, 다태임신, 35세 임부
증상 ▶ 00 기출	• 임신2기 혹은 3기 무통성 자궁출혈 : 24주 이후 질출혈 시 의심, DIC 나타나지 않음 • 임신주수보다 높은 자궁 저부 : 태아 선진부 아래에 태반이 있어 태아 하강 방해 • 전치태반으로 발생 가능한 합병증 : 태아(조산, 저산소증, 선천성 기형, 저체중아로 태아 사망), 임부(출혈, 저혈량성 쇼크, 산도 폐쇄)
치료 및 간호 ▶ 98,07,12,20 기출	• 임신 36주 미만, 출혈 적거나 분만이 시작되기 전이면 임신 유지 : 2~3주마다 초음파 검사, 자궁이완제, 스테로이드(폐성숙), 절대안정, 성교/질세척/관장 금지 ▶ 05 기출 • 태아 37주 이상, 출혈 지속, 분만 시작 시에는 즉시 제왕절개술 적용 ▶ 20 기출 • 내진금지 ▶ 13 기출 → 급격한 질출혈 유발

(6) 태반조기박리

정의	• 임신 20주 이후 태아 만출 전에 태반이 착상부위로부터 부분적 또는 완전 박리되는 것
원인 ▶ 04,11 기출	• 나선동맥의 선천적 결함 • 고혈압, 자간전증, 자간증, 당뇨 • 양수과다증에서 파막이 될 때 : 많은 양의 양수가 갑자기 소실되므로 • 짧은 제대, 신체적 외상, 5회 이상의 경산부
증상	• 복부 통증 : 갑작스럽고 날카로운 양상 → 둔한 통증 • 질출혈 : 저혈량쇼크, 응고장애(DIC) 초래 • 자궁 긴장도 증가와 잦은 자궁 수축으로 나무판자처럼 단단해져 태아 촉지 불가
치료 및 간호 ▶ 15 기출	• 태아와 출혈량 세밀히 관찰 : 태아 생존, 출혈 심하지 않으면 질분만 • 박리 정도가 경하고 태아가 36주 미만, 질식증상 없으면 입원치료 • 태아생존, 태아곤란증, 심한 출혈, 응고장애 시 제왕절개분만 • 저혈량 쇼크, 저산소증 예방, 정서적지지 등 • 모체 합병증 관찰 ▶ 07 기출 : 출혈, 저혈량성 쇼크, 저섬유소혈증, DIC, 자궁태반졸증 등

---

13 전치태반이 의심되는 임부에게 가장 적절한 치료 및 간호 중재는?
① 내진을 통해 분만 개시 여부를 확인한다.
② 옥시토신을 투여한다.
③ 되도록 질식 분만을 시도한다.
④ 질초음파로 태반의 위치를 확인한다.
⑤ 응급 시 제왕절개를 시도한다.

14 원래 고혈압이 있었던 임부에게 태반조기박리가 일어나는 이유는?
① 양수과소증
② 자궁내막염
③ 염색체변형
④ 나선동맥변형
⑤ 태반호르몬 분비 증가

정답 13.⑤ 14.④

3 고혈압성 문제

정의	• 임신 20주 이후 고혈압(140/90mmHg)이 진단된 경우	
분류	• 임신 20주 이후 고혈압 진단 : 임신성 고혈압 • 임신 20주 이후 고혈압 진단+단백뇨 혹은 부종 : 자간전증 • 발작과 경련 발생 : 자간증	
원인	• 20세 이하 초임부, 35세 이상 임부 • 당뇨병, 신장질환, 만성 고혈압 등 혈관질환 산모 • 처음 또는 많은 양의 융모막 융모가 노출된 산모 • 다태임신, 포상기태, 거대아 • 혈관수축력 증가, 프로스타글란딘 비정상적 작용, 내피세포 활성화	
증상 98,99,06,10, 18,19 기출	• 임신성 고혈압 3대 증상 : 고혈압, 단백뇨, 부종 • 자간전증에서 자간증으로 진행 암시 증상 : 심하고 지속적인 동통, 희미한 시야, 소변량 감소, 단백뇨 증가, 심와부 동통, 우측 상복부 통증 • 자간증 : 자간전증의 심각한 형태, 발작과 경련을 동반, 침습기 → 수축기 → 경련기 → 혼수기의 경련 단계를 보임	
자간전증 유형	경한 자간전증 13 기출	• 단백뇨 거의 없거나 +1 • 심한 체중증가, 전신부종 약간, 손가락 및 안검부종, 요흔성 부종
	중증 자간전증 18 기출	• 단백뇨 & 핍뇨, 전신부종, 폐부종, 심하고 계속적인 두통, 심와부 통증 • HELLP syndrome : 용혈Hemolysis, 간효소증가Elevated Liver enzyme, 저혈소판혈증Low Platelet
	자간증	• 수축기 혈압 180~200mmHg • 심한 단백뇨, 핍뇨, 무뇨, 부종은 현저히 나타나거나 없음, 경련, 혼수, 체온상승
병태생리	혈관수축	• 모든 기관의 혈류 감소 : 혈압 상승과 뇌, 간, 신장, 폐 허혈 • 망막세동맥 수축 : 흐릿한 시야, 암점 • 태반내 혈액공급량 감소로 태반기능미숙, 태반조기퇴행성 노화 : 자궁수축력 증가, 자궁내 태아성장지연, 태반경색과 박리
	내피세포 손상	• 혈관에서 세포강내로 체액이동(알부민 투과력 증가) : 심한 부종, 체중증가 • 뇌의 부종, CNS 흥분 : 두통, 과반사, 경련, N/V • 폐 간질액 증가 : 호흡곤란 폐부종 • 혈관 내 혈액량 감소 : Hct 농축 → 파종성 혈액응고장애 →혈소판 감소, 혈액응고 시간 지연
	• 임신 시 혈량증가와 프로스타글란딘의 비정상적 작용, 내피세포의 활성화 등으로 혈관경련 → 관류저하 → 혈압상승, 혈행 감소	

두드림 퀴즈

15 임신성 고혈압에 대한 설명으로 올바른 것은?
① 20세 이하 경산부에서 주로 관찰된다.
② 당뇨병, 신장질환등의 기저질환과는 연관되지 않는다.
③ 다태임신이나 포상기태가 원인으로 발생한다.
④ 혈관수축력의 감소로 발생한다.
⑤ 임신성 고혈압의 주증상은 두통, 고혈압, 부종이다.

정답 15.③

두드림 퀴즈

16 자간전증 임부에 대한 간호로 올바른 것은?
① 혈압이 140/90mmHg 이면 입원하여 절대안정하도록 한다.
② 지속적이고 심한 두통이 있다면 입원시킨다.
③ 요단백이 24시간 동안 소변 내 1g/L 이하이면 입원시킨다.
④ 조기 이상을 격려한다.
⑤ 즉시 제왕절개를 실시한다.

정답 16.②

		• 산전관리 중요 ▶ 05,17 기출 : <u>규칙적인 체중, 혈압 측정, 단백뇨 검사로 조기발견</u> • Roll over test : 임신 28~32주, 초임부의 임신성 고혈압 예측 검사, 좌측위 (15~20분)에서 안정 취한 후 앙와위에서 혈압측정/5분 내 재측정 → 양성(이완압 20mmHg 이상 상승)일 때 고혈압
치료 및 간호	자간전증	• 침상안정 : 통원치료 가능 • 좌측위 : 대정맥 압박방지 → 정맥환류량, 순환환류량, 태반/신장 혈류량 증가 • 균형있는 식이 : <u>단백질 섭취증가, 적당량 염분, 고탄수화물, 고섬유질 식이</u> • 입원 시 확인사항 : 자각증상(시각장애, 심와부 통증, 두통), 혈압, 부종, 단백뇨, 체중 • 태아 : NST, 태동기록, 3~4주 간격으로 초음파 촬영, 양수천자(폐성숙 확인) • <u>환경관리</u> ▶ 01,04 기출 : <u>조용하고 자극 없도록, 전화 사용제한,</u> 침대난간 올리기, 방문객 제한
	중증 자간전증 ▶ 16 기출	• 자궁내 환경이 태아의 성장과 성숙에 해롭다고 판단시 분만 = 가장 최선의 방법 • 절대적 침상안정 • 식이 : 의식 명료하고 오심 및 경련증상 없다면 <u>고단백 식이, 적절한 염분 함유 식이</u> • 항경련제 : 경련 예방을 위해 황산마그네슘 사용 ▶ 98,00,03,11,17 기출 → 황산마그네슘 작용 : 아세틸콜린양 감소하여 신경근육전달을 방해하는 중추신경억제하여 경련 감소함 → 독작용 : 심부건반사 소실, 혈압저하, 중추신경계 억제, 호흡억제, 핍뇨 → 간호 : 치료적 혈중농도 4.0~7.5mEq/L(8~10 반사소실, 12~15이상 시 호흡정지, 25이상시 심장활동 정지), 4시간마다 심부건반사 확인, 투여전 반드시 V/S 확인 → 독성 관찰 시 : 10% calcium gluconate 1g 천천히 정맥투여 → 중추신경계 반응사정 : 졸림, 기면, 부정확한 발음, 운동실조증, 지남력 사정 • 스테로이드 : 태아의 폐성숙, 분만 24~48시간 전에 투여 • 진정제 : 바륨이나 페노바비탈 → 진정효과 • <u>혈압하강제</u> : 이완기혈압 110mmHg 이상일 때 하이드라라진, 니페디핀 투여 ▶ 16 기출 • 수분과 전해질 : 저혈량증과 순환혈액량 증가 사이의 균형 위해 수분공급

자간증 00,12 기출	• 기도유지 : 흡인방지 위해 머리를 옆으로 돌려줌 • 경련발생 : 시작시기, 경련과정, 경련부위, 기간, 실금유무, 태아상태, 태반박리증상 • 손상방지 : 침대난간 올리고 난간보호대나 베개 놓아주기, 억제대는 사용금기 • 약물 : MgSO₄, diazepam 투여, 계속적인 경련예방 위해 dilantin 투여 • 경련동안 태아서맥, 태반조기박리가 나타날 수 있으므로 관찰 • 경련 중지 후 : 기도유지 확보, 산소공급, 태아심음 지속 관찰, 활력징후 5분 간격으로 측정, 폐부종, 순환장애, 신장기능장애, 뇌출혈 등의 증상 사정

• 자간증의 가장 확실한 치료방법은 분만이다.
• 질식분만을 우선적으로 고려한다.

4 내과적 건강문제

(1) 임신성 당뇨

정의	• 임신 전 당뇨병 : 당뇨병이 임신 전부터 있었고 분만 후까지도 증상이 지속되는 것 • 임신성 당뇨병 : 임신 중반기, 말기에 대사 장애로 나타나는 것, 출산 후 회복
영향 01,04,11 기출	태아 98,12,13 기출	• 거대아 : 임부의 고혈당으로 태아의 인슐린 분비 자극되어 태아 세포내로 다량의 포도당 이동하여 거대아가 됨 • 자궁 내 성장지연 : 임부 혈관손상, 감소된 태반관류로 주산기 사망 • 저혈당증 : 만출되면서 모체로부터의 혈당공급 중단되어 뇌손상 가능성 있음 • 저칼슘혈증 : 분만 후 24~36시간 사이 발생, 테타니 발생 • 고빌리루빈혈증 : 간의 대사 미숙, 저산소증으로 적혈구 파괴 • 호흡곤란증 : 폐성숙 저하(고인슐린혈증은 계면활성제 합성 지연) • 저산소증에 반응하여 생산된 과도한 적혈구로 인한 다혈구혈증 • 선천성 기형 : 임신 1기 고혈당으로 신경관 및 심장, 위장계, 신장 기형 발생 • 태아 사망률 50~80% 차지, 아동기 비만, 탄수화물 불내성
	임부 04,17 기출	• 비뇨기계 감염 : 모닐리아성 질염, 신우신염, 무증상 세균뇨 • 임신성 고혈압 : 정상임부보다 4배 이상 높음 • 양수과다증 : 유산, 조산, 비정상 태위, 조기파수, 제대 탈출, 태반조기박리, 산후 출혈 가능성 높음 • 케톤산증 : 심한 과혈당(350 이상), 케톤뇨, 기관장애 유발 • 태반 호르몬 분비 증가 : 태반락토젠과 성장호르몬이 인슐린 저항성 초래 → 인슐린 분비 증가 요구 → 요구량에 미치지 못하면 임신성 당뇨병 초래 02 기출

두드림 퀴즈

17 임신성 당뇨병에 대한 설명으로 올바른 것은?
① 혈당수치는 아침, 저녁 두 번 측정하도록 한다.
② 소변검사 상 당수준 3+이면 즉시 의사에게 보고한다.
③ 임신성 당뇨 임부는 비당뇨성 임부와 같은 칼로리를 섭취하도록 한다.
④ 혈당 조절을 위해 경구용 혈당강하제를 투여한다.
⑤ 50g 경구용 포도당 투여로 임신성 당뇨를 확진한다.

정답 17.③

인슐린 요구량 06,07,11,15 기출	임신1기	임신2기	임신3기	분만	분만 후
	↓	↑	↑	↓	↓
선별검사	• 임신 24~28주 포도당 50g 경구 투여 검사 = 경구 당부하 검사 ▶ 15,19,20 기출					
확진방법 ▶ 15,18 기출	• 스크리닝 검사 결과 1시간 후 혈장 내 혈당이 130mg/dl 이상이면 포도당 100g을 경구투여검사를 실시하여 결과를 평가 • 결과 수치 중 2개 이상이 증가되면 임신성 당뇨로 진단, 이 중 하나라도 증가되어 있으면 32주 이후에 재검사 → 공복시 혈당 95mg/dl vs 1시간 후 180mg/dl vs 2시간 후 155mg/dl ▶ 18 기출					
간호중재	영양 ▶ 02 기출	• 칼로리 : 32cal/kg, 2,000~2,500kcal = 비당뇨성 임부와 동일 • 탄수화물 40~50%, 지방 30~35%, 단백질 20~25% • 혈당지수가 높은 음식은 피한다. • 적절한 체중 증가 : 임신 중 체중 증가는 임신 1기에는 주별 1~30g, 이후 주당 180g				
	혈당수치	• 아침, 점심, 저녁 매 식사 전, 취침 전에 측정				
	소변검사	• 하루 4회, 당수준이 4+일 경우 의사에게 보고				
	인슐린	• 공복시 혈당 수준 80~100mg/100ml • 식후 2시간 혈당수준 : 150~160mg/100ml • 경구용 혈당강하제 금기 = 태아기형 위험				
	운동	• 규칙적인 운동, 고혈압성 합병증이 있으면 중단				

(2) 갑상선 기능장애

	특징	증상	치료
갑상선 기능 항진증	• Grave's 질병에 의한 발병이 대부분의 원인	• 월경의 이상 : 무월경, 희박월경 • 항갑상선제의 문제점 : 태아 갑상샘종 • 유산, 조산, 임신성 고혈압, 산후출혈의 위험성 커짐	• 즉각적인 수액공급, 전해질 투여, 혈압 조절 • PTU : 경미한 갑상선 기능 항진증일 때 최소량 투여
갑상선 기능 저하증	• 불임과 유산 유발 • 자가면역항체에 의한 갑상선 파괴가 흔함	• 쉽게 피로, 식욕부진 • 산모에게 자간전증, 태반조기박리 • 태아에게 저체중 출산아, 자연유산, 사산	• Synthyroid 투여
임신이 갑상샘에 미치는 영향	• 갑상샘의 과형성과 혈액공급의 증가로 인해 중등도로 커짐 • 태반 에스트로겐의 영향으로 혈청 티록신(T3, T4) 수치 상승		

(3) 심장질환

산모가 위험한 이유	• 순환혈액량 증가 • 심박출량 증가 • 심장의 부담으로 임신 시 모체가 지탱하기에 부담이 커짐 • 위험이 가장 많은 시기 : 분만 후 → 분만 후 1~2일 이내 심박출량 증가
산전관리 05 기출	• 체중증가 7~8kg • 식이 : 고단백, 저염식이, 철분 보충, 카페인 제한 • 감염예방 : 감염으로 인한 심장 부담과 손상 예방 • 강심제 : 임신 전 처방받은 임부는 계속 복용
분만 시 관리 15 기출	• 분만 1기 진통제 투여하여 분만 통증 감소시켜 심장 부담 줄이기 • 분만 시 산부가 복압을 주지 않도록 미단부 또는 경막외 마취 • 분만 2기 단축, 복압을 줄이기 위해 회음절개 • 심장 순환을 위해 머리를 올리고 옆으로 눕는 자세를 취하여 저혈압 예방 • 분만 시 아래로 힘주는 노력은 심실의 이완과 좌심실 혈류를 막기 때문에 피하기
분만 후 관리 99,04,08,17 기출	• 분만 직후 24시간 가장 위험 : Methergine(자궁수축제) 투여금지 = 혈압상승 유발 • 심박출량 급격히 증가 : 수분 대사가 정상으로 환원해야 하므로 • 복압 저하로 내장 혈관 울혈 상승 : 분만 순간 복압 상실로 정맥 압박 없어짐 • 심장으로의 혈류량 증가 • 부종 시 있었던 간질액이 혈류내로 유입, 심장부담 증가 • 복압의 갑작스런 변화 막기 위해 복대, 사지 압박대 사용

(4) 빈혈

		기간	혈색소(Hb)	헤마토크릿(Hct)
빈혈 기준 02 기출		임신 초기	11g/dL	37%
		임신 중기	10.5g/dL	35%
		임신 후기	10g/dL	33%
철분 결핍성 빈혈 10,20 기출	원인 03 기출	• 혈장량의 증가로 인한 철분농도의 저하 및 태아의 철분 요구량 급격히 증가		
	빈도	• 임부의 약 15~25%, 빈혈이 있는 임부 중 75~90% 발생		
	증상	• 감염 빈도 증가, 산후 출혈 위험 • 임신초기 빈혈 : 조기진통, 저체중, 주산기 사망률 증가 • 임신말기 빈혈 : 출혈, 감염 위험성 증가		
	간호 20 기출	• 철분이 풍부한 음식 섭취 : 곡류, 건포도, 계란 등 • 경구용 철분제를 Vit C와 함께 복용 • 카페인은 철분의 흡수를 방해하므로 제한 • 철분 복용 시 간호 : 대변이 녹색이나 검은색으로 변함, 효과적인 철 흡수를 위해 공복 투여, 부작용(위장장애 있다면 식후 복용, 변비 있다면 고섬유식이 및 수분섭취 권장, 운동) • 분만 후 1개월까지 복용		

두드림 퀴즈

18 심장병이 있는 임산부의 간호로 적절한 것은?

① 체중 증가 7~8kg로 제한한다.
② 단백질과 염분 섭취를 제한한다.
③ 스트레스 줄이고 하루 8~10시간 정도 충분히 잔다.
④ 임신 중에는 임신 전 처방받은 강심제 투약을 금한다.
⑤ 임신 말기가 가장 위험한 때이다.

19 임신 말기 철분 결핍성 빈혈의 기준으로 올바른 것은?

① Hb 10g/dl 이하 Hct 37% 이하
② Hb 11g/dl 이하 Hct 33% 이하
③ Hb 10g/dl 이하 Hct 33% 이하
④ Hb 11.5g/dl 이하 Hct 37% 이하
⑤ Hb 11g/dl 이하 Hct 35% 이하

정답 18.① 19.③

(5) 감염성 질환

성전파성	매독 14,15 기출	• 임신 5개월 이후 태반을 통과하여 태아에게 전달 • 선천적 매독을 예방하기 위해 산전 검사 필요 • 태아 : 유산, 사산, 미숙아, 선천성 매독, 주산기 사망 • 출산 이후 증상 발현(유아기) : 간질환, 신질환, 피부질환, 염증, 폐렴, 귀머거리 등
	임질	• 분만 시 산도를 통해 신생아 안염 발생 → 출산 후 2시간 안에 신생아 눈에 1% 질산은, 0.5% Erythromycin, 1% tetracycline 연고 사용 • 주산기 합병증 : 패혈성 유산, 융모양막염, 조기파막, 산욕기 감염
	첨형 콘딜로마	• 크기가 커지면 질 분만 방해, 분만 후 크기 감소
	간호	• 과거 감염이나 치료 여부 사정, 성파트너와 함께 치료 • 임신 초기에 성전파성 질환의 감염 여부 검사 • 신생아의 이상 관찰, 수직감염 예방 • 재발 가능성 있는 위험행위 수정
그 외 감염성 질환	TORCH 감염	• 원충류에 의한 감염증 • 익히지 않은 고기나 날것 섭취를 통해 감염, 태반을 통과 • 모체는 무증상, 항체 검사로 확진 • 태아에게 미치는 영향 : 뇌수종, 정신 지체아, 신경계 손상, 맥락막 망막염, 피부발진
	B형 간염	• 임부 : 노출 후 7~14일 혈청검사로 항원/항체 확인 • 태아 : 산도를 통해 감염, 급성기에는 수직 감염율이 65%, 임신 3기에 증가, 조산율이 높고 만성 보균자가 되거나 현성 간염에 이환되어 사망하기도 함
	풍진	• 임신 1기에 선천적 기형을 생기게 함 : 태반 통과 • 특별한 치료법 없으며 치료적 유산시킴 • 신생아 녹내장, 용혈성 빈혈, 심장 기형, 정신 지체, 농아 • 임부의 증상 : 미열, 권태, 코감기, 다발성 관절염, 림프선종(목, 귀 뒤)

20 임신 초기 감염 시 태아에게 용혈성 빈혈, 심장 기형을 유발하며, 다발성 관절염, 림프선종 등의 증상을 보이는 질병은?

① 이하선염
② 풍진
③ 백일해
④ B형간염
⑤ 콜레라

정답 20.②

제4절 태아발달

1 태아의 발달과 생리

정자 이동	• 1회 사정 시 평균 3.5ml 배출 • 자궁 내 분비물에서 48~72시간 살 수 있음 • 알칼리 환경에 적합, 운동 활발 : 질(약산성) → 느림, 자궁강(알칼리성) → 빠름 • 정자의 이동력 : 정자 자체의 운동성, 사정 4~6시간 후 나팔관 도착	
난자 이동	• 난관의 섬모운동, 연동운동에 의해 난관 팽대부로 이동	
수정 02 기출	• 장소 : 난관 팽대부 • 수정란의 이동 : 섬모운동(점막 상피세포의 섬모에 의한), 연동운동, 난관의 수축 운동(호르몬)	
착상 08 기출	• 배포의 외층세포 → 영양배엽 • 배포의 내층세포 → 배아 • 원시 융모 → 융모막 융모(by 융모성선자극호르몬(hCG) 분비) → 에스트로겐, 프로게스테론 분비 자극 → 임신기간 중 배란, 월경 막음	
태아 생성 기관과 조직	배아	• 내세포 덩어리 분화되어 양막강, 난황낭 형성, 배아 시기 주요 기관이 거의 형성
	난황낭	• 태반 형성 전(2~3주)까지 배아에 영양 공급 • 간에서 조혈작용이 이루어질 때(6주)까지 혈액 세포 생성
	초기배엽	• 외배엽 : 신경계 + 외부보호막 = 중추 & 말초 신경계, 피부, 손톱, 발톱, 머리카락, 땀샘, 치아 에나멜 • 중배엽 : 근골격계 + 비뇨 생식기계 + 심맥관계 = 근육, 뼈, 연골, 치아의 상아질, 인대, 건, 비뇨 생식기계, 심맥관계 • 내배엽 : 나머지 내장기관 = 소화기계, 코를 제외한 호흡기계, 흉선, 간, 췌장, 방광, 요도, 갑상선, 고막
태아의 성장과 발달	수정란	• 수정일 ~ 2주
	배아 11,17 기출	• 수정 2주 ~ 8주, 주요 기관이 거의 형성되는 시기, 외부환경에 영향을 가장 많이 받음
	태아	• 수정 9주 ~ 임신 말기, 인간의 형태를 갖춤 • 발달 순서 : 신경관 → 심장 → 귀 → 팔, 다리, 눈 → 입 → 외생식기 • 가장 먼저 기능을 발휘하는 것 = 심맥관계
태아 시기별 주요 발달 과정 02,03,12,19, 20 기출	임신3개월	• 신장 생성 = 방광으로 urine 생성 • 성 감별 가능(12주), 인공유산의 기준, 도플러로 태아심박동 청취 가능(10~12주)
	임신5개월	• 피부 : 솜털이 온몸을 덮음, 청진기로 태아심음이 들림, 지방샘에서 태지 형성 시작 • 첫 태동(16~18주)으로 모체와 태아 애착 형성

21 신장이 생성되어 방광으로 소변이 생성되는 태아의 시기로 올바른 것은?

① 임신 5주
② 임신 3개월
③ 임신 5개월
④ 임신 7개월
⑤ 임신 9개월

정답 21.②

두드림 퀴즈

22 임신 33주의 발달로 알맞은 것은?
① 아직 성 감별은 불가능하다.
② 고환이 음낭에 완전히 하강되어 있다.
③ 계면활성제가 형성되기 시작한다.
④ 솜털과 태지가 형성되기 시작한다.
⑤ L/S 비율이 2 : 1 된다.

임신8개월	• 주기적 호흡운동 나타남, 피하 지방 빠르게 축적 시작 • little old man = 붉고 쭈글쭈글한 모습 • 고환은 음낭에 완전 하강
임신9개월	• 지방 축적으로 몸이 둥글둥글 해짐 → 체중 증가 현저
임신10개월	• 태지로 덮여있고, 솜털은 거의 사라짐, 머리털 풍성
조혈계	• 난황낭에서 RBC 생성(임신 3주) → 간에서 조혈(임신 6주) → 골수, 비장, 흉선, 림프절에서 조혈(임신 9주) → 간의 혈액생성은 감소하며, 골수의 혈액 생성은 증가(임신 24주)
호흡계	• 배아기에 발달하여 출생 후 기능 시작 • 계면활성물질 = lecithin/sphingomyelin(L/S) = 2 : 1 이상일 때 폐 성숙(임신 35주 이상) ▶ 12,15 기출 → 부족 시 출생 후 RDS(respiratory distress syndrome.호흡곤란 증후군) 발생
비뇨기계	• 태반이 대부분의 기능 담당, 신장 생성 = 방광으로 urine 생성 • 임신 12주 urine 생성되며 임신 16주 소변이 양수로 배설되어 양수량이 증가
신경근육계	• 신경 : 임신 4주 신경관이 나타나고 임신 5주 신경관이 중뇌, 전뇌, 후뇌로 분화되며 신경관의 가장 긴 부분이 척수가 된다 • 감각 : 24~26주에 소리에 반응하여 엄마 목소리를 들을 수 있다, 태아는 단 것과 신 것 구분이 가능, 7개월이면 볼 수 있고 빛에 반응한다 • 운동 : 임신 9주 팔, 다리 움직임, 딸꾹질, 임신 12주 혀 움직임으로 삼키기, 빨기 관찰 가능, 임신 16~18주 첫 태동
위장관계	• 영양과 배설은 태반에서 주로 이루어지므로 위장계 발달은 느림, 대사의 최종 산물 = 태변 ▶ 01,09 기출 • 제대 및 피부 착색 = 태아 저산소증 의심
간담계	• 임신 4주 : 간, 담도 형성, 임신 6주 : 담즙 분비, 임신 12주 : 담즙 분비 • 태아가 출생 후 5개월까지 쓸 수 있는 양의 철분 축적 가능 • 간효소 36주 이전에 제대로 형성되지 않아 조산 시 황달 문제 • 생리적 황달 : 생후 2~4일 발현, 자연히 일주일 후 사라짐
내분비계	• 임신 4주 : 갑상선 발달, 임신 6주 : 부신피질 형성, 임신 8주 : 갑상샘호르몬 분비, 코티졸 분비 • 임신 12주 : 췌장의 β-cell에서 인슐린 분비 • 임신성 당뇨 ▶ 98,05 기출 : 인슐린은 태반 통해 태아에게 전달되지 않음, 모체 과혈당 → 태아 과혈당, 고인슐린혈증, 섬세포 비대 → 거대아

정답 22.②

면역계	• IgG : 임신 3기 태반을 통과하는 면역글로불린, 임신 마지막 4주에 가장 많이 이동 • IgA : 초유를 통해 전달로 장내감염에 대한 면역획득 • IgM : 모체에서 이동 안됨, 정상 태아에서 생성되지 않으나 풍진 및 거대세포 바이러스, Toxoplasmosis, 선천성 감염 시 증가, 임신 1기 말에 태아 스스로 생성
생식기계	• 임신 12주 : 성별 식별 가능, 임신 32주 고환이 음낭에 완전 하강
혈액순환	• 임신 3주 말 심박동 시작, 3개월부터 초음파로 태아심음 청취 가능 • 태아에게만 있는 특별순환통로 : 정맥관(제대정맥과 하대정맥 사이 → 출생 후 정맥관인대로 변화), 난원공(우심방과 좌심방 사이 → 출생 후 막힘), 동맥관(폐동맥과 대동맥 사이)→출생 후 막힘

2 태아부속물의 발달과 기능

태반의 구조 ▶ 14 기출	• 탈락막 : 착상 후 자궁내막으로 기저탈락막(번생융모막과 융합하여 태반 형성), 피포 탈락막, 진 탈락막(=벽측 탈락막) • 융모막 : 번생융모막(태반 형성, 큰 제대혈관 함유), 평활융모막 • 태반 형성 ▶ 04 기출 : 직경 15~20cm, 무게 400~600g 이상, 태아 : 태반= 6 : 1, 모체측면 15~20개의 태반 분엽이 있어 울퉁불퉁함, 태아측면에서 양막으로 덮여 있어 매끈하고 붉은 혈관이 많이 보임	
태반의 기능 ▶ 05 기출	• 호흡 : 단순확산으로 물질이동, 폐기능 없음 • 배설 : 단순확산으로 물질 이동 = 신장기능 • 영양 : 태반막을 통해 포도당, 지방, 단백질, 전해질 전달 • 면역과 보호 : 매독균 5개월 이후부터 태반 통과, 면역 글로불린을 태아에게 전달(디프테리아, 홍역 등) • 내분비 기능	
	hCG 융모성선자극 호르몬 ▶ 15,16 기출	• 임신 초기, 모체의 신장으로 배설되어 소변을 통한 임신 확인 가능 (임신 5주) • 임신 3개월에 최고조에 이름 = 입덧 유발 • 기능 : 배아 착상을 돕고, 에스트로겐과 프로게스테론 분비 유지
	hPL 태반호르몬 ▶ 12 기출	• 성장 호르몬으로 모체의 신진대사를 촉진하여 태아 성장에 필요한 영양 공급 • 태반 기능 사정 지표 • 기능 : 유방발달, 대사 작용(혈당↑, 단백질 합성↑)
	에스트로겐 ▶ 14 기출	• 12주까지 황체에서 분비 그 이후 태반에서 분비 • 태반 기능 측정, 자궁 증대, 혈액공급 증가, 지방 축적, 유방과 유선 조직 증대 • 혈액 응고력 증가로 대퇴성 혈전증 경향 증가시킴 • 멜라닌 자극 호르몬 분비를 자극 → 복부 중앙선(=흑선, linea nigra), 기미

두드림 퀴즈

23 양수와 제대에 대한 설명으로 옳은 것은?
① 제대에는 한 개의 제대 동맥과 두 개의 제대 정맥으로 구성된다.
② 제대 압박방지를 위해 wharton's jelly가 존재한다.
③ 양수는 약산성으로 pH 6.5 정도 나타난다.
④ 양수는 태아를 고정하여 산모를 보호한다.
⑤ 제대정맥은 정맥혈, 제대동맥은 동맥혈이 흐른다.

프로게스테론 ▶ 14 기출	• 12주까지 황체에서 분비 후 태반에서 분비 • 자궁내막 유지, 자궁 수축 저하 = 임신 유지 • 유방의 포상조직발달 • 평활근 이완 = 평활근 긴장도 감소(역류성 가슴앓이), 위장 연동운동 감소(변비, 치질), 방광 및 요도의 혈관 확장 혹은 정체(하지 부종, 정맥류)	
릴락신	• 골반인대 이완, 출산 시 자궁 경관 부드럽게 함	
양수의 생성	• 임신초기 : 태아의 태아측 표면, 양막의 모체측 부분으로부터 이동, 배아의 표피에서 분비 생성 • 임신중기 : 태아의 소변량이 증가하여 양수에 들어감, 폐에서 체액에 분비되어 양수에 들어감 • 임신말기 : 태아 폐 체액 분비, 막내 이동, 태아 삼킴	
양수의 기능 ▶ 02 기출	• 외부로부터의 외상 방지, 일정한 온도 유지, 태아가 삼킬 수 있는 구강액의 근원 • 태아의 성장, 발달을 대칭적으로 이루어지게 함 • 노폐물 저장고, 분만 시 압력을 가해 자궁경관 개대를 도움 • 양수 천자를 통해 태아의 질병상태나 기형여부를 알아낼 수 있음 • 중성이나 약알칼리성 pH 7.0~7.5 • 태아와 난막을 분리시켜 태아가 균형 있게 자랄 수 있는 공간 제공 • 태아를 자유롭게 움직이게 하여 태아의 근골격계 발달에 도움	
제대의 구조 ▶ 04,14 기출	• 1-umbilical vein = 동맥혈 산소 많음 • 2-umbilical artery = 정맥혈 이산화탄소 많음 • wharton's Jelly = 제대 압박 방지	
제대의 기능	• 태아와 태반을 연결, 모체와 태아의 물질교환	

정답 23.②

제5절 건강사정 및 간호

1 태아초음파

목적 10 기출	• 1기 : 임신낭의 수, 크기, 위치, 심장과 태동 존재 여부 • 2, 3기 : 태아생존, 태아수, 태위, 재태기간, 양수 양, 태반 위치, 해부학적 평가(선천성 기형 ▶ 07 기출) 등
태아 심박동수 측정 ▶ 04,13,19 기출	• 태아의 등 부분에서 심음 잘 들림 • 복식 초음파는 방광 팽만된 채 실시 vs 질식 초음파는 방광 비우고 실시 • 임신 30주 이후 측정 부위 → LOA(좌전방 두정위), LOP(좌후방 두정위) = LLQ → ROA(우전방 두정위), ROP(우후방 두정위) = RLQ → 둔위 = 배꼽부위 or LUQ or RUQ 등부위 따라서
사정내용	• 태아생존력 : 수정낭의 모양과 위치, 태아 심박동 유무 • 태아의 크기 사정 : 재태 연령, 태아성숙도 확인 • 태아의 해부학적 평가 : 태아기형확인 • 태아의 안녕사정 : 태반의 위치 크기, 성숙도 확인, 양수지수(AFI) 확인[5cm 이하=양수과소(요로폐쇄, 태아성장지연 등 관련), 20cm 이상=양수 과다(식도폐쇄, 무뇌아, 뇌수종 등 관련)] ▶ 16 기출

2 태동측정 ▶ 17 기출

정의	• 임부가 태동을 측정하는 것은 경제적이면서도 비침습적인 방법으로 태아안녕 상태를 평가 • 중추신경계의 기능을 간접적으로 평가
카디프 방법	• 임부가 눕거나 앉아서 태아의 움직임이 10회가 될 때까지 시간 기록, • 12시간 동안 태동이 전혀 없으면 경고 징후이므로 의료인에게 알리기
사도브스키 방법	• 임부는 식사 후 1시간 동안 좌측위로 누워 태동에 집중하여 1시간 이내에 4회 태동을 느껴야 한다. • 만약 그렇지 않으면 다음 1시간 동안 움직임을 관찰해야 한다. 2시간 후에도 4회의 움직임이 느껴지지 않으면 의료인에게 알리기

> **두드림 퀴즈**
>
> **24** 태아 초음파로 확인할 수 있는 사항이 아닌 것은?
> ① 임신낭의 수
> ② 임신횟수
> ③ 심장과 태동 존재여부
> ④ 태아생존
> ⑤ 양수 양
>
> 정답 24.②

3 모체혈청 검사

모체혈청 검사	• 임신 15~20주 사이에 시행하는 기형아 검사 • 다운증후군, 신경관결손, 에드워드 증후군 등에 대한 위험도 계산 • 검사결과 비정상적이면 양수천자 시행	
3중 검사 ▶ 12 기출	α-fetoprotein	• 목적 : 신경관 결함의 위험이 있는 태아 및 기형아 확인 • 비정상적인 수치-상승 : 신경관 결함(이분척추, 무뇌아 등), 태아용혈성 질환, 식도 폐쇄, 선천성 신증, 양수과소증, 저체중과 태아 사망 등 • 비정상적인 수치-하강 : 염색체 삼체성(다운증후군), 임신성 영양막성 질환, 태아 사망, 임신 주수 잘못 계산 등
	에스트리올	• 태반에서 합성, 모체 소변으로 배설 • 모체 에스트리올(24시간 소변검사) : 태아와 태반 안녕상태 확인 • 상승 시 다태임신, 저하시 무뇌증, 태아사망, 태반박리 등 의미
	β-hCG	• 베타 융모 성선 자극 호르몬 • 임신 60~90일 경 농도가 최고에 달하며 임신 2~3기에 상대적으로 감소 • 비정상적인 수치-임신1기 : 절박유산, 자궁 외 임신 • 비정상적인 수치-임신2기 : 포상기태, 다태임신 • 태아 안녕상태 기준

4 태아전자감시

무자극검사 (NST)	목적	• 태아의 건강상태 평가 • 태아의 움직임에 반응하는 심박동의 변화평가 • 장점 : 금기증이 없으며, 병원이 아닌 곳에서도 측정 가능 • 단점 : 수면주기, 약물복용, 미성숙에서 무반응이 나타남
	검사방법 ▶ 11,18 기출	• 반좌위 • 전자감시장치 부착 : 태아심박동 변환기(태아심음), 자궁변환기(자궁저부)
	해석 ▶ 10,14,18 기출	• 반응 : 20분간 태동과 태아심박동 증가 15회/분, 15초간 지속되는 것이 2회 이상 인 경우 건강한 태아 • 무반응 : 40분 동안 위의 정상 반응을 보이지 않는 경우

---

25 태아 기형을 걱정하는 임부에게 시행할 수 있는 검사로 적절한 것은?
① 태아 심음 측정
② 무자극 검사(NST)
③ 임부의 혈청 α-fetoprotein
④ 태아 두피 혈액검사
⑤ 임부 소변의 hCG

26 무자극 검사(NST)의 결과 정상적인 반응으로 올바른 것은?
① 20분간 태동과 태아심박동 증가 15회/분
② 20분 관찰 중 심박수 상승이 10초간 지속 되는 것 2회 이상
③ 30분 관찰 중 30초 이상 지속호흡 1회 이상
④ 20분 이내 1번의 태아 심박수 상승 관찰
⑤ 30분간 태아 심박수 증가 20회/분

정답 25.③ 26.①

자궁수축 검사 (CST)	목적 ▶ 98 기출	• 인위적으로 자궁수축을 유발하여 태아의 대처반응으로 심박동 평가 • 장점 : 태아의 위험상태 조기발견 • 금기증 : 조기파막, 조기분만, 전치태반, 태반조기박리, 과거 전통 제왕절개 등
	검사방법	• 반좌위 후 NST와 같은 부위에 전자감시 장치 부착 • 종류 : 유두자극 수축검사, 옥시토신 자극 수축검사
	해석 ▶ 10 기출	• 음성 : 10분 네 40~60초간 지속되는 자궁수축이 3회 이상이며 만기하강 없을 경우 건강한 태아 • 양성 : 수축의 1/2이상에서 지속적인 만기하강이 있을 때
청각자극 검사	목적	• 태아가 수면 중 또는 NST 에서 무반응일 때 태아 건강상태 확인
	검사방법	• 모체 복부 위에 청각자극기계로 자극 후 태아 심박수 확인
	해석	• 반응 : 20분간 태동과 태아심박동 증가 15회/분, 15초간 지속되는 것이 2회 이상이면 건강한 태아 • 무반응 : 1분 간격으로 3회까지 검사 가능
태아전자 감시	목적	• 지속적인 태아 심음 관찰, 태아 심박동수의 특성 관찰 및 평가
	결과해석 ▶ 04 기출	• 태아 심박동수 패턴 : 그래프 종이의 세로 = 태아의 분당 심박동수, 가로= 시간, 기록용지에서 자궁수축의 간격, 기간, 강도 함께 확인 가능 ▶ 19 기출 • 기본 태아 심장 활동 : 정상 120~160회/분 ▶ 20 기출, 서맥 110회/분 미만 10분 이상 지속, 빈맥 160회/분 10분 이상 지속되는 경우 • 태아 일과성 서맥 ▶ 18 기출 : 자궁수축 시 태아의 심박동수가 110~120회/분 감소 = 아두 압박으로 미주신경의 긴장 유발 • 심박동의 가변성에 영향을 미치는 인자 증가 요인 : 태아의 호흡, 태아의 움직임, 재태기간 늘어날수록 감소 요인 : 태아 활동 감소, 태아와 산모의 산혈증
	심박동 주기 변화 ▶ 16 기출	• 조기하강 = 아두압박 : 자궁수축이 peak 올라가기 전부터 deceleration 시작 자궁수축 끝나면 다시 정상 회복 • 후기하강 = 자궁 내 혈관압박 태반압박 : 자궁수축이 peak일 때 deceleration, 자궁수축 끝난 후에도 FHR 즉시 회복되지 않음 → 산모체위변경(좌측위), 정맥주입속도 증가, 자궁수축제(oxytocin) 중단, 산소 공급, 양수 내 태변 착색 관찰, 후기 감퇴 지속 시 분만, 제왕절개 ▶ 14 기출 • 가변성하강 ▶ 14 기출 = 제대압박 ▶ 07,11,13 기출 : 자궁수축과 상관없이 FHR 다양하게 변함(U자형 or V자형) → 산모체위변경(좌측위, 골반고위)를 통해 제대압박 감소 & 산소공급(마스크, 5~10L/min) ▶ 18 기출, 내진으로 제대 탈출 확인

27 자궁수축 시 태아심박동 양상으로 정상소견인 것은?

① 태아심박동이 110회/분으로 유지 지속된다.
② 수축이 끝나도 기본선으로 회복되지 않는다.
③ 자궁수축과 심박동 변화가 관계없이 발생한다.
④ 자궁수축에 맞추어 심박동이 하강하였다가 회복된다.
⑤ 수축과 함께 심박수가 서서히 증가한다.

정답 27.④

두드림 퀴즈

28 양수천자와 관련된 내용으로 알맞은 것은?
① 젊은 임부(20세 이하)에서 발생할 수 있는 선천적 대사이상을 보기 위한 검사이다.
② 양수가 충분한 10주 이후에 검사를 시행하는 것이 좋다.
③ α-fetoprotein 수치가 높은 것은 다운증후군을 의미한다.
④ 쉐이크 검사 시 거품이 형성되는 것은 양성으로 태아의 폐성숙을 알 수 있다.
⑤ 신장성숙도를 측정할 수 있는 것은 빌리루빈 수치이다.

29 유전상담 필요성이 적은 환자는?
① 먼저 태어난 아이 혹은 가까운 친척이 유전질환을 보이는 경우
② 태아가 비정상적 성장을 하는 경우
③ 선천적 기형으로 사산된 경우, 두 번 이상의 유산 경험이 있는 경우
④ 산모의 나이가 35세 이하
⑤ 아버지의 나이가 50세 이상

5 양수천자

목적	• 고령 임부(35세 이상), 염색체 이상, 선천적 대사이상, 신경관 결손 진단 • 양수와 태아 체세포를 얻기 위해 시행
방법	• 천자시기 : 양수가 충분한 14주 이후 • 초음파 촬영술로 태아, 태반, 양수 위치 확인 후 복벽에 천자
검사내용	• 인지질 : 태아 폐성숙도 평가, 쉐이크 검사(양수와 생리식염수를 섞어 흔든 후 15분후에 반응확인, 거품형성시 양성으로 판단, 태아의 폐성숙을 의미), L/S비율(35주, L : S=2 : 1 이상 시 적절한 폐성숙 의미) • 빌리루빈 : 태아의 용혈성 질환 확인 • 크레아틴 : 태아 신장성숙도 측정, 1.8mg/dl 이상 • α-fetoprotein : 높으면 신경관 결함(이분척추, 무뇌아), 낮으면 다운증후군, 추후 모체 혈청검사 재확인

6 유전 관련

대상자 ▶ 15 기출	• 산모의 나이가 35세 이상, 아버지의 나이가 50세 이상 • 먼저 태어난 아이 혹은 가까운 친척이 유전질환을 보이는 경우 • 선천적 기형으로 사산된 경우, 두 번 이상의 유산 경험이 있는 경우 • 태아가 비정상적 성장을 하는 경우 • AFP, 트리플검사, 양수천자, 초음파검사 등에서 이상이 발견된 경우 • 아이가 발달이 지연되거나 정신지체, 시각 상실, 난청 등을 보일 경우
목적 ▶ 10 기출	• 유전성 질환을 가진 태아를 출산 전에 조기 진단 및 치료와 예방 • 먼저 태어난 아이 중 선천적 결함이 있거나 가족 중 유전적 문제가 있는 경우 재발 위험성을 예측하여 임신계획과 임신 유지 여부를 결정할 수 있도록 상담 • 유전성으로 오기 쉬운 중한 장애를 가지고 태어날 수 있는 아기의 출생을 예방

정답 28.④ 29.④

04 출산

제1절 정상 분만 간호

1 분만 개념

분만요소	만출물 ▶ 10 기출	• 태아, 태반, 양막, 양수 등
	산도	• 골반의 모양이나 크기가 정상 분만이 가능 • 종양이나 태반 등이 산도를 막고 있지 않아야 함
	만출력	• 1차 만출력은 불수의적 자궁수축력, 2차 만출력은 수의적 자궁수축력임
	산모의 심리상태	• 산부 자신의 분만에 대한 이해와 준비성, 지지자의 도움과 환경 문화의 조건
	산모의 자세	• 직립자세, 앉기, 쭈그리고 앉기, 무릎꿇기, 측위 등은 도움이 되는 자세 • 앙와위는 대동맥과 상대정맥을 압박하여 기립성 저혈압을 초래, 도움이 되지 않음
분만 시작 이론	에스트로겐-프로게스테론 이론	• 프로게스테론 감소, 에스트로겐 상승 → 프로스타글란딘 증가 → 자궁 수축 자극 → 분만 시작
	oxytocin 자극 이론	• 뇌하수체 후엽에서 분비되는 옥시토신의 영향으로 임신 말기 자궁 수축이 촉진되어 분만 시작
	프로스타글란딘 이론	• 분만 시 여성의 양수에 프로스타글란딘이 현저히 증가되어 있음 • 프로스타글란딘은 자궁의 탈락막, 제대, 양막에서 생성, 분만단계에서 자궁수축 유발 ▶ 10 기출
	자궁신전이론	• 임신 말기 자궁 근육세포가 수축되기 쉽도록 신전되어 프로스타글란딘 생성자극
산도의 영향	골산도 ▶ 06 기출	골반 입구를 기준으로 골반 위쪽은 가골반/아래쪽은 진골반(출산 시 태아가 지나가는 통로를 형성)
	연산도	• 태아의 통로를 형성 • 자궁하부, 자궁경관, 질 및 회음을 지칭

두드림 퀴즈

01 산부의 정상 분만 가능성을 결정하는 요소는?
① 진결합선, 좌골결절간격
② 진결합선, 좌골극간경선
③ 대각결합선, 좌골극간경선
④ 대각결합선, 골반크기
⑤ 산과적결합선, 좌골극간경선

골반경선의 종류	골반경선	• 진결합선=전후경선(11cm, 골반 입구의 가장 짧은 경선) • 산과적 결합선(10cm, 분만 시 가장 짧은 경선) ▶ 03 기출 • 대각 결합선(12.5~13cm, 내진에 의해 측정가능) ▶ 98,04 기출
	골반 입구	• 골반입구의 횡경선>전후경선, 골반입구의 가장 짧은 경선인 전후경선은 정상분만 여부 결정
	중골반(골반강)	• 양쪽 좌골극간 경선 10cm 이상이어야 함(9.5cm 이하 = 난산, 8cm 이하 = 제왕절개)
	골반 출구	• 분만 시 태아의 머리는 내회전에 의해 아두의 소사경선으로 만출
분만 진행 주요 골반 기준부위	좌골극	• 중골반 출구의 지표 ▶ 03,14 기출(좌골극 간의 거리는 골반강에서 가장 협소하여, 정상 분만 여부를 결정, 태아 선진부 하강 정도의 기준)
	• 치골결합과 천골갑	
골반 측정법	대각결합선 측정	• 무릎을 구부려 올린 앙와위에서 두 손가락을 질 내 삽입 후 중지 끝이 천골갑에 닿도록 밀어 넣어 치골결합 하단에 닿는 손등 부분을 정확하게 표시한 후 측정
	좌골결절간경(골반출구의 횡경선) 측정법	• 쇄석위 후 Thomas 골반계와 william's 측정기로 측정
	X선 계측법	• 둔위의 질 분만 시에만 사용
아두의 해부학적 형태	두개골	두정골(2개), 전두골(2개), 측두골(2개), 후두골(1개)
	봉합 ▶ 02,15 기출	시상봉합(2개의 두정골이 만나는 부위), 인자봉합(후두골과 양두정골 봉합부위), 관상봉합(전두골과 양 두정골 봉합부위), 전두봉합(좌우 전두골 봉합)
	천문	대천문(생후 12~18개월에 닫힘, 다이아몬드형) ▶ 05 기출, 소천문(생후 6~8주경 닫힘, 삼각형)
아두경선	소사경선 (9~9.5cm)	대천문 중심 ~ 후두융기 후하방까지, 가장 짧은 경선(태아 완전굴곡)
	대사경선 (13~13.5cm)	턱 밑 ~ 두정부까지, 제일 긴 경선(태아 완전 신전)
	대횡경선(약 9.25cm)	• 두정골의 좌우 융기 사이 • 골반입구에 대횡경선 통과 시 진입한 것을 의미 ▶ 18 기출

정답 01.⑤

태향 ⊙ 98,03,07 기출	• 정의 : 태아 선진부의 일정한 지적부위와 모체 골반과의 관계 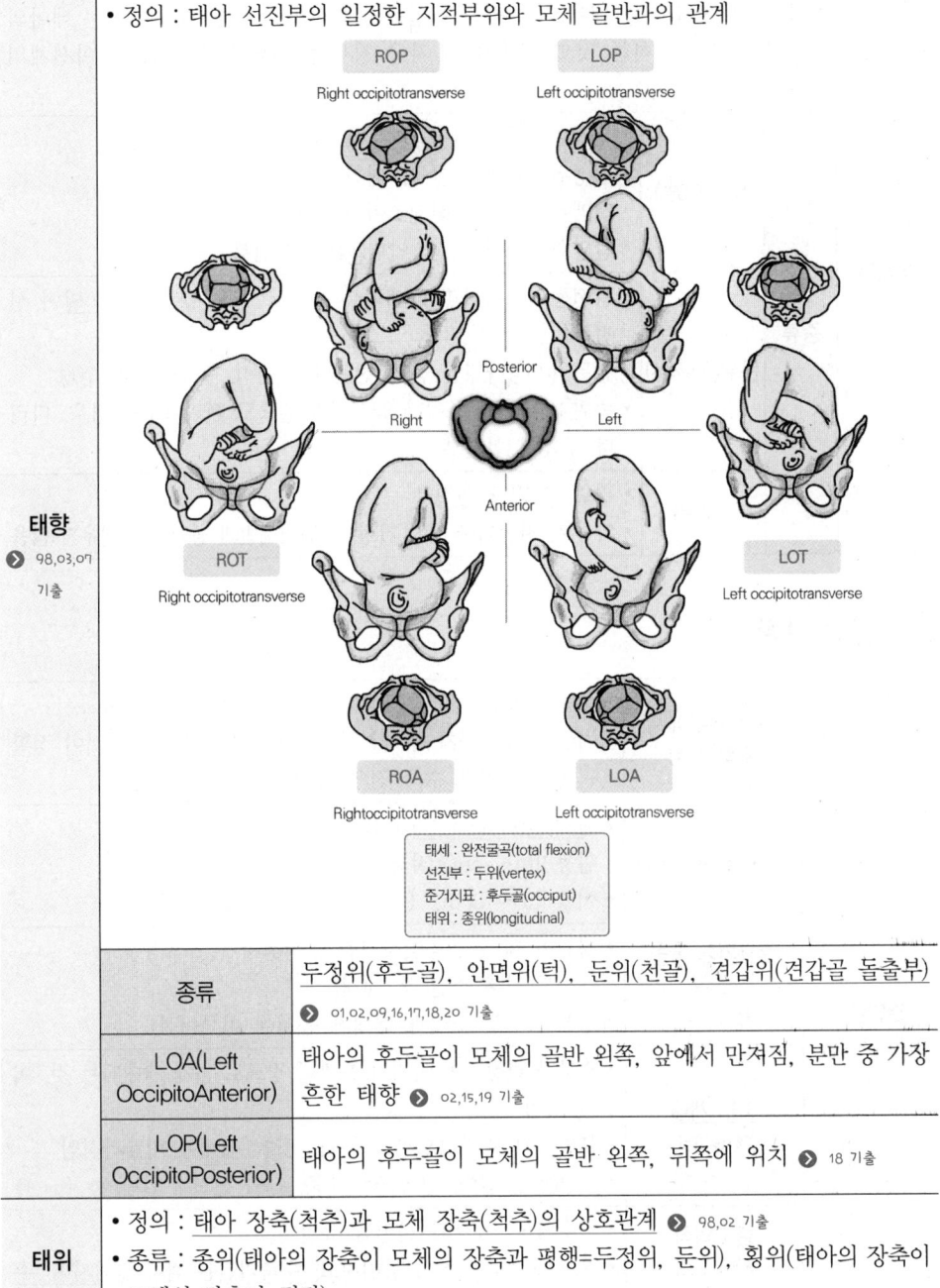 태세 : 완전굴곡(total flexion) 선진부 : 두위(vertex) 준거지표 : 후두골(occiput) 태위 : 종위(longitudinal)
종류	두정위(후두골), 안면위(턱), 둔위(천골), 견갑위(견갑골 돌출부) ⊙ 01,02,09,16,17,18,20 기출
LOA(Left OccipitoAnterior)	태아의 후두골이 모체의 골반 왼쪽, 앞에서 만져짐, 분만 중 가장 흔한 태향 ⊙ 02,15,19 기출
LOP(Left OccipitoPosterior)	태아의 후두골이 모체의 골반 왼쪽, 뒤쪽에 위치 ⊙ 18 기출
태위	• 정의 : 태아 장축(척추)과 모체 장축(척추)의 상호관계 ⊙ 98,02 기출 • 종류 : 종위(태아의 장축이 모체의 장축과 평행=두정위, 둔위), 횡위(태아의 장축이 모체의 장축과 직각)

두드림 퀴즈

02 임신 38주 임부의 태아선진부가 안면위일 때 지적부위는?
① 턱
② 볼
③ 코
④ 천골
⑤ 후두골

03 임신 말기 분만을 암시하는 전구 증상은?
① 이슬
② 하지부종
③ 오심, 구토
④ 부구감
⑤ 체온 상승

선진부			
	• 정의 : 태아가 산도 내에 가장 먼저 진입했거나 산도에 가장 가까이 있는 태아의 신체 부분을 말하는 것으로 내진 시 자궁 경부를 통하여 촉지되는 태아신체의 부분		
	종류	두위(96%)	• 두정위 : 완전 굴곡, 대부분 차지, 후두골이 선진부 • 전정위 : 불완전 굴곡, 대천문이 선진부 • 전액위 : 불완전 신전, 이마가 선진부 • 안면위 : 완전 신전, 안면(턱)이 선진부
		둔위(3~4%)	• 완전둔위 : 양다리를 대퇴부 쪽으로 굴곡시켜 둔부와 발이 선진부 • 단둔위 : 양다리를 몸의 전면에서 신전, 둔위의 50~70% • 족위 : 다리 한 쪽이나 양다리가 밑으로 빠져나오는 경우, 다리나 무릎이 선진부
		견갑위	• 횡위, 어깨가 선진부 • 다산부, 자궁이나 태아 기형 및 전치태반과 동반되는 경우가 많음

2 분만 과정

분만1기 ▶ 12,14,18,19,20 기출	자궁 저부에서 수축 사정	• 수축 강도는 점차 증가하여 25~50mmHg에 달함 • 자궁저부가 점차 두꺼워짐, 손바닥으로 측정하는 것이 정확 • 근육의 길이가 수축 전의 상태로 돌아가지 않음
	경관 개대에 따라	• 잠재기(0~3cm, 자궁경관소실 있음) • 활동기(4~7cm, 자궁 경관 개대 시작) • 이행기(8~10cm, 선진부 하강)로 나뉨
	경부거상 혹은 소실 ▶ 06 기출	• 경관이 얇아져 종잇장처럼 들어올려지는 과정 • 초산부(경부 소실 후 개대) • 경산부(경부 소실과 개대가 동시에 이루어짐)
	경부 개대 ▶ 14 기출	• 경부가 확장되어 아기가 통과할 정도로 넓게 개대되는 것, 이슬 보임 • 분만 1기 수의적으로 힘주기는 경부개대에 비효과적임 • 기전(양수 압력, 자궁근육 수축, 태아 선진부 압력) ▶ 98,03 기출
	불수의적 자궁수축 ▶ 02 기출	• 불수의적, 동통과 불편감 유발 • 주기성(강도는 점차 강해지고, 수축기간은 점차 길어지며, 주기는 점차 짧아짐) ▶ 98,05 기출
	생리적 견축륜 ▶ 11 기출	• 자궁 상부 근육(자궁저부) : 짧고 두꺼워짐 • 자궁 하부 근육(자궁경부) : 늘어나고 얇아짐

정답 02.① 03.①

분만2기	• 태아만출기, 자궁경관의 완전 개대 ~ 태아만출까지	
	자궁수축력	• 80~100mmHg 증가로 자궁 내압 25mmHg 정도에 임부 통증 느끼고 30mmHg 이상 시 경부개대 시작
	팽윤	• 선진부가 회음부를 압박하여 회음부가 불룩해지는 것
	배림과 발로 ▶ 19 기출	• 배림 : 선진부의 하강과 더불어 자궁수축이 있을 때 아두가 양음순 사이로 보이고 수축이 멎으면 아두가 안 보이는 현상 • 발로 : 수축이 멎었는데도 아두가 안으로 들어가지 않고 양음순 사이로 노출된 상태, 아기 머리가 2~3cm 보일 때 회음절개술 실시
	수의적 자궁수축	• 선진부가 골반층에 도달하면 산부는 대변볼 때 힘을 주듯이 힘이 주어지는 것을 느낌, 숨을 깊게 들이마시고 횡격막과 복근 수축하여 복강 내 압력 상승시키면 태아 만출 • 분만 2기 선진부가 만출 된 후에는 수의적인 힘을 쓰지 못하도록 지도
분만3기	• 태반기, 태아만출 ~ 태반 만출 까지	
	태반박리기 ▶ 05 기출	• 갑자기 질로 소량의 혈액분출, 질구에서 제대 늘어지고 치골결합 상부를 약간 눌러도 당겨 올라가지 않음 • 자궁저부가 일시적으로 제와부 이상 상승 • 자궁 모양이 원반모양에서 공 모양으로 변화
	태반만출기	• 박리된 태반은 자궁 수축이 있을 때 산모의 복압으로 만출
	태반 박리 기전	• 슈츠 기전 : 중앙면이 먼저 떨어져 출혈이 내번된 양막낭 속에 모여 있어 태반 만출 때까지 출혈이 새지 않음 • 던칸 기전 : 가장자리부터 떨어지니까 혈액이 양막과 자궁벽 사이에 있다가 질을 통해 출혈이 보임
분만4기	• 회복기, 태반 만출 ~ 산욕 1~4시간 까지, 출혈이 중지되고 회복되는 기간, 모아 상호작용 촉진	
	분만 기전	진입 ▶ 18 기출	• 아두의 가장 긴 직경인 대횡경선이 골반입구 통과 • 진입시기 ▶ 04 기출 : 초산 분만 시작 2주 전, 경산부 분만 시작과 함께 진입
		하강 ▶ 19 기출	• 태아가 골반입구를 지나 골반 출구를 향하여 내려가는 모든 과정 • 초산 : 분만 1기 중, 활동기 이후(4~8cm)에 빠르게 진행 • 경산 : 진입과 하강이 동시 • 선진부의 하강정도를 station 나타내고 좌골극 중심으로 -5 ~ +5 표시함

04 분만 2기에 관찰되는 현상으로 알맞은 것은?

① 태아 하강
② 경부 거상
③ 배림과 발로
④ 태반 박리와 만출
⑤ 경관연화

정답 04.③

	굴곡 ▶ 16 기출	• 선진부가 하강하면서 골반저항으로 굴곡되고 턱은 가슴쪽으로 바짝 붙어 소사경선이 골반출구에 놓임	
	내회전	• 아두가 골반입구에서는 횡경선으로 집입 • 골반강과 골반출구는 전후경선이 길어 아두 만출을 위해 내회전으로 회전함	
	신전 ▶ 07 기출	• 내회전하여 완전굴곡된 태아의 머리가 회음부에 이르면 아두가 고개를 들면서 만출되는 것 • 후두-전정-눈-코-입 순으로 만출	
	복구 외회전	• 아두 만출 후 태아의 넓은 견폭이 출구 전추경선에 일치하여 태아 몸 전체가 만출하기 위해 골반입구 진입 시 위치로 다시 회전하는 것	
	만출	• 어깨가 만출된 후 태아의 몸은 측면으로 만출됨	
분만 전구증상	하강감 ▶ 98 기출	• 태아가 모체 골반 안으로 들어가는 것으로 초산부는 만삭 2주 전 하강 시작 ▶ 04 기출, 경산부는 분만 직전, 골반/방광의 압박 증가로 다리의 동통, 하지경련, 빈뇨, 질 분비물 증가 ▶ 17 기출	
	가진통 ▶ 16 기출	임신 12주부터 임신 전 기간에 일어나는 무통성, 불규칙한 수축으로 분만 가까이에 더 강하고 빈도가 잦은 불규칙한 자궁 수축	

특성	진진통 ▶ 05,14 기출	가진통 ▶ 06 기출
규칙성	• 규칙적	• 불규칙적
간격	• 점점 짧아짐	• 지속되며 김
강도	• 점점 강함 • 걸으면 더욱 심함	• 변화 없음 • 걸으면 완화됨
통증 부위	• 등과 복부	• 하복부
진정제 효과	• 없음	• 있음
이슬	• 보임	• 안 보임

	이슬 ▶ 19 기출	경관 소실과 개대가 시작되면서 모세혈관 파열로 혈액 섞인 점액 유출, 분만 시작이나 24 ~ 48 시간 이내 분만 시작 의미, 없는 경우도 있음
	양막 파열	선진부 하강으로 태아와 양수를 싸고 있던 막이 분만 전 또는 분만 시 자연파열, 파막 후 24시간 이내 분만하지 않을 경우 자궁 내 감염이나 제대 탈출 위험 초래

05 임신 39주 임부의 진진통이라고 판단할 수 있는 증상으로 알맞은 것은?
① 통증이 점점 심해져요.
② 걸으면 증상이 나아져요.
③ 불규칙적으로 복부가 뭉치는 느낌이 들어요.
④ 휴식을 취하면 나아져요.
⑤ 하복부에만 통증이 있어요.

정답 05.①

3 통증완화

관문통제이론 ● 10 기출	• 통증자극이 통증전도로를 따라 통증중추로 올라가는 과정에서 신경자극이 인지, 동기 및 정서상태와 같은 정신·심리적 요인들에 의해 척수 내로 전달되는 것이 조절되어 통증자극이 증가되거나 감소될 수 있다고 가정한 이론 • 통증전달 신경로의 수용량을 감소하거나 완전 차단하는 방법=마사지, 두드려주기, 음악, 심상요법 등	
원인	• 자궁저산소증, 자궁인대 신장, 자궁하부 팽창, 자궁과 질 주위의 신경절 압박, 자궁경관의 확장, 방광과 요도의 압박 등 • 분만 1기 : 경관변화, 자궁허혈로 하복부 통증 호소 • 분만 2기 : 태아하강, 자궁수축으로 회음부 불편감 호소	
완화법	• 비약물적 ● 10 기출 : 이완법, 호흡법, 치료적 접촉, 마사지, 음악요법, 지압법, 아로마테라피 등 • 약물적 : 마약성 진통제, 진정제, 마취제 → 저혈압 시 즉각적으로 빠른 수액 투여로 치료하기 ● 19 기출	
	마약성 진통제	• meperidine(demerol), 펜타닐, 몰핀 • 장점 : 진통 효과가 좋음 • 단점 : 신생아 호흡억제 위험 때문에 잠재기와 분만 가까이 투여해야 함 • 주의점 : 분만 초기 투여 시 분만진행 어려움, 분만 1~2시간 전 투여 시 태아 호흡억제 ● 17 기출, demerol의 경우 빈맥 초래하므로 심장질환 있는 산모에게 사용하지 않음
	진정제	• 종류 : 세코날, 페노바비탈 • 효과 : 이완과 수면을 유도하여 불안 감소 • 분만 1기말, 2기초(분만 1~2시간 전)에 투여할 경우 태아에게 심각한 중추신경 억압증상 나타날 수 있음
	마취제	• 활동기와 분만 2기(경관개대 4~8cm)에 주입 • 기전 : 흉추 10번 ~ 천추 4번까지 신경차단 • 마취방법 : 요추 2~4번 사이에 요추경막외 마취 • 장점 : 통증 감소, 제왕절개 시 마취, 분만 동안 산부가 깨어있음 • 단점 : 모체 저혈압, 방광 정체

> **두드림 퀴즈**
>
> **06** 분만 진통 완화를 위해 산모에게 demerol을 투여할 때 가장 안전한 상황은?
> ① 산모에게 심장질환이 있는 경우
> ② 경부 개대 8cm 인 초산부
> ③ 경부 개대 3cm 인 초산부
> ④ 출산이 1~2시간 내로 급박한 경우
> ⑤ 산모 혈압이 80/50mmHg 로 측정된 경우
>
> 정답 06.③

두드림 퀴즈

07 난산의 원인으로 올바른 것은?
① 아두의 크기가 골반의 크기보다 작다.
② 산모가 심리적으로 안정이다.
③ 강한 수의적 만출력이 있다.
④ 임신 39주의 분만이다.
⑤ 태위가 둔위이다.

제2절 고위험 분만 간호

1 난산

정의	• 비정상 혹은 장애가 있는 출산	
	• 만출력 이상 : 비정상적인 자궁수축(저긴장성, 고긴장성, 급속 분만(3시간 이내 분만 완료) 등)	
원인	**고긴장성 자궁수축** ▶ 06,10,12,15,16,18,20 기출	**저긴장성 자궁수축** ▶ 15,19 기출
원인	• 자궁저부수축<자궁체부수축 • 자궁의 여러 군데에서 비동시적 자궁수축	• 다태임신, 양수과다 → 자궁 과다신전 • 아두골반불균형, 이상태위
발생시기	• 분만 1기의 잠재기(초기)	• 분만 1기 활동기(중기) • 때로는 분만 2기
증상	• 비효과적이며 강한 수축이 자주 발생 • 비정상적수축압(이완기자궁내압 15mmHg 이상) • 극심한 통증, 비효과적 자궁경관 개대	• 약한 수축 • 최고 자궁수축 시에도 자궁 저부 부드러움 • 약간의 통증이 있거나 거의 없음
태아질식	• 초기부터 발생	• 늦게 발생
옥시토신 투여	• 절대 금기	• 자궁수축 도움
진정제	• 효과좋음	• 도움 안 됨
간호중재	• 휴식, 수분공급 • 정맥 내 수액공급(수분, 전해질 균형유지) • 처방된 진정제 투여 • morphine 5~10mg : 산부의 휴식과 이완 • 진통억제제 투여 • 태아 질식이 있는 경우 제왕절개 실시	• 인공파막 : 자궁수축자극 • 옥시토신 정맥투여 : 자궁수축, 자궁경관의 소실과 개대 진행 • 제왕절개 : 협골반, 이상태향, 태아질식 시
부작용	• 태아저산소증, 태반조기박리	• 산부의 탈진, 탈수 • 파막 후 분만지연으로 인한 자궁 내 감염
	• 산도 이상 : 골반협착, 아두골반 불균형(아두크기>골반크기) • 태아 이상 : 태아의 위치 이상, 태아의 크기 이상 • 분만 시 산부의 체위 : 산부 분만을 저해하는 부적합한 자세 • 심리적 이상 : 스트레스와 관련된 불안, 공포 등	

정답 07.⑤

2 급속분만 vs 지연분만

	급속분만	지연분만
정의	• 비정상적으로 빠르게 진행되는 진통과정으로 분만이 3시간 이내로 완료되는 것	• 비정상적으로 천천히 진행되는 진통과정
합병증	• 모체 : 자궁파열, 산도열상, 양수전색증, 산후출혈, 태반조기박리 • 태아 : 저산소증, 경막하출혈, 저체온증, 뇌 외상	• 모체 : 감염, 탈수 • 태아 : 질식, 저산소증
분만 시 주의사항	• 태반조기박리나 제대탈출 있을 경우 제왕절개 분만 시행 • 질 분만 시 신생아 낙상 주의	• 감염관리, 산후 출혈 주의, 누공 발생 주의 • 요실금 및 자궁탈출증 발생 주의
분만 후 주의사항	• 자궁이완, 산후 출혈 주의 • 신생아 두부 손상 및 낮은 아프가 점수, 태변 주의	

3 조기진통과 조산

정의	• 임신 37주 이전 진통이 시작되는 것을 조기진통이라하고, 분만에 이르는 것이 조산임
원인	• 원인불명, 1/3 조기파막 후 발생, 20~40%는 당뇨, 전치태반 • 조산의 기왕력, 임신 중 체중증가, 임신성 고혈압, 흡연, 알콜, 약물, 스트레스 등
영향	• 산부 : 자궁근이완제 요법으로 인한 합병증으로 심폐합병증, 침상안정으로 인한 혈전증, 골의 칼슘상실 및 변비 • 태아/신생아 : 폐의 미성숙(호흡부전증, 신생아 초자양막질환), 신생아 괴사성 장염 등
치료 및 간호	• 되도록 34주 이전에 분만이 이루어지지 않도록 함 • 태아 폐 성숙을 위한 스테로이드(betamethasone, dexamethasone 등) 투여 　▶ 20 기출 • 예방 : 위험요인들 해결, 조산의 징조가 있을 때는 안정, 부부관계 피하기, 감염에 대한 위험예방, 정액의 프로스타글란딘은 자궁수축을 유발함 • 조기진단 : 월경통과 유사한 복통이나 장의 통증, 골반의 압력, 설사, 하부요통 및 질 분비물의 증가 • 약물요법

조기진통 억제제	적응증 ▶ 16,19,20 기출	• 양수파막 전, 경관 거상 50% 전, 경관 개대 4cm 전 • 자궁수축 20분에 3~4회 미만, 태아 생존력 있을 때 • 태아 질식의 증세가 없을 때, 임부가 지시를 잘 이행할 수 있을 때 • 임상검사에서 내과나 산과적으로 임신을 지속할 수 없는 이상이 발견되지 않을 때

---

08 급속분만 시에 나타날 수 있는 증상으로 올바른 것은?

① 수축성 자궁 출혈
② 태아 고열
③ 혈전성 정맥염
④ 태반조기박리
⑤ 태아 지주막하 출혈

09 임신 33주차 임부에게서 하부요통 및 질 분비물의 증가, 질 출혈, 태아 하강감이 나타났고 양막 파수는 없었다. 우선적으로 해야할 간호 중재는?

① 즉시 유도 분만할 수 있도록 준비한다.
② 좌측위로 절대안정하도록 하며 관찰한다.
③ 흡연과 약물복용 등의 임부 과거력을 확인한다.
④ 의사의 처방으로 옥시토신을 용량에 맞게 주입한다.
⑤ 보행 및 가벼운 운동으로 통증을 감소할 수 있도록 한다.

정답 08.④ 09.②

	금기증 16 기출	• 자궁 내 태아사망, 태아상태를 안심할 수 없는 경우 • 중증 자간전증, 자간증, 융모양막염, 조기양막파수 • 갑상샘기능항진증, 당뇨병 및 이상체질
	부작용 15,17,19 기출	• 임신 34주 이후에는 사용하지 않는 것을 권장 • 저혈압, 빈맥, 부정맥 등 나타나면 ritodrine 주입을 줄이거나 중단 • 필요시 길항제 propranolol 투여 고려
	종류	• ritodrine, hydrochloride(yutopar), Magnesium sulfate, nifedipine, indomethacin
자궁근 이완제		• 폐부종 예방 위해 과량의 수액은 제한
항생제		• ampicillin 등 → Group B 연쇄상구균 감염 예방

4 자궁내번증

정의	• 태반 만출 후 태반박리 전후에 자궁이 뒤집히는 현상
원인	• 자궁 수축이 없을 때 태반의 제대를 무리하게 잡아당김 • 자궁이완 시 태반배출을 위해서 저부를 심하게 압박하는 경우 • 자궁근종, 자궁무력증, 비정상적인 유착태반, 급속분만, 다산 등
증상	• 완전내번 : 자궁저부의 안쪽이 뒤집혀 질 밖으로 20~30cm 돌출 • 불완전내번 : 눈으로 확인 불가능하나 경관을 통해 부드러운 덩어리 촉진 가능 • 출혈, 통증 호소 → 출혈 지속 시 저혈압, 빈맥 등 쇼크 증상
치료 및 간호	• 자궁바닥을 제 위치로 복귀하고 자궁수축을 증진시켜 출혈 조절 • 자궁이 제 위치로 복귀되면 자궁수축제 투여하여 재발 막고 실혈 줄임 • 태반이 이미 나온 경우 즉시 자궁에 힘을 가해 질 통해 원상복귀한다 • 뒤집힌 자궁저부에 손가락으로 압박 가해 질 장축 방향으로 밀어올려 준다 • 산소공급, 감염예방위해 광범위 항생제 사용 • 정맥 수액 주입과 수혈 동시에 실시하여 혈액량 감소 교정 • 극심한 통증으로 인한 쇼크 방지를 위해 Morphine 10~15mg IM

10 태아만출 후 산모는 극심한 통증을 호소하고 있다. 자궁저부의 안쪽이 질까지 내려와 있는 것이 관찰되었을 때 적절한 간호중재는?

① 자궁절제술을 가장 먼저 고려한다.
② 자궁과 태반을 제거하는 수술을 준비한다.
③ 출혈량을 지켜보며 산모의 상태를 주의 깊게 관찰한다.
④ 경관주위를 누르고 손바닥은 저부를 받친다.
⑤ 수액공급을 중단하여 편안하게 한다.

정답 10.④

5 다태분만

정의	• 둘 이상의 태아를 임신/분만
원인	• 유전, 고령임신, 불임환자의 생식조작
합병증	• 조산, 고혈압, 빈혈, 태반기능부전, 제대이상, 선천적 이상, 자궁내 성장부진, 저체중아, 양수과다증 등
증상	• 양수과다, 식이나 부종과 관계없이 비정상적인 과다 체중증가 • 복부촉진 시 많은 수의 태아 부분들이 만져짐 • 비동시적인 태아 심음 청취 • 초음파 촬영 시 하나 이상의 태낭 확인
간호중재 00,01,03,04 기출	• 미숙아 출생 위험 : 활동을 제한, 평균 임신기간 쌍태아 240일, 삼태아 236일, 사태아 238일 → 다태임신 중 가장 빈번한 주산기 사망 원인임 • 자간전증 발생 위험 : 더 빈번하고 세밀한 건강사정 실시 • 압박증가 : 압박감소를 위해 체위변경, 음식은 적은 양으로 자주 섭취, 휴식 시 베개/방석으로 자궁지지 • 1차적 빈혈 : 출혈의 세밀한 사정 • 전치태반 : 혈액준비, 분만 2~3기에 정맥으로 수액공급, 둘째 태아의 만출을 15~20분 이상 넘기지 않기 • 산후출혈 : 과도한 자궁증대가 자궁이완과 자궁기능부전의 원인 • 분만 중 감염병 합병증 증가, 태아 위치 이상, 혈액량 과다 증가로 심혈관계 부담 등

6 과숙아 분만

정의	• 재태기간 42주 이상 지연된 분만
원인	• 월경주기가 긴 여성의 경우(40~45일), 분만유발 요인이 작용하지 않아 발생
증상 17 기출	• 38주 이후 태반 노화 시작 : 양수과소증이 자주 발생하고 이에 대해 탯줄이 압박됨 → fetal distress, 태변 흡인 증후군의 위험성 증가 • 과숙아의 특징 : 야위고 눈을 뜨고 각성된 모습, 걱정이 있는 표정, 솜털 없음, 태지 감소, 쭈글/창백/갈라진 피부, 많은 머리카락, 손바닥과 발바닥 특징적 주름, 긴 손톱, 적은 양수량, 제대와 손톱의 태변 착색
치료 및 간호	• 유도분만 : 42주가 되기 전에 여러 방식으로 미리 분만 시도 • 양수과소증 예방 및 태변흡입증후군 : NST, 양수량 측정 평가 • 좌측와위 : 자궁 태반 관류 최적 유지하여 태아에게 산소 공급 • 정서적 지지로 피로, 불편, 우울증, 불안 완화

두드림 퀴즈

11 다태임신 시 가장 빈번한 주산기 사망원인에 해당하는 것은?
① 조기분만
② 자궁출혈
③ 자간전증
④ 양수과소증
⑤ 자궁기능부전

12 분만예정일이 2주 지난 산모에게 유도분만을 시도해야 하는 이유로 알맞은 것은?
① 양수가 과다해지므로
② 태반 기능이 강화되기 때문에
③ 전치태반 가능성이 증가하기 때문에
④ 태변 흡입 증후군의 위험성이 증가하기 때문에
⑤ 저체중아가 될 확률이 높아지기 때문에

정답 11.① 12.④

두드림 퀴즈

13 분만 중 자궁파열과 관련된 것은?
① 수액공급은 필요하지 않다.
② 옥시토신의 투여를 조절하도록 한다.
③ 즉시 질식 분만을 시도한다.
④ 자궁벽 밖에서 태아 부분이 촉지 되지 않는다.
⑤ 이상 태위를 무리하게 교정한 경우 발생한다.

7 자궁파열 ○○ 기출

정의	• 자궁 근육이 열상을 입어 파열되는 현상, 주로 협부나 체부에서 발생
원인	• 과거 제왕절개나 자궁체부 수술 반흔 혹은 인공유산으로 내막이 얇아진 경우 • 옥시토신 등의 자궁수축제를 부적절하게 사용한 경우 • 이상태위를 무리하게 교정하는 경우 및 자궁저부에 지나친 압박을 가하는 경우 • 다산부 : 다산으로 자궁근육이 늘어나 있어 탄력성이 약하고 분만 시 강한 수축이 오는 경우
증상 08 기출	• 즉각적 처치하지 않으면 태아 사망률 높음 → 저산소증으로 태아 질식사 • 완전파열 12 기출 : 근층뿐만 아니라 자궁외막까지 찢어진 경우 = 자궁수축 도중 갑자기 날카로운 복부통증, 갑작스런 자궁수축 멈춤, 복강 내 출혈 또는 질 출혈 • 불완전파열 : 자궁외막까지 찢어지지 않은 경우 = 수축이 오는 동안 복통 호소, 경미한 질출혈, 수축 사이에도 계속되는 심한 복통과 압통, 안절부절 못함
치료 및 간호 06 기출	• 과거 제왕절개 한 경우 질식 분만 시도를 권장하지 않음 • 옥시토신 투여로 유도분만 시에는 자궁 과다수축 감시 • 태아 심음 확인, 급히 수액공급 시작, 혈액제제 수혈, 산소 공급, 응급수술 준비 • 개복 후 하복부 동맥 결찰 → 완전파열(자궁적출술 실시, 수혈), 불완전파열(열상 봉합 및 수혈)

정답 13.⑤

제3절 태아 관련 건강

1. 양수과다증과 양수과소증(정상 양수량 800~1200cc)

	양수과다증	양수과소증
정의	• 양수의 추정량이 2000cc↑, 양수지수 24cm	• 32~36주 사이 양수 500cc↓, 양수지수 5cm↓
원인 ▶ 16 기출	• 태아가 삼키고 흡수하는 능력의 문제 시사 = 선천성 식도 폐쇄 혹은 누공, 십이지장 폐쇄증 • 당뇨병 25~30%, 자간전증, 울혈성 심부전, 무뇌아 50%, 태아 기형, 다태아, 거대 태반이나 태반 이상	• 요로폐쇄 또는 신장결손증, 태반의 정상적 노화 • 38주 이후 조기파막, 양수 누수 ▶ 16 기출 • 태반기능부전, 쌍생아
증상	• 조산 가능성 많음 • 출산 후 이완성 산후출혈의 가능성 있음 • 복통, 부종(하지, 음순, 하복부), 소화불량, 피부 팽팽, 임신선과 정맥선 뚜렷 • 호흡곤란, 빈맥, 기좌호흡, 청색증 • 태아 심음이 희미하거나 측정 어려움 • 합병증 : 난산, 주산기 사망률(50%) 높음	• 태아기형 : 신장계통의 비정상 • 임신주수에 비해 작은 크기의 자궁 • 복벽에서 태아부분이 쉽게 만져짐 • 제대 압박의 위험, 자궁태반기능부전 : 태아 저산소증, 자궁내 성장지연, 태반 흡인 초래로 제왕절개술 빈도 높음
간호	• 이뇨제, 수분과 염분 섭취 제한은 양수 줄이는데 효과 없음 • 조산하게 될 경우 태반검사, 출혈예방 • 자궁저부높이, 자궁과다성장 증상 사정 • 양수천자 : 1,500~2,000cc 이상일 때 실시, 시간당 50cc의 속도로 천천히 흘러나오게 함	• 생리식염수의 양막 주입이 제대압박을 완화하여 태아 안녕 지속 사정, 임부의 V/S, 자궁수축 양상, 태아심음 촉진 • 산소 2L/min 공급 • 정맥 확보 • 양수지수 5cm 이하는 즉시 유도분만 실시

14 양수과다증의 유발요인 중 태아 측 요인으로 옳은 것은?
① 부신부전
② 요로폐쇄
③ 조기파막
④ 자간전증
⑤ 식도폐쇄증

정답 14.⑤

두드림 퀴즈

15 조기파막 후 감염예방을 위해 시행할 간호중재는?
① 30분 간격으로 정확한 내진실시
② 질 분비물 양상 확인
③ 생리적 견축륜 관찰
④ 임신 주수와 상관없이 유도분만
⑤ 관장 직후 유도분만

16 제대탈출로 제대가 질 밖으로 나왔을 때 해야 할 간호중재로 올바른 것은?
① 무균적으로 손가락으로 조심스럽게 밀어 넣는다.
② 임부는 슬흉위를 취한다.
③ 산소 2~4L/min 으로 주입해준다.
④ 제대의 순환상태 확인을 위해 자주 소독된 장갑으로 제대를 만져 사정한다.
⑤ 도뇨관 삽입은 필요하지 않다.

정답 15.② 16.②

2 조기파막

정의	• 분만이 시작되기 24시간 전 파수되는 것(정상 : 분만 1기 말 ~ 2기 초) • 만삭 조기파막은 임신 37주 이후 분만시작 전에 양막이 파막되는 것으로 파막 후 24시간 이내에 80~90%가 분만 시작 • 만삭 전 조기파막은 조산의 25%에서 발생
원인	• 경관무력증, 선진부의 진입 지연, 양수과다증과 다태임신으로 자궁 내 압력 높은 경우, 산부의 연령, 다산부, 흡연, 조산
증상	• 양수가 지속적으로 흐름 : 양수 색, 특성, 파막 시간 확인 → nitrazine test 청색(pH 6.5~7.5, 파막됨) ▶ 11,13,16,18 기출, 노란색(pH 4.5~6.0, 파막되지 않음=정상) • 자궁 크기 감소, 복부 촉진 시 태아부분이 잘 촉지됨
합병증 ▶ 99,10 기출	• 산도 내 상행성 감염으로 융모양막염, 자궁내막염 등 • 제대탈출, 조산, 분만 중단 • 병리적 견축륜, 자궁파열로 인한 분만 지연 가능성 • 태아 패혈증, 조산의 위험
치료 및 간호	• 임신 37주 이전 : 감염 관찰하며 임신 연장 및 모체와 태아의 건강하고 안전한 분만 유도, 항생제 투여, 제대압박 감시, 태아 상태 확인, 조기진통 확인 • 임신 37주 이후 : 아두가 진입되어 있고 다른 증상 없다면 관장하고 24시간 기다려 자궁 수축이 없으면 옥시토신 이용하여 유도분만 → 24시간 이후부터 융모양막염 발생 위험 높아 항생제 투여하기 ▶ 19 기출

3 제대탈출

정의	• 아두 만출 전 제대가 선진부 앞부분으로 밀려 내려오는 것
원인	• 이상태향(둔위, 견갑위, 안면위 등), 다태임신, 양수과다증, 아두골반불균형, 비정상적 긴 제대 • 선진부 진입전 조기파막, 선진부 진입을 방해하는 자궁내 종양
증상	• 질강으로 제대 보임, 태아전자감시 장치 상 다양성 하강 보임
치료 및 간호 ▶ 99,02,05,12,15,18 기출	• 산과적 관리 : 재대압박완화, 즉시 태아제왕절개 분만 • 도뇨관 삽입 후 방광에 1,000ml 생리식염수 주입, 산소 8~12L/min 주입 • 탈출된 제대는 다시 삽입하지 않고 따뜻한 생리식염수 거즈로 덮어 습기를 유지함 • 자궁근 이완제 : 자궁활동을 감소로 태반관류 항진 및 산소공급 증진 • 태아심음사정, 골반고위(트렌델렌버그, 슬흉위, 좌측위 취하기), 정맥 수액요법

제4절 분만의 유형

1 유도분만

정의	• 자궁수축이 저절로 시작되기 전에 인위적으로 자궁수축을 유도하는 것
적응증	• 임신의 지속이 모체 건강 위협 시 : 임신성 고혈압, 자궁 내 태아 사망, 당뇨병 산모(분만 예정일 2~3주 전 시도) • 모체의 상태가 태아 건강 위협 시 : Rh 동종면역 태아적아구증 예방 목적 • 42~43주의 과숙 분만 : 태아 부전 예방 목적 • 조기양막파수 : 파막 후 24시간 이상 시 자궁 감염예방 위해
금기 ▶ 11 기출	• 산도 기형, 아두 골반 불균형, 태위이상(횡위, 둔위) • 과거 자궁 반흔 및 자궁 손상, 고령, 다산부(4회 이상), 자궁 과다신전(다태임신, 양수과다증) • 저체중아, 미숙아, 태아 질식, 질 산도의 헤르페스 감염 • 태반이상 : 전치태반

옥시토신	효과	• 심혈관계와 신장혈압증가, 태아에게 직접적인 영향은 없음
	부작용 ▶ 11 기출	• 수분중독 : 항이뇨 효과로 요 배설량 감소, 경련, 혼수, 사망 • 자궁파열 : 이전의 자궁 수술 등으로 인해 자궁에 반흔이 있는 경우 사용 금기
	조건	• 태아 : 종위, 두위 경부 거상 시작 • 태아 생존력 있을 때(폐성숙도 측정) • 아두골반 불균형 없을 때 = 대횡경선 측정
	방법 ▶ 13 기출	• 정맥투여(약효 지속시간 3분) : 근육투여 금지 • 일정 혈중농도를 유지하고 문제 발생 시 즉각 중단 • 수축 간격 3~4분, 기간 40~60초, 자궁 내 압력 50~75mmHg = 투여 속도 늘리지 않기
	합병증	• 태반기능부전 : 태아산소결핍, 뇌외상 • 고긴장성 및 강직성 수축 : 태반조기박리, 자궁파열, 경관열상, 산후 출혈, 양수색전증
	투여중단 ▶ 11,13,17,20 기출	• 후기감퇴, 심한 가변성 감퇴가 나타나는 경우 • 태아 질식 징후가 나타나는 경우 : 태변 배출 • 자궁수축 간격 2분 이내, 시간 90초 이상, 자궁 내 압력 75mmHg 이상 • 전두부 통증, 고혈압

두드림 퀴즈

17 인공파막이 가능한 상황은?
① 조기 진통
② 후기 감퇴 시
③ 아두골반불균형 시
④ 고긴장성 자궁수축 시
⑤ 분만 촉진이 필요할 시

정답 17.⑤

	간호 ▶ 01,03,04,09, 11 기출	• 태아상태 사정하여 저산소증, 태반기능부전 확인 • 자궁과다수축 징후 사정 : 전두부 통증, 수분중독과 동반된 고혈압, 경련, 짧은 호흡, 수포음 • 최소 1시간마다 주입속도 확인 • 옥시토신 연속 주입으로도 분만에 실패할 경우 제왕절개술 준비
경관연화 ▶ 19 기출		• 유도분만이 고려되나 경관 상태가 부적당하다고 판단되는 경우 경관연화 시도 • 방법 : 라미나리아 경관 내 삽입, 프로스타글란딘 좌약 또는 겔을 질 내 삽입하여 경관 숙성
인공 양막파막술		• 무균 기구를 내진 시 질 내로 삽입하여 인위적으로 양막 파막 • 선행조건 ▶ 03,08 기출 : 경관 상태 양호, 선진부 진입, 두위 분만, 분만진통 있을 때 • 적응증 ▶ 16 기출 : oxytocin 투여할 수 없을 때, 인공 파막만으로 자궁수축 유발 가능할 때 • 금기 : 선진부 진입 전, 선진부를 모르거나 둔위 혹은 횡위 시, 전치태반, 질 내 음부포진 등

2 흡입분만

정의	• 특수 흡인 만출기를 이용하여 아두에 부착하여 견인, 만출력 이상인 경우 사용
선행조건	• 아두 진입, 두정위, 양막파수 후, 회음절개 후, 방광비운 후 적용
적응증	• 모체측 : 분만 2기 지연, 산부가 힘을 주면 안되는 상태(고혈압, 심장병, 폐결핵) • 태아측 : 분만 2기 자궁 내 태아 질식

3 재왕절개 분만

정의	• 산부의 복벽과 자궁벽을 절개하여 태아를 분만하는 외과적 수술 방법
적응증	• 모체 : 고혈압, 과거 제왕절개 분만력, 자궁수술 경험, 심한 자간전증 • 태아 : 아두골반 불균형, 태아질식(제대탈출, 태반기능부전), 횡위, 둔위, 다태아(선진부가 둔위), 전치태반이나 태반조기박리
금기	• 태아 사망, 미숙아
수술 후 간호 ▶ 20 기출	• 호흡기능 증진 : 심호흡, 기침, 기침 시 절개부위 지지, 체위변경 • 영양 및 수분 균형 유지 : 정맥주입 유지(24~48시간), 8시간 동안 1,000ml 공급, I/O check • 배뇨 간호 : 24시간 유치도뇨, 제거 후 4~8시간 내 자연배뇨 확인 • 출혈 및 감염예방 ▶ 14 기출 : 저혈압, 저혈량성 쇼크 가능성 사정, 자궁저부 위치 사정, 오로와 복부드레싱 주기적 사정, 자궁저부 마사지, 처방에 따라 자궁수축제와 항생제 등 투여 • 조기이상 권장하나 저혈압으로 인한 현기증 주의 • 조기 모아애착 돕기

두드림 퀴즈

18 흡입분만을 위한 선생조건으로 알맞은 것은?
① 장기간 배뇨되지 않음
② 이두골반 불균형인 경우
③ 아두가 진입되기 전
④ 회음절개 후
⑤ 양막파수 전

19 제왕절개 적응증으로 알맞은 것은?
① 태아의 두위 자세
② 조기파막
③ 과거 질식 분만력
④ 과거 자궁 수술력
⑤ 다산력

정답 18.④ 19.④

4 회음절개술

형태 ▶ 01 기출	정중 회음 절개술	• 정상 분만 시 • 쉽게 치유, 동통 경미, 출혈량 적음, 항문괄약근(3도 열상), 직장(4도 열상) 위험
	중측방 회음 절개술	• 신생아가 아주 큰 경우, 회음이 짧은 경우 • 출혈량이 많고 치유 어려우며 동통 심함, 3도 열상을 감소 혹은 방지 가능
방법		• 아두 직경 3~4cm 보이면 리도케인 국소 마취 후 실시
목적 ▶ 04 기출		• 열상 방지 : 거대아, 급속한 아두만출 및 선진부 이상으로 인한 회음 열상 • 분만 2기 단축 : 심장병 산부, 태아 서맥 나타날 시 • 외과적 절개로 교정과 치유 촉진, 질강 확대 • 손상예방 : 지지근육의 손상으로 인한 긴장성 요실금이나 질 탈출 예방
간호 ▶ 13 기출		• 냉요법 : 분만 후 첫 24시간 동안 사용, 통증 경감, 지혈 도움, 부종 감소

두드림 퀴즈

20 중측방 회음 절개술 시행의 장점으로 알맞은 것은?

① 빠른 회복
② 출혈량 적음
③ 동통 경미함
④ 열상 방지
⑤ 분만 1기 단축

정답 20.④

05 산욕기

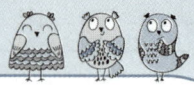

제1절 정상산욕 간호

1 산욕여성의 생리적 적응

생식기계	자궁퇴축과정 06,11,12,13,15, 16,18,20 기출		• 분만 직후 : 배꼽 아래 2cm, 1,000g • 분만 후 12시간 : 제와부 수준(배꼽 1cm 위 수준) • 분만 24시간 후부터 하루에 1~2cm 하강 • 분만 6일 후 치골결합과 제와부 중간위치, 500g • 분만 9일 후 : 복부에서 촉지 불가능 • 분만 6주 후 임신 전과 동일
	복구기전		• 에스트로겐과 프로게스테론의 감소, 자궁근육의 수축과 견축 • 자궁 내막의 재생, 자궁벽 세포의 단백물질 자가분해, 수유부와 초산모가 더 빠름
			• 태반부착부위에서 탈락된 세포조각, 탈락막의 조각, 양수, 솜털, 태지, 소량의 점액 등 • 오로 양 : 경산부>초산부, 비수유부>수유부, 제왕절개 시 오로 적음
	오로 00,07,08,09, 11,13,15 기출	적색	• 혈액, 탈락막의 조각, 태지, 솜털, 태변 등이 약간 섞여 나온다. • 분만 3~4일 • 수유, 활동 시, 기립 시 일시적 증가할 수 있음
		갈색	• 짙은 적갈색에서 불그스름한 색으로 크림 형태 • 혈장성분 및 탈락막조각들, 경관점액, 미생물 등 • 분만 후 4~14일
		백색	• 크림형태 • 탈락세포, 백혈구, 상피세포, 자궁내막 분비 점액 • 분만 후 10~14일 or 6주
	산후통		• 분만 후 자궁근의 주기적인 이완과 수축으로 일어난 불편감 • 경산부, 양수과다, 거대아, 쌍태분만인 경우 심함 • 모유수유 또는 자궁수축제 투여시 심해짐 • 분만 48시간 이후 소실
	비정상 오로		• 15분 이내 패드가 흠뻑 젖는 출혈 양 : 과다출혈 • 적색오로 지속 : 태반 혹은 양막이 자궁강 내 잔류 가능성 • 갈색 및 백색 오로 6주 이상 지속 : 자궁내막염 의심

두드림 퀴즈

01 분만 12시간 후 정상적인 산모의 자궁상태로 알맞은 것은?
① 배꼽 아래 2cm 부분에서 부드럽게 만져진다.
② 제와부 수준에 있으며 단단하다.
③ 치골결합과 제와부 중간에 위치하며 단단하다.
④ 복부에서 촉지 불가능하다.
⑤ 치골결합과 제와부 중간에 위치하며 부드럽게 만져진다.

02 산후 2주에 나타나는 오로의 양상으로 알맞은 것은?
① 백색오로
② 적색오로
③ 황색오로
④ 장액성오로
⑤ 갈색오로

03 산모가 오른쪽 다리에 열감과 부종을 호소하고 Homans sign(+) 일 때 간호중재로 알맞은 것은?
① 보행을 격려한다.
② 오른쪽 다리를 상승시킨다.
③ 오른쪽 다리 마사지를 한다.
④ 오른쪽 다리 관절범위 운동을 한다.
⑤ 왼쪽 다리를 오른쪽 다리 위에 올려놓는다.

정답 01.② 02.① 03.②

		• 3~4주 후 출혈 : 감염 또는 태반부착부위의 복구부전 • 거품 및 악취 : 감염 의심
내분비계	호르몬의 변화	• 에스트로겐과 프로게스테론은 태반만출 후 급격히 감소 • 융모성선자극호르몬은 분만 1주일 후 음성
	배란과 월경 99,10,14 기출	• 수유부 : 프로락틴 상승으로 난소가 난포자극호르몬 자극에 반응하지 않아 배란 억제, 수유기간에 배란회복되지 않으나 평균 190일 배란 재개 • 비수유부 : 프로락틴 감소로 27일부터 가능, 평균 2개월에 배란 시작, 첫 성교부터 피임 고려
심혈관계	혈액량	• 분만 중 혈액손실량은 정상질분만 시 400~500ml, 제왕절개 시 1,000ml 미만
	심박출량	• 심박출량 증가 : 분만 1기 10~15%, 분만 2기 30~50%, 산욕 초기 최고 • 분만 3주 후면 임신 전 수준으로 회복
	활력징후	• 분만 후 골반 내 갑작스런 혈관저항 감소로 직립성 저혈압 • 심박출량 증가에 대한 보상작용으로 서맥 • 분만 후 첫 24시간은 38℃ 정도 발열 09,18 기출
	혈액성분 변화	• Hct 상승 : 분만 후 이뇨작용으로 혈장량 손실이 많음 • 백혈구 상승 10 기출 : 분만 10~12일까지 지속 • 혈액응고인자 상승
호흡기계 05 기출		• 복압감소, 자궁크기 감소, 자궁복구로 횡격막 정상위치 회복 • 분만 후 6~8주에 임신 전 상태로 회복
유즙분비		• 유선발달 → 유즙생성 → 유즙분비 → 사출반사 • 에스트로겐, 프로게스테론 : 태반 분비호르몬으로 유관 발달 및 유관소엽 발달 • 프로락틴 : 프로락틴 분비 증가로 배란 안됨, 태반만출 후 최고로 분비 되어 유즙분비 증가 • 옥시토신 : 자궁수축과 유즙분비에 관여, 빠는 자극으로 인해 유즙사출과 자궁퇴축이 빨라짐 • 사출반사 : 아무런 외부적 자극 없이 산모가 아기를 생각하면 유즙이 분비 • 초유 : 산후 2~3일 분비, 다량의 무기염 및 단백질, 면역체를 함유, 신생아 감염 방지, 특히 위장관 항체인 IgA 제공
유방변화 11,13 기출		• 유방울혈 : 산후 2~5일경 갑작스러운 호르몬 변화와 모유의 양이 증가하면서 나타나는 유방의 반응 • 1차적 울혈 : 유방의 림프와 정맥의 팽창으로 유즙 분비를 왕성하게 하기 위해 나타나는 현상 • 온찜질 후 유방 마사지 → 유관을 손가락으로 단단하게 돌리며 마사지 • 예방 : 낮 2~3시간 & 밤 4~5시간 간격으로 자주 수유하기 • 아이가 양쪽 유방 모두 15~20분 빨도록 하기 • 2차 울혈 : milk fever(젖몸살, 유열) = 유방소엽에 젖이 채워지며 팽창되는 현상

04 산후 월경재개에 대한 설명으로 알맞은 것은?
① 월경재개는 수유부가 더 빠르다.
② 출산 후 첫 성교부터 피임을 철저히 한다.
③ 월경재개가 늦어질수록 무배란성 월경일 확률이 높다.
④ 수유부인 경우 1년간 피임은 하지 않아도 된다.
⑤ 모유수유와 상관 없다.

정답 04.②

수분과 전해질 ▶ 06 기출		• 심한 갈증 호소 : 분만 시의 수분 손실 및 이뇨와 관련된 순환 증가로 인해 • 변비 : 산욕 초기 잘 발생, 회음절개술, 회음부 열상으로 인한 통증과 치질 등으로 배변 지연 및 억제
피부계		• 임신선은 영구히 남으나 후에 흰색으로 되어 눈에 잘 띄지 않음 • 발한 ▶ 03,19 기출 : 임신 중 축적된 과다한 수액이 배설되는 수분 대사 과정, 산욕기 초기에 가속화, 야간성 발한, 산모가 오한이 나지 않도록 보호
근골격계 ▶ 06 기출		• kegel's exercise 시행하면 빠른 회복 • 복직근 이개 : 복근의 심각한 분리 후 회복 → 운동, 좋은 자세, 휴식, 적절한 식이 • 골반 크기 증가 : 약 2cm, 릴락신에 의해 연골이 연화
비뇨기계	신장기능	• 분만 후 1개월 내 정상회복
	소변구성물	• 다뇨증 : 혈량증가, 산후 4~5일까지, 3,000ml/일 배설, 정맥압 증가 방지 ▶ 12,19 기출 • 아세톤뇨 = 지방대사 및 탈수로 인해 발생 가능 • 경한 단백뇨 = 자궁 자가분해 작용, 대사 작용 증가 • 유당뇨증 = 수유부에서 정상 • 자궁의 복구(자궁근 자가분해)로 BUN 상승
	요도와 방광	• 분만 중 손상이나 마취 → 분만 후 4~6시간 이내 자연배뇨 확인 → 목적 : 산후감염 예방, 방광기능 확인, 자궁퇴축 용이, 산후 출혈 예방 위해 ▶ 13,17 기출 • 회음절개술 : 골반통으로 배뇨반사 감소 • 산후 활발한 이뇨작용 → 방광팽만 → 자궁수축 방해 → 과다출혈

2 산욕여성의 사회심리적 적응

소극기 ▶ 11 기출	• 분만 후 2~3일 • 수동적이고 의존적인 요구가 현저하며 자기중심적임 • 누구에게나 이야기하고 싶어함 • 의존적 경향을 지니고 애정과 주의를 받고 싶어함 • 간호 : 충분한 휴식, 수면, 영양 제공, 산모의 말 경청해주기
적극기 ▶ 04,18 기출	• 분만 3~10일 • 새로운 역할을 포착하여 독립적이고 자율적으로 수행하려고 노력하는 시기 • 어머니로서의 역할 처음으로 시도 • 신생아의 24시간 계속되는 요구로 우울감, 피로 발생 • 간호 : 육아법(수유, 목욕, 기저귀 교환, 아기 돌보기 등) 교육, 산모가 자신감을 갖도록 함
이행기	• 분만 1주 후 ~ 산욕기 • 아기를 독립된 개체로 인정 • 새로운 어머니 역할을 수용하고 실행 • 아기가 없던 과거의 역할을 포기

---

05 사회심리 적응 중 분만 후 산모의 적극기에 대한 설명으로 알맞은 것은?

① 충분한 휴식, 수면, 영양 제공, 산모의 말 경청해주는 간호가 절실하다.
② 새로운 역할을 포착하여 독립적이며 자율적으로 수행한다.
③ 분만 1주 후를 이야기한다.
④ 새로운 어머니 역할을 수용하고 실행한다.
⑤ 아기가 없던 과거의 역할을 포기한다.

정답 05.②

3 산욕여성 간호 > 06,07,09,10,18,20 기출

산욕기 위험증상	• 분만 24시간 후 38℃ 이상의 체온이 2회/일 이상 측정 • 맥박 약하고 100회/분 이상 → 저혈량성 쇼크 유발가능 • 호흡곤란, 혈압 상승 또는 저하 있으면서 어지럽고 시력장애 • 분만 24시간 후에도 자궁이 한쪽으로 기울어져 있고 단단하지 않으며 배꼽 위에 위치 = 출혈
잠재성 감염 위험요인	• 과거 감염 병력, 제왕절개, 영양부족, 낮은 사회경제 수준, 당뇨 • 조기양막파수 후 24시간 이상 분만 지연 • 지연분만, 난산, 기계분만, 내부 태아감시기 부착, 분만 시 외상 및 열상 등
간호 > 06,07,18,19 기출	• 개인위생 : 산모패드 자주 교환, 앞에서 뒤로 착용하고 뒤로 뺌 → 교환 전·후 손씻기 • 둔부 건조하게 유지 • 회음부 간호 전·후 철저히 손씻기 • 오로관찰 : 악취 = 감염 • 자궁퇴축 간호 : 자궁 이완 시에는 자궁 본래의 강도를 유지할 때까지 간헐적으로 자궁저부 마사지하기
회음부	• 냉요법 : 분만 직후, 회음 손상(큰 절개술시) 부종 감소될 때까지 24~48시간 이내 • 습열요법(좌욕 : 38~41℃ 20분씩, 2~3회/일, 3~4주) : 순환증진, 부종경감, 조직이완 • 건열요법(열 램프) : 상처부위 건조 및 순환 증진 • 절개하지 않은 쪽으로 눕기
성생활 > 03,07 기출	• 오로가 감소한 후 하는 것이 좋음(분만 후 3주) • 성욕저하발생 : 피로, 쇠약감, 회음부 불편, 질 출혈, 유방 압통 등
가족계획	• 월경 > 99 기출 : 모유수유 하지 않는 경우 분만 후 7~9주 후 회복, 모유수유하는 산모는 비수유 산모보다 월경회복 기간이 더 김(대략 6개월 정도) • 피임 > 15 기출 : 수유여부 관계 없이 모두 피임 권장
수면과 휴식의 중요 > 17 기출	• 산모에게 적절한 휴식이 필요하고 수면과 이완을 취할 수 있게 함 • 불면증 시 : 따뜻한 음료 제공, 목과 등을 마사지, 산후통 완화 위해 진통제 투여가능하며 핫팩 적용 등

두드림 퀴즈

06 회음절개 산모에게 회음부 관리 교육을 할 때 옳은 것은?
① 회음절개 직후 통목욕이 가능하다.
② 회음패드를 착용할 때 뒤에서 앞으로 한다.
③ 회음패드 제거할 때 뒤에서 앞으로 한다.
④ 회음절개술 후 72시간 동안 얼음 찜질한다.
⑤ 1일 2~3회 38~41℃ 물로 좌욕한다.

정답 06.⑤

두드림 퀴즈

07 모유수유의 산모 측 장점으로 알맞은 것은?

① 감염 예방
② 면역발달 도움
③ 자궁수축 촉진
④ 알레르기성 피부염 감소
⑤ 태변배출 용이

4 모유수유

장점	• 수유부 측 : 자궁퇴축 증진 및 산후 출혈 감소, 질병 이환율 감소, 수유기간 길수록 배란이 늦어짐, 모아애착 형성 및 모성역할 획득 • 영아 측 : 성장증진, 감염방지, 위장계 선숙, 알레르기 방지, 급성영아돌연사 및 림프종, 제1형 당뇨로부터 보호, 신생아 빠는 욕구 충족, 정서적 안정감, 인지 발달 높임
방법	• 신생아가 유방을 마주 볼 수 있도록 머리와 몸통다리가 일직선이 되도록 한다. • 분만 직후부터 수유 시작, 매 수유 시마다 손씻기, 양쪽 유방 모두 실시 • 야간이나 휴식 시 옆으로 누워서 수유, 아기가 원하는 만큼 충분히 제공한 후 트림시키기 • <u>수유 전 온찜질 vs 수유 후 냉찜질</u> • 수유 후 남은 젖은 짜서 유방을 비워 유즙생성 및 분비 촉진하기
저해요인	• 함몰유두 : 유두 굴리기, 유두 당기기, 임신 동안 유두 보호기 착용 • 유방울혈 : 자주 젖을 빨리고 수유 사이에 냉찜질 실시 • <u>유두 열상, 유두 균열</u> ▶ 00,12,14,15 기출 : 유두에 비누 혹은 크림 사용하지 않기, 유륜까지 깊게 빨림 • 유선염 : 황색 포도상구균에 의해 발생, 10일 이상 항생제 치료 필요, 2~3일간 유두 덮개 이용하여 수유하지만 심하면 수유 중단 • 황달 : 생리적 황달은 출생 후 24시간 ~ 3일 이내 가장 심하고 1주일 내 자연 소실
간호	• 유두 ▶ 98,01,10 기출 : 공기 노출, 수유 후 열 램프에 유두 건조, 남은 모유 손으로 짜냄 • 영양 ▶ 06,10,14 기출 : 비임신 시보다 320kcal 더 섭취하기(총 2,420kcal/day), 단백질 80g(비임신 시보다 25g 증가), 수분 2,500~3,000ml/day, 엽산 550mcg 권장

정답 07.③

5 신생아 간호

apgar score	• 출생 후 1분과 5분 후 평가 • 0~3점 : 심한 적응 곤란, 4~6점 : 중등도 곤란, 7~10점 : 정상				
		0	1	2	
	심박동수	없음	느림(100회 이하)	100회 이상	
	호흡노력	없음	느리고 불규칙	양호하게 잘 울음	
	근긴장도	늘어져 있음	사지의 약간의 굴곡	활발한 움직임 사지의 완전 굴곡	
	자극에 대한 반응	무반응	얼굴 찡그림	기침, 재채기	
	피부색	청색, 창백	몸통은 분홍, 사지 청색	전신이 분홍	

간호순서	• 기도유지 → 체온조절(보온) → 제대 결찰순으로 간호 수행	
	기도유지	• 아두가 내회전 할 때(아두 만출 직후) 제대가 목에 감겼는지 확인 • 아두 만출 후 견갑골 만출 전까지 구강점액 및 양수로 인한 흡인 폐렴 유발 가능성 • 숨 쉬는 것 확인되면 따뜻해진 자리에 머리 낮추어 눕히기 = head down position • 정상호흡 : 30~60회/분 • 신생아 첫 호흡기전 : 높은 CO_2 분압, 낮은 주위 온도, 낮은 pH, 계면활성제
	체온조절	• 체표면에 있는 양수나 습기는 증발 시 많은 열을 빼앗아가므로 재빨리 체온간호
	제대 결찰	• 제와 위 1~2cm 정도를 묶고, 그 위 약 1cm 정도 되는 곳을 묶음 • 두 개의 동맥과 한 개의 정맥 확인 • 자른 면은 마른 거즈로 싸고 공기 중에 노출

눈간호	• 임균성 안염, 감염성 결막염 예방을 위해 1% 질산은 용액이나 0.5% erythromycin 점안
vit.K 주사	• 신생아는 간에서의 응고인자 생성이 미숙하여 출혈 위험이 크므로 출혈성 질환을 예방하기 위해 지용성 vit.K 근육주사
모아상호작용	• 조기 모아 상호작용의 증진 • 가능한 출생 즉시 아기를 보고 안아보게 하여 모아 상호작용 증진 도모
아두의 변화	• 산류, 주형 및 두혈종 모두 특별한 치료 없이 저절로 사라짐 • 산류 : 분만 지연으로 인해 두피 부분에 부종이 생기는 것, 봉합선을 넘어감, 경계 불분명 • 주형 : 봉합이 겹쳐지는 현상 • 두혈종 : 분만 24시간 지연 시 두개골 바깥 표면에 두개골 골막의 사이에 혈액이 고인 것, 경계선 분명, 봉합선을 넘어가지 않음

두드림 퀴즈

08 신생아 첫 호흡의 기전은?
① 높은 pH
② 높은 주위 온도
③ 계면활성제
④ 경한 자극
⑤ 낮은 이산화탄소 분압

정답 08. ③

제2절 고위험 산욕 간호

1 산욕감염

정의	• 분만 후 생식로에 초래된 세균감염, 산욕열 • 분만 직후 24시간 이후부터 10~21일 이내 38℃ 이상의 고열이 지속적으로 2일 이상 나타나는 경우
원인 ▶ 99,03 기출	• 연쇄상구균이 가장 대표적 • 산전요인 : 비만, 영양불량, 빈혈, 산전관리결여, 신우신염 과거력, 흡연과 약물 • 분만 중 요인 : 내부태아감시장치, 기계분만(겸자, 흡인), 제왕절개, 회음절개, 난산, 생식기 외상, 도뇨, 잦은 내진 • 산욕기 요인 : 태반 용수 박리, 산후출혈, 빈혈
증상	• 전신쇠약, 피로, 기면, 권태감, 식욕부진, 오한, 오심, 구토 • 빈맥, 자궁압통, 자궁복구 부진, 회음부 불편감, 악취나는 농성오로, 옆구리 통증, 혈뇨, 빈뇨, 작열감
간호 ▶ 00,01 기출	• 활력징후 확인 • 예방과 무균적 처치 : 소변과 대변 후 앞에서 뒤로 닦음, 소변 후 또는 2~3시간마다 회음부 패드 교환, 수분섭취증가, 방광자주비우기, 엄격한 외과적 무균술 • I/O 확인, 반좌위로 침상안정, 항생제, 상처간호, 모아애착 증진, 질세척 및 성교 금지 • 조기 이상 : 분만 후 24시간 이내, 조기 이상 불가능한 산모는 침상에서 다리 운동

2 자궁내막염

원인	• 태반 부착 부위 세균감염, 제왕절개
증상 ▶ 02,04,07 기출	• 분만 후 48~72시간 사이 38℃ 이상의 체온 상승 • 양이 많고 악취가 나는 암갈색 오로, 농성 또는 거품 섞임 • 자궁퇴축부진, 산후통, 자궁압통
치료 및 간호 ▶ 12,14,15,18 기출	• 광범위 항생제 및 자궁 수축제 • 수분공급, 고단백, 고비타민, 상체를 30~40도 높인 반좌위, I/O

---

09 산욕기 감염을 예방하기 위해 특히 주의해야 할 산모는?
① 난산한 산모
② 파막 후 성교를 하지 않은 산모
③ 외부 태아감시기를 부착한 산모
④ 파수 직후 분만한 산모
⑤ 흡입 분만을 시도한 산모

10 산후 자궁내막염을 의심할 수 있는 증상으로 알맞은 것은?
① 분만 후 24시간 안에 발생하는 고열
② 단단한 자궁 촉지
③ 배뇨 시 나타나는 동통
④ 회음부 발적
⑤ 암갈색의 악취나며 거품 섞인 오로

정답 09.⑤ 10.⑤

3 혈전성정맥염

정의	• 정맥 내측에 염증이 생겨 혈전이 염증 부위인 혈관 벽에 붙게 되는 상태
원인 03,04 기출	• 침상안정, 제왕절개, 빈혈, 정맥류, 유즙분비 억제(에스트로겐 사용), 혈액 응고력 상승 • 분만 시 1시간 이상 쇄석위
증상 01 기출	• 호발혈관 : 대퇴혈전성 정맥염(대퇴정맥, 슬와정맥, 복재정맥) • 장딴지의 동통, 부종, 경직, 피부 창백, 발열, 오한, 권태감 • Homann's sign(+) : 다리 뻗고 발등 쪽으로 발을 굴곡시켰을 때 매우 강한 통증
치료 및 간호 14 기출	• 예방 : 조기이상, 탄력스타킹 착용, 다리 꼬지 않기, 침상에서 다리운동 • 온찜질, 침범하지 상승, 마사지 금지, 모유수유지지 • 항생제, 항응고제 투여

4 폐색전증 ▶ 13,19 기출

정의	• 하부심부정맥에 형성된 혈전이 떨어져 정맥순환에 의해 우심방, 우심실을 경유하여 폐로 이동하여 폐혈관을 막은 상태
원인	• 심층혈전정맥염 발생, 감염, 출혈, 쇼크 이후 발생 가능
증상 05 기출	• 갑작스런 호흡곤란, 빈맥, 빈호흡, 가슴을 조이는 듯한 통증, 기침, 객혈, 창백, 청색증, 불안, 의식불명
치료 및 간호	• 항응고제, 혈전용해제, 환자 혼자두지 않기, 절대 안정, 산소공급(비강, 저농도), 응급처치, 수혈 • 처방된 진통제를 투여하여 환자의 동통을 완화한다.

5 유방염(유선염) ▶ 09,20 기출

정의	• 산욕기 젖샘 조직에 오는 급성 감염, 보통 산욕 3~4주에 발생
원인 03,04 기출	• 황색 포도상구균(신생아 코와 상기도에 서식) • 유두균열, 열상이 있는 산부 수유 시
증상	• 오한, 40℃ 이상의 고열, 빈맥, 빈호흡, 심한 압통, 전신 근육통, 권태감, 겨드랑이 림프결절 증대 • 유방이 붉고 단단한 덩어리 촉지 = 대부분 편측으로 발생
치료 및 간호	• 화농되기 전 적절한 항생제 사용 시 염증은 48시간 이내로 나아짐 • 2~4시간마다 젖을 짜냄, 순환증진을 위해 온찜질, 통증 완화를 위해 냉찜질 • 모유수유지지 → 하지만 농양이 있다면 금지

두드림 퀴즈

11 산욕기 응고인자 상승으로 인해 발생 가능 합병증으로 알맞은 것은?
① 신증후군
② 기립성 저혈압
③ 혈전성정맥염
④ 자궁퇴축부전
⑤ 산후감염

12 폐색전증 간호에 적절한 치료 방법으로 올바른 것은?
① 운동을 격려한다.
② 혈액응고제로 치료한다.
③ 처방된 진통제 투여한다.
④ 침상 머리를 낮게 해주어 호흡곤란을 완화한다.
⑤ 산소마스크로 고농도의 산소를 공급한다.

13 유방염에 대한 설명으로 올바른 것은?
① 대부분 양측으로 발생한다.
② 치료 기간동안 모유수유 금한다.
③ 통증 완화를 위해 온찜질 한다.
④ 연쇄상구균으로 인해 발생한다.
⑤ 2~4시간마다 젖을 짜낸다.

정답 11.③ 12.③ 13.⑤

14 조기 산후 출혈의 가장 흔한 원인으로 올바른 것은?

① 생식기 감염
② 자궁이완
③ 급속분만
④ 제왕절개분만
⑤ 태반잔류

15 후기 산후 출혈에 대한 설명으로 알맞은 것은?

① 갈색의 오로가 발생한다.
② 자궁이 단단하게 만져진다.
③ 생식기 감염이나 태반잔류 등이 원인이 된다.
④ 분만 후 6주 이후에 발생하는 출혈이다.
⑤ 자궁크기는 감소한다.

6 산후출혈

정의		• 질식 분만 후 산도를 통해 500ml 이상의 출혈이 있는 경우 • 제왕절개분만 후 1,000ml 이상의 출혈이 있는 경우
조기산후출혈 ▶ 12 기출	정의	• 분만 후 24시간 이내의 출혈
	원인 ▶ 98,11,18 기출	• 자궁이완, 열상, 태반조직 잔여, 혈액응고장애, 자궁파열, 자궁내번, 혈종 등
	증상	• 심한 출혈, 저혈량성 쇼크, 맥박상승, 혈압저하
	치료 및 간호	• 자궁이완 시 저부 마사지 및 자궁수축제 투여 • 열상 시 봉합
후기산후출혈	정의	• 분만 24시간 이후부터 6주 사이에 발생하는 출혈
	원인 ▶ 02,19 기출	• 태반잔류, 자궁퇴축부전, 생식기 감염, 출혈성 장애, 제왕절개분만
	증상	• 오로 : 적색 → 갈색 → 백색 → 적색 • 악취나는 오로, 자궁 크기 증가(물렁하고 부드러움)
	치료 및 간호	• 순환혈량 증가 위해 수액 정맥주입 • 항생제, 자궁수축제 투여
전반적 간호		• 자궁수축정도 사정 : 제와보다 위에 위치, 자궁수축 정도(물렁물렁함), 오로 확인 ▶ 18 기출 • V/S : BP 저하 및 맥박상승 확인으로 출혈 징후 확인 • 방광팽만 사정 ▶ 11,16,20 기출 : 산후 4~6시간 이내 자연배뇨 실시하게 함 ▶ 03 기출 • 방광팽만 증상 : 자궁저부가 제와부 위로 상승하고 중앙선에서 옆으로 밀림 • 출혈이 지속될 때 중재 : 자궁저부 마사지 ▶ 18 기출 • 자궁저부 마사지 주의사항 : 외력을 아래로 세게 가하면 자궁외번 발생 가능, 자궁근에 지나친 피로는 자궁근 이완과 출혈 촉진 • 저혈량성 쇼크 관찰 : 경미한 두통, 상복부 동통, 섬광, 안절부절, 창백, 차고 끈적한 피부, 호흡곤란 • 저혈량성 쇼크 시 처치 : 산모를 옆으로 눕히고 하지 상승, 정맥주입속도 증가, 산소 제공(8~10L/min)

정답 14.② 15.③

7 자궁이완 ▶ 20 기출

정의	• 태아만출 후 또는 태반만출 후 자궁근이 정상으로 수축하지 않는 상태
원인 ▶ 03,09 기출	• 자궁의 과다팽만 : 거대아, 다태임신, 양수 과다 등 • 지연분만 혹은 급속분만, 분만 촉진을 위해 옥시토신 사용
증상 ▶ 01,16,18 기출	• 다량의 출혈, 복부 촉진 시 부드럽고 물렁물렁한 자궁 • 자궁의 크기가 커지고 부드러움, 요통과 골반 중압감
치료 및 간호 ▶ 18,19 기출	• 자궁저부 마사지 • 자궁수축제 투여 : 옥시토신(IV), methergine(IM : 고혈압, 심혈관질환, 자간전증 여성 금기), 프로스타글란딘(옥시토신이나 methergine에 반응하지 않을 때 사용) • 모유수유 권장하여 자궁 수축 자극 ▶ 02,14 기출

8 산후혈종

정의	• 골반 연조직 사이의 혈관손상으로 인해 외음이나 질점막 아래의 결합 조직 등에 혈액 축적되는 것
원인	• 자연분만으로 인한 외상, 기계분만 시 외상, 급속분만, 거대아 분만
증상	• 심한 통증, 회음부 팽만감, 배뇨 곤란, 저혈압, 빈맥, 빈혈 등
간호 ▶ 17 기출	• 혈종 크기 5cm 이상 : 혈종 확인, 진행성이면 절개 배농 및 항생제 사용 • 혈종 크기 5cm 이하 : 외음부 냉찜질, 진통제 치료 → 며칠 후 자연 흡수 • 유치도뇨관 삽입, 출혈 및 감염 증상 확인

두드림 퀴즈

16 분만 후 자궁이완이 발생할 가능성이 있는 상황으로 알맞은 것은?

① 급속분만
② 과숙아 출산
③ 모유수유하는 산모
④ 양수과소증
⑤ 탈락막의 탈락

17 산후 혈종의 원인으로 알맞은 것은?

① 양수과소증
② 아두골반불균형
③ 여성형 골반
④ 제왕절개분만
⑤ 거대아 분만

정답 16.① 17.⑤

두드림 퀴즈

18 분만 후 4일째 여성이 우울을 호소할 때 간호사의 가장 적절한 반응으로 알맞은 것은?

① 아기와 격리시킨다.
② 입원이 필요함을 설명한다.
③ 항우울제가 도움이 됨을 설명한다.
④ 정신과 상담받도록 지지한다.
⑤ 정상적인 현상이라고 설명한다.

제3절 산후우울   03,05,08,11,12,14,18 기출

	산후 우울감	산후 우울증	산후 정신증
정의	• 일시적, 정신적 우울	• 유사한 정신 장애 • 일반 우울증과 구별	• 급성 발병, 전구증상 없기도 함
시기	• 분만 2~4일, 5일 최고 • 10일경 완화 = 자연해소	• 산후 4~6주 • 완화되기 위해 기간 오래 걸림	• 산후 1~3개월 이내 • 다음 임신 시 재발률 35~60%
원인	• 호르몬 변화 : 에스트로겐 감소 • 모성역할 획득 스트레스, 불안 • 신체 변화 적응 장애	• 생리적 : 호르몬 • 정신적 : 성적학대, 스트레스 • 우울증 기왕력	• 유전적 소인, 가족력, 과거력 • 월경 곤란증, 가정환경, 수면장애, 분만 합병증 등
증상	• 이유 없는 잦은 눈물 • 자아퇴행, 수면장애, 피로 • 식욕부진, 빠른 기분변화	• 아기에 대한 지나친 관심/무관심 • 사회적 도피, 무력, 피로	• 단극성 : 망상, 환청, 자살충동, 무가치, 정신운동방해 • 양극성 : 조울증
간호 11,14,18 기출	• 정상적인 현상임 • 울도록 하고 걱정이나 근심 주지 않는 환경 유지 • 인내, 지지, 이해를 도움	• 중증의 우울증일 때 정신과 전문의 상담 및 입원 • 약물치료 : 항우울제를 우울증이 좋아지더라도 6개월간 복용	• 조기 발견, 적극적 치료 • 입원하여 약물치료 및 정신요법, 사회적 지지
위험요소	• 적음	• 자살위험	• 자살위험, 신생아 살해 위험

정답 18.⑤

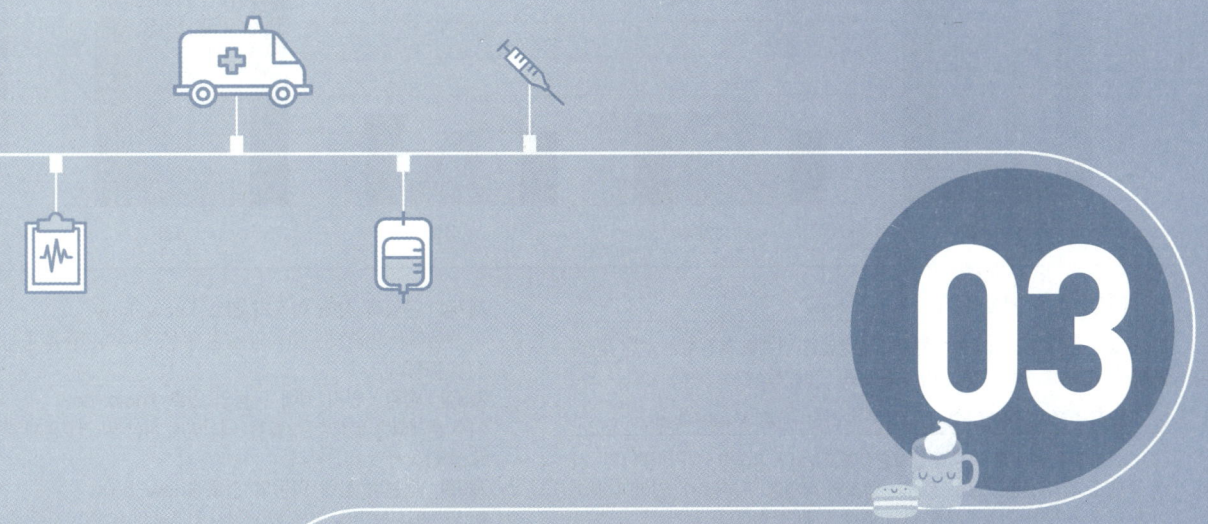

03 아동간호학

출제경향

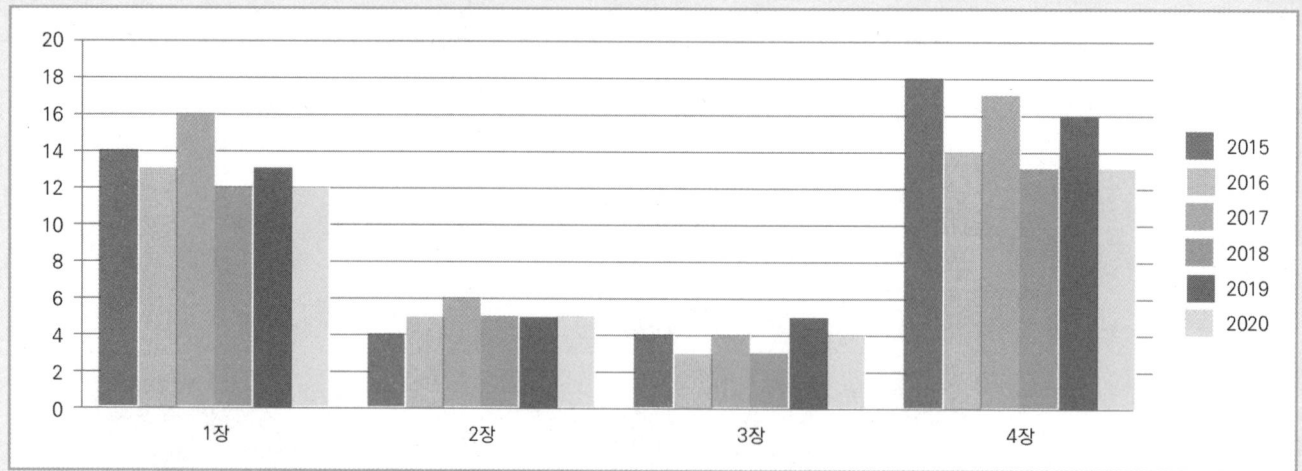

📖 제1장 : 아동 간호의 개념 know-how
가장 많은 문제가 출제되는 단원으로 성장발달 단계별 특징적인 성장 및 발달을 주의 깊게 확인하시기 바랍니다.

📖 제2장 : 정상 신생아의 건강유지 · 증진 간호 know-how
정상 신생아의 생리적 특징과 간호중재를 자세히 학습하시기 바랍니다. 사례 중심 문제가 출제되므로 정상과 병리적 상태를 구분할 수 있어야 하며 이에 따른 적절한 간호중재를 선택할 수 있어야 합니다.

📖 제3장 : 고위험 신생아의 건강유지 · 증진 간호 know-how
이 단원에서 빈출되는 부분은 구순 · 구개열, 선천성 심장 질환, 병리적 황달, 발달성 고관절 이형성증 및 선천성 대사이상 장애로 각 질환의 특징적인 증상과 간호 중재 부분을 꼼꼼히 학습하시기 바랍니다.

📖 제4장 : 아동의 건강유지 · 증진 간호 know-how

- 제1절 : 소화기 장애 아동의 간호 know-how
  구토, 설사, 선천성 유문 협착증, 장중첩증, 선천거대결장의 질환별 증상과 간호중재를 중심으로 꼼꼼히 학습하시기 바랍니다.
- 제2절 : 호흡기 장애 아동의 간호 know-how
  다른 기관보다 빈출되는 파트로 급성 인두염, 편도선염, 모세기관지염, 크룹증후군, 천식 등의 증상과 간호중재를 중심으로 확인하시기 바랍니다.
- 제3절 : 비뇨생식기 장애 아동의 간호 know-how
  이 단원의 빈출 부분은 급성 사구체신염 및 신증후군으로 간호중재 중심으로 꼼꼼히 암기하시기 바랍니다.
- 제4절 : 심혈관 장애 아동의 간호 know-how
  이 단원에서 빈출되는 부분은 감염성 심내막염, 급성 류마티스열, 가와사키병이므로 질환의 간호중재 부분을 꼼꼼하게 학습하시기 바랍니다.
- 제5절 : 혈액 및 세포 장애 아동의 간호 know-how
  혈우병, 백혈병, 신아세포종, 철분 결핍성 빈혈의 증상 및 간호중재를 중심으로 학습하시기 바랍니다.
- 제6절 : 면역 및 감염성 질환 아동의 간호 know-how
  최근 빈출되는 부분은 수두, 홍역, 백일해 등의 감염성 장애로 원인, 증상, 간호중재를 중심으로 확인하시기 바랍니다.
- 제7절 : 근골격 장애 아동의 간호 know-how
  이 단원에서 빈출되는 아동의 골절 특성, 척추측만증을 중심으로 학습하시기 바랍니다.
- 제8절 : 신경 · 인지 장애 아동의 간호 know-how
  자주 출제되는 열성경련, 발작, 뇌성마비 증상 및 간호중재 부분을 중심으로 학습하시기 바랍니다.
- 제9절 : 내분비 장애 아동의 간호 know-how
  이 단원에서는 당뇨의 종류, 증상, 간호중재 부분이 자주 출제되므로 꼭 확인하시기 바랍니다. 성조숙증, 요붕증의 증상도 간혹 출제되고 있으니 확인하시기 바랍니다.
- 제10절 : 심리사회장애 know-how
  이 단원에서 자주 출제되는 부분인 학교 공포증, 신경성 식욕부진, 비만의 특징 및 간호중재를 중심으로 학습하시기 바랍니다.

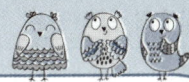

01 아동 간호의 개념

제1절 아동간호학 정의 및 목적

1 아동간호학이란

개념 ▶ 04 기출	• 아동의 건강을 연구하는 간호학의 한 전문분야 • 아동의 성장과 발달과정 중 발생하는 문제를 다루며 최대한 가능성을 성취할 수 있도록 함
목적 ▶ 99,09 기출	• 인간의 성장발달에 대한 이해를 바탕으로 신생아 ~ 청소년의 아동과 그 가족의 건강유지, 증진 및 건강 회복을 위한 간호과정을 적용하기 위함이다.
사회적 경향 ▶ 05 기출	• 질병중심 → 예방중심, 간호영역 : 병원 → 지역사회, 영아 사망률 감소(한 나라의 주요한 보건지표) • 만성질환의 증가와 호흡기 질환과 같은 급성 질환도 더 많이 발생 • 사고로 사망하는 아동 점차 증가 • 가족 중심의 간호 제공, 여성의 사회 진출 증가 및 과중한 학업부담

2 아동간호사의 역할 ▶ 11,13,16,17 기출

양육자	• 간호과정에 근거한 아동과 가족의 직접간호수행
옹호자	• 정보제공, 자율적 의사결정을 유도하고 지지, 취약계층을 옹호
교육자	• 아동과 가족을 교육
지도자	• 직원과 아동을 관리, 지도자적 역할이 요구됨
연구자	• 연구와 연구의 타당성 검토, 평가
의사결정자	• 아동과 가족이 최적의 의사결정을 내릴 수 있도록 돕는 역할

3 아동학대

정의		• 성인에 의한 의도적인 아동의 신체적, 정서적, 성적 학대와 방임
유형	신체적 학대	• 피학대아 증후군 : 심각한 신체적 학대를 받은 아동의 이상적 상태로 매우 심각한 형태 • 흔들린 아기 증후군 ▶ 15 기출 : 뇌 손상의 한 양상으로 두개 내 출혈, 망막출혈, 골절, 호흡곤란, 구토 등 • 부모의 특성 : 분노 조절에 어려움이 있으며 폭력이 허용되는 가정에서 자람
	성적학대	• 근친상간, 매춘, 강간, 성희롱 등의 행위를 설득하거나 강요 • 징후 : 외부 생식기, 항문, 구강에 타박상, 출혈, 열상, 요도 감염, 속옷이 찢어지고 피가 묻어 있음, 배뇨 통증, 나이에 맞지 않는 성적 행위, 또래 관계 결여 등 • 치료 : 아동과 신뢰 관계 형성, 성기 및 직장의 손상 검진(검사 전 씻지 않기), 성병 노출 여부를 균 배양으로 검사, 균 배양 이후 감염 치료, 아동이 놀라거나 저항 시 강제로 검사하지 않기
	정서적 학대	• 언어적 학대, 욕설, 아동이 소중히 여기는 물건 파괴하기, 겁 주기, 고립시키기 • 징후 : 낮은 자존감, 낮은 학업 성취도, 성장 및 발달 지체, 신체적 질환, 우울, 자살행동
	방임 ▶ 14 기출	• 법적으로 아동의 안녕에 책임이 있는 부모나 양육자가 아동의 기본 요구인 신체적, 교육적, 정서적으로 필요한 요구를 충족시키는 데 있어 태만함
간호 ▶ 18 기출		• 학대의 증거 확인 및 더 이상 학대받지 않도록 아동 보호 • 아동과 가족을 지지 • 학대 예방교육 : 사적인 자리에 혼자가지 않도록 함, '아니오' 말하도록 교육

제2절 아동의 성장발달

1 개념 ▶ 98,02 기출

성장	• 양적 변화, 쉽게 측정(예 : 키, 몸무게 등) • 생리적 증가로 세포증식, 분화과정을 통한 수와 크기 증가
발달	• 질적 변화 : 성장에 따르는 기능적인 발전과정, 전 생애에 걸쳐 일어나는 과정 • 점진적 변화와 증가로 낮은 단계에서 복잡한 단계로 진행(예 : 언어 습득) • 성장, 성숙, 학습을 통한 개인의 능력 확장
성숙	• 학습 환경요인보다 유전요인인 내적 요인에 의한 변화로 구조와 기능이 정밀해짐 • 높은 수준으로 기능하도록 신체 구조에 일어나는 변화(예 : 중추신경계의 성숙)
분화	• 초기 세포와 조직 구조가 체계적으로 수정, 변화되는 과정의 생물학적인 특성 • 단순한 행동과 기능에서 복잡한 행동과 기능으로 발달

2 성장발달의 기본원리 ▶ 98~07,10,11,14,15,17~20 기출

방향성	• 머리에서 아래 방향으로 진행 : 신경의 수초화 • 근위부에서 원위부로, 단순한 조직에서 복잡한 활동과 기능으로, 양측성, 좌우대칭
연속적 경향	• 명확하게 예측 가능한 발달순서가 있으며 연속적, 규칙변화가 특징적인 점진적 형태
발달속도 ▶ 98,06,11,15,19 기출	• 발달은 같은 비율과 속도로 진행되지 않음, 가속 발달 기간 = 영아기, 사춘기
분화와 통합의 원리	• 미분화된 일반적인 것에서 특수, 세밀한 것으로 분화되면서 통합 상태로 진행 • 예 : 전체운동에서 미세운동, 신체발달과 지적발달, 사회성 발달, 성격발달, 정서발달이 독립적이지 않고 상호 관련되어 통합된 전체로 발달
결정적 시기 원리 ▶ 14 기출	• 특정한 시기에 특정 기능의 발달이 최적으로 진행되는 결정적 시기에 환경의 영향을 받음 • 생후 1년간 신뢰감 형성이 되지 않으면 성장 후 타인과의 대인관계가 어려움
개인차의 원리	• 성장발달은 유전과 환경의 상호작용과정으로 아동별 성장발달 속도, 형태에 독특한 양상을 보임

두드림 퀴즈

01 아동의 신체성장발달 원리로 알맞은 것은?
① 중심에서 말초로 발달한다.
② 다리에서 머리 방향으로 발달한다.
③ 섬세한 동작에서 큰 동작으로 발달한다.
④ 신체 모든 영역의 성장 속도는 일정하다.
⑤ 신장의 증가는 근육의 성장으로 이루어진다.

정답 01.①

3 이론별 성장발달

		피아제 : 인지발달		프로이드 : 심리성적 발달단계		에릭슨 : 심리사회적 발달단계
정의		• 감각이나 운동을 통해서 사물을 이해하는 시기이므로 오감에 의한 감각은 모두 자극이 되고 이로 인한 반응은 운동으로 간주함		• 성적으로 관련된 충동과 사회의 요구 사이에서의 갈등을 처리하면서 결정적으로 형성		• 결정적 시기 동안 개인이 숙달해야 할 핵심 갈등 또는 핵심문제가 있음
신생아기 (출생~생후 4주) 영아기 (생후 4주~1세 (12개월))	감각 운동기 : 0~2세 ▶ 13,17,20 기출	• 1~4개월 : 목적 없는 단순한 행동 • 4~8개월 : 목적 있는 행동, 대상영속성 개념 발달됨 • 6~8개월 : 낯가림 시작, 까꿍놀이 • 8~12개월 : 목표 지향적	구강기 ▶ 09 기출	• 구강활동에 의한 쾌락추구 : 물기, 빨기, 씹기, 소리내기 • 애착형성 : 수동적, 불안정, 의존적 성격, 논쟁적, 비판적 • 술, 흡연 애호, 남을 비꼬는 일을 즐기는 행위, 의존적이고 유아적인 구강기적 성격	신뢰감 불신감 ▶ 98,06, 10,12 기출	• 기본적 욕구 충족 : 신뢰감 형성 • 모성에 의한 지속적 보살핌이 필수적임 • 불신감 : 결핍, 기본적 욕구 불충족
유아기 (1~3세)	전조작기 : 2~4세 전개념기 ▶ 12,18 기출	• 모방행위 : 동성의 부모와 동일시함 • 직관적 사고 • 마술적 사고 • 상징적 사고 • 물활론 • 보존개념의 결여 : 물체의 모양이 변하면 양이 바뀐다고 생각함	항문기	• 괄약근 발달에 의한 에너지 항문부위 집중 • 배변훈련 • 초자아 발달의 시초 : 부모의 의견 내면화 • 성 차이 지각 • 강박적, 결벽증적 욕구, 인색(=고착현상)	자율성 수치감	• 독립적인 행동↑ : 배변훈련, 목욕하기, 밥 먹기, 옷입기 등 • 자율성 주장(내 것, 자기주장) • 지나친 통제를 가하면 수치심 형성 • 상반되는 충동에서 스스로 선택하려함
학령전기 (3~6세)	조작기 : 5~7세 직관기 ▶ 05,09,10,15,16,18,20 기출	• 자기중심적으로 사고 • 스트레스 시 퇴행 • 죽음을 일시적이며 가역적인 것으로 생각 • 질병을 죄에 대한 벌이라고 생각, 통증에 대한 불안이 큼	남근기 ▶ 10,20 기출	• 오이디푸스 콤플렉스와 일렉트라 콤플렉스가 나타남 • 6세에 성 정체감 형성 • 통증에 민감하고 신체적 침습에 대한 두려움이 큼 • 짧고 간단한 언어를 사용해 솔직하게 설명	주도성 죄책감 ▶ 13 기출	• 스스로 활동계획, 목표 지향적 수행 • 역할모델을 모방함 • 현실과 상상을 자주 혼동 • 상상 속의 친구 • 과장된 공포와 불안 : 밤에 잠들기 어려우므로 미등을 켜줄 것

02 남근기 아동이 입원했을 때 보일 수 있는 적절한 반응으로 알맞은 것은?

① 죽음에 대해 두려워한다.
② 통증에 대한 불안감이 없다.
③ 질병은 죄에 대한 처벌이라고 생각한다.
④ 손가락 빨기 등의 퇴행은 나타나지 않는다.
⑤ 죽음은 영구적이며 불가역적인 것이라고 생각한다.

정답 02. ③

두드림 퀴즈

학령기 (6~12세)	구체적 조작기 : 7~11세 15,16,18,20 기출	• 귀납적 사고, 연역적 사고 가능 • 가역성 • 보존성 : 형태가 바뀌어도 물질의 속성이 유지됨을 알게 됨 • 수집을 좋아함 • 개방되고 융통성 있는 관점으로 변하게 됨 • 다른 사람의 관점에서 보기 시작함 • 사물을 일정한 속성에 따라 분류할 수 있으며 순서를 이해하고 서열화 할 수 있음 • 죽음의 불가역성을 알고 자연적이고 생리적인 죽음을 이해하게 됨	잠복기 11 기출	• 성적욕구가 억압 : 성교육의 가장 좋은 시기, 리비도가 무의식 속으로, 이성에 대한 관심 저하 • 적절한 성역할 습득 • 신체적이고 정신적인 에너지들은 지식과 활동적인 놀이의 습득으로 모아지게 됨 • 또래를 통한 사회 기술 습득 • 동성 또래집단과의 강한 유대관계, 동성 부모 및 또래집단에 대한 동일시	근면성 열등감 00,08,10,16 기출	• 성취 욕망이 강하며 경쟁하고 협동하는 것을 배우고 규칙을 배운다. • 아동에게 적당한 과업을 주어 그 과업을 수행하면서 건전한 근면성을 개발하는 데 도움을 주는 것이 좋다. • 학교공포증 나타날 수 있음
청소년기 (12~18세)	형식적 조작기 : 11~15세	• 추상적 사고와 추론 • 가설 설정, 분석적 사고 • 철학적 사고 • 타인의 생각을 고려할 수 있는 자기중심성 : 상상적 청중을 의식, 자신의 특수함에 대한 과장된 관념을 가지는 개인적 허구가 나타남, 불멸에 대한 느낌, 위험을 감수하고 참여하는 경향 있음	생식기	• 2차 성징+이성에 대한 성적관심 • 사랑하는 관계를 형성하는 법과 사회적으로 납득될 만한 방법으로 성적 충동을 다루는 방법을 배움 • 우정형성, 결혼 준비	자아 정체감 역할 혼란 13 기출	• 자아정체감 확립 • 성역할 정체감, 집단 정체감, 역할혼돈 • 부모로부터 독립 • 또래에 의해 적응된 현재의 역할과 유행 따르고자 함 • 기분 변화 잦은 시기 • "나는 누구인가?", "나는 무엇을 하고 살길 원하는가?"

두드림 퀴즈

03 전조작기 아동의 인지적 특성으로 알맞은 것은?
① 무생물도 생각하고 움직일 수 있을 것이라 생각한다.
② 또래와 협동놀이 한다.
③ 막대기를 짧은 것부터 순서대로 세울 수 있다.
④ 동물의 특정 기준에 따라 분류할 수 있다.
⑤ 컵에 있는 물을 그릇으로 옮겼을 때 같은 양임을 알 수 있다.

정답 03.①

콜버그 : 도덕적 발달		
정의	• 감각이나 운동을 통해서 사물을 이해하는 시기이므로 오감에 의한 감각은 모두 자극이 되고 이로 인한 반응은 운동으로 간주함	
신생아기 (출생~생후4주)	감각운동기 : 0~2세 ▶ 13,17,20 기출	• 1~4개월 : 목적 없는 단순한 행동 • 4~8개월 : 목적 있는 행동, 대상영속성 개념 발달됨 • 6~8개월 : 낯가림 시작, 까꿍놀이 • 8~12개월 : 목표지향적
영아기 (생후 4주~1세 (12개월))	^	^
유아기 (1~3세)	전조작기 : 2~4세 전개념기 ▶ 12,18 기출	• 모방행위 : 동성의 부모와 동일시함 • 직관적 사고 • 마술적 사고 • 상징적 사고 • 물활론 • 보존개념의 결여 : 물체의 모양이 변하면 양이 바뀐다고 생각함
학령전기 (3~6세)	조작기 : 5~7세 직관기 ▶ 05,09,10,15,16,18,20 기출	• 자기중심적으로 사고 • 스트레스 시 퇴행 • 죽음을 일시적이며 가역적인 것으로 생각 • 질병을 죄에 대한 벌이라고 생각, 통증에 대한 불안이 큼
학령기 (6~12세)	구체적 조작기 : 7~11세 ▶ 15,16,18,20 기출	• 귀납적 사고, 연역적 사고 가능 • 가역성 • 보존성 : 형태가 바뀌어도 물질의 속성이 유지됨을 알게 됨 • 수집을 좋아함 • 개방되고 융통성 있는 관점으로 변하게 됨 • 다른 사람의 관점에서 보기 시작함 • 사물을 일정한 속성에 따라 분류할 수 있으며 순서를 이해하고 서열화할 수 있음 • 죽음의 불가역성을 알고 자연적이고 생리적인 죽음을 이해하게 됨
청소년기 (12~18세)	형식적 조작기 : 11~15세	• 추상적 사고와 추론 • 가설 설정, 분석적 사고 • 철학적 사고 • 타인의 생각을 고려할 수 있는 자기중심성 : 상상적 청중을 의식, 자신의 특수함에 대한 과장된 관념을 가지는 개인적 허구가 나타남, 불멸에 대한 느낌, 위험을 감수하고 참여하는 경향 있음

4 단계별 성장발달 특성

영아기 생후 2~4주 ~ 1세	신체발달 99,01,04,14,15 기출	• 신체가 급속하게 성장하는 시기 • 1세 때 출생 시 1.5배 키 • 3~5개월에 출생 시 몸무게의 2배, 1세 때 3배가 됨 • 출생 시 두위 > 흉위 • 생후 1년 두위 < 흉위	
	발달특성 99,03,09,10, 12,15,16,17,19,20 기출	• 미세운동과 전체운동의 습득은 단계적으로 일정한 방향에 따라 발달한다	
		전체 운동	• 머리 → 발끝 • 4M : 머리 가누기, 누운 채로 좌우로 몸을 돌릴 수 있음 • 5M : 뒤집기 • 6M : 구를 수 있음, 엎드린 채 양팔로 몸무게 지탱 가능 • 8M : 도움 없이 앉기 가능 • 9M : 기어다님 • 10M : 가구 잡고 일어남 • 12M : 가구 잡고 걷기가능, 첫 걸음, 보행 능력 획득하는 시점
		미세 운동	• 근위부 → 원위부, 큰동작 → 섬세한 동작 • 10M : 엄지와 검지 사용하여 물건 잡음 • 12M : 수저와 컵을 사용하여 음식을 먹을 수 있음
		천문 폐쇄	• 대천문 : 12~18M • 소천문 : 2~3M
		유치	• 유치의 수 = 개월 수 - 6
	사회화 10,13,17 기출	• 2M : 사회적 미소 = 배냇짓 • 9~10M : 분리불안을 느끼며 낯가림이 심함(담요나 장난감 같은 이행적 대상을 주어 부모가 함께 있음을 확신시켜 줌)	
	언어	• 울음 = 첫 의사소통 수단 • 옹알이 : 12M경 엄마, 아빠, 맘마를 의미 있게 사용	
	놀이 98,01,10,17 기출	• 단독놀이 • 자신의 신체 부위를 가지고 탐색 • 놀이는 반복적, 기능적, 연습적 = 탐구적 놀이	
		장난감 98,17 기출	• 3~6M : 소리나는 모빌, 딸랑이, 손에 쉽게 쥘 수 있는 소리 나는 장난감 • 장난감의 부품을 삼키지 않도록 큰 장난감 위주로 가지고 놀기

두드림 퀴즈

04 아동의 대천문이 닫히는 시기는?
① 5~6개월
② 7개월
③ 12~18개월
④ 24개월
⑤ 36개월

정답 04.③

두드림 퀴즈

영양 98,08,11,13,14,16, 17,18,19 기출	출생~6M		• 출생 시 모체로부터 4~6개월간 사용할 수 있는 철분을 비축하여 태어남 • 위장 미숙으로 수유 시 역류와 뱉어내기가 정상적으로 발생 가능
	6~12M		• 이유식 시작하는 시기 = 태아의 철분 저장이 끝나는 6개월쯤 시작 • 고형 식이 첨가가 4~6개월이 적당한 이유 = 침 및 장효소 6개월 이후 생성, 6~8M 치아 출현, 삼키는 기술이 조절되어 흡인 위험성 감소
		이유식의 주의사항 98,08,13,14, 16,17,19 기출	• 소량씩 시작, 한 번에 한 가지 음식 • 적어도 한 가지 음식을 3~7일간 먹이기 • 쌀-야채-과일-고기 순으로 제공 • 모유량을 줄일 필요는 없음 • 생리적인 밀어내기 반사가 나타날 시 이유식을 펴 뒤로 넣어줌
		고형식이 14,16,17,19 기출	• 4~6M 쌀미음으로 시작 = 쌀은 철분 함량 높고 소화 쉬움, 알레르기 유발 적음 • 8~9M 고기 간 것, 계란 노른자 주기 = 흰자는 알레르기 유발, 12개월 이후에 주기 • 땅콩, 건포도, 팝콘 껌, 사탕, 핫도그 등은 흡인, 알레르기 유발 위험 있어 4세까지 금기
수면 06,11 기출			• 영아돌연사 증후군 예방을 위해 복위로 재우지 않기 • REM 수면이 대부분
예방접종 99,01,02,03,04,05,08,11, 14,15,17,18,19,20 기출	기본접종	생후 1W 이내	B형 간염#1
		생후 4W 이내	BCG
		1M	B형 간염#2
		2M	DTaP#1, polio#1, 폐렴구균#1, Hib#1
		4M	DTaP#2, polio#2, 폐렴구균#2, Hib#2
		6M	DTaP#3, polio#3, 폐렴구균#3, Hib#3, B형 간염#3
		12~15M	MMR#1, 수두, 폐렴구균#4, Hib #4
		12~24M	A형 간염#1~2, 일본뇌염#1~2
		12세	HPV #1~2
	추가접종	15~18M	DTaP#4
		4~6세	DTaP#5, polio#4, MMR#2
		11~12세	성인용 Tdap, Td

05 영아의 예방접종 시 주의해야 할 사항으로 알맞은 것은?

① 경련 가족력이 있는 영아에게 예방접종은 금기사항이다.
② 예방접종 후 열이 날 경우에는 즉시 아스피린을 투약한다.
③ 예방접종 후 지속적 고열, 설사, 경련 발생 시 병원을 방문한다.
④ 예방접종 직후 가능한 빨리 귀가하여 휴식하도록 한다.
⑤ 영아의 예방접종은 가능한 오후에 시행한다.

정답 05.③

		원리 ▶ 02 기출	• 인공능동면역 • 사백신 : 장티푸스, 콜레라, 유아용 소아마비 백신 (IPV) • 생균 또는 약백신 : 구강용 소아마비 백신(OPV), 홍역, 볼거리, 풍진(MMR) • 독소 : 디프테리아, 파상풍
		금기 ▶ 11 기출	• 두 가지 이상의 생백신은 4주 이상의 시간 간격을 두고 접종 • 두 가지 백신을 동시에 접종해도 되며, 다른 주사기로 다른 부위에 주사 • 면역 결핍성 질환, 임신 시, 영양 부족, 발진 출현, 급성 열성 질환 • 지난 접종 시 과민반응이 나타난 대상자
		간호 ▶ 15,20 기출	• 가능한 접종은 오전에 하여 과민반응 관찰하기 • 예방접종 후 20~30분 동안 병원에 머무를 것 권장
유아기 2세~	사고예방 ▶ 12,13,14,17,19 기출		• 영아 사망 주요 원인 2위 = 사고 • 눕혀서 수유하지 않기 = 흡인 위험 • 달래기 젖꼭지를 끈으로 연결하여 영아의 목에 걸어두지 않기
		이물질에 의한 질식	• 영아의 얼굴을 아래로 • 머리를 60° 정도 낮추기 • 영아의 견갑골 사이를 힘주어 3~4회 내리치도록 함
		낙상 ▶ 12,14 기출	• 영아 사망 주요 원인 1위
		차 사고 ▶ 13,19 기출	• 영유아를 위한 전환 장치 = 9kg 이하의 영유아는 후방 주시
	심리사회적 발달	거부증 ▶ 9.01,02,10,11,12,13,15,16,17,19 기출	• 자율성의 성취 과정에서 나타나는 하나의 갈등 현상 • 무조건적인 명령이 아니라 아동이 선택할 수 있는 질문을 하는 것이 좋음
		분노발작 ▶ 98,99,00,02,07,10,11,13,14,15 기출	• 독립을 주장 • 유아가 진정될 때까지 아무런 반응을 보이지 않는 무관심으로 대하기 • 부모는 일관적인 태도로 대하되, 자리를 떠나지 않음
		식사 시 ▶ 14,17 기출	• 같은 컵, 같은 수저를 사용하는 동일성 지속이 필요함
	신체발달	뇌성장	• 2세 말경 뇌의 75~80% 완성 ▶ 14 기출
		치아	• 생후 30~36M에 20개의 유치 모두 발현 ▶ 98,11 기출

> **두드림 퀴즈**

06 24개월 아동의 언어발달을 촉진시키기 위한 부모교육 내용으로 알맞은 것은?
① 유아가 먼저 말을 할 때까지 기다려주기
② 유아가 말을 잘 못하더라도 말을 많이 걸어주기
③ 대화할 때에는 유아가 사용하는 언어를 이용하기
④ 은유적인 표현을 넣어서 대화하기
⑤ 유아에게 동영상을 하루 두 시간 이상 보여주기

07 유아기 아동의 사고예방을 위한 중재 중 가장 적절한 것은?
① 작은 구슬이 많은 장난감을 준다.
② 간식으로 땅콩이나 사탕을 제공한다.
③ 식탁보는 최대한 길이가 긴 것을 이용한다.
④ 화장실 문은 항상 열어둔다.
⑤ 전기 콘센트에 커버를 씌운다.

08 분노발작에 대한 설명 중 올바른 것은?
① 5세 이상의 어린 아이에게 잘 발생한다.
② 강력한 처벌을 통해 교정이 가능하다.
③ 치료를 필요로 하며 뇌파검사 소견이 비정상이다.
④ 호흡을 일시적으로 멈출 수 있으므로 응급처치가 필요하다.
⑤ 청색증을 나타내며 잠시 의식을 잃는 경우도 있다.

정답 06.② 07.⑤ 08.⑤

근육협동을 이용한 신체활동 증가 ▶ 02,03,11 기출	• 18~24M : 스스로 옷을 벗을 수 있어 이를 통해 배변훈련 가능 • 30M : 한 계단을 두 발로 오르내릴 수 있음, 의자에서 뛰어내릴 수 있음	
사회화	• 부모의 행동을 모방함 • 좋아하는 인형, 담요와 같은 이행적 대상이 아동에게 안정감을 줌 • 아동의 사회화에 영향을 미치는 부모 역할 ▶ 02,04 기출 : 규칙 설정, 일관성, 강화, 역할모델 등	
놀이 ▶ 98,08,10,11,14,16 기출	• 평행놀이 • 다른 아동 곁에서 독립적으로 논다 = 나란히 놀고 있지만 함께 놀고 있지 않음 • 밀고 당기는 장난감 = 근육협동력을 길러줌	
영양	• 성장이 느리며, 식욕이 떨어짐 • 손가락으로 집을 수 있는 음식 • 하루 우유 1L 이상 섭취하면 철분 결핍성 빈혈 초래될 수 있으므로 500~600ml가 적당 • 이식증(이미증) : 음식 혹은 음식이 아닌 것을 과도하게 섭취하는 식이 이상	
치아관리 ▶ 98,02,11,17,18 기출	• 모든 유치가 발현되면 치과 방문 = 2.5~3세 • 불소가 함유된 물로 헹구어줌 • 젖병에 주스나 우유를 담아 주지 않도록 함 = 충치 발생의 원인	
	젖병충치증후군 ▶ 18 기출	• 18M ~ 3세 사이에 발생하는 특이한 충치 • 호발치아 : 위 앞니 4개 • 원인 : 노리개 젖꼭지 대신 젖병 사용, 단것이 발라진 노리개 젖꼭지, 밤중수유(주원인)
배변훈련 ▶ 00,01,08,11,14,19,20 기출	• 18~24M경 이루어짐 • 야간 소변 가리기는 4~5세까지 늦어져도 정상, 대변보다 소변 가리기가 늦음 • 배변훈련은 아동이 신체적, 정서적 준비가 되어 있을 때 시작해야 함	
훈육 ▶ 07,11,13,17 기출	• 잘못된 행동을 한 즉시 시행해야 함 • 긍정적인 언어 사용 • 아동 자체가 아니라 아동의 행동에 대해 초점을 맞춤 • 타인 앞에서 수치심을 느끼지 않도록 사생활을 보장함 • 유아에게 적절한 훈육 방법 = 꾸짖기, 무시하기, 타임아웃	

09 유치가 완전히 나오는 시기는 보통 언제인가?

① 12개월
② 20~24개월
③ 30~36개월
④ 40~48개월
⑤ 5세

정답 09.③

			• 사고는 1~15세 사망의 주요 원인
	사고예방	독극물 섭취 ▶ 13 기출	• 독성물질을 보관한 용기는 재활용을 위해 모아두지 않고 즉시 폐기
		낙상 ▶ 15 기출	• 침상 난간을 잡고 기어오르므로 일반 침대로 바꿔주되, 매트리스 가장 낮게 설치 • 입원 시 침대 난간은 완전히 올려야 하며, 환아 혼자 있지 않도록 함
		화상	• 열화상 = 아동의 가장 흔한 화상 • 치료 : 기도 개방 유지, 저혈량성 쇼크가 일어날 수 있으므로 수액보충 • 연기흡입 시 ▶ 11 기출 : 후두부위 폐쇄 시 기관 삽관
학령전기 3~6세	심리사회적 발달 ▶ 13 기출		• 역할 모델을 모방 • 풍부한 상상력 : 현실과 상상을 자주 혼동, 상상 속의 친구, 과장된 공포와 불안, 밤에 잠들기 어려워 미등 필요
	신체 발달		• 사람을 더 세분화해서 그리게 됨 • 4세 = 3부분으로, 5세 = 6~7부분으로
	놀이 ▶ 03 기출		• 연합놀이 : 공동의 목표가 없음
	수면 ▶ 18 기출		• 밤 동안 미등을 켜두거나 취침시간 동안 소음이 없도록 함 • 9~12시간 수면이 필요함
	언어발달 ▶ 16 기출		• 2~4세는 언어발달에서 가장 중요한 시기 • 말더듬이 현상 나타날 수 있음 • <u>부모는 아이가 더 불안해지지 않도록 말더듬을 적절히 무시해야 한다.</u> • 지속적인 말더듬 시 언어치료사와 상담하고 의사의 진찰 받기
학령기 6~12세	신체발달 ▶ 04,12,15 기출		• 골격이 자라고 지방이 줄어들면서 몸무게에서 근육의 비율이 증가 • 유치가 모두 빠지고 영구치가 나기 시작
	놀이		• 협동놀이 • 게임은 일정한 규칙과 체계를 가짐 • 장난감은 게임, 퍼즐, 마술트릭, 낱말게임 • 동성끼리 어울리며 소속감이 형성됨 • 수집을 즐김 = 우표, 카드, 돌
	영양 ▶ 14,18 기출		• <u>식욕이 증가</u> • 아침식사 중요함
		영양교육 실시	• TV 시청하며 식사하는 행위 제한 • 탄산음료 대신 물, 과일주스 대신 과일

두드림 퀴즈

10 초등학교 1학년의 보호자를 대상으로 치아 건강에 대해 교육할 때 교육내용으로 적절한 것은?

① 무기질이 많은 음식은 제한한다.
② 정기적으로 구강검진을 해야 한다.
③ 염분이 적은 음식을 섭취하도록 권장한다.
④ 영구치가 다 발생하기 전에 교정을 시작한다.
⑤ 치실 사용은 금해야 한다.

정답 10.②

		치아건강 15,17 기출	• 영구치 나기 시작, 올바른 칫솔질 및 치실 사용 교육 • 6개월마다 정기적인 치과 방문 권장 • 말린 과일과 같이 입안에 잘 붙거나 끈적한 음식 제한
	사회화 99,02,10,11,15 기출		• 친구와 학교 중심적인 생활 : 가족보다 친구를 더 좋아하며 또래 집단의 역할이 증가
		학교공포증 10,15,19 기출	• 정신적 혹은 신체증상 : 복통이 흔하게 나타나며 집에 있으면 증상 없어짐 • 담당교사에게 상황을 알리고 협조를 요청할 것
청소년기 12~18세	신체발달 02,11,12,17,18 기출		• 빠른 성장의 시기, 쉽게 피로 느낌 • 여아가 남아보다 2년 정도 먼저 성장함 • 키와 몸무게의 급격한 성장, 둔위와 흉위가 커짐
		남성 이차성징	• 생식기 크기가 커짐, 체모, 목소리 변화(후두의 급성장)
		여성 이차성징	• 골반 횡직경이 커짐, 가슴 발달, 질 분비물의 변화, 체모, 초경 시작
	사회화 14 기출		• 동료와 동일화 • 동성의 그룹과 우정을 쌓아감 : 강한 정서를 바탕으로 하는 친밀감 발전

5 Denver 발달선별검사(DDST) 97,04,09,15,20 기출

• 아동의 잠재적인 발달문제나 위험성을 사정하기 위해 가장 광범위하게 이용되는 검사 = 생후 ~ 6세 아동에게 적용

도구의 구성 4개 영역	• 개인-사회성 영역 • 미세운동-적응 영역 • 언어 영역 • 전체운동 영역
주의사항	• 선별검사가 지능을 알아보는 것이 아니라 발달지연 위험이 있는 유아와 아동을 확인하는 검사임을 설명한다. • 미숙아인 경우 연령선을 교정하여 수정된 나이를 이용하여 검사를 진행
결과해석 20 기출	• 정상 : 지연 없고 주의 1개 이하 • 의심 : 1개 이상의 지연이 있거나 2개 이상의 주의 • 검사 불가 : 연령선에 대해 완전히 좌측에 있는 항목 1개 이상에서 거절을 보이거나, 75 ~ 90% 사이를 지나는 항목 1개 이상에서 거절을 보인 경우

---

11 덴버의 발달선별검사에 대한 설명으로 옳은 것은?
① 주의 1개 이하일 경우 정상으로 본다.
② 미숙아의 경우 연령선의 교정 없이 검사 진행한다.
③ 6~12세의 아동에게 적용할 수 있다.
④ 언어영역, 전체운동 영역, 미세운동-적응 영역으로 총 3개 영역으로 구성된다.
⑤ 익숙한 검사 도구에 의한 오차를 막기 위해 아동에게 최대한 낯선 검사 도구를 활용해야 한다.

정답 11.①

02 정상 신생아의 건강유지·증진 간호

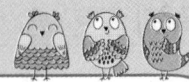

제1절 생리적 특징

활력징후 10,19,20 기출	맥박	• 110~160회/분
	체온	• 36.5~37.2℃, 액와로 측정하기
	호흡 19 기출	• 30~60회/분, 신생아는 복식호흡 • 생후 1주일 동안 깊이는 얕고 리듬은 불규칙, 5~15초간 호흡을 멈추는 주기적 호흡임
	혈압	• 80/46mmHg
체온조절 01,02,15,17 기출	체온조절 기능미숙 15,17 기출	• 몸 크기에 비해 체표면적이 넓고 단위 체중당 대사율이 성인 2배 • 피하 지방층이 얇아 열을 보유하지 못함 • 비떨림성 열생산 = 갈색지방을 분해하여 열을 생산함
	탈수열 02 기출	• 건강한 신생아에서 생후 2~3일에 나타나는 38~39℃의 체온 상승 • 빈맥, 건조한 피부, 혈압하강, 호흡수 증가, 대천문 및 소천문 함몰
	간호중재	• 주위의 온도를 상온으로 낮춰 주기 • 우유의 섭취 증가시켜 수분 보충
순환계 00,14,16,19 기출		• 2개의 제대 동맥(정맥혈)과 1개의 제대 정맥(동맥혈) • 우심방으로 들어간 혈액의 대부분은 난원공을 통해 좌심방과 좌심실을 거쳐 상행 대동맥으로 나가 머리와 상지에 혈액 공급 • 난원공(출생 시 또는 출생 후), 동맥관(생후 4일까지 기능적으로 닫힘), 정맥관의 기능적 폐쇄가 일어났을 때 태아순환에서 출생 후 순환으로 전환된다. • 한번 폐가 확장되면 흡입된 산소는 폐혈관을 확장시켜 폐혈관 저항을 감소시키고, 폐혈류를 증가 • 태아 순환 → 신생아 순환 : 심잡음 있을 수 있음
	난원공폐쇄	• 폐가 혈액을 받아들이면 우심방, 우심실, 폐동맥의 압력이 낮아지며 • 제대결찰 시 체순환 혈관 저항이 점진적으로 증가되어 • 좌심방, 좌심실의 압력을 높임으로써
	동맥관폐쇄	• 출생 후 혈액내 산소량의 증가로
	정맥관 기능적폐쇄	• 제대의 결찰로 인해 제대 정맥으로 혈액 공급 중단되어 • 정맥관 위축됨으로써

두드림 퀴즈

01 신생아의 생리적 특징으로 알맞은 것은?
① 생후 1주일 동안 호흡은 얕고 리듬이 불규칙적이다.
② 생후 3일부터 단맛, 짠맛, 쓴맛을 느낄 수 있다.
③ 신생아는 고주파음에 활동 및 울음이 저하된다.
④ 자신의 어머니와 다른 여성의 모유를 냄새로 구별할 수는 없다.
⑤ 신생아는 떨림성 열생산으로 체온을 유지한다.

정답 01.①

호흡기계	호흡시작요인 07 기출	• 호흡자극 : 저산소, 높은 이산화탄소, 낮은 pH • 온도자극 : 차가운 외부공기 • 계면활성제 : 폐포의 공기와 액체 경계면의 표면 장력을 감소시켜 호기 말에 폐포가 쭈그러지는 것을 방지, 폐포 팽창을 돕는 물질
위장관계	간 16 기출	• 미성숙한 간 기능으로 생리적 황달 발생
	장	• 대변 양상 : 태변 → 이행변 → 우유변
감각계 98,13,17,20,6 기출	시각 13,17,20 기출	• 눈물샘은 2~4주까지는 기능하지 않음 • 시야의 중심선에서 20cm 이내에서는 움직이거나 밝은 물체에 집중할 수 있음 • 동공반사, 빛을 비추면 눈을 감는 눈깜빡 반사 있음 • 흑백대조, 기하학적인 무늬, 바둑판무늬 좋아함
	후각 20 기출	• 강한 냄새에 얼굴을 돌림 • 자신의 어머니와 다른 여성의 모유 냄새를 구별할 수 있음
	청각 98,20 기출	• 갑작스럽고 예리한 소리에 놀람, 반사로 반응 • 고주파음 민감 • 저주파음 : 심장박동, 메트로놈, 자장가 같은 소리는 신생아의 활동와 울음 저하
	미각 20 기출	• 맛을 구별하는 능력 있음 = 생후 3일 되면 단맛과 신맛 구분, 단맛 선호

제2절 정상 신생아 신체사정

Apgar score 97,98,04,12,14, 16,19 기출	출생 후 1분과 5분에 평가 0~3점 이하 : 심한 적응 곤란, 4~6점 : 중등도의 곤란, 7~10점 : 정상			
		0	1	2
	심박동수	없음	느림(100 이하)	100 이상
	호흡노력	없음	느리고 불규칙	양호하고 잘 울음
	근긴장도	늘어져 있음	사지의 약간 굴곡	활발한 움직임 사지의 완전한 굴곡
	자극에 대한 반응	무반응	얼굴을 찡그림	기침, 재채기
	피부색	청색, 창백	몸통은 분홍, 사지는 청색	전신 분홍색

피부 99,15,16,20 기출	말단 청색증	• 손과 발의 부분적인 청색증이 일반적임
	입주위 청색증	• 비정상 증상, 심장기형 의심
	할리퀸 증상 16,20 기출	• 중앙선을 경계로 하여 바닥에 닿은 부분은 붉고 윗부분은 창백한 채로 있음 • 체위의 변화에 따른 일시적 현상
	몽고인 반점	• 생후 3~5년 이내에 자연 소실
	중독성 홍반	• 분홍색의 구진상 발진 • 생후 1~2일에 가슴, 등, 둔부, 복부에 나타나다가 수일 후 자연 소실
	딸기 혈관종	• 모세혈관의 이완으로 딸기송이처럼 피부표면에 솟아있음 • 생후 1년까지 커지고 7~10년이면 소실

활력징후 10,19,20 기출	• 호흡 : 30~60회/분, 복식호흡 • 생후 1주일 동안 깊이는 얕고 리듬은 불규칙하며 5~15초간 호흡을 멈추는 주기적인 호흡을 함 • 심박동수 : 110~160회/분, 체온 : 36.5~37.2℃, 혈압 : 80/46mmHg	

머리	분만 시 압력으로 인한 손상 03,18 기출	주형	• 봉합이 좁아지거나, 겹쳐지는 것으로 며칠 지나면 자연소실
		산류	• 두 개 선진부 연조직의 부종, 봉합선을 넘어서 분포 • 출생 직후 발생 수일 내에 서서히 흡수되어 자연소실
		두혈종	• 골막과 두개골 사이의 혈관이 파열되어 혈액이 고인 상태 • 봉합선을 넘지 않음 • 1~2일째 나타나 2주~3개월 내에 사라짐

두드림 퀴즈

02 다음 신생아의 아프가 점수는 몇 점인가?

- 맥박 105회/분
- 호흡 20회/분, 불규칙적
- 사지를 완전히 굴곡하고 있다.
- 카테터를 코에 넣었을 때 찡긋거린다.
- 몸통은 붉은 색이고, 사지는 청색이다.

① 4점
② 5점
③ 6점
④ 7점
⑤ 9점

정답 02.④

천문 ▶ 97,05 기출	대천문	• 전두골과 두정골의 결합부분에 마름모꼴로 열린 부분 • 세로 3~4cm, 가로 2~3cm, 12~18개월에 닫힘
	소천문	• 두정골, 후두골의 결합부분에 삼각형 모양으로 열린 부분 • 8~12주경 닫힘
눈		• 안구진탕이나 사시가 흔히 있음 • 각막 반사 : 뇌나 눈 손상 시 나타나지 않음 • 대상물에 시선을 고정 • 수두증 의심 : 눈이 움푹 꺼지고, 아래로 전위되어 공막이 동공 위로 보이는 일몰징후가 계속 나타남
	적색반사	• 검안경으로 빛을 비추었을 때 동공이 정상적으로 적색, 오렌지색으로 비치는 것 • 적색반사의 색이 비정상인 경우 망막모세포종(백색동공) • 적색반사가 없으면 백내장을 의심
귀	귀약 점적 자세 ▶ 03,13,14 기출	• 앉거나 눕되 환측 귀가 위쪽으로 오도록 하기 • 이도를 곧게 하기 위해 3세 미만 영유아는 후하방, 3세 이상은 후상방으로 당기어 약을 투여
가슴		• 전후경 ≒ 좌우경 • 모체의 성호르몬 영향으로 생후 2~3일 경에 정상적으로 유방울혈, 마유 분비 가능 = 자연소실, 짜지 않기 ▶ 99,14,17 기출
생식기		• 여아 : 모체 성호르몬의 영향(프로게스테론과 에스트로겐이 갑자기 줄어들어)으로 나타날 수 있는 정상적인 현상 ▶ 06,17 기출 • 남아 : 고환이 내려왔는지 확인하기

제3절 신생아의 정상 반사 ▶ 97,03,04,11,13,14,16,17,18 기출

신체부위별 반사		유도방법	신생아의 정상 반응	소실시기
눈	눈 깜빡 혹은 각막 반사	각막 쪽으로 물체나 밝은 빛을 갑자기 비춘다.	눈을 깜박한다.	일생동안 지속
	인형눈 반사	머리를 좌우로 움직인다.	눈을 새로운 위치에 즉시 적응하지 못하고 머리가 움직인 방향과 반대 방향에 위치한다.	눈의 고정이 발달하면서 소실
입과 인후	밀어내기 반사	혀를 누르거나 접촉한다.	혀를 앞으로 밀어낸다.	6개월
	구역 반사	인두후부를 자극하도록 음식, 흡인, 튜브를 통과시킨다.	구역질을 한다.	일생동안 지속
	포유 반사	뺨을 톡톡 치거나 접촉한다.	머리를 자극방향으로 돌린다.	3개월
	흡철 반사	물체를 입술에 대거나 입안에 놓는다.	빨기를 시도한다.	6~12개월
사지	손바닥 파악 반사	손바닥을 자극한다.	물건을 움켜잡는다.	4개월
	발바닥 파악 반사	엄지손가락을 신생아의 발가락 기저부분에 놓는다.	발가락이 아래쪽으로 굴곡된다.	8개월
	보행 반사	편평한 곳에 발을 닿도록 세운다.	발을 번갈아 내려놓으며 걷듯이 두 발을 교대로 움직인다.	1~2개월
	<u>바빈스키 반사</u>	발바닥 외측을 발꿈치에서 발가락 쪽으로 가볍게 긁는다.	발가락은 쫙 펴고 엄지발가락은 배굴된다.	1년
전신	모로반사	손으로 아기 어깨를 받치고, 몸을 지탱하면서 머리를 갑자기 떨어뜨리거나 자세를 갑자기 변경시킨다.	등과 팔다리를 쭉 펴면서 외전하며 손가락은 따로따로 펴서 엄지와 검지가 'C' 모양을 보이며, 팔은 포옹하려는 듯이 움직인다.	4~6개월
	긴장성 경 반사	앙와위에서 머리를 한 쪽으로 돌린다.	펜싱선수의 자세를 연상, 머리를 돌린 쪽의 팔과 다리를 뻗고 반대 쪽의 사지는 굴곡한다.	3~4개월

두드림 퀴즈

03 신생아에서 정상적인 반응이 나타나지 않을 경우 뇌손상이나 쇄골골절의 지표가 될 수 있는 반사는?

① 모로반사
② 바빈스키반사
③ 구역반사
④ 각막반사
⑤ 포유반사

정답 03.①

			-1	0	1	2	3	4	5
신경근육계 성숙도 (근신경증후) 15 기출	• 재태연령 결정하는 6가지 근신경 징후 : 자세, 손목굴곡, 팔반동, 슬와각도, 스카프징후, 발뒤꿈치 귀 닿기 • 근신경성숙도	자세 (posture)							
		손목 굴곡 (square window wrist)	>90°	90°	60°	45°	30°	0°	
		팔 반동 (arm recoil)		180°	140°~180°	110°~140°	90°~100°	<90°	
		슬와 각도 (popliteal angle)	180°	160°	140°	120°	100°	90°	<90°
		스카프 징후 (scarf sign)							
		발뒤꿈치 귀닿기 (heel to ear)							
	• 스카프 징후 17 기출 : 팔꿈치가 별 저항 없이 쉽게 가슴을 가로질러 닿는 경우 스카프 징후 양성으로 해석, 미숙아에서 자주 관찰								
신체성숙도	• 신체성숙의 증상 6개 항목 : 피부, 솜털, 발바닥, 유방, 눈/귀, 생식기(남/여)								

제4절 정상 신생아 간호중재

개방된 기도유지 12,17 기출	• 양수나 점액의 흡인을 막기 위해 고무 흡인기를 사용하여 분비물 제거 • 더 강력한 분비물의 제거가 필요한 경우 기계흡인 실시 • 코보다 입을 먼저 흡인, 5초 이내로 실시
체온유지 20 기출	• 36.5℃ 미만이면 복사 온열기로 중성온도환경 유지
기저귀발진 00,05,12,18 기출	• 공기 중 자주 노출하여 건조하게 유지 • 물과 비누로 깨끗이 씻고 건조 • 기저귀 자주 갈아주어 대소변이 피부와 접촉하는 시간을 최소화
목욕 00,09,20 기출	• 따뜻한 물만 사용 • 알칼리성 비누, 오일, 로션 등은 피부의 산도를 변화시키므로 사용하지 않기 • 파우더는 흡인의 위험성 때문에 금기 • 첫 2~4주 동안에는 1주일에 2~3회 정도 따뜻한 물로만 목욕 • 머리 → 발 방향으로 실시 • 여아의 음순은 앞에서 뒤쪽으로 닦고 남아는 귀두 주위의 치구를 닦기 • 눈꺼풀은 안쪽에서 바깥쪽으로 닦기
제대간호 99,09 기출	• 깨끗하고 건조하게 유지 • 2개의 동맥, 1개의 정맥 확인 • 기저귀는 제대 아래쪽에 채워주기, 제대 떨어지기 전까지 부분 목욕하기
B형 간염 예방 접종	• 모체 B형 간염 항원 양성이거나 결과를 알 수 없는 경우 : <u>생후 12시간 내에 예방접종과 면역 글로불린을 서로 다른 부위에 투여</u> • 모체 B형 간염 항원 음성인 경우 출생에서 2일 사이에 예방접종 실시

두드림 퀴즈

04 신생아의 제대 간호로 옳은 것은?
① 기저귀를 채울 때 제대를 덮어 보호할 수 있도록 한다.
② 동맥 1개, 정맥 2개를 확인한다.
③ 제대가 떨어지기 전까지 통 목욕을 한 후 건조시킨다.
④ 제대 부위 청색증이 나타나면 항생제를 도포한다.
⑤ 7~10일경 건조되면서 자연탈락한다.

정답 04.⑤

제5절 모유수유 99,05,17,18,19,20 기출

05 모유수유 교육으로 알맞은 것은?
① 모유 냉장 보관 시 36시간 이내에 먹이는 것이 좋다.
② 냉동 보관된 모유는 전자렌지에 데워서 먹인다.
③ 모유는 냉동으로 1년까지 보관 가능하다.
④ 모유수유 시 자궁수축이 촉진된다.
⑤ 먹다 남은 모유는 냉장보관 후 다시 먹일 수 있다.

주의사항 05,17,18,19 기출		• 아기가 먹고 싶어할 때마다 먹이기 • 수유 전 기저귀를 갈아줌 • 수유 시 안정을 위해 팔과 다리를 마사지 해주기 • <u>수유 후 머리를 높이고 오른쪽으로 눕힘 = 위의 구조상 음식물이 잘 내려가도록 도움</u>
모유보관방법 17,19 기출		• 실온에서 4~6시간 정도는 놓아두었다 먹일 수 있음 • 먹다 남긴 모유는 세균 성장의 배지가 되어 신생아에게 설사를 유발할 수 있으므로 버림 • 냉장보관 시 72시간까지 보관 가능하나 24시간 이내로 먹이기 • 냉동 보관 시 6개월까지 보관 가능, 해동 시 미지근한 물에 담그거나 냉장실에서 해동
모유수유 금기	모체 측 요인	• HIV 양성, AIDS 걸린 경우 • 치료되지 않은 활동성 결핵 또는 수두에 걸린 경우 • 특정 약물(항암제, 화학치료 약물, 방사성동위원소 등) 투여 시 • 유방암을 진단받은 경우 • 코카인, 니코틴, 알코올 등의 약물 중독인 경우
	영아 측 요인	• 갈락토오스혈증이 의심되는 경우

정답 05.④

03 고위험 신생아의 건강유지·증진 간호

제1절 고위험 신생아와 가족의 간호

1 고위험 신생아 분류

체중	저체중 출생아	출생체중 2.5kg 이하
	극소 저체중 출생아	출생체중 1.5kg 이하
	재태 기간에 적절한 체중아	10백분위수와 90백분위수 사이
	재태 기간에 비해 저체중아	자궁 내 성장 곡선 상 10백분위수 이하
	자궁 내 성장 지연	
	재태 기간에 비해 큰 체중아	90백분위수 이상
재태 기간	미숙아	임신 37주 이전, 34~36주 6일=후기 미숙아
	만삭아	임신 38~42주
	과숙아	임신 42주 이후 출생

2 미숙아와 과숙아

미숙아	정의	• 37주 이전 출생한 신생아
	특징	• 태지는 거의 없음 • 피하지방이 적음 • 머리 대 몸통 비율차가 정상보다 큼 • 관절이 이완되고 늘어져 있음 • 스카프 징후(+) • 손바닥, 발바닥의 주름이 적거나 없음 • 체온조절 능력 저하되어 보육기나 방사보온기 적용
	간호중재	• 호흡지지 : 최우선 간호 목표 • 체온조절 • 감염예방 • 수분/영양공급 • 피부간호 : 반창고 사용시 천천히 조심히 제거 • 발달지지 간호 ▶ 20 기출 : 사지 굴곡 유지, 환경적 소음 최소화, 조도 낮추기, 가능한 아기 적게 만지기

두드림 퀴즈

01 미숙아의 특징으로 바르게 설명한 것은?
① 태지가 거의 없다.
② 피부가 쭈글쭈글해 보인다.
③ 머리가 몸에 비해 작다.
④ 피부에 태변이 흡인된 증상이 있다.
⑤ 몸이 굴절되어 있다.

정답 01.①

위관영양	• 적응증 : 32주 이전 출생, 체중 1.5kg • 과정 13,19 기출 : 삽입할 길이 측정(코 끝~귓볼~검상돌기와 배꼽 중간) → 멸균된 물이나 수용성 윤활제 발라 삽입 → 위관 위치 확인(위 내용물 흡인) → 중력에 의해 자연스럽게 들어가게 하기
과숙아 04 기출	• 42주 이후 출생한 신생아 • 솜털 없음 • 피하지방이 적음 • 태변 흡입, 그로 인한 합병증이 가장 큰 위험

제2절 호흡기 장애 아동의 간호

1 무호흡 98,11,18 기출

정의	• 호흡이 20초 이상 정지
치료 및 간호	• 부드러운 촉각 자극 • 흡인 및 100% 산소공급 = 저산소증 예방

2 호흡곤란증후군

정의	• 계면활성제 부족
증상	• 빈호흡(60회/분 이상), 저산소증, 과탄산혈증 = 호흡성 산증 • 늑골의 함몰 • 호흡성 및 대사성 산증 = 뇌 손상위험
치료 09 기출	• 보조 환기 요법 실시 = 폐포가 쪼그라드는 것을 막고 허탈된 폐의 재팽창 도모

두드림 퀴즈

02 미숙아가 20초 이상의 무호흡을 보일 때 행할 간호는?

① 체위 변경의 최소화
② 저농도의 산소 공급
③ 자극의 최소화
④ 필요시 비강과 구강 흡인
⑤ 처방된 항생제 투여

03 호흡곤란 증후군으로 입원한 신생아의 증상은?

① 호흡은 느려지고 청색증이 나타난다.
② 수면 시 2~3초간의 간헐적 무호흡이 나타난다.
③ 호흡성 알칼리증이 나타난다.
④ 호흡 측정 시 55회/분이다.
⑤ 흉부 근육의 긴장 수축이 일어난다.

정답 02.④ 03.⑤

3 호흡기 합병증 ▶ 17 기출

태변 흡인	정의	• 태아 질식이나 자궁 내 스트레스로 인해서 태변이 자궁강 내로 배출되어 태변이 함유된 양수가 태어난 신생아의 기도 막음
	치료 및 간호	• 첫 울음 전에 구강인두와 비인두에 기관 내 튜브 삽입하여 계속적인 흡인 • head down position • 산혈증 치료 위해 중탄산나트륨 투여
미숙아 망막병 ▶ 02,11 기출		• 동맥혈의 높은 산소 분압 → 미숙아에게 산소 투여 시 산소의 농도 주의

두드림 퀴즈

04 임신 33주 만에 출생한 신생아에게 고농도의 산소를 투여하였다면 어떤 위험이 있는가?
① 미숙아 무호흡증
② 동맥관 개존증
③ 미숙아 망막병
④ 겸상 적혈구 빈혈
⑤ 특발성 호흡장애 증후군

제3절 소화기 장애 아동의 간호

1 구순열과 구개열 ▶ 99,01,02,06,10,14,19 기출

원인		• 유전인자 : trisomy 13, trisomy 18 • 환경요인 : 풍진, 노산, 영양장애, 방사선 노출 등
교정시기 ▶ 99,06 기출	구순열	• 기형이 외관상 드러나므로 가능한 한 빨리 교정, 생후 2~3개월이 바람직
	구개열	• 아동의 언어 발달을 방해할 수 있기 때문에 12개월 정도에 교정
수술 전 간호	영양 공급	• 수유 시 구멍이 크고 부드러운 젖꼭지, 길고 부드러운 젖꼭지 사용 • upright sitting position으로 앉혀서 수유
	감염방지	• 억제대 사용 교육 • 미라 억제 ▶ 03,17 기출 : 잠시 동안 억제 시, 머리나 목 부위의 치료나 검사, 정맥천자, 인후검사, 위관영양 시 • 팔꿈치 억제 : 손을 얼굴이나 머리에 가져가지 않도록 하기 위해, 구순열 수술, 두피정맥 주사 시, 손상된 피부를 긁지 못하게 하기 위한 경우
수술 후 간호 ▶ 01,02,10,14,19 기출	분비물 배출 및 기도 개방 유지	• 구순열 수술 시 : 똑바로 누운 체위, 측와위, 절대로 엎드려 눕지 않도록 함 • 구개열 수술 시 : 복위나 측위
	입술의 봉합선과 구강 내 봉합선의 상해를 방지	• logan bow : 울거나 얼굴을 움직일 때 발생할 수 있는 봉합부위의 긴장을 예방하기 위해 뺨에 붙이는 금속성 기구 • 팔꿈치 억제대 • 빨대/노리개 젖꼭지 금지 • 신속한 욕구 충족으로 영아가 울지 않도록 함

05 구개열 수술 후 수유법은?
① 실밥 뽑을 때까지 위관영양을 실시한다.
② 자극을 줄이기 위해 구멍이 작은 젖꼭지를 사용한다.
③ 완치될 때까지 경구 섭취를 제한한다.
④ 컵보다는 빨대를 사용하여 수유한다.
⑤ 부드러운 고무 점적기로 천천히 떨어뜨려 준다.

정답 04.③ 05.⑤

두드림 퀴즈

06 식도폐쇄와 기관식도루로 진단을 받은 신생아에게 적용할 우선적인 간호중재는?
① 위관영양을 실시한다.
② 구강분비물을 자주 흡인한다.
③ 머리를 30~40° 정도 낮추어 눕힌다.
④ 구강위생을 실시한다.
⑤ 특수분유를 경구로 소량씩 자주 먹인다.

07 신생아가 2일 동안 변을 보지 않을 때 의심할 수 있는 것은?
① 이분척추
② 탈수열
③ 잠복고환
④ 항문직장기형
⑤ 음낭수종

08 생후 24시간 이내에 나타난 황달이 의미하는 것은?
① 생리적 빈혈
② 병리적 황달
③ 태아흡인증후군
④ 모유 황달
⑤ 생리적 황달

09 신생아 병리적 황달의 지표로 적절한 것은?
① 2주 이상의 지속기간
② 간접 빌리루빈의 증가
③ 오렌지색의 피부
④ 생후 2~4일째 나타나는 황달
⑤ 혈청 빌리루빈 수치 5mg/dL 이상

정답 06.② 07.④ 08.⑤ 09.①

2 기관식도루와 식도폐색증

3C 증상 ▶ 16 기출	• 기침(coughing), 질식(chocking), 청색증(cyanosis)
수술 전 간호 ▶ 02,12,19 기출	• 흡인예방 : 경구 섭취 중지 및 구강간호 실시 • 인두 내 분비물 흡인, 엎드려 놓거나 고개를 돌려놓도록 함 • 머리와 가슴을 30~40° 상승시킨 자세(반좌위)
수술 후 간호 ▶ 04,15 기출	• 자주 구강, 비강 분비물을 부드럽게 흡인 • 척추 운동 및 정상적인 빠는 욕구의 충족

3 항문 직장 기형 ▶ 03,18 기출

증상	• 진행성 복부 팽만, 배변곤란, 리본 모양의 변
조기 발견	• 출생 후 24~48시간 이내 태변을 배출하는지 관찰
치료	• 항문성형술, 풍선 확장술

4 생리적 황달 ▶ 99,06,13 기출

정의	• 생후 2~4일경에 나타나는 황달, 1주일 정도 지나면 자연 소실됨 • 혈중빌리루빈 수치 5mg/dL 이상 시 황달
증상	• 피부, 공막, 손톱이 오렌지색으로 변함

5 병리적 황달 ▶ 05,07,08,09,10,15,20 기출

정의	• 생후 24시간 이내에 발생하는 황달 • 혈청 빌리루빈 수치가 만삭아에서 12mg/dL 이상, 미숙아에서 10~14 mg/dL 이상
증상	• 황달이 10~14일 이상 지속 • 핵황달(중추신경계 억압 증상, 후에 뇌성마비 및 정신지체, 난청 등 유발 가능)을 유발할 수 있음
치료	• 교환수혈 • 알부민 투여
치료 - 광선치료 ▶ 05,10,15,20 기출	• 신생아로부터 50~70cm 거리에 광선을 적용 • 파장이 420~470nm인 푸른색, 청록색 빛이 가장 효과적 • 체위를 자주 변경 • 안구손상 예방 위해 광선치료 적용 시 안대 착용 및 고환 가려주되, 수유하는 동안에는 안대를 벗겨 시각적, 감각적 자극을 제공하도록 함 • 광선으로 인한 체온 상승, 탈수가 있을 수 있으므로 주의 깊게 관찰 및 수분 보충 • 윤활용 기름이나 로션은 피부를 자극하므로 금기

제4절 비뇨생식기 장애 아동의 간호

1 잠복고환 ▶ 06 기출

정의	• 한쪽 혹은 양쪽 고환이 음낭 내로 하강되지 않은 상태
수술 전 간호	• 불임이나 동성애에 대한 불안지지 • 학령기 이전에 고환 고정술을 실시하여 신체상과 관련된 정신적 문제의 발생을 예방

2 음낭수종 ▶ 10, 13 기출

정의	• 초막돌기를 통해 음낭에 장액이 정상 이상으로 축적된 것
종류 ▶ 13 기출	• 비교통성 음낭수종 : 복강과 연결되지 않은 생리적 음낭수종, 자연소실 • 교통성 음낭수종 : 음낭과 복강을 연결해 주어 탈장 올 수 있으므로 수술로 고정해야 함
증상	• 반투명한 액낭 및 광선 투과

두드림 퀴즈

10 잠복고환 환아의 간호에 대한 설명으로 옳은 것은?
① 임신 후기에 음낭내로 고환이 하강하지 못한 것임을 알려준다.
② 수술 없이 자연적으로 치유됨을 설명하고 지지한다.
③ 불임의 위험은 없음을 알리고 안심시킨다.
④ 고환암의 발생과는 관련 없음을 알린다.
⑤ 학령기 이전에는 고환 고정술이 불가능함을 알려준다.

11 크기변화 없는 음낭수종 신생아에게 제공할 간호중재로 적절한 것은?
① 자연 흡수되므로 경과를 관찰한다.
② 감돈의 위험성이 있으므로 수술을 계획한다.
③ 수분 섭취를 제한한다.
④ 모유수유를 중단한다.
⑤ 항생제를 투여한다.

정답 10.① 11.①

제5절 심혈관 장애 아동의 간호

1 선천성 심질환

분류 01 기출	비청색증 심질환	폐혈류 증가	심실중격결손, 동맥관개존, 심방중격결손
		폐혈류 감소	폐동맥판협착, 대동맥축착, 대동맥판협착
	청색증형 심질환	전신혈류 감소	Fallot 4징후, 삼첨판폐쇄
		혈류의 혼합	대혈관전위
간호	• 감염성 심장내막염을 예방 • 조직의 산소 부족 증상 확인 • 자주 쉬면서 소량씩 여러 번 수유 • 산소요구량 낮추기 위해 큰 젖꼭지 사용		

2 비청색증형 선천성 심질환

정의	• 비정상적인 개구를 통해 좌 → 우 단락으로 인함	
심실중격결손 99,14 기출	• 우심실과 좌심실 사이에 비정상적인 개구부 생긴 것 • 선천성 심질환 중 가장 흔한 기형	
	증상	울혈성 심부전, 심잡음, 세균성 심내막염, 폐혈관 폐쇄성 질병, 호흡곤란
	치료 및 간호	• 생후 6개월 안에 자연적으로 닫힘 • 울혈성 심부전 : digoxin 투여(단, 맥박 100회/분 미만 시 투약금지)
동맥관 개존증	• 대동맥과 폐동맥 사이의 관이 생후 1주일 내에 닫히지 않는 것 • 증상 : 맥압 40mmHg 이상, 심비대, 기계음, 천둥소리 • 치료 1~2세 경 수술	
심방중격결손	• 좌심방 → 우심방으로 비정상적인 흐름	
폐동맥판협착	• 폐동맥으로 나가는 입구인 폐동맥 판막이 좁아져 혈류에 저항이 생겨 우심실이 비대되고 폐혈류는 감소 • 세균성 심내막염의 위험 증가 • 치료 : 풍선성형술, 판막 절개술	
대동맥축착 06 기출	• 대동맥궁이 국소적으로 좁아져서 결손의 근위부는 압력이 높고 결손의 원위부는 압력이 낮아짐 • 증상 : 상지고혈압 • 치료 : 문합술, 동맥 성형술	
대동맥판협착	• 증상 : 수축기 잡음	

---

12 심장질환 아동의 수유 시 적절한 수유 방법으로 알맞은 것은?

① 작은 구멍의 젖꼭지를 사용한다.
② 자주 쉬면서 수유하며 수유 후 트림을 시킨다.
③ 수유 후 소화 촉진을 위해 복위로 눕힌다.
④ 한번에 많은 양을 단시간에 수유한다.
⑤ 수유 시간을 정해 정해진 시간에만 수유한다.

13 대동맥축착 환아의 간호중재로 가장 적절한 것은?

① 상지와 하지 모두에서 맥박을 측정한다.
② 저혈압이 나타나는지 주기적으로 사정한다.
③ 매일 같은 시간에 체중을 측정한다.
④ 매일 공원을 산책하도록 교육한다.
⑤ 과청색증이 나타나는지 관찰한다.

정답 12.② 13.①

3 청색증형 선천성 심질환 ▶ 98,11,07 기출

증상	• 적혈구과다증, 곤봉상지, 반복적인 호흡기 감염, 웅크린 자세(슬흉위)
치료 및 간호	• 슬흉위 : 정맥 순환량을 감소 • morphine 투여 : 과호흡 교정 • 대사성 산혈증 교정 : $NaHCO_3$ • 산소투여 • propranolol 투여
Fallot 4징후 ▶ 00,04,09,12,16,17 기출	• 심실중격결손, 폐동맥 협착, 우심실 비대, 대동맥 우위의 4가지 심장결함 동반
	병태	• 혈류 감소 및 우심실 비대 초래 • 울혈성 심부전은 동반되지 않음 • 폐동맥의 협착으로 폐순환으로 들어가지 못한 혈액이 심실중격결손 부위를 통해 우측으로 치우쳐 있는 대동맥으로 유입되어 전신으로 순환
	증상	• 갑작스런 청색증, 곤봉상지, 무산소 발작
	치료 및 간호	• 심내막염 예방을 위해 구강위생 청결히 하기 • 청색증 심해지고 호흡곤란 동반 시 슬흉위를 취해준다
대혈관전위	• 대동맥이 우심실에서 연결되고 폐동맥이 좌심실에서 연결 → 사망률 높아 즉시 치료가 필요
삼첨판 폐쇄증	• 우심방에서 심방 내 연결로를 통해 좌심방으로 흐르게 됨 → 난원공이 폐쇄되지 못함

두드림 퀴즈

14 Fallot 4징후에서 청색증이 나타나는 기전은?
① 심방중격결손을 통한 우→좌 단락
② 전체적인 폐 혈류량이 늘어남
③ 울혈성 심부전으로 발전
④ 심방중격결손과 폐동맥의 협착
⑤ 경우에 따라 우심실의 혈액이 좌심실로 역류됨

제6절 혈액 및 세포 장애 아동의 간호

1 신생아 용혈성 질환

ABO 부적합증 ▶ 98 기출	• 산모의 혈액형이 O형이고 태아가 A형 또는 B형일 때 • 첫 분만에서 발생빈도 높음
Rh부적합증	• 산모가 Rh-, 영아가 Rh+ 인 경우 • 두 번째 임신부터 발생
치료	• 영아에게 교환수혈 ▶ 02 기출

15 ABO 부적합에 의한 용혈성 빈혈이 호발하는 경우는?
① 모체 AB형, 아기 B형
② 모체 AB형, 아기 O형
③ 모체 O형, 아기 A형
④ 모체 B형, 아기 O형
⑤ 모체 A형, 아기 O형

정답 14.④ 15.③

제7절 면역 및 감염성 질환 아동의 간호

1 칸디다 08,18 기출

원인	• 질 감염, 불결한 고무젖꼭지, 신생아실 오염, 우유 조제실 오염 • 장기적인 항생제 치료, 면역 억제 치료, 스테로이드 사용 시
증상	• 흰 우유 응고물 같은 흰 반점 • 흰 반점을 떼어내면 출혈이 발생해 우유 찌꺼기와 구별
치료 및 간호	• 개인 위생 • 니스타틴 같은 칸디다 연구 하루 4~6회 도포, 수유 후 입안 물로 헹구기

2 괴사성 장염 13,19,20 기출

정의	• 미숙아나 저체중아에게 주로 발생
증상	• 비특이적 증상 : 담즙 섞인 구토, 기면, 황달, 소변량 감소 • 특이적 증상 : 복부팽만, 혈변, 위장정체, 복부의 국소적 홍반 또는 경결
치료	• 내과적 치료 : 금식, 비위관으로 흡인하여 복부의 압력 감소, 증상 완화된 후 비경구적 영양공급

제8절 근골격 장애 아동의 간호

1 만곡족 07 기출

정의	• 발과 발목이 정상적인 모양이나 위치에서 벗어난 복합적인 기형
특징	• 발바닥이 안쪽과 바닥쪽으로 향한 내반첨족(95%)
치료	• 관찰 즉시 치료를 시작해야 함 • 석고 붕대, 쐐기석고 붕대 : 최선의 교정 위치 유지함 • 석고 붕대 착용 환아 간호 : 순환, 운동, 감각 관찰하며 발가락의 순환 상태 (청색증, 창백) 확인

두드림 퀴즈

16 칸디다증 환아를 위해 간호사가 해야 할 일로 알맞은 것은?
① 수유 전 물로 입안을 헹군 후 약물을 구강 투여한다.
② 수유 기구를 소독하여 교차 감염을 막는다.
③ 피부가 자주색으로 착색되었을 경우 스테로이드 연고를 바른다.
④ 니스타틴을 하루 1회 도포한다.
⑤ 투약 후 supine position을 취한다.

17 신생아 괴사성 장염의 원인으로 관련이 가장 적은 것은?
① 위장계의 미숙
② 모유수유
③ 면역계의 미숙
④ 장의 허혈성 손상
⑤ 영양 불량

18 선천성 만곡족의 치료를 시작하기에 적절한 시기는?
① 걷기 시작할 때
② 유아기
③ 신생아기
④ 학령전기
⑤ 혼자 서기 시작할 때

정답 16.① 17.② 18.③

2 선천성 고관절 이형성증

정의	• 골반의 비정상적인 발달과 관련된 연속 장애
증상 99,03,07,12,14 기출	• Galeazzi sign(Allis sign) : 아동이 누워 무릎을 세우면 무릎의 높이가 다르며 탈구된 측이 더 낮음 • Barlow test(+) : 내전 시 고관절 탈구 • Ortolani test(+) : 외전 시 고관절 환원 • trendelenburg test(+) : 정상 다리를 들고 탈구 있는 쪽 다리로 서면 정상인 쪽으로 골반이 기욺 • 둔부 주름 비대칭(환측의 주름이 더 많음) • 이상한 걸음걸이
치료	• 대퇴골 두부를 관골구 안으로 재위치시키고 뼈 외부에 있는 혈관과 신경을 보호 • 파브릭 보조기 : 6M 미만 영아, 무릎 굴곡시키고 고관절은 60° 외전된 상태로 유지, 파우더나 로션 금지, 보조기 안에 면 내의를 입고 양말 신기

두드림 퀴즈

19 발달성 고관절 이형성증을 가진 환아의 증상으로 알맞은 것은?

① 굴곡 시 제한된 둔부 외전을 보인다.
② 환측 다리의 내전이 불가능하다.
③ Barlow test 시 음성 반응을 보인다.
④ Ortolani test 시 음성 반응을 보인다.
⑤ 둔부 및 대퇴 주름이 대칭적으로 형성되어 있다.

정답 19.①

두드림 퀴즈

20 수막척수류 환아의 수술 전 간호 중 가장 우선되는 것은?

① 복위에서 수유 시 머리를 한쪽으로 돌려 수유한다.
② 기저귀를 채워 소변으로 인한 감염을 미리 예방한다.
③ 복부 둘레를 재서 복부 팽만정도를 사정한다.
④ 낭의 파열 방지를 위해 복위를 취해준다.
⑤ 두위의 증대와 체온변화를 관찰한다.

정답 20.④

제9절 신경·인지 장애 아동의 간호

1 이분척수, 척수형성이상증, 수막척수류   99,00,02,03,14 기출

정의	• 태생기 신경관의 융합부전으로 인한 척추의 후방(척수궁) 융합 장애
원인	• 요추천골 부위 가장 흔함 • 엽산의 결핍과 관련 있는 것으로 보임
종류	• 폐쇄성 이분척추, 잠재성 이분척추 • 수막류 • 수막척수류 : 가장 흔한 유형
간호중재	• 낭포의 손상 방지 • 환부를 무균적으로 보호하여 감염 예방
수술 전 간호 99,00,02,03,14 기출	**낭포 손상 방지**: • 복위로 눕히고 둔부를 약간 구부린 체위로 측면을 지지하여 대퇴관절 탈구 방지 • 기저귀 채우지 않기 **감염방지**: • 둔부를 매일 공기 중에 노출시킴 • 척추 하부에는 기저귀 채우지 않도록 하기 **하지의 괴사와 기형 예방**: • 수동적 관절 운동 • 피부 간호, 압박 받은 부위 순환 촉진 • 정상 영아와 같은 정서적 지지와 발달 촉진
수술 후 간호	• 척추보다 머리 낮추어 뇌척수압 유지하고 수술부위 압력 줄임 • 감염 예방 : 피부색 및 복부팽만, 활력증후, 외과적 드레싱 관찰
합병증	• 두위의 증대, 천문의 팽창 = 수두증 의미 • 체온의 변화, 농, 발열, 경련 = 수막염 의심 • 농축되고 악취 나는 소변, 요 및 대변 정체, 요로감염 징후, 불안정, 포유곤란, 주의력 저하 등

제10절 내분비 장애 아동의 간호

1 선천성 대사 장애 ▶ 98,99,01,02,08,10,15,16,17 기출

종류		• 페닐케톤뇨증, 갑상선 기능저하증, 갈락토오스혈증, 단풍 당뇨증, 호모시스틴뇨증, 선천성 부신 과형성증
검사	목적	• 세포의 대사에 필수적인 물질이 없거나 부족하여 선천적으로 발생할 수 있는 대상 이상여부를 판별하기 위해
	대상	• 페닐케톤뇨증, 갑상선 기능저하증, 갈락토오스혈증, 단풍 당뇨증, 호모시스틴뇨증, 선천성 부신 과형성증, 아미노산대사이상(23종), 유기산대사이상(9종), 지방산 대사이상(11종)의 질환에 따라 43종으로 분류 → tandem MS/MS spectromtry 검사로 확인 가능
	방법	• <u>생후 48시간 이후 7일 이내에 신생아에게 젖을 충분히 섭취시키고 2시간 이후 발뒤꿈치에서의 채혈로 1차 검사 실시</u> → 결과 이상시 재검 및 정밀검사 실시

2 선천성 갑상선 기능 저하증 ▶ 98,99,10,16,17 기출

증상	• 수유저하, 기면, 황달, 청색증, 호흡곤란, 목 쉰 울음소리 • 신경계 발달 지연으로 정신지체까지 유발할 수 있음 = 심각한 지능저하 유발 ▶ 98,99,16 기출
진단	• T₃, T₄수치는 하강, TSH 수치 상승되어 있음 ▶ 17 기출
치료	• 출생 직후 치료 시작하면 정상적인 성장이 가능하며 지능 발달도 정상 • 갑상선 호르몬의 평생 투여
간호중재	• 질병의 조기발견이 가장 중요 : 선별 검사를 통해 호르몬 결핍여부 확인하기 • 부모교육 : 갑상선 호르몬 과량 투여 시 부작용 교육(호흡곤란, 빈맥, 발열, 발한 등)

두드림 퀴즈

21 선천성 갑상선 기능 저하증 환아의 간호계획에 포함되는 것은?
① 조기 발견은 어렵기 때문에 증상을 잘 관찰한다.
② 갑상선 제제의 과량 복용 부작용을 주의 깊게 관찰한다.
③ 치료가 조금 늦어지더라도 예후에는 차이가 없다.
④ 갑상선 호르몬은 평생 투여할 필요는 없음을 교육한다.
⑤ 체온이 쉽게 올라갈 수 있으므로 방안을 서늘하게 유지한다.

정답 21.⑤

두드림 퀴즈

22 페닐케톤뇨 신생아의 부모교육에서 가장 중요한 내용은?
① 피부관리
② 췌장효소 투여
③ 인슐린 투여
④ 수분과 전해질 균형
⑤ 식이요법

23 갈락토오스혈증 환아의 수유 시 적절한 식이로 알맞은 것은?
① 일반 모유
② 희석한 모유
③ 우유
④ 단백질의 함량이 적은 분유
⑤ 유당이 함유되지 않은 분유

정답 22.⑤ 23.⑤

3 페닐케톤뇨증 ▶ 01,02,08 기출

원인	• 아미노산 대사 이상
증상	• 성장발달 장애, 지능발달 지연 • 피부 및 눈동자에 색소 결핍 : 백색증(금발머리, 푸른 눈, 흰 피부) • 잦은 구토, 불안정, 행동과다, 경련성 근육운동(강직) • 땀과 소변에서 특징적인 곰팡이 냄새
진단 및 검사	• 목적 : 정신박약 예방 = 조기발견이 중요 • 혈중 phenylalamine 축적과 소변의 대사산물 확인 • Guthrie 검사(발꿈치 혈액 채취하는 것) : 정상수치 2mg, 페닐케톤뇨증시 4~20mg → 생후 3~7일 검사 시행, 단백질 급원 식품을 섭취하고 난 다음에 혈액 검사물을 채취하여 신뢰도 높음
치료	• 아미노산 free milk, 모유는 저페닐알라닌 식품 • 평생동안 저페닐알라닌 식이 이행해야 함

4 갈락토오스혈증

원인	• 선천성 탄수화물 대사 장애로 상염색체로 유전되는 질환
증상	• 성장 부진, 구토, 간비대, 황달, 설사 등
치료 및 간호	• 모유는 금기 • 유당이 함유되지 않은 특수 분유를 먹임 • 식이요법은 7~8년간 엄격하게 따라야 하며 그 이후에는 수정된 처방을 일생 유지해야 함

제11절 출생 시 손상 98,00,05,07,11,12,15 기출

1 두개외 출혈

정의	• 산류와 두혈종은 치료하지 않아도 산류는 수일 이내, 두혈종은 2주 ~ 3개월 정도 자연 소실

산류	두혈종
• 두피 연조직의 경계가 불명확한 출혈성 부종	• 난산 시 발생한 두개골막 사이 혈관파열로 인한 출혈
• soft, pitting	• firm, tense
• 크기가 증가 없음	• 크기 증가 있음
• 봉합선 내에 한정되지 않고 퍼짐	• 봉합선 내에 한정되어 있음
• 두정위에서 두개선진부에 잘 생김	• 선상골절을 동반할 수 있음. 두정골에 잘 생김
• 골막과 두피 사이	• 골막과 두개골 사이
• 대량 출혈 없음, 자연 흡수	

2 쇄골 골절 98,05 기출

원인	• 분만 시 가장 잘 발생하는 골절 유형 = 생목 골절
증상	• 골절된 쪽의 팔이 움직이지 않음 • 모로반사 소실 • 사지를 적절히 고정하여 치료하면 예후 좋음

3 상지마비 12 기출

원인		• 상완신경총이 과도하게 신전 또는 압박되어서 초래되거나 신생아가 커서 난산 시, 분만 시 과도한 견인에 의해 발생
종류	에르브 마비 : 흔함	• 어깨는 내전 및 내회전, 팔꿈치는 신전, 상박은 회내 상태에서 움직이지 않음 • 침범된 팔의 모로 반사는 소실되고 파악 반사 보존됨
	크룸프케마비 : 드뭄	• 모로 반사와 파악 반사 모두 소실

두드림 퀴즈

24 두혈종의 설명으로 바른 것은?
① 출생 24시간 내 발생하여 3일 이내 없어진다.
② 최대한 빠른 시일 내에 제거술을 시행해야 한다.
③ 크기의 증가는 없다.
④ 봉합선을 통과하지 않는다.
⑤ 두피와 골막 사이에 생기는 부종이다.

25 쇄골 골절된 환아의 임상 증상으로 바르게 설명된 것은?
① 골절 부위에 통각, 마찰음이 들리고 불규칙한 뼈가 만져진다.
② 호흡 시 가슴의 움직임이 없다.
③ 모로 반사 시 정상 반응이다.
④ 골절된 반대쪽의 상지가 마비된다.
⑤ 사지를 적절히 고정 치료하더라도 예후가 좋지 않다.

26 상지마비를 보이는 환아의 근육 경축을 막기 위한 간호로 올바른 것은?
① 마비된 쪽에 냉찜질을 해준다.
② 마비 부위를 계속적으로 운동시켜 준다.
③ 근육 이완제를 투여한다.
④ 스테로이드를 투여한다.
⑤ 올바른 선열을 유지하고 부목, 보조기로 부분 고정한다.

정답 24.④ 25.① 26.⑤

두드림 퀴즈

27 일측성 안면마비가 있는 신생아에게 나타나는 증상은?

① 수유가 곤란하다.
② 눈이 완전히 감긴다.
③ 마비되지 않은 쪽의 입이 처진다.
④ 울 때 마비되지 않은 쪽의 이마가 움직이지 않는다.
⑤ 울 때 마비된 쪽의 입이 일그러진다.

28 다운증후군의 일반적인 특징으로 알맞은 것은?

① 혀가 작고 짧다.
② 심한 근육 긴장과 경직을 보인다.
③ 코가 높고 머리의 전후 지름이 길다.
④ 단일선의 손금이 관찰된다.
⑤ 말단비대증을 보이고 신체가 굴곡되어 있다.

정답 27.① 28.④

4 안면신경 마비

원인	• 분만 시 산모의 천골에 의해 압박받거나 겸자에 의한 말초 안면신경 손상
증상	• 수 주 내 회복하며 치료 필요하지 않음

5 사경

원인	• 분만 시 흉쇄유돌근의 손상
증상	• 머리는 침범받은 근육 쪽으로 턱은 반대쪽으로 기운 채 목의 운동 제한
치료	• <u>경추의 방사선 촬영을 통해 선천성 기형에 의한 사경과 감별 필요</u>

제12절 유전성 질환

1 다운증후군 ▶ 97,09,11,14 기출

원인	• 21번째 염색체가 3개(정상 : 2개) 있어서 전체가 47개(정상 : 46개) 되어 있는 염색체 이상 질환 • 나이가 많은 초산부에서 발생빈도가 높음 • 산모의 연령이 증가할수록 질병 발생빈도가 급격하게 증가
증상 ▶ 09,11,14 기출	• 정신박약, 특유의 얼굴(특징적인 외모), 사지골격 및 내장 기형과 같은 특징적 증상 나타남 • <u>지능장애, 소두증, 위로 경사진 안검열, 낮은 코, 크고 두꺼운 혀 등</u>
간호중재	• 수유곤란 : 내밀고 있는 큰 혀 수유에 방해 • 근육 긴장의 저하와 관절의 과신전

04 아동의 건강유지·증진 간호

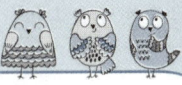

제1절 소화기 장애 아동의 간호

1 수분 전해질 불균형 ▶ 06,17 기출

영아의 수분 불균형이 잘 발생하는 이유		• 세포외액의 물 분포가 성인에 비해 많음 • 기초 대사량이 높으며, 호흡수가 빨라서 수분 상실이 많음 • 신장 기능 미숙으로 인해 사구체여과율이 성인보다 낮아 물 보존 어려움 • 위장관 공간이 넓어 설사 시 다량의 수분이 손실됨
탈수 ▶ 01,04 기출	증상 ▶ 04,12,16 기출	• 움푹 파인 눈, 대천문 함몰, 칙칙한 피부색, 테타니 및 경련
	간호중재	• 경구용 재수화용액 제공하여 재수화를 도모 • 심한 탈수나 구강섭취가 어려울 시 비경구적 수액 공급 • 맑은 유동식 제공 • 고형식이 및 우유 섭취 제한

2 소화기관 장애 증상

구토 ▶ 11,12 기출	원인	• 소화기 폐색, 알러지, 두개 내압 상승, 편두통, 기생충 감염, 충수돌기염, 중이염, 요로감염, 유문협착, 장중첩, 부적절한 수유방법 등 • 투사성 구토 : 선천성 유문 협착, 뇌압 상승 의심
	치료	• 구토로 인한 탈수 시 경구용 재수화용액, IV 수액 요법 및 전해질 보충
	간호중재	• 일차적으로 기도 확보가 중요함 : 흡인방지를 위해 적절한 체위 취해주기 • <u>토스트, 크래커, 요구르트, 샤베트, 부드러운 과일이나 채소, 맑은 유동식 얼음조각 권장</u> • <u>구토로 인한 탈수, 대사성 알칼리증 증상 관찰</u>
설사 ▶ 99,00,02,03,04,05,08,11,15,17,19 기출	원인	• 대장균, 납, 수은, 로타 바이러스, 장 흡수 저하 등
	증상	• 탈수, 전해질 불균형, 영양장애, 식욕부진, 복부 불편감
	치료 ▶ 17,19 기출	• 경구용 재수화용액 사용 • 심한 탈수(중증 탈수)나 구강 섭취가 어려울 시 비경구적 수액요법으로 재수화
	간호중재 ▶ 02,11,15 기출	• <u>원인균 판명될 때까지 격리</u> • <u>대사성 산독증 교정 : 중탄산염, 수액 공급</u>

두드림 퀴즈

01 영아가 수분 불균형이 성인보다 잘 발생하는 이유로 알맞은 것은?
① 신장 기능 미숙으로 사구체여과율이 성인보다 높아 물 보존이 어려움
② 위장 공간이 좁아서 설사 시 소량의 수분이 손실됨
③ 기초 대사량이 낮고 호흡수가 빨라서 수분 상실이 많음
④ 세포외액의 물 분포가 성인에 비해 많음
⑤ ADH 분비가 감소되었기 때문에

02 심한 구토로 인해 유발될 수 있는 증상은?
① 대사성 산증
② 호흡성 산증
③ 대사성 알칼리증
④ 호흡성 알칼리증
⑤ 무호흡

03 심한 설사 환아의 과다호흡은 어떤 증상에 대한 보상작용인가?
① 대사성 산독증
② 심장질환
③ 뇌압상승
④ 호흡기 감염
⑤ 폐포 탄력성의 저하

정답 01.④ 02.③ 03.①

두드림 퀴즈

04 영아 산통에 대한 설명으로 적절한 것은?
① 생후 1년 정도에 주로 발생하는 만성적인 복통이다.
② 모유수유 시 어머니의 음식 섭취와는 관련이 없다.
③ 수유를 거부하며 체중이 감소한다.
④ 영아 산통 환아에게 복위는 금기이다.
⑤ 수유 기술, 우유 알레르기, 기질적 요소와 관련이 있다.

05 선천성 유문 협착증의 증상으로 알맞은 것은?
① 담즙이 섞인 구토를 한다.
② 수유가 끝난 후 깊은 잠에 빠진다.
③ 비투사성 구토를 한다.
④ 리본 모양의 대변을 본다.
⑤ 우측 상복부에 올리브 모양의 덩어리가 촉진된다.

06 장중첩증 환아의 바륨관장 시행 전에 부모에게 교육해야 하는 것은?
① 관장으로 장중첩이 해소되지 않으면 즉시 수술해야 한다.
② 관장 전에 수분섭취를 많이 하도록 한다.
③ 체온은 직장으로 측정한다.
④ 장천공이 있을 때 바륨관장을 한다.
⑤ 바륨관장을 하기 전에 항생제 관장을 시행한다.

정답 04.⑤ 05.⑤ 06.①

		• 탈수 증상 사정 : 수분·전해질 및 요 비중 모니터, I/O 및 체중 매일 측정, 배변 및 배설 양상 확인 • 감염경로의 차단을 위해 배설물 관리를 철저히 시행 • 설사는 전염성이 강하므로 뒤처리를 한 후 손을 깨끗이 씻도록 교육
산통 08,12,15,20 기출	정의	• 영아가 다리를 배에 붙여서 오그리고 자지러지게 우는 발작적 복통 또는 경련 • 3의 법칙 : 첫 3개월 전에 일어나고, 하루 3시간 이상 울며, 1주일에 3번 이상, 적어도 3주 동안 지속
	특징	• 산통 징후 있어도 영아는 잘 먹고, 체중도 늘며 잘 자람 • 영아기의 일시적 증상, 복막염, 장중첩증, 탈장, 감돈, 우유알레르기와 감별진단하기
	간호중재	• 더운 바닥에 복위로 눕히기 • 복부 마사지와 잦은 체위 변경 • 영아의 몸을 아래로 향하도록 하고 부모의 팔에 영아를 안고 복부를 부드럽게 압박하면서 걷도록 함 • 환경 변화를 위해 차를 태우거나 외출하도록 권장 • 수유 전후 트림시키기 • 위의 방법에 효과 없을 시 아기를 눕히고 울게 놔둘 것

3 폐쇄성 장애

선천성 유문 협착	정의	• 유문의 윤상근이 생후 몇 주 이내에 두꺼워져 유문이 폐쇄된 것
	증상 01,02,03,07,14, 15,18,20 기출	• 수유 직후 담즙이 섞이지 않은 투사성 구토 → UGI obstruction • 우측 상복부에서 올리브 크기의 덩어리가 촉진 • 수유 후에도 배고픔을 호소하며 보챔 • 체중 감소, 탈수 및 농축된 소변, 변비가 나타남
	진단	• 바륨 연하 검사, 전해질 K↓ Na↓ Cl↓ pH↑ CO₂↑ BUN↑
	간호중재 18 기출	• 수술 전 : 경구투여 금지 • 수술 후 : 소량씩 자주, 천천히 수유하며 I/O 관찰, 이후 구토 없이 많은 양을 소화하게 되면 모유나 분유 제공, 수유 후 트림시키며 반좌위 + 오른쪽으로 고개 돌려주기
장중첩증 03,04,11, 14,19,20 기출	정의	• 장이 다른 장의 한 부분으로 겹쳐 들어간 것 • 치료하지 않으면 괴사, 천공, 감돈이 발생 가능함
	증상 03,04,11,19,20 기출	• 급성 복통, 복부 팽만, 초반의 담즙 섞인 구토(하부 위장관 폐색) • 우측 상복부에서 소시지 모양 덩어리 촉진 • 젤리 모양의 혈괴과 점액이 섞인 변 • shock 증상 : 괴사 시 발열, 복부팽만, 맥박 상승
	치료 14,19,20 기출	• 감압에 대한 준비를 위해 금식 • 바륨관장과 함께 수용성 정복 • 장의 천공, 복막염, 쇼크가 발생하거나 감압이 성공하지 않았다면 즉각 수술

4 구조적 장애

위식도 역류	원인	• 조임근 부위 근육 및 신경의 발달 지연 혹은 위식도 조임근의 기능 부족	
	치료	• 소량의 우유 자주 제공 • 조제유에 곡류를 첨가해 농도를 진하게 하여 구토 방지	
탈장	횡격막	증상	• 호흡곤란, 청색증
		간호중재 ▶ 13 기출	• 침범된 쪽을 아래로 눕혀 침범 받지 않은 쪽의 폐 확장을 도모하기 • 반좌위를 취해 중력에 의해 탈장된 장기가 아래로 내려갈 수 있도록 함
	서혜부 ▶ 01,12 기출	진단	• valsalva 수기로 복압 상승을 유도한 상태에서 새끼손가락으로 외서혜관 쪽을 압박해 내용물이 닿는지 확인
		증상	• 울거나 기침 시에는 복압이 증가하여 촉진이 쉬움
		치료	• 감돈 예방 위해 24~72시간 내에 외과적 수술 권고
		간호중재	• 복압 감소 위해 발을 붙이고 머리 낮출 것 • 탈장 주위 부종 및 염증 간호
선천거대결장 ▶ 02,07,09,17 기출	정의	• 원위부 결장과 직장에 부교감 신경절이 부재하여 연동운동이 불충분해지고 기계적인 장폐색을 초래하는 선천성 장애	
	증상	• 태변 배출 지연, 복부 팽만, 담즙성 구토, 리본 모양의 악취나는 변 • 대변덩어리가 좌측 하복부에서 촉진됨(LLQ)	
	간호중재	• 변비해소 : 등장성 관장 = N/S enema • 저잔여식이를 소량씩 자주 섭취	
		장루관리	• sigmoid colostomy 시 기저귀 착용 가능 • T-colostomy는 항상 stool bag 착용해야 한다. 통목욕 금지 • 매일 stomy 및 주위 피부 사정

두드림 퀴즈

07 서혜부 탈장수술 후 간호중재로 가장 중요한 것은?
① 탈장 부위의 부종 및 염증을 관찰한다.
② 침상 안정을 시켜 활동을 제한한다.
③ 복압감소를 위해 머리를 상승시킨다.
④ 복압이 증가하는 것을 막기 위해 아동을 울리지 않도록 한다.
⑤ 수분섭취를 증가시킨다.

08 리본 모양의 변을 볼 때 가장 의심되는 질환은?
① 가와사키병
② 장중첩증
③ 산통
④ 담도폐쇄증
⑤ 선천성 거대결장

정답 07.④ 08.⑤

두드림 퀴즈

09 아동이 약물중독 시 가장 우선적으로 해야 할 치료로 알맞은 것은?
① 물을 먹여 안정시킨다.
② 아동의 반응을 관찰한다.
③ 약물의 종류 및 양을 확인한다.
④ 즉시 구토할 수 있도록 한다.
⑤ 즉시 병원에 간다.

10 항문부위에 심한 소양증을 호소하는 환아의 간호계획으로 알맞은 것은?
① 밤에는 아동의 손에 장갑을 끼워 재운다.
② 감염된 아동과 함께 사는 가족 중 면역력이 약한 가족만 치료한다.
③ 샤워보다는 통목욕을 한다.
④ 상처예방을 위해 손톱을 자르지 않는다.
⑤ 의류와 침대보는 찬 물로만 가볍게 세탁한다.

정답 09.② 10.①

5 염증성 장애

급성충수돌기염	증상	• 미열, 배꼽 주위, 후기에는 우하복부 통증 → 우측 하복부의 반동압통이 특징적임 • 오심, 구토, 식욕부진, 변비, 설사, 빈호흡, 빈맥, 안면홍조, 불안
	치료	• 충수절제술
궤양성 대장염	정의	• 직장과 하행결장을 침범하는 특발성 염증성 장질환
	증상	• 혈액이 섞인 점액성 설사가 수일에서 수개월간 악화와 회복을 반복하는 재발성 질환

6 치아, 중독, 기생충 감염

치아	치아우식 17 기출	• 학령기 영구치가 발생, 불소이용, 사탕류보다는 고단백 식품이 좋음
중독	납중독	• 뇌가 특히 취약, 아동은 납독성에 대한 민감성이 성인보다 크며, 흡수 능력이 좋음
	증상	• 불안정, 주의 산만, 충동적, 공격적 행동, 경련, 마비, 시력상실 • 정신발달지연 • 골수의 조혈세포에 적혈구 수 감소로 빈혈 초래, 소변으로 과도한 양의 아미노산, 포도당, 인산을 배출시켜 근위부 세뇨관 세포의 손상초래
	치료	• CaNa$_2$ EDTA 킬레이트 요법(IV 혹은 IM)
	부식성 물질 중독	• 구토 유발 금기 • 치료 : 다량의 물/우유 먹여 희석하고 응급실
기생충감염	요충증	• 증상 : 항문 주위의 심한 소양증, 밤에 가장 심함 • 진단 : tape test • 중재 : 손톱 짧게 잘라주고 자주 손을 씻도록 교육, 가족이 함께 치료

제2절 호흡기 장애 아동의 간호

1 상기도 감염

급성 비인두염 07 기출	정의	• 감기나 코감기
	원인	• rhinovirus
	증상	• 아동의 연령에 따라서 증상이 다양함 • 코 증상이 거의 대부분 : 맑은 콧물, 재채기, 코막힘, 침을 삼키지 않고 흘림
	치료	• 충혈제거제 투여 • 발열과 통증이 있는 경우 acetaminophen 또는 ibuprofen 사용
	간호중재 02,12 기출	• 분비물 배액 위해 상체 높여줌 • 실내 습도를 높임으로써 분비물을 묽게 하여 배출을 용이하도록 함 • 분비물로 인한 전파 예방
급성 인두염 98,05,08,10,16,18 기출	증상	• 중등도 인후통, 연하곤란, 연하 시 통증으로 침을 흘림
	간호중재	• 인후통 호소 시 : 경한 진통제 투여, 목에 냉습포나 온습포, 따뜻한 생리식염수로 함수 • 증상이 사라지더라도 처방된 항생제를 반드시 10일 동안 빠짐없이 복용하기
	합병증 99,05,16 기출	• 바이러스성 감염 시 : 7일 내 대부분 회복, 드물게 화농성 중이염 합병증 • 연쇄상구균 감염 시 : 14일 정도에 회복, 급성 사구체신염, 류마티스열, 편도주위농양, 중이염, 골수염, 폐렴 등 합병증 → 회복 후 추후 검사 받기
편도선염 98,02,03,05,06,10,12 기출	편도선의 기능	• 구강, 인두, 후두, 기관, 폐에 침입하는 감염을 막아줌, 항체 형성
	아동편도선의 특징	• 아동의 편도는 청년이나 성인의 편도보다 큰 것이 정상 = 12세에 성인의 크기로 됨
	정의	• 편도선의 염증에 의한 부종으로 편도선, 구개가 비대해져 공기나 음식물의 통과 방해
	원인	• 잦은 상기도 감염
	치료	편도선 절제술	• 연하장애 초래하는 편도선 과잉 증식 상태일 경우 • 금기 : 급성 감염, 활동성 결핵, 백혈병, 혈우병, 자반병 등의 질환

두드림 퀴즈

11 급성 비인두염에 걸린 7개월 남아의 간호중재로 알맞은 것은?
① 병실의 습도를 높여준다.
② 호흡기계 수술에 대해 교육한다.
③ 발열과 통증이 있는 경우 아스피린을 사용한다.
④ 수분 공급을 줄인다.
⑤ 침상 머리 부분을 낮게 해준다.

12 급성 인두염 아동에게서 사정할 수 있는 증상으로 알맞은 것은?
① 연하곤란
② 화농성 객담
③ 식욕증가
④ 기관지 수축
⑤ 저체온증

정답 11.① 12.①

두드림 퀴즈

13 편도선 절제술을 시행한 8세 아동에게 제공할 간호중재로 올바른 것은?

① 따뜻한 물주머니를 수술부위에 제공한다.
② 수술 후 측위를 취한다.
③ 물은 빨대를 이용하여 천천히 제공한다.
④ 포도 주스를 제공하여 수분공급을 늘린다.
⑤ 수술 후 아이스크림을 먹어 부종을 완화한다.

14 영아의 중이염을 예방하기 위한 방법으로 알맞은 것은?

① 상체를 높이고 수유한다.
② 목욕 후 면봉으로 귀 속의 물기를 제거한다.
③ 예방적으로 항생제를 투여한다.
④ 수유 후에는 앙와위를 취해준다.
⑤ 자주 귀지를 제거하여 청결히 한다.

정답 13.② 14.①

		아데노이드 절제술	• 아데노이드 비후로 코가 막혀 호흡 곤란이 발생할 경우 • 금기 : 구개열, 수술 시기의 급성 감염(출혈 위험 증가), 치료되지 않은 전신질환, 혈액질환이 있을 때
	수술 후 간호 04,05,11,12,14,17 기출		• 엎드려 눕히거나 옆으로 눕힘(복위, 측위) → 분비물 배액촉진, 흡인 방지 • 수술 부위를 자극할 수 있는 행위 금지 = 기침, 빨대, 설압자 사용 • 분비물과 구토물 관찰 : 출혈 여부 확인 • 인후통 관리 : 차가운 얼음 목도리나 진통제 투여 • 아스피린 금지 : 출혈 위험성
		음식물과 수분 제공	• 의식 회복 전 금지 • 처음에는 찬물이나 잘게 부순 얼음, 과일 주스 • 후에 찬 유동식 • 붉은색이나 갈색의 액체는 구토 시 혈액과 혼동되므로 금지 • 빨대 사용 금지 : 빠는 행위는 출혈 촉진하므로 • 우유 및 아이스크림 지양 : 목과 인후에 막을 형성 • 출혈 징후 사정 : 계속 삼키는 듯한 행동, 환아가 잠들어있다면 잦은 연하운동을 주의 깊게 볼 것, 빈맥(120회/분 이상), 창백, 토혈 등 관찰
중이염 02,03,12,14,18 기출	병태		• 유스타키오관의 기능 장애 → 중이에 분비물 축적
	촉진요인 03,14 기출		• 유스타키오관이 비교적 넓고 짧고 곧으며 수평면에 위치
	증상 02,14,18 기출		• 이통, 귀를 잡아당기거나 긁는 행위, 베개에 귀를 비벼대는 행동
	예방 02 기출		• 수유 시 앙와위로 먹이면 비인두에 우유가 고이게 되어 유스타키오관으로 들어갈 확률이 높아져 중이염에 쉽게 이환될 수 있으니 상체를 높이고 수유할 것 • 코를 세게 풀지 않기
	간호중재 12 기출		• 고열 및 통증 완화를 위해 해열제 사용 : acetaminophen, ibuprofen • 환측 귀가 위쪽으로 오는 자세로 3세 미만 영유아는 후하방, 3세 이상은 후상방으로 귀를 잡아당겨 투약하기
부비동염 09 기출	진단		• 부비동 부위 촉진 시 통증
	간호중재		• 가습기로 높은 습도 제공 • 수분섭취 증가

2 하부기도 감염

기관지염 00,01 기출	증상	• 마른기침, 휘파람 같은 소리가 나며 가끔 호흡곤란 • 흉곽 전방에 통증 • 분비물은 점차 화농성으로 변하고 기침이 심함
	간호중재	• 적절한 습도와 산소 제공 → 크룹텐트 적용
세기관지염 09 기출	특징	• 가장 흔한 하기도 감염 • 천명음, 흉부견축, 호흡곤란, 빈호흡, 호흡음 감소 • 가장 흔한 원인 : 호흡기세포융합바이러스
	간호중재	• 호흡곤란과 저산소증 예방이 최고의 치료 • 비강 및 기도 분비물이 많을 때에는 흡인을 시행 • 입원기간 동안 격리 = 비말 전파 바이러스 감염
폐렴	증상	• 흉부 X-ray상 기관지 주변이 뿌옇게 나타남 • 흉통, 고열, 불안정, 탈진, 창백, 청색증
	간호중재 15 기출	• 충분한 휴식과 에너지 보존 • 수분섭취를 통한 탈수 예방 • 적절한 습도를 제공하여 분비물을 액화 • 발열 감소 위해 서늘한 환경 유지

3 비감염성 물질에 의한 장애

이물질 흡인 97,00,02,07,11,17,19 기출	간호중재	• 1세 이하 영아 : 흉부에 압박을 가하여 등을 두드림 17,19 기출 • 1세 이상 아동 : 하임리히 요법
지질성 폐렴 97,00 기출	간호중재	• 침강성 폐렴의 기회를 덜어주기 위해 체위를 자주 바꿔주기 • 이차 감염 예방을 제외하고 특별한 치료 없음

두드림 퀴즈

15 급성 기관지염 환아에게 크룹텐트를 적용하는 이유로 올바른 것은?
① 이산화탄소 공급
② 체온 유지
③ 감염예방
④ 열 손실 감소
⑤ 분비물 액화 및 배출

16 지질성 폐렴 환아의 간호로 올바른 것은?
① 2차 감염의 예방을 위해 음압격리 한다.
② 오일 점적이나 지용성 비타민 제제를 사용한다.
③ 체위를 자주 바꿔주어 침강성 폐렴을 예방한다.
④ 충분한 영양공급을 위해 아동이 먹기 싫어하더라도 음식을 먹인다.
⑤ 지방 섭취를 제한하기 위해 탈지유를 제공한다.

17 아동이 확인되지 않은 이물질을 삼켰을 때 보호자가 가장 먼저 해야 할 일은?
① 손가락을 입에 넣어 토하게 한다.
② 희석하기 위해 물을 마시게 한다.
③ 어떤 물질을 삼켰는지 확인한다.
④ 우유를 마시게 한다.
⑤ 구토할 수 있는 알코올을 준다.

정답 15.⑤ 16.③ 17.③

두드림 퀴즈

18 크룹성 환아의 특징으로 옳은 것은?
① 여아에게 흔하게 발생한다.
② 컹컹거리는 개가 짖는 듯한 기침 소리가 난다.
③ 임상적으로 파악하기 힘들다.
④ 여름에 증가한다.
⑤ 호기 시 협착음이 들린다.

19 급성 경련성 후두염의 특징으로 바르게 설명된 것은?
① 열성경련과 동반하여 나타난다.
② 세균성 호흡기 질환에 노출된 경우 나타난다.
③ 밤에 갑자기 진행된다.
④ 환아를 격리시켜야 한다.
⑤ 차가운 공기로 유발된다.

4 크룹증후군 99,00,04,06,09,13,17,18,19 기출

- 쉰 목소리, 개 짖는 듯한 기침 혹은 쇳소리 같은 기침, 다양한 흡기 시 협착음(천명), 후두부위의 부종과 폐쇄
- 초저녁에서 한밤 중 사이에 갑자기 발생

	급성 후두개염 13,19 기출	급성 후두 기관 기관지염	급성 경련성 후두염	세균성 기관염
호발연령	• 2~8세	• 3개월~3세	• 3개월~8세	• 1개월~13세
발병형태	• 급속히 진전(몇 시간)	• 서서히 진행	• 밤에 갑자기 진전	• 보통 속도로 진행
중증도	• 생명에 가장 위협적	• 심각함	• 덜 심각함	• 위협적일 수 있음
쉰 목소리	• 없음	• 있음	• 있음	• 있음
주증상	• 연하곤란 • 침을 흘림 • 고열 • 빈호흡	• 크룹성 기침 : 개 짖는 소리나는 기침 • 협착음, 천명음 • 미열 • 목쉰 소리, 쇳소리	• 크룹성 기침 • 협착음 • 목쉰 소리 • 낮에는 무증상 • 자주 재발	• 크룹성 기침 • 협착음 • 목쉰 소리 • 화농성 객담 • 고열(39도 이상)
치료 간호중재	• 기도유지(응급 시 기관 내삽관) 13 기출 • 설압자 사용은 후두 발작을 일으킬 수 있으므로 주의 • 아편제/아트로핀 금기 • 기도폐쇄 증상이 심해지면 기관 내 삽관 15,19 기출	• 저온치료 03,17 기출 : 혈관 수축시키는 효과, 경련 완화에 유용 • 크룹텐트 : 고농도의 습도와 적절한 산소 제공, 격리하지 않음 17 기출 • 분무용 epnephrine 이용 • corticosteroid 사용 : 항염 효과, 후두개 부종 경감 09 기출 • 환아를 울리지 않음 • 불안을 가중시켜서 아동의 호흡양상을 악화시킬 수 있으므로 격리시키지 않음	• 스테로이드 • 습도유지 • 항히스타민	• 항생제 • 기관 내 삽관

정답 18.② 19.③

5 만성 및 기타 장애

천식 99,04,11,19 기출	정의	• 기도의 과민성 면역장애, 기관지 평활근의 수축
	원인	• 알레르기성 과민반응, 유전적 소인, 기도 내 이물질, 기관지 염증 • 날씨변화(차가운 공기), 심한 운동, 정서적 요인, 기타 약물 요인
	병태생리	• 기도 평활근 자극이 증가하면서 천명음과 기도폐쇄로 인한 호흡곤란 유발
	병태생리 - 기도폐쇄 발생 기전	• 점막의 염증과 부종, 세기관지 구경의 감소
	병태생리 - 호기성 호흡곤란	• 기관지 평활근의 연축에 의해 발생 • 흡인된 공기를 모두 배출하지 못해 폐포에 고이게 됨 • 양측성 천명음, 호기 지연, 기침
	증상	• 호기 시 천명음, 호흡음이 거칠고 폐 전체에서 잡음 청진 • 술통형 흉부, 밤에 천식 더 심해짐 • 기관지 부종으로 인한 마른 기침, 경련성 기침 • 기침 시 시끄러우며 거품이 있는 맑은 가래
	진단	• 기관지 점막의 부종과 끈끈한 백색의 객담 • 호산구의 증가
	치료 - 약물요법	• 급성발작치료 • corticosteroid : 항염증, 항알레르기 효과로 기도폐쇄와 기관지 과민반응 증상 완화 • 기관지 확장제 : methylxanthines(theophylline, aminophylline), albuterol, epinephrine
	치료 - 탈감작요법	• 알레르기원을 피하에 차츰 양을 증가시켜 주입 • 일정기간 경과 후 알레르기 증상이 나타나지 않으면 후천성 면역이 획득
	간호중재 01,13,19 기출	• 천식발작을 가능한 예방하는 것이 중요하므로 알레르기원 통제하기 • 네블라이저 사용법을 정확하게 교육 = 사용 후 꼭 구강 헹구기 • 발작 시 똑바로 앉혀서 호흡을 용이하게 도와줌
결핵	원인균	• mycobacterium Tuberculosis = 항산성 간균(Acid-fast bacillus)
	전파경로	• 비말 감염, 공기 전파, 직접 접촉

두드림 퀴즈

20 아동이 천식으로 입원하여 약물 치료를 하였다. 치료 시 일차적인 회복 징후로 알맞은 것은?
① 호기 시 천명음 감소
② 혈액검사상 호산구의 증가
③ 고탄산혈증 유지
④ 백색객담의 증가
⑤ 식사량의 증가

21 투베르쿨린 양성반응은 무엇을 의미하는가?
① 활동성 결핵이다.
② 2차 결핵을 의미한다.
③ 비활동성이며 예후가 좋다.
④ 활동성이며 예후가 나쁘다.
⑤ 활동성 유무가 불분명하다.

정답 20.① 21.⑤

소아결핵 특징	• 결핵 간균은 결절의 괴사 조직 안에 잠복해 있다가 아동의 저항력이 낮아질 때 다시 활동성 결핵으로 발현 • 초기 병변은 폐 하부, 국소 림프절 침범이 흔함 • 진행 양상이 혈행성, 치유 양상은 석회화, 감염방법은 일차 감염 결핵
증상	• 초기 특별한 증상 없음 • 병이 진행되면서 식은땀, 미열, 기침, 혈액이 섞인 가래, 권태, 피로, 식욕부진, 체중감소, 흉통, 발한, 불안 등
진단 ▶ 97,98,20 기출	• Mantoux test, 결핵반응검사(Tuberculin skin test, TST) • PPD 0.1cc 전박 내측에 피내주사, 48~72시간 이후 결절 사정 | 양성판독기준		해당 아동
---	---	---
경결 ≥5mm		• 결핵 감염이 의심되거나 결핵으로 진단된 사람과 밀접한 접촉 • 임상적 증상이나 방사선 소견이 있는 아동 • 면역억제상태인 아동
경결 ≥10mm	결핵에 대한 노출이 증가된 아동	• 결핵 유병률이 높은 지역에서 태어난 아동 • 결핵 유병률이 높은 지역을 여행한 아동
	결핵의 위험이 증가된 아동	• 4세 미만의 아동 • 호지킨병, 림프종, 당뇨병, 만성신부전, 영양실조
경결≥15mm		• 다른 위험요인이 없는 4세 이상의 아동	
결과 의미	• 결핵 반응 검사 결과 양성이 반드시 활동성 결핵이 있음을 의미하지 않음 • 이것은 현재 혹은 과거에 결핵균 단백에 감작되어 감염된 것이 있고, 간균에 대한 항체가 생성되어 있다는 것을 의미 • 흉부 X-ray, 객담검사, 박테리아 배양 검사 실시하여 정확한 진단 필요함 • 양성 결과가 나오면 가족 모두 검사 받도록 하기
약물치료 주의사항	• 최소 6~12개월 복용, 약물 복용을 정확히 이행하는 것이 매우 중요 • 내성 균주가 생기는 것을 예방하기 위해 한 가지 약물만을 사용하지 않고 2~3가지 약물병행요법 적용 = 칵테일 요법

	INH 복용 시 주의사항	• 말초신경염을 예방하기 위해 Vit.B6(피리독신)을 공급 • 부작용 : 간기능 장애, 말초신경염, 중추신경계 자극 증상
	예방	• BCG 예방접종 = 생후 4주 이내 상완 외측면에 피내주사
	활동성 결핵 환아 간호 ▶ 05,07,09,15 기출	• 휴식과 활동 증진 • 침상안정은 필요 없으며, 치료를 받고 임상증상이 감소하면 학교 출석 가능 • 꾸준히 약물을 복용해야 함을 교육
비출혈	응급처치	• 머리를 약간 앞으로 숙이고 목 주위를 느슨히 해주며 코 위에 얼음주머니를 대줌 • 코를 풀지 못하도록 하며, 비중격 부위를 압박 • 지혈 안 될 경우 에피네프린(혈관수축제) 묻힌 솜을 비공에 삽입 → 응급처치 시 우선은 아님

6 원인불명의 장애

	정의	• 1세 미만 영아의 갑작스러운 사망, 수면 시 가장 많이 발생
영아돌연사 증후군 ▶ 11,16 기출	호발 특성	• 생후 2~4개월, 남아>여아, 겨울 • 수면습관 : 푹신한 침대, 어른과 함께 공유하는 침대, 잠자리에 두는 봉제인형, 과열(열스프레스), 복위 • 젖병 수유 : 모유 수유보다 빈도 높음

두드림 퀴즈

22 영아 돌연사 증후군을 방지하기 위한 교육 내용으로 알맞은 것은?
① 영아를 똑바로 눕혀 재운다.
② 산모의 흡연과 무관하다.
③ 영아를 복위로 재운다.
④ 푹신한 침요를 사용한다.
⑤ 젖병을 물고 자게 한다.

정답 22.①

제3절 비뇨생식기 장애 아동의 간호

1 요로감염 ▶ 10 기출

특징	• 여>남 → 짧은 요도, 항문과 가까운 요도로 세균의 상행이 빠름
치료	• penicillin, sulfonamide, tetracycline 등의 항생제 사용
간호	• 배뇨현상 관찰, 기저귀 자주 갈아주고, 면 팬티 권장 • 소변 참지 않도록 교육 • 완전한 방광배뇨의 중요성 설명 • 여아 회음부 위생교육 → 앞에서 뒤로 닦도록 교육

2 급성 사구체신염

특징	• A군 용혈성 연쇄상구균 감염의 부산물로서 신장에 발생하는 면역복합체 질환으로 여겨짐 • 대부분 상기도 감염(연쇄상구균성 인두염) 혹은 피부 감염 1~3주 후 발병
원인	• 면역복합체가 신장의 사구체 기저막에 걸리면서 사구체의 손상이 초래
증상 ▶ 98,00,12,16,17 기출	• 혈뇨(탁하고 콜라색), 단백뇨, 고혈압 • 소변량 감소 : 사구체 여과율 감소 • 부종 : 특히 안와 주위 부종이 심함 • 얼굴부종 : 아침 동안 더욱 현저하게 나타남 → 나트륨과 수분 정체 때문 • 합병증 : 뇌증(두통, 시각장애, 수면, 혼수, 어지러움, 구토, 고혈압 동반)
진단 ▶ 17 기출	• 혈뇨, 단백뇨, 요비중의 증가
치료	• 항생제, 혈압 하강제, digitalis 투여, 발작 시 항경련제 투여 • 필요시 이뇨제 투여, 심한 부종 및 울혈 시 투석
간호중재 ▶ 04,20 기출	• 저염식이, 식욕저하가 동반될 수 있으므로 적절한 영양 공급 • 급성기 시 활동 제한 및 침상 안정 • 요 감소기에는 수분과 염분 제한, 신기능부전 시 단백질 섭취 제한 • 호흡기 감염 시 접촉 피함

---

23 요로감염이 빈번한 환아에게 교육할 내용으로 올바른 것은?

① 배뇨 중 요를 끊는 연습을 한다.
② 뒤에서 앞으로 닦아 요도를 청결히 유지한다.
③ 청결을 위해 통목욕을 권장한다.
④ 화장실을 이용할 수 없는 상황을 대비해 미리 배뇨한다.
⑤ 배설로 인한 통증을 줄이기 위해 수분 섭취를 제한한다.

24 급성 사구체신염의 증상으로 알맞은 것은?

① 안와 부종
② 요 비중 감소
③ 물과 같이 무색을 띠는 다량의 소변
④ 급격한 체중 감소
⑤ 옆구리에 발생하는 동통

정답 23.④ 24.①

3 신증후군

병태	• 사구체 단백질 투과성 증가
증상 03,07,10 기출	• 4대 증상 : 단백뇨, 저알부민혈증, 고지혈증, 부종 • 음순이나 음낭 부종 : 부종 있는 음낭에 바인더 적용 • 진한 색의 거품 나는 혼탁한 소변, 사구체 여과율 감소 • 총 혈청단백과 알부민의 감소, 혈청콜레스테롤 증가
치료	• 재발이 많음, 침상안정
간호중재 06,12,15,18 기출	• 스테로이드 치료 → 감염에 대한 저항력을 떨어뜨림, 염증 증상을 은폐시킬 수 있음 • 면역억제제(부작용 : 백혈구 감소, 남아의 경우 불임) • 적절한 체액균형 유지와 부종 사정 → 부종이 심할 경우 수분제한 및 저염식이

4 급성 신부전 06 기출

원인	• 설사와 지속적인 구토에 의한 탈수
병태	• 신 단위의 손상 → 신장 혈류량 감소 → 신장 관류 저하 → 신장 실질 손상
증상	• 경증 시 고혈압, 체온상승, 건조한 점막, 피부 탄력성 저하, 핍뇨 • 빈혈, 혈소판 감소, 소변에서 적혈구 및 단백을 볼 수 있음, 고칼륨혈증
간호중재	• 수액요법 • 고칼륨혈증 예방을 위해 칼륨이 많이 든 음식 제한

두드림 퀴즈

25 신증후군 환아의 경과가 좋아져 prednisone 15mg/dL을 처방받고 퇴원 시 교육으로 적절한 것은?
① 예방접종의 제한은 없음을 교육한다.
② 운동을 해선 안됨을 교육한다.
③ 사람이 많은 곳에 가는 것을 자제하도록 교육한다.
④ 증상이 사라지면 약물 복용을 중단해도 됨을 교육한다.
⑤ 가열된 식품만 먹도록 교육한다.

정답 25.③

제4절 심혈관 장애 아동의 간호

1 후천성 심질환

감염성 심내막염	원인	• 바이러스, 진균, 연쇄상구균(65%)
	증상	• 오슬러 결절 : 손가락, 발가락 바닥에 나타나는 통증 있는 비출혈성 붉은 결절 • 제인웨이 병변 : 손과 발바닥의 통증이 없는 붉은 반점
	합병증	• 류마티스성 심질환
	치료 및 간호중재	• 항생제 투여 • 발치, 인공호흡, 기관시술 전후 예방적 항생제 투여 필요함 • 치아관리 및 구강 위생에 주의
급성 류마티스열 ▶ 99,00,01,02,03,04, 07,10,11,12,15,19,20 기출	정의	• 전신성 염증 질환
	원인	• A군 β-용혈성 연쇄상구균 감염에 대한 조직의 자가 면역 반응 • 가을, 겨울, 초봄에 호발
	병태	• <u>연쇄상구균 감염</u> = 인두염, 성홍열, 중이염 등 → 연쇄상구균에 대한 항세 형성 → 항체가 조직 항원에 교차반응을 유발 → 신체의 다른 조직(심장, 관절 등) 손상
	증상	• <u>심염 : 심전도의 변화 P-R 간격 연장</u> • <u>이동성 다발성 관절염, 변연성 홍반, 무도증, 통증 없는 피하결절</u>
	진단	• 침범된 부위의 조직학 검사에서 Aschoff body 발견 = 염증성 용혈성 수포성 병변 • 연쇄상구균에 대한 항체 역가(ASO or ASO titer) 상승, ESR 증가, CRP 증가, P-R 간격 연장
	치료	• <u>페니실린 경구로 1일 2회 투여하거나 매달 1회 근육주사</u> • 판막 침범 시 prednisone 사용, 영구적인 심장 손상 방지
	간호중재	• 연쇄상구균에 의한 상기도 감염 시 빠른 시간 내 치료 • 급성기 동안 침상안정 • 크래들 침상 = 피부 및 관절 압력 감소 • <u>페니실린 예방적 투여의 중요성 교육 = 급성기부터 시작하여 3~5년간 계속적인 치료가 필요함</u>
	합병증	• 류마티스성 심질환 • 심장의 판막을 침범으로 염증 후 석회화 진행되어 판막의 변형이 초래되고 영구적인 기능부전과 심할 경우 수십년 후에 치명적인 심부전을 유발함

26 류마티스열 환아의 퇴원교육으로 가장 중요한 것은?

① 퇴원 후 4주간 절대 안정하도록 한다.
② 심질환의 가능성이 있으므로 3~4년간 예방적 치료를 하게 한다.
③ 다리가 아플 때는 마사지를 한다.
④ 영양 상태를 호전시키도록 단백질 섭취를 강조한다.
⑤ 차고 습한 지역은 좋지 않으므로 이사하도록 권한다.

정답 26.②

2 혈관기능 장애

가와사키병 12,14 기출	특징	• 원인불명의 급성 열성 질환 • 심혈관계에 일차적으로 발병 : 혈관염이 진행되면서 혈관벽에 손상 일으킴 • 관상 동맥을 확장시켜 동맥류 형성
	증상 14 기출	• 5일 이상 고열 : 항생제와 해열제에 반응하지 않는 발열 • 결막 충혈 = 눈곱 없음 • 입술 홍조, 마르고 갈라짐, 딸기 모양의 혀 • 손발 부종, 손바닥의 홍반 및 갈라짐 • 피부 낙설 = 소양증 • 부정형 발진, 경부 임파선 종창(1.5cm 이상), 불안정과 기면
	합병증	• 무균성 수막염, 심질환(울혈성 심부전, 부정맥), 심근염, 심근경색증
	치료	• 고용량 면역글로불린을 주입하여 발열기간 감소시키고 관상동맥의 기형 유발 방지 아스피린 투여 12 기출 • 초기 : 열과 염증 증상 완화, 항염증성 용량 투여 • 회복기 : 항혈소판 용량으로 다량 투여 • 부작용 : 오심, 구토, 이명, 발한, 과호흡 및 출혈 성향 증가
	간호중재	• 심혈관 손상예방 • 충분한 휴식, 조용한 환경 제공, 급성기 시 절대 안정 • 음식은 살균된 것으로 소화되기 쉽고 부드러우며 가벼운 것으로 제공 • 고용량의 아스피린 투여 시 독성증상 교육

두드림 퀴즈

27 가와사키병으로 입원한 아동의 보호자가 질환의 원인과 기전에 대하여 질문하였을 때 적절한 대답으로 알맞은 것은?
① 심근과 관상동맥에는 침범하지 않는다.
② 원인불명의 급성 열성질환인 피부 점막 림프절 증후군이다.
③ 혈소판수의 감소로 인한 응고기전의 변화가 있다.
④ 세균에 의한 감염이다.
⑤ 혈관벽을 수축시켜 혈압 상승시킨다.

정답 27.②

제5절 혈액 및 세포 장애 아동의 간호

1 응고장애

28 혈우병 아동에서 내출혈을 의심할 수 있는 증상으로 알맞은 것은?
① 관절에서 나타나는 동통과 압통
② 만성적인 운동장애
③ 검고 끈적한 대변
④ 국소적 부종
⑤ 피부에 나타나는 출혈반점

혈우병 07,08,13,16,19 기출	정의	• 혈액응고인자의 결핍으로 인해 발생하는 일련의 지혈 장애, 유전성 출혈 질환군
	특징	• 80%에서 반성열성유전으로 나타남 • 응고인자의 부족으로 신체 어느 곳에서든지 응고시간이 길어진다. • 혈관절증 : 관절강 내의 출혈이 가장 흔히 발생
	증상	• 관절주위, 무릎 관절 동통과 압통 있음 • 출혈증상 : 과도한 출혈반점, 피하 및 근육 내 출혈, 혈관절증(무릎, 발목, 팔꿈치 호발), 혈종으로 인한 통증, 부종, 운동제한, 두통, 검고 타르같은 대변(=혈변)
	진단	• X염색체 연관성 유전 검사 • 혈소판, 출혈시간, 프로트롬빈 시간, fibrinogen 농도는 정상이나 응고시간 연장 • aPTT : 가장 간단하고 민감한 검사 → 결과 : 지연
	치료	• 결핍된 혈액 응고 인자 보충 • corticosteroid : 관절부위의 염증 감소 • epsilon aminocapric acid(Amicar)의 국소 도포(경구투여) • 규칙적인 운동과 물리요법
	간호중재	• 출혈예방 및 내출혈 증상에 대한 교육 • 상해 위험 감소 : 수영과 같은 비접촉성 운동 권장 • 구강출혈 예방 • 근육주사 또는 정맥천자 금지 → 가급적 구강투여 • 출혈 조절 : 10~15분간 출혈부위 압박, 출혈부위를 심장보다 높게 유지, 냉요법 • 아스피린 금지 : 혈소판 기능을 억제시킬 수 있기 때문 → 타이레놀 사용하기
특발성 혈소판 감소성 자반증 03,20 기출	정의	• 과도한 혈소판 파괴 • 다른 감염(풍진, 홍역, 바이러스성 호흡기 감염)이 1~3주 전에 선행됨
	증상	• 점상 출혈반 일혈반, 혈관절
	진단 20 기출	• 혈소판 감소 : 2만/mm^3 이하 • 출혈시간 연장 • 혈색소, 백혈구 수, 응고시간, 프로트롬빈 시간(PT), aPTT 정상
	치료	• anti-D 항체, 면역글로불린
	간호중재 20 기출	• 상처 방지를 통한 출혈 예방이 우선 • 혈소판 수가 만 ~ 10만 이하일 경우 활동 제한

29 특발성 혈소판 감소성 자반증을 사정할 때 확인할 수 있는 것은?
① aPTT 지연
② 백혈구 수 증가
③ 응고시간 지연
④ 프로트롬빈 시간 지연
⑤ 출혈시간 연장

정답 28.③ 29.⑤

2 세포장애

백혈병 06,13,16,17,18,19,20 기출	정의		• 혈액 생산조직의 악성 질환
	병태		• 조혈조직에 미성숙 백혈구의 과다 증식으로 인해 골수 기능 부전 • 아동의 경우 골수 천자는 장골 전방이나 장골 후방을 많이 사용(장골능선) ▶ 20 기출
	증상		• 창백, 피로, 발열, 뼈의 통증, 골절 경향, 출혈(점상 출혈)
	치료	항암화학 요법	• 골수에서 아세포가 5% 이하로 존재할 때 • 관해 도입 치료기간 중 감염(발적, 열감), 출혈 등에 특별히 주의 • 관해유지 : 관해가 오면 유지하기 위해 항백혈병제 계속 투여
		보조요법	• 조혈모세포이식 : 생착 기간에 특히 감염에 주의, 무균 병동 입원 • 이식의 부작용 : 공여자의 골수에 대한 거부반응, 이식편대숙주병
	간호중재 ▶ 13,16,17,18,19,20 기출		• 감염에 대한 예방과 관리, 치료
		출혈예방 및 빈혈의 사정과 조절	• 출혈 증상 자주 사정, 혈소판 수치 자주 확인 • 가능한 침습적인 중재 최소화, 아스피린 계통의 약물 금지 • 부드러운 칫솔 사용, 변비 예방, 코를 세게 풀거나 후비지 않도록 교육 • 외상으로부터 보호하기 위해 안전교육 실시 ▶ 16,17 기출
		부작용 예방 및 관리	• 오심, 구토로 인한 약물중단 조치를 취하지 않음 • 감염증상, 출혈성 방광염, 심한 구토, 이식편대숙주병 등은 중재 필요 • 구강점막 손상 시에는 생리식염수 또는 입안 헹굼제로 탈수
뇌종양 ▶ 98,19 기출	증상	수아세포종	• 구토, 기면, 두통, 유두부종
		소뇌 성상세포종	• 초기에 구토, 두통 → 유두부종, 운동실조, 안구 진탕증, 반사 감소
		상의세포종	• ICP 상승 증상 발현
		뇌간 신경교종	• 운동실조, 반사 감소, ICP 증상은 흔하지 않음

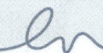

30 백혈병의 치료를 위해 입원한 아동의 감염 예방을 위한 간호중재로 적절한 것은?
① 침습적인 검사에서 내과적 무균술을 철저히 지킨다.
② 저단백 식이와 저칼로리 식이를 제공한다.
③ 아동을 간호하기 전에 손을 깨끗이 씻어 감염의 원인을 차단한다.
④ 골수 기능 억제 기간에는 감염 위험이 낮으므로 외부인의 출입을 허용한다.
⑤ 기분전환을 위해 공원이나 광장을 산책한다.

정답 30.③

두드림 퀴즈

31 신경모세포종 아동의 초기 증상으로 알맞은 것은?
① 안절부절못함, 고열, 복부 덩어리 촉지
② 소화불량, 청력소실, 뇌신경 마비 증상
③ 식욕부진, 운동 실조증, 구토
④ 호흡곤란과 호흡 폐쇄
⑤ 림프선 비대, 전신 허약, 창백

32 신아세포종에 대한 설명으로 알맞은 것은?
① 만지면 통증이 있고 터질 수 있다.
② 잘 전이되지 않아 예후가 좋다.
③ 양측성이 흔하다.
④ 초기에 심한 복통을 호소한다.
⑤ 아동기에 가장 흔한 두 개 외 종양이다.

		• 두통, 구토, 운동실조, 기면, 불안, 안절부절, 시력장애, 유두부종(ICP 상승 말기 증상) • ICP 상승으로 연수 압박 시 서맥, 느린 호흡, 불규칙한 호흡, 호흡곤란, 혈압 상승 • 발작
	수술 후 간호	• 동공반사가 느리거나, 이완되어 있거나, 크기가 비대칭이면 뇌압상승이나 뇌간탈출을 의미하므로 즉시 의사에게 알림
신경모세포종 = 신경아세포종 ▶ 03,07,16 기출	정의	• 원시 신경관 세포에서 발생되는 악성종양
	특징	• 전이 빠름, 장골에 전이로 팔다리 통증으로 발견됨
	병태 ▶ 16 기출	• 신경관 세포가 있는 어떤 부위에서도 발생 가능 • 절반이 복부에서 발생되며 주로 부신 수질에서 발생
	증상	• 복부 팽만, 상복부 덩어리 촉진(복부 중앙선을 넘어서는 덩어리) = 통증 없음 • 비대된 종양에서 출혈 시 빈혈 발생 • 신장, 요관, 방광 압박으로 인한 요정체 및 빈뇨, 혈뇨 • 뼈에 전이 시 통증 발생 • 두 개 내 전이 시 불안정, 동통, 구토, 두개내압 상승, 안와주위 부종
신아세포종 ▶ 04,07,10,13 기출	정의	• 일측이나 양측으로 신장을 침범하는 악성 배아기 신생물, 일측성이 흔함
	특징	• 신생물이 복강 내에서 급성장함
	증상 ▶ 10 기출	• 복부에 덩어리 촉진, 복부 팽만, 복부 불편감 : 복부의 중앙선을 넘지 않는 덩어리
	간호중재 ▶ 13 기출	수술 전 간호	• 종양을 만졌을 때 파열될 수 있으므로 수술 전 복부를 절대 만지지 못하도록 주의
		수술 후 간호	• 장폐색 관찰 : 복부 팽만, 장음, 통증, 구토(복부 내 출혈, 섬유화로 인해)

정답 31.① 32.①

3 빈혈

철분 결핍성 빈혈	원인	• 출생 시 불충분한 철분 저장 = 재태기간이 짧을수록 철 저장량이 적음 • 급성장기(영아기, 사춘기)에 불충분한 철분 섭취
	증상	• 창백, 예민하고 쉽게 짜증을 냄, 이식증, 빈맥, 심비대, 스푼형 손톱 등
	간호중재	• 식사와 식사 사이에 오렌지 주스와 함께 경구용 철분제 복용 • 우유는 철분 흡수 방해하므로 제한 = 700ml/일 이하 • 철분 섭취 시 대변은 검은색 배출 변비 발생 가능 • IM일 경우 Z-tract 방법 이용, 주사부위 마사지 하지 않기 • 빨대나 점적기 사용하여 치아 착색 방지

33 영아기 철분결핍성 빈혈에 대한 설명으로 옳은 것은?
① 모유는 철분이 부족하므로 일찍 이유를 시작해야 한다.
② 철분 제제 1회 투여로 쉽게 치료할 수 있다.
③ 얼굴이 창백하고 식욕부진이 있다.
④ 생후 1~6개월에 주로 나타난다.
⑤ 우유를 철분제제와 함께 먹이는 것이 효과적이다.

제6절 면역 및 감염성 질환 아동의 간호

1 자가면역 염증성 질환

소아 류마티스성 관절염= 아동 특발성 관절염	특징	• 염증성, 전신성 질환, 감염, 자가 면역(Ig A 결핍, 저 감마글로불린혈증)
	병태	• 활막의 만성적인 염증
	증상	• 침범 받은 관철의 통증, 아침에 심한 강직이 특징적임
	진단	• ESR↑ CRP↑ WBC↑ ANA는 소수 관절형과 다수 관절형에서 나타날 수 있음
	치료	• 비스테로이드성 항염제로 시작하여 점차 면역억제제로 변경
	간호	• 통증 경감 : 아침에 온습포, 따뜻한 통목욕 • 주기적인 무게 부하는 오히려 통증을 유발할 수 있으므로 주의 • 신체접촉이 심한 운동은 피하고, 수영이나 걷기 권장 • 관절보호와 통증감소 및 기형 예방
전신성 홍반성 낭창(SLE)	특징	• 만성 염증성 질환, 여아에게 잘 발생, 가족력 있음
	증상	• 관절통, 종창, 아침에 손과 손목 및 무릎에 강직 • 뺨과 코 주위 나비모양 발진, 자외선 노출 시 악화, 추위에 민감, 레이노 현상
	치료	• 스테로이드 제제 및 면역 억제제 투여

34 특발성 관절염 환아를 아침에 따뜻하게 목욕시키는 이유로 알맞은 것은?
① 잠자는 동안 강직된 관절을 부드럽게 하기 위해
② 아침에 떨어진 체온을 상승시키기 위해
③ 욕창 발생을 예방하기 위해
④ 2차 감염을 예방하기 위해
⑤ 고열로 흘린 땀을 씻어내기 위해

정답 33.③ 34.①

두드림 퀴즈

35 아토피성 피부염이 있는 10개월 아동의 부모에게 간호사가 교육할 내용으로 옳은 것은?
① 발진부위에 온습포를 적용한다.
② 발진 부위가 감염되지 않게 건식 드레싱을 한다.
③ 모직 옷을 입힌다.
④ 방을 시원하게 해준다.
⑤ 피부는 건조하게 유지한다.

2 알레르기 질환

아토피성 피부염 ▶ 01,07,08,10,12, 13,15 기출	정의	• 심한 소양증이 특징인 만성적으로 재발하는 피부 질환
	원인	• 유전
	간호중재 ▶ 01,08,12,13, 15 기출	• <u>소양증의 경감</u>이 가장 중요한 간호목표 • <u>수용성 전분과 중조로 목욕</u> → 일반 비누, 거품목욕 피하기 • 뜨거운 물은 소양증을 일으키므로 <u>미지근한 물</u> 사용 • 알레르기 유발식이 제한 : 고탄수화물 식이, 고지방식이 제한 • <u>손톱을 짧게 잘라주고, 손 싸개</u>를 이용하여 긁음으로 인한 상처 예방 • 서늘한 환경 제공, 헐렁하고 부드러운 면제품 착용 • 목욕 후 몸이 건조해지지 않도록 즉시 <u>수용성 오일이나 보습제</u>를 발라줌
알러지성 비염	원인	• 먼지, 꽃가루, 집먼지 진드기, 애완동물, 일부 곰팡이
	치료	• 알레르기원과 접촉하지 않도록 알레르기원을 제거가 가장 중요 = <u>항원노출 최소화</u>

3 피부장애

36 여드름이 있는 사춘기 아동의 간호중재로 올바른 것은?
① 손을 깨끗이 씻은 후 병변을 제거하고 연고 바른다.
② 정서적 요인, 유전적 요인은 배제한다.
③ 4시간마다 세안을 권장한다.
④ 알칼리성 비누로 세안한다.
⑤ 외모에 대한 사고를 사정한다.

여드름 ▶ 03,04,05,10,18 기출	정의	• 피지선 부위에 발생한 염증상태로 사춘기에 흔히 볼 수 있는 피부 장애
	특징	• 신체상의 변화에 민감한 청소년에게는 <u>심리적 영향</u>이 매우 큰 피부 질환 • 추운 시기에 더 심해짐
	간호중재 ▶ 03,04,05, 10,18 기출	• 피부에 자외선을 쏘이도록 함 • 청결 유지 : 병변을 손으로 만지지 않기, 머리 자주 샴푸, 하루 2~3번 따뜻한 물과 중성비누로 세안, 염증이 심하면 항생제 사용

정답 35.④ 36.⑤

4 감염성 장애

수두 98,99,04,08,10, 15,17,19 기출	병인		• Varicella zoster virus
	감염원		• 감염자의 기도 분비물, 수포 내용물
	전파경로 99,10 기출		• 전염성이 매우 강함 • 오염된 물건, 직접 접촉, 피부나 점막 배설물, 비말 감염, 공기 전파
	잠복기간		• 2~3주, 13~17일
	전염기간 04,17 기출		• 발진 1일(전구기)~첫 수포 발생 후 6일(모든 병변에 가피 형성)까지
	증상		• 반점 → 구진 → 수포 → 농포 → 가피 = 서로 다른 단계의 발진이 혼재 19 기출 • 심한 소양증, 중증 시 연구개 점막에 병변 발생
	치료		• 수두에 노출되었고 합병증이 크게 우려되는 고위험 아동일 경우 3일 이내 면역 글로불린을 이용하여 수동면역을 실시 가능
	간호중재 15,17 기출		• 병원 내 격리 = 수포가 사라질 때까지 일주일 정도 17 기출 • 2차 감염 예방 위해 항생제 투여 • 발진 부위를 긁으므로 장갑을 끼우거나 손톱을 짧게 깎기 • 소양증 완화 : 피부 병변 전분 목욕, 칼라민 로션 도포 • 비누 사용하지 않은 차가운 스펀지 목욕
홍역 99,00,01,07,13, 14,16,18,20 기출	전파경로		• 비말감염, 직접 접촉, 때로는 공기전파
	잠복기간		• 10~14일
	전염기간		• 발진 4일 전~발진 5일 후
	증상 00,01,14,16, 20 기출	전구기 = 카타르기	• 전염력이 가장 강한 시기 • koplik 반점 → 발진 2일 전 관찰 = 볼 점막에 생기는 모래알 같은 발진
		발진기	• 귀 뒤 및 안면의 홍반성 구진으로 시작하여 점차 아래로 확산, 고열
		회복기	• 발진은 나타났던 순서대로 소실, 색소 침착 • 허물 벗겨지면 발진이 7~10일 이내에 소실
	치료 03,13 기출		• 감염 후 3일 내 gamma globulin 투여하면 대부분 발병을 피할 수 있음
	간호중재	눈 간호 06,10,18 기출	• 결막의 염증으로 눈에서 분비물이 배출 • 광선과민증(수명)이 발생할 수 있으므로 직사광선을 피해주고 색안경 착용 • 방의 조명을 어둡게 낮춤

두드림 퀴즈

37 수두 환아의 감염기간으로 올바른 것은?
① 불명
② 발진 1일 전부터 모든 병변에 가피가 형성되기까지
③ 가피형성 후 일주일간
④ 첫 수포 발생 전까지
⑤ 발진 2주간

38 홍역 아동의 간호로 올바른 것은?
① 바깥으로 나가 신체활동을 격려한다.
② 발진이 나타나기 전까지만 격리한다.
③ 다량의 고형식이를 한 번에 섭취하도록 한다.
④ 눈부심이 있으면 조명을 어둡게 해준다.
⑤ 눈을 세척하지 않는다.

정답 37.② 38.④

두드림 퀴즈

39 유행성 이하선염(볼거리) 환아 식이로 올바른 것은?
① 오렌지 쥬스
② 저단백식이
③ 신선한 채소 및 과일
④ 탄수화물 유동식
⑤ 저열량식이

40 풍진을 예방하기 위해 고려할 내용으로 바르게 설명된 것은?
① 비인두 분비물 접촉이나 태반 감염을 통해 전파된다.
② 임신 말기 이후에 바이러스가 태반을 통과하여 태아에게 영향을 준다.
③ 감염자가 개인위생을 잘 지킨다면 격리할 필요가 없다.
④ 홍역, 볼거리와 함께 예방접종하지 않도록 주의한다.
⑤ 항체가 없다면 임신 중에도 예방접종을 실시한다.

41 백일해 환아가 다량의 진하고 끈끈한 점액성 구토와 함께 기침 발작을 심하게 할 때 우선적인 간호로 올바른 것은?
① 체온을 떨어뜨리기 위해 찬 수건을 적용한다.
② 환아의 호흡을 살피며 산소 공급을 한다.
③ 흡인 예방을 위해 고개를 옆으로 돌려준다.
④ 기도의 분비물 제거를 위해 흡인을 실시한다.
⑤ 기침할 때 복부를 지지해주고 상체를 세우며 지지한다.

정답 39.④ 40.① 41.⑤

			• 생리식염수로 눈 세척, 분비물 제거
		피부 간호	• 미온수 목욕으로 소양증 완화
볼거리 98,00,02,15,17 기출	감염원		• 감염자의 타액
	침입경로		• 침샘을 주로 침범, 이하선·설하선·악하선 동반 침범
	전염기간		• 종창이 시작되기 전후 = 전염력이 가장 강함 ▶ 98 기출
	증상		• 급성기 = 일측성 혹은 양측성 귀밑샘의 팽창, 통증, 압통 ▶ 02 기출 • 1~3일 최고조, 3일 이후 점차 진정
	간호중재 ▶ 15,17 기출		• 전염기간 동안 격리 • 발열과 종창 시 절대 안정
		통증 경감	• 신맛 음식은 침샘을 자극하여 통증을 증가시키므로 제한 ▶ 00 기출 • 액체나 유동식 섭취 = 밥보다 죽 제공하기 ▶ 17 기출 • 국소적 냉습포나 온습포 = 동통 완화
풍진 ▶ 97,05 기출	병인		• Rubella virus
	전파경로		• 태반을 통한 감염
	전염기간		• 발진 출현 7일 전 ~ 발진 5일 후
	증상	전구기	• 미열, 두통, 식욕부진, 경한 결막염, 인두통, 림프샘 증대기
		급성기	• 발진 = 3일 후 출현 순서대로 소실 및 해열 • 분홍색의 융합하지 않는 구진성 발진, 얼굴 → 상지, 몸통, 다리로 퍼짐 • 24시간 안에 전 신체에 불연속적으로 나타남 • 고열
	예방접종		• 가임기 여성의 임신 전 예방접종이 중요
	합병증		• 관절염, 뇌염, 자반증 • 임신 3개월 이내 감염 시에는 바이러스가 태반을 통과하여 태아기형 유발
백일해 ▶ 98,05,11,18,19, 20 기출	전파경로 ▶ 19 기출		• 비말 전파, 감염자의 비말이 오염된 기구 접촉 시
	전염기간		• 항생제 투여 후 5일간 • 발작 후 4주까지 • 카타르기에 전염성이 가장 강함 = 격리요함

	증상	카타르기	• 상기도 감염 = 재채기, 콧물, 미열, 마른기침
		발작기	• 짧고 발작적인 기침 = 밤, 이른 아침 = <u>연달아 10회 이상의 기침</u> • 흡기 시 whoop 소리 남 • 발작 후 다량의 진하고 끈끈한 점액성 구토 = 밤, 이른 아침에 심함
	치료		• 항생제 투여 = erythromycin, ampicillin 투여
	<u>간호중재</u> ▶ 98,05,11,20 기출		• 카타르기 시 격리 = 입원 시 호흡기 전파주의 • 따뜻하고 충분한 습기 제공, 영양 및 수분공급 = 소량씩 자주 식사
	합병증		• 기관지 폐렴 = 가장 흔한 사망 원인 • 기관지 확장증
파상풍 ▶ 09,12 기출	병태		• 중추신경계에 작용하여 강직성 경련을 일으킴 • 말초 신경에 작용하여 동통성 근수축을 초래함
	증상		• 심한 발한을 동반한 목, 등, 복부의 긴장성 경련, 각 조임근 경련(변비, 빈맥, 호흡곤란) • 작은 자극이나 광선, 소음에 시작 → 잦은 경련으로 피로 → 사망
	치료		• 과민 반응 검사 후 파상풍 항독소 투여
	간호중재 ▶ 12 기출		• 어둡고 조용한 환경을 제공하여 자극을 최소화 = 경련발작 자극 저하를 위함 • 응급상황에 대비하여 <u>침상 옆에 인공호흡기, 절개술 등 준비</u> • 사람에서 사람으로 전염되지 않으므로 격리 필요하지 않음

42 파상풍 환아에게 어둡고 조용한 환경을 제공하는 이유로 알맞은 것은?
① 충분한 수면
② 시야 통증 저하
③ 근육 통증 저하
④ 경련발작 자극 저하
⑤ 광선공포증 완화

정답 42.④

두드림 퀴즈

43 Bryant 견인에 대한 설명으로 알맞은 것은?

① 한 쪽 다리에 문제 있을 때 양쪽 다리 모두 적용한다.
② 주로 3~12세의 아동의 대퇴골절에 사용한다.
③ 수직과 수평 방향으로 당기는 피부견인이다.
④ 환측 다리 쪽의 무게를 더 무겁게 적용한다.
⑤ 아동 둔부가 침상 표면에서 떨어지지 않도록 한다.

정답 43.①

제7절 근골격 장애 아동의 간호

1 골절

아동 골절 특성 02,12,17,19 기출	• 성장판, 골단 부위 손상 호발 = 골단 성장판이 손상 받을 경우 뼈의 길이 성장에도 영향 • 성장판이 인대보다 약하므로 골절 시 인대 파열 전에 골단 분리가 먼저 발생 • 골막이 성인보다 두껍고 강하며 골격이 유연성이 있음 ▶ 17 기출 • 골절 시 사정 = 5P = pain, pallor, pulse, paresthesia, paralysis = 통증, 창백, 맥박, 지각, 마비		
골절의 유형 15,19 기출	• 요곡골절 = 척골, 비골에 발생, 유연한 뼈로 45° 휘는 것, 약간의 기형 유발 • 팽륜골절 = 볼록하게 융기하거나 튀어나옴 • 생목골절 혹은 유연골절 = 뼈가 휠 수 있는 한계를 넘어 각이 질 때 = 불완전 골절 • 완전골절 = 골판이 완전 분리		
치료	**석고붕대** 11 기출		• 건조 시 드라이기, 히터 등을 사용하지 않기=화상 위험성
		간호중재	• 환부 거상 • 순환계, 신경계, 피부 통합성 사정 • 근육, 관절의 수동적 운동 • 석고붕대 제거 = 학령전기 이전의 아동은 신체 일부가 잘려나가는 두려움 느낌 = 설명 잘해주기
	견인	견인 3요소	• 견인, 역견인, 마찰
		Bryant견인 01 기출	• 피부견인, 양측 다리에 수직으로 적용 • 3세 미만, 12~14kg 이하 아동의 대퇴 골절, 발달성 고관절 이형성증 시 • 항상 양측에 같은 무게를 적용, 둔부가 침대에서 약간 떨어지도록 함
		Buck 신전 견인	• 피부견인, 근육 경축시 수평으로 적용, 손상된 쪽만 실시 • 환아의 체위변경이 쉽다, 둔부 굴곡 없음
		Russell 견인	• 피부견인=견인선 2방향=하지와 수평+수직=손상된 쪽만 실시 • 족하수가 유발될 수 있으므로 베개로 적절히 예방
		간호중재	• 처방없이 추의 무게를 증감하거나 견인을 치우지 않도록 교육 • 피부통합성 유지 • 부종, 약해진 말초맥박, 감각의 변화(저림, 작열감 등) 확인 • 적절한 수분 공급, 칼슘이 풍부한 음식 제공 • 합병증 관찰 : 경축, 부적절 치유, 뼈의 감염, 색전, 고칼슘뇨 등

2 성장관련 장애

척추측만증 97,01,02,12,13, 16 기출	특성	• 청소년기에 가장 흔한 척추골 기형 • 10° 이상 만곡된 것, 성장이 빠른 14세 이전 여아에게 호발
	원인 97,13 기출	• 자세, 자극의 결과(종양, 감염), 영양 • 선천적 척추측만증 : 선천적 척추 기형으로 발생하며 심장기형, 폐 형성부전 같은 선천성 기형 동반
	사정 02,12 기출	• 전방으로 90° 구부렸을 때 등의 높이 차이 = 앞으로 굽힐 때 흉곽의 한 쪽이 다른 쪽보다 높음 = 아담스 전방 굴곡 검사 • 어깨 상승과 옆구리 주름 • 견갑골, 어깨와 목의 비대칭 사정 = 어깨 높이, 견갑골 돌출 부위, 늑골의 돌출 부위가 같지 않음 • 둔부 비대칭 = 한쪽 엉덩이 돌출, 엉덩이 높이, 골반의 경사가 비대칭
	치료 01 기출	• 보조기 사용 = 만곡의 진행을 감소 = 기형진행의 최소화 및 예방 • 20~45°일 때 사용, milwaukee brace 사용
	간호중재 16 기출	• 신체상 지지, 동료와의 사회화 격려 • 보조기 착용 교육 = 운동이나 목욕시간을 제외한 경우에는 항상 착용 • 피부 손상 가능성 예방 = 목욕 후 완전히 건조, 보조기 아래에 면 티셔츠 착용

3 선천성 및 감염성 장애

가성비대형 근이영양증	원인	• X염색체의 단일 유전인자 결함
	특징	• 남아에게만 나타남 • 보통 3~5세 출현 • 진행성 근육쇠약, 소모 및 경축, 전신적인 근력저하
골수염 04,06,13,15 기출	호발부위	• 대퇴하부 등 성장이 빠른 장골에 잘 발생
	간호중재	• 침상안정 = 통증 관리 = 격렬한 관절 운동 제한 • 발병된 사지 높이기, 부목 • 필요시 해열제, 진통제 • 단단한 침요, 올바른 신체선열 유지

---

44 척추측만증 아동의 합병증과 관련된 간호진단으로 가장 적절한 것은?
① 비효율적 호흡양상
② 언어소통 장애
③ 체액과다
④ 요로감염의 위험성
⑤ 부모역할갈등 위험성

45 골수염 환아 간호중재로 바르게 설명된 것은?
① 규칙적인 운동
② 푹신한 침요 제공
③ 광범위 항생제 투여 후 혈액 배양
④ 억제대 사용
⑤ 올바른 신체선열 유지

정답 44.① 45.⑤

제8절 신경·인지 장애 아동의 간호

1 열성경련 97,98,99,01,03,07,12,18,19 기출

병태	• 뇌내 감염, 전신성 대사질환 및 신경계 장애 없이 급속한 체온상승과 더불어 발생하는 일시적 경련
특징	• 영유아기 6~24개월 호발, 가족력, 재발률 높음 • 바이러스 상기도 감염(폐렴, 편도염, 인후염), 중이염, 비뇨기계 감염, 풍진, 뇌막염과 같은 감염과 관련
증상	• 39℃ 이상의 갑작스런 고열 • 발작은 장시간의 고체온기보다 체온 상승기에 발생
치료 및 간호	• 38℃ 이상 시 미온수 목욕 • 해열제 투여 = acetaminophen 처방, 바이러스성 질환은 레이증후군 가능성 있어 아스피린 금기 • 심한 경련 시 항경련제 투여

2 발작

부분 발작	단순 부분 발작	• 의식 변화 없음, 30초 미만으로 지속, 신체의 한 부분에 제한된 운동증상
	복합 부분 발작	• 발작 시 의식 즉시 저하 • 전조 증상 : 불안, 어지러움, 갈증 등 • 발작 후 자동증 나타남 : 입맛을 다시거나 방안을 돌아다니는 등 목적 없는 행동
전신 발작	소발작	• 전조 없이 의식만 잠깐 소실된 상태에서 비경련성 발작 • 멍함, 무반응, 몇 초 동안 눈을 깜박거림
	근간대성 발작	• 사지나 몸통 근육의 갑작스런 불수의적 수축
	강직-간대 발작	• 대발작, 1~3분 동안 경련, 발작 후 의식 소실
	무긴장성 발작	• 순간적으로 근력이 소실, 경한 발작 시 순간적으로 머리를 숙이는 행동
진단		• 뇌파검사, 뇌 단층 촬영, 1회 이상 발작 병력, 혈액 검사
치료 09,10,17 기출		• 항경련제 투여 = 유효 혈중 농도 범위가 좁으므로 혈중농도를 확인하며 복용하기
간호중재 09,10,15,16,19 기출		• phenytoin 투여 시 부작용 관찰 : 잇몸비후, 다모증, 운동실조, 안구진탕증, 오심 등 • 잇몸 비후 현상을 감소시키기 위하여 구강관리의 필요성 교육

---

46 열성경련에 대한 설명으로 올바른 것은?

① 영유아기(6~24개월)에 흔히 나타난다.
② 여아에게 호발된다.
③ 가족력과는 관련이 없고 재발되지 않는다.
④ 발작 후 국소적인 신경계 결손이 동반된다.
⑤ 반복되어도 간질로의 발전은 없다.

47 강직-간대성 발작 환아의 발작 시 부모에게 교육할 대처방안으로 올바른 것은?

① 아동을 데리고 응급실로 이동한다.
② 평평한 곳으로 옮긴다.
③ 발작 중에는 아동을 안거나 붙잡지 않는다.
④ 따뜻한 물을 먹인다.
⑤ 아이가 혀를 깨물지 않도록 설압자를 물린다.

정답 46.① 47.③

발작 시 응급처치 00,16,20 기출		• 꼭 끼는 옷을 느슨하게 풀어주고 주위의 위험한 물건을 치움 • 안전한 환경만을 제공한 채 아동을 그대로 두며, 억제하거나 누르면 절대 안 됨 • 아동의 입에는 아무것도 없어야 함 = 설압자 혹은 손가락 삽입 금지 • 발작이 끝난 후 타액 배출이 용이하도록 측위 유지 • 사고 예방을 위해 침대 난간 올리기 • 호흡 정지, 발작의 5분 이상 지속, 간질 발작적 지속상태, 첫 번째 발작 시, 발작 후 비대칭적인 동공, 발작 후 30분간 구토, 발작 후 깨어나지 않거나 통증에 무반응 = 응급상황

3 뇌수종 ▶ 03,06,12,13,18 기출

증상 ▶ 12 기출	영아기	• 두위 증가 = 대천문 팽창 • 움푹한 눈, 아래로 전위된 눈으로 인해 공막이 동공 위로 보이는 일몰징후 • 뇌압 증가로 두개골 얇아지고 봉합선 분리되어 타진 시 둔탁하고 항아리 깨지는 소리가 남 = Macewen 증상 • 날카롭고 고음의 울음, 불안정, 무기력, 잘 먹지 않으려 함, 의식의 변화 등
	아동기	• 구토, 유두부종, 사시 • 운동 실조증, 불안정, 무기력, 무감동, 혼수
간호중재	수술 전 간호	• 침대 머리를 상승하여 뇌압상승 방지, 외부 자극 최소화, 두부와 경부 오염 예방
	수술 후 간호 ▶ 13 기출	• 수술 후 24시간 동안 머리를 상승시키지 않기 • 베개 없이 편평하게 유지하도록 함 = 뇌척수액의 빠른 배액을 막기 위함 • 뇌압 상승 시에는 침상머리를 상승시키거나 아동을 앉은 자세로 하여 중력을 통해 뇌척수액이 흐르도록 유도함

48 수두증(뇌수종) 환아의 수술 전 두개내압의 증가 예방을 위한 간호로 바르게 설명한 것은?

① 뇌압상승을 방지하기 위해 복위를 취한다.
② 환아의 발달을 위해 다양한 외부 자극을 제공한다.
③ 정맥주입량은 요구량보다 많이 투여한다.
④ 감염 예방을 위해 눈을 감지 못하면 마른 거즈를 적용한다.
⑤ 영양 공급 시 반좌위를 취하며 소량씩 자주 공급한다.

정답 48.⑤

두드림 퀴즈

49 뇌성마비에 관한 설명으로 바르게 설명된 것은?
① 대부분 유전적인 요인으로 발생한다.
② 운동 실조증이 나타날 수 있다.
③ 대부분의 증상에서 경련을 동반한다.
④ 지적 발달 장애는 나타나지 않는다.
⑤ 아동기에 흔하며 학령기 이후 호전된다.

4 뇌성마비 ▶ 99,01,02,03,06,07,12,15,16 기출

정의	• 중추신경계의 손상으로 수의근의 힘이나 조절력이 결핍
특징	• 만성적, 비진행성 장애, 아동기에 가장 흔한 영구적 신체장애 • 지각문제, 언어결핍
원인 ▶ 99 기출	• 저산소증으로 인한 뇌손상 = 가장 중요한 원인
증상 ▶ 01,16 기출	• 지적 발달 장애 = 가장 흔하게 볼 수 있음 • 경련 = 환아 50%에서 발생, 전신적 긴장성-간대성 경련이 많음, 대뇌 피질이 손상되어 나타남, EEG 비정상 • 언어장애 = 대부분 동반, 상징 언어습득의 지연은 지적 발달지연을 의미, 구음장애
진단	• 바빈스키 징후 양성 • 정위 반사, 불수의적 움직임, 강직
치료	• 치료목표는 완치가 아니라 합병증을 예방하면서 최적 발달을 도모하는 것
간호중재 ▶ 03,06,07,15 기출	• 연령과 능력의 범위 내에서 일상생활 활동 수행 격려 • 턱을 지지하며 저작을 돕는 등의 음식물 섭취 보조, 고열량 식이 • 자조집단 참여를 통한 가족 지지

5 정신지체

50 정신지체 아동에 대한 간호중재의 궁극적인 목표로 알맞은 것은?
① 정신지체 아동의 자가 간호 역량 증진
② 정신지체 아동에 대한 가족 구성원의 지지 증진
③ 정신지체로 인한 인지 장애 최소화
④ 지능 및 인지 기능의 정상화
⑤ 정신지체 유무에 대한 정확한 진단

원인	• 출생 전 요인 = 유전, 다운증후군, 태아알코올증후군 • 생물학적 환경 = 선천성 갑상선저하증, 페닐케톤뇨증
증상 ▶ 07 기출	• 인지 장애를 나타내는 초기 행동 • 접촉에 무반응, 과민반응, 불안정 • 운동반응 지연, 언어곤란 혹은 지연
간호중재 ▶ 13,18 기출	• 효과적으로 최적의 발달이 이루어지도록 함 • 독립적인 자가 간호 기술을 습득할 수 있도록 교육하는 것이 목표

정답 49.② 50.①

제9절 내분비 장애 아동의 간호

1. 뇌하수체 전엽 장애

성조숙증	증상	• 신장과 체중의 증가와 골 성숙이 촉진되나 최종신장은 저신장이 나타남 • 여아 : 유방발달, 음모 발달, 조기 월경 • 남아 : 고환 크기 증가, 음경이 커짐
	치료	• 성선자극호르몬 작용물질 투여

2. 뇌하수체 후엽 장애

요붕증	정의	• 항이뇨호르몬의 부족으로 비정상적으로 많은 양의 소변이 생성되고 과도한 갈증이 동반
	병태	• 희석된 소변 다량 배설, 혈장 삼투성 증가, 혈액량 감소
	주증상	• 다뇨 : 저비중, 저삼투성 • 다갈 : 다음 • 식욕부진, 체중 증가 부진 = 성장장애 • 저혈압, 빈맥, 점막건조, 피부긴장도 저하
	진단검사	• 수분섭취 금지한 후 소변 농축 능력 검사 • 결과 : 요붕증 시 소변량의 변화 없음

3. 췌장 장애

당뇨	분류		증상	치료
		I형 당뇨병 (인슐린 의존성)	• 췌장의 β세포 파괴, 인슐린 형성능력(−) • 심한 당뇨성 케톤산증 • 비만증과 관계없음(저체중)	• 결정적인 치료는 인슐린을 대체하는 것 • 경구용 혈당저하제 복용하지 않음
		II형 당뇨병 (인슐린 비의존성)	• 인슐린 형성능력(+), 인슐린 수용체 이상(+) • 비만증과 관계 있음(과체중)	• 경구용 혈당저하제가 유용함 • 식이요법, 운동요법 병행
	증상		• 당뇨, 다뇨, 다음, 다갈, 다식, 탈수 • 당뇨성 케톤산증 : 구토, 혈중 케톤산 증가, 케톤뇨, 혼수, 쿠스마울 호흡 (호흡 시 아세톤, 과일향 냄새) • 허약, 불안, 식욕부진, 체중감소, 복부 불편감, 감기	

두드림 퀴즈

51 유붕증의 증상으로 알맞은 것은?
① 다뇨증, 성장장애, 체중증가
② 성장장애, 체중증가, 다식증
③ 탈수, 성장장애, 체중증가
④ 다뇨증, 탈수, 체중증가
⑤ 다뇨증, 탈수, 성장장애

52 제1형 당뇨병을 가진 아동의 인슐린 요구량이 증가하는 원인으로 알맞은 것은?
① 육체적으로 피로하였을 때
② 인슐린을 과량투여 하였을 때
③ 과도한 운동을 하였을 때
④ 호흡기 감염에 걸렸을 때
⑤ 음식을 적게 먹었을 때

정답 51.⑤ 52.④

간호중재		• 식이 및 운동 ▶ 16,17 기출 : 고혈당 및 고케톤의 혈당이 잘 조절되지 않는 당뇨 아동의 경우에는 과격한 신체활동은 제한(저혈당 위험 때문에) • 인슐린 투약 : 지방위축 방지를 위해 주사부위를 바꿔가면서 투약, 아동 스스로 인슐린 주사시 대퇴부위로 교육하기 • 꽉 끼는 신발 금지 = 압력으로 인한 궤양 위험 ▶ 17 기출 • 자가관리 ▶ 17 기출 : 자가 혈당 및 케톤뇨 검사법, 인슐린 투여법, 식이조절 방법, 일상 활동 시 주의사항 등에 대한 교육
주의 ▶ 02,07,10 기출	저혈당 위기	• 저혈당 증상(인슐린 쇼크) : 발한, 창백, 혼수, 어지럼증 • 과일 주스, 단 음료, 사탕, 포도당 알약 등으로 포도당 15g 제공 • 의식 없으면 glucagon, glucose 비경구투여
	고혈당 위험	• 질병 = 급성감염 혹은 스트레스 시 • 발견 즉시 인슐린의 투여량 늘려줌
	당뇨성 케톤산증	• 인슐린의 부족으로 단백질과 지방이 탄수화물 대신 에너지원으로 사용되면서 케톤이 부산물로 과도하게 생성 • 삼투성 이뇨로 인한 탈수가 진행 • 수액공급 및 전해질 교정하기 • 쿠스말호흡 = 과도하게 축적된 이산화탄소 제거하기 위해 보상작용으로 호흡의 깊이와 수를 증가시킴, 과일향/아세톤향 호흡
	감염 예방 필요성	• 모든 감염에서 인슐린의 필요량이 증가하므로 감염 시 혈당 측정 중요

제10절 심리사회장애

1 정신건강 장애

주의력 결핍-과잉행동 장애(ADHD)	정의	• 부주의, 과잉행동이 지속적인 양상을 보이고, 또래 아동에 비해 충동이 심하고 빈도가 잦음
	증상	• 주의산만+충동성 증가 • 주의집중 시간이 짧고 한자리에 오래 앉아 있지 못함 • 행동의 결과를 생각하지 않고 사회적 기술이 부적절함
	간호중재	• 행동 수정 요법 = 처벌은 잘못된 행동을 한 즉시 이루어져야 함 • 주변 환경 = 조용, 정돈 상태 유지
학교 공포증 ▶ 03,15 기출	정의	• 일정기간 동안 등교를 거부하며 경우에 따라서 신체적 증상 동반 • 식욕부진, 구토, 복통, 두통
	특징	• 아동이 집에 있을 경우 즉시 증상 사라짐
	간호중재 ▶ 15 기출	• 변형된 수업에 참여하게 하는 등 가능한 빨리 학교로 돌려보내기 • 부모에 대한 의존성이 심하므로 점차적으로 교정 • 담당교사에게 사정을 알리고 협조 요청
약물남용	원인 ▶ 01,02 기출	• 발달상의 동기=또래에게 인정받기 위해 • 비기능적인 가족에서 자주 발생
	흡입제	• 초기 10대들에게 가장 흔한 형태의 약물 남용=저렴, 접근성 좋음
	간호중재 ▶ 07 기출	• 다른 청소년들과 집단 상담 • 가족이 치료에 함께 참여하도록 지지=자녀들은 자신이 사랑받고 있는 존재이며 가치 있는 사람이라는 것을 느낄 필요가 있으며 부모는 적절한 한계를 설정할 필요가 있음

53 청소년의 약물남용에 대한 설명으로 바르게 된 것은?
① 자아존중감이 손상되지 않도록 가족이 치료에 참여하지 않도록 한다.
② 약물의 남용은 성장기 청소년에게 크게 유해하다.
③ 더 이상의 남용을 막기 위해 격리조치를 취한다.
④ 청소년기의 약물남용은 대게 일시적이다.
⑤ 정서적으로 예민한 시기이므로 다른 발달단계보다 약물 남용에 대한 취약성은 낮다.

정답 53.②

두드림 퀴즈

54 신경성 식욕부진으로 엄격한 식이요법을 유지하는 16세 여학생에게 나타날 수 있는 빈혈은?

① 지중해성 빈혈
② 거대적아구성 빈혈
③ 재생 불량성 빈혈
④ 용혈성 빈혈
⑤ 철분 결핍성 빈혈

55 사랑이의 BMI는 22.3으로 백분율 93%이다. 상담 시 간호사의 답변으로 알맞는 것은?

① 과체중이므로 식이 조절을 해야 합니다.
② 성장기이기 때문에 괜찮습니다.
③ 비만이므로 운동을 해야 합니다.
④ 백분율 지수보다 BMI 지수가 더 중요합니다.
⑤ 아동의 정상발달을 위해 식이는 제한하지 않습니다

2 식이장애

신경성 식욕부진 04,15,19 기출	정의 19 기출	• 신체상의 왜곡, 체형과 체중에 대한 극도의 염려
	증상 15 기출	• 현저한 체중감소, 무월경, 솜털 같은 머리카락, 무력감, 우울, 집중력 저하 • 과도한 식이요법 진행 시 철분 결핍성 빈혈 유발
	진단기준	• 표준체중 이하인데도 불구하고 몸무게 증가나 비만에 대해 지나친 두려움 있음
	간호중재	• 개별적 심리치료, 항우울제, 호르몬제, 향정신성 약물요법 실시
비만 99,03,17 기출	진단 17 기출	• 과체중 = 85백분위 이상 ~ 95백분위 미만 • 비만 = 95백분위 이상
	간호중재 99,03,17 기출	• 식이요법 = 칼로리 제한하되 필요한 양의 단백질은 제공 • 운동요법 = 좌식 행위를 제한

정답 54.⑤ 55.①

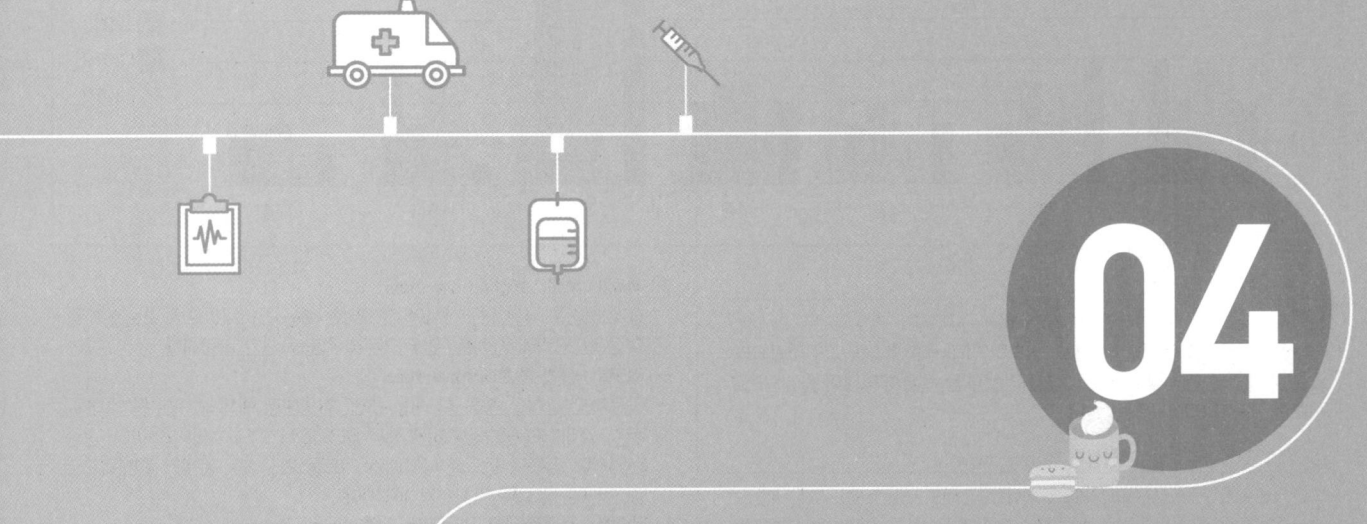

04

지역사회간호학

출제경향

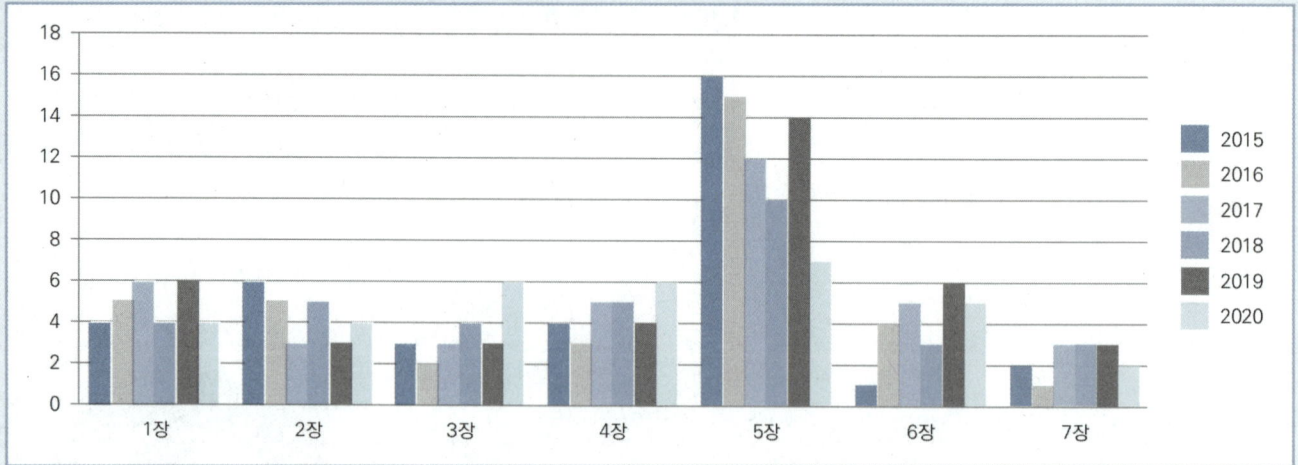

📖 제1장 : 지역사회간호 know-how
지역사회 유형과 기능, 지역사회 관련 이론, 지역사회 간호의 수단과 방법 부분에서 많이 출제되므로 개념을 정확히 이해하며 학습하시기 바랍니다. 또한, 사례를 통한 지역사회 간호사의 역할을 묻는 문제가 많이 출제되므로 정확한 개념 정리가 필요합니다.

📖 제2장 : 지역사회 간호행정 know-how
보건의료체계 유형, 사회보장제도와 의료보장제도, 보건사업 기획, 지역보건 사업 특징, 일차보건의료 접근 필수요소 모두 자주 출제되는 부분으로 개념을 정확히 이해하며 학습하시기 바랍니다.

📖 제3장 : 지역사회 간호과정 know-how
자료수집방법, 우선순위 결정 기준, 평가 범주가 자주 출제되므로 꼭!! 확인하시기 바랍니다. 특히 평가 유형을 구분하는 기준을 확인하시고 용어를 정리하시면서 학습하시기 바랍니다. 목표 설정 기준 및 구성요소와 간호 수행 및 관리 유형의 경우 사례와 함께 문제가 출제되므로 개념의 정확한 이해가 필요합니다.

📖 제4장 : 건강증진과 보건교육 know-how
건강증진 이론, 보건교육(학습이론, 학습 목표 설정, 방법 및 매체, 평가 유형)의 주요 개념을 정확하게 알고 있어야 하며 각각의 장단점을 파악하며 학습하시기 바랍니다.

📖 제5장 : 대상별 보건 의료 제공 know-how
- 제1절 : 생애주기 인구집단 간호 know-how
  인구에 관한 측정지표의 공식과 의미는 자주 출제되는 부분이므로 이해하고 기억하시기 바랍니다.
- 제2절 : 모성과 영유아, 노인 보건사업 know-how
  노인 장기요양보험제도에서 방문건강관리사업은 가정간호사업과 비교되어 자주 출제되므로 정확한 개념을 정리하여 기억하시기 바랍니다.
- 제3절 : 가족 간호 know-how
  가족 관련 이론에 대한 개념 및 장단점을 꼭! 확인하시기 바랍니다. Duvall의 가족 발달 단계 및 과업 부분은 매년 출제되므로 정확히 이해하고 각 단계에 달성해야 하는 과업을 확인하시어 학습하시기 바랍니다. 가족 사정 도구의 개념과 특징을 알아 구분할 수 있어야 합니다.

- 제4절 : 학교 보건 know-how
  출제 비중은 낮은 단원이지만, 전체적인 내용을 이해하고 학교보건의 중요성 및 인력배치 기준, 업무 위주로 학습하시기 바랍니다.
- 제5절 : 산업 간호 know-how
  근로자 건강진단 종류 및 시행 조건, 작업환경 관리의 기본 원리(대치, 환기, 격리, 교육)를 정확하게 개념 정리하고 기억하시기 바랍니다. 종종 산업재해 강도와 빈도를 나타내는 지표를 계산하는 문제가 출제되므로 계산할 수 있도록 익히시기 바랍니다.
- 제6절 : 건강문제별 인구집단 간호 know-how
  이 단원은 전체적으로 매년 1~2회 정도 출제되고 있습니다. 가정간호사업과 방문 건강 관리사업 비교는 자주 출제되는 부분으로 개념을 정확히 학습하시기 바랍니다. 만성질환관리 사업, 재활간호사업, 정신보건사업 부분은 목적과 특징 위주로 이해하며 학습하시기 바랍니다.

📖 제6장 : 역학 know-how
역학 연구 설계 방법과 관련된 질병 사례를 주는 문제가 출제되므로 정확한 개념 정리 및 역학 측정지표의 의미 및 계산방법을 확실하게 숙지하시기 바랍니다.

📖 제7장 : 환경과 건강 know-how
환경오염을 나타내는 지표 대해 정확한 개념을 정리하시고 수질 기준 주요 항목들이 무엇의 지표인지 확인하시기 바랍니다.
재난 발생 시 관리과정에서 수행해야 할 활동을 묻는 문제가 최근 3년간 출제되었습니다. 재난 유형 및 재난 발생 시 관리과정 부분을 정확히 학습하시기 바랍니다.

01 지역사회간호

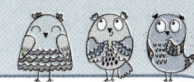

제1절 지역사회간호의 이해 이론

1 지역사회 ▶ 00,02,09 기출

WHO정의 (1974)	• 지리적 경계 또는 공동가치와 관심에 의해 구분되는 사회집단으로, 이들은 서로를 알고 상호작용하면서 특정 사회구조 내에서 기능하며 규범, 가치, 사회제도를 창출
조작적 정의	• 일정한 유형의 결속 관계를 이루고 있는 인구집단 • 서로 상호작용을 맺고 있는 인구집단, 공통의 관심에 관하여 공동으로 기능하고 있는 인구집단
유형 ▶ 99,02,06,08,11, 14,15,19 기출	구조적 지역사회	• 대면공동체, 지정학적 공동체, 생태학적 문제의 공동체, 문제해결 공동체 • 지역사회 주민들 간에 시간적, 공간적 관계에 의하여 모여진 공동체
	기능적 지역사회	• 어떤 것을 성취하는 데 도움이 되는 지역적 공감을 기반으로 한 집합체 • 단순한 지리적 경계보다는 목표성취하는 과업의 결과로 나타난 공동체 • 목적과 요구에 따라 유동적이다.
	감정적 지역사회	• 소속공동체 • 특수흥미 공동체
기능 ▶ 01,19 기출	• 사회화기능 = 지역사회가 공유하는 일반적 지식, 사회적 가치, 행동 양상을 창출, 유지, 전달 • 사회통제의 기능 = 지역사회 내 규칙이나 규범에 따라 구성원들의 행동을 통제 • 경제적 기능 = 생활에 필요한 물자와 서비스를 생산·분배·소비하는 과정과 관련 • 사회통합 또는 참여의 기능 = 지역사회의 결속력과 사기를 높이고, 주민의 공동문제를 해결하기 위해 같이 노력함 • 상부상조의 기능 = 도움이 필요한 상황에 대하여 서로 상호 간 지지 및 조력

01 지역사회를 유형에 따라 분류할 때 이웃, 가족, 교민회 등이 중심적인 공동체로 올바른 것은?

① 문제해결 공동체
② 대면 공동체
③ 집합체
④ 생태학적 공동체
⑤ 지정학적 공동체

정답 01.②

두드림 퀴즈

02 암 환자의 3차 예방 활동으로 바르게 설명된 것은?
① 조기 암 검진에 대해 홍보한다.
② 자궁경부암 예방접종을 실시한다.
③ 금연 절주에 대한 교육을 실시한다.
④ 암 환자들끼리 정보를 공유할 수 있는 자조그룹을 형성한다.
⑤ 발암물질 현황에 대해 조사한다.

2 지역사회보건과 공중보건

공중보건 정의	· 질병을 예방하고 수명을 연장하며 건강을 증진시키는 것
지역사회 보건의 정의	· 국가뿐만 아니라 민간기관을 포함한 지역사회의 건강을 위한 조직적인 노력을 모두 포괄하는 공중보건의 실제를 확대한 용어
건강예방 수준 ▶ 11,12,13,16,17,18,20 기출	1차예방 ▶ 17,20 기출	· 최적의 건강증진 · 규칙적인 운동, 스트레스 관리, 균형잡힌 식이, 보건교육, 예방접종
	2차예방 ▶ 12,13,18 기출	· 건강문제 조기 발견 및 치료 · 집단 건강검진 및 조기 진단, 현존하는 질환의 치료
	3차예방 ▶ 11,16 기출	· 회복 및 불구된 기능의 재활 · 사회 재적응 훈련, 자조집단

3 지역사회간호

정의 ▶ 03 기출	· 지역사회의 적정기능수준의 향상에 기여하는 것을 궁극적 목표로 하는 과학적 실천
목표 ▶ 05,06,09,12,13,17,18,19 기출	· 대상자들이 스스로 그들의 건강을 적정기능수준으로 향상(건강증진)할 수 있도록 하는 데 있음
	건강 ▶ 05,06 기출	· 건강이란 질병이나 불구가 없을 뿐만 아니라 신체적·정신적·사회적·영적으로 완전히 안녕한 역동적 상태
	지역사회 간호의 건강 개념 ▶ 13 기출	· 질병-건강 연속 개념 · 질병과 건강은 임상적으로 문제 없이 공존할 수 있지만 건강과 상병은 배타적이기 때문에 정도의 차이로 연속선에 표현
	건강권 ▶ 20 기출	· 건강권의 평가기준(WHO, 2002) = 이용가능성, 접근용이성, 수용가능성, 질적우수성
	건강형평성 ▶ 17,18 기출	· 사회경제적 위치에 따른 건강수준의 차이를 나타내는 사회경제적 건강 불평등을 줄이려는 노력을 의미
	건강결정요인 ▶ 18,19 기출	· 생물학적 요인 : 신체 내부에서 발생하는 신체적, 정신적 건강 요소 · 생활습관 : 전체의 60% 차지 · 환경 · 보건의료조직

정답 02.④

제2절 지역사회 관련 이론

기획이론	• 사업의 궁극적 목표를 달성하기 위한 구체적인 단계와 방법을 계획하는 것			
	기획의 과정 ▶16 기출	• 기획팀의 조직 = 법적 합법성 확보 → 보건현황 분석 → 우선순위 설정 → 목적과 목표 설정 → 전략과 세부계획 작성 → 사업수행 → 평가 및 재계획		
	전략적 기획 SWOT 분석 ▶14,17,19 기출	외부환경요인 \ 내부환경요인	Strength(강점)	Weakness(약점)
		Opportunities(기회)	SO	WO
		Threats(위협)	ST	WT
		• SO = 시장의 기회를 활용하기 위해 강점을 사용하는 전략을 선택 • ST = 시장의 위협을 회피하기 위해 강점을 사용하는 전략을 선택 = 보건의료인의 역량이 높고, 저소득층 밀집도가 높은 지역 • WO = 약점을 극복함으로써 시장의 기회를 활용하는 전략을 선택 • WT = 시장의 위협을 회피하고 약점을 최소화하는 전략을 선택		
체계이론 ▶09,19 기출	• 간호 이론 개발에 가장 많이 사용되는 이론 • 모든 유기체는 하나의 체계이며 상호작용하는 여러 구성요소로 이루어진 하나의 복합물			
	체계의 기능	• 투입, 변환, 산출, 회환		
	지역사회 간호에의 적용 ▶19 기출	• 목표 : 지역사회 간호목표인 적정기능 • 지역사회 체계는 항상 투입, 변환, 산출, 회환(환류)의 과정을 통해 목표를 달성 • 구성물과 자원이 체계 속으로 들어가고(투입), 상호작용을 거침으로써(변환), 지역사회 간호 목표를 만들어냄(산출)		
로이의 적응이론 ▶16 기출	• 초점자극 : 즉각적이고 직접적인 사건이나 상황변화 = 국가고시, 임신 • 연관자극 : 현재 상태에 영향을 미치는 초점 자극 외의 모든 자극 • 잔여자극 : 인간행동에 간접적인 영향을 주는 태도, 신념, 성격, 습관 등			
오렘의 자가 간호이론 ▶15,17,18 기출	• 전체적 보상체계 • 부분적 보상체계 • 교육적 보상체계 : 자가 간호요구를 충족시키는 자원은 가지고 있으나 의사결정, 행위 조절, 지식이나 기술을 획득하는 데 간호사의 도움 필요 ▶17 기출			

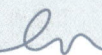

03 SWOT 분석의 전략 중 시장의 기회를 활용하기 위해 강점을 사용하는 전략을 사용하는 것은?
① ST
② SO
③ WO
④ WT
⑤ OT

04 지역사회 간호에 적용되는 로이 이론의 간호목표로 알맞은 것은?
① 대상자가 적응상태를 유지하게 한다.
② 외부 환경으로부터 대상자를 보호한다.
③ 대상자가 자가 간호를 수행하게 한다.
④ 대상자 상호간의 관계를 변화시킨다.
⑤ 대상에 대한 외부자극을 감소한다.

05 취약가족 간호 시 오렘의 자가 간호이론을 기반으로 하여 내릴 수 있는 간호진단으로 옳은 것은?
① 간호사의 역량 부족
② 자가 간호역량
③ 치료적 자가 간호요구
④ 간호체계
⑤ 자가 간호 결핍

정답 03.② 04.① 05.⑤

두드림 퀴즈

06 뉴만의 건강관리체계 이론을 근거로 하여 십대 임신의 건강문제를 사정할 때 옳은 것은?

① 저항선 : 피로정도, 다른 스트레스원의 유무
② 기본구조 : 신체적인 몸, 활력기능
③ 스트레스원 : 지지체계 부실
④ 유연방어선 : 급성, 만성질병의 유무, 영양수준
⑤ 정상방어선 : 지지체계, 양육기술의 정도

07 지역사회 간호사들이 전문화 되면서 가정간호사가 법제화된 해는 언제인가?

① 1980년
② 1956년
③ 1991년
④ 1990년
⑤ 1995년

뉴만의 건강관리체계 이론 01,02,03,09,14,20 기출	• 저항선 : 스트레스원이 대상체계의 기본 구조를 침투하지 못하도록 보호하는 내적요인 = 신체 면역체계 • 정상방어선 : 대상체계가 오랫동안 유지해 온 평형상태 • 유연방어선 : 외부자극이나 변화에 대해서 신속하게 축소하거나 확장되는 것으로 스트레스원이 정상방어선까지 침투하지 못하도록 완충 역할	
지역사회 간호에의 적용(예방)	1차 예방 01,03 기출	• 스트레스원을 줄이기 • 유연방어선을 강화시켜 정상방어선을 보호하는 활동
	2차 예방 02 기출	• 정상방어선이 침범되었을 때 저항선을 강화시키는 활동
	3차 예방	• 재구성(복구) 과정을 돕는 중재 활동

제3절 지역사회 간호사의 역할과 기능

1 우리나라 발달사 ▶ 03 기출

방문간호시대	• 로선복(1923)이 태화여자관에 설치한 보건사업부가 우리나라 지역사회 간호사업의 시초
보건간호시대	• 1956년 보건소법 제정 • 1967년 학교보건법 제정 = 양호교사 직무 구체화
지역사회 간호시대	• 1980년 농어촌 보건의료를 위한 특별조치법 공포, 읍·면 단위의 무의촌에 보건진료소 설치 • 1989년 전국민 의료보험 실시로 확대 • 1990년 산업안전보건법 개정 = 산업장 간호사 → 보건관리자 개칭 • 1995년 보건소법 → 지역보건법 개정 • 2002년 양호교사 → 보건교사 개칭 • 2003년 의료법 전문간호사제도 규정 • 2008년 장기요양보험제도 실시

정답 06.② 07.③

2 지역사회 간호사의 역할 ▶ 98,00,01,07,10,11,12,13,14,16,17,18,20 기출

변화촉진자 ▶ 10,11,14 기출	• 변화를 위한 동기부여에 조력, 변화의 수행을 도움
대변자/옹호자 ▶ 12,17 기출	• 대상자가 자신의 권리를 주장할 수 있도록 돕는 역할 • 대상자의 유익을 위해 행동하거나 그들의 입장에서 의견을 제시 • 대상자들이 스스로 정보를 얻고 자원을 파악할 능력이 생길 때까지 안내하고 도와줌
관리자, 조정자 ▶ 16 기출	• 대상자의 요구에 충족되는 최선의 서비스를 기획, 조직, 통합하고 사업 활동을 감독, 통제하며 인력을 배치, 대상자의 상태와 요구에 대해 다른 요원과 의사소통 • 필요시 사례집담회 준비
협력자 ▶ 18 기출	• 지역사회 간호사가 다른 보건의료 인력과 상호 동반적인 관계에서 업무에 협력
교육자 ▶ 20 기출	• 대상자 스스로가 자신을 돌볼 수 있는 능력을 갖도록 교육

3 지역사회 간호의 수단과 방법

지역사회 자원 활용 적용 원리 ▶ 18 기출	• 기존의 사용가능한 자원을 우선적으로 이용하기 • 편리하고 간편한 방법을 모색하기
의뢰 시 주의사항 ▶ 12,15,17,18 기출	• 개인을 대상으로 의뢰 • 의뢰 전 대상자와 의논하여 의뢰 사실을 결정, 최종결정의 주체는 대상자 • 대상자에게 의뢰하는 기관에 대해 설명하고 필요한 정보를 제공 • 의뢰 직전 대상자의 상태를 한 번 더 확인 • 대상자나 가족에게 주어서 직접 기관으로 방문하도록 함
가정방문 원리 ▶ 99,00,01,03,10, 11,12,13,15 기출	• 기대되는 결과는 현실성이 있어야 함 • 하루에 여러 곳을 방문할 경우 비감염성 대상자를 먼저 방문하고 감염성 문제가 있는 대상자는 마지막에 방문하여 간호사가 감염 질환의 매개체가 되지 않도록 하기
가정방문 우선순위 ▶ 13 기출	• 개인<집단, 만성질환<급성질환 • 성인<노인<청소년<영유아
방문활동 ▶ 99,11,13,15 기출	• 방문 전 계획 : 가족의 문제를 미리 예측하고 준비 • 방문 중 활동 : 상호관계를 수립하여 신뢰 형성 = 가정방문의 우선적 활동 ▶ 　99,11 기출 • 방문 후 활동 : 평가 및 앞으로 계획 기록

두드림 퀴즈

08 지역사회 간호사의 역할로 알맞은 것은?
① 교육자로서 대상자에게 발생한 건강문제에 대한 간호를 제공한다.
② 연구자로서 가족구성원들과 친분을 쌓는다.
③ 알선자로서 대상자의 건강을 위하여 보건관계 인력을 적절한 곳에 배치한다.
④ 간호 관리자가 되어 지역사회의 대표가 된다.
⑤ 변화촉진자로서 건강증진에 도움이 되는 방향으로 의사결정을 하도록 돕는다.

09 지역사회 자원 활용방법으로 바르게 설명된 것은?
① 가족자원을 배제하고 외부자원만 활용한다.
② 복잡하고 비싼 자원부터 활용한다.
③ 자원의 사용은 전문가가 결정한다.
④ 사용가능 자원의 목록을 주기적으로 파악하고 관리한다.
⑤ 지역사회의 범위와 제한점을 뛰어 넘어 자원을 활용한다.

10 건강관리실에 대한 설명으로 옳은 것은?
① 대상자와 가족과 함께 포괄적인 계획을 세울 수 있다.
② 간호사 이외의 다른 전문인의 서비스를 받을 수 없다.
③ 조용한 환경에서 사정 및 간호를 수행할 수 있다.
④ 거동이 불편한 자에게도 기회를 줄 수 있다.
⑤ 간호사에 대한 우호적인 관계 형성이 용이하다.

정답 08.⑤ 09.④ 10.③

두드림 퀴즈

11 가정방문 시 가정간호사의 안전을 위해 주의할 사항으로 바르게 설명한 것은?

① 대상자가 간호사에게 금품을 요구하면 최대한 도움을 제공한다.
② 범죄가 빈번히 일어나는 지역이라도 관계형성을 위해 혼자 다닌다.
③ 혼자 사는 대상자가 약물에 취해 있을 때는 방문을 연기한다.
④ 응급상황을 대비하여 가정의 출구에서 먼 곳에 앉는다.
⑤ 가정에서 가축을 기르고 있는 경우 방문대상에서 제외한다.

방문활동의 장·단점 01,03,10 기출	• 장점 : 전체적으로 대상자의 상황판단이 가능, 자신의 건강관리에 대한 동기를 부여할 수 있음 • 단점 : 간호사의 비용과 시간이 많이 소요, 같은 문제를 갖는 대상자들끼리 정보 나누는 기회 부족
가정방문 시 기본원칙 99,00,11,13 기출	• 신뢰감 형성 • 가족 전체와 더불어 문제가 있는 가족구성원을 대상으로 자료 수집 • 가족의 문제점뿐만 아니라 강점도 사정 • 가족이 간호과정에 참여 • 가족 구성원 한 사람에게 의존하지 않고 가족 구성원 전체, 친척, 이웃, 의료기관, 통·반장 등 지역자원 및 기존자료를 통해서 자료를 수집
상담 13 기출	• 목적 : 가족이 스스로 자신들의 건강문제를 정의하고 해결하게 함으로써 그들의 실력이나 능력을 강화하는 것
매체활동 09,16 기출	• 편지 : 대상자가 약속을 매번 어겼을 경우 다음 날짜를 알려줄 때 사용 • 전화 : 자주 광범위하게 이용 • 유인물 : 건강문제에 대한 예방, 관리법 등 • 벽보 : 지역주민의 왕래가 빈번한 곳에 보건교육에 관한 자료를 게시·홍보 • 방송 : 감염병 등 긴급한 건강문제 발생 시 적합

정답 11.③

02 지역사회 간호행정

제1절 보건의료 전달 체계

1 보건의료체계

국가보건의료의 목표 00,02 기출		• 양질의 총괄적인 의료를 국민에게 누구에게나 필요할 때 적절한 시기, 적정한 장소에서 적정한 의료인에 의해 제공해주는 절차
국가보건의료체계 구성요소 12,13,14 기출		• 보건의료자원의 개발 = 인력, 시설, 장비, 물자, 지식 • 자원 조직적 배치 = 국가보건당국, 의료보험당국, 정부기관, 기타 비정부기관, 독립된 민간부분 • 재정지원 = 공적재원조달, 고용주, 민간자원 조직, 지역사회 노력, 외국원조, 개인 • 보건의료서비스제공 13 기출 → 1차 예방 = 개인 또는 집단의 건강 증진과 질병예방 활동 → 2차 예방 = 질병의 조기 진단 및 조기 치료 → 3차 예방 = 빠른 회복으로 기능 장애를 줄이고 재활 • 관리 = 지도력, 리더십 14 기출, 의사결정, 규제, 조정 • 경제적 지원 = 공공재원, 고용주, 민간기관, 지역사회의 기여, 외국의 원조
자유방임형 02,06,07,10,13,14, 16,18,20 기출	특징	• 민간주도 = 정부의 통제나 간섭은 극소화 • 예방보다는 치료 강조 • 미국, 일본, 한국이 대표적
	장점	• 국민이 의료인이나 보건의료인을 선택할 자유가 최대 • 의료 책임도 개개인에게 있음 • 자유경쟁 원칙하에 운영되므로 매우 효과적
	단점	• 의료수준이나 자원이 지역적으로 불균형을 이룸 • 의료자원의 비효율적인 활용 등으로 의료비 상승 • 의료의 포괄성이 낮음
사회보장형 11 기출	특징	• 개인의 자유로운 선택을 존중하면서 사회적으로 소회되는 계층이 없도록 의료를 보장하는 국민보건 서비스형 • 영국, 덴마크, 스칸디나비아가 대표적
	장점	• 의료문제는 정부에 의해 주도되어 보건기획 및 자원의 효율적 활용 • 국민전체 보건의료서비스 무료
	단점	• 의료 수준이나 열의가 상대적으로 낮음 = 의사에 대한 인센티브 결여

두드림 퀴즈

01 자유방임형 보건의료전달체계의 장점으로 알맞은 것은?
① 의료자원의 효율적 활용
② 의료의 질적 수준이 높음
③ 의료수가 적정선 유지
④ 질병 예방의 강조
⑤ 의료공급에 형평성 부여

정답 01.②

	특징	• 의료자원과 보건의료서비스의 균등한 분포와 균등한 기회 부여 • 쿠바, 북한, 중국이 대표적
사회주의형	장점	• 의료서비스포괄성이 높음 • 누구나 무료, 의료비 절감, 예방이 매우 중요
	단점	• 개개인의 의사선택의 자유는 없음 • 낮은 의료서비스 질

2 우리나라 보건의료전달체계 ▶ 11,13,16 기출

		• 목적 = 제한된 의료자원의 효율적 운용, 무분별한 의료의 남용 방지
단계별 의료전달체계	1단계 진료	• 상급종합병원을 제외한 전 지역의 모든 의료기관에서 진료 받을 수 있는 경우
	2단계 진료 ▶ 13 기출	• 요양급여의뢰서를 지참하지 않으면 국민건강보험 적용을 받을 수 없음 • 요양급여의뢰서 없이 2단계 진료를 받을 수 있는 경우 → 분만 혹은 응급환자인 경우, 상급종합병원의 치과 및 재활의학과, 가정의학과에서 진료를 받는 경우, 상급종합병원에서 근무하는 가입자가 당해 요양기관에서 진료를 받을 경우, 혈우병환자가 혈우병 진료를 받는 경우
우리나라 보건의료 체계의 특징과 문제점		• 보건행정체계의 이원적 구조 ▶ 11 기출 • 보건복지부 = 정책결정기관, 사업관리, 기술지원, 감독권 ↔ 행정안전부 = 인사권, 예산집행권 • 보건의료공급자의 다원성 → 현대의학, 한의학, 약학 등의 갈등과 서비스 중복

3 사회보장제도와 의료보장제도

	기능	• 최저 생활의 보장, 경제적 기능, 소득 분배의 기능, 사회적 기능
사회보장제도 ▶ 13,14,15 기출	형태	사회보험
		• 연대성, 강제성, 소득 재분배효과 • 의료보장 : 산재보험, 건강보험 • 소득보장 : 산재보험, 연금보험, 고용보험
		공공부조 ▶ 13,14,20 기출
		• 국가 및 지방자치단체의 책임하에 생활유지 능력이 없거나 생활이 어려운 국민의 최저생활을 보장하고 자립을 지원하는 제도 • 의료보장 = 의료급여 ▶ 14,20 기출 • 소득보장 = 기초생활보장
		사회복지서비스
		• 보건의료서비스

두드림 퀴즈

02 우리나라의 사회보장 형태 중 사회보험에 해당하는 것은?

① 아동복지서비스
② 연금보험
③ 의료급여
④ 장애인복지서비스
⑤ 기초생활보장

정답 02.②

의료보장제도 01,02,08,15,16 기출	목적		• 예기치 못한 의료비의 부담으로부터 국민을 재정적 보호 • 국민 간 보건의료서비스를 균등분배 • 보건의료사업의 효과 극대화 • 보건의료비의 적정 수준 유지
	유형 16 기출	사회보험 방식	• 보험자가 내는 보험료로써 재원을 마련 • 장점 = 양질의 의료 제공 • 단점 = 소득유형이 서로 다른 대상자에 대한 단일 보험료 부과기준 적용이 어려움, 보험재정의 불안정 위험 • 독일, 일본, 프랑스, 우리나라
		국민보건 서비스방식	• 정부가 일반조세로 재원 마련 • 장점 = 의료비 증가에 대한 효율적인 통제 가능, 소득재분배 효과 • 단점 = 의료의 질 저하, 정부의 과다한 복지비용 부담 • 영국, 스웨덴, 이탈리아
	국민건강보험 08,15 기출	개념	• 일시에 국민이 과중한 경제적 부담을 지게 되는 경우 그 부담을 경감시켜 주는 제도
		특성	• 법률에 의한 강제가입, 강제 납부 • 부담능력에 따른 보험료의 차등부담 = 형평부과 • 보험급여의 균등한 수혜 • 제3자 지불제 채택
		내용	• 적용 대상 = 의료 급여 대상자를 제외한 국민 = 직장가입자, 지역가입자 • 보험급여 = 요양급여, 요양비, 장제비 • 요양기관 = 의료기관, 약국, 보건소, 보건지소, 보건의료원, 보건진료소 • 보험료 = 보험료, 국고, 건강증진기금

두드림 퀴즈

03 우리나라의 의료보장제도인 국민건강보험에 대한 설명으로 바르게 설명한 것은?

① 다양한 보험자에 의한 운영
② 국민의 보험자 선택 가능
③ 부담능력과 무관한 보험료 일괄 적용
④ 보험료 부담에 따른 의료서비스 차등 적용
⑤ 개인의 자유의사와 무관한 강제적용

정답 03.⑤

4 보건의료 재정

보건의료재원 종류 02,15,16 기출		
	• 세금	
	건강보험료	• 국민건강보험제도 보험료는 가입자, 사업자, 국가가 부담 15 기출
	이용자 직접 부담 02 기출	• 우리나라는 국민의료비 중 공공의료 구성비가 54.5%로 OECD 평균 72.3%보다 보다 현저하게 낮아 이용자 직접부담 비율이 높음
국민의료비 억제 대책 01,07 기출	단기적 방안	• 수요측 : 본인 부담률 인상, 급여범위 확대 억제 • 공급측 : 의료수가 상승 억제, 고가의료기술 도입 및 사용 억제, 장비의 공동사용, 방안 강구, 행정절차의 효율적 관리 운영
	장기적 방안	• 지불 보상제도 개편 : 사후 결정방식을 사전 결정방식으로 개편 • 의료전달체계의 확립 : 일차의료 중심의 의료제도로 개편 • 다양한 의료대체서비스 및 인력개발 활용

5 진료비 지불보상제도 04,07,08,09,11,12,13,14,15,17,19 기출

사후 결정방식	행위별수가제 08,09,15,19 기출		• 가장 흔한 진료비 지불방법 • 제공된 의료서비스의 단위당 가격에 서비스 양을 곱한 만큼 보상
		장점	• 의료인의 자율성 보장 • 양질의 의료를 유지
		단점	• 불필요한 검사, 처치 등 과잉진료 • 의료비 상승, 예방보다는 치료에 중점 • 행정업무 복잡
	총괄계약제 12 기출		• 지불자 측과 진료자 측이 진료 보수 총액을 정하여 계약을 체결 • 진료자는 계약 총액 범위 내 진료, 지불자는 진료비에 구애 받지 않고 서비스 이용
		장점	• 과잉진료억제, 의료비 절감
		단점	• 첨단 의료기술 도입 동기 상실, 진료비 교섭에 따른 의료 공급의 혼란
사전 결정방식	포괄수가제 04,07,10,11,13, 14,17 기출		• 환자 1인당 또는 환자 요양일수별 혹은 질병별 보수단가를 설정하여 보상하는 방법 • 종류 : 충수 절제술, 제왕절개 분만, 자궁 및 자궁부속기 수술, 편도·아데노이드 수술, 항문 및 항문주위 수술, 서혜부 및 대퇴부 탈장 수술, 수정체 수술 등 보편화된 일정한 수술 방법이 있는 경우
		장점	• 경제적 진료를 할 수 있음 • 행정업무 간편함, 의료비 상승 억제 효과
		단점	• 서비스의 최소화 경향으로 의료의 질적 저하 초래 • 행정직의 진료에 대한 지나친 간섭, 치료의 난이도를 고려하지 않음

두드림 퀴즈

04 건강보험에 사용되는 의료비를 절감하기 위한 대책으로 적합한 것은?
① 고가의 의료장비를 도입한다.
② 포괄수가제를 도입한다.
③ 본인 부담률을 인하한다.
④ 의료급여자 수를 제한한다.
⑤ 의료기관의 자율성을 더 부여한다.

05 사후 결정방식에 속하는 진료비 지불제도는?
① 봉급제
② 총액 계약제
③ 인두제
④ 행위별 수가제
⑤ 포괄수가제

정답 04.② 05.④

제2절 국민건강증진종합계획 ▶ 18,20 기출

목표 ▶ 18 기출	• 건강수명 연장 = 건강하게 오래 살자 • 건강형평성 제고 = 건강상의 차이를 감소, 다 같이 건강하자	
사업분야	사업분야	
	건강생활실천	금연, 신체활동, 영양, 절주
	만성퇴행성질환과 발병위협요인관리	암, 심뇌혈관질환, 비만, 건강검진, 관절염, 정신건강, 구강건강
	감염질환관리	예방접종, 비상방역체계, 의료관련감염, 결핵, 에이즈
	안전환경보건	식품안전, 손상예방
	인구집단 건강관리	모성건강, 노인건강, 영유아건강, 근로자건강증진, 군인건강증진, 학교보건, 취약가정건강, 장애인 건강

과제	대표지표
금연	성인남성흡연율, 중·고등학교 남학생 현재흡연율
신체활동	유산소 신체활동 실천율
영양	건강식생활 실천율
절주	성인 연간음주자의 고위험 음주율
암	암 사망률
심뇌혈관질환	고혈압 유병률, 당뇨병 유병률 ▶ 20 기출
비만	성인 비만 유병률
건강검진	일반 건강검진 수검률
정신건강	자살사망률 감소
구강건강	아동청소년 치아우식 경험률
결핵	신고 결핵 신환자율
손상예방	인구 10만 명당 손상 사망률
모성건강	모성사망비
노인건강	일상생활 수행능력 장애율
영유아건강	영아사망률

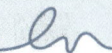

제3절 보건사업 기획

1. PRECEDE-PROCEED Model 10,12,17 기출

정의		교육적, 생태학적 접근으로서 행위변화를 위한 보건 및 건강증진 사업요구를 사정, 계획하는 과정을 체계적이고 조직적으로 나타낸 모형
PRECEDE	1단계 사회적 진단	대상자들의 요구나 삶의 질을 측정하기 위한 정보수집 활동 단계
	2단계 역학적 진단	사회적 진단 단계에서 사정한 삶의 질에 영향을 미치는 구체적 건강문제를 발견하고, 우선순위를 설정하여 제한된 자원을 사용할 가장 큰 건강문제를 찾는 단계
	3단계 교육 및 생태학적 진단	건강행위를 유발하고 건강행위 결정에 영향을 주는 성향요인, 강화요인, 촉진요인을 사정
		성향요인 • 건강관련 행위 수행에 대한 합리적 근거 제공 • 개인의 인식정도에 영향을 주는 <u>지식, 태도, 신념, 가치</u> 등
		강화요인 • 건강관련 행위를 <u>유지·강화·중단</u>하는 기능 = <u>보상, 칭찬, 처벌</u> • 사회적·신체적 유익성과 보상, 사회적지지, <u>또래 친구의 영향</u>, 충고와 보건의료 제공자에 의한 긍정적·부정적 반응 등
		촉진요인 • 행위수행동기가 실현가능하도록 돕는 기능 • <u>보건의료 및 지역사회 자원의 이용가능성, 접근성, 시간적 여유, 개인의 기술과 자원</u> 등
	4단계 행정, 정책 사정 및 중재계획	• 프로그램을 촉진·방해하는 정책 행정적 환경 및 자원을 분석 • 프로그램의 목적과 목표가 정책적인 면의 목적 및 목표와 부합하는 지를 사정
PROCEED	5단계 프로그램 수행	기획단계에서 실행을 계획, 실행단계에서 계획된 프로그램을 수행
	6단계 과정평가	실행 중 문제점을 찾아 수정할 수 있음
	7단계 영향평가	기획단계에서 영향평가를 계획, 실행 후 프로그램을 통해 성향요인, 강화요인, 촉진요인 등 환경요인이 목표활동
	8단계 결과평가	기획단계에서 성과평가를 계획, 실행 후 진단 초기에서 사정된 건강수준과 삶의 질 변화정도를 평가, 프로그램의 장기적 효과에 대한 성과 평가

두드림 퀴즈

06 PRECEDE-PROCEED 모형을 적용하여 근력강화프로그램을 개발하고자 한다. 강화요인에 해당하는 것은?
① 근력운동에 대한 개인의 신념
② 근력운동프로그램 참가에 대한 보상
③ 근력운동프로그램의 규칙
④ 근력운동프로그램에 대한 보건의료인의 태도
⑤ 근력운동프로그램실의 접근성

정답 06.②

2 MAPP Model 〉 20 기출

- 지역보건을 위한 조직화와 파트너십 개발
- 비전설정
- 전략적 이슈 선정 = 우선순위 과제 설정
- 목적과 전략 설정
- 순환적 활동 = 보건사업 및 프로그램 계획, 실시, 평가

종합적 MAPP 사정	• 지역사회 관심사와 강점, 지역공중보건체계 • 지역사회 건강수준, 지역사회와 지역보건체계 영향 요인

3 PATCH Model 〉 18 기출

- 지역사회 조직화 → 자료수집 및 자료 분석 → 우선순위 선정 → 포괄적인 중재계획 개발 → 평가

두드림 퀴즈

07 보건사업 기획에서 MAPP 모형을 활용할 때 첫 단계로 알맞은 것은?
① 비전설정
② 지역사회의 관심사 및 강점 조사
③ 우선순위 문제에 대한 구체적인 목표 설정
④ 지역사회 단체와 파트너십 개발
⑤ 지역사회 건강수준 분석

08 PATCH에 따르면 지역사회위원회를 조직하고 지역회의를 개최하는 것은 어느 단계인가?
① 평가
② 자료수집 및 체계화
③ 건강우선순위 설정
④ 지역사회 조직화
⑤ 포괄적인 중재계획 개발

정답 07.④ 08.④

제4절 지역보건사업

1 보건소 00,02,03,05,08,10,11,12,15,18 기출

- 1995년 보건소법 → 지역보건법으로 전면 개정

보건소 업무내용	• 보건소는 해당 지방자체단체의 관할 구역에서 다음 사항의 기능·업무를 수행 ▶ 03,08,12 기출 → 건강 친화적인 지역사회 여건의 조성 → 지역보건의료정책의 기획, 조사, 연구 및 평가 → 보건의료기관 등에 대한 지도·관리·육성과 국민보건 향상을 위한 지도·관리 → 보건의료 관련기관·단체, 학교, 직장 등과의 협력체계 구축	
	→ 지역주민의 건강증진 및 질병예방·관리를 위한 지역보건의료서비스 제공	• 국민건강증진·구강건강·영양관리사업 및 보건교육 • 감염병의 예방 및 관리 • 모성과 영유아의 건강유지·증진 • 여성·노인·장애인 등 보건의료취약계층의 건강유지·증진 • 정신건강증진 및 생명존중에 관한 사항 • 지역주민에 대한 의료, 건강검진 및 만성질환 등의 질병관리에 관한 사항 • 가정 및 사회복지시설 등을 방문하여 행하는 보건의료 및 건강관리사업 • 난임의 예방 및 관리
보건의료기관, 단체에게 위탁 가능한 업무 ▶ 18 기출	• 지역보건법시행령 제23조 • 지역사회 건강실태조사에 관한 업무 • 지역보건의료계획의 시행에 관한 업무 • 감염병의 예방 및 관리에 관한 업무 • <u>지역주민에 대한 진료, 건강검진 및 만성질환 등 질병관리에 관한 사항 중 전문지식 및 기술이 필요한 진료, 실험 또는 검사 업무 = 의료인에게도 위탁 가능</u> ▶ 16 기출 • 가정 및 사회복지시설 등을 방문하여 행하는 보건의료사업에 관한업무	
보건소 설치기준 ▶ 12 기출	• 시(구가 설치되지 아니한 시를 말함)·군·구별로 1개소 씩 설치 • <u>문제점 = 지역의 사회적, 경제적, 지리적 요인과 의료자원의 분포 등을 고려하지 않은 설치</u> ▶ 05,10 기출	
조직체계 ▶ 11,12 기출	• 이원화된 지도·감독 체계 → 보건복지부 = 보건행정과 보건의료사업의 기능을 지도·감독 → 행정안전부 = 인력, 예산지원	

---

09 지역보건법에 의한 보건소 관장 업무로 알맞은 것은?
① 응급환자의 입원
② 영양관리사업
③ 학교보건사업
④ 보건진료 전담공무원의 선발
⑤ 감염병 환자의 격리 수용

10 우리나라 보건소 행정의 이원화 구조를 바르게 설명한 것은?
① 사업관리 : 기획재정부, 예산과 인력관리 : 보건복지부
② 사업관리 : 보건복지부, 예산과 인력관리 : 기획재정부
③ 사업관리 : 보건복지부, 예산과 인력관리 : 행정안전부
④ 사업관리 : 행정안전부, 예산과 인력관리 : 보건복지부
⑤ 사업관리 : 행정안전부, 예산과 인력관리 : 기획재정부

정답 09.② 10.③

2 보건진료소 98,01,04,05,06,08,10,11,12,14,15,19 기출

법적근거 10,14,19 기출	• 1980년 농어촌 보건의료를 위한 특별조치법에 근거하여 설치된 1차 보건의료 사업기관	
목적 10,11 기출	• 알마아타 선언의 영향을 받아 보건의료 취약지역 주민에게 1차 보건의료서비스를 효율적으로 제공함으로써 보건의료서비스의 균형과 건강수준향상을 도모 = 일차의료제공자 역할	
설치기준 12 기출	• 의료취약지역을 인구 500인 이상(도서지역은 300인 이상) 5천인 미만을 기준으로 구분한 하나 또는 여러 개의 리·동을 관할구역으로 하여, 주민의 의료 이용이 편리한 장소에 설치	
보건진료 전담공무원의 업무 15 기출	의료행위의 범위	• 상병의 상태를 판별하기 위한 진찰·검사 • 환자의 이송 • 외상 등 흔히 볼 수 있는 환자의 치료 및 응급조치가 필요한 환자에 대한 응급처치 • 상병의 악화 방지를 위한 처치 • 만성질환자의 요양지도 및 관리 • 정상 분만 시 분만 개조 • 예방접종 • 상기 의료행위에 따르는 의약품의 투여
	보건사업 업무	• 환경위생 및 영양개선에 관한 업무 • 질병예방에 관한 업무 • 모자보건에 관한 업무 • 주민의 건강에 관한 업무를 담당하는 자에 대한 교육 및 지도에 관한 업무 • 기타 주민의 건강증진에 관한 업무
보건진료 전담공무원의 직무영역 01,06 기출	• 지역사회 조직 및 개발, 사업계획 수립, 보건정보체계 개발, 사업운영관리 및 기술지도 • 지역사회 환경보건관리 = 간이 상수도에 대한 주기적 점검과 안전급수에 대한 지도 등 식중독 예방 식품 관리, 농약관리 • 모자건강관리, 통상질환관리	

두드림 퀴즈

11 보건진료 전담공무원을 두게 된 결정적인 계기로 알맞은 것은?
① 1977년 제30회 서계보건기수회의
② 1988년 미국 오마하회
③ 1961년 IPPF 총회
④ 1978년 구소련 알마아타 회의
⑤ 1984년 스위스 ILO 회의

정답 11.④

두드림 퀴즈

12 지역주민의 질병 예방, 건강한 생활습관 형성을 지원하기 위해 설치된 지역밀착형 공공보건의료기관으로 알맞은 것은?

① 보건의료원
② 행복복지센터
③ 보건지소
④ 보건진료소
⑤ 건강생활지원센터

13 지역보건의료계획의 특징으로 알맞은 것은?

① 민간보건의료 주도형 사업
② 지역설정에 맞는 보건계획
③ 지역주민이 주도하는 보건계획
④ 상의 하달식 체계
⑤ 중앙집권화 된 보건계획

3 건강생활지원센터 ▶ 20 기출

- 지역사회 밀착형 건강관리 전담기관
- 읍·면·동마다 1개씩 설치 = 보건소가 설치된 읍·면·동은 제외
- 지역주민의 질병예방 및 건강생활 실천 추진
- 금연, 절주, 영양, 신체활동과 만성질환 예방 및 관리사업에 중점

4 지역보건의료계획 ▶ 05,06,08,11,18 기출

공통내용 ▶ 06,08 기출	• 지역보건법 제7조 • 보건의료수요 측정 • 보건의료서비스에 관한 장단기 공급대책 • 인력·조직·재정 등 보건의료자원의 조달 및 관리 • 지역보건의료서비스의 전달체계 구성 방안 • 지역보건의료에 관련된 통계의 수집 및 정리
공통 세부 내용 ▶ 11,18 기출	• 지역보건법시행령 제4조 • 지역보건의료계획의 달성목표 • 지역현황과 전망 • 지역보건의료기관과 민간의료기관 간의 기능분담 및 발전방향 • 보건소의 기능 및 업무의 추진계획과 추진현황 • 취약계층의 건강관리 및 지역주민의 건강 상태 격차 해소를 위한 추진계획 • 지역보건의료와 사회복지사업 간의 연계성 확보계획 cf〉사업 계획 시 지역주민의 요구를 반영(제5조)
의의 ▶ 05,18 기출	• 보건소의 사업방향이 상의 하달식에서 하의 상달식으로 전환 • 각계각층이 계획수립에 참여함으로써 보건의료에 대한 인식을 제고 • 각 보건소는 지역실정에 맞는 보건의료계획을 수립 • 보건의료기관의 기획능력의 향상과 동기 부여에 도움

정답 12.⑤ 13.②

제5절 일차보건의료 01,10,12,13,17,19 기출

정의 98,04 기출	• 보건의료에 대한 일차적이고 가장 기초적인 부분, 전 세계적 보건의료 전략의 핵심 • 인간의 건강 및 생명 유지를 위한 기본적이고 일차적으로 충족되어야 할 보편적 조치 • WHO는 1977년 [Health for all the year 2020]이라는 인류건강 실현목표를 설정하고, 1978년 소련의 알마아타회의에서 그 목표를 실현하는 접근 방법으로 일차보건의료를 실현하는데 있다고 결론 내림	
일차보건의료 접근의 필수 요소 12,17,19,20 기출	• 포괄성, 유용성, 지속성, 상호 협조성, 균등성	
	접근성 10,13,20 기출	• 일차보건의료는 국가의 보건체계와 개인, 가족 및 지역사회가 접촉하는 첫 단계 • 주민과 가장 가까운 위치에서 계속적인 건강관리가 이루어져야 함
	수용가능성	• 일차보건의료는 필수적인 보건의료로서 과학적이고 합리적이며 사회적으로 수용가능한 방법과 기술에 근거함
	주민의 참여 19 기출	• 일차보건의료는 지역사회의 모든 개인 및 가족이 쉽게 받아들일 수 있는 방법으로 설계되어야 하며 지역주민의 적극적인 참여로 운영됨
	지불부담능력	• 지역사회의 지불능력에 맞는 보건의료수가로 제공되어야 함

두드림 퀴즈

14 일차보건의료에 속하는 것은?
① 정신질환자 지역사회 재활
② 정기적인 건강검진
③ 건강생활습관 교육
④ 통상질환과 상해치료
⑤ 장애인 재활치료

정답 14.③

03 지역사회 간호과정

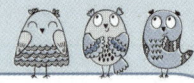

01 지역사회 간호과정 중 목적과 목표를 설정하고 평가 방법을 선택하는 단계로 알맞은 것은?
① 진단
② 수행
③ 사정
④ 계획
⑤ 평가

02 지역사회 건강진단을 위한 자료 수집 방법으로 가장 추천하는 것은?
① 기존 자료수집과 지역사회 정보를 직접 수집
② 통계자료 이용
③ 직접 면담을 통한 자료수집
④ 지역사회의 인간집단을 둘러싸고 있는 환경에 대한 조사
⑤ 설문지 조사를 통한 사전 조사

03 지역주민의 건강수준을 가장 구체적으로 파악하는 데 적합한 자료로 알맞은 것은?
① 지역주민의 결혼상태
② 직업만족도 측정치
③ 지역주민의 키와 몸무게 측정치
④ 연령, 성별분포 분석
⑤ 질병이환상태

정답 01.④ 02.① 03.⑤

제1절 지역사회 간호사정

- 궁극적으로 지역사회가 최적의 건강을 유지·증진하는 하나의 과정

간호과정 ◉ 99.03 기출	사정	진단	계획	수행	평가
	• 자료수집	• 자료분석 • 지역사회 간호 사업의 기준 • 간호진단 • 우선순위	• 목적, 목표 설정 • 간호방법과 수단선택 • 수행계획 • 평가계획	• 계획된 활동 수행 • 조정, 감시, 감독 • 의뢰	• 평가실행

← 회환

	고려할 점	• 지역사회 간호사정은 지속적인 자료 수집을 통해 가능 • 실제적 요구만 아니라 잠재적 요구도 파악 • 이용 가능한 정보를 최대한 활용 • 지역사회 보건에 관한 자료 수집은 전문가의 판단, 효과적인 의사소통 기법, 특별한 조사기술 필요
자료수집 ◉ 99,01,08, 10,11, 12,13,16 기출	직접정보 수집 = 1차 자료 ◉ 10,11,12,13,16 기출	• <u>지역시찰, 차창 밖 조사</u> ◉ 16 기출 = 자동차를 이용 혹은 빠르게 걸어서 지역을 두루 살피는 것 • 정보원 면담 • 초점 집단 면담 = 비교적 짧은 시간에 광범위한 정보를 얻을 수 있음 • <u>참여관찰</u> ◉ 13 기출 = 주민들에게 영향을 미치는 의식, 행사 등에 <u>직접 참여하여 관찰</u> • 완전참여관찰 = 폐쇄적 집단 자료수집 시 적절
	기존 자료 활용 = 2차 자료	• 표준화된 통계자료의 이용, 출처가 분명한 자료 • 인구학적 자료 및 생정통계, 공식적으로 보고된 통계자료 및 의료기관의 건강 기록, 연구논문 자료, 지방자치단체의 연보 등
자료수집 내용	건강특성 ◉ 08,10,14, 18 기출	• 생정통계 = 성별·연령별·원인별 사망률, 영유아사망률 등 • 질병이환 상태(질병 이환율) = 지역사회 건강상태 측정의 가장 정확한 지표 ◉ 10,18 기출 • <u>건강행위(건강행태)</u> = 식습관, 음주, 흡연, <u>운동 실행률</u>, 질병 치료, 예방 행위, 건강검진율, 의료기관 이용률, 건강보험 형태

		내용
환경 특성		• 가옥구조, 하수시설, 부엌, 쓰레기 처리, 화장실, 공해·오염 상태
지역사회 자원 (14 기출)	인적자원	• 자원봉사자, 보건의료전문인, 타 분야의 전문인, 건강 문제와 관련된 가족, 친척, 이웃 등
	사회자원	• 지역사회개발위원회, 청년회의소, 학교 각종 위원회, 노동조합, 각종 직능 단체, 정부, 지자체의 공공조직 등
	정치자원	• 주민의 건강과 안정에 관련된 정부기관, 지방자치단체, 사립단체, 자원봉사 단체 등의 활동과 연계성
	보건의료자원	• 병원, 의원, 약국, 보건소, 보건지소 등 의료시설의 규모와 수
	경제적 자원	• 지역사회 주민의 생업 형태나 주요 생산 활동 파악
	공간적, 물리적 자원	• 지역사회 인구를 둘러싸고 있는 지역사회의 면적, 경계, 기후, 지형 등 • 상·하수도, 주택형태, 산업장의 작업공정 등

제2절 지역사회 간호진단

		범주화	요약	비교 및 확인	결론 및 추론
자료분석 (11,20 기출)		• 수집된 정보를 서로 연관 있는 것끼리 특성별로 분류	• 분류된 자료를 차트, 그림, 표, 그래프, 지도 등으로 작성하여 요약 • 지도에 표시 = 자료의 특성에 의한 비율 계산	• 다른 지역, 전국 규모자료, 과거자료와 비교하여 부족하거나 필요한 부분 확인 • 포괄적이고 총체적인 지역사회의 문제를 평가하기 위한 단계	• 지역사회의 건강 요구 및 구체적 문제를 찾아 결론 내림 • 수집된 자료의 의미를 찾는 단계
간호진단	NANDA 간호진단	• 임상에서 환자관리를 위해 개별 간호대상자의 문제를 파악할 때 주로 활용 • 건강증진과 안녕 등 긍정적인 건강에 대한 강조가 부족하여 가족 또는 지역사회를 대상으로 적용할 수 있는 문제 목록은 제한적이다.			

04 지역사회 간호 사업을 위해 사정 단계에서 수집한 자료를 간호사가 분석, 요약할 때 사용할 수 있는 방법은?

① 토의하기
② 그래프 설정
③ 녹음하기
④ 사진찍기
⑤ 모형 만들기

05 지역사회 간호 계획 시 가장 우선해야하는 것은?

① 지역사회 주민들의 인식정도
② 지역사회 지도자의 의견
③ 지역사회에서 활용할 수 있는 자원
④ 간호사의 관심도
⑤ 지역주민 의사소통 방식

정답 04.② 05.①

두드림 퀴즈

06 우선순위 설정을 위한 BPRS 척도 (A+2B)×C에서 C에 해당하는 것은?

① 경제적 효과
② 사업의 심각도
③ 사업의 크기
④ 사업의 추정효과
⑤ 변화가능성

Omaha 간호진단			• 지역사회 보건 간호 실무영역에서 가장 유용하게 적용 가능
	문제분류 체계	영역	• 환경, 심리사회, 생리, 건강관련 행위
		문제	• 대상자의 건강상태에 영향을 미치는 실제·잠재적 요구 및 문제 • 환경 - 4종, 심리사회 - 12종 • 생리 - 18종, 건강관련 행위 - 8종
		진단 (수정인자)	• 심각도, 건강증진, 잠재적 결핍 및 손상, 실제적 결핍 및 손상
		증상/징후	• 문제의 증상 및 징후
국제간호실무 분류체계(ICNP)			• 간호 실무를 기술하는데 국제적으로 통용되는 공동언어와 분류체계 개발
우선순위 결정 ▶ 99,02,10, 12,14,15,17,19 기출	stanhope & Lancaster 기준 (1995) ▶ 14 기출		• 지역사회 건강문제에 대한 지역사회 주민들의 인식 정도 • 건강문제를 해결하려는 지역사회의 동기수준 • 건강문제 해결에 영향을 미치는 간호사의 능력 • 건강문제 해결에 걸리는 시간
	Hanlon(1990)의 기준 ▶ 02,10,12,15 기출		• 지역사회 건강요구에 초점 • 지역사회 전체 또는 많은 수의 지역주민에게 영향을 미치는 문제 • 감염병 및 집단사고 등 = 1순위 • 질병의 심각성 • 질병을 치료하거나 예방할 수 있는 과학적 지식과 기술의 존재여부 • 자원 동원 가능성
	BPRS 기준 ▶ 17,19,20 기출		• 공식 = BPRS = (A + 2B) × C • 문제의 크기 = A, 문제의 심각도 = B, 사업의 추정 효과 = C • 문제의 크기나 심각도보다 사업의 추정 효과가 우선순위 선정에 더 결정적인 영향을 미치도록 되어 있음
	유의사항		• 비교대상 건강문제 선정 • 우선순위 판단 기준 = 기획팀의 합의를 통해 지역 현실에 맞는 자체적 판단 기준 마련 • 평가기준별 점수 부여 • 의사결정의 공정성과 전문성 • 투입 가능한 자원을 고려하여 사업대상 건강문제의 수 제한

정답 06.④

제3절 지역사회 간호계획

목표설정 99,15,18 기출	목적과 목표	• 목적 = goal, 실현하려는 의도가 강조된 추상적인 표현, 직접 관리·평가의 대상 아님 • 목표 = objective, 의도했던 사업의 성취결과가 강조되는 명확하고 구체화된 표현, 진행에 따라 변경하기도 하며, 관리나 평가의 대상 • 상위목표는 하위목표가 작용한 결과로 하위목표를 포괄 • 하위목표는 상위목표 달성을 위한 수단적 표현으로 상위목표에 대해 일관성이 있어야 하고 계량화 가능한 행동용어로 기술	
	구성요소 20 기출	• 대상, 평가 시기, 어디서, 내용, 범위	
	기술요령	• 상·하위 목표 간에 관계 있는 진술 • 사업 후 결과를 최종행위로 진술 • 대상자를 중심으로 기술 • 한 문장 안에 단일성과만을 기술 • 목표는 수단 또는 결과로 표현	
	기준 99,15 기출	• 관련성, 관찰가능성, 측정 가능성, 실현 가능성, 이해 가능성	
간호방법 및 수단 선택 02,03 기출		• 기술적 타당성 = 기술적으로 가능하고 효과가 있는가 • 경제적 타당성 = 경제적으로 시행 가능하고 경제적 측면에서 효과가 분명한가 • 사회적 타당성 = 사업대상자들의 수용도, 즉 대상자들이 얼마만큼 받아들여 줄 것인가 • 법률적 타당성 = 목표 달성 행위가 법률·제도적으로 보장이 되는 것인가 • 정치적 타당성 = 각계의 지지를 얻을 수 있는가, 보건기획에는 법률적 타당성 뿐 아니라 정치적 타당성도 고려해야 함	
평가계획 02,03,05,08,11,14,16,18 기출		• 평가에 대한 계획은 사업을 시작하기 전에 수립 • 평가내용 = 누가(평가자), 언제(평가시기), 무엇(평가도구)을 가지고, 어떤 범위(평가 범주)로 평가할 것인가를 포함해야 함 05,11 기출	
	구성요소	평가도구	타당도	• 평가하는 있는 기준이 정확한 것인지
			신뢰도	• 반복 측정 시 얼마나 동일한 결과를 나타내는지
		평가범주	투입된 노력 = 투입자원 14,16 기출	• 예산보다는 간호 사업을 위해 제공한 시간이나 가정방문 횟수, 자원 동원 횟수 등
			사업 진행 정도	• 수행계획에 기준하여 내용 및 일정에 맞도록 수행되었는지 혹은 되고 있는지를 파악

두드림 퀴즈

07 지역사회 보건사업의 목표를 설정할 때 근거를 두어야 하는 것은?
① 국회 보건 분과위원회의 결정에 따라서
② 지역사회의 특정한 집단이 원하는 것을 따라서
③ 지역보건의료계획에 준하여
④ 정부의 의료정책에 준하여
⑤ 지역사회의 요구하는 이상적 상태에 따라서

08 평가계획 시 평가 범주에 속하는 내용은?
① 평가조직
② 타당도
③ 사업 성취도
④ 신뢰도
⑤ 평가자

정답 07.③ 08.③

두드림 퀴즈

09 지역사회 간호계획 수립 시 고려할 사항으로 옳은 것은?
① 사업계획은 이상적이어야 한다.
② 지역사회 간호사와 주민이 공동으로 참여하여 간호계획을 세워야 한다.
③ 평가계획은 사업 후에 세우는 것이 적절하다.
④ 사업의 수행계획은 가능한 포괄적으로 작성되어야 한다.
⑤ 전문 인력의 요구에 기초하여 간호계획을 세워야 한다.

10 간호사업 관리 활동 중 통제의 최종적인 목적으로 알맞은 것은?
① 주민들의 참여유도
② 진행정도 확인
③ 목표달성
④ 업무 중복 확인
⑤ 구성원들의 행동변화

	사업 성취도 ▶ 16 기출	• 측정 가능한 용어나 숫자로 제시
	사업의 효율성 ▶ 18 기출	• 투입량에 대한 산출량을 보는 것
	사업의 적합성	• 지역사회의 요구충족 정도를 파악할 수 있는 것
고려사항 ▶ 08,14 기출		• 통합적인 건강프로그램이어야 함, 과거 간호 사업에 대한 평가 참고, 대상자의 요구를 반영 • 주민들의 종교·가치·관습 등 문화를 반영, 전문 인력으로 구성된 팀을 형성하여 활용 • 참여인력이 모두 협조할 수 있도록 하여 대상주민의 적극적인 참여 속에 사업 수행

제4절 지역사회 간호수행

간호수행 활동 ▶ 20 기출		• 감시, 질병과 건강문제 조사, 아웃리치, 스크리닝, 사례발견, 의뢰 및 추후관리, 사례관리, 위임, 보건교육, 상담, 자문, 협약체결, 지역사회 조직화, 옹호, 사회적 마케팅, 정책 개발 및 집행
간호사업 관리 활동	협력	• 건강증진 및 유지를 위해 둘 이상의 사람(조직)이 협력
	조정	• 요원 간 업무활동 중복이나 결핍이 오지 않도록 일을 분담 및 조정
	감시 ▶ 02,16,20 기출	• 사업의 목적 달성을 위해 계획한 대로 사업이 진행되고 있는지 확인, 업무활동 표준 유지
	감독(통제) ▶ 06 기출	• 정기적인 지역사회 방문을 통해 실시하는 것으로 목표 진행 정도의 평가, 주어진 업무 수행 수준의 관찰, 사업 진행 동안 발생한 문제와 개선점을 토의, 필요시 조언 • 사업의 목적, 수행, 직원의 동기나 능력, 자원 등을 감독 → 최종 목적은 목표 달성
	감독을 위해 방문 전 알아야 할 사항 ▶ 06 기출	• 목표량, 목표량과 관련된 사업 진행 정도 • 사업 진행 동안 발생할 문제, 요원들이 해야 할 활동, 요구되는 물품

정답 09.② 10.③

제5절 지역사회 간호평가

평가절차	1단계	평가내용과 평가기준 설정 ▶ 20 기출	• 기획 단계부터 평가되어져야 할 것의 결정과 평가를 위한 측정 기준 설정 • 관계자와의 협의, 프로그램에 대한 기술, 평가 설계를 통해 기준 마련
▶ 00,20 기출	2단계	평가자료수집	• 평가하기 위해 관련된 정보나 자료를 수집
	3단계	비교	• 설정된 목표와 현재 이루어진 상태를 비교
	4단계	가치판단	• 목표달성 여부 파악 및 원인 분석
	5단계	재계획	• 미래 사업 진행 방향을 결정 • 사업을 중단할지, 계속할지 등을 결정하여 피드백 후 후속사업에 도입
평가유형 ▶ 12,13,15,17,18, 19,20 기출	투입-산출 모형에 따른 평가	구조평가 ▶ 15,19 기출	• 사업에 투입되는 <u>자원(인적자원, 물적자원, 시간 등)의 적절성</u> 평가 • 사업인력의 수, 사업 수행에 필요한 전문성의 확보 시설 및 장비의 적절성, <u>사업정보의 적합성</u>에 대한 평가
		과정평가 ▶ 12,13,15,20 기출	• <u>일정대로 진행되고 있는지를 평가하는 과정</u>, 활동과 산출에 대한 평가 • 목표 대비 사업의 <u>진행 정도</u> • <u>사업 자원의 적절성과 사업의 효율성</u> • 사업 이용자의 특성 = 대상자의 건강요구도
		결과평가 ▶ 15,17,18 기출	• 사업 종료 후, 설정한 장·단기목표가 얼마나 달성되었는가를 평가
		장기적효과	• 이환율, 사망률, 유병률 등 감소 측정
		단기적효과	• 대상자의 지식, 태도, 신념, 가치관, 기술, 행동 변화 측정

> **두드림 퀴즈**
>
> **11** 산업간호에 대한 평가 진행 시 과정평가에 해당하는 것은?
> ① 산업장 내 환풍구가 3개에서 5개로 증가하였다.
> ② 철강소 직원을 위한 안전교육을 계획하였다.
> ③ 금연율이 10%에서 25%로 증가하였다.
> ④ 안전교육이 30% 진행되었다.
> ⑤ 교육에 대한 결과를 다음 교육에 반영하였다.
>
> 정답 11.④

04 건강증진과 보건교육

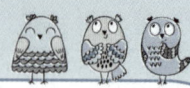

01 오타와 헌장의 건강증진 활동전략으로 옳은 것은?
① 사회적 책임
② 건강증진 인프라 구축
③ 건강한 공공정책 수립
④ 환경변화 전략
⑤ 질병예방 사업 개발

제1절 건강증진

1 개념 99,19 기출

정의	• 사람들이 그들의 건강을 개선하고 통제할 수 있는 능력을 높여주는 과정 = WHO, 1985 • 최적의 건강상태를 위해 생활양식을 변화시키는 과학과 예술 = O'Donell, 1989
목표	• 생활환경 개선을 통한 총체적 건강 • 국민에게 건강에 대한 가치와 책임의식을 함양하도록 건강에 관한 바른 지식을 보급하고 스스로 건강생활을 실천할 수 있는 여건을 조성함으로써 국민의 건강을 증진
개념의 발전	• Lalonde 보고서(1974) = 건강, 질병, 사망을 결정하는 요인을 생물학적 요인, 환경적 요인, 생활양식 요인, 보건의료조직 요인으로 구분함, 이 중 생활양식이 전체 60% 이상을 차지 • WHO(1978) = 알마아타 회의에서의 'Health For All'을 설정
전략 14 기출	• 제1차 건강증진 국제회의 오타와 헌장(1986) • 건강증진의 3대 원칙 = 옹호, 역량 강화, 협력 • 건강증진 활동전략 = 건강에 이로운 공공정책 수립, 지지적 환경 조성 지역사회 활동 강화, 개인의 기술 개발, 건강서비스 방향 재설정(치료를 넘어 건강증진으로의 방향 전환)

정답 01.③

2 사업

건강증진사업 ▶ 16, 18 기출	• 보건교육, 질병예방, 영양개선 및 건강생활의 실천 등을 통하여 국민의 건강을 증진시키는 사업	
	제4차 국민건강증진종합계획 (Health Plan 2020) ▶ 16, 18, 20 기출	• 비전 = 온 국민이 함께 만들고 누리는 건강세상 • 목표 = 건강수명 연장 및 건강형평성 제고 ▶ 18 기출
지역사회 통합 건강증진사업 ▶ 17 기출	• 지역사회 주민의 건강생활실천 및 만성질환 예방, 취약계층 건강관리를 위해 지자체에서 지역특성 및 주민수요를 고려하여 사업을 통합·기획·추진	
	목적	• 지역 특성에 부합하는 차별적 건강증진사업 개발 및 지역 내 건강증진사업에 대한 주민의 체감도 향상
	기본방향	• 분절적인 단위사업 중심에서 대상자 중심의 통합 서비스 제정 = 효율성 • 지침에 따른 운영에서 지역 여건에 맞추어 탄력적인 운영 = 자율성 • 사업의 물량 관리 위주 평가에서 사업목적·목표 달성 여부의 책임 평가 = 책임성
운동프로그램 사업 ▶ 15 기출	• 실시 전 충분한 사전검사 필요 = 심맥관계질환자 및 가족력, 35세 이상인 자 • 운동 시간 = 1회, 30~60분 • 주의사항 = 이상 징후 발생 시 운동을 즉시 멈추고 의학적 도움을 받도록 한다.	
WHO 건강증진학교 ▶ 15 기출	• 학교 공동체의 모든 구성원들이 다함께 학생들의 건강을 보호하고 증진하기 위한 통합적이고 긍정적인 경험과 구조를 제공하는 곳 • 건강증진학교 구성요소 = 학교보건정책, 학교의 물리적 환경, 학교의 사회적 환경, 개인건강기술, 지역사회 유대관계, 학교보건서비스	

> 🎯 두드림 퀴즈

02 Health Plan 2020의 목표로 알맞은 것은?
① 생애주기별 건강관리
② 건강수명 연장
③ 예방적 관리
④ 안전한 환경 마련
⑤ 건강한 생활습관 증진

정답 02. ②

두드림 퀴즈

03 건강신념모델에 대한 설명으로 알맞은 것은?
① 대상자의 신념변화 단계마다 서로 다른 전문적인 중재가 필요하다.
② 지각된 심각성이란 자신이 어떤 질병에 걸릴 위험이 있다고 자각하는 정도이다.
③ 인간의 행동은 주관적인 지각세계에 의존한다고 가정한다.
④ 지각된 장애가 클수록 바람직한 건강관련 행위를 한다.
⑤ 변인들이 서로 연결되어 행동에 이르는 과정의 인과관계를 제대로 설명할 수 있다.

04 행위와 관련된 감정, 지각된 자기효능감, 타인의 태도, 신념, 행위에 대해 기대하는 이익이나 긍정적 결과를 주개념으로 하는 지역사회와 관련한 모형 또는 이론으로 올바른 것은?
① skinner의 행동주의 학습이론
② Becker의 건강신념모형(HBM)
③ Green의 PRECEDE-PROCEED 모형
④ Bandura의 사회학습이론
⑤ Pender의 건강증진모형(HPM)

05 금연의 필요성을 느낀 대상자가 6개월 내에 다시 금연을 시도할 의도를 가지고 있다면 범이론적 모델을 적용할 때 현재 대상자가 해당하는 단계로 알맞은 것은?
① 준비단계
② 계획단계
③ 행동단계
④ 유지단계
⑤ 계획 전 단계

정답 03.③ 04.⑤ 05.②

3 이론

건강신념모델	• 인간의 행동은 주관적인 지각세계에 의존한다고 가정 • 질병예방이나 질병의 조기 발견을 위한 행위를 설명하는 적절 • 예방대책을 누가 사용하고 누가 사용하지 않을 것인가를 예측, 대책 사용을 꺼리는 사람들로 하여금 질병예방 행위를 하도록 중재를 제공하는 데 유용		
	개인의 지각	조정 요인	행위 실행
	지각된 민감성 지각된 심각성	자기효능감 지각된 위협 행동의 계기	행위에 대한 지각된 이익 행위에 대한 지각된 장애
pender의 건강증진모형 ▶ 13,18 기출	• 전반적인 건강증진행위를 설명(건강신념모형은 질병관련 행위를 설명)		
	개인적 특성과 경험	이전의 관련 행위	• 현재와 비슷하거나 같은 행위를 과거에 얼마나 자주 했는지를 의미 • 행위의 주요 예측 요소, 자동적으로 행위를 하게 하는 습관을 만듦
		개인적 요인	• 생물학적 요인, 심리적 요인, 사회문화적 요인
	행위별 인지와 정서	행동에 대한 지각된 이익	• 특정 행위에 대해 개인이 기대하는 이익이나 긍정적 결과
		행동에 대한 지각된 장애성	• 활동을 할 때 부정적인 측면으로 지각되는 것
		지각된 자기효능감	• 특정 행위를 확실하게 성취할 수 있는 개인의 능력에 대한 판단
		행동과 관련된 정서	• 행위 전·중·후에 일어나는 행위에 대한 주관적 느낌
		대인관계 영향	• 다른 사람의 행위나 신념 또는 태도에 의해 영향을 받는 것
		상황적 영향	• 개인의 어떤 상황이나 배경에 관한 지각과 인식
	행위결과	• 건강증진 행위	
Prochaska와 Diclemente의 범이론적 모형 ▶ 05,14,15,17,20 기출	• 행동변화 단계마다 서로 다른 전문적인 중재가 필요 • 건강 행동을 시도하거나 건강에 해로운 행동을 그만두고자 하는 행동 변화의 과정 제시		
	계획전단계	• 변화 계획이 없는 무관심기 • 다음 6개월 안에 행위변화를 시도할 의도를 가지고 있지 않음	
	계획단계	• 문제를 인식하고 곧 행동변화를 하겠다는 생각을 하는 관심단계 • 다음 6개월 안에 행동변화를 하고자 함	

준비단계 ▶ 20 기출	• <u>구체적인 행동 실행 계획이 잡혀있는 단계</u> • <u>1개월 이내에 행동변화를 하겠다고 생각하며, 구체적 계획 실행 날짜를 검토</u>	
행동단계	• 건강한 생활습관을 갖기 위해 시간과 노력을 투자하는 단계 • 행동변화를 시작한 지 1일~6개월 이내임	
유지단계	• 습관적인 불건전한 행동이 없어진 단계 • 새로운 생활습관이 6개월 이상 지속됨	
PRECEDE-PROCEED ▶ 10,12,17 기출	• 보건사업기획 파트 확인	

제2절 보건교육

1 개념

정의 ▶ 20 기출	• 궁극적 목표인 '대상자가 자신을 위한 건강한 삶을 선택하고 실천하며 보건서비스를 적절히 이용'하도록 학습과정을 적용하여 개인의 건강문제를 예방하고, 나아가 건강증진을 돕기 위해 계획한 교수-학습과정을 적용하는 것
중요성 ▶ 98,06 기출	• 질병 양상의 변화, 건강 인식의 변화, 대상자의 건강문제 및 해결에 관한 알 권리와 관심 증가
목표 ▶ 01 기출	• 대상자로 하여금 스스로 행동하고 노력하게 만듦으로써 자신의 건강을 유지할 수 있도록 돕는다(WHO).
일반적원리 ▶ 12,17 기출	• 보건교육은 개인이나 집단의 건강에 관한 <u>지식, 태도, 행위를 바람직한 방향으로 변화</u>시키는데 궁극적 목적이 있다. • 보건교육 요구사정 단계에서 <u>보건교육자의 요구와 더불어 교육대상 및 대상이 속한 조직과 지역의 요구와 동기를</u> 파악해야 한다. • 보건교육은 <u>개인, 가정, 지역사회 주민의 요구 또는 흥미</u>에 따라 실시해야 효과적, 지역사회의 보건교육에 대한 요구도를 사정 시 우선적으로 파악해야 한다. • 단편적인 지식이나 기능을 전달하는 것이 아니라 <u>일상생활에서 응용될 수 있도록</u> 하는 것이다.

06 보건교육의 일반적인 원리로 알맞은 것은?
① 지역사회 자원을 활용할 수 있는 것으로 구성한다.
② 개인이나 집단의 건강에 관한 지식을 전달함으로써 종료된다.
③ 특정한 연령층을 대상으로 한다.
④ 교육자에게 필요하고 중요도가 높은 것으로 구성한다.
⑤ 보건교육 계획 시 지역사회 주민의 태도, 미신 습관에 대해서는 알 필요 없다.

정답 06.①

2 학습이론 14,18,20 기출

	개념	학습원리
행동주의 이론 18 기출	• 보상 및 처벌의 유무에 따라 행동의 지속과 소멸이 나타남	• 반복은 학습을 증진시킴 • 구체적이며 단계적으로 제시되어야 함 • 정확하고 즉각적인 회환은 학습을 향상시킴 • 학습자의 행동 결과에 상응하는 적절한 보상을 주면서 연습 충분히
인지주의 이론	• 학습의 내적 역동과 정보처리과정 중시	• 내적 학습동기 강조, 사고과정과 탐구기능 교육의 강조 • 정보자료를 조직화하여 학습에게 의미를 가지도록 관련지을 때 학습 증진 • 모방의 하나의 학습방법
인본주의 이론 14 기출	• 경험적 자료에 기초를 두고 있는 것이 아닌, 관찰과 인상 및 사색에 기초를 두고 인간이 가진 잠재력에 관심, 문제 중심으로 학습	• 학습자 자신의 학습과정을 스스로 조절할 때 학습이 증가 = 학습자의 자율성을 존중 • 학습자 스스로 목표를 설정, 적극적인 참여와 역동적 성찰이 필요 • 동기부여는 학습을 강화 • 일상생활에서 이치를 발견하는 발견적 학습 적용
구성주의 학습이론 20 기출	• 문제중심 학습, 사례기반학습, 근거기반학습 등의 철학적 배경 • 학습 = 학습자의 주관적 경험과 사회적 상호작용을 통해 지식의 내적인 의미를 구성하는 과정.	• 학습자 중심 학습강조, 수동적 지식전달이 아닌 능동적이고 자율적인 학습과정 • 협동학습 제공 = 사회적 상호작용, 협동능력을 함양하여 문제해결능력을 향상시킴 • 상황적 학습 요구 = 구체적인 상황 제시, 학습자 스스로 목표를 설정하고 달성할 수 있게 함 • 체험적 학습 제공 = 학습자가 생각, 탐색, 성찰할 수 있는 학습 환경 제공

---

07 보건교육 중 인본주의 학습법의 장점으로 올바른 것은?
① 지식, 태도, 기술을 동시에 학습
② 상황에 따른 문제해결능력 향상
③ 학습자의 흥미 유발
④ 학습자의 통찰과 행동을 통한 새로운 통합
⑤ 협동 능력 학습

정답 07.④

3 계획 ▶ 00,02,03,07,08,10,11,13,20 기출

- 교육 요구 사정 및 지침·기준 확인 → 학습목표 설정 → 학습내용 선정 → 교육방법·매체 선정 → 수행계획 → 평가계획 → 계획서 작성

학습목표 설정 ▶ 00,02,03,08,10,13 기출	학습목표 기능		• 학습자가 도달해야 할 수준을 제시 • 교육 방향 결정 • 교육내용 선정의 준거 • 평가의 기준
	학습목표 분류	인지적 영역	• 지식의 증가와 그 정보를 이용하는 능력의 증가를 보여주는 것 • 지식(암기) → 이해 → 적용 → 분석 → 종합 → 평가
		정의적 영역	• 인간의 태도, 느낌, 감정 등을 변화시키는 부분 • 감수(=수용, 의식) → 반응 → 가치화 → 조직화 → 인격화(=통합) ▶ 00,08,10 기출
		심리적 영역	• 인간의 기술적 능력을 변화시키는 부분 • 지각 → 태세 → 지시에 따른 반응 → 기계화 → 복합 외적 반응 → 적용 → 창작
학습목표 기술에 포함되어야 할 4가지 구성요소 ▶ 03 기출			• 교육 후 학습자에게 기대되는 최종 행동(행위) • 변화를 요구하는 조건 제시(조건) • 변화하고자 하는 내용(내용) • 변화의 기준 제시(기준)
학습목표 작성 요령 ▶ 02,13,20 기출			• 구체적 행동용어로 기술 • 학습자 위주로 작성 • 학습 후의 결과로 최종행위 기술 • 한 문장 안에는 단일성과만 기술 • 구체적 학습목표는 일반적 학습목표 범위 내에서 일관성 있게 기술
학습내용 선정기준 ▶ 07 기출			• 타당성 = 대상자의 건강향상에 반드시 필요하고 중요한 내용 • 영속성 = 일회성이 아니라 다양한 상황에서 활용할 수 있도록 있어야 함 • 넓이와 깊이의 균형 = 너무 광범위하거나 피상적이지 않게, 제한된 내용만 깊게 다루지 않도록 • 학습목표와 관련성 • 참신성 = 최신이론이나 정보를 선정하여 진부한 내용을 되풀이 하지 않도록 • 유용성 = 대상자의 건강관리에 기여하는 내용 • 적절성 = 대상자가 살고 있는 현실적 여건에 적합한 내용
보건교육 진행방향 ▶ 10,11,13 기출			• 쉬운 것에서 어려운 것

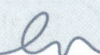 두드림 퀴즈

08 보건교육 계획 시 가장 먼저 고려해야 할 것은?
① 지역보건간호사의 경험
② 주민의 요구도가 높은 문제
③ 학습 환경
④ 보건행정기관의 정책
⑤ 지역보건간호사의 견해

09 보건교육 계획 시 학습목표 작성할 때 지켜야 할 때 주의해야 될 사항으로 옳은 것은?
① 변화를 요구하는 조건은 되도록 제시하지 않는다.
② 교육자의 입장에서 교육자가 성취하고자 하는 내용을 기술한다.
③ 객관적으로 측정하고 확인할 수 있는 것으로 제시한다.
④ 한 문장 안에 최대한 많은 성과를 기술한다.
⑤ 학습 목표는 변화하고자 하는 내용만을 기술한다.

정답 08.② 09.③

두드림 퀴즈

10 학습에 영향을 미치는 요인 중 학습자 요소인 것은?
① 물리적 학습환경
② 교육자의 준비도
③ 교육도구
④ 학습지도 방법
⑤ 학습동기

11 보건교육의 도입 부분에 시행해야 할 임무로 적절한 것은?
① 다양한 학습 방법 및 매체 활용
② 대상자와의 관계 형성
③ 연습을 통한 강화
④ 학습내용 제시
⑤ 보충자료 제시

		• 구체적인 것에서 추상적인 것 • 친숙한 것에서 낯선 것 • 단순한 것에서 복잡한 것 • 과거 내용에서 최신 내용 = 시간 순서
학습에 영향을 미치는 요인 ▶ 01,12,13,15 기출	환경적 요소	• 교사 = 교육장소 • 교사와 학습자의 관계 • 물리적인 학습 환경 = 적절한 조명, 환기, 공감, 온도, 시각·청각·후각적 자극, 기구, 자원, 가구의 배치, 신체적 편안함, 시간
	개인적 요소 ▶ 12 기출	• 교육대상자의 준비도 = <u>정서적, 경험적, 신체적, 지식적 준비도</u> • 학습자의 요구도

4 수행

보건교육 수행	도입단계 ▶ 04,06,08,10,16 기출		• <u>학습자의 동기유발, 호기심 자극, 과거 학습 경험과 연결하기, 새로운 내용을 받아들일 수 있도록 긴장감 해소</u>
	전개단계 ▶ 16 기출		• <u>학습내용 제시·전달, 학습자의 참여 유도, 다양한 학습 방법 및 매체 활용</u>
	종결단계		• <u>학습 전반에 대한 평가</u>
보건교육 방법	보건교육 방법 선정 시 고려 사항 ▶ 08,10 기출		• 교육대상 집단의 크기, 학습목표의 내용과 수준(난이도), 대상자의 교육 정도, 교육실시 장소 및 시설, 교육자의 학습지도 기술(능력), 교육시간과 시기
	보건교육 방법의 종류 ▶ 98,00,01,02, 03,04,05,09,10, 11,13,14,15,17,18, 19,20 기출	개별 교육 / 면접	• 두 사람 사이에 특정한 목표를 가지고 언어를 도구로 하여 기술적으로 이루어지는 전문직업적 대화 • 장점 = 시간·장소에 구애받지 않고 자연스럽게 유도 가능 • 단점 = 인원, 시간, 비용이 소요되므로 비경제적
		상담 ▶ 01 기출	• <u>스스로 문제해결 방안을 찾도록 돕는 방법</u> • 상담 시 주의점 = 현재의 문제에만 초점을 맞춘다.
		집단 보건 교육 / 강의 ▶ 14 기출	• 장점 = <u>짧은 시간 내 많은 양의 지식이나 정보를 많은 사람에게 전달가능</u> • 단점 = 많은 양의 지식이나 정보가 전달되어 학습자가 다 기억하지 못하고 기억에 오래 남아있지 않음, 교육자의 능력과 준비가 부족할 시 학습효과를 기대하기 어려움

정답 10.⑤ 11.②

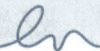

토의 ▶ 01,02,17, 18 기출		• 공동학습의 한 형태로서 민주주의 원칙에 기반을 둔 학습법 • 단점 = 소극적 참여자가 있거나 몇몇 사람에 의해서만 주도될 수 있음
	집단 토론회	• 장점 ▶ 01 기출 = 학습목표에 능동적으로 참여할 수 있는 기회 제공, 학습의욕 향상, 의사전달 능력 배양, 상호 협동적, 민주적 회의 능력을 배울 수 있음 • 단점 = 많은 시간 소모, 많은 대상자가 참여하기 어려움, 비경제적
	분단토의 ▶ 02,17 기출	• 참가한 전원을 소그룹으로 나누어 토의 • 전체토의 시간을 가져 상호 의견을 교환할 때 사용 • 각 분단은 6~8명이 적당 • 장점 = 참석인원이 많아도 진행이 잘되며 전체가 의견을 모두 교환나 가능 • 단점 = 시간이 짧고 인원이 많으면 시간 제한으로 진행이 잘되지 않을 수 있음
	배심토의 =패널	• 장점 = 일정한 주제에 대하여 다각도의 의견을 들을 수 있음 • 단점 = 경제적 부담, 사회자의 토의 진행기술에 따라 좌우
	심포지엄	• 전문적인 지식을 가진 몇 사람들을 초청하여 주제에 대하여 의견을 발표하도록 한 후 발표된 내용을 중심으로 토의하여 문제해결을 하는 방법 • 정책이나 제도의 변화를 시도할 때 주로 사용
	브레인스 토밍 =묘안 착상법 =팝콘 회의 ▶ 18 기출	• 특별한 문제를 해결하기 위한 단체의 협동적인 토의로 어떤 문제의 여러 면을 검토하는 방법 • 장점 = 다양한 아이디어를 얻을 수 있음 • 단점 = 시간 낭비로 끝날 수 있고 토론을 성공적으로 이끌기 위해서 고도의 기술이 필요
	시범 ▶ 03,04, 05,10,11,13, 14,15,20 기출	• 장점 = 배운 내용을 실제 적용하기가 용이, 학습목표 도달이 용이, 행동 실천에 용이 • 단점 = 많은 수에 적용이 불가능하고 소수에게만 적용하여야 하므로 경제성이 없음, 시범에 필요한 시설, 기구 필요

> 두드림 퀴즈

12 분단토의에 대한 설명으로 적절한 것은?

① 많은 수의 전문가를 초빙하므로 경제적 부담이 크다.
② 참가자 전원을 소그룹으로 나누어 토의하며 각 분단은 6~8명이 적당하다.
③ 많은 대상자의 참여가 불가능하다.
④ 기발하고 창의적인 아이디어를 얻기에 효과적이다.
⑤ 학습자가 기본지식이 없을 때 효과적이다.

13 시범의 장점으로 옳은 것은?

① 쉽게 실무에 적용할 수 있다.
② 교육장비가 필요 없다.
③ 짧은 시간에 많은 정보를 제공할 수 있다.
④ 의견을 주장하고 반박하는 능력을 키울 수 있다.
⑤ 동시에 많은 사람에게 교육할 수 있다.

정답 12.② 13.①

Chapter 04. 건강증진과 보건교육 | 449

두드림 퀴즈

모의 실험극 =시뮬레이션	• 장점 = 실제 현장과 유사한 여건하에서 안전하고 빠르게 현실을 경험하게 함 • 단점 = 학습 진행에 많은 시간과 비용 소요, 학습의 준비가 잘못 될 경우 학습자가 교육 목적을 인지하지 못하고 흥밋거리로 끝날 위험성	
프로젝트법 ▶ 19 기출	• 대상자들에게 학습 목적을 제시하고 지침을 주어 스스로 자료를 수집하고 계획·시행함으로써 교육 목표를 달성하게끔 하는 자기주도형 보건교육 방법 • 장점 = 지식, 태도, 기술을 동시에 학습 가능 • 단점 = 수동적이고 의존적인 학습자에게 부적합	
캠페인 ▶ 13,15 기출	• 장점 = 새로운 지식과 정보를 빠른 시일 내에 많은 사람들에게 반복적으로 전달 • 단점 = 대상자의 지식수준에 따라 전달되는 정보의 이해 능력에 차이	
전람·전시 ▶ 13 기출	• 장점 = 주의 집중을 통한 흥미유발이 용이 • 단점 = 시선을 끌 수 있도록 잘 계획이 되지 않으면 교육의 효과가 떨어짐	
컴퓨터 활용 교육	• 개별학습의 새로운 형태 • 장점 = 교수와 학습자 간 계속적인 상호작용 가능 • 단점 = 하드웨어에 소요되는 비용이 적지 않음	
역할극	• 장점 = 흥미와 동기 유발이 용이, 극중의 역할을 통해 심리적 정화를 경험 • 단점 = 많은 준비 시간이 요구됨	

보건교육매체
▶ 99,01,09, 12,13,16,18 기출

• 교육매체 선정 시 고려 사항 = 학습목표, 학습자의 특성, 학습 환경

종류		장점	단점
	실물	• 실생활에 즉시 활용 가능	• 구입과 보관이 어려움
	모형	• 확대, 축소, 단면화가 가능해 세부적 부분까지 관찰 가능	• 경제적으로 비효율적 • 학습자가 많을 때는 불가능
	투시환등기 =OHP	• 학습자와 시선을 마주보고 있으므로 학습 반응 관찰 가능	• 정적이고 평면상 요구 • 기계 운반이 불편

슬라이드 환등기	• 실제 보기 어려운 내용을 보여줄 수 있음	• 전기, 암막시설이 요구 • 연속적 과정 학습 제한
영화	• 움직이는 전 과정을 대화와 함께 보여주므로 사실과 가장 가깝게 접근	• 제작비용이 많이 들어 실제교육현장에 적용 어려움
대중매체 ▶ 12 기출	• 다수의 사람에게 많은 정보를 동시에 신속하게 전달	• 일방적 정보 전달로 학습자 의견 무시

5 평가 ▶ 08,14,19,20 기출

	진단평가 ▶ 20 기출	형성평가 ▶ 19 기출	종합평가 = 총괄평가
특징	• 교육 전, 학습장애의 원인을 분석, 진단하고 학습에 필요한 선행지식을 확인	• 교육 중 교육내용의 구성 또는 전개방법을 수정·보완하는데 필요한 정보를 수집	• 교육 후 교육의 성과 및 효율성을 다각적으로 판단
평가 목적	• 대상자들의 지식수준, 태도, 흥미, 준비도 등을 진단 및 확인 • 학습장애 요인 규명	• 학습 진전 상황 파악 및 현재 위치를 개별적으로 알려줌으로써 학습 보조를 맞추도록 함 • 피드백을 주어 교정학습이나 보충 학습의 기회를 제공	• 사전에 설정한 학습 목표에 대한 성취도 수준을 판단 • 집단 간의 성적 결과를 비교할 수 있는 정보 제공
평가 시기	• 교육 시작 전	• 교육 중	• 교육 후
평가 도구	• 체크리스트, 표준화 진단 검사	• 쪽지 시험, 퀴즈, 질문	• 중간고사, 기말고사
평가도구가 갖추어야 할 조건	• 타당도 = 측정하고자 하는 내용을 정확하게 측정 • 신뢰도 = 측정하고자 하는 내용을 오차 없이 측정, 평가 결과가 일치하면 신뢰도가 높은 도구임 • 객관도 = 채점자에 의해 발생하는 평가 결과의 오차를 최소화		

14 보건교육 시 제대로 진행되고 있는지 평가하는 것은?

① 투입된 노력에 대한 평가
② 사업의 효율성에 대한 평가
③ 사업의 진행 정도에 대한 평가
④ 사업의 적합성에 대한 평가
⑤ 사업 성취도에 대한 평가

정답 14.③

05 대상별 보건 의료 제공

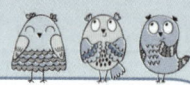

01 한 여성이 일생동안 분만하는 평균 자녀의 수를 의미하는 것으로, 연령별 출산율의 합으로 나타내는 지표는?
① 재생산율 ② 합계출산율
③ 조출산율 ④ 순재생산율
⑤ 일반출산율

02 건강한 지역사회를 나타내는 결과로 적절한 것은?
① 질병 이환율의 감소
② 출산율의 감소
③ 영·유아 사망률, 모성사망률의 증가
④ 평균수명의 감소
⑤ 유병률의 증가

03 비례사망지수가 낮은 지역에서 간호사가 우선적으로 관심을 가져야 할 집단은?
① 모성   ② 노인
③ 영아   ④ 남성
⑤ 청년층

04 다음과 같은 인구구조를 가진 지역사회의 노년 부양비는?

- 0~14세 : 350명
- 15~44세 : 650명
- 45~64세 : 350명
- 65~74세 : 100명
- 75세 이상 : 50명

① $\frac{1000}{500} \times 100$ ② $\frac{450}{1000} \times 100$
③ $\frac{650}{350} \times 100$ ④ $\frac{150}{1000} \times 100$
⑤ $\frac{350}{1000} \times 100$

정답 01.② 02.① 03.③ 04.④

제1절 생애주기 인구집단 간호

1 인구에 관한 측정지표 ▶ 01,04,05,06,07,09,12,13,14,15,16,17,18,19 기출

중앙인구		• 인구주택 총 조사에서 나타난 인구의 중복 누락 등을 보완하고 장래 인구 동태율(출생, 사망, 이민 등)을 감안하여 추계한 매년 7월 1일 현재 시점의 인구
출산력		• 현실적인 출생수준, 결혼, 피임, 건강, 경제 사정 등을 고려하여 실제로 아이를 낳을 수 있는 능력, 사회문화적 요인의 영향을 많이 받음
출생률 ▶ 04,15,16,18 기출	일반출산율 ▶ 04 기출	• 일반출산율 = $\frac{\text{같은 해의 총 출생아 수}}{\text{특정 연도의 가임연령여성인구}(15 \sim 49 \text{세})} \times 1,000$
	합계출산율 ▶ 15,16 기출	• = 연령별출산율의 총합 • 가임기 여성 1명이 평생 동안 낳을 수 있는 평균 자녀의 수 • 출산력 수준을 나타내는 대표적인 지표
	재생산율 ▶ 18 기출	• 가임기 여성 1명이 평생 동안 낳는 여아 수 • 재생산율 = 합계출산율 × $\frac{\text{여아출생수}}{\text{총출생수}}$
사망률 ▶ 06,12,17,19 기출	조사망률	• 보통사망률, 일반사망률 • 조사망률 = $\frac{\text{같은 해 1년간 총사망자 수}}{\text{특정연도의 연앙인구}} \times 1,000$
	영아사망률 ▶ 12,17 기출	• 영아사망률 = $\frac{\text{같은 해 1년 미만 사망아 수}}{\text{특정연도의 출생아 수}} \times 1,000$
	비례사망지수 ▶ 06,17,19 기출	• 비례사망지수가 크면 건강수준은 높음 • 비례사망지수 = $\frac{\text{같은 기간 50세 이상 사망자 수}}{\text{특정연도의 총사망자 수}} \times 100$
부양비 ▶ 01,07,09,13,14,16,17,19 기출	총부양비	• 총부양비 = $\frac{0 \sim 14\text{세 인구} + 65\text{세 이상 인구}}{15 \sim 64\text{세 인구}} \times 100$ = 유년부양비 + 노년부양비
	유년부양비	• 유년부양비 = $\frac{0 \sim 14\text{세 인구}}{15 \sim 64\text{세 인구}} \times 100$ ▶ 14 기출
	노년부양비	• 노년부양비 = $\frac{65\text{세 이상 인구}}{15 \sim 64\text{세 인구}} \times 100$ ▶ 01,09,17 기출
	노령화지수	• 노령화지수 = $\frac{65\text{세 이상 인구(노년인구)}}{0 \sim 14\text{세 인구(유년인구)}} \times 100$ ▶ 09,13,16,19 기출

2 인구구조 ▶ 10,11,14,16 기출

성비	• 성비 = $\dfrac{남자수}{여자수} \times 100$ ▶ 14,16 기출		
유형 ▶ 98,06,10,11,19,20 기출	피라미드형 ▶ 98,06 기출	• 저개발국가형 = 후진국형 • 0~14세 인구가 50세 이상 인구의 2배 초과	
	종형	• 선진국형 • 인구의 노령화 현상으로 노인인구문제 대두	
	항아리형 ▶ 10,19 기출	• 출생률과 사망률이 모두 낮고 출생률이 사망률보다 낮아 인구가 감소 • 0~14세 인구가 50세 이상 인구의 2배 이하	
	호로형 ▶ 11 기출	• 전출형 또는 농촌형(유출형) • 15~49세 인구가 전체 인구의 50% 미만	
	별형 ▶ 20 기출	• 생산연령층 유입 • 전입형 또는 도시형	
인구정책 ▶ 16 기출	• 인구분산 정책 = 수도권인구집중억제사업, 인구 재배치 사업 • 출산억제 정책 = 가족계획, 해외이민 장려 • 출산장려 정책 = 출산보조금, 육아휴제도, 해외이민 제한		

두드림 퀴즈

05 다음 인구구조의 성비로 옳은 것은?

• 전체 출생아수 : 160명
• 남아 수 : 60명

① 35
② 50
③ 60
④ 100
⑤ 90

06 선진국에서 볼 수 있는 인구구조의 특징으로 알맞은 것은?

① 출생률이 증가한다.
② 사망률이 증가한다.
③ 피라미드형 인구구조를 보인다.
④ 노인인구와 관련된 문제가 발생한다.
⑤ 호로형 인구구조를 보인다.

정답 05.③ 06.④

두드림 퀴즈

07 각 나라의 건강수준을 비교할 수 있는 지표 중 보건학적, 경제적, 사회적 상태를 알려주는 지수로 사용되는 지표는?

① 합계출산율
② 영아사망률
③ 조사망률
④ 인구증가율
⑤ 신생아 사망률

08 α-index는 영아 사망 및 신생아 사망과 관련된 지표이다. 다음의 α-index 값들 중 가장 건강 수준이 높은 지역은?

① 1구역 1.3
② 2구역 1.9
③ 3구역 2.5
④ 4구역 2.9
⑤ 5구역 3.7

제2절 모성과 영유아, 노인 보건사업

1 모자보건 00,03,04,07,12,13,15,17,19 기출

모성인구	• 광의 = 초경에서 폐경까지의 여성으로, 보통 15~49세 • 협의 = 임신, 분만, 출산 후 6개월 미만 또는 1년 미만의 여성
중요성 00,03,07 기출	• 생애주기별로 볼 때 국민건강 육성의 기초 다음 세대 인구 자질에 영향을 줌 • 모자보건의 대상인구가 전체 인구의 50~70%로 인구의 다수를 차지 • 임산부와 영유아는 질병에 이환되기 쉽고, 영유아기의 건강문제는 치명률이 높거나 후유증으로 장애가 생기기 쉬움 • 임신은 가정의 경제, 가족 간의 정서 및 신체적 변화를 가져옴 • 적절한 산전관리로 예방을 하는 것이 비용 면에서 경제적 • 지역사회 및 국가에 미치는 영향력이 큼
목적 00 기출	• 지역사회 건강 수준을 증진시는 것 중 하나로 모성 건강 유지 • 임신과 분만에 수반되는 모든 합병증의 발생위험 감소 • 차기 임신에 대한 준비 • 신생아사망률 감소 • 불임증 예방과 치료
사업내용 15 기출	• 영유아 건강관리와 예방접종 = 영유아 성장발달 스크리닝 및 건강검진, 감염병 예방사업 • 모성의 생식건강 관리와 건강증진 프로그램 개발 • 부인과 질병 및 그에 관련되는 질병의 예방 • 심신장애아의 발생 예방과 건강관리 • 성교육·성상담 및 보건에 관한 지도·교육·연구·홍보 및 통계관리 • 임산부의 산전·산후관리 및 분만관리와 응급처치
지표 00,04,12,13,17,19 기출	• 모성사망률과 영아사망률은 국가의 보건학적·경제적·사회적 상태를 알려주는 지수로 사용될 수 있음 04,12,17 기출 • 모성사망률 = $\dfrac{모성사망자수}{15\sim49세가임기여성수} \times 100{,}000$ • 영아사망률 = $\dfrac{같은 해 1세 미만의 사망아수}{특정연도의 출생아수} \times 1{,}000$ 12,17 기출 • 신생아사망률 = $\dfrac{같은해 생후 28일 이내 사망아수}{특정연도의 출생아수} \times 1{,}000$ 00 기출 • α-인덱스 = $\dfrac{같은 연도의 영아사망수}{어떤 연도의 신생아사망수}$ 13 기출 • α-인덱스가 1에 가까울수록 영유아 보건 수준이 높음 19 기출

정답 07.② 08.①

2 우리나라 모자보건사업 03,05,08,15,16 기출

산전관리			• 목적 = 모성사망률과 영아사망률의 감소 • 임신부 등록 관리 = 표준모자보건수첩 발급, 교육과 정보 제공, 개인별 건강 관리기록 03,05 기출
영유아건강관리 15,16 기출	예방접종	접종 전 15 기출	• 건강상태가 좋은 오전 중에 접종 • 어린이의 건강상태를 잘 아는 보호자가 데려간다.
		접종 후	• 20~30분간 접종기관에 머물러 관찰한다. • 귀가 후 적어도 3시간 이상 주의 깊게 관찰한다. • 접종 당일 목욕을 시키지 않는다.
		주의사항 15 기출	
		금기 15 기출	• 급성 열성질환 • 급성기 또는 활동기에 있는 심혈관계, 간장 질환이나 신장질환 • 홍역, 볼거리, 수두 감염 후 1개월 이상 경과하지 않은 경우 • 피부습진 등 피부병이 있는 경우 • 과거 알레르기 반응이나 과민 반응을 일으켰던 일이 있는 백신 • 면역억제(스테로이드, 항암제, 방사선 치료 등) 치료를 받고 있는 경우
	선천성 대사 이상 검사 및 환아 관리 16 기출	검사시기	• 생후 48시간 이후부터 7일 이내 검사
		종류	• 페닐케톤뇨증, 갑상선기능저하증, 호모시스틴뇨증, 단풍당뇨증, 갈락토스혈증, 선천성 부신과형성증
		환아관리	• 환아로 등록된 자에게 치료와 관련된 정보 제공 및 홍보 실시

> 두드림 퀴즈

09 임신 11주 산모가 모자보건실 처음 방문하여 등록 후 가장 우선적인 간호중재로 알맞은 것은?
① 임신중독증 조기 발견하여 예방법을 교육한다.
② 계속적인 산전관리의 중요성에 대해 알려준다.
③ 임신 3개월까지는 유산의 가능성이 높은 시기이므로 매주 산전관리를 받도록 한다.
④ 산과적 진찰로 혈액검사와 내진을 실시한다.
⑤ 모유수유의 장점에 대해서 안내하고 서약을 받는다.

10 다음의 영유아 건강관리 사업 중 가장 먼저 시행해야 하는 것은?
① 영유아 시력 관리
② 놀이터의 위험요인 확인
③ 영유아 사고 예방을 위한 부모교육
④ 영유아 치아 관리
⑤ 선천성 대사이상 검사

정답 09.② 10.⑤

두드림 퀴즈

11 노인의 신체변화로 알맞은 것은?
① 심박출량의 증가로 심장에 가는 부담이 증가한다.
② 감각기능의 상승으로 통증에 대한 반응이 증가한다.
③ 골밀도 감소로 골다공증 발생율이 증가한다.
④ 피하 지방의 증가로 주름이 증가한다.
⑤ 반사기능의 저하로 사고의 위험이 감소한다.

12 노인의 소득보장사업으로 옳은 것은?
① 방문목욕서비스
② 기초 연금
③ 노인복지주택
④ 가정도우미 파견
⑤ 무료급식

3 노인보건사업

필요성	노인인구의 증가 ▶ 12 기출	• 고령화사회 = 65세 이상 인구가 전체인구 7% 이상 • 고령사회 = 65세 이상 인구가 전체인구 14% 이상 • 초고령사회 = 65세 이상 인구가 전체인구 20% 이상
	• 노인의료비 증가 • 노인 부양 형태의 변화 = 출산율 저하, 이혼 및 재혼율의 증가로 가족 구조의 변화	
노인의 신체적 변화 ▶ 10,13 기출	근골격계	• 골다공증, 골절, 관절의 가동성 감소
	순환기계	• 체온 하강, 혈압상승, 심박출량 감소, 사지냉감, 저림, 빈혈, 체위성 저혈압
	호흡기계	• 폐활량의 감소, 구강호흡, 객담반사 저하, 폐렴·폐결핵·만성 기관지염 등의 질환 발생
	소화기계	• 미각의 저하, 치아 문제, 소화력 약화, 가스의 과다, 설사 및 변비 경험
	생식·비뇨기계	• 실금, 야뇨, 전립선 비대와 생식기 경화, 폐경 후 난소와 자궁 위축
	감각기계	• 시력의 저하, 명암에 대한 반응력 저하, 색의 식별능력 저하, 청각의 저하, 통증 역치 증가, 피부의 피하지방이 감소하나 요부와 복부에는 침착
	신경계	• 돌발적 위험에 대처하는 능력 저하
노인복지정책 ▶ 07,08,10,13,14,16 기출	소득지원 ▶ 07 기출	연금제도	• 공적연금 = 국가나 공인단체가 주축이 되어 근로자가 일을 하면서 납입한 보험료를 일정한 시기에 지급 = 국민연금, 특수직 연금 • 기초연금 = 만 65세 이상 대한민국 국민 중 소득하위 70%를 대상으로 월 최대 30만원 지급
		공공부조	• 기초생활보장제도 = 생계, 의료, 주거, 교육, 해산, 장제, 자활에 관한 급여 지급
		• 고용촉진 및 생업지원	
	의료보장 ▶ 08,13 기출	• 건강보험 • 의료급여 ▶ 13 기출 = 의료를 필요로 하는 저소득층을 대상으로 국가재원으로 의료서비스를 제공하는 것 • 노인 장기요양보험 • 노인 건강지원사업	
	치매종합관리대책 (3차) ▶ 08 기출	• 지역사회 중심의 치매예방 및 관리 = 치매조기발견, 예방 강화, 치매조기검진사업 확대, 국가건강검진사업과 보건소치매검진 연계	

정답 11.③ 12.②

노인복지시설 10,14,16 기출	노인주거복지시설	• 양로시설, 노인공동생활가정, 노인복지주택
	노인의료복지시설	• 노인요양시설, 노인요양공동생활가정
	노인여가복지시설	• 노인복지관, 경로당, 노인교실
	재가노인복지시설	• 방문요양서비스, 주·야간보호서비스, 단기보호서비스(1~15일), 방문목욕서비스, 방문간호서비스
	노인보호전문기관	• 학대받는 노인을 위한 전문적인 상담과 서비스 제공을 통한 노인의 권익 증진

4 노인 장기요양보험제도 12,15,16,19,20 기출

정의		• 국민건강보험공단에서 주관 • 고령이나 노인성 질병들로 인하여 일상생활을 혼자 수행하기 어려운 노인 등에게 신체 활동 또는 가사활동 지원 등을 제공하는 사회보험제도, 국민건강보험제도와는 별개의 제도로 운영
적용	적용 대상자	• 건강보험 가입자는 장기요양보험의 가입이 강제되어 있음 • 의료급여 수급자의 경우, 노인장기요양보험의 가입자에서는 제외되지만, 국가 및 지방자체단체의 부담으로 노인장기요양보험의 적용 대상이 됨
	수급 대상자	• 65세 이상 또는 65세 미만 노인성 질병을 가진 자로서 6개월 이상의 기간 동안 일상 생활을 수행하기 어려워 장기요양서비스가 필요하다고 인정되는 자 • 65세 미만의 노인성 질병이 없는 장애인은 제외
		• 등급판정위원회는 6개월 이상 기간 동안 일상생활을 혼자서 수행하기 어렵다고 인정되는 경우 장기요양 서비스를 받을 자를 결정하고 정도에 따라 등급 판정
재원		• 장기요양보험료, 국가 및 지방자치단체 부담, 본인일부부담금
이용절차		• 장기요양인정신청 및 방문 조사(국민건강보험공단) → 등급판정(공단지사 장기요양 등급판정위원회) → 장기요양인정서, 표준장기요양 이용계획서 통지(국민건강보험공단) → 장기요양급여 이용 계약 및 급여 제공
내용	재가급여	• 방문요양, 방문목욕, 방문간호, 주·야간보호, 단기 보호, 기타 재가급여
	시설급여	• 노인의료복지시설(요양병원 제외)에 장기 입소, 신체활동 지원, 심신기능, 유지·향상을 위한 교육·훈련 등 제공, 입소 시 반드시 필요한 것은 노인장기요양등급 판정서
	특별 현금 급여	• 가족요양비, 특례요양비, 요양병원 간병비

두드림 퀴즈

13 노인장기요양보험에 대한 설명으로 알맞은 것은?

① 국민건강보험공단에서 관리한다.
② 방문간호는 사회복지사만 할 수 있다.
③ 재원은 국가가 부담한다.
④ 보건복지부에서 장기요양등급을 판정한다.
⑤ 65세 이상 건강한 노인에게도 급여가 가능하다.

정답 13. ①

제3절 가족 간호

1 가족의 이해

가족의 특성 00,04,12 기출	일차적 집단	• 감정적인 유대가 깊은 사람들의 연합
	공동사회집단	• 구성원이 서로의 애정과 상호 이해로 결합되어 외부의 간섭이나 장애에 분열되지 않는 강력한 결합 관계
	스스로 성장·발달	• 가족의 크기가 변화하며 집단으로 성장 발달
	고유의 문화 창조	• 가족 특유의 생활 방식, 가치관 등을 창조 유지
	건강행위의 기본 단위	• 질병의 발생, 반응, 의료자원의 활용에서 고유한 양상을 보임
	폐쇄집단	• 집단 구성원이 되기 위한 자격의 획득이나 포기가 용이하지 않은 집단
	양면성 집단	• 형식적, 제도적 집단이나 가족 관계는 비형식적, 비제도적
	• 혈연집단, 이질적인 성원들로 이루어진 집단	
우리나라 가족	가족구조의 변화 15 기출	• 소가족화와 가족규모 축소, 가족세대의 단순화와 핵가족의 증대 • 비정형 가족형태의 출현 = 비혈연가족, 다문화가족
	가족기능의 변화 18 기출	• 가정과 일터의 분리, 가족 유대감 약화, 가족 재생산 기능의 약화 • 자녀의 양육과 사회화 기능의 약화, 정서적 기능 약화, 부양 기능 약화

		대내적 기능	대외적 기능
가족의 기능 99,08,20 기출	애정 및 성기능	성적요구의 충족	성적 무질서의 통제
	경제적 기능	생산과 소비, 경제적 협동과정	노동력 제공, 경제 질서 유지
	교육 및 사회화 기능	자녀의 교육과 사회화	문화의 전단 및 사회적 역할과 지위 창출
	생식기능	자녀의 출산과 교육	종족 보존, 사회구성원 제공
	정서적 안정 및 휴식 기능	신체 정신적 보호와 지지 및 건강관리	사회의 안정화

가족간호의 목적 16 기출	• 가족들로 하여금 그들의 건강 문제를 스스로 해결해나갈 수 있도록 능력을 길러 주는 것
가족간호의 중요성 00,08 기출	• 건강문제의 결정권이 가족에게 있음 • 개별 대상자의 건강은 전체 가족건강에 역동적인 영향을 미치기 때문 • 한정된 자원으로 보건사업을 하므로 환자 간호를 위해서는 가족 전원의 상호 협조가 필요

---

14 가족의 기능 중 자녀에게 생활에 필요한 지식, 기술 등을 교육하며 사회적 역할 및 지위 창출이라는 대외적 기능을 담당하는 가족 기능은 무엇인가?

① 보호, 휴식의 기능
② 성, 애정 기능
③ 사회화 기능
④ 경제적 기능
⑤ 생식 기능

정답 14.③

2 가족 관련 이론 01,02,11,12,14,15,16,17 기출

- 가족이론은 가족간의 기본적 지식으로 간호 적용의 안내서 역할

발달이론	• 발달과업 성취 정도를 중심으로 가족건강 평가 • 확대가족에게 적용 어려움
상징적 상호주의 (상호작용이론) 11,14 기출	• 내적 가족역동에 초점, 가족구성원 개인 간의 관계를 고찰, 가족을 상호작용하는 인격체로 봄 • 가족 역할위치 등 역할 기대에 대한 이해에 적합 • 가족 내 역동에 외부세계가 적은 영향을 미치는 것으로 생각
체계이론 16,17 기출	• 가족구성원들의 상호작용으로 만들어진, 개인적 특성을 단순히 합친 것 이상의 체계 • 원인이 결과이며, 결과가 원인이 될 수 있는 순환적 관계 • 가족과 상호작용하는 내적·외적 환경을 모두 파악해야 함
구조-기능주의 이론 12,15 기출	• 가족은 하나의 사회 구조로 사회체계와 상호작용, 사회구조가 개인의 행위를 결정 • 사회의 요구에 가족구조 기능이 어느 정도 적합한지에 초점 • 사정도구 = 가계도(가족구조도), 사회지지도
가족의 발달 단계와 발달과업 Duvall 8단계 03,08,10,12,13, 14,17,18,19 기출	• 두 부부의 결혼을 시작점으로 첫아이의 연령을 중심으로 8단계로 구분

발달 단계	기준	발달과업
신혼기	결혼~첫 자녀 출생 전	독립성과 의존성의 조화, 가족계획(자녀출생에 대비)
양육기 14 기출	첫 자녀 출생~첫 자녀 30개월	부모의 역할과 기능, 임신, 양육문제에 대한 배우자간 동의
학령전기	첫 자녀 30개월~첫 자녀 6세	자녀들의 사회화 교육 및 영양관리, 자녀들의 경쟁
학령기	첫 자녀 6세~첫 자녀 13세	자녀들의 사회화, 만족스런 부부관계의 유지, 학업성취 증진
청소년기 18 기출	첫 자녀 13세~첫 자녀 20세	세대 간의 충돌대처, 자녀 출가 대처, 자녀의 성 문제 대처
진수기 08,12 기출	첫 자녀 결혼~막내 자녀 결혼	성인이 된 자녀와 자녀의 배우자와의 관계 확립, 재배열
중년기	막내 자녀 결혼~부부은퇴	부부관계의 재확립, 출가한 자녀 가족과의 유대관계 유지
노년기 10,19 기출	은퇴~사망	사회적 지위 경제적 감소의 대처, 배우자의 상실

두드림 퀴즈

15 가족에 대한 이론 중 가족은 하나의 사회구조로 사회체계와 상호작용하는 체계로 보며, 건강한 가족은 견고하고 강한 부모의 위계질서가 있으면서도 자율성과 상호의존이 가능하다고 보는 이론으로 알맞은 것은?
① 상징적 상호주의
② 발달이론
③ 체계이론
④ 기능이론
⑤ 구조-기능주의

16 Duvall이 제시한 학령기 가족의 과업에 대한 설명으로 옳은 것은?
① 세대 간 충돌 대처
② 자녀들의 성 문제 대처
③ 자녀의 학업 성취 증진
④ 가족계획
⑤ 부부관계의 재조정

정답 15.⑤ 16.③

두드림 퀴즈

17 가족을 대상으로 간호사정하기 위한 기본원칙으로 옳은 것은?

① 1차 자료와 2차 자료를 종합하여 통합적으로 사정한다.
② 1차 면담시간은 길면 길수록 좋다.
③ 가족의 문제점만을 중점으로 하여 건강사정을 시행한다.
④ 가족구성원 한 사람을 통해 가족 관련 자료를 수집한다.
⑤ 정상가족의 정의와 기준을 염두에 두고 접근한다.

18 가족 내 가장 취약점을 가지고 있는 가구원을 중심으로 가족 내 뿐 아니라 외부와의 상호작용을 보여주는 가족 사정도구로 알맞은 것은?

① 가족 연대기
② 가족밀착도
③ 가계 체계도
④ 외부체계도
⑤ 사회지지도

3 가족간호과정

가족을 사정하기 위한 기본 원칙 ▶ 10,11 기출		• 가족 전체와 함께 문제가 있는 가족구성원을 대상으로 자료수집 • 정상가족이라는 일반적인 고정관념이 아닌 가족의 다양함과 변화성에 대한 인식 가지고 접근 • 가족의 문제점뿐만 아니라 강점도 사정 • 가족이 함께 사정에서부터 전 간호과정에 참여함으로써 간호사와 대상자가 함께 진단을 내리고 중재방법을 결정 • 질적 자료가 요구되므로 심층면접을 할 수 있는 충분한 시간 할애
가족사정도구 ▶ 98,00,11,12,14,15, 16,17,18,19 기출	가족구조도 = 가계도 ▶ 11,16 기출	• 3대 이상의 가족구성원의 정보와 관계를 도표로 표시 • 가족전체의 구성과 구조를 한 눈에 볼 수 있음 • 가족의 질병력 및 가능한 상호관계를 파악하는데 도움
	가족밀착도 ▶ 15 기출	• 동거하고 있는 가족구성원들 간의 밀착관계와 상호관계를 이해하는데 도움
	외부체계도 ▶ 12,17 기출	• 가족과 외부의 다양한 상호작용을 한눈에 파악
	가족연대기 ▶ 14,19 기출	• 가족의 역사 중에서 가장 중요하다고 생각되는 사건들을 순서대로 열거하여 개인의 질환과 중요한 사건의 관련성을 추구하려고 사용
	사회지지도 ▶ 18 기출	• 가족 내 가장 취약점을 가지고 있는 가구원을 중심으로 가족 내외부와의 상호작용 표현

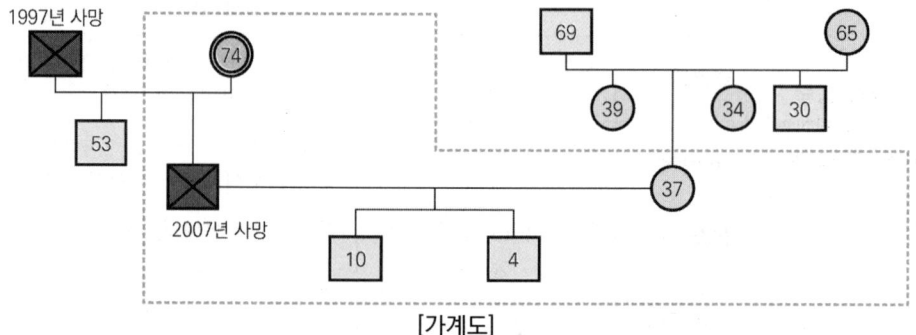

[가계도]

정답 17.① 18.⑤

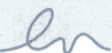

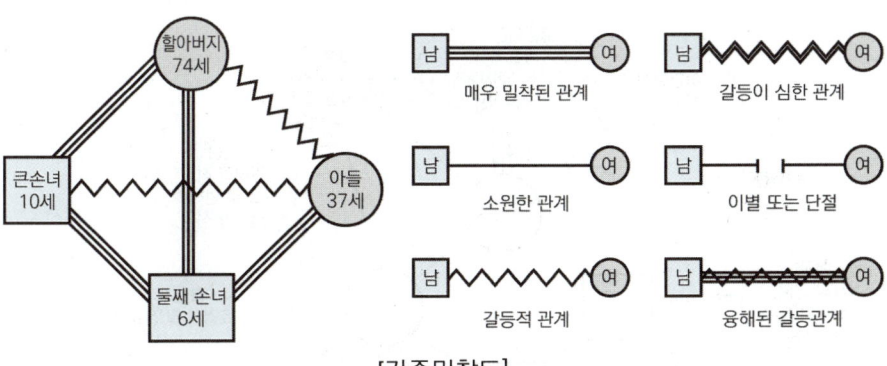

[가족밀착도]

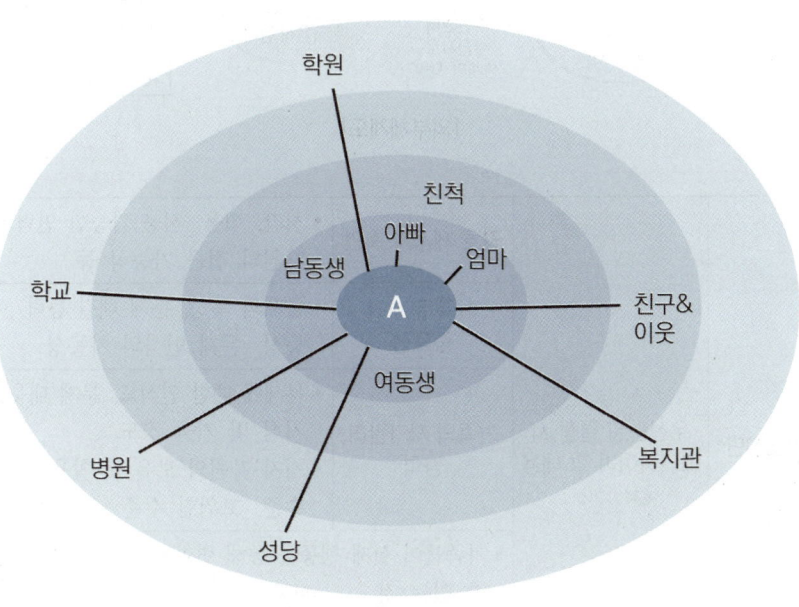

[사회지지도]

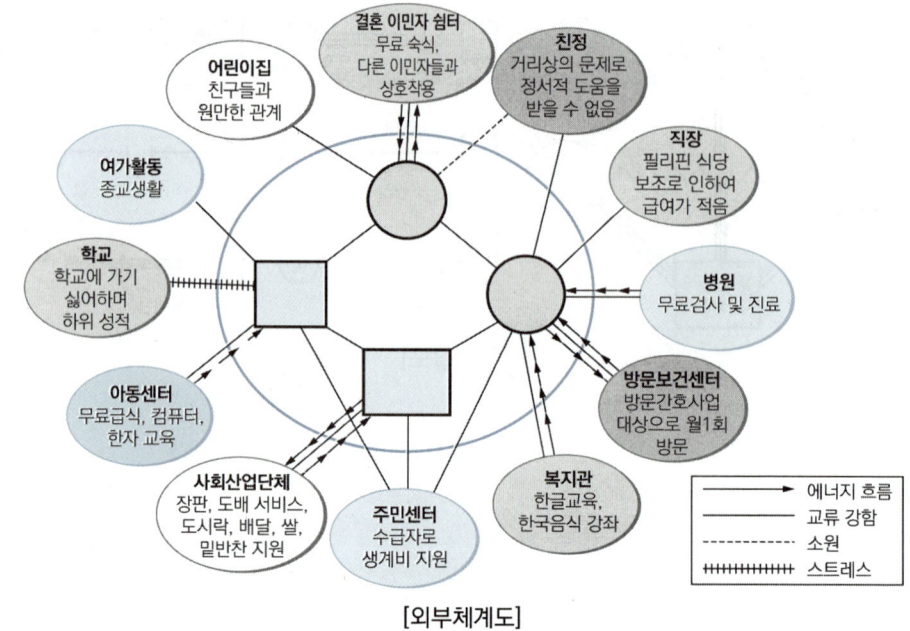

[외부체계도]

두드림 퀴즈

19 지역사회 간호사가 우선순위로 중재해야 하는 고위험 가족군은?
① 가족 중 질환자가 있어 역할분담이 늘어난 주부
② 고혈압 약을 의사처방 없이 약물 중단한 중년기 가족
③ 공사장 옆에 살고 아이가 있는 편부모 가족
④ 양로원을 들락거리는 독거노인
⑤ 추가예방접종을 맞아야 하는 가족

가족 간호진단 20 기출	우선순위 결정 시 고려하여야 할 내용 07 기출	간호 제공자 측면	• 시간, 비용, 시용 가능한 인력과 예산, 자원의 접근 가능성 등
		가족 문제의 중요성	• 문제의 특성, 문제 해결 능력, 예방 가능성, 문제 인식의 차등성
		가족의 자가관리 능력	• 문제에 대한 인식도, 문제 대응을 위한 지식 및 기술 정도 • 지지 자원의 보유 및 활용 정도, 생활 수준, 고위험 수준
	• 가족들이 실제 행동을 통해 변화된 결과를 보거나 경험할 수 있는 것 • 도미노 현상을 일으킬 수 있는 것, 가족의 관심도가 높은 것 • 응급 또는 긴급을 요하는 것, 가족 전체에 영향을 줄 수 있는 것		
가족 간호 계획 09,14 기출	• 가족의 참여가 중요, 의사결정 주체는 가족구성원 전체		
	• 목표설정 = SMART		
	구체적	Specific	누가, 무엇을, 어디서, 언제까지, 어느 범위로 달성할지 서술
	측정가능	Measurable	결과 측정 가능해야 함
	달성가능	Achievable	자원 활용 가능성, 문제해결 가능성이 있어야 함

정답 19.②

	관련성	Relevant	가족이 해결해야 할 문제와 관련이 있어야 함
	기한 설정	Time limited	기한은 설정해야 함
가족 간호 수행 ▶ 10,11,13 기출	간호중재를 위한 지침 ▶ 10 기출		• 간호수행을 하기 전에 아직도 필요한 것인지를 재평가 • 가족에게 자신 있고 당당하게 접근, 가족을 배려하여 접근, 가족의 강점을 활용 • 개인의 문제가 아닌 가족의 문제로 접근 • 간호활동이 간호지침 및 표준에 부합되고, 법적 윤리적 지침을 고려하여 선택되었는지 확인
	가족간호 수행의 유형		• 예측적 안내 = 경험할 수 있는 문제를 미리 예측하여 대처할 수 있는 능력 증진 • 가족 건강 상담 = 스스로 돌보는 능력과 의료자원의 효과적인 이용 증진 • 계약 = 가족과 간호사의 역할과 노력 분담, 가족의 능동적 참여로 자율성과 자긍심이 높아짐, 가족과 간호사 모두 목적을 알기 때문에 목적 성취의 가능성 증가
가족 간호 평가 ▶ 03 기출			• 구조평가 = 간호가 제공된 환경에 초점, 양질의 간호가 제공되기 좋은 환경이었는지 평가, 인력, 예산, 물품 및 장비, 가족 간호사업 조직체계 • 과정평가 = 대상가족의 선정, 계획수립, 수행방법의 적절성, 가족문제별 추후관리 여부, 지역사회자원 활용 • 결과평가 = 목표달성, 효과성, 효율성 • 간호의 종결 조건 = 문제 해결됨, 새로운 문제가 없음, 재발위험 없음, 최대기능 수준에 도달함

4 취약가족 간호

구조적 취약가족	• 한 부모 • 이혼 • 단독 • 새싹 • 조손 가족
상호작용 취약가족	• 비행청소년 • 알콜 중독자 • 다문화 • 학대부모 가족
기능적 취약가족	• 저소득 • 실업 • 만성질환자 • 장애자 가족
발달 단계 취약가족	• 미혼부모 • 미숙아 가족
다문화 간호 간호중재 ▶ 16,17,19,20 기출	• 타문화를 수용하고 이해하는 문화적 역량의 갖춤으로써 편견·차별 해소 • 타문화 대상자의 건강에 대한 가치 및 신념을 포함한 문화적 맥락 이해 • 효과적인 관행은 격려하고, 역기능적 관행은 자제하게 한다.

두드림 퀴즈

20 지역사회 간호사가 가정방문 후 방문결과에 대해 평가할 때 가장 궁극적 평가 범주에 속하는 설명 중 옳은 것은?
① 보건교육의 내용과 교육매체
② 방문간호에 대한 가족의 준비상태 및 의견
③ 방문에 대한 가족의 관심도
④ 간호문제에 대한 가족 계획
⑤ 방문 후 교육을 통한 가족의 변화

21 지역간호사가 다문화 가정을 간호할 때 가장 우선으로 갖춰야 할 자세는?
① 문화와 건강 상태의 연관성을 이해한다.
② 다른 나라의 언어를 유창하게 한다.
③ 다른 문화에 대하여 존중하는 자세를 가진다.
④ 다른 나라의 역사에 대하여 공부한다.
⑤ 다문화 가정이 우리나라의 문화에 완전히 흡수될 수 있도록 돕는다.

정답 20.⑤ 21.③

제4절 학교보건

1 학교보건의 이해

목적 00,02 기출	• 1차 = 학생과 교직원이 스스로 그들의 질병을 관리하고 예방하며, 건강 보호·유지·증진할 수 있는 능력을 갖추도록 함 • 2차 = 1차 목적 도달로 인한 학습 능력의 향상		
필요성 01,02,10,15 기출	• 전체 인구의 약 1/3~1/4정도를 차지할 정도로 범위가 큼(25~30%) • 가족과 지역사회로 전파되는 간접교육의 효과도 있음 • 감염에 대한 저항력이 약한 학령기의 밀집된 집단생활은 감염병 발생의 근원이 됨		
학교보건인력 13 기출	보건교사 직무 00,06,07,08,10,13,14,15,17 기출	• 학교보건 계획 수립 • 건강진단의 준비와 실시에 관한 협조 • 학생 및 교직원의 건강관찰과 학교의사의 건강 상담, 건강평가 등의 실시에 관한 협조 • 신체 허약 학생에 대한 보건지도 • 보건지도를 위한 학생 가정방문 • 보건실의 시설, 설비 및 약품 등의 관리 • 의료 행위 = 외상 등 흔히 볼 수 있는 환자의 치료, 응급을 요하는 자에 대한 응급처치, 부상과 질병의 악화방지를 위한 처치	
	학교의사 직무	• 학생 및 교직원에 대한 건강진단과 건강평가	
	학교약사 직무	• 학교에서 사용하는 의약품 및 독극물의 관리에 관한 자문	
	학교보건인력의 배치기준 14,18 기출	18학급 이상의 초등학교	• 학교의사 1명, 학교약사 1명, 보건교사 1명
		18학급 미만의 초등학교	• 학교의사 또는 학교약사 중 1명, 보건교사 1명
		9학급 이상의 중학교와 고등학교	• 학교의사 1명, 학교약사 1명, 보건교사 1명
		9학급 미만의 중학교와 고등학교	• 학교의사 또는 학교약사 중 1명, 보건교사 1명
	학교보건법에 의한 교육 관리자의 직무 01,10,11,13,17 기출	교육감	• 교육환경보호구역의 설정 의무 • 감염병 예방과 학교보건을 위한 휴교 명령 • 보호구역 내 금지시설 및 행위에 대해 철거 또는 정화조치하도록 행정기관장에게 건의할 의무
		학교장 01,10,11,13,17 기출	• 감염병에 감염되었거나, 의심되거나, 감염될 우려가 있는 학생 및 교직원의 등교 중지 및 휴교조치 ▶ 11,13,17 기출

두드림 퀴즈

22 학교보건의 중요성으로 옳은 것은?
① 심화지식을 효과적으로 주입할 수 있다.
② 생애주기 중 가장 질병에 취약한 시기이다.
③ 대상자 요구별로 조직을 구성하기 용이하다.
④ 행동 및 의식의 변화가 용이한 시기이다.
⑤ 전체 인구의 50% 이상을 차지한다.

23 보건교사의 직무로 알맞은 것은?
① 부상과 질병의 악화 방지를 위한 처치
② 졸업 시 학생건강기록부 교부
③ 학교 내 위생상태 자문
④ 학교 내에서 쓰이는 의약품 검사
⑤ 학교 내 독극물 관리 자문

24 중학교와 고등학교에 보건교사 1명을 배치하는 기준으로 알맞은 것은?
① 학급수와 관계없이 모두 배치한다.
② 9학급 미만인 경우
③ 9학급 이상인 경우
④ 18학급 미만인 경우
⑤ 18학급 이상인 경우

정답 22.④ 23.① 24.①

		• 학교환경위생 및 식품위생의 유지 의무 • 학생과 교직원에 대한 건강검사 • 학생의 보건관리 • 감염병 발생 시 교육청에 보고, 보건소에 신고 • 심폐소생술 등 응급처치 교육 실시
	서울특별시장, 광역시장, 도지사	• 교육환경보호구역 내의 금지행위 및 시설의 방지조치 의무
	학교설립자, 경영자	• 학교보건 시설의 구비 및 보건실 설치 의무

2 학교간호과정

간호사정	자료수집 ▶ 99,08,14,19 기출	• 1차 자료 = 직접 자료 수집한 자료 = 신체검사, 각종 검사 자료, 설문조사, 면담, 관찰 • 2차 자료 = 학교에서 얻을 수 있는 모든 기록과 자료 = 보건일지, 학생출석부, 학교보건사업 관련 공문, 학생건강기록부, 보건교육 평가서, 물품관리 대장, 건강형태 보고서
	자료수집 내용 ▶ 05 기출	• 학교 특성 = 물리적 환경, 사회적 환경, 학교 주변 환경, 학교보건 사업의 실태 • 건강수준 = 학생과 교직원의 사망과 상병에 관한 통계 • 자원 = 인적·물적자원 • 학교간호의 기준과 지침 확인
간호진단	우선순위 결정 ▶ 15 기출	• 건강문제가 영향을 미치는 인구집단의 범위 = 감염병 > 만성질환 • 학생의 관심도, 자원 동원 가능성, 보건교사의 준비도, 국가 정책과의 연관성(기준, 지침) • 영향을 미치는 대상자 = 취약성 높은 저학년 우선 • 문제 심각성 = 학생과 교직원의 건강문제, 환경문제 순
간호계획	목표설정 ▶ 12 기출	• 단기목표 = 하나의 사업을 수행하여 얻을 수 있는 결과로서의 목표 • 장기목표 = 장기적인 사업의 결과로써 달성할 수 있는 궁극적인 목표 • 목표를 기술할 때는 한 문장에 누가, 언제까지, 어디서, 무엇을, 범위가 포함되어야 함 • 목표가 갖추어야 할 조건 = 관련성, 실현 가능성, 관찰 가능성, 측정 가능성
	방법과 수단 선택	• 목표 달성을 위한 서로 다른 각종 방법 및 수단을 탐색 • 문제해결에 필요한 자원과 이용 가능한 자원을 조정 • 가장 최선의 방법 및 수단을 선정, 구체적인 활동을 기술

25 학교보건 교사가 학생과 교직원의 건강상태를 사정하고자 할 때 수집할 자료는?
① 학교급식 실태
② 교내 안전 상태
③ 학생 및 교직원의 건강행위
④ 학생 및 교직원의 수
⑤ 학생의 결석률

26 학교보건사업의 평가 시 학교보건인력 참여와 건강 관리실 소모품의 소비량에 대한 산출량을 보는 평가는?
① 사업목적에 대한 평가
② 사업과정에 대한 평가
③ 사업내용에 대한 평가
④ 사업구성에 대한 평가
⑤ 사업효율에 대한 평가

정답 25.③ 26.⑤

수행계획		• 학교인구 모두가 참여, 인원·예산·시간을 고려, 계속적·지속적·미래지향적 (발전적) • 학교간호 수행계획은 일반적으로 월간계획, 연간계획, 주간계획으로 나눠 작성
평가계획	평가범주 ▶ 01,03 기출	• 투입된 노력 = 투입 자원 = 인적·물적 자원의 투입을 확인 • 사업 진행 정도 = 사업계획이 기준에 맞게 수행되고 있는지 확인 • 사업 성취도 = 목표 달성 정도 = 설정된 목표가 설정한 기간 내에 어느 정도 이루어졌는지 확인 • 사업의 효율성 = 투입된 자원과 목표량의 비를 산정 • 사업의 적합성 = 사업의 실적을 산출하고 학교간호사업 요구량과의 비율 계산
간호수행 ▶ 05,11 기출	직접간호 수행	• 보건실 활동, 방문활동, 의뢰활동, 집단지도, 면접, 매체활동, 응급처치, 상담, 보건교육 실시, 예방접종, 신체검사 등 간호사 면허 중 소지자인 보건교사만이 실시할 수 있는 역할, 즉 전문가로서의 역할
	간접간호 수행	• 예산, 시설, 장비, 기록, 보고, 직무관계수립, 학교보건 조직운영, 통계자료 등을 정리

3 학생건강관리

학생건강검사		• 신체 발달상황 검사, 건강조사, 건강검진, 신체능력검사, 정신건강상태검사를 시행 • 학교보건법과 교육부령에 의해 실시
	신체 발달상황 검사	• 초 1·4학년, 중 1, 고 1 ▶ 19 기출 = 검진기관 • 초 2·3·5·6, 중 2·3, 고 2·3 = 학교 자체
	건강검진 ▶ 12,13,19 기출	• 목적 ▶ 12,13 기출 = 정기적인 건강검진을 통해 질병을 예방, 질병 또는 신체적 이상이 발견된 학생에 대해서는 적절한 조치와 지도 및 건강 상담 실시, 통계 및 보건사업의 성과 확인
	검사내용	• 근·골격 및 척추기계, 눈, 귀, 코, 피부, 구강, 신체기관 능력 등 검진
	별도검사	• 소변검사 = 당, 단백, 잠혈, 유로빌리노겐, 빌리루빈 • 결핵검사 • 구강검사 • 시력검사 = 공인 시력표 이용, 조명(교실 200~300Lux, 검사표 300~600Lux, 시력표의 1.0이 피검자의 눈높이와 일치하게 하기, 안경 착용자는 교정시력 측정, 시력표의 왼쪽 → 오른쪽 방향으로 시행

27 학교에서의 정기검사에 속하는 것은?

① 지능검사
② 심전도검사
③ 폐기능검사
④ 적성검사
⑤ 정신건강상태검사

정답 27.⑤

	검사결과 기록 및 관리 ▶ 13 기출	• 학생 신체발달상황 및 신체능력검사 결과 = 학생건강기록부로 작성 및 관리 • 학생 건강검진 결과 및 별도 검사 결과 = 검진기관이 통보한 자료를 학생건강기록부와 별도로 관리 • 고등학교 장은 당해 학생이 고등학교를 졸업할 때 학생건강기록부를 교부, 학생이 진학하지 아니하거나 중도 탈락되는 경우 최종 제적했던 학교에서 5년간 보존 • 학교장은 건강검사결과에 대한 조치로 건강상담·예방조치, 기타 적정한 보호 또는 양호대책 강구
학생건강문제 관리		• 건강관찰 = 매일의 일상생활을 통해 지속적으로 수행, 주관찰자는 담임교사 • 결과 관리 = 보건교사 의뢰, 학부모에게 연락, 학생의 상태에 따라 학교의사 또는 지역의료기관에 의뢰
일반적 건강문제 ▶ 02,15,16 기출	화상	• 상처부위에 냉수로 열을 식히기
	개방성 창상	• 출혈부위를 심장보다 거상
	발열	• 안정을 취하며 정확한 체온을 잰다.
	식중독	• 음식물 섭취 후 10시간이 경과하면 의사의 진찰을 받게 한다. • 음식 섭취 3~4시간 만에 증상이 나타나면 미지근한 물이나 식염수를 마시게 하고 목구멍을 자극해서 토하게 한다.
	눈에 이물질이 들어간 경우	• 알갱이 종류가 들어간 경우 = 절대로 비비지 않도록 한다. • 액체 종류가 들어간 경우 = 흐르는 물로 최소한 15분 정도 눈을 씻는다. • 박혀있거나 달라붙어 있는 것, 검은 눈동자 부위의 이물질 = 손대지 말고, 안대로 그쪽 눈을 가린 채 붕대로 양 눈을 감싼 후 병원으로 이동
	비 출혈 ▶ 02,15,16 기출	• 머리를 앞으로 숙여 코피가 인두로 흘러 들어가는 것을 막는다. • 인두로 넘어가는 코피는 뱉어내도록 한다. • 양쪽 콧등을 손가락으로 5분 동안 압력을 가해 지혈시킨다. • 이마나 양쪽 눈 사이에 찬 물건이나 얼음주머니를 대준다. • 멎지 않을 경우, 솜이나 바세린 거즈로 틀어막고 계속해서 멈추지 않으면 병원 방문
	염좌	• 부종을 막기 위해 냉찜질을 한다.
	골절	• 개방성 골절일 경우 노출된 뼈나 연조직을 그대로 두되 손상과 오염방지를 위하여 무균포로 덮는다.

> **두드림 퀴즈**
>
> **28** 코피를 흘리는 학생이 보건실에 왔을 때 보건교사가 가장 우선적으로 해야 할 사항으로 알맞은 것은?
> ① 앙와위로 눕혀 안정시킨다.
> ② 코피의 양상과 빈도를 관찰한다.
> ③ 과거 병력을 알아본다.
> ④ 얼음을 콧등에 얹어 준다.
> ⑤ 출혈의 양을 감소시키기 위해 목을 뒤로 젖힌다.
>
> 정답 28.④

두드림 퀴즈

29 학교에서 결핵환자가 발생했을 경우 학교장이 가장 우선적으로 해야 할 일은?

① 환자와 접촉한 사람에게 예방접종 시킨다.
② 관할 보건소장에게 신고한다.
③ 무조건 휴교 조치한다.
④ 환자를 집으로 돌려보낸다.
⑤ 증상이 없어질 때까지 환자를 등교 중지시킨다.

		물	• 들어간 귀가 바닥을 향하도록 한 채 한 쪽 발을 들고 뛴다. • 따뜻한 돌에 귀를 대고 있거나 면봉으로 수분을 흡수하도록 한다.
	귀에 이물질이 들어간 경우	벌레	• 벌레가 들어간 귀가 위를 향하도록 하고 머리를 받쳐준다 • 귓구멍에 빛을 비춰서 밖으로 유인해 내거나 미지근한 물을 귀에 흘려보내 벌레가 기어나오도록 한다 • 효과 없으면 병원 방문
감염병 관리 조치 ▶ 17 기출	등교중지		• 감염병에 감염되었거나 의심되는 학생 및 교직원에 대해 등교 중지
	휴교조치		• 계속적인 교내 접촉이 감염원이 될 우려가 있을 때
	신고 및 보고 (학교장)		• 환자 발생 시 즉시 보건소에 신고 • 감독청(교육기관) 보고 = 유선 및 서면보고 • 보고 대상 = 제1급 감염병부터 제3급 감염병까지에 해당하는 감염병 중 보건복지부령으로 정하는 감염병
보건교육	목표 ▶ 05,17 기출		• 건강의 본질을 파악 • 건강지식을 개발 • 건강생활 설계의 능력을 만듦 • 건강생활을 실천시킴

정답 29.②

4 학교환경관리

교내 환경 관리	교실	• 기준면적 = $66m^2$ 이상(학생수가 25인 이하인 경우에는 $15m^2$ 이상) 학생 1인당 최저 면적은 $1.32m^2$ • 방향 = 남향이나 동향이 좋으며, 남동향이 이상적
	조도 = 인공조명	• 책상면을 기준으로 300Lux 이상이 되도록 할 것
	채광 = 자연조명	• 창의 면적 = 전체 바닥면적의 20~25% 이상이 되도록
	온도 및 습도	• 실내 온도 = 18~28℃ • 난방 18~20℃, 냉방 26~28℃로 유지
	소음	• 55dB 이하(교사 내)
	책상과 의자	• 책상과 의자는 분리되는 것이 좋으며 1인용이 적합
	교실내 공기 오염 기준	미세먼지: • 직경 $2.5\mu m$ 이하 = 35 이하 / • 직경 $10\mu m$ 이하 = 75 이하 • 이산화탄소(ppm) = 1,000 이하 • 포름알데하이드($\mu g/m^3$) = 80 이하 • 총부유세균(CFU/m^3) = 800 이하
교육환경보호구역 관리		• 절대보호구역 = <u>학교 출입문으로부터 직선거리로 50미터까지인 지역</u> • 상대보호구역 = <u>학교 경계등으로부터 직선거리로 200미터까지인 지역</u> 중 절대보호구역을 제외한 지역
보건실 물리적 자원	시설과 설비관리	• 학생 및 교직원들이 이용하기에 편안한 위치 • 일반적으로 교사 본관 1층 중앙에 남향으로 위치함
	보건실의 물품 보관 및 유지 관리	• 물품대장의 목록화 • 물품 출고 시 물품원장에 기록 = 서명, 출고 대장에 날짜, 품목, 수량, 사용처, 책임자, 사용책임자 서명 등 • 물품을 깨끗이 사용하고 매 분기별 또는 월 1회 정기적으로 점검 • 전근, 이동시 정확히 점검하고 인수·인계하며 인수자와 인계자가 함께 확인·서명 • 결함이 발견되는 즉시 관련부서에 보고하고 정비·보수 • 소모품인 경우, 필요시 물품을 보충
	약품 관리	• 약물의 특성에 따라 온도, 습도, 광선, 대기 등을 고려한다. • 약품 및 재료는 유효기간을 확인하고 한꺼번에 과량 구입하지 않는다.

30 학교 교실 공기 오염의 지표로 알맞은 것은?
① CO
② O_3
③ CO_2
④ NO_2
⑤ NH_2

31 상대보호구역으로 바르게 설명한 것은?
① 학교 경계에서 직선으로 50m
② 학교 경계에서 직선으로 100m
③ 학교 경계에서 직선으로 200m 지역중 절대보호구역을 제외한 지역
④ 학교 출입문에서 직선으로 50m 지역 중 절대보호구역을 제외한 지역
⑤ 학교 출입문에서 직선으로 200m 지역 중 절대보호구역을 제외한 지역

32 학교보건실 물품의 보관 및 유지 방법으로 옳은 것은?
① 정기적으로 물품재고를 점검한다.
② 물품대장은 학교장이 작성하고 관리한다.
③ 소모품인 경우 대량으로 주문해 보관한다.
④ 매년 1회 자체 점검을 실시하고 신속히 정비한다.
⑤ 전근, 이동 시 물품대장을 폐기하여 혼선을 방지한다.

정답 30.③ 31.③ 32.①

제5절 산업 간호

1 산업 간호의 이해

두드림 퀴즈

33 산업간호의 목표로 적합한 것은?
① 근로자의 직업병 치료법 연구
② 산업체에서 발생하는 직업병의 진단
③ 근로자의 건강증진 및 상해와 질병예방
④ 근로자의 직업병 치료
⑤ 산업체의 질병 근로자 색출

산업보건의 정의 ▶ 03 기출		• 모든 직업인의 육체적·정신적·사회적인 복지를 최고도로 유지·증진하고, 근로자들이 건강한 시민으로서 높은 작업 능률을 유지하면서 오랜 기간 일할 수 있고 생산성을 높이기 위하여 근로 방법과 생활 조건을 어떻게 정비해 갈 것인가를 연구하는 과학이자 기술
보건관리자의 업무 ▶ 11,14,16 기출	보건관리자 공통	• 산업안전보건위원회에서 심의·의결한 업무와 안전보건관리 규정 및 취업규칙에서 정한 업무 • 물질안전보건자료의 게시 또는 비치에 관한 보좌 및 조언·지도 • 해당 사업장 보건교육계획의 수립 및 보건교육 실시에 관한 보좌 및 조언·지도 • 사업장 순회점검·지도 및 조치 건의
	의사와 간호사에만 해당하는 직무	• 근로자 보호를 위한 의료행위 • 자주 발생하는 가벼운 부상에 대한 치료 • 응급처치가 필요한 사람에 대한 처치 • 부상·질병의 악화를 방지하기 위한 처치 • 건강진단 결과 발견된 발병자의 요양지도 및 관리
	산업보건의에만 해당하는 직무	• 건강진단실시 결과의 검토 및 그 결과에 따른 작업배치, 작업 전환 또는 근로시간의 단축 등 근로자의 건강보호조치 • 근로자의 건강장해의 원인 조사와 재발 방지를 위한 의학적 조치
산업간호 서비스 제공체계 ▶ 15 기출	전임보건관리자	• 대규모 사업장(상시근로자 300인 이상)은 전임보건관리자 배치 • 보건관리자 = 보건에 관한 기술적인 사항에 대해 보좌·지도·조언
	보건관리업무 위탁제도	• 건설업을 제외하고 상시 근로자 300인 미만을 사용하는 사업 및 외딴 곳으로서 고용노동부 장관이 정하는 지역에 소재하는 사업의 경우, 보건관리자의 업무를 대신해서 보건관리전문기관에 사업을 위탁
	공동채용 보건관리제도	• 1명의 보건관리자가 동일한 산업단지 내 3개소 이하의 사업장을 공동으로 관리하는 제도 상시 근로자 수의 합계는 300인 이내
	소규모 사업장 보건관리사업	• 보건관리자 선임 의무가 없는 50인 미만 사업장의 보건관리 사업 • 안전보건관리담당자를 1명 이상 선임하여 안전·보건에 관하여 사업주를 보좌하고 관리감독자에게 조언·지도하는 업무를 수행하도록 함

34 산업간호사가 하는 일로 올바른 것은?
① 건강검진 실시
② 근로자의 건강장해의 원인 조사
③ 응급상황 시 응급처치
④ 근로자의 근무 배치 조정
⑤ 근로자의 기존 만성질환 치료

정답 33.③ 34.③

2 근로자 건강관리

목적	• 질병과 건강 장해를 일으킬 수 있는 소인을 가진 근로자를 발견하기 위함		
건강진단 종류 05,10,13,14,18,19 기출	일반 건강진단 10,13 기출	• 상시근로자 5인 이상 업체 사업주의 비용부담을 고용된 모든 근로자에 대하여 일정한 주기로 실시하는 건강진단 • 질병으로부터 근로자의 건강을 유지·보호하기 위한 목적으로 실시 • 사무직에 종사하는 근로자는 2년에 1회 이상, 그 외 근로자는 1년에 1회 이상 실시		
	채용 시 건강진단	• 신규 채용 근로자의 기초 건강자료를 확보하고 배치하고자 하는 부서에 대한 의학적 적합성 평가의 목적이 있음		
	특수 건강진단 = 직업병 발견	• 특수건강진단 대상 업무에 종사하는 근로자 또는 근로자건강진단 실시 결과 유소견자로 판정받은 후 작업 전환을 하거나 작업장소를 변경하고, 직업병 유소견 판정의 원인이 된 유해인자에 대한 건강진단이 필요하다는 의사의 소견이 있는 근로자의 건강관리를 위하여 사업주가 실시하는 건강진단 • 유해인자 노출에 의한 근로자의 직업성 질환을 찾아내어 적절한 사후 관리 또는 치료를 신속히 받도록 함으로써 직업성 질환으로부터 근로자의 건강을 유지·보호		
	배치 전 건강진단 14,19 기출	• 특수건강진단 대상 업무에 근로자를 신규배치하거나 배치전환 시, 해당 업무에 종사할 근로자에 대하여 배치 예정업무에 대한 적합성 평가를 위하여 사업주가 실시하는 건강진단		
	수시 건강진단	• 특수건강진단 대상 업무로 인하여 해당 유해인자에 의한 직업성 천식·직업성 피부염, 그 밖에 건강장해를 의심하게 하는 증상을 보이거나 의학적 소견이 있는 근로자에 대하여 사업주가 실시하는 건강진단		
	임시 건강진단 18 기출	• 특수건강진단 대상 유해인자 또는 그 밖의 유해인자에 의한 중독 여부, 질병에 걸렸는지 여부 또는 질병의 발생원인 등을 확인하기 위하여 지방고용노동관서의 장의 명령에 따라 사업주가 실시하는 건강진단		
결과관리	• 건강진단기관은 30일 이내 개별 근로자 및 사업주에게 통보 • 건강관리 구분 판정 ▶ 01,10,14,19 기출			
	건강관리구분		내용	
	A		건강한 근로자	건강관리상 사후관리가 필요 없는 근로자
	C	C₁	직업병 요관찰자	직업성 질병으로 진전될 우려가 있어 추적관찰이 필요한 근로자

두드림 퀴즈

35 근로자의 건강진단 목적에 해당하는 것은?
① 근로자의 정신질환을 조기 발견한다.
② 질환자를 색출하여 취업을 금지한다.
③ 인사관리의 근거가 된다.
④ 근로자의 건강 장해 소인을 발견한다.
⑤ 근로자와 사업주의 화합을 도모한다.

36 특수 부서에 이동 배치하거나 신규 배치 시 하는 건강검진은?
① 배치 전 건강진단
② 채용 시 건강진단
③ 수시 건강진단
④ 일반 건강진단
⑤ 이차 건강진단

정답 35.④ 36.①

두드림 퀴즈

37 근로자의 건강진단 중 직업성 질병으로 진전될 우려가 있어 추적 검사 등 관찰이 필요한 구분은?

① C_1
② C_2
③ A
④ D_2
⑤ D_1

38 VDT 증후군의 주된 증상으로 알맞게 설명된 것은?

① 정신신경계 증상 : 망상, 착란
② 혈관계 증상 : 공기 색전
③ 근육계 증상 : 견완장애, 허리통증
④ 피부 증상 : 수포, 점상출혈
⑤ 눈의 피로 : 안압 저하, 충혈

	C_2	일반질병 요관찰자	일반질병으로 진전될 우려가 있어 추적 관찰이 필요한 근로자
	C_n	질병 요관찰자	질병으로 진전될 우려가 있어 야간작업 시 추적관찰이 필요한 근로자
D	D_1	직업병 유소견자	직업성 질병의 소견을 보여 사후관리가 필요한 근로자
	D_2	일반질병 유소견자	일반질병의 소견을 보여 사후관리가 필요한 근로자
	D_n	질병 유소견자	질병의 소견을 보여 야간작업 시 사후관리가 필요한 근로자
R		제2차 건강진단 대상자	일반건강검진 결과 건강수준의 평가가 곤란하거나 질병이 의심되는 근로자

사후관리	• 근로자 건강의 보호유지를 위하여 사업주 및 당해 근로자가 반드시 따라야 하는 의학적·직업적 조치 • 사업주는 해당 근로자에 대하여 필요한 보건지도 및 사후 관리를 실시하고 조치 결과를 건강진단 실시결과를 통보받은 날로부터 30일 이내에 관할 지방 노동 관서의 장에게 제출

VDT=영상표시단말기 증후군 00,03,08,10,12 기출		• 직업성 질환이지만 특수건강진단은 필요로 하지 않는 문제 • 고압, 분진, 심한 소음, 납을 사용하는 잡업 등에 노출된 근로자는 특수건강검진 필요
	근육계증상	• 경견완 증후군, 목, 어깨, 팔, 손가락 등의 견완 장애, 허리 등의 통증
	눈의 피로	• 안정피로, 복시, 시력감퇴, 안구통증
	정신 신경 장애	• 중추성 피로, 낮의 피로감, 두통, 스트레스, 불안, 초조
	위험 직업	• 전화 교환원, 프로그래머, 통신판매 접수원, 데이터 입력원, 대형 마켓의 계산업무 등

소음 11,15 기출	허용기준	• 연속음이 발생하는 장소, 8시간 동안 작업 중 90dB 이상에 폭로되어서는 안 됨 • 충격음 허용기준은 최고음압으로 측정 = 115dB을 넘는 충격음에 폭로되면 안 됨
	일시적 난청	• 보통 4,000~6,000Hz에서 발생, 강력한 소음에 몇 분간 노출되어 발생하나 대부분 노출 후 2시간 내에 일어나며 노출 중지 후 1~2시간 내에 회복
	영구적 난청	• 장기간의 소음 노출로 신경손상 발생 • 4,000Hz의 소리에 청력 손실이 가장 심함

정답 37.① 38.③

	작업장 관리	• 소음사정 ▶ 11 기출 = 소음의 크기, 주파수, 난청 유병률, 보호구 착용 유무 사정 • 허용기준 준수 • 소음원 격리, 규칙대로 작동, 사용기계 변경, 기계 부분적 개량 등
	작업자 관리	• 보호구 사용 = 귀마개 사용 ▶ 15 기출 • 배치 시 청력 약화될 유소견자는 배치 제외, 정기 청력 검사 • 폭로 시간 단축
진동	Raynaud 현상	• 소음, 진동, 한랭 • 증상 = 손가락의 말초혈관의 폐색·순환장애로 수지가 창백하고 통증
	대책	• 진동원인 제거 및 진동의 전차 경로 차단, 완충물 사용 • 복대사용, 장갑(한랭고려), 내진성을 높이는 작업자세, 작업시간 단축 및 교대제
고온 ▶ 98,03,13 기출	열경련	• 탈수와 염분 소실 • 수의근의 통증성 경련
	열사병	• 중추성 체온조절 장애 = 체내의 열의 축적으로 고열 발생
	열실신	• 말초혈관의 확장 및 순환부전
	예방 ▶ 13 기출	• 냉난방 또는 통풍 등을 위하여 적절한 온도와 습도 조절 장치 설치 • 냉방장치를 설치하는 경우에 외부의 대기온도보다 현저히 낮게 해서는 안 됨 • 환기장치 설치, 열원과의 격리, 복사열 차단
잠함병 = 감압병 ▶ 00,12,16 기출		• 높은 기압에서 감압하는 과정 중 발생 • 급격히 감압될 때 혈액과 조직에 용해되어 있던 질소가 혈중에서 배출되지 않고 기포를 형성하여 순환장애와 조직손상을 일으킴
	증상	• 통증성 관절장애, 마비증상, 비감염성 골괴사, 내이·미로장애, 순환 호흡장애
	예방	• 고압작업이 끝난 후 단계적 감압 = 1기압 감소에 20분 소요되도록 • 고압 폭로 시간의 단축, 감압 후 O_2 공급 • 감압 후 적당한 운동으로 혈액순환 촉진 • 작업 중 고지방 식이나 알코올 음용 금지
진폐증 ▶ 98 기출		• 규폐증 = 유리규산, 합병증(폐결핵) • 석면폐증 = 석면, 합병증(폐암) • 탄폐증 = 탄가루 • 면폐증 = 솜에서 발생하는 먼지가루

39 고온작업환경에서 격심한 육체노동으로 인한 고온장애를 예방하기 위한 간호사의 교육으로 가장 적절한 것은?
① 탈수를 막기 위해 시간 당 1,000cc의 증류수를 마시도록 한다.
② 작업 시 0.9% 생리식염수를 적절히 공급하고 마실 수 있게 한다.
③ 환기는 정해진 시간에만 하도록 한다.
④ 통기성이 적고 함기성이 큰 의복을 착용한다.
⑤ 작업 중 5시간마다 규칙적으로 휴식한다.

40 분진이 원인이 되어 나타나는 질환으로 암을 일으킬 수 있는 진폐증은?
① 면폐증
② 규폐증
③ 석면폐증
④ 활석폐증
⑤ 용접공폐증

정답 39.② 40.③

두드림 퀴즈

41 납 중독으로 인한 건강장해 증상은?

① 코, 폐, 위장 점막에 병변
② 골연화증
③ 구내염, 근육진전
④ 호염기성 과립 적혈구 증가
⑤ 폐부종

중금속 중독 01,04,06,09,16 기출	납(연) 04,16 기출	• 피부 창백, 구강 치은부에 암청회색의 황화연이 침착한 청회색선, 소변 내 코프로포르피린 증가, 호염기성 과립 적혈구 증가, 악력 저하 등
	수은	• 구내염, 근육진전, 정신증상
	크롬	• 과뇨증, 진전 시 무뇨증, 요독증, 심한 복통, 설사, 구토 • 만성중독 = 코, 폐, 위장 점막에 병변 • 장기 노출 시 기침, 두통, 호흡곤란, 비중격천공
	카드뮴 06,09 기출	• 급성 = 구토, 설사, 급성위장염, 복통, 착색뇨, 간과 신장기능장애 • 만성 = 폐기종, 단백뇨, 뼈의 통증, 골연화증, 골다공증(이타이이타이병)
유기용제 중독 99,02,10,13 기출	급성중독	• 동공축소, 입에 거품과 같은 분비물, 마취작용, 심할 경우 전신발작
	비특이적	• 중추신경에 대한 유기용제의 비측이적 작용으로 만성독성뇌병증이 나타남
	특이적	• 조혈장애 = 벤젠, 생식기 장애 = 에틸렌글리콜에테르, 간장애 = 염화탄산수소 • 시신경장애 = 메탄올, 말초신경장애 = 노말헥산, 중추신경장애 = 이황화탄소
	중독 시 응급처치 02,10,13 기출	• 용제가 있는 작업장소로부터 환자 격리 • 호흡이 멎었을 때는 인공호흡 실시, 의식장애 있을 시 산소 공급 • 용제가 묻은 의복을 벗김 • 보온과 안정, 의식이 있는 환자에게 따뜻한 물이나 커피 제공

정답 41.④

3 산업재해 지표 ▶ 06,14,18 기출

도수율	• 재해 발생 상황을 파악하기 위한 표준 지표 • 도수율 = $\dfrac{\text{재해건수}}{\text{연근로시간수}} \times 1,000,000$
강도율	• 재해에 의한 손상의 정도, 재해의 규모 비교 • 강도율 = $\dfrac{\text{손실작업일수}}{\text{연근로시간수}} \times 1,000$
건수율	• 산업재해의 발생 상황을 총괄적으로 파악 • 작업시간은 고려되지 않음 • 건수율 = $\dfrac{\text{재해건수}}{\text{상시근로자수}} \times 1,000$

4 작업환경 관리

유해물질 허용기준 ▶ 12 기출	시간가중 평균노출기준 TLV-TWA ▶ 12 기출	• 주당 40시간, 1일 8시간 작업을 기준
	단시간 노출기준 TLV-STEL	• 1회 노출간격이 1시간 이상인 경우 1일 작업시간 동안 4회까지 노출 허용
기본원리 ▶ 01,02,11,15,18, 20 기출	대치 ▶ 11,15,18 기출	• 독성이 약한 유해물질로 대체하거나 공정 또는 시설을 바꾸는 방법 • 작업환경 대책의 근본 방법
	환기 = 제거	• 오염된 공기를 작업장으로부터 제거하고 신선한 공기로 치환, 유해물질의 농도를 낮춤
	격리 ▶ 20 기출	• 작업자와 유해인자 사이에 장벽(물체, 시간, 거리)이 놓여있는 것 • 방호벽을 쌓거나 밀폐시키고 원격 조정하는 등의 방법 • 보호구 사용 = 가장 흔히 사용, 최후 수단 • 오염물질로부터의 보호 순서 = 대치 → 환기(제거) → 격리

두드림 퀴즈

42 어느 작업장의 작년 연 근로시간은 50,000시간, 평균 작업자수는 100명이다. 작년에 수은 노출사고가 5번 발생하여 총 60일간 작업을 하지 못하였을 때, 이 작업장의 도수율은?

① 10
② 20
③ 50
④ 100
⑤ 1.2

43 1일 8시간, 1주 40시간 작업을 기준으로 하여 유해요인의 측정농도에 발생시간을 곱하여 8시간으로 나눈 농도를 나타내는 지표는?

① 강도율
② 단시간 노출기준
③ 시간가중 평균노출기준
④ 천장치
⑤ 도수율

정답 42.④ 43.③

두드림 퀴즈

44 현대사회에 가정간호사의 필요가 더 커진 이유로 적합한 것은?

① 질병 중심의 치료
② 만성질환자의 증가
③ 급성 질환의 이환율 증가
④ 의료기술의 발달
⑤ 안정된 가족 구조

제6절 건강문제별 인구집단 간호

1 방문건강 관리사업

가정간호	정의 ▶ 05 기출	• 병원의뢰나 개인 또는 가족의 자발적인 요구에 따라 가정간호사가 가정을 방문하여 직접적인 도움을 줌으로써 질병과 장애로부터 회복을 도모하고 개인과 가족의 건강관리 능력을 향상시켜 그들의 건강을 유지·증진하기 위해 제공하는 간호활동
	필요성 ▶ 05,07,10,11,13 기출	• 질병양상의 변화 = 만성퇴행성질환 증가, 장기 입원환자 증가 • 인구구조의 변화 = 노인인구의 증가 • 의료비 절감 및 의료 기관의 효율적 이용의 필요성 대두 • 가족 구조의 변화로 인한 가족기능 약화 • 자기 관리에 대한 책임 증가, 국민의료비 부담 증가 • 사회 환경 변화 및 과학 기술의 발전 • 보건의료 전달체계의 역의뢰 체계 미흡 • 환자의 권리와 인식의 변화
	의료시설의 가정간호 ▶ 06,11,13 기출	• 사업수행인력 및 기관 = 가정전문간호사 2인 이상을 확보한 의원급 이상의 의료기관 • 주요서비스 내용 = 기본 간호 및 치료적 간호, 보건교육 및 상담, 검체의 채취, 투약 및 주사, 응급처치 등에 대한 교육 및 훈련 ▶ 13 기출 • 가정간호수가 = 동일 질병이라도 처치 내용이 다를 경우 간호수가가 다를 수 있음 ▶ 12 기출
	발전방향 ▶ 12 기출	• 노령화 사회로의 급속한 변화에 따라 새로운 보건의료서비스 요구가 다양하게 나타나므로 이에 가정간호제도를 적극 활용할 수 있도록 조직과 기능을 재정비해야 함 • 가정간호서비스 연계체계를 확립시켜 의료사각지대에 놓인 저소득 주민들의 의료이용 접근성과 형평성을 제고할 수 있도록 가정간호사업을 체계화시켜야 함 • 입원환자의 조기퇴원을 유도하여 이들에게 병원에서 입원한 기간에 받게 되는 의료서비스의 수준을 가정에서도 제공받을 수 있도록 해야 함 • 가정간호사의 안전을 도모하기 위해 가정간호 수행지침을 모든 가정간호사가 숙지하고 주의하여 발생 가능한 사고를 미연에 방지해야 함 • 응급상황 대비 출구 확인, 혼자 사는 약물 중독 남성 환자가 약물에 취해 있을 때는 방문 연기, 우범 지역 방문 시 해당지역의 이장과 동행 가능, 대상자가 가축을 기를 경우 위험성을 확인하고 방문, 대상자의 금품요구나 성적인 요구를 받았을 때는 일단 집 밖으로 나오기 등

정답 44.②

방문건강 관리사업	장점	• <u>가족 전체를 사정할 수 있음</u> ▶ 11 기출 • 문제가 있는 고립가족에게 접근하여 돕는 기회 제공 • 가족의 편의성 고려 • 가족이 자신의 생활을 노출함으로써 간호사와의 신뢰관계 형성 용이함 • 가족 개별 교육 및 간호 제공
	대상자	• 건강관리서비스 이용이 어려운 사회·문화·경제적 건강취약계층(건강위험군, 질환군) 및 65세 이상 독거노인 가구, 75세 이상 노인부부 가구 중심
	<u>간호사의 역할</u>	• 사업 대상 가족 선정 • 가족과 지역사회의 스크리닝을 통한 건강문제 확인 • <u>확인된 문제에 입각한 사례 관리</u> → 1차 서비스 제공자 = 직접 간호서비스 → 건강교육과 정보 제공, 상담, 연계 및 의뢰

• 가정간호, 방문건강관리사업, 장기요양보험제도의 방문간호의 특성 비교 ▶ 06,11,13,14,15 기출

	가정간호	방문건강관리사업	방문간호(장기요양보험)
목적	• 입원환자의 입원기간 단축 • 국민의료비 절감 • 환자와 가족의 편의 제공	• 지역주민의 건강인식제고, 자가 건강관리능력 향상, 건강상태 유지 및 개선	• 일상생활을 혼자 수행하기 어려운 노인에게 간호서비스 제공을 통한 부담 경감
대상자	• 조기퇴원환자, 외래환자	• 사회·문화·경제적 건강취약계층(건강위험군, 질환군) 및 65세 이상 독거노인 가구, 75세 이상 노인 부부 가구 중심	• 노인요양보호등급 판정자
운영주체	• 민간 및 국공립 의료기관	• 보건기관= 보건소, 보건지소	• 장기요양기관
간호 인력	• 가정전문간호사	• <u>간호사, 의사 등 방문건강관리사업팀</u>	• 2년 이상 임상경력 간호사 • 3년 이상 경력과 700시간 교육 이수한 간호조무사
<u>서비스 내용</u> ▶ 13 기출	• 의사의 처방, 간호사 독자적 판단에 따른 기본간호, 치료적 간호, 투약지도, 검체 수집, 상담 등	• 간호서비스, 영양, 운동, 종합적인 보건상담, 만성질환 관리, 건강생활실천 교육 및 상담	• 의료법에 따른 간호, 의사의 방문간호지시서에 의해 실시

두드림 퀴즈

45 방문건강관리의 장점으로 옳은 것은?
① 대상가족의 일방적, 돌발적인 거절이 발생할 수 있다.
② 모든 국민에게 공평하고 동일한 간호서비스를 제공할 수 있다.
③ 대상자와의 관계 형성 및 조정이 용이하다.
④ 고립가족을 돕는 기회가 될 수도 있다.
⑤ 서비스 제공에 필요한 기구를 가정에서 쉽게 확보할 수 있다.

정답 45.④

수가	• 가정간호수가 = 기본방문료 + 진료행위별 수가 • 기본방문료 본인부담률 = 건강보험(20%), 희귀(중증·난치질환(10%), 암환자(5%) • 진료행위별 수가 = 국민건강보험수가 기준, 병원 구분(종별) 적용 • 의료급여 1종 무료	• 무료	• 본인부담률 15% (시설 20%) • 차상위 계층 7.5% • 의료급여 무료
사업 장소 ▶ 14 기출	가정 내		

2 만성질환 관리사업

만성질환 특징 ▶ 16,19 기출	• 3개월 이상의 경과 기간 가짐 • 증상이 호전되고 악화되는 과정을 반복 결과적으로 나쁜 방향으로 진행 • 연령이 증가하면서 유병률이 증가 • 대부분 원인 및 발병일이 명확하지 않음 • 집단 발생의 형태가 아니며 개인적·산발적으로 발병 • 장기간 지도, 관찰, 관리, 재활이 필요 • 유병률이 발병률보다 큼	
관리 원칙 ▶ 11,17,18 기출	1차 예방 ▶ 17 기출	• 직접적인 원인이 밝혀지지 않아 1차 예방이 어려움 • 위험요인을 제거하거나 피하는 방식 = 금연, 음주 제한, 운동 교육, 체중 조절 등 • 위험 요인에 대한 교육과 홍보
	2차 예방 ▶ 18 기출	• 만성질환 관리에는 2차 예방이 중요 • 집단검진에 의한 조기진단 및 치료가 핵심
	3차 예방 ▶ 11 기출	• 질병으로 인한 불능과 조기 사망 감소 • 대상자를 등록 관리하고 재활을 돕는 사업

46 심뇌혈관질환에 대한 2차 예방 수준의 사업은?

① 일반 주민 대상 심뇌혈관질환 예방 운동 프로그램 실시
② 당뇨, 고혈압 자조집단 참여
③ 당뇨, 고혈압 위험인자에 대한 건강교육
④ 당뇨, 고혈압 재활관련 시설 확충
⑤ 당뇨, 고혈압 조기발견을 위한 건강진단 시행

정답 46.⑤

3 재활간호사업

재활 목표	• 장애인의 잠재적 기능을 극대화하여 수용할 만한 삶의 질을 성취하도록 하는 것 → 재활의 궁극적인 목표는 장애인의 사회 통합 또는 사회 복귀 • 장애인의 신체·정신·사회·직업 및 경제적 능력을 최대한 발휘하도록 회복시켜 주는 것		
우리나라 지역사회중심 재활 사업	기본방향	사회통합을 위한 장애인 건강보건관리	• 장애의 최소화, 일상생활 촉진, 자립능력 증진
		지역사회 역량 강화	• 지역사회 장애인의 건강관리 및 관련 기관 간 연계 관계 구축
		지역 특성별 모형 개발	• 지역사회 여건에 맞는 재활사업의 전략 및 프로그램 개발
		통합적 네트워크 구축	• 지역사회의 자발적인 참여와 유기적인 연계를 위한 지역사회 재활 협의체를 운영하여 다양한 자원을 통한 포괄적인 재활 서비스 제공

4 정신보건사업

목적		• 정신질환자들이 지역사회에 거주하면서 그들의 질병관리와 재활로 삶의 질을 향상
	1차 예방	• 지역 사회 내에서 정신건강을 증진시키고 새로운 정신 장애 발생 감소 • 정신건강에 유해한 환경조건을 제거함으로써 새로운 정신장애의 발생을 감소시키려는 노력
	2차 예방	• 급성 정신질환을 조기 치료하여 만성화를 피할 수 있도록 도움 • 정신장애의 사례와 유병 기간 단축을 위해 정신장애의 조속한 발견 및 신속한 치료
	3차 예방	• 정신장애로 인한 생활 기능 저하 및 적응장애 대상자가 가능한 빠른 시간에 사회에 적응할 수 있도록 조력 • 재활훈련이 중심이 되며 가족이 함께 계획과 실행에 참여함
지역정신보건 사업기관	보건소	• 정신질환자의 사례관리, 정신보건시설 간 연계체계 구축, 정신질환 예방 사업 • 정신건강사업의 기획·조정·수행
	정신건강 복지센터	• 시·군·구에 설치 • 정신질환의 예방, 정신질환의 조기발견, 상담, 치료, 재활, 사회복귀 도모

두드림 퀴즈

47 지역사회 재활대상자를 위한 재활간호사업의 궁극적인 목적은?
① 재활대상자가 최고의 삶의 질을 성취한다.
② 장애인의 일상생활을 위해 가족들이 모두 나서 돕는다.
③ 가정과 지역사회로 복귀한다.
④ 재활 전과 같은 상태로 완전히 회복한다.
⑤ 장애가 발생하기 전의 생활양식으로 되돌린다.

48 지역사회 정신보건사업의 일차예방 사업에 해당하는 것은?
① 정신과적 응급진료 또는 응급상담 서비스를 실시한다.
② 직장인 스트레스 대처 프로그램을 실시한다.
③ 정신장애자의 재활훈련을 통하여 사회적응을 돕는다.
④ 우울증 조기검진사업을 실시한다.
⑤ 정신장애자의 사회복귀 직업훈련을 실시한다.

정답 47.③ 48.②

두드림 퀴즈

	• 정신의료기관 • 정신요양・재활시설 • 중독관리통합지원센터
정신건강 복지센터 서비스 ▶ 07 기출	• 대상자 발견・등록・의뢰, 사례관리, 지역주민 교육, 사업 홍보, 정신보건 조사 및 연구사업, 정신과 응급진료 및 응급상담 서비스, 직업재활프로그램, 정신질환자 가족 모임 지원 • 중증정신질환관리사업, 자살예방사업, 정신건강증진사업, 아동정신건강증진사업 • 재난 정신건강 지원사업, 정신보건 조사 및 연구사업
정신보건사의 대상	• 지역사회 내의 정신질환자와 그 가족 및 지역주민 전체

5 사례관리

49 사례관리자의 기능으로 알맞은 것은?
① 정보제공
② 옹호 및 교육
③ 지속적 관리
④ 결과 관리
⑤ 재정 관리

원칙 ▶ 18,19 기출	대상자 중심	• 전 과정에서 대상자의 의견을 중요시하고 대상자와 함께해야 함
	강점 관점	• 대상자의 내・외부적인 강점과 자원을 발견하고 활용해야 함
	개별 맞춤형 서비스	• 대상자의 문제와 요구에 따라 최적의 서비스 제공
	역량 강화	• 대상자의 독립성, 자립심, 자조능력, 문제해결능력을 강화
	서비스의 포괄성	• 포괄적이고 전인적인 서비스 제공
	서비스의 연속성	• 대상자의 요구를 지속적으로 사정하여 필요한 서비스 연계
사례관리자의 기능 ▶ 20 기출		• 옹호 및 교육, 임상간호 조정 및 촉진, 지속적 관리, 재정 관리, 결과 관리, 정신사회적 관리, 연구개발

정답 49.①

06 역학

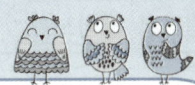

제1절 질병발생의 역학적 개념

1 역학의 이해 ▶ 03, 19 기출

특징	• 개인이 아닌 인간 집단이 주요 연구 대상
목적	• 궁극적 목적 = 효율적인 질병 예방 및 관리방법을 강구하여 건강증진 도모 • 구체적 목적 = 환자 및 건강한 사람을 모두 포함한 집단의 건강과 관련된 모든 인간, 시간, 장소의 특성에 따라 질병이나 생리적 상태의 발생 및 분포를 기술하고 그 특성에 따라 질병의 발생과 분포를 결정하는 요인을 연구하여 밝혀내는 것
역학의 기능과 활용 ▶ 19 기출	• 기술적 기능 = 자연사에 대한 기술, 건강 수준과 질병 양상에 대한 기술, 인구동태에 관한 기술, 측정지표의 개발 및 측정치에 대한 정확도와 신뢰도의 검증 • 원인 규명의 역할 • 질병 및 유행 발생의 감시 역할

2 역학의 모형

생태학적 모형 ▶ 11 기출	• 역학적 삼각 모형 = 지렛대 이론 • 질병과정은 숙주, 환경, 병원체 요인 사이의 상호관계로 발생 **생물병원체 요인** • 외계에서 생존 및 생식 능력 • 숙주로의 침입 및 감염능력 • 질병을 일으키는 능력 • 전파의 난이성 **숙주, 병원체 상호작용** ① 건강상태 **숙주 요인** • 생물학적요인(연령, 성별, 종족, 면역 등) • 형태요인(생활습관, 직업, 개인위생 등) • 체질적 요인(선천성, 수천성, 저항력, 건강상태, 영양상태 등) ② 병원체의 감염력과 병원성이 증가 등으로 질병 발생 ③ 개인면역, 집단면역 수준이 떨어져 숙주의 감수성이 증가 • 빈곤지역의 불결한 상태, 영양결핍으로 질병 발생 **생물 물리학적 사회경제적 환경요인** ④ 환경이 숙주의 감수성을 증가시킨 상태 예) 스모그, 대기오염 등으로 호흡기 질환 발생 ⑤ 환경이 병원체에 유리한 방향으로 이동 예) 홍수, 지진, 화재 등으로 갇혀 있던 미생물, 분변 등 퍼짐
거미줄 모형 ▶ 18 기출	• 원인망 모형 • 사람의 내부 및 외부의 여러 환경들이 서로 복잡하게 연결되어 만성질환이 발생 • 많은 원인 요소들 중 질병발생 경로 상의 특정 요인 제거 시 질병예방이 가능함

두드림 퀴즈

01 감염성 질병과정은 숙주, 환경, 병원체의 상호작용의 관계로 이루어진다고 질병 발생 역학을 설명하는 모형은?

① 수레바퀴 모형
② 거미줄 모형
③ 체계 이론
④ 지렛대 이론
⑤ 건강관리체계 이론

정답 01.④

제2절 역학 연구 설계 방법

1 기술역학

정의	• 인간 집단을 대상으로 질병의 발생, 분포, 발생 경향 등에 대하여 사람, 시간, 장소의 세 가지 측면에서 기술하는 1단계적 역학
인적변수	• 성, 연령, 종족, 직접, 사회·경제 수준, 종교, 결혼 등
시간적변수	• 추세 변화 = 장기 변화 = 질병이 수십 년 주기로 발생 예)성홍열 10년, 장티푸스 20~30년 • 순환 변화 = 주기 변화 = 집단 면역이 저하될 때 발생 예) 홍역 2~3년, 백일해 2~4년 • 불시 유행 = 일일변화 = 돌연 유행 = 신종인플루엔자, 메르스 등
지역적변수	• 유행성, 범유행성, 지방성, 산발성

2 분석역학 09,10,11,14,19,20 기출

정의	• 질병 발생 시 그 원인을 규명하는 것 • 기술 역학적 연구를 통해 설정된 구체적인 가설을 검증하기 위하여 실시		
연구	환자군–대조군 연구	폭로군–비폭로군 연구 코호트연구	단면연구
특징	• 원인요인에 노출된 여부를 확인하여 관련성 규명 • 교차비(=대응위험도)로 요인과 질병의 관계 검증	• 전향적 코호트 = 질병 없는 집단을 대상으로 이들이 위험요인에 노출되었는지 여부에 따라 폭로군과 비폭로군을 구분, 향후 질병의 발생을 비교 • 후향적 코호트 = 연구 시작 시점 이전으로 거슬러 올라가 요인 노출과 질병발생과의 관련성 추적, 역사적 코호트 연구 • 상대위험비로 요인과 질병 간의 연관성 검증 09,19 기출	• 특정 시점이나 기간 내에 일정 인구집단을 대상으로 질병별 발생률과 연구하고자 하는 속성의 유무를 동시에 조사한 후 이들 간의 상관관계여부 조사
장점	• 단기간에 수행가능 • 표본인구가 적어도 가능하므로 시간, 경비, 노력 절감	• 인과관계 구체적 확인 가능 • 질병발생 위험률, 발병 확률, 시간적 속발성, 상대위험비 정확하게 측정 가능	• 시점조사로 끝나므로 시간, 경비 절약 • 대상 질환의 유병률 구할 수 있음

02 기술역학의 주요 변수 중 다른 범주에 속하는 변수는?

① 유행성
② 지방성
③ 범유행성
④ 산발성
⑤ 돌연유행성

03 고혈압이 있는 집단과 없는 집단을 대조군으로 하여 흡연력이 있는지를 확인하였다. 이 사례에 해당하는 역학연구 방법으로 올바른 것은?

① 단면 연구
② 서술적 연구
③ 코호트 연구
④ 환자–대조군 연구
⑤ 추적 연구

정답 02.⑤ 03.④

	• 희귀질환이나 잠복 기간이 긴 질병에 적함	• 편견 적고, 신뢰성 있는 자료 • 질병의 자연사 파악 가능	• 모집단에서 대표성 지닌 표본 = 연구결과의 모집단 적용 가능
단점	• 적합한 대조군 선정이 곤란 • 인과관계의 질 확인이 어려움 • 모집단이 없는 경우가 많아 전체 인구에 적용이 어려움 • 기억에 의존하므로 편견이 적용	• 시간, 노력, 비용이 많이 듦 • 관찰기간 길고 대상자가 많아 발생률이 높은 질환에만 유용 • 장기간 조사로 중간탈락자 많음 • 연구자의 변동으로 차질 발생 우려	• 원인과 결과의 속성 중 어느 요인이 선행되는지 확정 어려움

3 역학적 측정지표

측정의 기본 단위 ▶ 16,17 기출	• 비율 또는 율 = 시간의 개념이 포함된 특수한 형태로 표현 = 발생률, 사망률 • 비 = 두 측정값이 서로 독립적인 경우 = 출생성비는 여아 100명에 대한 남아의 성비 • 표준화율 ▶ 17 기출 = 비교를 위한 상대적인 비율, 그 집단의 실제적 수준은 아님 • 특수율 = 소집단율 = 사건의 발생이나 존재에 영향을 미칠 성이나 연령 등의 특성별로 소집단화	
질병발생과 사망수준 측정 ▶ 09,10,13,15, 19,20 기출	발생률 ▶ 10,15 기출	• 발생률 = $\dfrac{\text{일정 기간의 위험에 폭로된 인구 중 새로 발병한 환자수}}{\text{일정기간 위험에 폭로된 인구수}} \times 10^n$ (단위인구수)
	발병률 ▶ 13 기출	• 발병률 = $\dfrac{\text{환자와 접촉하여 발병한 환자수}}{\text{환자와 접촉한 인구수}} \times 10^n$ (단위인구수) • 어떤 특수한 유행이나 사건이 발생하는 경우에 사용 • 2차 발병률 = 감염력이나 전파력을 파악하는 간접지표 • 질병에 감수성이 있는 사람들이 발단환자와 접촉함으로써 최장 잠복기간 내 질병이 발생하는 비율 • 2차 발병률 = $\dfrac{\text{최장잠복기간 내에 환자와 접촉하여 발병한 인구수}}{\text{감수성 있는 사람 중 발단환자와 접촉한 인구수}} \times 100$
	유병률 ▶ 09 기출	• 일정 시점 또는 기간 동안의 인구 중 존재하는 환자의 비율 • 유병률 = $\dfrac{\text{그 시점(기간)에서의 환자수}}{\text{특정시점(기간)인구수}} \times 10^n$ (단위인구수)
	발생률과 유병률의 관계	• 어떤 질병의 이환기간이 비교적 일정한 경우 다음 관계식이 성립 • P(유병률) = I(발생률) × D(이환기간) • 만성질환은 이환기간이 길기 때문에 급성 질환과 비교할 때 유병률이 높음

04 우리나라 인구 중 위암발생률의 의미는?
① 우리나라 위암 발생 규모
② 우리나라 사람이 위암에 걸릴 확률
③ 우리나라 위암 이완된 인구 증가 속도
④ 위암의 평균 이환기간
⑤ 우리나라 인구의 위암 병기

05 발생시점과 관계없이 일정조사시점에서 인구 중 특정 질병이 있는 사람 수, 크기는?
① 발생률
② 상병률
③ 사망률
④ 발병률
⑤ 유병률

정답 04.① 05.⑤

두드림 퀴즈

06 샌드위치를 먹은 사람의 상대위험비는?

	식중독	건강	계
샌드위치	20	80	100
김밥	10	90	100
합계	30	170	200

① 10/20
② 20/10
③ 20/80
④ 80/20
⑤ 20/100

치명률 ▶ 20 기출	• 질환으로 인해 사망한 환자의 비율, 질병에 대한 치사율 • 치명률 = $\frac{\text{같은기간동안같은질병으로인한사망자수}}{\text{특정기간동안특정질병발병자수}} \times 100$
질병 발생의 위험도 ▶ 09,14,19 기출	• 질병 발생 원인이 되는 속성이나 요인에 폭로됨으로써 질병에 이환될 정도 |	질병발생	질병 비발생	계 | |---|---|---|---| | 폭로(위험노출) | a | b | a+b | | 비폭로(위험 비노출) | c | d | a+d | | 계 | a+c | b+d | a+b+c+d | • 위험 요인에 노출될 때 질환에 걸릴 위험도(R1) $R1 = \frac{a}{a+b}$ • 위험요인에 노출되지 않았을 때 질병에 걸릴 위험도(R2) $R2 = \frac{c}{c+d}$ • 상대위험도 = RR = 비교위험도 ▶ 09,14,19 기출 $RR = \frac{R1}{R2} = \frac{a}{a+b} \div \frac{c}{c+d} = \frac{a(c+d)}{c(a+b)}$ • RR = 1, 위험요인과 질병이 서로 연관성 없음 • RR > 1, 연관성의 강도 높음 = 위험요인으로 인해 건강문제 발생 • RR < 1, 위험요인이 아니라 건강 보호인자로 작용
교차비 (Odds ratio)	• 대응위험도 = 대응비 = 비차비 • $OR = \frac{a}{b} \div \frac{c}{d} = \frac{ad(\text{관련성있는집단})}{bc(\text{관련성없는집단})}$ • OR = 1, 유해요인과 건강문제는 상관관계 없음 • OR > 1, 유해요인과 건강문제는 서로 연관성 높음 • OR < 1, 유해요인이 아니라 건강 보호인자로 작용

정답 06.②

제3절 질병의 역학관리

1 감염병 발생 과정 ▶ 16,17,19,20 기출

감염의 발생 요인 ▶ 16 기출	• 병원체의 높은 감염력, 다량의 병원체, 숙주의 높은 감수성, 숙주의 면역 결여, 적절한 침입로 • 과정 : 병원체 → 병원소 → 탈출 → 전파 → 침입 → 숙주			
	탈출	전파	침입	질병 예
병원체의 탈출, 전파, 침입수단	기도분비물	공기매개, 비말, 매개물	기도	감기 ▶ 20 기출, 홍역, 디프테리아
	토물, 분변	물, 음식물, 파리, 손, 매개물	소화기 = 입	장티푸스, 콜레라, A형 간염
	병변부위 삼출액	직접접촉, 성교, 파리, 손, 매개물	피부, 성기점막, 안구점막	종기, 임질, 트라코마
	혈액	혈액, 흡혈절족동물, 주사기	피부 = 자상부위	뇌염, 말라리아, 황열, AIDS, B형 간염
감염 결정 요인 ▶ 19 기출	• 병원체의 양이 충분하고 침입 경로가 적합할 때, 병원체가 숙주 내에 생존, 증식 • 병원체의 양이 숙주를 감염시키기에 불충한 경우, 침입 경로가 부적당한 경우, 숙주가 면역되어 있는 경우			
	현성감염	• 숙주가 병원체 감염으로 인해 전형적 질병을 발현		
	불현성감염	• 병원체 감염에 대해 질병을 일으키지 않는 경우, 병원체의 병원력과 숙주의 선천적 요인 및 특이항체에 의한 면역 정도에 따라 결정됨		
감염성 지표 ▶ 17 기출	• 감염력 = 감염을 성공시키는데 필요한 최소량의 병원체 수 • 병원성 = 병원체가 임상적으로 질병을 일으키는 능력, 감염된 숙주 중 현성 감염을 나타내는 수준 • 독력 = 임상적으로 증상을 발현한 사람에게 매우 심각한 정도를 나타내는 미생물의 능력으로 현성 감염으로 인한 사망이나 후유증이 나타나는 정도를 의미			

07 병원체가 숙주에 감염되기 위한 조건으로 옳은 것은?
① 숙주의 면역력이 강해야 한다.
② 부적절한 침입로로 침투해야 한다.
③ 병원체의 수가 적어야 한다.
④ 숙주의 감수성이 높아야 한다.
⑤ 병원체의 독성이 약해야 한다.

정답 07.④

두드림 퀴즈

08 B형 간염을 앓은 후 항체가 생겨 면역이 획득되어졌다면 이는 어느 면역에 속하는가?

① 인공능동면역
② 자연피동면역
③ 선천면역
④ 자연능동면역
⑤ 인공피동면역

09 감염병 전파 차단을 위한 가장 근본적인 방법은?

① 자주 손을 씻는다.
② 감염 가축을 박멸한다.
③ 휴교령을 내린다.
④ 감염지역 주민을 격리한다.
⑤ 주민들의 영양을 관리한다.

정답 08.④ 09.①

2 면역 ▶ 13,17,19 기출

선천면역			• 인체가 면역원과 전혀 접촉이 없었음에도 불구하고 체내에 자연적으로 형성된 면역반응
후천면역	능동면역	자연능동면역	• 병원체의 감염 후 획득된 면역, 영구적 면역이 많음 • 천연두, 홍역, 장티푸스
		인공능동면역 ▶ 19 기출	• 면역반응을 유도하기 위한 면역조작화, 예방접종을 통한 면역체계 획득
		사균	장티푸스, 콜레라, 주사용 소아마비 백신, 인플루엔자, A형 간염, B형 간염, 유행성 출혈열, 폐구균
		생균 약화균	MMR(홍역, 볼거리, 풍진), 수두, BCG(결핵), 경구 소아마비백신, 경구용 장티푸스
		독소	디프테리아, 파상풍
	수동면역 ▶ 13 기출	자연수동면역 ▶ 13 기출	• 태아가 모체(태반, 모유수유)로부터 받은 면역으로 대개 4~6개월간 지속 • 태반면역 = 소아마비, 홍역, 디프테리아
		인공수동면역 ▶ 17 기출	• 다른 사람이나 동물에 의해 이미 만들어진 항체를 인체에 주입하여 면역이 형성되게 하는 것 • 가장 큰 장점 = 면역반응이 즉각적으로 바로 치유 but 그 효과는 일시적 • B형 간염 글로불린, 파상풍 항독소

3 감염병 관리 ▶ 12,18,20 기출

	병원소 박멸	• 가장 바람직, 영구적, 근본적인 방법
전파과정 차단	병원소 격리	• 환자나 보균자를 위험성이 없어질 때까지 격리 = 2회 이상 검사결과 음성 나와야 함
	검역 또는 건강격리	• 우리나라로 들어오거나 외국으로 나가는 선박, 항공기 등 운동수단이나 사람 및 화물을 검역하는 절차
	감염력 감소	• 발병이 완전치 치유되기 전, 환자 혹은 보균자를 치료하여 감염자로부터 병원체 배출 방지
	환경위생 관리 ▶ 18 기출	• 전파체 관리 = 모기 등 유충 및 성충 구제, 기생충 구제 • 음료수 관리 = 분뇨로부터 오염 유의 • 식품관리 = 식품 보존, 가열 • 소독관리 = 물리적, 화학적 방법으로 병원체 파괴

4 건강검진 진단검사

집단검진의 구비 조건 ▶ 16 기출	• 많은 수의 대상자에게 영향을 미침 • 발견된 질병은 치료할 수 있어야 함 • 어느 정도 초기 증상을 나타내는 시기가 있는 질병이어야 함 • 조기에 질병을 발견할 수 있어야 함 • 높은 민감성과 특이성, 간단한 검사과정
검사 도구의 정확도	• 신뢰도 = 동일한 결과가 나타나는 경향

신뢰도를 높이는 방법 ▶ 16 기출
- 측정자가 측정 기구를 사용하는 데 익숙해야 함
- 측정자 수를 줄임으로써 측정자 간 발생할 수 있는 오차를 감소시키기
- 측정도구를 사용하는 도중 교체하지 않음
- 측정 조건이 동일한 환경일 때 측정
- 측정 도구를 정기적으로 점검

- 타당도 ▶ 08,18 기출 = 현상을 얼마나 정확하게 반영하는지의 정도
- 민감성 = 해당 질환에 걸려 있는 사람에게 그 검사법을 적용하여 양성으로 나올 확률
- 특이성 = 해당질환에 걸려 있지 않은 사람에게 그 검사법을 적용하여 음성이 나올 확률
- 민감성, 특이성이 높을수록 타당도가 높은 도구임

예측도
- 양성예측도 : 검사법에 의해 양성으로 나온 사람 중 실제 질환에 걸린 사람의 비율
- 음성예측도 : 검사법에 의해 음성으로 나온 사람 중 실제 질환에 걸리지 않은 사람의 비율

검진방법의 타당도 측정 ▶ 03,04,12,17,18 기출

	질병 유	질병 무	계
검사결과 양성	a	b	a+b
검사결과 음성	c	d	a+d
계	a+c	b+d	5a+b+c+d

- 민감성 $= \dfrac{a}{a+c} \times 100$
- 특이성 $= \dfrac{d}{b+d} \times 100$
- 양성 예측도 $= \dfrac{a}{a+b} \times 100$
- 음성 예측도 $= \dfrac{d}{c+d} \times 100$

두드림 퀴즈

10 혈압 측정의 신뢰도를 높이는 방법으로 올바른 것은?
① 항상 다른 시간에 혈압을 측정한다.
② 혈압을 잴 때마다 체위를 변경한다.
③ 간호사의 숙련도를 기른다.
④ 혈압을 잴 때마다 혈압계를 바꾼다.
⑤ 한 사람을 여러 명의 간호사가 돌아가며 측정한다.

11 40세 이상 여성들이 유방촬영술로 유방암을 진단할 때, 유방촬영술의 민감성은?

	유방암	정상	계
검사 양성	20	80	100
검사 음성	10	90	100
합계	30	170	200

① 20/10
② 80/170
③ 20/30
④ 20/200
⑤ 80/100

정답 10.③ 11.③

07 환경과 건강

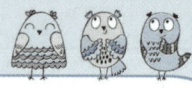

01 기후의 3대 구성요소로 옳게 연결된 것은?

① 기습, 복사열, 기류
② 기압, 기습, 복사열
③ 복사열, 기온, 기압
④ 기온, 기습, 기류
⑤ 기온, 기습, 기압

02 아침에 나타난 안개는 입자상 오염물질인 먼지와 수분 등으로 인한 대기오염 현상으로 이를 적절하게 일컫는 용어는?

① 연기(smoke)
② 박무(haze)
③ 검댕(soot)
④ 훈연(fume)
⑤ 미스트(연무, mist)

03 온실효과를 일으키며 실내의 오염도를 측정하는 지표는?

① 이산화황
② 아황산가스
③ 일산화탄소
④ 이산화탄소
⑤ 오존

정답 01.④ 02.② 03.④

제1절 환경요인과 건강

1 대기 ▶ 00,03,04,08,12,15 기출

공기 구성	질소 78.01% ▶ 00,12 기출	• 생리적 비활성화 가스, 이상고기압 시나 급격한 감압 시 인체에 영향을 미침 • 감압병(잠함병) = 고기압 하에서 액화된 질소가 감압 시 기화 → 기포 형성 → 모세혈관에 혈전 형성 → 통증성 관절장애, 잠수작업, 잠함업자들에게 나타남	
	산소 20.93%	• 헤모글로빈과 결합하여 세포조직에서 영양분 공급	
	아르곤 0.93%	• 공기 중 존재하는 비활성 기체	
	이산화탄소 0.03% ▶ 00,04,12,15 기출	• 실내공기 오염의 지표로 사용 온실효과 유발물질, 위생학적 허용농도는 0.1% • 3% 이상 – 불쾌감, 5% 이상 – 호흡중추 자극, 8% – 호흡곤란, 10% – 질식	
공기의 자정 작용 ▶ 08 기출	• 희석작용 = 공기의 대류 작용 • 산화작용 = 산소, 오존, 과산화수소 • 살균작용 = 태양광선 중 자외선 • 세정작용 = 강우·강설에 의한 용해성가스와 분진 제거 • 교환작용 = 식물의 탄소 동화작용에 의한 CO_2와 O_2의 교환		
기후 ▶ 03,14 기출	기후요소	• 3대 요소 = 기온, 기습, 기류	
	온열조건 ▶ 14 기출	• 온열요소(기온, 기습, 기류, 복사열)에 의해 이루어진 종합적인 상태	
	온열지수	쾌감대	• 안정 시 보통 착의 상태에서 가장 쾌적하게 느끼는 기후 범위
		감각온도 ▶ 03 기출	• 포화습도(습도 100%), 정지공기(무풍, 0m/sec)하에서 느끼는 기온
대기오염 ▶ 10,14,17,18 기출	1차 오염물질 ▶ 10,18 기출	• 일산화탄소(CO) = 헤모글로빈과의 친화성이 산소에 비해 250~300배나 강하므로 혈액 중에서 헤모글로빈과 산소의 결합을 방해하여 생체 조직의 산소결핍증 유발 • 이산화탄소(CO_2) = 실내공기의 오염지표로 사용	

		• 황산화물(SOx) = 아황산가스(SO_2)가 대표적 = 산성비의 원인 ▶ 10 기출
	2차 오염물질 ▶ 18 기출	• 강한 자외선에 의해 광화학적 반응을 일으켜 생성되는 이차오염물질 • 오존(O_3) = 광화학스모그로부터 생성된 옥시단트의 지표물질, 온실가스이자 다른 온실가스에 영향을 주는 지구 온난화 촉진물
	기온역전 ▶ 14 기출	• 대기 중의 상부 공기층의 온도가 하부 공기층의 온도보다 높아서 공기의 대류가 일어나지 않고 가스나 오염물질이 지표면에 침체되어 생기는 현상 • 결과 = 공기의 수직운동 억제(대류 현상이 생기지 않음), 대기 오염 물질이 대기층으로 쉽게 확산되지 못함(지표 오염 농도 증가)
	스모그 현상	• 황산화물과 질소산화물 등이 산소와 강한 적외선에 반응하여 새로운 복합 물질을 만들어 내는 광화학 반응
이상기후 ▶ 14,17 기출	온실효과 = 지구온난화	• 엘니뇨 현상 = 기상이변 현상으로 서부 태평양 적도 해수면의 온도가 평상시보다 2~3도 정도 높은 온도가 형성되어, 기존의 기상 모형과 다른 에너지 순환상태를 나타냄 • 라니냐 현상 = 엘니뇨의 반대현상, 동태평양의 해수면 온도가 5개월 이상 평년보다 0.5도 이상 낮아진 경우
	산성비	• pH 5.6 이하 • 황산화물, 질소산화물이 대기 중에 산화되어 황산, 질산으로 변환되고 비 또는 안개의 형태로 강하됨
	열섬현상 ▶ 17 기출	• 등온선을 그리면 도시의 기온이 주변의 교외 지역에 비해 높아 섬처럼 나타남 • 자동차 배기가스, 공장의 매연, 아스팔트나 콘크리트 면적의 확대, 녹지면적의 축소
대기오염의 영향 ▶ 98,00,06 기출	대기오염 사건 ▶ 00,06 기출		사건	환경조건	발생원인 물질
			런던 1952.12	해안지대, 무풍지대, 인구 밀집, 연무 발생, 아침 일찍, 겨울(0~5℃, 습도 90%), 기온역전(복사성 역전)	석탄연소에 의한 아황산가스, 미세 에어로졸, 분진
			로스엔젤레스 1954 이후	해안지대, 연중해양성 기후, 급속한 인구 증가, 차량 급증가, 여름(8~9월, 기온 24~32℃, 습도 70% 이하), 기온역전(침강성 역전), 백색연무, 주간	자동차 배기가스, 석유계 연료, 산·염화물성 탄화수소, 포름알데히드, 오존
	동·식물에 미치는 영향	• 오존 = 식물의 잎 끝에 검은 반점 발생, 성장지연 • 황산화물 = 잎맥 사이의 표백, 백화현상 ▶ 98 기출

두드림 퀴즈

04 런던스모그와 로스앤젤레스 스모그의 공통적인 특징은?
① 기온 역전 현상 동반
② 이른 아침에 발생
③ 겨울에 발생
④ 공기 중 오존이 주원인
⑤ 해안지대에서 발생

05 대기오염을 관리하기 위한 방안으로 옳지 않은 것은?
① 열효율이 높은 에너지 사용
② 먼지 및 악취에 대한 관리대책 마련
③ 대기오염 방지 기술 개발
④ 배출가스 허용기준 규제 강화
⑤ 저유황유 대신 고유황유 대체

정답 04.① 05.⑤

| 대책 | · 환경기준 강화
· 분야별 대책 = 연료대책, 배출시설의 규제 대책, 먼지 및 악취 관리대책, 자동차 공해 대책
· 바젤협약(1989) = 유해폐기물의 국가 간 이동 및 교역을 규제하는 내용의 국제협약 |

2 물

정수과정 11,13,17 기출	침전 13 기출	· 보통침전 = 유속을 늦추고 12시간 체류시켜 색도, 탁도, 세균수를 감소시킴 · 약품침전 = 응집제(황산알루미늄)을 가하여 응집·침전시킴, 급속 침전 방법
	폭기	· 인위적으로 산소를 공급하여 산화작용을 호기성 세균에 의한 소화 작용 촉진
	여과 17 기출	· 완속여과 = 건설비가 많이 듦, 수면 동결이 쉬운 장소에서 사용하는 것은 부적절 · 급속여과 = 여과면적이 좁고 탁도와 색도가 높을 때 용이, 경상비가 많이 듦
	소독 11 기출	· 화학적 소독법 = 염소소독 · 농도가 진하면 물에서 염소 냄새가 날 수 있음 · 발암성 화학물질 트리할로메탄 생성
먹는 물 수질 기준 02,03,13 기출	미생물 13 기출	· 일반세균 = 1ml 중 100CFU 이하 · 총대장균 = 100ml에서 무검출(분변오염의 지표)
	심미적 영향물질 13 기출	· 색도 = 5도 이하 · 탁도 = 1 NTU 이하 · 수소이온 = pH 5.8~8.5
원수 수질기준 주요 항목 00,01,09,19,20 기출	용존산소량(DO) 09,19 기출	· 물속에 녹아 있는 산소의 양 · 어족 보호기준 = 5ppm 이상 · 수온이 낮을수록, 난류가 클수록, 염분이 낮을수록 수심이 얕을수록 증가
	생물화학적 산소요구량(BOD) 00 기출	· 물속의 유기물질이 호기성 미생물에 의해 20℃에서 5일간 생화학적으로 분해되어 안정화되는데 필요한 산소량 · BOD가 높다는 것은 그 물 속에 분해되기 쉬운 유기물이 많음을 의미하므로 수질이 나쁘다는 것을 의미
	화학적 산소요구량(COD)	· COD 값이 클수록 오염 물질이 많이 들어 있어 수질이 나쁨 · 물속의 유기물질을 간접적으로 측정하는 방법

두드림 퀴즈

06 상수처리방법 중 급속여과법의 특징으로 바르게 설명된 것은?
① 낮은 탁도에서 사용하는 것을 권장한다.
② 보통 침전법을 사용한다.
③ 경상비가 많이 든다.
④ 수면 동결이 쉬운 장소에서 사용하는 것이 부적절하다.
⑤ 건설비가 많이 든다.

07 BOD에 대한 설명으로 적절한 것은?
① BOD가 증가하면 COD는 감소한다.
② 음용수의 수질기준으로 이용된다.
③ BOD가 높을수록 수질이 나쁘다.
④ BOD는 물속에 녹아 있는 산소의 양을 나타낸다.
⑤ BOD가 증가하면 용존산소량도 증가한다.

정답 06.③ 07.③

	질소 ▶ 20 기출	• 분뇨, 공장폐수, 가정하수 등에 많이 포함 • 암모니아성 질소 = 하수의 유기물질 분해 시 형성, 분변 오염 의심
	대장균과 세균	• 세균 = 생물학적으로 분해가능한 유기물질의 농도를 알 수 있음 • 대장균 = 분변성 오염의 지표, 장내세균 오염으로 수인성 전염병의 직접적 지표

• DO가 낮을수록, BOD와 COD가 높을수록 수질이 나쁨을 의미한다. ▶ 19 기출

수질오염	부영양화	• 생활하수나 가축의 배설물 등이 하천에 한꺼번에 많이 유입되어, 질산염, 인산염 등의 영양염류 과다로 조류가 과잉 번식하여 수질이 악화되는 현상
	적조현상 ▶ 02 기출	• 식물성 플랑크톤의 이상 증식으로 해수가 붉게 변색되는 현상 • 원인 = 수온의 상승, 염분농도의 저하, 질산염과 인산염 등의 유기물질의 과다 유입, 정체성 수역
	녹조현상	• 영양염류의 과다로 호수에 녹조류 등이 다량으로 번식하여 물이 녹색으로 변하는 현상
	건강에 미치는 영향	• 간접적 문제 = 미나마타병(수은중독), 이따이이따이병(카드뮴 축적) • 직접적 문제 = 수인성 전염병, 수인성 중독, 기생충 질환 감염
	대책	• 수질 및 배출 허용 기준의 제정과 지도 실시 • 지속적인 오염의 관측 • 하수 및 폐수 처리의 완비 • 배출원의 이전 분산

08 수질오염 예방 대책으로 적절하지 않은 것은?
① 오염물질의 배출 완전 차단
② 환경 영향 평가제도의 실시
③ 오염물질 총량 규제
④ 용수의 재활용, 생산 공정의 변화
⑤ 오염물질 파악과 폐수의 처리시설 완비

정답 08.①

두드림 퀴즈

09 세균성 이질을 예방할 때 가장 효과가 좋은 예방방법으로 알맞은 것은?

① 외출 시 마스크를 착용한다.
② 소독액으로 온 몸을 닦는다.
③ 물을 70도로 끓여 먹는다.
④ 손을 자주 씻는다.
⑤ 예방적 항생제를 먹는다.

10 손에 화농성 상처를 가진 요리사가 준비한 음식을 먹었을 때 감염으로 위험할 수 있는 균은?

① 파상풍균
② 브루셀라균
③ 보툴리눔균
④ 대장균
⑤ 포도상구균

3 식품

관리방법			• 위해요소 중점 관리 기준 = HACCP
식품에 의한 건강장애 (05,12,15,18,19 기출)	경구감염병 (12 기출)		• 음식물과 식기구, 손가락, 의복 및 침구를 통해 병원체가 입으로 들어가 소화기계 감염을 일으켜 건강 장애 발생 • 가장 효과가 좋은 예방방법 = 손을 자주 씻어주어 청결 유지
		종류	• 세균성 = 장티푸스, 콜레라, 세균성 이질, 파라티푸스 • 바이러스 = 급성 회백수염(소아마비), 감염성 설사, A형 간염 • 원충성 = 아메바성 이질
	식중독의 분류 (05,15,18 기출)	세균성 식중독 - 감염형 식중독	• 경구 섭취된 생균이 장내에서 증식하며 장독소를 생성해 발생 • 살모넬라(한국에서 가장 흔함), 장염 비브리오, 병원성 대장균 식중독
		세균성 식중독 - 독소형 식중독	• 식품에 증식한 세균이 생산한 독소에 의한 식중독 • 보툴리누스 = 신경성 증상 = 연하곤란, 언어장애, 시력저하, 경련, 호흡곤란 • 포도상구균 식중독 = 화농소가 있는 사람은 식품 취급 금지
		화학성 식중독	• 화합물 식중독(중금속, 농약), 알레르기 형태 식중독
		자연독 식중독	• 동물성 (18 기출) = 복어, 조개, 굴, 홍합 • 식물성 = 버섯, 감자(싹, 썩은 부위)

정답 09.④ 10.⑤

제2절 재난 관리

유형 ▶ 16,17 기출	자연재난	• 태풍, 홍수, 강풍, 풍랑, 호우, 해일, 대설, 한파, 가뭄, 낙뢰, 지진, 황사, 조류 대발생, 화산활동, 소행성, 유성체, 폭염 등
	사회재난 ▶ 17 기출	• 화재, 붕괴, 폭발, 교통사고, 화생방사고, 환경오염사고 등으로 인하여 발생하는 대통령령으로 정하는 규모 이상의 피해와 에너지, 통신, 교통, 금융, 의료, 수도 등 국가기반체계의 마비, 감염병, 가축전염병, 미세먼지 등으로 인한 피해 등
	특수재난	• 공공테러, 연성테러(감염성 미생물 테러), 컴퓨터 바이러스 테러, 괴질, 불법 시위 등
	해외재난	• 대한민국 영역 밖에서 대한민국 국민의 생명, 신체 및 재산에 피해를 주거나 줄 수 있는 재난으로서 정부차원의 대처가 필요한 재난
재난 단계별 간호실무 ▶ 19 기출	예방/완화 단계	• 재난이 실제로 발생하기 전, 재난요인을 미리 제거, 재난요인이 가급적 표출되지 않도록 억제 또는 예방 • 위기감지 및 원인 제거 활동, 재난대책위원회 참여, 재난신고체계 확립
	대비/준비 단계	• 재난이 발생할 경우 재난대응을 위한 운영능력을 개발하고 향상시키기 • 비상훈련, 자원비축, 대피소 지정, 전문요원의 양성(교육), 재난대책위원회 참여, 재난신고체계 확립
	대응 단계	• 실제로 재난이 발생한 경우 재난관리기관이 수행해야 할 각종 임무 및 기능을 적용해 손실을 최소화 • 현장진료소 설치 운영, 중증도 분류, 감염관리, 급성스트레스반응 관리
	복구 단계	• 재난이 발생하기 이전의 상태로 회복하기 위해 노력 • 요구도 사정, 이재민에 대한 집단구호, 구호요원의 소진 방지

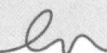

11 재난관리과정은 완화단계, 준비단계, 대응단계, 복구단계로 이루어진다. 다음 중 재난 완화단계에 해당하는 활동으로 알맞은 것은?

① 응급의료센터 재난 대응 활동계획 작성
② 구호물품 비축
③ 긴급 구조 및 의료지원
④ 재난 발생 시 국민 행동요령 홍보
⑤ 안전법규 제정

정답 11.⑤

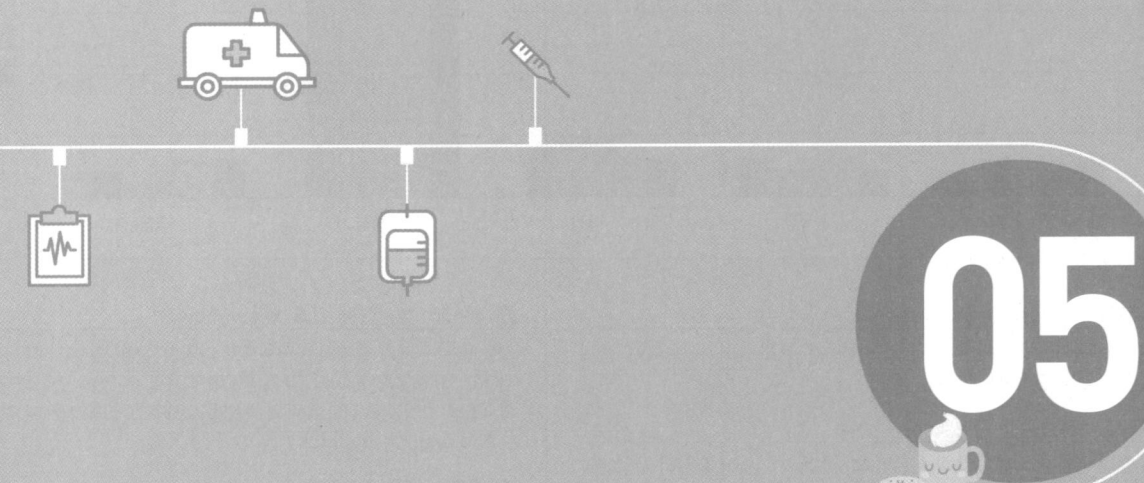

정신간호학

출제경향

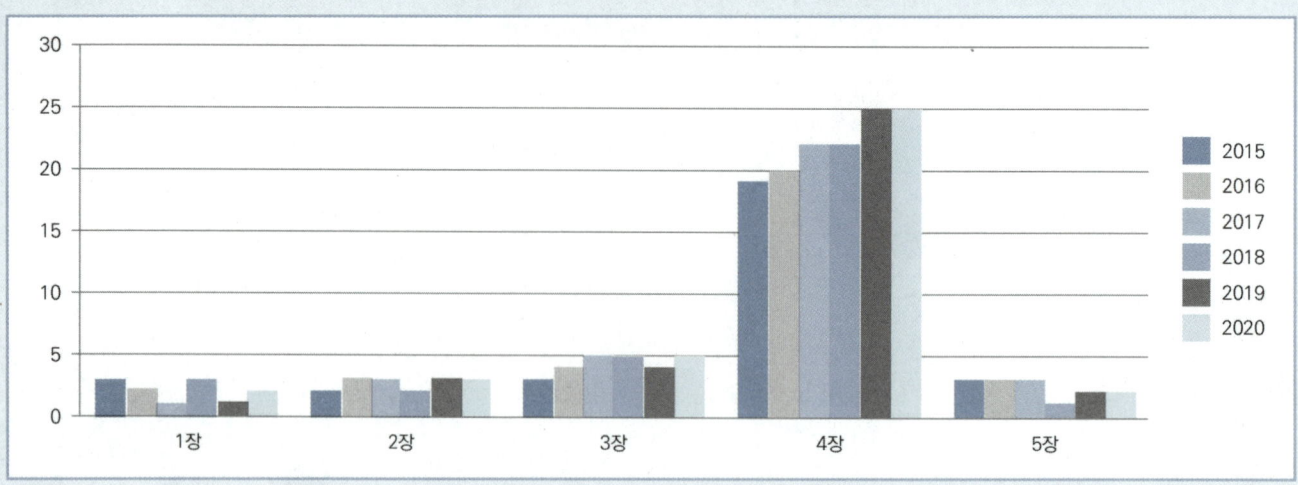

📖 제1장 : 정신건강 know-how
개념들을 꼭!! 확인하시며 학습하시기 바랍니다. 특히 방어기전은 매년 출제되므로 정확히 암기하시기 바랍니다.

📖 제2장 : 정신건강 간호 know-how
최근 출제 경향은 사례를 통해 치료적 의사소통의 기술이 적절히 사용되었는가를 묻는 문제가 출제되므로 각 개념들을 정확하게 확인하여 실제 사례에 적용할 수 있도록 학습하셔야 합니다.

📖 제3장 : 지역사회 정신건강 know-how
지역사회 정신건강의 개념 중 탈원화, 지역사회로의 재통합, 재활에 관한 개념이 중요하므로 숙지하시기 바랍니다. 위기의 형태를 잘 구분할 수 있도록 학습하시고, 정신과적 응급 간호 중재 부분(특히, 자살은 꼭!! 확인하세요)도 자주 출제되므로 꼭!! 확인하시기 바랍니다.

📖 제4장 : 정신질환 간호 know-how
가장 많은 문제가 출제되는 단원으로 다양한 질병군들에서 각 1문항씩 출제된다고 생각하시면 됩니다. 각 질환군에 적용할 수 있는 간호 중재 및 치료적 의사소통 방법을 중심으로 주요 개념을 이해하고 실제 사례에 적용할 수 있도록 학습하시기 바랍니다.

📖 제5장 : 정신간호중재 know-how
매년 1문항 이상 출제되는 약물요법 단원은 약물의 작용기전, 적용 질환, 부작용 등을 암기해주셔야 합니다. 사례를 통해 치료요법 문제가 출제되므로 개념을 정확히 확인하시기 바랍니다.

01 정신건강

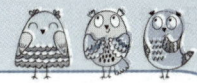

제1절 생물학적 이해

		기능	증가 시	감소 시
신경전달물질 08,10,12, 20 기출	도파민	• 카테콜라민 중 하나 • 일반적으로 흥분성에 관여 • 복잡한 운동, 동기화, 인지, 감정적 반응 조절 • 보상, 의욕, 주의력, 공격성, 학습과 관계	• 조현병, 조증	• 우울증, 파킨슨 • 주체외로계 부작용
	노르에피네프린	• 카테콜아민 중 하나로 도파민으로부터 합성 • 흥분성과 억제성 모두 관여	• 조현병 • 조증, 불안장애	• 우울증
	세로토닌	• 억제성에 관여 • 수면과 각성상태에 영향 • 기분, 섬망, 환상, 조현병의 음성 증상에 영향	• 조현병 음성증상, 불안, 조증	• 우울, 공격성, 자살
	아세틸콜린	• 흥분성, 억제성 모두 관여 • 수면-각성주기에 영향	• 우울증	• 알츠하이머 질환
	GABA	• 억제성 신경전달 → 신체활동 지연	• 불안 감소	• 불안장애, 조현병
	글루타메이트	• 대표적인 흥분성 신경전달물질	• 뇌졸중, 헌팅톤병, 신경독성	• 근위축성 축삭경화증

두드림 퀴즈

01 프로이드의 정신분석요법에 대한 설명 중 옳은 것은?

① 문화 사회적 영향
② 의사소통의 중요성
③ 꿈 해석, 자유연상
④ 상호억제
⑤ 대인관계의 중요성

제2절 발달이론 98,99,00,01,02,03,04,05,06,07,10,11,12,13,15,18 기출

정신성적 발달이론		• 프로이드에 의해 제시 • 리비도 : 개인의 성적 에너지 = 정신에너지 역할
	구강기 0~18개월	• 구강기적 성격 : 과잉 만족 시 지나친 낙관주의, 자기사랑, 의존적인 성격, 주는 것보다 받는 것 좋아하기 • 지나친 좌절감을 경험한 경우 입놀림 증가 = 질투, 선망, 불평, 담배, 과식, 껌 씹기
	항문기 18개월~3세	• 대변을 보유하느냐 배설하느냐 문제로 부모와 갈등 = 부모에 대한 양가감정 • 항문기적 성격 : 과잉충족이나 좌절 시 모범적, 완고함, 완벽함, 인색함 가진 구두쇠 같은 성격, 또는 반대로 양가감정, 더러움, 너저분함, 반항, 분노, 가학-피학성
	남근기 3~6세	• 오이디푸스 콤플렉스 : 자신과 다른 성의 부모에게 애착을 보임, 동성의 부모에 대한 질투와 경쟁심, 적개심 → 거세공포 → 동성의 부모와 동일시하여 갈등 해결
	잠복기 13 기출 6~12세	• 성에 대한 관심이 사라지고 지적·사회적 부분에서 성장하는 시기
	성기기 12~18세	• 리비도가 성기에 집중되고 2차 성징이 나타나는 시기
정신사회적 발달이론 13,18 기출		• 에릭슨이 주장 • 각 단계마다 해결해야 할 정신사회적 과제들이 주어지고 만족스럽게 과제가 해결되어야 단계별 발달과정이 순조롭게 진행된다는 입장
	영아기 0~1세	• 신뢰감 대 불신감
	유아기 1~3세	• 자율성 대 수치심(의심)
	학령전기 3~6세	• 주도성(솔선감) 대 죄책감
	학령기 6~12세	• 근면성 대 열등감
	청소년기 12~18세	• 정체성 대 역할(정체성) 혼돈
	성인기 18~45세	• 친밀감 대 소외감(고립감)

정답 01. ③

	중년기 ▶ 18 기출 45~65세	• 생산성 대 자기 침체감
	노년기 65세~	• 통합성 대 절망감
대인관계 발달이론		• 설리반, 페플라우이 주장 • 대인관계와 사회적 교류에서부터 형성되며 그 시작은 어머니와의 관계이다.
분리–개별화 발달이론, 대상관계이론 ▶ 15 기출		• 말러가 발달 • 어머니와 아이의 관계에 초점
	정상 자폐기 출생~1개월	• 타인이나 환경의 존재를 인식하지 못함
	공생기 1~5개월	• 어머니와 정신이 결합된 시기
	분리– 개별화기 5~36개월	• 정신적인 한 개인으로 태어나는 시기, 어머니에게서 신체적·정신적으로 분리 • 분화분기(5~10개월) : 주위 사물에 조금씩 관심을 갖기 시작, 어머니와의 유대에서 벗어나려는 시도 • 실제분기(10~16개월) : 점차 주위환경으로 관심의 초점을 이동, 어머니와 분리되는 횟수와 거리가 늘어남, 분리불안 경험 • 화해접근분기(16~24개월) : 어머니와 분리되어 있음을 확실히 인식, 분리불안 해결, 화해접근위기(어머니의 양가적인 태도는 경계성 인격 장애의 원인) • 통합기(24~36개월) : 궁극적 개별성과 자아분리감이 형성
인지 발달이론 ▶ 13 기출		• 피아제에 의해 제시
	감각운동기 0~2세	• 대상영속성 : 사물이 시야에서 사라지더라도 계속 존재한다는 것
	전조작기 2~7세	• 자아 중심적, 직관적 사고 • 물활론적 경향 = 무생물에 생명과 감정 부여
	구체적 조작기 7~12세	• 보존 개념 = 양을 보태거나 빼지 않으면 형태는 달라져도 양은 변하지 않는다는 개념 • 자아 중심성 극복 = 탈중심화(도덕적 자율성 = 타인의 입장에서 생각)
	형식적 조작기 12세~	• 추상적 사고가 가능 • 현실검증 능력 보임 • 연역적 사고 발달

두드림 퀴즈

02 설리반과 메이의 이론을 기초로 하고 자신의 임상경험을 통해 전반적인 간호실무와 정신건강간호에 적용할 수 있는 인간관계 이론을 제시한 사람은 누구인가?
① 에릭슨
② 오렘
③ 페플라우
④ 뉴먼
⑤ 프로이드

정답 02.③

두드림 퀴즈

03 시험을 앞둔 남학생이 도서관을 갈까 여자 친구를 만날까 갈등을 하다가 도서관에 가기로 마음을 정하고 버스를 탄 후 하차하였더니 여자 친구의 집 앞이었다. 이와 같은 행동의 결과와 관련된 정신역동으로 알맞은 것은?
① 초자아
② 이드
③ 자아
④ 의식
⑤ 무의식

04 사적 감정에 치우치지 않고 타인의 감정, 정서를 인식하고 이해하는 것은?
① 이해
② 투사
③ 동정
④ 공감
⑤ 역전이

정답 03.⑤ 04.④

제3절 정신역동적 이해

정신역동	본능	• 삶의 본능 = <u>리비도</u> = 성적 본능에 의해 발생하는 에너지 • 죽음의 본능 = 인간의 마음속에 있는 모든 파괴적이고 공격적인 힘
	정신에너지 ▶ 14 기출	• <u>자아의 유지</u> • 정신기능을 하기 위하여 요구되는 힘 = <u>이드</u>에서 유래 • 이드의 충동적 행위와 초자아의 이상적 행동간 평형 유지
의식구조	의식	• 합리적이고 신중하게 행동하도록 함 • 열린 체계로 융통성 있고 변화 가능하며 자유롭게 상호작용할 수 있는 영역 • 의식의 대부분은 <u>자아와 초자아로 구성</u>
	<u>전의식</u> ▶ 13 기출	• <u>집중하면 의식화되는 반 기억 상태</u> • 자아와 초자아로 구분
	<u>무의식</u>	• 이드와 초자아, 자아로 구분 • 근본적으로 깊게 억압되어 의식화되지 않은 상태, 의도적 회상 불가능
성격	<u>이드</u>	• 성격의 근원적인 부분으로 전체 체계의 에너지 원천 • 유전적인 것, 기본적인 욕구, 본능, 충동 등을 포함 • 비언어적이고 비과학적인 <u>일차적 사고과정</u>에 의해 움직임 • 태어날 때부터 존재, 5~6세 약해지다가 청소년기에 생물학적 변화에 따라 일시적으로 커짐 • <u>기능 = 무의식계</u> : 성격을 형성하는 에너지와 창조의 잠재능력을 제공
	<u>자아</u> ▶ 10,12 기출	• <u>현실감</u>을 갖고 욕구를 연기, 합리적, 논리적, 언어적, <u>이차적 사고 과정</u>을 통해 기능 수행 • 출생 시부터 필요한 만큼 존재하고 생후 4~6개월에 발달하기 시작, 대체로 2~3세경 자아 형성 • 방어기전 사용하여 마음의 불안 처리 = 인격의 의식적 조절 부분 • 이드와 초자아의 <u>조정자</u> = 현실검증, 판단력, 본능·정서·충동의 조절과 통제 • 대상관계, <u>사고과정</u>, 자아의 적응과 퇴행, 방어기능, 자극장벽 • 자율기능, <u>통합기능</u>, 숙달과 <u>자신감</u>
	<u>초자아</u> ▶ 08,11,16 기출	• 부모나 그 외의 외부 영향으로부터 얻어지는 양심, 가치, 도덕 ▶ 16 기출 • 초자아가 이드의 충동을 심하게 억제 = 죄의식, 불안, 신경증적 성격 • 초자아가 이드의 충동을 조절 못하면 = 반사회적 성격 ▶ 14 기출 • 생후 1개월(구강기 초)에 생겨 3~6세 남근기에 발달, 9~11세 기틀이 잡혀 도덕적 내재화가 일어남 • 의식·전의식·무의식 모두 포함하나 <u>대개 무의식</u>

방어기전 98,00,02,03, 04,05,07,08,10, 11,13,14,15,16,17, 18,19,20 기출	개념	• 이드의 사회적으로 용납될 수 없는 욕구, 충동과 이에 대한 초자아의 압력 때문에 발생하는 불안으로부터 자아를 무의식적으로 보호하기 위한 기전
	특징	• 억제를 제외한 모든 방어기전은 무의식적으로 사용 • 불안 대처 시 몇 가지 방어기전을 동시에 사용 • 방어기전은 서로 별개임 • 종종 주요 정신의학 증후군의 특징이지만, 가역성 있음 • 방어기전은 병적이기도 하지만 적응력도 있음
	자기애적 방어	• 가장 미성숙한 방어, 정신병적 방어로 현실을 부인하거나 현저하게 왜곡하는 형태
	부정 14 기출	• 현실에서 야기되는 고통 또는 불안으로부터 탈출하기 위해 무의식적으로 부정하는 과정
	분리	• 자기와 남들의 심상이 전적으로 나쁜 것과 전적으로 좋은 것이라는 두 개의 상반된 것으로 분리되어 존재하는 것
	투사 14,19 기출	• 자신이 받아들이기 어려운 충동이나 욕구를 외부로 돌려 불안을 완화하려는 심리 = 투사 기전은 환각, 망상으로 작용
	동일시 16 기출	• 타인의 바람직한 속성이나 태도, 행동을 들여와서 자신의 성격의 일부로 삼는 것 • 초기 아동기(3~6세) → 자아와 초자아의 성장과 성격·인격 발달에 중요
	미성숙 방어	
	함입	• 자기와 자기 아닌 것 정도는 구별하는 시기에 일어나는 원시적 동일화 = 타인을 향한 모든 감정을 자신에게 향하게 함 • 우울증 환자의 주요 방어기전 • "일이 이렇게 된 것은 모두 제가 잘못해서 그렇게 된 거에요."
	전환	• 감각기관과 수의근계의 증상으로 표출되는 것 = 주로 시력장애, 사지마비 • 신체화와 구분하기 • 글을 쓰는 데 갈등을 느끼는 소설가의 원고 쓰는 오른팔에 마비가 옴
	신체화	• 심리적 갈등이 감각기관, 수의근계를 제외한 기타 신체부위의 증상으로 표출되는 것 • 사촌이 땅을 사면 배가 아프다, 학교 공포증
	퇴행	• 발달 이전 단계로 돌아가 의존적인 모습을 보이는 것 • 동생이 태어나자 갑자기 말을 못하고 대소변을 못 가리는 경우

05 방어기전에 대한 설명으로 옳은 것은?
① 초자아의 반사회적 욕구로 인해 방어기전이 의식적으로 발생한다.
② 불안으로부터 자아를 무의식적으로 보호하기 위한 기전이다.
③ 초자아가 불안에 대처하기 위해 동원하는 심리적 전략이다.
④ 불안에 대처하는 과정에서 한 가지 방어기전만이 사용된다.
⑤ 방어기전은 정신질환 발생을 암시하므로 전문가의 개입이 필요하다.

06 초기 아동기에서 부모상을 받아들이며, 자아와 초자아의 성장과 인격 발달에 중요한 역할을 하는 방어기제는?
① 이상화
② 승화
③ 투사
④ 동일시
⑤ 억압

정답 05.② 06.④

두드림 퀴즈

07 방어기전 중 억제에 해당하는 것은?
① "널 만난 후부터 되는 일이 하나도 없어!"
② "안 그래도 기분이 안 좋은데 왜 이것까지 말썽이야"
③ "이래서 한국 남자들이 문제야"
④ "그래, 신경 쓰지 말자. 생각해봤자 더 힘들어질 뿐이야"
⑤ "모든 게 다 내 탓이야. 나 같은 건 벌을 받아도 싸"

08 김양은 입시를 준비하고 있다. 공부내용이 어려워져 초조해하고 있다가 공부할 것이 없다는 이유를 대며 시험을 잊으려 애쓴다. 김양이 쓴 방어기전으로 알맞은 것은?
① 억압, 대치
② 억압, 합리화
③ 합리화, 억제
④ 해리, 퇴행
⑤ 전환, 주지화

정답 07.④ 08.③

신경증적 방어	억압	• 원치 않거나 받아들여질 수 없는 생각을 의식계로부터 쫓아내려는 무의식적인 과정 • 가장 보편적이며 모든 방어기전에서 초기에 많이 쓰이는 기전으로 이후 어떤 행동을 하는 데 있어서 동기로 작용 • 어린 시절 기찻길에서 형의 죽음을 목격한 이후 이를 기억하지는 못하지만, 살아가면서 기차 소리에 불안과 초조함을 느낌
	격리 ▶ 13 기출	• 고통스러운 감정, 기억을 의식에서 몰아내는 것 • 말기 암 환자가 자신의 질병에 대해 자신의 일이 아닌 듯 무표정하게 이야기하는 경우
	취소 ▶ 20 기출	• 반동형성과 유사 • 과거의 어떤 행동으로 되돌아가 고치거나 보상하는 방법 • 모욕적이고 기분 나쁜 이야기를 듣고 그것을 씻어내기 위해 손을 계속적으로 씻는 행위
	전치 ▶ 17 기출	• 특정 대상에 가지는 불편한 감정을 덜 불편한 대상에 옮겨 표현 • 동에서 뺨 맞고 서에서 화풀이, 상사에게 질책 받은 남편이 아내에게 화냄
	상징화	• 의식계에서 사용되는 생각이나 대상이 다른 어떤 행동이나 대상으로 표현되는 것 • 꿈, 공상, 환각 등은 억압된 내용의 상징적인 표현
	해리	• 인격의 각 부분(이드, 자아, 초자아)이 잘 조절되지 않을 때 만족을 추구하기 위해 일어나는 것으로서 성격의 어느 국면이 그 사람의 지배를 벗어나 하나의 독립된 기능을 하는 것 • 이중성격, 몽유병, 건망증, 잠꼬대
	합리화 ▶ 15,18 기출	• 인식하지 못한 동기의 결과로 어떤 행동을 하고 나서 논리적이고 그럴 듯한 이유로 정당화시켜 체면 유지와 자기보호를 하는 것
성숙된 방어	억제	• 괴롭고 용납될 수 없는 충동이나 생각을 의식적으로 잊고자 노력하는 것 • 한밤중 무서운 곳을 지나갈 때 의도적으로 노래를 부르면서 길을 걷는 것
	승화	• 본능적 욕구나 사회적으로 용인되기 힘든 충동들이 수정되어 사회적으로 용납되는 바람직한 방향으로 표현되는 것 • 공격적 에너지를 춤이나 운동으로 발산, 성적인 욕망을 예술행위로 승화

기타	보상	• 한 분야의 결함을 다른 분야의 탁월성이나 우수성으로 대체하려는 방어기전 • 소아마비 아이가 공부를 잘하는 경우, 나폴레옹 신드롬
	고착	• 인간발달과정에서 심하게 좌절되거나 반대로 크게 만족한 경우 그 시기에 무의식적으로 집착, 성인이 스트레스 상황에서 손가락을 빠는 경우 • 퇴행은 회복되나 고착은 회복되기 어려움

02 정신건강 간호

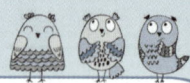

01 실존적 모형에서 간호사의 역할로 옳은 것은?
① 신뢰 있는 관계경험을 통해 대인관계에 만족하도록 한다.
② 환자에게 행동을 변화시키기 위한 과제를 주고 강화훈련을 한다.
③ 현재 경험에 치료의 초점을 두며 환자가 진정한 자기 존재를 깨닫도록 돕는다.
④ 진단을 통해 치료하고 증상반응에 근거하여 조절한다.
⑤ 자신의 행동에 직관적으로 감시하고 이해하도록 한다.

제1절 정신건강 간호의 개념적 모형
98,02,06,12,13,14,16,17,19,20 기출

	이상행동에 관한 관점	치료과정
정신분석모형 19 기출	• 불안에 대한 자아의 비효과적인 방어	• 환자의 저항과 전이를 해석함으로써 문제의 영역 확인 • 자유연상, 꿈 분석 기법
대인관계모형 14 기출	• 거절에 대한 두려움 • 불안은 인간의 대인관계에서 발생	• 신뢰 있는 관계 경험을 통한 대인관계 만족 획득
사회적 모형 16 기출	• 사회와 환경요인이 증상의 원인이며, 스트레스를 일으킴	• 지역사회 정신건강증진, 국가의 노력 강조 • 전문가, 비전문가 모두 치료자가 될 수 있음
실존적 모형 20 기출	• 인간이 자신 또는 환경으로부터 멀어졌을 때 소외되고 행동일탈을 보임	• 자기 존재에 대한 진정한 인식 되찾게 함
행동모형	• 행동 모형은 학습 이론에 근거	• 문제 행동의 소실 = 내면의 갈등은 다루지 않음
간호모형	• 대상자의 잠재적, 실제적 건강문제를 해결하기 위해 총체적으로 접근	• 대상자 참여 방법으로 대상자의 건강한 강점을 활용

정답 01.③

제2절 정신건강과 정신장애

정신건강	• 모든 하위 영역이 조화되고 이상적인 상태, 사회집단과 현실적 적응을 잘하고 있는 것 • 단지 정신질환이 없는 상태가 아닌, 성격 중 결핍이 있더라도 주변 환경과 자극에 적절히 반응하고 대처할 수 있는 상태를 의미함	
정신장애	• 자기의 생각, 감정, 행동이 자기 자신뿐 아니라 타인에게 해로운 영향을 줄 때 장애로 진단이 가능	
정신질환에 대한 잘못된 사회통념 ▶ 12 기출	정신질환은 드문 병	• 정신질환은 누구라도 앓을 수 있는 비교적 흔한 병
	정신질환은 유전병	• 조현병은 유전적인 경향이 있으나 모든 정신질환이 유전되는 것은 아님
	정신질환은 마음의 충격이나 스트레스 때문에 발생	• 직접적인 발병요인으로 보기에는 무리가 있음
	정신질환은 불치병	• 정신질환은 충분히 치료될 수 있는 병
	정신질환자들은 정신이 분열되고 사람이 변하며, 항상 제정신이 아님	• 대부분의 환자는 병을 앓는 동안에도 자신의 평소 성격을 그대로 지니고 있음
	정신질환을 치료하는 약물은 위험하고 중독을 일으킴	• 부작용은 일시적이며, 인체에 무해함

두드림 퀴즈

02 정신장애에 대해 바르게 인식하고 있는 것은?
① 정신장애자들은 정신이 분열되어 성격이 변한다.
② 정신병은 유전병이다.
③ 조현병은 치료될 수 있는 병이다.
④ 정신병은 마음의 충격이나 스트레스가 원인이다.
⑤ 정신장애자들은 난폭하고 위험하다.

정답 02.③

제3절 치료적 인간관계와 의사소통

두드림 퀴즈

03 간호사가 오늘 입원한 환자에게 "매주 월요일 오후 3시에 활동 프로그램실에서 집단치료가 있습니다."라고 설명하였다. 치료적 관계 중 어느 단계에 해당하는가?
① 평가단계
② 초기단계
③ 활동단계
④ 상호작용 전 단계
⑤ 종결단계

04 치료적 인간관계의 마지막 단계인 종결기에 대한 준비는 언제부터 시작하는 것이 바람직한가?
① 평가단계
② 초기단계
③ 활동단계
④ 상호작용 전 단계
⑤ 시기에 관계 없음

05 간호사가 대상자와 치료적 인간관계를 형성하는 과정에서 보일 수 있는 역전이 반응으로 알맞은 것은?
① 대상자의 행동에 대해 여러 가지 측면에 초점을 두고 바라본다.
② 어떤 측정한 문제에 대해서는 공감에 어려움을 느낀다.
③ 대상자의 감정에 대해 심도 있게 탐구하고자 시도한다.
④ 간호사 자신을 노출시켜 대상자의 경험을 공유하고 있음을 알린다.
⑤ 사적 감정에 치우치지 않고 타인의 감정과 정서를 이해한다.

개념 ▶ 06 기출		• 간호사가 치료적으로 자기를 이용하는 중요한 치료과정 • 대상자 중심의 관계, 동반자, 치료적 동맹
치료자로서 간호사의 특성 ▶ 01,04 기출		• 자기인식 : 자기 자신에 대해 알기, 타인을 이해하려면 그 전에 먼저 자신을 이해해야 함 • 공감능력 : 대상자의 느낌과 의미를 지각하여 여기에서 이해된 것을 대상자에게 전달하는 능력 • 역할모델 : 간호사는 대상자에게 건강한 역할 모델이 됨 • 정체감 : 자신이 다른 사람들과는 구별되는 한 개인임을 인식하는 것
치료적 인간관계의 단계 ▶ 99,00,04,05, 10,11,12,13,14,17,18, 19,20 기출	상호작용 전 단계 ▶ 11,18 기출	• 자기탐색과정 : 관계 형성 전 자신에 대한 탐구로 시작, 편견, 선입견 등을 확인 • 두려움에 대한 탐구, 자기분석, 대상자에 대한 유용한 자료 수집
	오리엔테이션 단계(초기단계) ▶ 00,10,12,13, 17,19 기출	• 대상자의 이름을 알고 난 후 자기 소개 • 협력관계 형성하기 • 감정에 대한 탐색, 신뢰감 형성 • 간호사와 대상자 관계의 한계 설정, 계약설정, 면담시간, 역할 설명 • 간호진단, 목표설정, 우선순위 설정, 간호계획 수립 • 종결에 대한 계획을 수립하여 대상자가 종결에 대해 준비하도록 함
	활동단계 ▶ 00,04,14 기출	• 초기 단계에서 새운 목표를 달성하기 위한 적극적 행동 • 대상자의 행동 변화 촉진
	종결단계 ▶ 99,12,20 기출	• 진행사항과 목적달성 여부에 대해 상호 평가하는 시간 • 종결 스트레스를 유발할 수 있음을 인식, 대상자의 적응적 행동을 지지 • 대상자가 관계를 끝낼 준비가 되었는지 여부 판단 • 종결단계 계획은 초기 단계에 미리 준비
치료적 인간관계의 촉진(핵심)요소 ▶ 98,99,01,10, 14 기출	carkhoff & Berenson	• 공감적 이해 : 사적 감정에 치우치지 않고 타인의 감정과 정서를 인식, 이해, 대상자가 이해 받고 있다는 경험을 하게 함으로써 자신에 대한 깊은 성찰과 자기 노출을 하게 함 • 진실성 : 서로의 반응이 진실하며 주제에 대해 한결같은 태도를 보임 • 존중 : 대상자에 대한 무조건적인 긍정적인 관심 • 구체성 : 대상자가 느끼는 경험이나 감정에 대해 구체적으로 말하는 것
	Rogers	• 치료적 관계의 구성요소 : 신뢰, 공감, 수용, 자아인식과 치료적 자기 이용, 긍정적 존중

정답 03.② 04.② 05.②

치료적 인간관계의 장애 요인	저항	• 대상자의 감정에 대해 지나치게 빨리 또는 깊숙이 탐색할 때의 대상자의 반응 • 간호사가 대상자에 대한 존중심이 결핍되었을 때 대상자의 반응	
	전이 ▶ 15 기출	• 적대적 반응 전이, 의존적 반응 전이 • 과거 대상자의 삶에서 중요한 인물에 대한 반응과 연관 있음	
	역전이 ▶ 99,15 기출	• 치료자의 과거 갈등 경험이 무의식적으로 대상자에게 옮겨져 대상자에게 부적절하고 왜곡된 반응을 보이는 현상	
	경계선 침해	• 간호사가 치료적 관계의 경계선을 넘어 대상자와 사회적, 경제적, 개인적인 관계를 맺으려할 때 일어남	
치료적 의사소통 ▶ 04 기출	치료적 의사소통의 특징 ▶ 04 기출	• 목표 지향적, 서술적, 비판단적, 규칙과 범위 존재, 대상자 중심, 개별화된 전략	
	치료적 반응 기술 ▶ 00,01,02,03,04,06,07,08,11,12,13,14,16,17,18,19,20 기출	적극적 경청	• 환자 자신에 대한 통찰력을 발전시키고 치료적으로 환자를 안내 가능
		촉진적 질문과 진술(개방형 질문) ▶ 06,11,17 기출	• 대상자가 자신의 문제와 생각을 자기만의 언어로 표현가능
		반영, 다른 말로 표현하기 ▶ 03,08,12,13,15,17,18 기출	• 대상자의 주요 생각을 새롭고 간략한 언어로 반복
		재진술 ▶ 14,20 기출	• 대상자의 표현 격려 및 내용 강화 • 모호한 메시지의 중요한 사항에 대한 주의 집중
		초점 맞추기	• 대상자 중요한 주제에서 벗어나지 않도록, 하나의 주제에 집중하게 함
		명료화 ▶ 12,16,17,19 기출	• 간호사가 대상자의 말을 이해하지 못하겠거나 설명을 필요로 할 때 사용함 • 대상자가 이해하고 있는 것을 명확하게 함
		정보제공 ▶ 03 기출	• 대상자의 적절한 선택과 결정을 돕기 위해 필요한 지식 및 정보를 제공 • 충고나 해석은 하지 않도록 주의
		침묵 ▶ 11,16 기출	• 대상자가 자신의 생각을 정리하고 자신의 문제를 알게 해주는 기회를 갖게 함 • 미숙한 침묵기술, 할 말이 없어서 말을 안 하는 것 = 불편한 느낌을 갖게 함
		직면 ▶ 13 기출	• 대상자의 말과 행동 사이의 모순점에 주의를 환기 시킴 • 예 : "집단 치료 프로그램에 참여하고 싶다고 하셔서는데, 벌써 두 번이나 참석하지 않으셨네요."

> 두드림 퀴즈

06 간호사의 치료적 관계와 의사소통과 관련하여 가장 기본적이면서도 인내심을 요구하는 기술은?

① 경청
② 접촉
③ 공감
④ 반영
⑤ 따뜻한 눈빛

07 치료적 의사소통 기술 중 대상자가 표현한 주된 내용을 요점만 추려서 반복하여 말해 줌으로써 경청하고 이해하고 있다는 것을 전달하는 것으로 알맞은 것은?

① 해석하기
② 명료화
③ 재진술
④ 초점 맞추기
⑤ 직면하기

08 환자가 간호사에게 자신에 대한 이야기를 잘하던 중 부모님과 관련된 이야기가 나오자 침묵을 하였다. 이때 간호사의 올바른 중재로 알맞은 것은?

① 간호사의 부모님에 관해 이야기 한다.
② 다른 가족에 대해 이야기 할 수 있도록 한다.
③ 부모님의 입장에서 생각해보도록 한다.
④ 폐쇄적 질문으로 다시 물어본다.
⑤ 환자의 표정을 살피며 기다려준다.

정답 06.① 07.③ 08.⑤

비치료적 의사소통 03,05,06,14 기출	충고 06 기출	• 대상자가 취해야 할 행동에 관하여 충고하고 해결책을 제안하는 것 • 예 : 당신이 생각하는 것은 무엇인가요? (○) • 나쁜 예 : 만약 내가 당신이었다면….(×)
	일시적인 안심 14 기출	• 안심은 대상자가 경험해야 할 감정에 대한 권리를 부정 • 예 : 그것에 대해 걱정되는 것이 무엇인가요? (○) • 나쁜 예 : 걱정하지 마세요(×), 모든게 잘 될거에요(×)
	주제 바꾸기 06 기출	• 대상자의 고통스러운 감정을 듣고 싶지 않아 중요한 때에 대화의 초점을 돌리는 것 • 예 : 그것을 좀 더 살펴봅시다(○) • 나쁜 예 : 그것은 다음에 얘기합시다(×)
	이중구속 05 기출	• 서로 다르고 모순된 언어적 및 비언어적 메시지 전달 • 대상자는 어떤 메시지가 진실한 것인지 결정하기 어렵고 난감

제4절 스트레스 관리

스트레스 이론	셀리의 적응 이론	• 기본개념 : 스트레스원, 유스트레스, 디스트레스 • 단계 : 경고 반응기 – 저항기 – 소진기
	라자루스의 인지적 평가 이론	• 문제 중심 대처 16 기출 : 인지적·지적 행동을 취하거나 스트레스 환경 조건을 변화시킴으로써 대처 • 정서적 대처 : 정서적 통제를 지속시키고 스트레스 감정을 경감시키려는 정신적 노력
스트레스의 생리적 반응 13 기출		• 내분비계 변화와 신체증상 : 부신피질호르몬 증가, 카테콜아민 증가 • 만성 스트레스 : 지속적인 혈압 상승, 혈중 콜레스테롤 증가, 면역 반응 억제, 위장 운동 저하, 위액 분비 증가, 혈액순환 저해, 혈당 상승, 긴장성 두통, 수면 장애, 만성 피로
스트레스 관리 00,03 기출		• 스트레스 인식 일지, 심호흡, 심상법, 점진적 이완, 명상, 요가, 치료적 접촉

---

09 스트레스와 긴장을 줄여주어 일상생활을 대처해 나가는데 도움을 주는 방법은?

① 전기충격 요법
② 건강식사요법
③ 약물요법
④ 이완요법
⑤ 정신심리극

정답 09.④

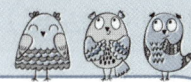

03 지역사회 정신건강

제1절 지역사회 정신건강

목표	1차 예방 ▶ 99,00,01,02, 03,04,06,13,14, 18,20 기출	• 건강증진 : 건강한 사람들의 안녕을 유지하는데 목적 • 질병예방 : 위험도가 높은 취약 계층을 대상으로 잠재적인 위험에 대한 보호에 중점 • 스트레스 관리 교육, 부모-자녀 관계훈련
	2차 예방 ▶ 19 기출	• 현존하는 정신건강문제를 조기에 확인하고 정신장애의 유병 기간을 감소시키는 것 • 조기발견, 조기치료, 정신질환자의 만성화 예방 • 응급 전화, 단기정신치료, 입원치료
	3차 예방 ▶ 16 기출	• 정신장애로 인한 부차적인 정신적 결함이나 사회적응장애를 줄이는데 목적 • 재활과 지속적인 관리, 사회복귀 • 직업재활프로그램, 자조그룹
발생 및 발달 과정		• 과거 = 병원중심 정신장애 치료 → 사회생활 유지나 복귀 상태를 유도하지 못하고 만성화를 조장 • Phillippe pinel(1798) : 인도주의적 환자해방, 환경치료의 계기 제공 • 프로이드(1900년대 이후) : 정신분석학적 치료법 개발 • 항정신병약(정온제) 개발(1950) : 장기 입원중이던 정신장애자들의 외래치료 가능 → 퇴원가능(탈원화) • 지역사회 정신과학의 발달 : 1953년 Maxwell Jones 처음으로 '치료적 지역사회'라는 용어 사용 ▶ 11 기출
특징 ▶ 18 기출		• 지역사회를 기반으로 하는 실천 활동 • 지역사회 전체를 대상으로 함 • 정신장애의 예방과 정신건강 증진을 강조 • 서비스는 지속적이고 포괄적임 • 자문 또는 교육과 같은 간접 서비스가 필요 • 비전문인력이나 준전문 인력 등의 새로운 인력 참여
우리나라 정신보건사업 의 정책 목표	국민 정신건강 증진	• 정신장애에 대한 인식 개선을 통한 정신건강서비스 이용 제고 ▶ 17 기출
	중증전신질환자 지역사회 통합	• 조기 집중 치료로 만성화 방지

 두드림 퀴즈

01 지역사회 정신건강간호의 특성으로 옳은 것은?
① 중앙정부로부터 지역사회로 일방향적으로 전달되는 서비스이다.
② 지역사회 내 병원을 중심으로 한 의학적 치료모형을 근거로 한다.
③ 해당 증상에 즉각 개입하여 당면한 문제에 초점을 둔다.
④ 정신사회적 재활을 통한 지역사회 적응을 목적으로 한다.
⑤ 이상행동 및 정신 증상 제거와 완화를 궁극적 목적으로 한다.

02 정신건강복지센터에서 시행할 수 있는 가정폭력에 대한 1차 예방으로 알맞은 것은?
① 폭력피해자 가족에게 필요한 지역사회자원을 연결해준다.
② 가정폭력 피해자를 가해자로부터 격리시킨다.
③ 가해자에 대한 사회적응프로그램을 실시한다.
④ 가정폭력 조기발견을 위한 가정방문을 실시한다.
⑤ 지역주민에게 가정폭력에 대한 교육을 실시한다.

정답 01.④ 02.⑤

	중독으로 인한 건강저해 및 사회적 폐해 최소화	• 중독 예방을 위한 사회적 환경 조성 • 중독문제 조기 선별 및 개입체계 구축		
	자살 위험 없는 안전한 사회 구현	• 전사회적 자살예방 환경 조성 • 맞춤형 자살예방 서비스 제공		
정신보건간호사의 역할 ▶ 14 기출		• 사회복귀 시설의 운영 • 정신장애자의 사회복귀 촉진을 위한 생활훈련 및 작업훈련 • 정신장애자와 그 가족에 대한 교육 및 지도·상담 • 정신장애 예방 활동 및 정신 보건에 관한 조사·연구 • 기타 정신장애자의 사회 적응 및 직업재활을 위하여 보건복지부장관이 정하는 활동		
정신사회적 재활	개념	• 개인의 능력을 최대한 개발		
	목표	• 삶의 질 향상, 능력 향상, 재입원 감소, 사회적·직업적·정서적 기능 향상, 독립과 성숙		
	특성 ▶ 19 기출	• 잠재력 = 대상자의 강점 활용 • 개별화 = 한 집단이 아닌 한 개인을 대상으로 함 • 현재성 = 현재의 문제에 더 초점 • 의학적 건강관리 모델이 아닌 사회적 건강관리 모델에 초점 • 환경 = 가능한 한 정상적인 환경, 친밀하고 수용적인 환경 • 주체성 = 대상자는 의사결정을 할 수 있는 권리와 그에 따른 책임을 지님		
	구성요소	• 입원병동 & 부분입원병동, 지지적 정신요법, 환자교육, 주거 서비스, 직업재활, 환자 자조 모임 • 가족교육 = 대상자 행동 및 질환에 대한 가족의 이해 • 사회기술훈련 = 질환 관리기술, 대화 기술, 개인위생 관리기술, 스트레스 관리기술, 대인관계 기술, 자기옹호 기술 등		
		재활프로그램	• 낮 병원, 주간 재활 프로그램, 클럽하우스 모델, 페어웨더의 숙박모델, 일상생활 훈련 모델, 소비자 주도 프로그램 등	
		환경지지	공동생활가정	• 집단 가정, 24시간 동안 감독 • 주거형 : 자립 생활을 하기에 도움이 필요 • 자립형 : 자립생활능력이 인정된 대상자에게 사회적 통합과 자립생활 가능하도록 보장된 유형
			중간치료소	• 공동생활가정보다는 덜 통제적 • 지역사회에서 필요한 기술을 더 배우게 됨
			주거서비스 ▶ 17,20 기출	

03 정신사회적 재활의 특징으로 옳은 것은?
① 재활대상자의 가족은 치료에서 제외된다.
② 재활대상자의 가정과 사회로 복귀를 목표로 한다.
③ 정신질환의 치료에 중점을 둔다.
④ 병원중심 정신재활치료이다.
⑤ 정신질환을 조기 발견하여 예방한다.

정답 03.②

				공동 거주센터	• 감독이 없는 상태로 지냄 • 퇴원한 대상자 6~60명 정도가 모여 생활하는 다양한 시설
간호과정 04,14 기출		간호 사정	개인		• 대상자의 강점과 잠재력 사정
			가족	가족 사정의 요소	• 가족 구조, 가족의 발달력, 가족 구성원의 역할 • 정신장애를 가진 구성원에 대한 태도 • 가족이 이용 가능한 사회적 지지체계
			지역사회		• 지역사회 자원의 위치와 종류, 주민의 정신건강 상태 • 주민의 정신건강 요구, 지역사회 내 전문 인력과 시설
		간호 계획과 수행 06,10,12,13 기출	개인		• 대처-기술 향상, 강점과 잠재력 개발, 사회기술 훈련, 정신교육 • 새로운 상황에서 기술지도, 직업재활, 사례 관리
			가족		• 역량강화, 치료, 교육(투약, 재발방지, 의사소통, 스트레스 관리 등)
			지역사회		• 보건교육, 옹호집단에서의 구성원, 사회적 지지망 형성과 정책적 활동

04 사례관리에서 '연계' 단계와 관련 있는 내용으로 바르게 설명한 것은?

① 대상자와 가족에 대한 정보수집
② 기존의 유대관계 강화
③ 수행할 서비스의 우선순위 정하기
④ 대상과 가족과의 만남
⑤ 환자 만족에 대한 평가

제2절 사례관리

정의	• 정신장애자가 원하는 서비스를 통합하여 • 효율적으로 서비스를 제공받도록 보장하는 과정 또는 방법	
배경	탈원화 02 기출	• 장기 입원 환자들을 정신병원에서 사회로 대규모 복귀시킴 • 배경 : 항정신병 약물 개발, 정신장애자의 인권에 대한 자각, 정신과 외래 진료소 증가 • 목적 : 장기 입원으로 인한 부정적 영향을 제거 • 문제점 : 지역사회가 환자들을 받아들일 준비되지 않음
	• 서비스 요구의 다양화 = 대상자의 욕구가 점차 복합화 • 기존 서비스의 문제 = 단편적, 제공자 중심 • 비공식적 사회자원의 중요성 인식 = 가족과 친구	
특성 12 기출	• 지속성 = 장기간에 걸쳐 서비스 제공, 관계 중심 • 포괄성 = 개인의 다양한 욕구 충족 • 연계성 = 복잡하고 분리되어 있는 서비스 전달체계를 긴밀하게 연결 • 개별성 = 대상자 개개인의 고유한 문제 해결 위해 적절한 서비스 제공 • 책임성 = 대상자의 자기 결정권, 개인에 대한 존중, 상호간의 자기결정에 관한 책임	

정답 04.②

제3절 위기 간호 99,04,05,15 기출

개념	• 스트레스 사건이나 지각된 위협으로 발생하며 평소 문제 해결 방법으로 해결할 수 없는 내적 불균형 상황 • 위기는 삶의 한 부분이고 개인의 지각	
위기중재의 목적	• 위기이전 상태로 돌아가기보다 건설적인 극복기술을 개발 = 적응수준의 향상	
위기의 특성 15 기출	• 위협을 주는 사건 존재 • 위협의 지각 = 경험된 위험의 크기는 외적·내적 불안의 지각된 정도에 기초 • 긴장의 고조 • 시간제한 = 4~6주 안에 긍정적·부정적 해결 • 파문 효과 = 위기를 적절하게 대처하지 못하면 미래의 위기 해결에 실패할 가능성이 높음	
위기의 단계	1단계	• 유발사건 발생 • 이미 경험한 위기도 다시 스트레스 요인으로 작용 가능함
	2단계	• 불안 증가, 위험하고 혼란스런 감정
	3단계	• 증가된 불안과 혼란이 인지적, 신체적, 행동적, 사회적으로 표출
	4단계	• 위기의 실제적인 단계, 미래의 사회적 기능에 손상을 가져올 수 있음
위기의 형태 08,10,16,17,20 기출	성숙위기 08,16,20 기출	• 발달 위기 • 삶의 주기에서 점차로 일어나는 예상 가능한 삶의 사건 • 사춘기, 결혼, 임신, 정년퇴직 등 새로운 발달단계의 역할변화 시에 발생
	상황위기 10,17 기출	• 예상치 못한 사건이 개인의 생리적, 사회적, 심리적 통합을 위협할 때 발생 • 사랑하는 사람의 죽음, 이혼, 직업의 변화나 상실, 원하지 않는 임신, 불치병의 진단
	사회적위기	• 재난 위기 • 우발적이고 흔하지 않고 다양한 상실이나 광범위한 환경적 변화를 포함하는 예상치 못한 위기 • 자연재해(홍수, 지진), 국가 재난(전쟁, 테러), 폭력 범죄(강간, 살인, 가족 학대)
위기중재	원칙 10 기출	• 즉각적인 중재의 중요성 인식 = 4~6주 안에 이뤄져야 함 • 현재 문제에 초점 = 치료는 현실위주 • 신체적 문제를 우선 중재, 초기 응급처치가 중요함 • 필요하면 환자와 함께 있어야 하며 위기 중재에 중요한 인물을 선택한다. • 적응적 대처기전을 강화시키고 이용, 대처기전의 약점을 탐색하는 것을 도와줌 • 위기 문제와 인생과의 통합을 시도하도록 격려

두드림 퀴즈

05 위기상태의 특성으로 바르게 설명한 것은?
① 자신과 남을 해할 위험이 감소한다.
② 위기는 질환상태이다.
③ 문제해결의 목적은 적응수준을 낮추어 위기를 극복하는 것이다.
④ 본인과 가족의 적응수준이 향상될 수 있다.
⑤ 갑작스럽게 발생하여 6개월 이상 지속된다.

06 위기이론 중 성숙위기에 속하는 것은?
① 농부에게 갑작스런 홍수가 발생해 손실이 생김
② 군대 간 아들이 훈련 중 부상을 당함
③ 퇴근하던 남편이 교통사고를 당함
④ 등산 중 추락사고
⑤ 결혼을 할 예정인 딸이 부모와의 이별을 걱정함

정답 05.④ 06.⑤

제4절 응급 간호

	사정원칙	• 즉각적 개입하여 당면한 문제에 초점		
	정신역동	• 양가감정, 절망, 죄책감, 공격성		
자살 ▶ 13,14,16, 17,18,19,20 기출	사정	자살단서 ▶ 14,16,17 기출		• 자살하려는 의도를 타인에게 알리는 행동양상
			언어적	• 더 이상 못 살겠어, 자살할거야, 이 약을 먹고 고통 없이 죽을 거야 • 이 세상은 내가 없으면 더 좋을 거야 • 나를 위해 기도해줘, 네가 돌아오면 난 여기 없을 거야
			비언어적	• 약을 먹고 자해를 하거나 목맬 줄을 만드는 등, 위험한 생활양식 • <u>소유물을 다른 사람에게 양도</u> • 묘지를 사는 것, <u>갑작스런 평안</u>
		자살행동		• 자살몸짓 = 실제적 자기 파괴보다는 관심을 얻기 위한 자살시도 • 자살위협 = 자살에 대한 양가감정의 표현, 도움을 요청하는 표현 • 자살시도 = 방해받지 않는다면 죽음에 이르는 행동 • 자살완성 = 경고 신호를 놓치거나 무시한 후 발생
		행동변화		• 갑자기 평안해 하거나 평소 기대되는 행동과는 다른 행동 • 미묘한 차이이므로 가족, 친구 혹은 의료진이 변화에 민감해야 함
		자살위험 평가		• 자살계획 = 계획의 세밀함과 방법의 치밀성 • 지지체계 정도
	간호중재 ▶ 12,13,14,17,18, 19,20 기출			• 환자의 <u>자살의도파악</u>은 정신장애환자 간호에서 <u>최우선, 즉각적</u>으로 관심 • 환자의 자기 파괴적인 생각에 직접 초점 = <u>자살계획, 죽음에 대한 환상 등에 대해 직접질문</u> • 자살예방에 중점을 두고 스트레스 요인 제거 • 입원치료 = 24시간 1 : 1 집중 관찰, 잠들기 전까지 혼자두지 않기, 비정기적 순회 관찰, 위험 물건 제거

07 자살하려는 환자에게서 가장 중요하게 사정해야 하는 것은?

① 우울정도 재상정
② 최근 면회한 환자 가족
③ 이전의 자살 시도 경험
④ 최근 행동 양상의 변화
⑤ 반복적 죄책감

08 입원중인 남성이 밤에 잠을 잘 들지 못하고 복도를 서성이며 간호사에게 다가와 "난 더 못 견디겠어, 자살할거야."라고 말했다. 이때 적절한 의사소통은?

① 잠을 못 잔다고 죽지는 않을 거예요.
② 오늘 날씨가 참 맑군요.
③ 참 잘 생각하셨어요.
④ 이해합니다. 죽고 싶은 이유에 대해 이야기해 볼까요.
⑤ 그런 생각은 못난 사람이나 하는 거예요.

정답 07.④ 08.④

폭력	근거 ▶ 19 기출		• 사회학습 이론 = 가정 안에서의 폭력은 폭력을 낳음
	특성 ▶ 16 기출		• 다세대 간 전달 = 역할모델과 사회학습을 통한 한 세대에서 다음 세대로 전달, 가해자는 과거 가정학대의 피해자일 가능성이 높음 • 사회고립, 힘과 구속력의 남용, 알코올 및 약물 남용
		공격자 ▶ 18 기출	• 자존감이 낮으며 쉽게 좌절, 자기중심적인 이기심 • 폭발적인 행동으로 공격적인 충동을 자제하지 못함 • 폭력을 사용하는 것을 정당화
		폭력대상자 ▶ 16 기출	• 의존적이고 무기력하며 무능한 특성 • 학대나 방임을 야기한 자신을 비판 • 자신이 처한 상황이 개선될 수 없음을 인정
	간호중재 ▶ 18 기출		• 폭력대상자 = 환자의 안전 증진, 신뢰감과 치료적 관계 형성, 학대받는 대상자에 관련된 준비, 사회지지체계를 위한 지침, 추후계획의 설정, 폭력에 대한 정서적 환기, 재구성의 촉진
성폭행 및 강간 ▶ 10 기출			• 정신과적 처치 = 신뢰관계 형성 = 감싸주는 태도로 환자지지, 비판단적 경청과 공감적 지지 필요 • 산부인과적 처치 = 구급조치 → 병력 청취 기록 → 의학적 검사 → 예방치료(성병, 임신 등)
상실과 슬픔 ▶ 18 기출			• 슬픔의 단계 = 부정 → 분노 → 타협 → 우울 → 수용
뇌전증			• 발작 시 간호 : 환자의 동작을 멈추거나 억제하지 않음 • 질식 예방 : 환자의 머리를 옆으로 돌려서 입으로부터 침이 흘러나오도록 함

04 정신질환 간호

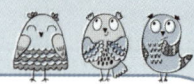

제1절 이상 행동 장애 간호

01 사고과정 장애 중 연상행동이 지나치게 빨라 대화 주제가 다른 주제로 빠르게 진행되어 엉뚱한 결론에 도달하는 현상은?
① 지리멸렬
② 보속증
③ 사고의 비약
④ 사고의 박탈
⑤ 우회증

사고장애	사고형태의 장애		• 현실과의 관계성, 질서나 논리성, 조직성의 결여, 사고 연상의 해이가 특징 • 자폐적 사고, 마술적 사고, 일차사고 과정, 구체적 사고, 신어조작증 등
	사고과정의 장애 ▶ 13,15,20 기출		• 사고흐름의 장애
		사고의 비약 ▶ 13 기출	• 연상활동이 지나치게 빨라 엉뚱한 결론에 도달
		우회증 ▶ 15 기출	• 의도했던 사고 목표에 도달하기는 하나 빙빙 돌다가 결론에 이름
		연상의 이완 ▶ 20 기출	• 생각이 한 주제에서 관련이 적은 다른 것으로 이동
		보속증	• 떠올랐던 생각이 계속해서 떠올라 사고의 진행이 제자리에 있음
		지리멸렬	• 사고의 논리성이 없어 말의 앞뒤가 맞지 않고 일관성이 없음, 횡설수설
			• 말비빔, 사고의 부적절성(동문서답), 사고의 이탈·지연·두절·발탈
	사고내용의 장애	망상 ▶ 12,16,17,18,19,20 기출	• 환경에 조화되지 않는 그릇된 믿음 = 잘못된 신념
			피해망상 ▶ 12,18 기출 • 다른 이에 대한 공격적 행동으로 이어질 수 있음
			관계망상 ▶ 12,16,19 기출 • 실제로 자신과 관계없는 일상생활에서의 상황을 자신과 관련되어 있다고 잘못 이해하거나 믿음
			과대망상 ▶ 20 기출 • 남들이 모르는 재능이나 통찰력을 가졌거나 정부의 직책을 맡았다거나 하는 망상
			우울망상 • 빈곤망상, 죄책망상, 자책망상, 질병망상, 허무망상

02 50세 남성이 TV 뉴스 시청 중 "아나운서가 내 이야기를 하고 있어요."라고 말하였다. 이 남성이 가지고 있는 문제는?
① 관계망상
② 신체망상
③ 피해망상
④ 색정망상
⑤ 우울망상

정답 01.③ 02.①

지각장애	착각 20 기출			• 실제 외부 자극을 뇌에서 통합하고 해석하는 과정에 문제가 발생하여 왜곡되게 인식
	환각 18,19 기출			• 외부 자극이 없는데도 실제처럼 지각하는 현상
		원인		• 신체적 : 두개내 뇌손상, 종양, 뇌의 혈관 병변 등의 뇌질환 • 심리학적 : 스트레스, 강한 공포
		환청		• 외부의 자극 없이 어떤 소리를 듣는 경우, 가장 흔함
		환시		• 실제 존재하지 않는 대상을 보는 것, 환청 다음으로 흔함
신체증상 및 관련 장애	개념 03 기출	일차적 이득		• 증상을 통해 심리적 불안과 죄책감을 면하는 이득
		이차적 이득		• 증상을 통해 얻게 되는 부수적 이득 ▶ 14 기출 • 학교에 안 가도 되는 것, 경제적 보상을 얻는 것, 주위의 관심과 보호
		만족스러운 무관심		• 자신의 기능 상실에 대해 별로 걱정하지 않고 무관심한 듯 보이는 태도
	유형	신체증상장애 99,03,04,08,12, 20 기출		• 모든 장기에서 다양한 신체증상 = 감각기관, 수의근 제외 • 치료 : 추가 검사는 원칙적으로 피해야 함 = 검사의 최소화, 불안을 말로 표현하게 함 ▶ 12 기출
		전환장애 05,11,14,15,18, 19 기출		• 감각기관이나 수의적 운동의 극적인 기능 상실이 특징적
			원인	• 불안이나 내적 갈등 → 기관 및 신체적 증상으로 상징적 '전환'됨
			증상	• 주로 마비, 시력상실, 함구증, 무의식적으로 일어나는 심리적인 반응양식으로 증상을 통해 주위환경과 대화하고 갈등을 통제하려는 목적이 있음 → 증상발현으로 내적 긴장 완화가 나타나 1차적 이득(심리적 이득) 얻음 ▶ 14 기출 → 원치 않는 상황 및 책임 회피, 주변의 관심, 타인 조종 등 2차적 이득 얻음 • 만족스런 무관심 • 가성경련 = 히스테리성 간질
		질병불안장애 14 기출		• 부정확하게 인식하여 뚜렷한 신체적 증상이 없는데도 불구하고 자신이 심각한 병에 걸렸다는 집착과 믿음을 가지게 된 상태 • 타인에 대한 공격심, 증오가 신체호소로 전이

03 환각에 대한 설명으로 바른 것은?
① 자아의 현실 기능이 저하되면 환각에서 벗어나기 쉽다.
② 정상인도 간혹 경험할 수 있다.
③ 기질적 뇌장애와는 상관이 없다.
④ 실제로 받아들여진 외부의 자극이 해석과정에서 잘못 판단된 것이다.
⑤ 외부 자극에 의해 나타나는 현상이다.

04 전환 장애 환자의 우선적인 간호 중재 목표로 가장 바람직한 것은?
① 개인 및 집단정신요법에 참여하게 한다.
② 자신의 감정을 표현하게 한다.
③ 스트레스 대처법을 교육한다.
④ 전환증상을 빠른 시일 내에 감소시킨다.
⑤ 오락프로그램에 참여시킨다.

정답 03.② 04.②

		원인	• 정신역동 이론 : 공격성, 증오가 신체적 우려로 나타남
		진단기준	• 질병 불안 행동은 <u>무의식 수준</u>에서 발생 cf. 꾀병 = 의식 수준
		치료	• 계획된 주기 검사 시행 : 의료진의 관심을 보여주어 의존욕구, 관심욕구 충족
	<u>허위성장애</u> ▶ 17 기출		• 오직 관심을 받을 목적으로 의도적으로 신체적, 정신적 증상을 유발하거나 꾸며냄 • 방어기제 = 억압, 동일시, 퇴행, 상징화
	간호중재 ▶ 99,00,01,02, 04,05,08,10,11,12, 13,16,17,18,19,20 기출		• 신체적 호소가 대상자에게는 실제적임을 인식하고 수용 • 신체적 증상이나 기능장애에 초점을 맞추지 말고 대상자의 두려움과 불안에 대한 언어적 표현을 경청 • 사무적인 태도를 취하고 대화의 초점을 돌림 • 환자의 장점을 인식시켜 주어 갈등처리방법으로 이용하게 하고, 환자 역할을 철회시키고 이차적 이득을 최소화 • 환자가 적절한 대처기전을 터득하고 수행할 수 있도록 도움 • 신체적 증상과 결함에 대한 대상자의 언어적 진술과 신체적 능력 및 행동이 일치하지 않을 때마다 지적 • 집단 활동 = 오락 및 사회활동
해리성 장애	개념		• <u>억압된 충동이 무의식적으로 의식에서 분리</u>
	증상		• 기억장애, 판단력 손상, 이인증, 몽유병 등
	관련 질환		• 해리성 기억상실, 이인증/비현실감 장애, 해리성 정체성 장애

---

05 20대 여성이 교통사고를 당해 동승했던 부모님이 돌아가셨다. 이 여성이 사고 후 교통사고를 전혀 기억하지 못할 때 의심할 수 있는 질환은?

① 헤리성 정체성 장애
② 알츠하이머 질환
③ 경계성 인격 장애
④ 비현실감 장애
⑤ 해리성 기억상실

정답 05. ⑤

제2절 기분 관련 장애 간호

우울장애	원인	생물학적이론 (09,13 기출)	• 신경전달물질(노르에피네프린, 세로토닌) 결핍, 코티졸 과다분비
		정신역동 이론	• 대상상실이론 : 소중한 애착 대상과의 분리 • 방어기전 : 함입 = 죄의식을 일으키는 분노가 내부로 향함
		학습된 무력감 모델 (10 기출)	• 대상자가 자신의 환경에서 스스로 강화요인을 통제할 수 없다고 믿는 성격 경향과 행동 상태
	행동특성 (98,00,01,02, 03,04,06,09,15 기출)	생리적	• 수면장애, 피로, 무월경, 식욕부진, 과식, 체중 변화 (09 기출)
		인지적	• 흥미와 동기 상실, 자기비난, 자해사고, 자살사고
		정서적	• 낙담, 피로, 우울, 무가치감
		행동적	• 개인위생 불량, 낮은 자존감, 무기력, 슬픔
	유형 (00,02 기출)	주요우울장애	• 진단기준 : 무가치감, 과도한 죄책감, 사고력이나 집중력의 감소, 우유부단함, 불면, 과다수면, 거의 모든 일상 활동에 대한 흥미나 즐거움이 뚜렷하게 저하 등의 증상 중 5개 이상의 증상이 2주 이상 거의 매일
		지속적 우울장애 (08,02 기출)	• 주요우울장애보다 심각도는 덜함 • 진단기준 : 식욕부진, 과식, 수면과다, 수면결핍, 피로, 자존감 저하, 집중력 감소, 의사결정의 어려움, 절망감 등의 증상이 2가지 이상 나타나는 경우
	치료 (98,99,02,03, 06,14 기출)	약물치료 (14 기출)	• 증상 완화에 최소 4~6주 걸림 • 삼환계 항우울제(TCAs) : 심장환자에게는 금기 • MAO억제제(모노아민 억제제 MAOI) : 티라민 함유 식품(치즈, 아보카도, 훈제 어류 등)과 병용 시 고혈압 위험, 기립성 저혈압 • SSRI(선택적 세로토닌 재흡수 억제제) : 부작용이 적어 1차 선택제제로 활용
	간호진단 (19 기출)		• 자가간호 결핍, 자존감 저하, 자살위험성, 영양불균형, 언어적 의사소통장애 • 수면양상 장애, 비효율적 대응, 불안, 사회적 상호작용 장애

두드림 퀴즈

06 우울증 환자들이 주로 사용하는 방어기전은?
① 함입
② 투사
③ 합리화
④ 승화
⑤ 반동형성

정답 06.①

두드림 퀴즈

07 60세 여성이 남편과 사별한 후 이불 밖으로 나오지 않는다. 이때 간호사가 해줄 수 있는 중재는?

① 음악을 크게 틀어준다.
② 집단프로그램에 참석하게 한다.
③ 혼자 있도록 한다.
④ 환자에게 짧게 자주 찾아가며 곁에 조용히 있어준다.
⑤ 기분전환을 위해 외출을 권장한다.

08 우울증 환자 간호로 가장 적절한 것은?

① 쾌활하고 상투적인 접근을 하지 않는다.
② 동정적인 태도로 위로와 관심을 갖는다.
③ 수면제나 진정제를 우선적으로 투여한다.
④ 현실과 거리감을 갖도록 한다.
⑤ 영양 간호는 필요하지 않다.

간호중재 98,99,00,01,02, 03,04,05,06,07, 09,10,12,13,15,17, 18,19,20 기출	의사소통 19,20 기출	간호사 태도	• 지나친 낙천성이나 명랑성 피함 • 쉽게 반응이 없다 해도 환자 옆에서 일반적인 대화를 함 • 지나치게 동적인 태도나 위로와 관심, 칭찬의 말은 오히려 환자의 절망감을 증가할 수 있음 • 상투적인 표현은 환자의 감정을 경시하는 것으로 느껴질 수 있으며, 환자의 죄책감이나 무가치감을 악화시킬 수 있음 • 환자가 말을 하지 않더라도 옆에 있어 주기
		자존감 증진	• 대상자를 수용함으로써 대상자의 자기 가치감 증진 • 간단한 작업을 통해 성취감과 능력을 강화 • 자기표현기술 교육
		인지적 재구성	• 왜곡된 사고형태 바꾸고 자신과 세계를 보다 현실적으로 보도록 도전시키는 것 • 긍정적 사고를 증진 • 비현실적 목표를 현실적 목표로 바꾸도록 도움
		사회기술 훈련	• 사회적 상호작용의 효율성을 증진시키는 사회기술전략 제공
	자가 간호 활동 12 기출	식사 09,10 기출	• 먹는 것에 대해 흥미가 없거나 무감각 • 영양 불균형이 심할 경우에 최후의 방법으로 위관영양
		개인위생	• 생각에 몰두해 있어 개인위생에 무관심함 • 환자를 재촉하거나 전적으로 자가 간호를 대신해주기 금지
		수면	• 낮에는 가능한 침상에 있지 않기 → 오후시간에 야외활동 • 소음이나 자극적 광선 제거로 편안한 환경제공
	신체활동 증진	작업요법	• 현실감을 가지고 사회활동에 흥미를 가질 수 있게 하며 내부로 향하는 에너지를 감소시켜 증상을 완화함
	자살예방 07 기출		• 1:1 관찰 및 간호, 위험한 소지품 제거 • 자살계획 및 시도에 대해 직접적으로 초점 • 불규칙적인 병실순회, 잠들기 전까지 혼자두지 않음, 수동적 자살예방

정답 07.④ 08.①

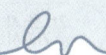

양극성 및 관련 장애	원인	생물학적 이론 ▶ 09,13 기출	• 신경전달물질(노르에피네프린, 도파민), 증가되면 조증, 감소되면 우울증
		정신사회적 이론	• 우울에 저항하는 방어 행동
	증상 ▶ 98,00,01,02,03, 04,06,09,11,15, 16 기출	생리적	• 수면부족
		인지적	• 고양감, 사고의 비약
		정서적	• 자신감, 의기양양, 다행감, 심한 기분의 동요
		행동적	• 공격적, 과도한 돈의 낭비 ▶ 16 기출, 성욕 및 성활동 증가, 과다행동 09 기출, 조종, 참견, 도발적
	유형	I형 양극성 장애 ▶ 18 기출	• 조증과 우울증이 교대로 나타나거나 조증이 반복적으로 나타남 • 1주 이상 지속되는 한 번 이상의 조증이나 혼재성 삽화
		II형 양극성 장애	• 한 번 이상의 주요우울증 삽화와 적어도 한 번의 경조증 삽화가 동반, 우울증이 주를 이루는 양극성 장애
		순환성 장애 ▶ 18 기출	• 최소 2년 이상 지속되는 만성 기분장애 • 경우울증과 경조증이 수차례 교대로 나타남
	약물치료 ▶ 16 기출		• Lithium(항조증제, 기분안정제) : 혈중 농도 관찰, 수분섭취 권장, 신장기능 사정, 심전도, 갑상선 기능 사정 및 중재 필요
	간호중재 ▶ 07,08,11,14,15,1 7,19 기출	의사소통 ▶ 14,17,19 기출	• 대상자가 내면의 우울감을 부정하고 있다는 것을 이해 • 항의하거나 논쟁을 벌여서는 안 됨 • 환자의 질문에 간결하고 진실한 대답하기 한 번에 한 가지 주제에만 초점
		환경요법 ▶ 08 기출	• 소음 최소화하고 자극물 없애기 • 파괴적이고 충동적인 행동 시 격리 및 신체적 제제 = 환자가 격리 및 신체적 제제를 체벌로 받아들이지 않도록 충분한 설명 제공
		자가간호	식사 ▶ 14,15,19 기출 : • 수분섭취 충분히 • 들고 다니면서 먹을 수 있는 고단백질, 고칼로리 음식, 간식 제공
			감염예방 : • 에너지 소모로 신체적 저항력이 저하되고 탈수되기 쉽다. • 아픔이나 상처를 잘 느끼지 못하거나 무관심하여 염증이 생기기 쉬움
			휴식 : • 조증 환자끼리 분리, 자극 제한

두드림 퀴즈

09 양극성 및 관련 장애에 대한 설명이다. 적절한 항목은?
① 주관적으로는 불편감을 느끼지 않는다.
② 기분의 기복이 뚜렷하게 나타난다.
③ 타인들이 느낄 수 없을 정도의 기분 변화를 말한다.
④ 대인관계와 사회적, 직업적으로 영향을 끼치지 않는다.
⑤ 심한 기분의 혼란이 있지만 기분 조절이 가능하다.

정답 09.②

두드림 퀴즈

10 공격성이 높은 환자를 대상으로 한 간호로 적절한 것은?
① 환자의 행동 변화에 따라 가변적이고 융통성 있는 태도를 유지한다.
② 공격행동 억제를 위하여 가능한 한 좁은 장소를 마련한다.
③ 공격적 에너지와 분노감정은 최대한 억제하도록 교육한다.
④ 공격적인 행동을 보이더라도 행동 제한은 하지 않는다.
⑤ 공격적 행동과 그에 대한 제한을 위해 환자와 사전 계약을 맺는다.

	신체적 활동 ▶ 07 기출	• 환자의 활동이 건설적인 목적으로 이용하도록 도움 • 다른 사람과 어울리는 것 장려할 필요 없으며 가끔 혼자 있게 하거나 혼자 걷도록 함 • 복잡한 일보다 청소와 같이 간단하고 빨리 할 수 있는 일이 필요
	공격성 관리 ▶ 08,10,12,17 기출	• 공격의 위험성을 사정 • 안전을 위해 공격환자에게 제한점을 두고 환자와 계약 • 진지하고 일관성 있는 태도를 유지 • 필요시 신체적 억제 또는 격리하고 격리 시 제한하는 이유에 대해 충분하게 설명 및 간호사를 부르는 방법을 알려줌

제3절 불안 관련 장애 간호

불안장애	불안 ▶ 99,00,01,02, 06,11,12,14,16, 17 기출		• 스트레스에 대한 반응으로 주관적으로 경험되는 정서 • 염려, 긴장, 걱정되는 상태로써 임박한 위기에 대한 두려움 • 내적인 조절능력의 상실로 마음속으로부터 일어나는 모호하고 막연한 감정 • 현실을 인식하는 현실 검증력에는 손상 없음 • 잠깐씩 불안을 느끼는 것은 정상
	불안단계 ▶ 12,14,16,19 기출	경증	• 동기부여, 지각영역 확대, 학습 동기화
		중등도 ▶ 16,19 기출	• 지각영역 협소, 선택적인 부주의, 잘 지도하면 좀 더 집중 가능
		중증 ▶ 12 기출	• 지각영역이 현저하게 축소, 신체적 증상 급격히 증가, 안절부절 못함(초조)
		공황상태 ▶ 14 기출	• 성격분열, 무력감, 순간적 정신증적 상태 • 행동이 이상하고 기괴하며 난폭 = 즉각적 조정 필요
	원인	정신사회적 요인 ▶ 06,11,16 기출	• 정신역동 이론 ▶ 11,16 기출 = 이드와 초자아 사이의 내적 갈등, 자아가 건강해 방어기전이 무의식적 생각이나 충동을 충분히 억압하면 불안은 사라짐 • 채워지지 않은 의존, 안전, 권력욕구의 반영
		생물학적 요인	• 과도한 노르에피네프린, 세로토닌 결핍 • GABA 감소로 인한 뉴런 발화 증가
	증상 ▶ 98,06,08 기출	생리적	• 심계항진, 식욕부진, 질식할 것 같음, 다급성 빈뇨, 반사작용의 증가

정답 10.⑤

		행동적	• 안절부절 못함, 과다 호흡, 신체적 긴장, 놀람반응
		인지적	• 주의집중 곤란, 과거회상 장면으로의 전환, 기억력 저하, 판단력 결핍 • 사고의 단절, 자존감 저하, 지각영역의 축소
		정서적	• 인내심 부족, 두려움, 공포, 신경과민, 긴장, 불편감
	불안대처기전	과업중심반응	• 문제와 갈등을 해결, 요구를 만족시키며 의식수준에서 행해지고 행동중심으로 나타남
		자아중심 반응	• 자기 자신을 보호하기 위한 반응으로 방어기전을 일컬음 • 모든 사람이 경한 불안이나 중등도 불안을 성공적으로 다룰 때 사용 • 억압과 억제의 방어기전을 사용하여 갈등을 해결하려 함
	유형 ▶ 98,99,00,01, 02,03,04,05,06, 07,10,12,15, 17,18,19,20 기출	공황장애 ▶ 07,12,15,20 기출	• 예기치 못한 반복적인 공황발작으로 인해 사회적 기능의 장애가 초래 • 진단은 4가지 이상의 증상이 최소 1회 이상 반복적으로 나타나는 경우 • 최소한 1개월 이상 추가적 공황발작이 일어날까봐 지속적으로 염려하거나 발작 관련 행동에서의 의미 있는 비적응적 변화를 보이는 경우 • 예기불안 = 미래의 어떤 상황을 떠올렸을 때 불안감 증가
		광장공포증 ▶ 10,18,19,20 기출	• <u>도움을 받을 수 없다고 생각되는 장소에 있을 때 나타나는 현저한 공포</u> • 공황장애와 함께 나타나는 경우가 대부분
		사회불안장애	• 다른 사람이 자신을 쳐다볼 수 있는 상황에서 지속적으로 나타나는 두려움
		특정 공포증	• 실제 위험이 없다는 것을 명백히 알고 있는데도 불구하고 비현실적인 두려움
		범불안장애 ▶ 08,17,18 기출	• 지나친 불안이나 걱정이 적어도 6개월 동안 지속 • 특별한 원인이나 근거가 없는 불안심리 • 수의근과 자율신경계의 긴장 증상 = 두통, 협심통, 근육통증, 피로감, 불면증 등
		분리불안장애	• 7~8세 아이에게 호발 • 주 애착 대상자에서 분리될 때 지속적으로 나타나는 불안상태
	간호중재 ▶ 98,00,01,02, 04,05,06,07,09, 11,13,14,18,20 기출	중증 및 공황수준의 불안	• <u>환자 곁에 있어 주면서 경청하고 지지</u> • <u>안전에 대한 확신 주기 = 조용하고 위협적이지 않으며 사무적인 태도</u> • 자신의 느낌과 역할을 끊임없이 명료화

두드림 퀴즈

11 모든 일에 대해 불안해하고 걱정하는 증상이 6개월 이상 지속되는 것을 무엇이라고 하는가?
① 특정 공포증
② 우울장애
③ 공황장애
④ 범불안장애
⑤ 사회불안장애

12 다음은 공황장애 대상자의 사회적 적응능력 수준과 관련된 행동특성에 대한 설명이다. 옳은 것은?
① 목적 지향적인 행동을 한다.
② 주의 집중과 학습에는 문제가 없다.
③ 미세한 일을 확대하거나 왜곡하여 논리적 사고에 문제가 생긴다.
④ 느린 말투로 이야기 한다.
⑤ 지나치게 건강에 무관심하게 된다.

정답 11.④ 12.③

			• 처음부터 반복되는 행동 저지하지 않기 • 공포대상에 맞서도록 강요하지 않기 • 재호흡 백 적용 및 심호흡, 이완요법 • 환자와의 접촉에 대해서 신중하게 판단 • 신뢰 관계의 확립, 무조건적인 수용태도 • 환경적 자극 감소하여 조용한 장소에 있도록 함
		중등도 불안	• 불안에 대한 병식 • 행동을 수정하고 스트레스에 대한 새로운 대처방법을 배우도록 돕기
		광장공포증, 사회불안장애, 특정공포증 ▶ 18 기출	• 조용하고 솔직하며 권위적이지 않은 태도로 접근 • 심호흡, 이완요법 • 공황 반응을 증가·감소시키는 요인을 환자 스스로 파악하도록 도움 • 공포의 자극에 점진적으로 노출 = 탈감작법 ▶ 09,13,20 기출 → 이완하는 방법 훈련, 이완상태에서 점차적으로 높은 불안반응을 유발시키는 위계상황을 대면하게 함으로써 불안이나 공포증상을 점차적으로 제거하게 함
강박 및 관련 장애	개념 ▶ 05,17,20 기출	강박사고	• 자신이 원하지 않고 불필요하다는 것도 스스로 잘 알지만, 잘 조절되지 않으며 마음속에 계속적으로 반복하여 떠오르는 사고, 욕구, 심상 • 자아 이질적 = 행동의 불합리성·과다성 인식함
		강박행동	• 강박사고로 인한 불안이나 고통을 경감하려는 목적으로 행해지는 반복적인 행동 • 병적이고 저항할 수 없는 충동으로 불안의 간접적인 표현 = 강박행동에 저항 시 불안·긴장 고조
	원인 ▶ 12 기출	생물학적	• 세로토닌의 결핍
		정신사회적	• 불안을 억제하기 위해 강박적 사고나 행동을 끊임없이 반복 • 남근기적 갈등에 의한 항문기로의 퇴행 = 강한 초자아, 완벽주의자
	강박장애 ▶ 08,11,12,13, 14 기출		• 불안 완화를 위해 자신의 의지와는 무관하게 반복되는 강박적 사고와 행동을 되풀이하는 것
		발병	• 초자아가 강하고 완벽주의적 성격 = 손씻기, 위험에 대한 병적 의심 등
		증상	• 대상자가 불합리하다는 것을 알고 있으며 이에 저항하려고 하나 억제할 수 없고 억제하려고 노력하면 불안 상승 ▶ 16 기출

	방어기전 ▶ 12 기출	• 격리 : 원래의 불안을 일으켰던 감정과 강박행위의 분리 • 대치 : 정신 에너지 → 신체활동 • 반동형성 : 억압된 충동과 반대 형태의 강박행위 • 취소
	간호중재 ▶ 08,10,14 기출	• 강박행동은 허용적인 방법으로 받아들임 = 못하게 하면 불안을 조절할 수 없어 공황상태가 될 수 있음 • 의식적 행동에는 적당한 시간 허용 • 강박행동이 건강을 해칠 정도로 심할 때는 제한 • 신체적 보호 : 적당한 음식섭취, 피로예방, 피부보호, 감염예방

13 정돈하기에 대한 강박장애가 있는 환자에게 적절한 간호는?
① 중단시키기 위해 제한한다.
② 강압이나 비판을 하지 않고 적절한 시간을 제공한다.
③ 적극적으로 관심을 표현한다.
④ 근본 원인에 대한 이야기를 나눠본다.
⑤ 부적응 행동인 것을 깨닫게 한다.

제4절 인격 장애 간호

개념		• 청년기나 성인초기에 나타나 전생에 걸쳐 지속
분류	A군 인격장애	• 상식적인 범위에서 벗어난 행동특성을 나타냄
	B군 인격장애	• 극적이며 변덕스러운 행동특성을 나타냄
	C군 인격장애	• 근심이 많고 두려워하는 행동특성을 나타냄

원인
▶ 04 기출
	생물학적 요인	• 유전적 요인 = 주요 정신장애와 유전적 연관성
		  → A군 : 조현병 가족(조현형)
		  → B군 : 알코올의존증(반사회적), 기분장애(경계형), 신체화 장애(히스테리성)
		  → C군 : 우울장애(강박성), 불안(회피성)
		• 생화학 이론 : 도파민, 세로토닌과 같은 신경전달물질의 이상

	사회문화적 요인	• 가족환경, 가족의 사회적 특성 : 일관성 없는 훈육방법, 애정결핍, 부모의 정신병력 • 학습이론 : 부정적인 반응이 학습

	심리적 요인	• 정신 성적 발달 단계 중 어느 한 단계에 고착
		  → 구강기 고착 = 수동적, 의존적
		  → 항문기 고착 = 고집이 세고 인색함
		• 초자아 미성숙

행동특성 ▶ 15 기출		• 스트레스에 대한 부적응 반응, 일이나 사랑에서 나타나는 장애 • 대인관계에서의 갈등, 타인을 불쾌하게 만드는 경향

14 자신의 아내가 외도를 하고 있다고 의심하며 계속해서 아내에게 전화하여 위치를 물어보고 집착하는 남성이 회사생활과 사회생활에서는 문제가 없다. 이 남자에게 해당하는 인격 장애의 유형은 무엇인가?
① 조현성 인격 장애
② 편집성 인격 장애
③ 경계성 인격 장애
④ 히스테리성 인격 장애
⑤ 조현형 인격 장애

정답 13.② 14.②

두드림 퀴즈

15 조현병 가족에게 발생빈도가 높고, 괴상하며 마술적 생각이나 지각의 왜곡이 나타나는 인격 장애는?

① 조현형 인격 장애
② 수동-공격성 인격 장애
③ 회피성 인격 장애
④ 경계성 인격 장애
⑤ 반사회적 인격 장애

유형 ▶ 98,99,00,01,02, 03,04,5,06,07,11,12,13, 15,16,17,18,19,20 기출			
	A군 인격장애	편집성 ▶ 07,11,15,16,17, 19 기출	• 특징 : 다른 사람에 대한 불신과 의심, 다른 사람이 자신을 부당하게 이용하고 속일 것이라고 추측 • 극단적으로 낮은 자존감으로 인한 적의와 분노를 타인에게 투사 • 간호 시 주의사항 : 신뢰 관계 구축, 너무 잘해주거나 관심을 표시하면 동기를 의심받을 소지가 있으므로 이러한 태도는 지양
		조현성 ▶ 11,18 기출	• 특징 : 대인 관계 형성 및 반응 능력에 심각한 장애 → 대인관계 무관심, 공허감 느낌 = 능동적 사회적 고립
		조현형 ▶ 13 기출	• 특징 : 망상이나 환각 없이 기이하거나 이상한 사고·행동, 대인 관계 장애 → 조현성 인격 장애보다 심함
	B군 인격 장애	반사회적 ▶ 12,20 기출	• 특징 : 사회적 규범 무시 → 지속적 반사회·범죄 행위, 타인의 권리 무시 • 내면에 거짓이 가득 차 있는 성향, 충동적이고 공격적인 행동 • 겉으로는 매력적이고, 남의 기분을 잘 알아주는 것 같음 • 공감과 사회적 책임감이 부족하기 때문에 치료 어려움
		경계성 ▶ 15,18,19 기출	• 특징 : 정서, 정체성 대인관계의 불안정성, 버림받는 느낌을 피하기 위해 대인관계 형성에 필사적 • 자기 파괴적인 행동 = 자해 • 자주 타인 행동 조정 : 타인 행동 조정을 위해 자해, 자살위협 • 극단적으로 양극으로 '모두 좋다, 모두 나쁘다'로 분열 • 현실에서 매일 경험하는 대인관계상의 문제를 중심으로 해석
		히스테리성 ▶ 07,10,14, 20 기출	• 특징 : 타인의 관심과 주의를 끌기 위한 지나친 감정표현과 과장된 행동을 하나 실제는 의존적이고 무능함, 지속적인 깊은 인간관계를 맺지 못함 • 스스로 사교적이라고 생각함 • 다른 사람의 관심을 끌기 위해 외모에 집착하고 부적절한 성적 유혹을 사용해 자신을 극화함
		자기애적	• 자기의 중요성과 성취에 대한 비현실적 과대평가, 공감능력 부족 • 타인에게 지속적 관심·칭찬 요구, 공감능력 부족

정답 15.①

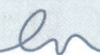

	C군 인격 장애	회피성 ▶ 12,16 기출	• 특징 : 대인관계를 갈망하나 타인 거절과 비판에 대한 극도의 예민성→ 대인관계 접촉이 필요한 모든 상황에서의 회피와 사회적 억압 • 거절에 대한 예민성 • 관계형성을 원하지만 해내지 못함
		의존성 ▶ 08 기출	• 특징 : 타인에 대한 의존·복종, 관계가 끝나면 급히 대체물을 찾음
		강박성	• 규칙·순서 등에 집착, 인내심, 완고함, 완벽주의, 감정표현의 인색
간호중재	의사소통 ▶ 00 기출		• 간호사의 태도 : 경청, 일관성 있는 태도가 중요, 변명의 여지가 없이 확고한 제한 설정, 부적절한 행동이 일어난 후에는 사무적인 태도, 엄격하고 단호한 태도 ▶ 11,13,14,17,18,19,20 기출
	환경요법		• 일관성 있는 제한 설정 필요 ▶ 18 기출 • 경험이 풍부하고 일관성 있는 직원 배치
	신체적 활동		• 잘 짜인 집단 활동에 포함시키고 임무를 맡도록 하여 주어진 책임을 완수

제5절 물질 및 중독 관련 장애 간호

개념	복합물질 남용		• 물질사용에서 금단증상을 줄이거나 중독의 성질을 변화시키려고 동시에 또는 결과적으로 두 개 이상의 물질을 함께 사용하는 것
	물질 의존 ▶ 03,06 기출		• 마약류 및 약물의 지속적, 주기적인 사용이 정신적, 신체적 변화를 일으켜 약물 사용을 중단하거나 조절하는 것을 어렵게 하는 상태, 생물학적·행동적 증상에 초점
	내성 ▶ 14 기출		• 약물을 주기적으로 사용한 결과 이전과 같은 용량으로 동일한 효과가 나타나지 않고 약물의 효과가 감소하기 때문에 약물의 용량을 증가시켜야 하는 상태
	교차내성 ▶ 17 기출		• 특정 약물을 계속적으로 사용했을 때 비슷한 종류의 다른 약물에도 내성이 생기는 것, 교차 내성을 일으키는 약물끼리는 효과가 같기 때문에 대치될 수 있음 • 알코올-벤조다이아제핀
원인	심리적요인 ▶ 11 기출	정신분석 이론	• 구강기 의존 욕구 불만족 결과로 구강기의 고착, 퇴행, 징벌적 초자아
		성격요인	• 반사회적 인격 장애, 회피적, 의존적 성격특성
		가족체계 이론	• 가족 구성원 간의 관계 양상

두드림 퀴즈

16 무슨 일이든 부모가 해주기를 바라며 혼자서는 아무것도 하려고 하지 않는 것은 어느 인격 장애에 해당되는가?
① 편집성
② 회피성
③ 경계성
④ 조현형
⑤ 의존성

정답 16.⑤

두드림 퀴즈

17 알코올 유도성 기억 장애 중 하나인 Wernicke's syndrome에 대한 설명으로 옳은 것은?
① 사지의 다발성 신경염으로 인해 발뒤꿈치로 걷는 모습을 보인다.
② niacin 결핍으로 인한 대뇌 및 말초신경의 퇴행성 변화를 말한다.
③ 작화증과 어색하게 명랑한 모습을 보인다.
④ 섬망 및 의식장애, 운동실조 등의 증상이 나타난다.
⑤ 빠른 시간 내에 응급으로 niacin 투여 시 완치가 가능하다.

18 환각제를 사용 시 나타날 수 있는 플래시백 효과에 대한 설명으로 옳은 것은?
① 마리화나의 장기적 사용 시 나타나는 정신적 의존 증상
② 장시간 환각제를 사용한 경우 나타나는 무감동 무기력 증상
③ 금단증상으로 인한 조절력 상실과 공격적 상태
④ 환각제를 사용하지 않아도 환각을 반복적으로 경험하는 증상
⑤ 심한 금단증상으로 인해 나타나는 대발작 경련

정답 17.④ 18.④

	청소년	사회학적 요인	• 주변 친구의 영향(또래의 압력) 영향
		환경적 요인	• 알코올, 본드, 부탄가스 등 값이 싸고 손쉽게 구할 수 있음
		심리적 요인	• 과정상의 장애가 생길 시 남용 증가
알코올 관련 장애	생리적 영향		• 중추신경억제효과 ▶ 13 기출 • 만성적 알코올 사용 = Wernicke-Korsakoff's syndrome ▶ 13 기출, 간경화증, 말초신경염 • 영양결핍 위험
	알코올 금단증상 ▶ 06,08,12,14,16, 18 기출		• 시간적 경과 ▶ 11,18 기출 • 중단 후 4~12시간 이내 시작, 단주 후 2일에 가장 극심함 • 알코올 금단 섬망 = 진전섬망, 48~72시간, 가장 심각한 증상 • 자율신경계 항진증 = 혈압·맥박·체온 상승, 발한, 손 떨림 증가
	알코올 유도성 지속기억 장애 ▶ 13 기출	Korsakoff's syndrome ▶ 03,08 기출	• Thiamine과 niacin 결핍으로 인한 대뇌 및 말초신경의 퇴행성 변화 • 진행성 기억상실 = 최근 기억상실 심함 • 작화증, 사지의 다발성 신경염
		Wernicke syndrome ▶ 03,19 기출	• Thiamine 및 영양결핍이 원인 • 시신경 마비, 복시, 기억상실, 운동실조
중추 신경 작용 약물의 유형, 특성, 투여경로 ▶ 07,10,11,13,15, 16,17,18,19,20 기출	마약 ▶ 07,18 기출		• 아편, 헤로인, 모르핀, 코데인, 데메롤, 메타돈 • 중추신경 억제 = 진통 및 진정
	중추신경 자극제	암페타민, 필로폰, 엑스터시, 메세드린 ▶ 19 기출	• 중추신경 흥분 • 강한 정신적 의존 및 신체적 의존
		코카인 ▶ 17 기출	• 중추신경 흥분 • 강한 정신적 의존, 비중격 천공 유발 • 주로 비강흡입하여 비중격 궤양 위험
		니코틴	• 중추신경 흥분
		카페인	• 정신적 의존 및 내성 발생
	신경안정제	바리움, 아티반, 리브리움	• 중추신경 억제
	진정 수면제	바비튜레이트, 페노바비탈, 세코바르비탈	• 중추신경 억제 = 진정과 수면효과 • 정신적·신체적 의존 심함 • 금단증상 = 가벼운 증상으로 불안, 불면, 악몽 심할 경우 대발작 경련, 정신병상태, 고열, 사망
	환각제	LSD	• 환각, 지각강화, 지각왜곡 • 신체적 의존 및 금단현상은 없음 • 플래쉬백효과 = 재현현상 = LSD 사용하지 않아도 환각을 반복적으로 경험 ▶ 20 기출

		대마, 마리화나, 해시시 ▶ 10,16 기출	• 다행감, 이완감, 수면감, 진전 • 무동기증후군 = 장기간 대마, 마리화나를 피운 사람에게서 나타나는 지속동기, 주의집중의 상실, 무감동, 무기력 ▶ 16 기출
	흡입제, 본드, 가스	톨루엔, 아세톤, 가솔린, 신나, 부탄가스 ▶ 15 기출	• 중추신경 억제효과 = 즉각적이고 빠른 효과 • 흡입제이므로 코나 입 주위에 붉은 반점 있음
	알코올 ▶ 13 기출	와인, 맥주, 소주, 위스키	• 중추신경 억제효과 ▶ 15 기출, 영양장애 발생 • 간경화, 뇌손상, 각종 장기 손상 위험
간호중재	알코올 의존 환자 ▶ 01,02,04,05, 12,20 기출	개입, 직면	• 환자가 병식을 갖도록 도와주는 것 • 알코올 의존으로 인한 부정적 결과들을 환자가 직시할 수 있도록 도움
		해독	• 환자 증상에 대한 정확한 관찰과 평가를 통한 적절한 간호중재 실시 • 부족한 비타민 공급 = thiamine, vit. C • 금단증상 관찰 및 금단 후 V/S 측정 = 금단증상에 따른 적절한 중재 시행 ▶ 16 기출 • benzodiazepine계 약물 = 광범위하게 알코올 금단에서 대체요법으로 사용됨 • 계약 = 술을 끊고 다시는 마시지 않도록 하는 것 • 영양 = 고단백, 고비타민 식사 제공, 적절한 수액 및 전해질 균형 유지 • 경련 및 진전예방 = 억제 금기 • 불안 감소 = 왜곡된 지각 및 공포를 제거하기 위해 방안에 항상 불을 켜두기, 조용한 환경 유지
		재활	• 단주 동기 고취 • 자조 집단 구성 = AA(금주동우회), alanon(가족친목), Alateen(알코올 의존자에게 영향 받은 청소년, 젊은이) ▶ 05,07 기출
	물질의존 환자	약물치료	• 길항제 치료 : 남용약물의 약리효과를 차단하는 약물 투여 • 대체치료 : 헤로인 중독 → 메사돈 / 담배 중독 → 니코틴 패치
		간호중재 ▶ 12,13 기출	• 해독기간 중에 나타나는 증상 관리 • 자기 주장성을 일으킨다는 것을 인정 • 좌절감을 완화시키고 자존감을 증진 • 적절한 양양 공급, 고혈압과 심계항진 관찰 • 필요하다면 금단 시에 나타나는 증상을 완화시키는 약물 투여 • 지지집단에의 참여 권유

제6절 신경인지 관련 장애 간호

개념 98,11 기출	신경인지장애	• 뇌조직의 일시적 또는 영구적 손상이나 기능적 이상을 초래된 의식, 기억, 언어, 판단 등의 정신기능의 장애
	진단기준	• 신경학적 기능 이상, 중추신경에 손상, 기억장애, 지남력 장애, 각성 상태의 장애와 관련된 증상 혹은 증후를 보이는 것
	기억상실증 — 기질성	• 기억이 서서히 회복 • 역핵성 기억상실증 = 뇌손상을 입어 이전의 일을 기억 못함 • 전향성 기억상실증 = 뇌병변 발생 후 일을 기억 못함 • 노인성 기억상실의 특징 = 치매, 섬망을 많이 앓는 노인 호발
	기억상실증 — 심인성	• 기억상실이 급격하게 나타났다가 회복도 순간적으로 이루어짐 • 어떤 사실이 기억에 떠오르는 것이 괴롭거나 불안을 야기하기 때문에 고통으로부터 도피하기 위해 이루어짐
원인 11 기출		• 중독, 혈관성 질환, 감염, 뇌 외상, 신진대사·내분비·영양장애, 금단섬망 등
증상 98,02,03,04, 06,08,12 기출	인식기능 및 인지장애	• 기억력 장애 : 근래의 일에 대한 것을 기억하지 못함 • 사고장애 : 추상적 사고의 손상 • 판단력 장애 : 용인된 사회적 기준과 상반된 행동 • 지남력 장애 : 지남력 손상(시간 → 장소 → 사람)
	정동장애	• 감정변화 및 충동성에 있어서 무감동, 기분항진과 과민성
유형 98,12,13 기출	섬망	• 인지변화를 동반하는 의식의 장애 • 원인을 제거하면 급격히 사라짐 • 주증상 : 의식혼미
	치매	• 뇌의 기질적 손상 및 파괴 • 기억장애 = 만성적, 비가역성 → 실어증, 실행증, 실인증, 실행 기능 장애 등 12 기출 • 지능·학습·언어능력·지남력 장애, 판단력 저하 • 알츠하이머 진행단계별 특징 : 1단계(경도) 최근 기억상실 → 2단계(중등도) 인지기능 손상 → 3단계(중증, 말기) 의사소통 불가능 18 기출

19 치매환자에게 공통적으로 나타나는 문제는?
① 지나치게 형이상적인 사고
② 팽창된 자존심과 과대성
③ 지능장애, 수면장애
④ 사회규범과 자치를 무시
⑤ 심리적 위축행동이나 회피행동

정답 19.③

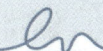

간호중재	섬망 10,14,15 기출	의사소통	• 같은 말을 여러 번 반복하여 지남력과 기억력 장애 완화 • 항상 이름을 부르고 말을 시켜 깊은 주위현실에 적응시켜 혼돈 방지
		환경요법	• 환자와 가까운 사람이 간호하도록 함 • 주위에 익숙한 물건이 있도록 함 • 병실에 밤과 낮에 항상 불을 켜 orientation 보조 • 알아보기 쉬운 달력과 시계를 걸어둠 • 치료자를 바꾸지 않음
		적절한 영양섭취 10 기출	• 가능한 먹도록 격려, 많은 열량의 음식과 비타민의 섭취로 충분한 열량 보충
		수분과 전해질 불균형 14 기출	• 갈증을 잘 느끼지 못하므로 다량의 수분 섭취, I/O 측정, 수분 및 전해질 간호
		사고예방	• 섬망 대상자 간호중재의 일차 목적 15 기출
		금기	• 신체 억제, 불을 다 끄는 것, 밤에 시끄럽게 하는 것 • barbiturate 금기 = 인지기능 장애 심화 및 유발요인을 밝히는데 방해
	치매	의사소통 10,11,13,14 기출	• 일관성 있는 태도로 환자를 대함 • 공감적인 접근과 수용적인 태도 필요 • 짧고 간단한 문장 사용, 환자가 알고 있는 단어 사용
		환경요법 15,20 기출	• 자극이 적은 환경 • 익숙한 환경 제공 = 사람, 장소, 시간 등에 대한 환경적 기억단서를 제공 • 자주 사용하는 물건은 손닿는 곳에 두기 • 위험한 기구나 기물들을 없애고 꼭 필요한 기구만 사용 • 가능한 치료자를 바꾸지 않음 • 병실에 밤과 낮에 항상 불을 켜 orientation 보조
		활동요법	• 환자의 지적인 영역을 모두 이용하고 충분히 고려해서 성취할 수 있는 활동을 시키기
		자가 간호 능력 증진	• 일상적 생활, 목욕, 옷 입기 습관 유지 및 격려

20 치매환자 인지행동요법의 목표로 가장 적절한 것은?
① 판단력 향상 및 자존감 회복
② 창의력 증진
③ 스트레스 감소 및 활동 증가
④ 충동성 및 불안감소 인지
⑤ 기억력 및 주의집중력 향상

정답 20.⑤

제7절 섭식장애 간호

원인	생물학적	• 코티졸의 과잉분비, 세로토닌의 감소 = 우울증 유발 = 식욕 저하 • 트립토판의 고갈 = 신경성 폭식증 유발의 주요기전 중 하나
	심리적	• 성취와 완벽주의에 대한 높은 욕구 • 신체상의 장애 = 다른 사람들이 대상자를 보는 시각과 환자 자신이 갖는 신체상 불일치 • 낮은 자아 존중감 • 감정을 참을 수 없거나 지나친 통제
	환경적	• 과잉보호적인 어머니의 강요 • 신경성 식욕부진증 = 가족 간 지나친 밀착, 경직성, 과잉간섭 • 신경성 폭식증 = 양육 원칙이 쉽게 변경, 감정적, 충동적이며 갈등이 있는 가정환경
	사회문화적	• 날씬함이 가치가 있으며, 문화적으로 수용되어 더욱 장려
증상	신경성 식욕부진	• 저체중임에도 체중 증가에 대한 극도의 두려움, 정상 체중의 85% 미만의 체중 • 체중증가를 일으키는 음식에 대한 공포 • 12~20세 청소년 여성에서 호발 • 완벽주의, 강박적, 이기적
	신경성 폭식증	• 보상행동 = 제거행동(purging) • 폭식하면서 멈출 수 없는 식단 조절량의 상실과 체중증가를 피하기 위한 부적합한 행위 • 제거행동 = 체중증가를 피하기 위한 부적절한 보상행위 → 배출형 : 정기적으로 스스로 유발하는 구토, 하제, 이뇨제 남용, 관장 오용 → 비배출형 : 폭식에 대한 부적합한 보상 행동을 보이나 배출 행동 없음 • 정상에서 과체중 범위의 체중 • 높은 성취에도 불구하고 수동적이고 의존적, 갈등 존재, 여성에 대한 성역할 기대에 혼돈된 양상
	폭식 장애	• 체중감소를 위해 지나친 방법은 사용하지 않음 • 신체크기에 대한 불만족 외 신체상 장애의 증거가 없음 • 체중감소를 위한 반복적 다이어트 노력 = 4~5kg 이상의 빈번한 체중 변동

두드림 퀴즈

21 신경성 폭식증 환자의 가장 특징적인 행동은?
① 많은 식사를 한 후 스스로 구토를 유발한다.
② 소량의 식사를 하루 종일 계속한다.
③ 건강에 좋지 않은 음식을 과량 섭취한다.
④ 항상 음식을 빠르게 먹고 이로 인해 늘 즐겁다.
⑤ 체형에 대한 걱정 없이 많은 양의 식사를 한다.

정답 21.①

간호중재	영양 관리 14,16,18,19 기출		• 섭식장애 환자에게 가장 우선적인 간호중재는 영양상태의 회복 및 안정
		신경성 식욕부진	• 유동식으로 체중 증가가 없는 경우 비경구 투여 고려 ▶14 기출 • 강요, 설득 없이 조용하고 일관성 있는 태도로 음식 제공 • 식사 후 2시간은 같이 있도록 함 = 토하지 않도록 • 음식을 버리거나 부적절한 보상행위를 하는지 확인
		신경성 폭식증	• 식사 후 2시간은 같이 있도록 함 = 토하지 않도록 • 대상자를 간호계획과정에 포함시켜 치료에 대한 책임을 지며 자율성과 자기 확신을 증진시킬 수 있도록 함
	상담		• 영양에 관한 상담
		인지-행동 관리	• 대체 : 역기능적인 식사행동을 건강한 대안적 행동으로 대체 • 시각화, 계약, 인지적 재구조화, 정적 강화와 부적 강화 • 자기주장훈련 = 폭식이나 배출이 아닌 직접적이고 건설적인 방법으로 감정을 표현할 수 있도록 함
		집단상담	• 과식자 동우회
	약물치료		• 하제, 이뇨제, 체중 조절약은 피하기 • 의사의 처방이 없는 약을 복용할 때는 건강관리자의 자문 받음

> **두드림 퀴즈**

22 중학교 3학년 박양은 신장 165cm, 몸무게 30kg으로 6개월 전부터 무월경을 경험했고 1개월 전부터는 거의 식사를 하지 않아 입원하게 되었다. 이 대상자에게 적용한 인지행동요법의 효과에 대한 긍정적인 평가기준이 될 수 있는 것은?

① 체중증가, 활력징후, 월경을 회복한다.
② 질병기간의 행동에 대한 죄책감, 수치심을 느끼지 않는다.
③ 사회적 위축, 퇴행이 증가한다.
④ 긴장, 불안, 적개심을 내재화 한다.
⑤ 타인의 부적응 행동을 관찰해 자신을 교정한다.

정답 22.①

제8절 수면 관련 장애 간호

두드림 퀴즈

23 노인 수면의 특성으로 옳은 것은?
① 잠들기 쉬우나 수면 유지가 어렵다.
② 복용하는 약물로 인해 수면장애가 발생할 수 있다.
③ 취침과 기상시간이 늦어진다.
④ 남성이 여성보다 수면의 질이 낮다.
⑤ 수면시간이 짧아지나 수면의 효율은 증가한다.

수면, 각성장애	수면단계 특징	NREM	1단계	• 가벼운 정도의 수면, 소음으로 깰 수 있음
			2단계	• 가벼운 수면, 깨기 쉬움, 이완된 상태
			3단계	• 깊은 수면, 동공수축, 근육 완전이완, 깨기 어려움
			4단계	• 가장 깊은 수면, 전반부에만 존재, 델타저주파 수면, 몽유병 및 야뇨증 발현, 신체회복에 많은 도움, 성장호르몬 분비 증가
		REM		• 빠른 안구 운동 • 뇌파활동 활발, 80%는 꿈, 생리 현상 증가(혈압, 맥박, 호흡 증가) • 뇌혈류증가, 농축된 소변 생산, 질 분비물 증가, 음경 발기
		노인		• NREM 3,4 단계 수면이 감소, 보상적으로 2단계 수면이 증가 • 입면에 걸리는 시간이 증가하고 수면 유지가 어려워지며 야간의 각성이 잦아지지만 수면 요구는 변함없어 불면을 호소하게 됨
	수면이상 ▶ 11,13 기출	불면장애		• 뚜렷한 신체적·정신적 원인 없이 잠을 자지 못하거나 잠을 유지하지 못하는 장애 • 수면의 시작, 유지가 힘든 상태 = 잠들기, 잠을 유지하기 어려움, 중간에 자주 깨는 것이 특징적 • 두통, 근육경직, 소화 장애 ▶ 11 기출
		기면증 ▶ 18 기출		• 저항할 수 없는 졸음, 깜빡 잠이 드는 것 • 탈력발작 = 의식변화 없이 갑작스러운 운동근육의 상실, 수면발작이라고도 함 • 입면환각, 자동행동, REM 수면 행동 장애 등의 증상이 나타나기도 함 • 수면 마비 = 잠들기 직전이나 아침에 깨어났을 때 움직이지 못하는 현상
	호흡관련 수면장애	중추성 수면 무호흡		• 무호흡 증상 시 호흡 노력이 나타나지 않음 = 폐쇄성 수면 무호흡과의 차이

정답 23.②

간호중재	수면-각성장애	불면장애	• 원인치료 : 병력과 다원수면 검사를 통해 밝혀진 원인 제거 • 약물요법 : 수면진정제, 내성과 의존이 있어 사용에 유의 • 환경요법 : 수면환경 개선 = 수면 위생	
98,03,09,14, 15,20 기출		14,20 기출	수면위생 08,10,15,16, 17,19 기출	• 주말을 포함하여 규칙적인 기상 시간을 지킬 것 • 불규칙한 낮잠을 피하고 아무 때나 드러눕지 말 것 • 아무리 적게 자도 다음날 제 시간에 기상할 것 • 안락하고 따뜻하며 소음이 차단된 적절한 수면 환경을 조성할 것 • 수면과 관계없는 자극을 침실에서 제거할 것 • 술과 담배, 지나친 각성음료 등 중추신경계 작용물질을 피할 것 • 수면 전에 과식을 피할 것 • 주간 적당한 운동량과 자극량을 유지 • 저녁에 이완요법 • 잠이 안와 초조하거나 화가 날 때 자꾸 자려고 하지 말고 일어나 불을 켜고 침실에서 나와 다른 무언가를 해볼 것
		과수면 장애, 기면증	• 약물요법 : 중추신경자극제, 탈력발작치료, 항우울제 • 안전교육 : 운전이나 위험한 기계 등을 만지다가 사고나 상해의 위험이 큼	

두드림 퀴즈

24 50세 여자가 "요즘 잠에 들기도 너무 힘들고 자주 깨요"라며 불편을 호소하고 있다. 가장 적절한 간호교육 내용은?

① 취침 전 좋아하는 음식을 섭취한다.
② 아침 기상 시간을 일정하게 유지한다.
③ 자고 싶을 때 언제든지 수면을 취하도록 한다.
④ 취침 전 유산소 운동을 권장한다.
⑤ 낮 동안 피로하지 않도록 쉬는 시간을 늘린다.

정답 24.②

25 과도한 스트레스 등에 의해 성적 활동에 대한 공상이나 욕구가 지속적, 반복적으로 없거나 결여되는 장애는?

① 성애물장애
② 성적가학장애
③ 절정감장애
④ 성욕감퇴장애
⑤ 노출장애

26 자녀의 성교육 방법을 몰라 어려움을 겪는 부모에게 교육할 내용으로 적절한 것은?

① 성과 관련된 행위는 수치스러운 것이므로 비밀을 지켜야 한다.
② 자녀를 보호하기 위해 질문에 솔직한 답변은 피한다.
③ 성적 존재로서의 자기표현을 억압한다.
④ 정확하고 구체적인 성 지식을 제공하는 것이 좋다.
⑤ 성과 관련된 문제보다는 보다 가치 있는 일에 몰두하도록 한다.

제9절 성 관련 장애 간호

원인	신체적		• 유전 질환, 신체 질환, 상해나 수술, 정신장애, 약물 부작용, 성 전염병, 노화
	정신적		• 성과 성 기능에 대한 무지 혐오·기피, 파트너와의 의사소통 실패, 구강기나 항문기의 인격 발달 고착, 오이디푸스 콤플렉스와 연관성
유형 ▶ 02,03,08, 12,13,14,17, 19,20 기출	성기능 장애	성욕감퇴장애 ▶ 14 기출	• 성적활동에 대한 공상이나 욕구가 지속적, 반복적으로 없거나 결여
		발기 장애 ▶ 17 기출	• 성행위에 대한 신체적 반응을 유지 시 완전히 또는 부분적으로, 지속적이거나 반복적으로 실패하면서 성 접촉 회피, 예기 불안을 경험
	성도착 장애	성애물장애 ▶ 19 기출	• 이성의 속옷과 같은 무생물적 대상에게 강한 성적 흥분, 욕구, 행위, 공상들이 6개월 이상 반복되며 실제 성행위보다는 자위를 통해 절정감을 느낌
		접촉마찰장애 ▶ 20 기출	• 6개월 이상 동의하지 않은 상대방에게 접촉, 문지름을 중심으로 강한 성적 흥분 욕구, 행위, 공상들이 반복 • 버스나 지하철 등 복잡한 장소에서 행해짐
간호중재 ▶ 01,03,05,10,11, 15,16,18 기출	간호사의 태도 ▶ 18 기출		• 간호사가 우선 자신의 가치관을 인식하고 이해 = 역전이 통제 • 따뜻하고 개방적이며 정직하고 객관적인 태도 • 대상자를 있는 그대로 수용 • 비지시적이고 비판단적, 사무적 태도로 경청
	부적응적 성 반응에 대한 중재		• 환자가 자신의 성에 대한 가치관, 신념, 의문점들을 탐색하도록 도움 ▶ 10 기출 • 성에 관한 잘못된 정보와 믿음 사정 • 환자는 치료할 준비가 되어 있고 성적 지식을 변화시키는데 관심이 있어야 함

정답 25.④ 26.④

제10절 발달 및 행동조절 장애 간호

신경발달 장애	지적장애	개념	• 발달 시기에 개념적·사회적·일상영역에서 지적 및 적응적 기능 모두가 저하된 경우
		증상	• 발달시기에 나타나는 '지적 기능의 저하 + 적응능력의 저하' → 구체적, 동작적 사고에서 관념적, 추상적 사고 발달로의 지연
	자폐 스펙트럼 장애 ▶ 05,06,11,14, 17,19,20 기출		• 사회적 상호작용장애와 제한적·반복적인 행동패턴을 특징으로 보이는 행동적 증후군
		원인	• 생물학적 요인 = 유전, 염색체 이상, 뇌손상, 저체중, 감염, 나이 많은 부모 • 정신사회적 요인 = 가족 환경의 변화로 인한 스트레스 cf. 반응성 애착장애 = 성장과정에서 부모의 부적절한 양육태도 등 환경과의 문제로 발생
		진단기준 ▶ 17,20 기출	• 사회적, 정서적 상호작용 장애, 사회적 상호작용을 위한 비언어적 의사소통 행동의 장애, 관계를 가지고 유지하고 이해하는 것의 장애 • 행동, 관심 혹은 활동이 한정되고 반복적인 양상 → 상동적이고 반복적인 행동/물건/말의 사용, 언어적 혹은 비언어적 행동의 관습적 사용, 한정적이고 고착된 관심사
		증상	• 지적장애 : 70~80%가 지적장애 동반 • 사회적 상호관계 장애(회피, 무관심, 미숙)
		예후	• 만성 질환, 예후 대체적으로 나쁨, 나이가 들면서 증상 호전되나 완치 아님
		간호중재	• 의미 있고 중요한 사람이 전적으로 아이 돌봄 • 수용적이고 따뜻한 접촉 제공 • 원하는 것 비언어적으로 표현하는지 관찰하고 표현 시 즉시 해결 • 반복 상동적 행동 중재 = 싫어하는 행동을 먼저 억지로 시키고 얼른 좋아하는 행동을 많이 시킴, 싫어하는 것의 행동도 해보도록 비율을 늘려감
	주의력결핍/ 과다활동장애 ▶ 04,08,11,12,13,15, 16,19 기출		• 부주의·산만성과 충동성·과잉행동을 특징으로 보이는 장애
		진단기준	• 증상이 6개 이상, 최소 6개월 간 지속되는 경우 • 부주의 : 실수를 자주함, 집중 어려움, 타인의 말을 귀 기울여 듣지 않음, 일을 끝까지 해내지 못함, 일을 조직적·순서대로 하지 못함, 물건을 잘 잃어버림, 지속적

27 자폐스펙트럼장애 아동의 특성으로 가장 옳은 것은?
① 쉽게 산만해짐
② 공포 및 불안장애
③ 타인에 대한 과잉반응
④ 사람과 동물에게 잔인함
⑤ 행동장애

정답 27.⑤

두드림 퀴즈

28 활동성이 높고 산만한 아동의 부모에게 교육해야 할 내용으로 올바른 것은?

① 사람이 많이 모이는 모임에 데리고 가도록 한다.
② 에너지를 분출할 수 있는 장소를 마련하도록 한다.
③ 아이를 이해하며 수용하고 온화하게 대한다.
④ 항조증약물을 복용하도록 한다.
⑤ 장식을 이용하여 방을 화려하게 꾸미도록 한다.

정답 28.②

			정신력을 요하는 작업을 피하거나 거부, 외부 자극에 민감, 일상 활동을 잘 잊음 • 과다활동 및 충동성 : 가만히 있지 못함, 산만함, 말이 지나치게 많음, 차례를 기다리지 못함, 타인의 일을 방해·간섭
		소아지도 방법 15,16,19 기출	• 소아의 한계를 받아들임 → 현실적이고 실현가능한 목표 설정 • 과다한 에너지를 배출할 수 있는 출구를 제공 • 사람이 많은 곳을 피함 • 엄격하게 훈련을 시킴 = 일관된 태도, 허용과 금지에 대해서 분명히 함 • Methylphenidate(Ritalin) 같은 흥분제가 증상 완화에 효과적
	틱장애	원인	• 심리적 압박은 틱의 발생과 악화와 관련됨
		종류	• 일과성 틱 장애 : 긴장이나 불안, 공부에 대한 압력 등으로 인한 스트레스 • 뚜렛 장애 : 18세 이전에 다양한 운동 틱과 음성 틱이 한 환자에서 동시에 혹은 번갈아서 나타남, 1년 이상 지속
		치료	• 항정신병약물 = ha0loperidol, risperidone, sulpiride • methylphenidate, amphetamine 같은 중추신경자극제는 틱 증상 악화되므로 금지
	간호중재 00,01,02,06, 12 기출	상담 — 놀이 치료	• 소아-간호사와의 신뢰 형성, 치료 관계 용이 • 놀이를 통해 자신을 표현 • 상황 조절, 갈등 해소, 불안 덜어줌 • 새로운 행동과 역할을 해 봄으로써 소아가 자기 자신과 환경에 대해 배움
		집단 상담	• 분노나 갈등, 상실감을 처리하는 것을 도움 • 자기 관심이나 걱정 표현하는데 효과적
		행동 치료	• 행동기법을 적용한 자기조절과 이완 학습 • 가정, 학교, 소아 개인에게 일관되게 수행 • 부모를 치료에 참여시켜 부모 역할을 수정할 수 있도록 함
파괴적, 충동조절 및 행실장애	간헐적 폭발성 장애	원인	• 공격적 부모와의 동일시
		진단기준	• 자신의 의사와 관계없이 정신사회적 자극에 의해 나타나는 경우
	행실장애 16,17,20 기출		• 다른 사람의 기본적인 권리를 침해하거나 규칙이나 규범을 위반하는 행위가 지속되는 것, 소아나 청소년에 흔함

		예후	• 약 40%에서 반사회적 성격장애로 발전
		간호중재	• <u>일관성 있고 수용적인 환경 조성</u> • <u>수용할 수 없는 행동 제한</u> • <u>수용 가능한 행동에 대해 긍정적 피드백 제공</u> • 가족 교육 = 개별치료로 진행, 관리기술, 문제해결기술 교육
	적대적 반항장애		• 다른 사람의 기본 권리를 침해하는 행동은 보이지 않지만, 부정적이고 적대적이며 도전적인 행동을 보이는 경우, 8세 이전에 시작
행동장애	증가된 행동 ▶ 20 기출		• 활동이 지나치게 많은 상태, 결과물은 거의 없어 비생산적 • 조증, 주의력 결핍 및 과잉행동장애 → 짧고 간결하게 대화하기, 식사 및 수면 도와주기
	반복행동	상동증	• 운동의 반복적인 유형
		기행증	• 이상한 버릇, 표정과 같은 그 사람의 특유의 습관적, 불수의적인 반복운동
		강직증	• 반복적 행동의 가장 심한 경우 • 견디기 힘들 정도로 일정한 자세를 움직이지 않고 유지
	거부증 ▶ 17 기출		• 모든 요구에 대하여 극도로 반대 자세를 취함, 사실상 요구된 것에 반대로 행동 • 함구증, 거식증 등

제11절 조현병 및 망상장애 간호

두드림 퀴즈

29 DSM-5의 진단 기준에 나타나는 조현병의 특징적인 증상은?
① 다행감
② 우울감
③ 무감동
④ 적개심
⑤ 의기양양

조현병	\multicolumn{4}{l|}{• 뇌의 기질적 이상은 없는 상태에서 사고, 정동, 지각, 행동 등 인격의 여러 측면에 와해를 초래하는 뇌 기능 장애 → 자아경계 상실, 현실 검증력 손상, 환각, 망상, 와해사고, 행동장애 퇴행 ▶ 05,13 기출}
	진단기준 DSM-5	\multicolumn{3}{l|}{• 망상, 환각, 혼란스러운 언어(사고이탈, 지리멸렬 등), 전반적으로 혼란스럽거나 긴장성 행동, 음성증상(감정표현의 감소 혹은 무의지증 등) 2가지 이상이 한 달 가량 지속 • 반드시 증상 중 1가지 이상은 망상, 환각, 혼란스러운 언어를 포함해야 함}
	원인 ▶ 07,12 기출	생물학적 요인	\multicolumn{2}{l|}{• 신경 화학적 요인 = 도파민 과잉 이론, 비정상적인 세로토닌계 활성 • 뇌 구조적 원인 = 측뇌실과 3뇌실의 확대, 대뇌피질·전두엽·측두엽의 위축}
		심리·사회적 요인	\multicolumn{2}{l|}{• 스트레스 = 빈곤, 대인관계 등 주요 생활 스트레스}
		사회 환경·대인 관계·문화적 요인	\multicolumn{2}{l|}{• 열악한 주거환경, 부적절한 영양 • 이질적 문화권에서의 성장, 심리적 외상, 사회적 좌절 경험 등 • 모자관계의 결함, 아동기 성적 학대피해 경험, 이중 구속 의사소통과 같은 가족의 부정적 태도}
	증상 ▶ 98,99,00,01,02, 03,07,10,14,18 기출	양성증상	\multicolumn{2}{l|}{• 정상인보다 과도하거나 정상인에게 없지만 환자에게 있는 증상 → 급성발병, 약물에 잘 반응}
			정신병적 증상	환각
				• 청각 > 시각 > 촉각, 후각, 미각 • 사람 목소리가 흔함, 욕설이나 지시, 대화
				망상
				• 피해·과대·종교·신체·관계·조종 망상
			와해된 증상	와해된 언어 ▶ 14 기출
				• 연상이완, 지리멸렬, 말비빔, 우회증, 사고의 이탈 • 음향 연상, 반향언어, 음송증, 신어 조작증, 사고 차단, 함구증
				와해된 행동 ▶ 18 기출
				• 긴장성 혼미, 긴장성 흥분상태, 상동증, 기행증 • 반향행동, 자동증, 거부증

정답 29.③

			정동 불일치	• 평범한 내용이나 슬픈 주제를 말하면서 미소 짓거나, 특별한 이유 없이 웃음
		음성증상 ▶ 14 기출		• 정상인에게는 있지만 환자에게는 부족한 기능 및 증상 → 예후와 경과 나쁨 • 정동둔마, 실어증, 무의욕증, 무쾌감증, 주의력 손상
기타 조현병 스펙트럼 장애 ▶ 03,05,07,09, 10,14 기출	망상장애 ▶ 18 기출	• 1가지 이상의 망상이 적어도 1개월 이상 지속될 때		
	단기정신병적 장애	• 정신증적 증상이 갑자기 발생 • 정신증적 증상은 최소한 1일 이상 지속되고, 1개월 내 사라져 병전 기능을 완전히 회복		
	조현양상 장애	• 6개월 이상 증상이 지속되면 조현병으로 진단명 변경함		
	치료 ▶ 04,06,10,14, 18 기출	• 인지행동치료, 약물요법, 정신치료요법, 동기적 요법, 작업, 직업 요법 등		
		정형적 항정신병 약물		• 도파민 수용체 길항제 = 도파민 수용체 차단 → 비선택적 • 양성증상에 효과적 = 음성증상에 대한 효과 약함 • 부작용 심함 = 추체 외로계 증상, 자율신경계 부작용 발생(하지만, 대사성 부작용 적음) • chlorpromazine, phenothiazine, thorazine, haloperidol
		비정형 항정신병 약물 ▶ 10,14,19 기출		• 도파민 수용체에 선택적 작용, 세로토닌-도파민 길항제 • 양성, 음성 증상에 모두 효과적 • 부작용 적음 = 대사성 부작용 발생 • clozapine, risperidone, olanzapine, quetiapine
	간호진단 ▶ 11,19 기출	• 사고과정의 장애, 자가 간호 결핍, 감각 및 지각 장애, 사회적 고립, 상해의 잠재성 • 사회적응장애, 불안, 수면양상의 장애, 언어적 의사소통의 장애, 만성적 자존감 저하		
	간호중재 ▶ 98,99,00,02,03, 04,05,06,07,08,09, 11,13,14,15,16,18,19, 20 기출	지지 교육적 상담	불안 중재 ▶ 07 기출	• 급성기 동안 대상자와 함께 있으며 신뢰 관계 형성 • 경험하고 있는 것에 대한 느낌을 말로 표현하도록 함
			불신감 중재 ▶ 07 기출	• 타인을 신뢰하는 데 어려움이 있는 대상자와 일관성 있게 관계할 한 두 명의 직원을 지정

두드림 퀴즈

30 조현병 환자의 음성증상으로 옳은 것은?
① 환각
② 지리멸렬 사고
③ 망상
④ 무의욕증
⑤ 부적절한 정서

31 조현병 환자와 관련된 가장 공통적인 간호진단은?
① 자가 간호 결핍
② 불안
③ 조작행동
④ 사고과정 장애
⑤ 언어적 의사소통장애

정답 30.④ 31.④

두드림 퀴즈

32 사고, 지각 장애를 보이는 조현병 환자와 신체 접촉 시 주의해야 하는 이유는?
① 간호사가 역전이 현상을 보일 수 있으므로
② 신뢰감 형성이 저하되므로
③ 과격한 행동을 표출하기 때문에
④ 환자가 신체 접촉을 왜곡해서 이해할 수 있으므로
⑤ 환자의 망상이나 환청 증상이 더 악화되므로

33 조현병 환자가 복도를 서성거리며 신이 자신을 부른다고 말한다. 이 때 가장 바람직한 간호중재는?
① 들리는 소리는 사실이 아니라며 논리적으로 설명한다.
② 자극을 줄 수 있으므로 조명을 은은하게 한다.
③ 간호사에게는 그 소리가 들리지 않는다고 하여 현실감을 제공한다.
④ 환자의 망상 사고에 대해 자세히 사정한다.
⑤ 일시적인 증상이므로 반응하지 않는다.

34 조현병 환자와 가족을 대상으로 하는 가족중재에 대한 설명으로 옳은 것은?
① 가족은 환자의 증상에 대해 환자에게 이유를 묻고 기록한다.
② 서로에 대한 감정표현은 갈등을 야기하므로 삼간다.
③ 가능하면 조현병 대상자와 함께 하도록 한다.
④ 환자가 어색해 하지 않도록 망설이지 말고 개입한다.
⑤ 가족들이 대상자의 생활을 잘 감시하여 재발을 예방하도록 한다.

정답 32.④ 33.③ 34.③

조현병 증상 관리	환각관리 06,08,13,15,18,19,20 기출		• 말하는 시간과 장소에 대해 구체적으로 설정 • 상호관계의 기간을 밝히고 스케줄을 따름
			• 환청의 수준 : 위로 → 비난 → 조정 → 지배 • 대상자와 신뢰 관계 수립
		의사 소통	• 지나친 친절이나 신체적 접촉은 유의 • 환각의 내용보다는 그것에 대한 근원적인 감정에 초점 • 감정이나 충동에 대해 상의 • 환자가 실제로 존재하는 것에 초점을 맞추고 현실감을 가질 수 있도록 함 • 간호사는 환자와 같은 자극을 경험하고 있지 않다고 말함 • 대상자와의 논쟁을 피함
		환경	• 일관성 있는 일과 유지 • 하루에 동일한 간호제공자 할당
	망상관리 03,06,08,09,11,12,14,17,18,19,20 기출		• 대상자의 충족되지 않은 욕구를 반영 • 자신의 왜곡된 경험으로 인한 불안을 감소하기 위한 시도 • 논리적 설득과 비평 효과 없음, 신뢰 관계 형성이 중요 • 대상자에 대한 이해가 필수적
		중재	• 망상의 정당성에 대해 직접 도전하지 않기 • 대상자의 감정과 망상 저변의 의미를 언급함 • 상황에 대한 다른 해석을 고려해 보도록 대상자에게 요청 • 지나친 친절이나 신체적 접촉은 유의 • 단순하고 명료한 언어 사용 • 최근의 생활이나 느낌을 표현 • 환자와 이야기할 때 작은 소리로 속삭이거나 귓속말하지 않음 • 비지시적, 수용적 태도 유지 11 기출
	사회적 위축 중재 12 기출		• 간호사는 침묵을 피하기 위해 자신의 이야기를 하지 않음 • 개방적 질문을 하고 대상자에게 반응할 수 있는 기회를 주기

			• 단순하고 구체적인 언어 사용, 대상자의 비언어적 의사소통에 집중 • 간호사–대상자의 관계가 편안해지면 점차적으로 사회적 상황 안에 다른 사람들을 포함시킴
		연상의 이완, 지리멸렬	• 애매하고 혼란된 주제가 생기면 당연하게 여기지 말고 재진술 및 명료화 사용 • 대상자가 초점이 없이 빗나가는 패턴으로 말할 때 주제로 돌아올 수 있도록 <u>중단시키기</u> ▶ 11,12,14 기출
		공격성 관리 ▶ 20 기출	• 명령 환청, 피해망상, 편집증, 판단력이나 충동 조절력 손상에 대한 반응 • 중재 : 소음 감소나 환자의 활동 참여 제한 등을 통한 자극 감소 • 격리나 억제는 최후의 수단으로 사용
	자가 간호 활동 ▶ 12,15,16, 18 기출	개인위생과 옷차림	• 스스로 할 수 있도록 격려하고 필요시 도움 • 외모치장을 격려하고 칭찬
		수면	• 일정한 취침과 기상 시간 유지, 낮잠시간을 줄임
		영양 ▶ 18 기출	• 병원 음식을 의심스러워하면 집에서 가져온 음식 먹도록 함
	약물 중재 ▶ 09 기출		• 환자가 약물을 적절히 복용하지 않으면 조현병이 재발할 수 있으므로 복약 관련 지도가 중요함
	사례관리 ▶ 06 기출		• 전반적인 요구사정, 간호계획 개발, 간호수행, 제공된 간호 점검과 대상자의 권리를 옹호하는 것을 포함한 기본적 요소로 구성

제12절 외상 및 스트레스 관련 장애 간호

35 외상 후 스트레스 장애의 특징으로 알맞은 것은?
① 외상 자체가 직접적인 원인이다.
② 외상 후 즉시 발생한다.
③ 대개 완전 회복이 어렵다.
④ 외상 후 감정적 반응이 나타난다.
⑤ 예후에 사회적 지지체계는 영향을 미치지 않는다.

36 반응성 애착장애의 주요 증상으로 옳은 것은?
① 남의 말에 적절한 반응을 보이지 않는다.
② 타인의 아픔을 공감하지 못한다.
③ 주기적으로 반사회적인 행동을 한다.
④ 과도한 애정 표현과 과한 활동을 보인다.
⑤ 남의 말에 적절한 반응을 보이지 않는다.

외상 및 스트레스 관련 장애 08,12,13,17,19,20 기출	주요질환	외상 후 스트레스 장애	• 극심한 위협적 사건이나 스트레스로 심리적 충격을 경험한 후 특수한 정신적 증상이 유발된 장애 • 1개월 이상 증상이 지속되어 일상생활에 장애를 초래하는 경우 • 증상 : 재경험, 회피, 부정적 인지와 감정상태, 과각성 ▶ 18 기출 • 치료목표 = 조기개입, 일상생활 복귀
		급성스트레스 장애	• 외상 후 스트레스 장애와 같은 증상이 3일 이상 4주 이내 지속 • 스트레스에 비해 과도한 강도의 기능장애가 나타남 → 청소년의 방어기전 = 금욕주의 동일시, 주지화
		소아기 반응성 애착장애	• 타인과 사회적 관계를 맺지 못함 ▶ 16 기출 • 가족치료 및 부부치료, 상담 → 반응성 애착장애의 원인은 돌봄태만이므로 주 치료대상인 아이 양육자를 대상으로 간호중재가 실시되어야 함
	간호중재 ▶ 19 기출		• 신뢰 관계 형성 = 비판단적, 적극적으로 들어줌, 표현하도록 격려, 자살의 위험성과 불안 사정

정답 35.④ 36.⑤

제13절 노인 정신장애 간호

특성 03,04,07 기출	신경인지장애 07 기출	• <u>지남력 상실, 기억 장애(전향성), 판단력 감퇴, 이해력 저하, 불안정한 감정반응</u> • 섬망 : 단기간에 나타나는 인지변화를 동반하는 의식의 장애 • 치매 : 기억 보유의 문제・최근 기억 상실 = 알츠하이머, 혈관성 치매
	노인 우울증	• 신체증상 호소 많음 : 신체기관 기능에 대한 망상, 식욕 감퇴, 체중감소, 수면-각성 장애 • 요양원 또는 병원에 장기 입원해 있는 노인들에게서 우울장애가 더 많이 나타남
간호진단 15 기출	사고과정장애	• <u>의식장애(혼돈)</u>, 기억상실(전향성)
	정서적 반응	• 역기능적 슬픔과 절망감, 자신에 대한 폭력 위험성, 자존감 저하, 불안, 공포
	신체적 반응	• 수면-각성장애, 영양장애, 변비, 체액부족
	스트레스 반응	• 사회적 고립, 자가 간호 결핍, 비효율적 가족대처, 이동 스트레스 증후군
간호중재 98,05 기출	면담 시 유의사항	• <u>대상자 상태에 맞는 가능한 한 높은 수준의 건강상태를 유지하는 것</u> • <u>공감적인 접근과 수용</u> • 간단명료하게 간호사 자신을 소개함 • 전문용어나 추상적인 질문은 피함 • <u>조용한 장소에서 천천히 낮은 음성으로 이야기함</u> • 일출/일몰 증후군을 피한 오전 10시~12시 사이가 가장 적합
	환경요법	• <u>환경의 변화를 최소화 함</u> • 가족들과의 긴밀한 교류가 있고 연결이 잘 유지되는 것이 좋음 • 노인 스스로 존재 가치에 대한 자각을 갖는 것이 중요

두드림 퀴즈

37 노인 정신장애의 간호에서 가장 관심을 두어야 할 부분은?
① 새로운 개인위생 습관을 가지도록 돕는 것
② 방의 가구는 단순하고 편리한 것으로 준비하는 것
③ 오락 활동에 적극 참여시키는 것
④ 자신이 중요한 사람임을 느끼게 하는 것
⑤ 되도록 침상 안정할 수 있도록 돕는 것

38 노인을 대상으로 한 약물 치료 지침으로 옳은 것은?
① 다수의 약물을 최고용량으로 처방하여 복용하게 한다.
② 복잡한 복용방법은 치료 순응도를 높일 수 있다.
③ 청장년 환자를 대상으로 연구된 표용과 안전성을 근거로 처방한다.
④ 1일 용량은 여러 번 나누지 말고 1회에 복용하게 한다.
⑤ 약물 치료 전 심전도, 전혈검사, 간 기능 검사를 시행한다.

정답 37.④ 38.⑤

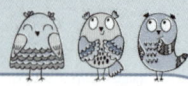

05 정신간호중재

01 항정신병 약물 투약 시 항콜린성 부작용으로 나타날 수 있는 증상은?
① 지연성 운동장애
② 급성 근진장 이상증
③ 정좌 불능증
④ 구강건조
⑤ 파킨슨 증후군

제1절 약물요법

항정신병 약물 ▶ 99,00,03,04, 06,08,11,12,15,17, 18,19 기출	정형적	• 도파민 수용체의 하나인 D_2수용체 차단 = 양성증상 감소 • 다른 도파민 경로를 비 선택적으로 차단하여 추체외로계 증상 등 다양한 부작용 야기 • chlorpromazine(Thorazine), haloperidol(haldol), phenothiazine, fluphenazine(prolixin)
	비정형	• 양성과 음성증상 모두에 효과적 • 지연성 운동장애(TD) 유발하지 않음 • 선택적 작용 = 정형적 항정신병 약물에 비해 부작용이 적음 • clozapine(clozaril), risperidone(resperidol), olanzapine(Zyprexa), quetiapine(seroquel)
	부작용	• 체중증가, 당뇨병 및 대사 부작용 • prolactin 증가 = risperidone, amisulpride = (남)유즙 분비, 남성의 여성형 유방, (여)무월경, 성욕감퇴, 골다공증 • 자율신경계 부작용 = clozapine, olanzapine = 항콜린작용(변비, 배뇨장애, 입마름, 시야 흐림, 졸림 등), α-blocker(어지럼증, 기립성 저혈압)

	증상	간호중재
추체외로계 부작용	• 파킨슨 증후군 : 운동완서, 경직, 진전	• 항파킨슨 투여 : 예방목적으로 미리 사용하지 않기, benztropine(cogentin)
	• 정좌 불능증 : 불수의적인 좌불안석	• 항정신병 약물 용량 감량 • 항파킨슨 약물 투여 • 불안·초조(의지로 조절 가능) 증상과 구별
	• 지연성 운동장애 : 비정상적이고 비가역적이며 불수의적인 운동, 입 주위 운동, 얼굴 찡그림, 항정신병 약물 장기 투여 시 발생	• 비정형 항정신병 약물로 대체 • 초기 위험 징후 교육하여 조기 발견

정답 01.④

			• 급성 근긴장 이상증	• 즉각적 처치, 항파킨슨 약물투여, benztropine (cogentin)
		자율신경계 부작용(항콜린성 부작용)	• 구강건조	• 치료하지 않아도 1~2주 후 완화
			• 갈색시야	
			• α-2 아드레날린 수용체 차단 효과 ▶ 11,17 기출 : 기립성 저혈압, 서맥, 기초대사율 저하, 심계항진	• 체위변경 시 서서히 움직이도록 교육 • 예방적으로 자주 혈압 측정
			• 아트로핀 정신증 : 목적 없는 과잉행동, 초조, 혼동, 지남력 상실 등	• 항정신병 약물, 항콜린성 약물 정지
		심혈관계 부작용	• ECG 변화	• ziprasidone에서 주로 발생
		알레르기 반응	• 무과립구증 ▶ 19 기출 : 발열, 권태, 궤양성 인후염	• CBC 검사 : 18주 이전까지는 매주, 18주 이후부터는 한 달마다 ▶ 19 기출 • 드물지만 위험한 상태 • 약물 복용 중단 • 감염증상 관찰교육
			• 광선 과민증 : 햇볕에 쉽게 화상 입음	• 강한 햇빛을 피하고, 외출 시 피부 전체를 덮을 수 있는 옷이나 모자 착용
항우울제 ▶ 98,12 기출	작용기전		• 뇌의 연접부에서 노르에피네프린, 세로토닌의 활성도 증가시켜 우울증 완화 • 4~6주 후에 효과 나타남	
	삼환계 항우울제	적응증	• 주요우울장애, 양극성 우울장애, 공황장애, 범불안장애, 강박장애 등 • imipramine(Tofranil), amitiptyline(Etravil) 등	
		부작용	• 항콜린작용 : 신경과민, 진정, 빈맥, 두통, 시야흐림, 입마름, 변비, 오심, 구토 • 하루 권장량의 10~30배 복용할 경우 치명적 = 대상자가 약물을 모으는지 관찰 • 심장전도 장애 유발하므로 심질환자에게는 위험	
		복용지도	• 2~6주 후에 효과가 나타남을 교육하고 지속적인 투약을 격려	

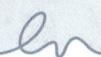

02 항우울제에 대한 설명으로 옳은 것은?
① 증상이 사라지면 바로 복용을 중단한다.
② 약이 유일한 치료방법이다.
③ 효과는 4~6주 후 나타난다.
④ cloropromazine은 대표적인 TCA 약물이다.
⑤ MAOI를 우선적으로 사용한다.

정답 02.③

	SSRIs 12 기출	적응증	• 주요우울장애 = 1차 선택제제 • 체중증가를 일으키지 않아 섭식장애 = 신경성 폭식증 • 월경 전 불쾌감 조절 • fluoxetine(prozac), sertraline(Zoloft) 등
		부작용	• 항콜린성 부작용 및 기립성 저혈압, 심장독성, 체중증가 등의 부작용 거의 없음 • 위장관계 부작용 = 오심, 구토, 설사, 복통 등
	MAO	부작용	• α-아드레날린성 차단작용 = 기립성 저혈압 • Tyramine 함유 음식 섭취 시 고혈압 위기 발생 = 두통, 목 뻣뻣함, 흉통, 오심, 구토 → 엄격한 식이제한 필요 = 티라민 제한 • 고 티라민 음식 = 치즈, 신맛의 크림, 요구르트, 크림치즈 제외한 모든 치즈, 된장, 녹색 콩, 소금에 절인 양배추, 아보카도, 초콜렛 케이크, 과자, 아이스크림, 포도주 종류 모두
	비정형 항우울제		• 노르에피네프린, 세로토닌 양쪽 신경전달에 영향 • bupropion(Wellbutrin)
기분안정제	리튬 99,00,01,03, 06,10,16,20 기출	혈중농도	• 일반적인 치료용량 범위 0.8~1.4mEq/L, 독성 범위 1.5mEq/L 이상(정기검사)
		부작용	• 치료시작 전 신장기능 검사 = 신장을 통해 배설되어 신장기능과 관련된 부작용이 많음 → 신기능, 심전도, 갑상선 및 전해질 검사 • 다음증 = 하루 8잔 음료 섭취 권장 • 오심, 복부 불편감, 설사 = 식사, 우유, 스낵과 함께 복용 • 갑상선 기능 저하증 = 가역적·치료 가능함을 교육, 갑상선 호르몬 대체물 처방
		독성증상	• 적정량의 염분 섭취 및 수분섭취가 중요 = 독성 예방 • 해독제 없으므로 즉시 중단, Lithium 배설 촉진
		주의사항	• 임산부에게는 태아기형의 원인이 됨 • 혈중 리튬의 농도는 약물 섭취 후 약 10~14시간에 측정한다
항불안제 15 기출		작용기전	• Benzodiazepine = 억제성 신경전달물질(GABA) 강화 • diazepam(valium), lorazepam(ativan), alprazolam(xanax)
		적응증	• 범불안장애, 공황장애, 불면증 등 스트레스 관련 증상 • 발작, 수술 전 겪는 불안이나 두려움, 불면
		부작용	• 불면증, 허약증, 오심과 구토, 근육 진전, 불안, 두통 등

03 Lithium 독성일 때 나타날 수 있는 증상은?
① 근 강직
② 식욕증진
③ 불안
④ 혈압 상승
⑤ 심한 구토

정답 03.⑤

제2절 정신요법

개인 ▶ 98,05 기출	정통파적 정신분석-프로이드 ▶ 98 기출	• 인간 정신의 무의식적 원인 이해를 통한 치료방법 = 유아기 갈등을 찾아 역동적 통찰 • 환자 : 자유연상 • 치료자 : 객관성, 중립성을 가져야 함 • 적응증 : 오이디푸스 콤플렉스 관련 갈등, 불안장애, 전환·우울 장애, 약물 중독이나 알코올 중독을 겸하지 않은 인격 장애, 성 장애
	정신분석적 정신요법	• 환자의 현재 갈등에 중점 • 적극적으로 지지, 자신의 감정 노출 가능
	인지정신요법	• 가정 : 대상자의 사건 인식 방법이 목표달성의 방해 • 왜곡된 사고(인지적 왜곡) : 대상자에게서 나온 부정적 방식의 사고
	지지적 정신요법	• 치료자는 대상자가 주어진 환경에서 최적의 기능을 유지하도록 도움
	현실요법	• 현실 세계를 직면하도록 도움
집단 ▶ 98,07 기출	자조집단	• 특수한 건강문제나 스트레스를 중심으로 형성된 집단, 성공적 역할모델, 사회화
	정신심리극	• J.L. Moreno에 의해 시작 • 연극적 방법을 통해 인격의 구조, 대인관계, 갈등 및 정서적 문제들을 탐색
	효과	• 환자 간 상호작용(사회화 증진), 집단 구성원들의 피드백(현실감, 자신감, 자존심 증진) • 문제해결의 새로운 방법을 배우는 데 도움

> **두드림 퀴즈**
>
> **04** 다음 중 정신분석요법이 가장 효과적인 것은?
> ① 조현병
> ② 기질적 뇌증후군
> ③ 이중진단 받은 경우
> ④ 정동장애
> ⑤ 불안장애

정답 04.⑤

두드림 퀴즈

05 가족지지체계가 강화됨으로써 가져올 수 있는 장점으로 옳은 것은?

① 스트레스 사건에 대처할 수 있다.
② 건강증진행위 기능이 약해진다.
③ 사회적응능력을 낮출 수 있다.
④ 스트레스 사건에 대처할 수 있다.
⑤ 면역 체계의 기능을 낮추어준다.

제3절 가족요법 02 기출

- 가족체계의 역기능적 문제로 접근하는 치료 방법

구조적 가족이론	• 치료대상자는 개인이 아닌 가족 전체 • 적용 : 대가족, 보모역할을 하는 자녀가 있는 가족, 과도기 가족
정신분석적 가족이론	• 전체로서의 가족이 아닌 개인의 성장과 성숙에 초점
인지행동주의적 가족요법	• 학습이론 원리 이용 • 부부나 부모자녀관계 등 한 쌍의 상호작용에 집중
가족체계 이론 : 보웬	• 중심개념 문제의 원인 = 미분화된 가족 자아 • 삼각관계 = 두 사람이 자신들의 정서적 문제에 다른 한 상황을 개입시키는 현상 = 부부의 스트레스 상황이 심해질 경우 자녀를 개입시키며 불안을 낮추려고 함
가족 중재 01,10 기출	• 치료적 자기 이용 : 간호사와 가족 간 객관성 유지 • 위기관리 = 가족체계와 구성원의 강점 칭찬

정답 05.①

제4절 환경요법 98,99,00,02,03,04,11,17 기출

- 대상자의 회복을 돕거나 촉진하는 치료적인 환경 재구성 = 부적응적 행위 감소, 정신건강 증진
- 치료적 환경 = 대상자의 건강을 증진시키는 지지적 환경

치료적 환경	목적		• 안전한 환경의 유지, 기본적인 욕구의 충족 • 대상자는 적절한 대처방법, 의사소통 능력, 대인관계 기술을 학습
	치료적 환경의 구성 (11 기출)	물리적 환경	• 대상자에게 안전과 보호 제공 • 대상자에게 비밀, 독립성
		사회적 환경	• 대상자-직원 간, 직원-직원 간 수용적인 태도 • 대상자가 치료, 규칙설정에 적극적·능동적으로 참여하도록 격려 및 지지 (17 기출)
		치료 프로그램	• 활동 프로그램, 사회기술훈련, 일상생활기술훈련 등
	치료적 환경에서 간호사 역할		• 여러 치료자들 각각의 견해를 통합, 조정 • 병실에서의 공공의 규칙·질서와 대상자의 개인치료전략 둘 사이의 적절한 균형을 유지할 것 • 대상자에게 역할 모델로서 기능, 교정적 경험 기회 제공
활동요법 (99,02,13,15,2O 기출)	정의		• 다양한 활동을 통해 대상자가 자신의 에너지를 건설적인 방향으로 사용하도록 유도하여 치료적 도움을 얻도록 하는 방법
	목적		• 진단, 치료, 재활을 통한 사회복귀 도모
	종류 및 효과		• 음악치료 : 신체적, 정서적 긴장 이완 • 미술치료 : 개인의 무의식 세계가 솔직하게 드러남, 예술적인 피드백 삼가기 (13 기출) • 작업치료 : 자기 가치감 증가, 삶의 태도 능동적, 적극적으로 변화, 성취 가능한 활동 선정하기 • 오락치료 : 자기표현의 기회, 규칙이나 제한 명확히 하기

두드림 퀴즈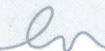

06 치료적 환경의 특징으로 옳은 것은?
① 다양한 대상자를 수용하기 위해 융통성 있는 공동체 규율을 적용한다.
② 급격하고 잦은 환경변화는 자제하되 대상자 요구에는 민감하게 반응한다.
③ 대상자들의 적응과 재활을 위해 사회와 유사한 환경을 조성한다.
④ 대상자들이 선택해야 할 경우 간호사가 지시를 하거나 조언한다.
⑤ 공동체 질서 유지를 위해 특정 대상자에게 권위와 지위를 부여한다.

07 활동요법의 목적으로 가장 적절한 것은 무엇인가?
① 환자의 정신질환 중증도가 감소한다.
② 전문기술의 습득으로 경제적인 자립능력을 기른다.
③ 긴장, 불안, 적개심 등을 건설적인 방향으로 발산시킨다.
④ 집단의 공통적인 문제가 무엇인지 확인한다.
⑤ 약물에 대한 순응도를 높인다.

정답 06.② 07.③

제5절 전기경련요법(ECT)

08 전기경련치료를 적용하기에 가장 적절한 대상은?
① 자살 위험이 있는 신경성 식욕 부진증 환자
② 소아 자폐스펙트럼장애 환자
③ 사회적 활동을 시작하려는 조현병 환자
④ 약물에 잘 반응하는 우울증 환자
⑤ 범법 행위를 하는 반사회적 성격 장애 환자

적응증		• 가장 빠르고 효과적으로 우울장애를 치료하는 방법 • 약물치료에 반응이 없어 여러 시도에서 실패한 경우, 약물의 부작용이나 위험요인을 감당할 수 없는 경우, 심한 자해행위나 영양장애로 빠른 효과가 필요한 경우
간호중재 11 기출	치료 전 간호	• 치료과정, 이점, 부작용 등에 대해서 대상자와 가족에게 교육하고 이완 관련된 감정을 표현하도록 격려 = 마술적이고 환상적인 것을 포함한 공포감 등 • 전기경련요법에 대한 불안·걱정 많음 = 그릇된 생각은 바로 잡아주고 ECT의 효과를 지속적으로 강조 • 자정 이후에는 금식 • 옷은 느슨하고 편안하게 입도록 함 • 치료 직전에 대소변 보게 함 = 치료 중 불수의적 대소변 배출 예방 • Atropine 주사 = 심정지 예방과 분비물 감소
	치료 시 간호	• 비강캐뉼러 통해 산소 공급 5L/min
	치료 후 간호	• 경련 이후 호흡이 다시 시작되지 않을 경우 = 산소공급, 분비물 흡인, 고개 옆으로 돌리기, 활력징후 측정 • 최소 12시간 동안 혼돈 상태 관찰, 병실환경에 대해 다시 안내 • 기억력 회복에 대한 안내 = 전향성/후향성 기억장애, 일시적 두통, 섬망 나타날 수 있음, 기억장애의 경우 6개월 이내 회복, 메모지나 체크리스트 활용

정답 08.①

제6절 인지행동치료 ▶ 03,16,19 기출

적응증		• 인지적 문제의 수정을 통해 행동 상의 변화 시도
기반이론	행동이론	• 고전적 조건화(파블로프의 개) = <u>조건자극만으로도 조건반응 일어나게 되는 것</u> • 탈조건화 = 체계적 둔감법, 홍수법 등 • 조작적 조건화 • 강화 = <u>특정행동에 대한 결과가 그 행동이 반복될 가능성을 증가시키는 과정</u> = 강화, 처벌을 통한 행동수정을 하는 것에 초점을 둬야 함
	인지이론	• 합리적사고로 수정하여 기분과 행동의 호전 유발
특징		• 지금-여기를 강조해 부적응적 행동을 명료하게 파악하고 해결 • 치료자와 대상자 간의 협조적 <u>치료적 관계</u>가 필수
방법 ▶ 03 기출	인지적 기법	• 사고와 감정 감시 = 역기능적 사고 기록지 사용 → 상황, 감정, 상황에 반응하는 자동적 사고 • 사고중지 = 역기능적 사고는 눈덩이처럼 커지는 효과를 초래하므로 <u>처음 생겼을 때 사고 진행을 제지하는 것</u> • 증거탐문, 대안 검토, 탈비극화, 재구성
	행동적 기법	• 체계적 둔감법(탈감작) = 불안요인의 위계작성 • 행동수정요법 = 양성강화(보수, 칭찬), 음성 강화(무시, 벌) • 이완요법, 바이오피드백, 노출치료

두드림 퀴즈

09 다음 중 인지행동치료에 대한 설명 중 옳은 것은?
① 부적응 행동의 원인에 관심을 갖고 접근한다.
② 부적응 행동을 다루는 다양한 치료방법들을 지칭한다.
③ 치료자와 대상자 간의 협조는 불필요하다.
④ 객관적인 측정이 불가능한 상태에서 이용된다.
⑤ 장기적인 치료를 목표로 한다.

제7절 건강교육

교육 방법		• 강의, 시범, 프로그램 학습, 사회극, 역할 연기, 모의실험, 계약 • 행동수정 ▶ 14 기출 = <u>재강화를 통해 원하는 행동을 만들거나 원하지 않는 행동을 제거</u>
교육 내용	증상관리 교육	• 양성증상과 음성증상을 교육하여 간호할 수 있는 부분을 설명
	약물교육 ▶ 06 기출	• <u>약을 올바르게 복용하는 방법</u> : 약을 빼먹지 말 것, 의사가 처방한 용량대로 복용할 것, 매일 같은 시간에 복용할 것 • <u>약물 복용기간</u> = 약을 먹지 않는 경우 1~3개월 후에 재발할 가능성 70%
	정신재활치 료교육 ▶ 12 기출	• 환자가 다시 가정, 학교, 직장에 복귀하여 사회생활을 하는 데 도움을 주는 모든 치료법 • 필요성 : 약물치료만으로는 증상이 완전히 없어지지 않음 • 종류 : <u>사회기술훈련, 환자교육, 가족교육,</u> 낮병동, 위기관리, 활동치료, <u>작업재활치료, 사회 주거 프로그램,</u> 환자 및 가족 자조모임

정답 09.②

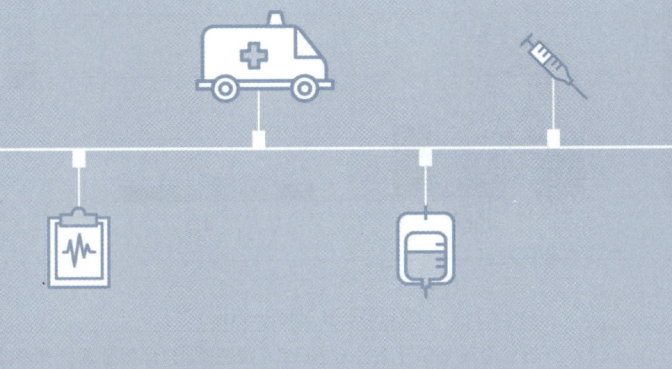

간호관리학

06

출제경향

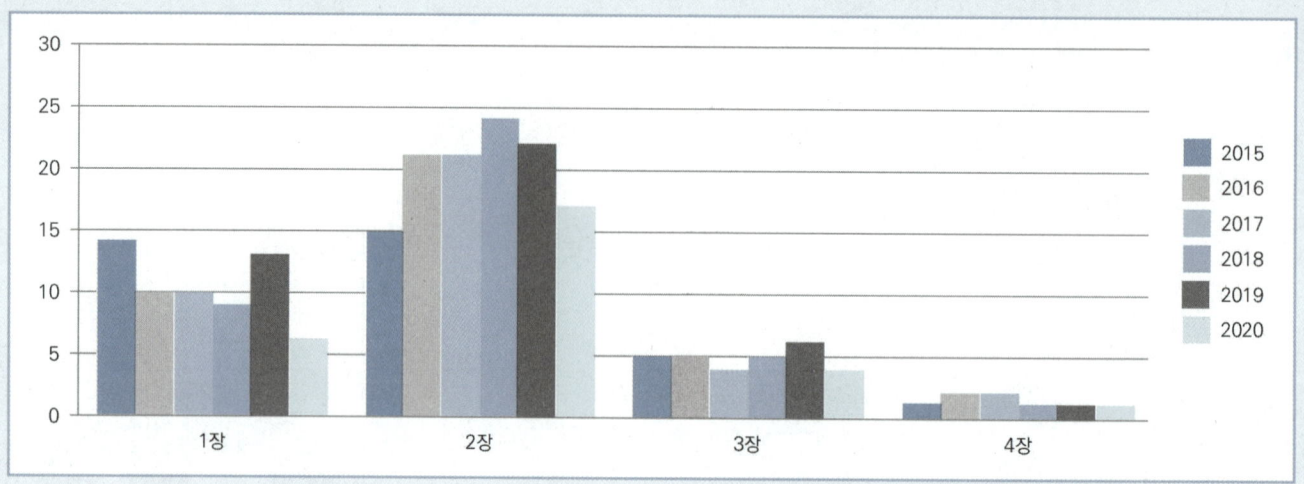

제1장 : 간호관리의 이해 know-how

- 제1절 : 간호역사 know-how
  최근에는 출제 문항이 많지 않으나 시대별/국가별 특징을 기억하고 역사적 사건을 바탕으로 학습하시기 바랍니다.
- 제2절 : 간호윤리 know-how
  최근 사례를 통한 다양한 윤리적 문제가 출제되므로 윤리 원칙이나 규칙을 잘 확인하시기 바랍니다. 매년 생명윤리 원칙과 규칙에 관한 문제가 출제되므로 기본 개념 부분의 암기가 필요합니다.
- 제3절 : 간호전문직관 know-how
  기본적인 개념은 암기가 필요한 단원입니다. 전문직 특성과 윤리강령을 숙지하시기 바랍니다.
- 제4절 : 간호사의 법적 의무와 책임 know-how
  적게 출제되는 부분이지만, 사례 적용을 통한 간호사의 의무와 과실에 대한 내용의 개념을 정확히 알도록 학습하시기 바랍니다.
- 제5절 : 관리의 이해 know-how
  다양한 관리 이론을 특징별로 구분하여 학습하시기 바랍니다. 간호관리자의 역할 부분도 꼼꼼히 확인하시기 바랍니다.

제2장 : 간호관리과정 know-how

가장 출제 빈도가 높은 단원으로 간호관리과정의 가장 좋은 학습방법은 다독입니다. 개념 위주로 각 단계를 구분할 수 있도록 이해하는 방법으로 학습하시기 바랍니다. 특히 기획의 분류, 조직 변화, 간호전달체계, 총체적 질 관리 등을 학습하실 때는 비교하며 정확한 개념을 정리하시기 바랍니다.

제3장 : 간호단위관리 know-how

간호단위 업무, 환경 관리, 물품관리 과정, 낙상사고 예방, 간호정보체계의 개념을 정리하시기 바랍니다.

제4장 : 간호서비스 마케팅 know-how

서비스의 특성별 문제점 및 전략, 마케팅 믹스의 구성요소를 정리하시기 바랍니다.

01 간호관리의 이해

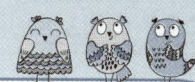

제1절 간호역사

1 고대문명사회와 간호 ▶ 99,03,06,07,08,10,11,14 기출

원시시대		• 모성애적 간호 • 물활론 = 자연은 살아 있으며 정신(영혼)을 가지고 있다는 믿음
이집트 ▶ 03,08 기출	의료 특징	• 파피루스 : 고대 의학 문헌의 예를 담고 있어, 그 당시 실제로 의료를 제공하였음을 알 수 있음 • 점성술 발달 = 질병의 원인을 선천적·초자연적인 것으로 운명적·천체 현상이라고 봄
	임호텝 ▶ 03 기출	• 최초의 내과의, 외과의, 건축가, 성직자 • 이집트에서 가장 훌륭한 신부-의사
팔레스타인		• 할례 = 남자아이가 태어난 지 8일째 • 질병의 예방법 = 위생, 청결, 휴식, 수면, 노동
인도		• 브라만 = 사제 계급에서 의사 배출 • 베다 = 힌두교 경전, 질병은 신의 벌, 위생학과 치료에 관한 지식 • 아소카왕 = 세계 최초의 병원건립 • 간호사 = 높은 도덕적 규범, 기술, 신용 요구
중국 ▶ 99,06,07,10,14 기출		• 예방과 혈액순환에 초점 • 침구술과 진맥의 독특한 발전 • 건강상태 = 음양과 오행에 따른 기능의 균형과 조화 • 간호 = 유교의 남아선호사상 강조로 여자의 가치는 낮고, 유아사망률 높았음
그리스		• 카듀세우스 : 아스클레피우스의 업적의 상징
	환자보호시설	• 제노도키움 = 낯선(여행자) 사람들의 보호소
	주요인물	• 히포크라테스 = 의학의 아버지, 마법이나 미신에 반대, 합리적 전통 의학을 세울 수 있도록 선구자적 역할 담당
로마	특징	• 군대의학이 뛰어남 = 전쟁에서의 응급치료, 야전병원, 앰뷸런스, 군대병원 설립
	주요인물	• 갈렌 = 해부학과 의학을 발전, 집단질병의 개념 도입 • 셀서스 = 외과의사, 염증증상을 열과 동통, 발적, 종창으로 설명
	여성의 역할	• 지위 높고, 독립적, 외부활동에도 참여, 이혼이 많았음 • 후에 간호사업에 종사하는 상류층 귀부인 로만메트론 출현

> **두드림 퀴즈**
>
> **01** 중국의 의료 및 간호 형태에 대한 설명으로 옳은 것은?
> ① 수술은 궁중 외에서 남자를 대상으로 한 거세와 상처치료, 산부인과 치료까지 포함하였다.
> ② 마법이나 미신에 반대하여 합리적 전통의학을 세울 수 있도록 선구자적 역할을 하였다.
> ③ 갈렌(Galen)을 통하여 해부학을 발전시켰다.
> ④ 예방보다 치료에 더 초점을 두었다.
> ⑤ 사람의 체질을 태양, 소양, 태음, 소음으로 분류하였다.

정답 01.⑤

두드림 퀴즈

02 로마 귀부인으로 최초의 기록교 병원을 세웠고 초기 기독교 시대 간호사업에 헌신적으로 기여한 인물은 누구인가?
① 아그네스
② 푀베
③ 프라이
④ 화비올라
⑤ 프리드너 목사

03 초기 기독교 간호에서의 다이아코니아에 대한 설명으로 옳은 것은?
① 현대의 종합병원과 비슷한 개념이다.
② 종교포교를 위해 시작되어 외래진료소로 변화되었다.
③ 장원의 여주인들이 간호와 관리를 하였다.
④ 수녀원 겸 병원으로 사용되었다.
⑤ 나환자 격리수용시설을 가지고 있었다.

04 기사간호단과 관련된 내용으로 옳은 것은?
① 중세 초기에 창설된 간호단이다.
② 질병의 급속한 만연을 해결하기 위한 사회집단이었다.
③ 간호의 암흑기에서 현대기로 넘어올 때 중요한 역할을 하였다.
④ 귀부인으로 이루어진 간호단이다.
⑤ 오늘날의 ambulance 역할을 했다.

2 초기 기독교 시대의 간호 99,00,02,03,09,12,13,15 기출

기독교 신앙의 영향	• 박애주의, 이타주의, 실천봉사, 평등주의 • 여집사 : 후일 간호사업이 여성 사업으로 발전하는 기초 • 푀베 = 최초의 방문간호사	
초기 기독교와 간호	• 여집사를 중심으로 한 조직화된 간호 • 이타주의에서 우러난 봉사, 간호의 대상이 가족에서 가족 외부의 다른 사람들로 확장	
	로마의 귀부인 간호사업가들 (로만메트론)	• 마르셀라 : 자신의 집을 수도원으로 만듦 • 화비올라 : 사궁을 기독교 병원으로 만듦 = 최초의 기독교 병원(나조코미움) • 파울라 : 딸과 함께 팔레스타인의 베들레헴에 순례자를 위한 호스피스 마련
의료와 의료기관 98,07,15 기출	다이아코니아	• 여집사단이 포교를 하기 위해 설립 • 오늘날 보건소나 병원의 외래 진찰소의 전신
	제노도키아	• 입원시설을 갖춘 자선 병원, 오늘날의 종합병원

3 중세와 간호 98,00,01,02,05,07,10,11,12,13,14,15 기출

중세 전반기	• 왕족, 귀족 = 간호활동에 종사, 특정 계층에만 교육의 기회가 주어져 간호 인력이 풍부하지 못했음 • 시대적 암흑기 13 기출	
수도원제도 10 기출	• 극빈자를 위한 무료진료소와 병원 설립 = 의료사업은 거의 전적으로 수도원에서 행해짐 • 수도원 간호사 : 힐데가르데, 성 가데군데, 성 브리지드	
중세 후반기와 간호	십자군 전쟁	• 중세 후기 간호사업에 가장 큰 영향을 미침, 전담 단체 생성(기사간호단)
	기사간호단 07,12 기출	• 군사간호단, 오늘날의 앰뷸런스 서비스 제공, 성요한 기사간호단, 성 나자로 기사간호단, 성 메리 기사간호단
	탁발승단 05,11,15 기출	• 재산과 지위를 모두 포기하여 가난한 사람들에게 주고, 기독교의 가르침을 따라 전도와 간호를 함 • 생계를 구걸하면서 맨발에 헌 누더기를 걸치고 다니면서 간호 = 걸인간호단

정답 02.④ 03.② 04.⑤

4 근대와 간호 = 전문직으로의 전환기 ▶ 04,06,08,11,14 기출

문예부흥과 종교개혁		• 간호의 암흑기 ▶ 14 기출 : 우수한 수녀 간호요원이 병원을 떠나면서 간호의 질이 급격하게 저하됨 • 간호사업을 위한 여러 기관들이 폐쇄 → 자질 없는 집단이 간호종교단의 위치 대신함 → 병원이 공포의 장소가 됨
사회개혁과 간호 = 간호전문직으로의 전환		• 구제사업과 구빈법의 시작 • 자선간호단 ▶ 12 기출 : 근대 직업간호사 제도의 기초가 됨 = 간호의 암흑기에서 현대기로 넘어올 때 중요한 역할을 함 • 근대 간호의 탄생 : 신교 여집사 간호단은 초기 기독교 시대의 여집사 운동을 새로이 계승한 것으로 간호사업의 새로운 발전을 일으킴, 독일 카이저스베르트 간호사 양성소는 나이팅게일이 유일하게 정규교육을 받은 곳
나이팅게일 = 제1의 간호혁명 ▶ 00,01,02,03,05, 07,09,10,13,14,17 기출	크리미아 전쟁에서의 활동	• 군대의 환경 위생 및 의료 개선 • 군대 행정과 관리제도 개선 • 간호사 교육 및 관리
	크리미아 전쟁 이후의 활동	나이팅게일 간호학교	• 성 토마스 병원 내 설립(1860년) • 경제적으로 독립한 세계 최초의 간호교육기관 • 완전히 비종교적인 배경에서 교육
		나이팅게일의 간호이념 ▶ 98,07,09,14, 17 기출	• 간호는 직업이 아닌 사명이다 • 간호란 질병을 간호하는 것이 아니고 병든 사람을 간호하는 것이다 = 오늘날의 전인간호 강조-육체·정신·감정의 일체 간호 • 간호사업은 비종교적일 것이나 간호사는 신앙인일 것이다. • 간호사 면허등록제도 반대 = 형식적인 제도가 간호사의 사명감과 헌신적인 태도를 약화한다고 생각했기 때문에
영국의 간호	현대 간호의 모체	• 나이팅게일의 이념과 교육제도 + 펜위크의 면허등록제도
		구민법 개정 ▶ 13,15 기출	• 오늘날 사회보장제도의 시초 ▶ 12 기출
		나이팅게일 간호학교	• 오늘날의 직업적인 전문간호사로의 전환점
	제2의 간호혁명	펜위크 ▶ 98,07,09,11,14, 17,19 기출	• 1899년 국제간호협의외 창립 ▶ 09,19 기출 • 간호사 면허제도 주장 → 1919년 면허시험제도 의회 통과
		면허시험 제도가 늦어진 이유	• 영국 정보가 간호사를 독자적인 직업으로 인정하지 않음 • 나이팅게일의 면허제도 반대 • 결국 30년 투쟁 후 나이팅게일 사후 9년인 1919년 면허시험제도 실시

05 나이팅게일 간호학교의 교육적 특징은?
① 최초로 병원에서 재정적으로 독립된 간호교육기관이었다.
② 병원 행정가들이 개입하면서 기존의 교육이념이 변경되었다.
③ 병원에서의 실무교육 및 임상 간호보다 이론교육을 중지하였다.
④ 간호의 암흑기에서 넘어올 때 중요한 역할을 하였다.
⑤ 독일의 모관제도의 기초가 될 정도로 엄격하게 통제하였다.

06 펜위크 간호사업으로 옳은 내용은 무엇인가?
① 무능한 간호사들에 대한 교육
② 간호사의 신념을 위한 면허제도 폐지
③ 적십자사 및 응급처치부 창설
④ 미국간호협회 조직
⑤ 간호사의 조직적 활동

정답 05.① 06.⑤

5 현대와 간호

미국의 간호	현대 간호사업을 주도하게 된 요인		• 개척정신과 창의력과 함께 풍부한 자원을 활용하여 간호사업에 적용함 • 미국의 실용주의 정신이 전문직업 부분에 적용되어 간호사업의 발전에 도움이 됨 • 간호 지도자들이 적극적으로 교육 정책 참여 • 일찍부터 간호 지도자들이 간호단체를 만들고 간호교육기관의 인가기준을 만드는 등 간호교육의 충실화를 위해 노력하였음
	미국 간호에 전쟁이 미친 영향		• 제1, 2차 세계대전의 영향 : 전쟁은 의학의 발달을 가속화시킴, 간호사 수요에 대한 요구의 급증으로 간호직의 보조 인력을 배출
	간호교육지관	나이팅게일식 간호학교 (1873년)	• 벨뷰 병원 간호학교 • 보스톤 간호학교 • 코네티컷 간호학교 → 록펠러 재단의 후원으로 창립 50주년에 예일 간호대학이 됨
		간호교육의 발전	• 콜롬비아 대학 : 처음으로 간호사를 대학교수로 임용(너팅) • 브라운 보고서(1948) : 미래를 향한 간호
		대표적 간호단체	• ANA(미국간호협회) : 등록간호사를 위한 전문적 단체 • NLN(미국간호연맹) : 간호사와 비간호사로 구성
		간호계의 지도자	• 왈드 : 미국 공중위생간호의 개척자 중 한 명, 빈민가 간호에 힘씀, '헨리가 집단부락' • 너팅 : 간호계 최초 대학교수(콜롬비아 대학)

두드림 퀴즈

07 미국의 간호발전의 방향을 제시하는 '미래를 향한 간호'라는 보고서를 작성한 인물은 누구인가?

① ANA
② 브라운
③ 왓슨
④ 심슨
⑤ 나이팅게일

정답 07.②

6 여러나라의 간호 ▶ 98,99,00,02,03,04,11 기출

독일 ▶ 98 기출	• 카이저스베르트 간호사 양성소 : 젊은 여신도들에게 단체적인 규칙과 분담제 간호, 실용간호학, 윤리학과 종교 교리 및 약학 강의, 위생간호법 실습 • 모관제도 : 수녀원 풍토를 간호계에 도입한 것으로 간호계 발전을 저해한 요소
중국 ▶ 10 기출	• 간호교육의 발전을 저해하는 문화 = 전족, 여자간호사가 남자 간호하는 것 기피
일본	• 독일 학문과 실무의 영향 크게 받음 • 조산사업의 발달 • 남존여비 사상으로 간호사의 지위 낮음 = 의사가 간호사를 관리하는 제도
인도	• 1912년 ICN 회원국 = 동양 최초

7 간호관련 국제 조직

국제간호 협의회 ▶ 98,02,09,1 7,19 기출	발달과정	• 독립적인 비정부기구, 4년마다 총회 개최
	설립목적	• 간호사의 자질 및 전문직으로서의 지위 향상
	역할 ▶ 17 기출	• 국제적으로 간호직과 간호사를 대변하는 공식기구 • 간호사의 역할 확대 • 간호발전을 통해 전 인류의 건강증진을 위한 사업, 세계 보건의료 발전 주도 • 간호사업의 국제적 통계 및 정보 장악 • 국제적인 정치, 경제, 의료 및 보건단체들과 횡적인 교류를 함 • 회원국의 간호협회 지원 • 국가 단위로 할 수 없는 일 수행
	ICN과 대한민국	1929년 ICN 가입 위해 몬트리올 ICN 총회에 세핑, 이효경, 이금전 파견 1949년 정식 회원국으로 가입 1989년 제 19차 총회 서울에서 개최, 1989~1993 김모임 박사가 회장 역임
세계보건기구 (WHO) ▶ 07,08,12 기출	설립	목적 : 세계 온 인류의 건강을 가능한 한 최고 수준에 도달하게 한다
	기능	• 우리나라에 말라리아, 결핵, 나병 등의 예방과 박멸사업에 중요한 기술을 원조하였으며 보건요원의 훈련을 지원함
국제 적십자사 ▶ 18,20 기출	발전과정	1859년 앙리 뒤낭(J.Henri Dunant)이 이탈리아 통일전쟁의 격전지를 목격하고 나이팅게일의 도움으로 1863년 국제 적십자 운동 시작
	설립목적	• 전시나 사변 시 상병자, 어린이, 허약자, 임산부에 대한 보호와 관련된 활동, 병원, 의료요원, 수송 포로 등에 대한 중립적인 대우와 의료, 간호 및 구호 활동
	간호사업과의 관련성	• 나이팅게일 기장수여 ▶ 20 기출 : 국제 적십자 위원회에서 2년마다 선정, 간호사업이나 적십자 사업에 공적이 있는 자에게 수여

 두드림 퀴즈

08 독일에서는 일반의학의 발전은 컸으나 간호사업은 독자적인 개혁이 어려웠던 이유로 알맞게 설명된 것은?
① 종교개혁
② 신교세력 증가
③ 구빈법
④ 모관제도
⑤ 간호교육기관 부족

09 ICN 주요 업무로 바르게 설명된 것은?
① 국제적으로 간호직과 간호사를 대변한다.
② 각국의 정치에 적극 개입해 인류의 건강에 기여한다.
③ 역학, 통계 서비스를 포함한 행정, 기술적 서비스를 확립하고 유지한다.
④ 간호사 근무환경의 질을 평가한다.
⑤ 국제적 재난 발생 시 각국의 간호인력을 창출한다.

정답 08.④ 09.①

8 한국의 간호

조선시대 의녀제도 ▶ 00,05,07,09,12 기출	발달배경		• 조선시대가 유교사상의 지배를 받고 있었기 때문에 여자들은 병이 있어도 남자 의사에게 진찰을 받지 못하고 사망하는 경우가 많아 이를 해결하기 위해 어린 여자아이를 선발하여 교육 • 태종 6년(1406년)시작
	의의		• 여성 전문 직업인 양성을 위한 첫 시도 = 여성의 직업적 특성이 나타난 제도 • 의녀들은 국가 기관에 소속되어 있었으므로 활동장소가 한정됨 → 전문교육을 받은 이후에도 자유로이 활동할 수 없었음 • 연산군 때 연회석에 기녀와 함께 참석하여 훗날 약방기생이라 불리게 됨 → 사회적 지위 낮아짐 → 현대 간호학 발전에 저해요소 • 의녀들은 국가 기관에 소속되어 있었으므로 활동 장소가 한정됨 → 전문교육을 받은 이후에도 자유로이 활동할 수 없었음
근대간호 1876~1910 현대 간호 도입기 ▶ 02,05,07,09,11,14,15,18 기출	선교간호사	초기 한국간호에 미친 영향 ▶ 02,05,09 기출	• 헌신적인 봉사로서 간호사업의 내용과 체제가 확립 • 한국간호사업의 현대적 간호교육의 기초를 마련
		초기 선교간호사 ▶ 14,18 기출	• 1891년 히트코트 영국 최초의 선교간호사 • 1897년 쉴즈 미국 한국의 나이팅게일, 세브란스 간호 양성소 설립 • 1903년 에드먼드 미국 최초의 서양식 간호교육기관을 보구여관에 설립
	간호사 양성소	설립된 간호양성소 ▶ 15,18 기출	• 1903년 한국 최초의 서양식 간호사 훈련과정이 Margaret Edmunds에 의해 보구여관에 설치됨(→ 동대문 병원 → 이대병원) • 1906년 Shields에 의해 두 번째 양성소가 세브란스 병원에 설립
	관립 간호교 교육기관		• 1908년 대한제국 관립의료기관인 대한의원은 교육부를 두어 산파 및 간호부 양성 • 대한의원 = 조산사와 간호사 양성은 정부에서 공식적
일본제국주의 지배기의 간호 1910~1945 ▶ 98,01,06,08,10 기출	일제강점기 보건의료 정책의 특징 ▶ 10 기출	일제에 의한 공공 보건 사업	• 의사위주로 병원 조직구조 형성 • 1914년 우리나라에서 간호에 대한 법률이 최초로 제정, 선교계 병원의 설립을 억압함
		선교계에 의한 민간 보건간호	• 1924년 태화여자관에서 로젠버거(로선복)와 한신광이 함께 영유아 가정방문 보건간호 시작

두드림 퀴즈

10 개척기 서양간호사들 중 한국 최초의 간호사회 조직에 큰 영향을 끼친 '한국의 나이팅게일'로 불리는 인물은?
① 히트코트
② 너팅
③ 쉴즈
④ 웹스터
⑤ 로젠버거

11 일제강점기 간호교육에 대해 옳은 것은?
① 의사, 간호사, 다른 보건의료인은 동등한 지위를 가졌다.
② 관립학교에는 친일 세력만 입학할 수 있었다.
③ 초기 관립학교의 간호부과 교육연한은 1년 6개월이었다.
④ 일본인에게만 간호교육의 특혜가 주어졌으며, 한국인의 입학은 제한했다.
⑤ 종교적 사립학교에서는 종교학문만을 강조했다.

정답 10.③ 11.③

		1914 산파규칙, 간호부 규칙	• 간호에 대한 법률이 최초로 재정 • 간호사 면허 취득할 수 있는 조건 = 18세 이상의 여성 • 자격검정시험 제도
	간호 면허제도	1942년 개정	• 전쟁에 대비하기 위해 간호사와 조산사의 수요가 증가함 → 간호인력 공급하기 위해 제도적으로 법 개정
	간호 교육제도 ▶ 15 기출		• 1910년 관립 간호교육기관 = 조선총독부의원 • 1912년 조선총독부의원 부속의학강습소 규칙 개정 = 한국인과 일본인, 남자와 여자 모두 가능 • 1915년 기독교계 학교에서의 종교 교육을 본격적으로 통제하기 시작함 • 1920년대 : 간호사 인력부족 완화를 위해 사립간호교육기관 인가 → 태화여자관에서 보건간호 실습 ▶ 10,13 기출 • 1922년 간호사 교육기관의 입학자격을 보통학교 졸업 후 2년 이상의 중등 교육을 이수한 자로 상향 조정 • 1930년대 이후 전시상황에 따라 간호 인력수요 충당
현대간호 Ⅰ 간호사업의 성장기 1945~1961 ▶ 00,03,04,05,10, 12,19 기출	미군정 하의 간호 1945~1948 ▶ 12,19 기출	간호행정 조직변화	• 1945년 일제 강점기의 경무청 위생과를 보건후생국으로 승격 → 보건후생부로 개편, 간호사업국 설치 ▶ 19 기출 → 간호교육, 행정 등 간호사업의 중요성 인식시키는 계기
		간호교육제도 개편	• 1946년 병원부속의 간호학교인 간호부 양성소 폐지 → 군정기 학제인 고등간호학교로 개편 • 최소 중학교 4년 졸업자를 입학 조건으로 함 ▶ 10 기출 • 교육연한을 3년으로 통합 • 면허소지자 재교육 ▶ 12 기출
	대한민국 정부 수립 이후의 간호 1948~1960 ▶ 05,14 기출	간호사업 행정상의 변화	• 1948년 보건후생부 의정국 내에 있던 간호사업국이 간호사업과로 축소 개편 • 인력 대폭 감소
		군 간호단 ▶ 13 기출	• 1948년 8월 26일 육군간호장교단 창설
		대한간호협회 창립	• 1948년 대한간호협회로 개칭 • 1949년 국제간호협의회(ICN) 정회원 등록
현대간호 Ⅱ 간호사업의 발전기 1962년~ ▶ 98,04,08,10,12,14, 16,20 기출	의료법 개정에 따른 간호의 변화 ▶ 10 기출		• 1962년 의료법 개정 : 간호학교 졸업자는 간호사의 국가고시 응시자격을 받게 됨, 면허를 위한 국가고시제 ▶ 12,16 기출 시행, 조산사의 교육과정 분리, 간호사 자격 검정고시제도 완전 폐지 ▶ 20 기출 • 1973년 의료법 개정 ▶ 14 기출 : 간호고등기술학교 폐지, 간호사 면허 외에 업무 분야별 간호사 인정(마취, 보건, 정신 간호사), 간호사의 보수교육 명문화

12 1949년 폐지되었던 간호원 자격 검정시험이 1951년 국민의료령에 따라 다시 부활된 이유는?

① 간호사의 보수교육을 명문화하기 위해서이다.
② 조산사의 교육과정과 분리하기 위해서이다.
③ 전쟁으로 인해 의료인을 대거 양성하기 위해서이다.
④ 국가시험제도를 실시하기에는 통일된 교육과정이 없었기 때문이다.
⑤ 다른 의료인과의 형평성을 맞추기 위해서이다.

정답 12.③

두드림 퀴즈

13 우리나라에서 4년제 간호교육이 시작된 연도는?

① 1955년
② 1945년
③ 1960년
④ 1978년
⑤ 1952년

14 1980년 농어촌 보건의료를 위해 특별조치법 공포에 따른 간호동향으로 옳은 것은?

① 산업재해로부터 근로자들을 보호
② 간호사가 보건진료원의 명칭으로 일차보건의료 담당
③ 전문 간호사의 증원
④ 농어촌 지역의 조산원 개설
⑤ 가정간호사 자격인정의 제도화

	간호교육 일원화의 노력	• 3년제 교육과정을 마친 졸업간호사들에게 간호 학사학위 취득할 수 있는 기회 제공하기 위한 특별과정 신설: 방송대학 간호과 설치, 3년제 전문대학 졸업 간호사를 위한 대학 부설 간호 학사학위 특별과정, 독학사 제도 • 간호교육 제도의 일원화 = 의료인 양성하기 위한 전문대학에 개설된 과의 수업연한 4년으로 할 수 있음
우리나라 간호교육의 역사 ▶ 01,04,05,07, 10,11,15 기출	대한제국	• 1903년 Margaret Edmunds, 보구여관-우리나라 최초의 간호 교육 시작 • 1906년 shields, 세브란스 병원-두 번째 간호사 양성소
	일제 강점기	• 1922년 간호사 교육기관의 입학자격을 보통학교 졸업 후 2년 이상의 중등 교육을 이수한 자로 상향 조정
	미군정기	• 고등간호학교 • 최저 중학교 4년 졸업자를 입학 조건, 교육 연한을 3년으로 통합
	대한민국	• 1952년: 고등간호학교는 대한민국 교육령에 의해 간호고등기술학교로 변경되었으며 1973년 완전 폐지 • <u>1955년: 이화여자대학교 간호학과 설치(최초의 4년제 학사과정)</u> ▶ 10,15 기출 • 1962년: 전국 23개 간호고등기술학교 중 19개교는 초급대학령에 준한 간호학교로 승격되어 <u>3년제 교육제도 실시, 입학자격을 고등학교 3년 졸업 이상으로 제한</u> • 1971년: 간호학교가 간호전문학교로 승격 • 1979년: 전국 36개 간호전문학교가 간호전문대학으로 승격
	<u>대한 간호협회 활동</u> ▶ 06 기출	• 1970년 대한간호학회가 대한간호협회 산하단체로 정식발족 • <u>1972년 간호사 윤리강령 통과, 발표</u> ▶ 13 기출 • <u>1989년 서울에서 국제간호협의회(ICN 19차 총회)를 개최</u> • 1991년 대한간호정우회 발족, 최초의 간호사 국회의원=김모임
	한국 간호사의 파견	• 한국간호를 세계에 널리 알리는 계기가 됨 ▶ 11 기출 • <u>1960년 서독에 한국 간호사 파견</u> ▶ 10 기출

정답 13.① 14.②

제2절 간호윤리

1 기본 개념 ▶ 99,00,01,03,09,11,13 기출

윤리	• 사람이 이 세상을 사는 데 마땅히 하여야 할 도리
도덕	• 사람이 사람으로서 행하여야 할 기본 도리와 그것을 자각하여 실천하는 행위
법	• 대중에게 피해를 주지 않도록 만들어진 구체적인 <u>행위의 최저기준</u>
<u>윤리적 딜레마</u> ▶ 11,13 기출	• 윤리적 의사결정 시에는 직관적 판단보다는 윤리 이론, 윤리 원칙 등 여러 상황 고려하여 결정해야 함
<u>간호실무 상황에서의 윤리적 의사결정의 기준</u>	• <u>양심, 법과 관습, 전문직 의무</u> • <u>윤리이론과 윤리원칙</u> • <u>병원의 정책과 기준</u>
권리	• 자신의 이익을 위해 주장할 수 있는 법률상의 힘 • <u>환자의 권리</u> ▶ 00,02,03,04,05,07,09,11,17 기출 : 알권리, 자기 결정권, <u>비밀을 보호 받을 권리</u>, 진료 받을 권리, 상담조정을 신청할 권리, 조엄성과 위엄 있는 죽음
의무	• 어떤 사람이 맡은 직분이거나 마땅히 혹은 강제로 하지 말아야 할 것 • <u>환자의 의무</u> : 의료인에 대한 신뢰존중 의무, 부정한 방법으로 진료 받지 않을 의무

2 철학적 기반 ▶ 02 기출

관념론		• 세계의 근원이나 원리를 정신적인 것으로 보는 입장
유물론		• 관념론에 대립하는 형이상학적인 입장
실제론		• 보편개념이 실재함
합리론		• 사람에게 나면서부터 본시 주어져 있는 관념들을 연역하여 전체적 지식에서 일체의 부분적인 지식을 끝어낼 수 있음
<u>결과중시 철학</u>	경험론	• 이론적 체계가 있는 일체의 지식은 경험을 통해서 인간의 의식 밖에서 들어옴
	실존철학	• 현존하는 것이 진실로 존재하는 것
	실용주의	• 철학에서 실생활에 유용한 지식과 실용성이 있는 이론만이 진리로서의 가치가 있음

---

15 두 개의 선택 중 어느 것을 선택해도 만족을 얻지 못하거나 바람직하지 못한 결과가 나오게 되는 상황을 무엇이라고 하는가?
① 도덕적 의무와 법적의무의 충돌
② 다른 의료진과의 갈등상황
③ 조직의 철학과 비전의 상충
④ 옳고 그름을 선택하는 상황
⑤ 윤리적 딜레마

정답 15.⑤

두드림 퀴즈

16 콜버그의 도덕발달 이론으로 옳은 것은?
① 인습 이후 수준에서는 권리와 사회계약을 무시하고 다른 사람의 영향을 많이 받는다.
② 인습 이전 수준에서는 다른 사람들에게 받아들여지거나 인정받는 것이 도덕적 행동을 하는 동기가 된다.
③ 인습 이후 수준은 5~8세 아동에게서 나타나는 양상이다.
④ 인습 이전 수준에서의 도덕은 처벌과 복종과 관련되어 있다.
⑤ 인습수준에서 옳은 것은 보편적, 윤리적 원리에 따라 행동하는 것이다.

17 공리주의에 대한 설명으로 옳은 것은?
① 행위에 일반원칙을 제시하여 상황에 좌우되지 않는다.
② 모든 경우에 정의를 고려한다.
③ 결과우선주의이므로 신축성 있게 도덕규칙을 적용한다.
④ 모든 경우에 정의를 고려한다.
⑤ 일반인이 통상적으로 생각하는 도덕규칙을 적용한다.

18 간호사 김씨는 의사의 처방에 문제가 있음을 발견하고, 처방을 그대로 수행하는 경우 환자에게 손상이 갈 것임이 명백하여 이를 행하지 않았다. 이 때 간호사 김씨가 근거한 윤리이론으로 올바른 것은?
① 선호 공리주의
② 행위 공리주의
③ 로스의 보건부적 의무론
④ 칸트의 의무론
⑤ 규칙 공리주의

정답 16.④ 17.③ 18.④

3 도덕발달이론 ▶ 02,13 기출

콜버그의 도덕발달이론	인습 이전 수준	1단계 처벌과 복종 지향의 단계 2단계 도구적 목적과 상대주의 지향의 단계
	인습 수준	3단계 개인 간의 기대와 관계 지향의 단계 4단계 법과 사회질서 지향의 단계
	인습 이후 수준	5단계 권리와 사회계약 지향의 단계 6단계 보편적인 윤리적 원리 지향의 단계
길리간의 도덕발달이론	제1수준 자기 이익 지향의 단계 제2수준 책임감과 자기희생의 단계 제3수준 자기와 타인의 역동성 인식 단계	

4 윤리이론 ▶ 00,06,12,14,17 기출

공리주의이론 =목적이론 =결과주의 ▶ 14 기출	• 최대 다수의 최대 행복 • 무엇을 효용성으로 보느냐에 따라 • 행위 공리주의 : 선택 가능한 행위 중 그 행위로부터 영향을 받는 사람들에게 최대의 효용을 줄 수 있는 행위를 매 행위마다 선택 • 규칙 공리주의 : 주어진 상황에서 최대한의 효용을 가져온다고 인정된 타당한 규칙에 따라 행위 선택
의무론 =비결과주의 =형식주의 ▶ 12,17 기출	• 지켜야 할 절대 가치 전제 • 판단의 기본인 원리의 수효에 따라 • 일원론적 의무론(한 개의 유일한 원리를 적용) • 다원론적 의무론(하나 이상의 다양한 기본규칙이나 원리 적용)

5 돌봄 ▶ 98,99,02,03,09 기출

개념 ▶ 09 기출	• 최초의 만남 → 새로운 동일성 → 공감 → 동정 → 신뢰 • 인간의 존엄성을 보존하고 강화시키며 보호하기 위한 것으로 간호의 도덕성 이상
윤리	• 돌보는 이의 성품과 자질에 대한 덕 윤리로 탐구 가능

6 생명윤리의 원칙과 생명윤리 규칙 ▶ 98,99,00,01,03,04,05,08,12,14,15,16,17,18,19,20 기출

윤리적 의사결정 ▶ 20 기출	윤리적 사고의 4단계	• 윤리적 판단과 행동 실제 상황에서의 윤리적 결정 → 윤리규칙 → 윤리원칙 → 윤리이론	
	생명윤리의 기본 원칙	자율성 존중의 원칙	• 소극적 의무 : 자율적 행위가 타인에 의해 억압되어 서는 안 된다는 절대적 의무 • 적극적 의무 : 정보를 제공하거나 상대방이 자율적 으로 의사결정을 하도록 하는 것
		사전동의 ▶ 06,07,13,14, 19 기출	• 전제조건 : 필요한 지식이나 정보를 이해할 수 있는 능력, 결정에 있어서 자율성이 보장되는 것
		무해성의 원칙 ▶ 10 기출	• 악행금지의 원칙, 소극적 선 • 타인에게 의도적으로 해를 입히거나 해를 입힐 위험 을 초래하는 행위를 하지 말아야 할 의무
		선행의 원칙 ▶ 13 기출	• 적극적 선 • 선의의 간섭주의 = 온정적 간섭주의
		정의의 원칙 ▶ 13,14,18,20 기출	• 공정함과 공평함에 관련되는 것 ▶ 20 기출 예 장기이식, 응급실에서 응급환자 분류체계를 적 용하는 것
	생명윤리의 규칙 ▶ 18 기출	• 정직의 규칙 : 진실을 말해야 하는 의무 • 신의의 규칙 = 비밀보장의 규칙 ▶ 14,15,16 기출 • 성실의 규칙 : 약속을 지켜야 한다는 규칙	

> 두드림 퀴즈

19 돌봄의 정의로 옳은 것은?
① 다른 사람에게 헌신하는 감정을 가지고 있으나, 자기실현과는 무관하다
② 삶에 대해 긍정적인 영향을 주나 동기를 부여하지는 않는다
③ 돌봄은 의학의 도덕적 이상이라고 할 수 있다
④ 돌봄은 인간의 존엄성과는 관련이 없다
⑤ 인간 돌봄은 가치, 의식, 지식, 돌봄의 행위와 그 결과를 포함한 의미이다

20 임종과정에 있는 환자에게 심폐소생술, 혈액투석 등의 연명치료를 중단하는 것을 합법화하는 방안 중 하나로 사전 연명의료의향서를 작성하도록 하고 있다면 다음 중 고려된 윤리적 기준으로 알맞은 것은?
① 무해성의 원칙
② 분배적 원칙
③ 자율성 존중의 원칙
④ 정직의 규칙
⑤ 성실의 규칙

21 타인에게 의도적으로 해를 입히거나 해를 입힐 위험을 초래하는 행위를 하지 말아야 할 의무로 소극적 선에 해당하는 원칙으로 알맞은 것은?
① 무해성의 원칙
② 분배적 원칙
③ 자율성 존중의 원칙
④ 정직의 규칙
⑤ 성실의 규칙

정답 19.⑤ 20.③ 21.①

두드림 퀴즈

22 현대 간호에서 간호윤리가 강조되는 이유로 가장 바람직한 것은?

① 사회가 간호사로 하여금 대상자의 옹호자가 되어 주기를 기대하기 때문이다.
② 전통적인 도덕관으로 새로운 지식 및 기술과 관련된 도덕문제가 쉽게 해결할 수 있기 때문이다.
③ 삶에 대해 긍정적이고 건설적인 영향을 줄 수 있기 때문이다.
④ 간호사의 역할과 영역의 축소로 인해 딜레마에 직면하게 되었기 때문이다.
⑤ 모든 가능한 상황에 분명한 지침을 세우기 위함이다.

23 2013년 간호윤리개정이 요구된 이유는 무엇인가?

① 급변하는 의료 환경에 대처
② 전문가로서의 간호사의 의무 강화
③ 사회적으로 간호사에게 요구되는 덕목을 간략화
④ 간호의 영역 확장
⑤ 대상자의 권리 보호를 위한 간호사의 책임을 추상적으로 표현할 필요성 증가

정답 22.① 23.①

제3절 간호전문직관

1 윤리강령 ▶ 00,01,06,13,15,19 기출

윤리강령 제정의 배경	• 1947년 뉘른베르크 강령 ▶ 19 기출 : 제2차 세계 대전 중 나치와 일본군이 잔인하고 비인간적인 생체시험을 자행하여 1945~1946년 뉘른베르크 재판에 기소됨, 대상자 보호, 사전동의 등 지침 마련의 계기가 됨 • 1964년 헬싱키 선언 : 필란드 헬싱키에서 열린 세계의사회 총회에서 뉘른베르크 강령의 한계를 보완하고 재해석 하여 발표 • 1974년 벨몬트 보고서 : 전 세계 전문 분야별 윤리강령의 근거가 됨
현대사회에서 간호윤리가 강조되는 이유 ▶ 10,11 기출	• 무조건 의사나 의료기관의 견해를 따르던 과거와 달리 전문적인 지식과 합리적인 판단으로 환자에게 이익이 되는 결정을 하도록 요구됨 • 간호사에게 환자의 옹호자 역할이 요구됨 • 현대 사회가 간호사에게 전문적이고 책임감 있는 행동을 요구함
한국 간호사 윤리강령 ▶ 06,07,08,12,13,14, 18,19 기출	• 제정 시기 : 1972년 대한간호협회 제39회 정기총회에서 윤리강령 제정 및 채택 • 제정 배경 : 간호사의 자율적인 통제의 표준을 사회에 알리고 구성원에게 지키도록 권유하기 위함

시기	이유	추가내용
제1차 개정 (1983)	• 변화하는 사회에 부응 및 대처, 의료지식과 기술의 급진적 변화	
제2차 개정 (1995) ▶ 06 기출	• 변화하는 의료현실 반영, 대상자의 권리 보호, 자율성의 중요성 증가, 환경에 대한 문제의식과 책임의식 증가	• 생명의 존엄성에 대한 강조, 간호사의 역할, 가족의 참여
제3차 개정 (2006) ▶ 13 기출	• 변화하는 의료 환경과 사회에 대한 간호사의 능동적 대처와 윤리적 책무 규명	• 취약 계층 보호, 건강한 환경 구현, 자신의 건강과 품위 유지
제4차 개정 (2013) ▶ 14 기출	• 급변하는 의료 환경에 대처	• 정의와 신뢰의 증진

목적 ▶ 98,99,02 기출	• 인류건강과 사회복지를 지향 • 간호사업의 발전을 도모 • 간호사의 권익과 전문인으로서의 도덕적 의무 실현
제4차 간호사 윤리강령 서문 일부 ▶ 07,14,16,18 기출	• 간호의 근본이념은 인간 생명의 존엄성과 기본권을 존중하고 옹호하는 것이다. • 간호사의 책무는 인간 생명의 시작으로부터 끝에 이르기까지 건강을 증진하고, 질병을 예방하며, 건강을 회복하고, 고통을 경감하도록 돕는 것이다. • 간호대상자의 자기결정권을 존중하고, 간호대상자 스스로 건강을 증진하는 데 필요한 지식과 정보를 획득하여 최선의 선택을 할 수 있도록 돕는다.

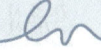

한국간호사 윤리강령의 각론 총 15개 항	간호사와 대상자 영역 ▶ 19 기출	• 평등한 간호제공, 개별적 요구 존중, 사생활 보호 및 비밀 유지, 알 권리 및 자기결정권 존중, 취약한 대상자 보호, 건강 환경 구현
	전문가로서의 간호사 의무 영역	• 간호표준 준수, 교육과 연구, 전문적 활동, 정의와 신뢰의 증진, 안전한 간호 제공, 건강 및 품위 유지
	간호사와 협력자 영역	• 관계윤리준수, 대상자 보호, 생명과학기술과 존엄성 보호
윤리강령의 한계점 ▶ 08,15,16 기출		• 최소한의 지침을 주는 것이다. • 규약은 항상 불완전한 것이다. • 시대적 상황에 따라 변화하는 한계가 있다.
병원윤리위원회 ▶ 01,07,08,15 기출		• 목적 : 환자의 치료 및 간호와 관련되어 발생되는 윤리문제를 다각도로 접근하기 위함 • 구성 : 윤리학자, 의사, 간호사, 사회사업가, 병원 행정가, 관련 건강 관리직, 지역사회 주민, 변호사 등 • 역할 : 병원 직원과 학생의 교육, 의뢰된 사례 분석과 해결, 병원 정책의 윤리적 측면 검토, 윤리적 사례 집담회 등

2 전문직의 특성 ▶ 98,99,00,01,02,05,07,10,14,15,19 기출

pavalko (1971) ▶ 14,15 기출	• 직업전문직 연속 모델 • 이론이나 지적 기술이 있어야 한다 = 체계적인 전문 지식 • 기본적 사회가치와 관련성이 있어야 한다. • 교육기간이 장기간일수록 고도의 전문직 활동이라 볼 수 있다. • 전문직의 선택 동기가 이타적이어야 한다. • 윤리 규약이 있어야 한다.
일반적 특성 ▶ 20 기출	• 장기간에 걸친 교육 훈련의 결과이다. • 고도의 윤리규범 : 업무 활동이 사회 공익을 위해 사용되도록 전문직 스스로 행동기준을 정하고 자율적으로 준수, 비공식적/공식적으로 강제적인 성격을 가짐 • 전문적 권위 : 지식에 기반을 둔 전문가의 권위 • 고유한 업무 : 비표준화된 업무로 상황에 따라 전문가의 판단에 의한 접근이 필요 • 전문직 문화, 사회적 인정
면허제도 ▶ 12,17 기출	• 의료인으로서 최소한의 능력을 국가, 사회가 합법적으로 인정하는 것 • 전문적인 실무능력을 사정하고 측정할 수 있는 근거 • 자격 제한을 통해 대중을 무능력한 간호사들로부터 보호 • 전문 인력 파악을 위한 통계적 정보 제공

두드림 퀴즈

24 파발코(pavalko)가 말한 전문직의 특징으로 알맞은 것은?
① 국가가 정하는 윤리강령을 따라야 한다.
② 이론이나 지적 기술이 있어야 한다.
③ 전문직의 선택 동기가 개인적이다.
④ 단기간의 교육기간이 필요하다.
⑤ 자율성과 관계가 없다.

정답 24.②

두드림 퀴즈

25 간호전문직의 직업적 성장을 저해하는 요인으로 알맞은 것은?
① 4년제 일원화로 간호교육체제가 정비되었다.
② 간호사의 업무결과에 책임을 진다.
③ 건강전문인과 협동한다.
④ 간호사의 독자적 업무 범위의 제한과 여성에 대한 사회적 역할인식이 편협하다.
⑤ 간호서비스에 대한 이미지를 개선한다.

26 신규간호사가 숙련자의 교육을 통해 전문가로 거듭난다는 이론을 주장한 사람은?
① 베너
② 쉴즈
③ 달튼
④ 너팅
⑤ 나이팅게일

정답 25.④ 26.①

3 전문직으로서의 간호

특성 07,08,12,14 기출	· 과학인 동시에 예술이다. · <u>법적·도덕적 책임을 이행한다.</u> · 능숙성을 보인다. · 직업에 헌신한다. · 업무결과에 대해 책임을 진다. · 독립적으로 행동하는 권한과 자율성을 갖는다. · <u>단체를 조직하여 활발한 활동으로 고유문화를 형성한다.</u>	
간호실무의 영역과 기술 98,00,19 기출	돕는 역할	· 환자와 함께하면서 치유적 분위기 및 관계 형성
	교육-코치 역할	· 기간조절 : 환자의 학습에 대한 준비상태의 포착
	진단적 환자 감시 기능	· 환자 상태의 의미 있는 변화의 발견과 기록
	급변하는 상황에 대한 효과적인 관리	· 위급한 생명보존 응급처치 : 신속한 문제의 파악
	치료 중재와 처방의 수행과 검사	· 합병증과 위험 제거 조치를 수반한 정맥 요법의 시작과 유지
	의료의 질 보장과 감시	· 안전한 의학적, 간호학적 관리를 도모하기 위한 지원체계 마련
	<u>조직 및 업무역할에 관한 기술</u> 19 기출	· 적절한 치료를 마련하기 위한 치료 팀의 구성과 유지
간호전문직 평가	<u>간호전문직 발전의 장애요인</u> 04,07 기출	· 대중의 간호사에 대한 부정적 이미지 · 자율성과 파워의 부족 · 표준화된 교육체계의 결핍 · 건강관련분야의 부적절한 리더십 · 간호 단독법의 부재
	<u>간호전문성 신장을 위한 전략</u> 98,07,08,10,11 기출	· 내적요인 : 긍정적인 자아상 확립, 올바른 직업관 확립, 전문적 능력의 향상 등 · 외적요인 : 간호교육의 변화, 간호사의 근무환경 개선, 간호의 표준화와 국제화, 고유한 지식과 기술의 개발, 간호의 성과 가시화 등
전문직의 재사회화 과정 모델	크래머의 모델	· 업무환경과 교육 환경 사이에서의 가치와 기대행위 간의 불일치를 설명
	<u>베너의 모델</u> 12 기출	· <u>novice to expert</u> · 간호직의 전문성 개발에 있어서 <u>경험을 강조</u>

4 간호의 전문화

긍정적 결과 ▶ 04 기출	• 간호의 각 분야에 종사하는 간호사가 전문적인 능력을 갖추게 됨 • 간호서비스의 질이 높아짐 • 서비스 비용 면에서 도움이 되고 전문인으로서의 만족감 증가
전문간호사의 역할 ▶ 00 기출	• 탁월한 임상개발 능력 • 간호의 지속성에 대한 책임과 조정력 • 의과학과 협동하는 전문적 성숙도를 가지면서 직접적인 간호 제공 역할 • 전문분야를 발전시키기 위한 연구자 역할
미래 간호사의 역할 ▶ 02 기출	• 치료보다 돌봄에 기여 할 수 있는 인력 요구 • 간호사의 기능과 역할이 확대됨에 따라 간호사의 전문화와 전문성 신장이 불가피 • 일차보건사업이 농어촌 벽지뿐만 아니라 도시 영세지역 주민, 산업장 인구, 학교 인구를 위해 확대될 것임
간호사의 주요 역할	• 관리자(조정자) ▶ 19 기출 : 대상자의 요구에 충족되는 최선의 서비스를 기획, 조직, 통합하고 사업 활동을 감독, 통제하며 인력을 배치 • 직접간호 제공자, 교육자, 상담자, 대변자(옹호자), 협력자, 연구자, 변화촉진자, 평가자, 자원 의뢰자(알선자), 정보수집자(보존자), 일차보건의료 제공자

두드림 퀴즈

27 인간의 존엄성을 보장하기 위한 간호의 의무를 효과적으로 수행하도록 하는 데 가장 적합한 간호사의 역할은?
① 환자의 옹호자
② 간호연구가
③ 간호교육가
④ 변화촉진자
⑤ 직접간호제공자

제4절 간호사의 법적 의무와 책임

1 간호 관련 법규

의료법 ▶ 99 기출	• 1962년 의료법 개정 간호학교 졸업자에게 국가고시 응시기회를 부여함 • 1973년 간호고등기술학교 완전폐지
간호업무의 정의와 범위 ▶ 15 기출	• 상병자나 해산부의 요양을 위한 간호 • 진료보조 : 의사의 정확한 시행 방법과 의도 확인, 시행 • 대통령령으로 정하는 보건활동 : 보건진료 전담원으로서 하는 보건활동, 모자보건 활동, 가족계획활동, 결핵관리활동, 산업안전 관리활동, 학교보건 관련 활동 • 각 의료기관이 정하는 간호사의 업무, 규정, 절차 • 간호기록 작성 및 보관

정답 27.①

두드림 퀴즈

28 간호사가 한 환자에게 12시에 특정 약물을 투여하여야 하지만 너무 바쁜 나머지 약물 투여를 잊어버리고 약물을 투여하지 못했다. 이때 간호사가 지키지 않은 의무는?

① 비밀 유지의 의무
② 설명의 의무
③ 주의의무
④ 동의의무
⑤ 간호기록부 보존의 의무

2 간호사의 법적 의무 98,99,00,03,04,07,10,18,19 기출

주의의 의무 07,10,18 기출	개념	• 유해한 결과가 발생하지 않도록 정신을 집중할 의무 • 업무 능력이 있는 사람이 이를 태만히하여 타인의 생명 또는 건강에 위해를 초래할 경우에는 민사·형사상 책임 추궁의 핵심이 됨 = 주의의무 태만
	내용	• 결과 예견 의무 : 특정 영역의 통상인이라면 행위 시 결과 발생을 예견할 수 있는 것 • 결과 회피 의무 04 기출 : 예견 가능한 위험이 발생하는 경우에 이를 회피할 수 있는 수단을 강구하여야 할 의무
설명 및 동의의 의무 05,07,10,19 기출	개념	• 환자는 간호사로부터 간호행위를 제공받기 전에 충분한 설명을 들을 권리가 있다 • 간호사의 설명에 따른 정보를 기초로 하여 간호행위를 받을 것인지의 여부를 대상자 스스로 결정할 수 있음 • 필요한 정보를 주지 않고 일방적인 설명으로 동의를 구한 경우, 동의는 무효이다.
	전단적 의료	• 의료인이 어떤 위험성이 있는 의료행위를 실시하기 전에 환자로부터 동의를 얻지 않고 의료행위를 하는 것, 설명 및 동의의 의무를 다하지 않은 것 • 불법행위이며 민사·형사책임을 지게 됨
	설명의 의무 면제	• 전단적 의료가 가능한 경우 • 알 권리를 가진 자가 그 권리를 유효하게 포기한 경우 • 응급환자인 경우와 가정적인 승낙이 전제된 경우 • 설명이 환자의 심신에 중대한 역기능을 미치는 경우
비밀 유지의 의무 01,02,08 기출	개념	• 직무상 알게 된 환자에 관한 정보를 공개하지 않을 비밀유지의무를 진다 • 절대적인 것은 아니며 환자 개인의 이익보다 공익상 필요한 경우에는 공개할 수 있음
	비밀유지의 예외	• 본인의 동의가 있는 경우 • 법령에 의해 요구되는 경우 = 전염병의 신고, 아동학대의 신고 • 적당한 업무 행위 : 직장의 건강검진 결과의 보고 = 감염성 질환 발견 시 회사에 통보
확인의 의무 05,06,08,15,17 기출	확인내용	• 간호보조행위에 대한 확인의 의무 = 간호학생, 보조 인력 • 다른 보건의료인의 행위가 실무표준행위에 위반되지 않는지에 대한 확인의 의무
간호기록부의 기록 및 보존 의무 13 기출		• 의료인은 각각 진료기록부, 조산기록부, 간호기록부, 그 밖의 진료에 관한 기록을 갖추어 두고 그 의료행위에 관한 사항과 의견을 상세히 기록하고 서명하여야 함

정답 28.③

3 간호사고와 법적 책임

간호사고	• 가치중립적 개념 • 간호행위가 시작되어 끝날 때까지의 과정에서 예상외의 원하지 않는 불상사가 야기된 경우		
간호과오	• 간호사가 간호행위를 행함에 있어 평균 수준의 간호사에게 요구되는 업무상의 주의의무를 게을리하여 환자에게 인신 상의 손해를 발생하게 한 것		
간호과실 ▶ 11,12,13,14 기출	• 법률적인 개념 • 간호사고 중에서 과오가 있다는 것이 객관적으로 입증되었거나 인정된 것 → 과실의 판단기준은 주의의무		
사용자의 배상책임 ▶ 10,20 기출	• 피고용인의 고용범위에서 발생한 과실에 대하여 고용주가 직접적인 책임을 지는 법의 원칙 • 고용주는 간호과실로 인한 상해가 발생하지 않도록 적절한 감독을 할 책임이 있음		
간호사고에 대한 간호사의 책임	형사 책임	• 형벌이라는 법률효과를 가할 수 있는 책임 • 업무상 과실 상해 또는 업무상 과실치사죄 적용 → 업무상 과실 상해 또는 과실치사죄는 업무자라는 신분관계로 인해 가중 처벌 받음	
	민사 책임		• 환자 측에 대한 손해 배상의 책임
		불법행위	• 고의 또는 과실에 대한 위법한 행위로 남에게 손해를 끼치는 행위 • 입증책임 = 환자측 = 환자에게 불리 ▶ 10 기출
		채무불이행 책임	• 의료계약에 있어 의료인으로서의 의무(설명, 확인, 주의, 비밀유지)를 다하지 못한 경우 • 간호에 있어서 100% 계약을 충실히 이행하였다는 법정에서의 증명이 필요 • 입증책임 = 간호사 측 = 환자에게 유리
		민사 책임이 발생하는 요건 ▶ 10,12 기출	• 고의 또는 과실로 인해 발생 • 불완전이행(채무불이행)으로 인하여, 위법행위(불법행위)로 인하여 발생 • 구체적인 손상 또는 상해, 손해가 발생 • 불완전이행 또는 위법행위 발생과의 인과관계를 증명해야 함
간호사고의 예방과 대책 ▶ 07,17 기출	• 간호실무표준을 기초로 최선의 간호 수행 • 대상자와 좋은 인간관계, 신뢰관계 형성 • 사소한 내용이라도 환자 및 보호자 호소 무시하지 않음 • 근거에 의하여 충분한 설명 제공 • 의료기관의 정책과 관련 규정, 지침을 최소 1년에 한 번 자세히 숙지		

29 간호사가 주의의무를 게을리하여 문제가 발생하였다. 이로 인해 환자에게 상해를 입혔고 그 인간관계가 인정되었을 경우 이를 무엇이라 하는가?
① 간호사고
② 책임불이행
③ 간호과실
④ 불법행위
⑤ 주의의무태만

정답 29.③

제5절 관리의 이해

1 관리와 행정의 개념 ▶ 98,99,00,06 기출

행정	• 공동의 목표를 달성하기 위해 체계적이고 합리적인 수행방법을 사용하는 일련의 과정
행정의 구성요소	• 사람people, 목적purpose, 장소place, 과정process = 4P
관리의 목표	생산성 ▶ 14,16 기출		• 효과성 : 목적에 부합했는가의 문제, 목표 달성의 정도 • 효율성 : 자원을 최소로 활용하여 목표를 달성했는가의 능률성을 나타내는 것 ▶ 12 기출
	간호생산성		• 간호의 질과 적절성에 관련된 간호의 효과성과 효율성을 고려한 것
		투입요소	• 간호인력, 간호소비자의 특성, 간접비, 간호관리, 리더십, 간호전달체계 등
		산출요소	• 질적 측면이 중요, 간호의 질, 재원일수, 직간접 간호시간, 환자의 만족도, 투약과 과오 건수, 간호직원의 업무 만족도 등 • 양적 측면 : 간호의 능률성 • 질적 측면 : 간호의 효과성
	간호생산성 향상 전략 ▶ 01 기출		• 생산요소의 적절한 배합 = 투입요소와 과정 조정 • 구조, 시설의 변화 • 간호인력의 질적 변화 • 기술의 변화
관리과정 ▶ 14,16,18,19 기출	기획		• 조직이 달성해야 할 목표를 설정하고, 이를 효율적으로 달성할 수 있는 방법과 절차를 의식적으로 개발하는 과정
	조직		• 기획한 목표의 달성을 위하여 조직 내 인적 자원과 물적자원을 적절하게 조직화하는 것
	인사		• 조직목표를 효율적으로 달성하기 위해 인적자원을 계획, 확보, 활용, 유지, 보존, 보상 개발까지 담당하는 일련의 관리 활동
	지휘		• 조직 구성원이 개개인에게 부여된 직무를 열심히 수행하도록 유도하고 격려하는 관리 기능
	통제		• 수행된 업무성과를 계획된 목표와 비교, 측정하여 목표에 미달된 것은 수정, 조치하는 것

두드림 퀴즈

30 간호 관리 과정 중 목표를 달성하기 위해 조직 내 인적자원과 물적자원을 적절하게 체계화하는 단계는 무엇인가?

① 조직
② 기획
③ 인사
④ 지휘
⑤ 통제

정답 30.①

2 이론적 발전

고전기 02,06,07,10, 19 기출	과학적 관리론 19,20 기출		• 테일러에 의해 발전 • 시간연구와 동작연구
		특징	• 분업화와 전문화의 원리에 입각한 직무 설계, <u>시간과 동작 연구를 통한 직무 표준화</u>, 직무에 적합한 적정인의 선발과 훈련, 성과에 따른 차별(성과급제)
		장점	• 오늘날 관리학의 기초 • 생산성 향상을 위한 효율적 관리방법 모색-차별적 성과급제, 직무표준화 • 관습, 감정, 직관을 배제한 과학적 원칙 적용 • 경험적 실무를 과학적 실무로 전환
		단점	• 인간을 기계화, 근로자의 인간성과 복지에는 관심 없음 • 성취자는 이득을 실패자는 손해를 보도록 하였음
	관리 과정론	특징	• 페이욜, 무늬, 길리스 • 조직의 관리 기능 중시, 관리자가 말아야 할 조직 및 관리 활동의 원리 발전
	관료제이론 12,18 기출	특징	• <u>합리적, 법적 권한에 기초를 둔 관료제 모형 = 근대사회의 대규모 조직 설명에 적합</u> • 조직 목표 수행을 위해 <u>권위의 구조를 강조</u>
신고전기	인간관계론 13 기출	정의	• 인간의 사회, 심리, 감정적 요인에 입각하여 인간을 관리하는 방법을 탐구하는 이론 및 관리체계
		메이요의 호손실험에 의해 탄생	• 시카고 서부 전기 회사의 호손공장에서 실시된 실험 • <u>호손효과</u> 17 기출: 근로의욕이 일을 하게 되는 동기와 직결 = 동기부여이론 • 집단이라는 사회적 구조를 중시하는 인간관계 관리의 중요성
	행동과학론	특징	• 리더십이론, 동기이론을 중심으로 발전
		장점	• 조직 내 인간행위에 관한 과제를 효율적으로 해결하는 데에 기여
현대기	관리과학론		• 계량적 관리론 = 경영과학 이론 • 의사결정의 질적 향상을 도모하는 합리적인 과학적 접근방법 적용 • 계량적 관리 = 행정관리학의 과학적 발전에 큰 영향 • 장점 : 비용 절감, 시간 절약
	체계이론		• 인간 행동의 영향요소들 간의 복잡한 상호작용의 중요성 강조 • <u>조직 외부의 환경이 조직과 그 하위 시스템에 미치는 영향과 조직의 유효성이 높아지는 시스템 간의 관계를 설명하려는 이론</u> 12 기출
	상황이론 03,12,18 기출	특징	• 상황에 따라 관리 기법이 변해야 한다는 이론 • 조직 = 하위체계들로 구성된 하나의 개방체계 • 전제 = 어떤 상황에서도 모든 조직에 유효성을 낳게 하는 유일한 조직이론은 없음

두드림 퀴즈

31 비용을 절감하고 시간을 절약하기 위해 각 간호행위별로 시간-동작 분석을 한 후 핵심간호술기 가이드라인을 개발하였다. 이때 적용된 관리이론은?

① 행동과학이론
② 인간관계론
③ 체계이론
④ 관료제이론
⑤ 과학적 관리론

32 조직에 수행되는 모든 과업을 분업화하고 전문화하여 업무능률을 극대화하고 합리적, 법적 권한에 기초를 둬서 근대사회의 대규모 조직 설명 시 적합한 이론으로 옳은 것은?

① 관료제이론
② 계량적 관리론
③ 체계이론
④ 인간관계론
⑤ 과학적 관리론

33 인간관계론이 관리에 미친 영향으로 가장 옳은 것은?

① 인간 없는 조직이라는 비판
② 민주적 리더십의 필요성 인식
③ X 이론적 인간관의 확립
④ 공식 조직에 대한 관심
⑤ 행정관리론의 기초 확립

34 다음 중 관리의 상황이론에 관한 설명으로 옳은 것은?

① 조직의 효용성은 상황과 수용도에 따라 다르다.
② 투입 변환 산출의 과정을 강조한다.
③ 조직 내 의사소통이 상의하달식으로 이루어진다.
④ 조직의 상황변수는 조직의 공식적 비공식적 인간관계로 나뉜다.
⑤ 관습, 감정, 직관을 배제한 과학적 원칙을 적용한다.

정답 31.⑤ 32.① 33.② 34.①

간호사 국가고시 합격노트

두드림 퀴즈

35 병원 간호부에서 내부 모집을 통해 직원을 선발하려고 할 때 요구되는 관리자의 역할로 알맞은 것은?

① 자원분배자
② 기업가
③ 조정가
④ 문제처리자
⑤ 변화관리자

36 중간 관리자의 역할에 대한 설명으로 옳은 것은?

① 일선의 간호를 제공한다.
② 근무표를 작성한다.
③ 간호단위의 보고를 받는다.
④ 간호부의 목표와 방향을 정한다.
⑤ 포괄적 목표달성에 초점을 둔다.

3 간호관리자의 역할

관리자의 계층			• 최고관리자 - 중간 관리자 - 일선 관리자
			• 관리단계가 높아질수록 전문적(실무적) < 인간적 < 개념적 점점 더 추상적
관리기술 ▶ 07 기출	개념적 기술		• 조직의 모든 이해관계와 활동을 조정 및 통합할 수 있는 정신적 능력
	인간적 기술		• 인간관계 기술 • 다른 사람들과 성공적으로 상호작용, 의사소통하고 이해하며 동기부여할 수 있는 능력
	전문적 기술		• 실무적 기술 • 전문화된 분야에 고유한 도구, 절차, 기법을 사용할 수 있는 능력
	관리자의 역할 ▶ 03,06,11 기출		• 관리행동의 구체적 범주, 공식적 권한과 지위로부터 각기 다르면서 상호 밀접한 역할 수행 • 상위계층에서 중요한 역할 = 정보보급자, 대표자, 협상자, 연결자, 대변자 • 하위계층에서 중요한 역할 = 지도자
		대인관계 역할	• 사람들 사이의 관계와 관련된 역할
		정보관리 역할	• 조직의 활동은 정보의 수집과 분석에서 시작
		의사결정 역할	• 조직의 새로운 목표와 활동을 전개할 시기와 방법을 결정하기 위해 정보를 사용
	간호계층별 간호관리자의 역할 ▶ 98,99,00,02,05,11 기출	최고 관리자	• 간호부장 및 간호과장 • 대내외적으로 간호부서를 대표 = 간호부서의 최종적인 행정적 권한과 책임을 가지며 간호부서 전 직원을 통솔
		중간 관리자	• 간호과 팀장 • 간호부서의 정책수립과 업무집행에 참여
		일선 관리자 ▶ 17 기출	• 수간호사 • 간호단위를 대표하여 간호부서의 회의에 참여

정답 35.① 36.③

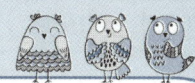

02 간호관리과정

제1절 기획

1 기획

기획 기능의 이해 ▶ 02,04,14,18 기출	개념 ▶ 02,04,14,18 기출	• 모든 관리 활동에 선행하는 첫 번째 활동 • 조직이 성취해야 할 목표를 정하고, 이를 가장 효율적으로 달성할 수 있는 방법과 절차를 의식적으로 개발하는 과정		
	특성	• 목적과 목표 지향성, 미래지향성, 우선성, 보편성, 효율성		
	목적	• 조직의 목표 달성, 내외적 환경변화에 적절한 대처, 자원 낭비의 최소화, 통제의 기준 설정		
	필요성 ▶ 06,14 기출	• 기획은 활동보다 결과에 초점을 두므로 성공의 가능성을 높여준다 • 기획은 분석적 사고와 여러 대안에 대한 평가력을 강화시킴으로써 의사결정의 질을 높여준다 • 기획은 조직의 인적·물적 자원을 예측하고 통제함으로써 미래 상황에 효과적으로 대처하게 한다 • 기획은 조직구성원들의 능동적인 행동을 유도한다		
	원칙	• 목적부합, 간결성, <u>탄력성(=융통성)</u>, 안정성, 장래예측, 포괄성, 균형성, 필요성, 계층화, <u>경제성</u> ▶ 19 기출		
기획의 계층 = 기획의 구성요소	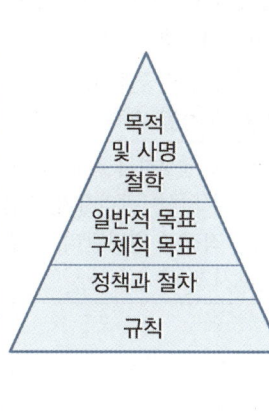	• 아래로 내려올수록 명확하고 구체적임		
		철학 ▶ 02 기출	• 목적이나 사명의 진술로 조직의 목적 달성을 위한 가치 또는 신념	
		목표	• 조직의 목적에 대한 기대 효과를 구체적인 수치로 표현한 것	
		목표설정 시 고려할 점 ▶ 20 기출	• 조직의 목적과 사명을 성취하는데 적절한 것 • 구체적인 용어로 양적으로 표현 • 성취 가능하고 실행할 수 있는 것 • 융통성, 단순하고 간결한 진술 • 조직구성원들의 참여로 목표설정	
		정책과 절차 ▶ 11,12,20 기출	정책 ▶ 12 기출	• 목표달성을 위한 행동의 일반적인 지침수단

두드림 퀴즈

01 다음 중 간호관리 과정 중 기획의 특성을 바르게 설명한 것은?
① 조직의 목표와 관련되어 있다.
② 상황에 따라 다른 관리활동과 순서가 달라질 수 있다.
③ 정적인 개념이다.
④ 폐쇄체계의 특성을 지닌다.
⑤ 하위 관리자에게 더욱 중요한 기능이다.

02 간호관리자가 설정한 목표로 옳은 것은?
① 조직의 활성화 활동을 격려하여 간호사의 이직률을 5% 줄인다.
② 다양한 병원 내 경력 개발 프로그램을 통하여 간호사의 자기계발을 도모한다.
③ 투약오류 모니터링을 4회/년 실시하여 작년대비 평균 오류 발생률을 10% 줄인다.
④ 손위생 실천율을 높인다.
⑤ 환자의 요구에 맞는 양질의 개별적인 간호를 제공한다.

정답 01.① 02.③

두드림 퀴즈

03 목표달성을 위한 지침, 수단으로 목적 성취를 위해 직원들의 행동범위와 경로를 제약하고 명시하는 지침에 해당하는 것은?

① 정책
② 비전
③ 철학
④ 사명
⑤ 절차

04 최고 관리자가 병원의 당해 비전에 맞춰 지역사회로 새로 요양병원을 개설하려고 한다. 이때 최고 관리자가 적용해야 하는 기획의 유형은?

① 전술적 기획
② 운영적 기획
③ 전략, 전술적 기획
④ 전략, 운영적 기획
⑤ 전략적 기획

			• 지침 : 목표와 계획을 반영, 융통성 문서화, 정책 상호간의 일관성
		절차 ▶ 20 기출	• 어떤 목표를 달성하는 데 사용되는 일련의 정확하고 구체적인 단계 기술 • 업무수행방법이나 간호활동을 지시해주는 활동의 지침
기획 과정 ▶ 98,00,02,06,08,10,18 기출	• 목표설정 → 현황 분석 및 문제점 파악 → 대안의 탐색과 선택 → 대안결정 → 수행 → 평가 회환		
	목표설정 ▶ 08,10 기출	• 윤리나 사회규범에 적합한지 검토 • 측정 가능한 목표설정이 중요	
	현황 분석 및 문제점 파악	• 현재의 상황과 목표로 하는 미래 상황 사이의 차이점으로 발생할 수 있는 장애요인 규명 • 기존의 문제점, 예상되는 문제점, 문제해결을 위한 한계점에 대한 분석 필수	
	대안 결정 =우선순위	• 한정된 자원 내에서 우선순위 결정, 대안을 비교평가	
기획 유형	기획 범위와 수준에 의한 분류	전략적 기획 ▶ 01,04,05,08,11,16,17 기출	• 조직의 기본적인 목적과 일반적인 목표를 어떻게 달성할 것인가를 결정하는 과정 • 특징 : 최고 관리자에 의해 수행, 장기 계획적, 포괄적, 일반적인 용어 표현
		전술적 기획	• 최고 관리자의 전략적 계획을 수행하기 위해 설계된 세분화되고 구체적인 계획 • 특징 : 중간 관리층에 의해 개발되고 수행, 단기적 계획, 부서별 계획
		운영적 기획 ▶ 10,15 기출	• 단기 목표를 달성하기 위해 세부적인 계획을 실행 • 특징 : 하부(일선) 관리자가 주관, 병동 내 수칙을 마련, 직접적 환자관리, • 주/일 계획, 스케줄, 간호시간 등

정답 03.④ 04.⑤

2 목표관리

목표관리이론 (MBO) ▶ 05,07,09,10,12, 13,14,17 기출	목표관리의 이해	• 목표관리는 피터 드러커(P.Drucker, 1954)에 의해 처음 제창되었고 Y이론과 목표설정이론에도 적용됨 • 목표관리는 <u>조직의 상급관리자와 하급 관리자가 조직의 공동목표를 함께 규정</u>하고 기대되는 결과의 측면에서 각자의 주요 책임 분야를 규정하고 정해진 기준에 따라 조직단위들의 활동과 각 구성원의 기여도를 측정 평가하는 하나의 총체적인 과정
	전제조건	• 수행한 과업에 대한 명확한 정의를 내려야 함 • 구체적이고, 측정 가능한 표준이 확립되어야 함 • <u>조직원이 달성 가능하고 현실적으로 적절한 업무량</u>이어야 함 • 업무수행에 필요한 작업 규범이 목표수행에 참여하는 자에 의해 공식화되어야 함 • <u>구성원의 목표는 조직의 목표와 연계</u>되어야 함
	장점	• 업무의 효율화, 자기개발 및 자아실현, 조직 구성원의 활성화, 업적평가와 처우 개선, 통제수단
	단점	• 목표의 명확한 제시의 어려움, 목표의 수량적 성과 달성에만 관심, 단기 목표 강조, 지나친 경쟁의식 초래

3 의사결정

개념 ▶ 01,03,06 기출		• 설정한 목표를 달성하거나 문제를 해결하기 위해 이용 가능한 여러 대안의 집합 중 하나의 대안을 선택하는 관리자의 정신적 과정
특성		• 기획을 포함한 모든 관리 기능이 의사결정에 의해 수행 • 모든 관리층에서 이루어지는 활동 = 관리자부터 구성원까지 모두 포함 • 동적인 과정 = 의사결정 → 미래 행동 영향 • 지속적 과정 = 목표달성을 위한 수단
의사결정 관련 개념	<u>문제해결</u>	• <u>분석</u> • 현재 상태와 바람직한 상태 간에 어떤 차이가 있을 때 이 차이를 없애기 위해 노력하는 과정
	<u>경험적 의사결정</u> ▶ 13 기출	• <u>선택</u> • 과거의 경험적 데이터를 토대로 다양한 기법과 절차를 혼합적으로 사용하여 얻음
	창조적 사고	• <u>독창성</u> • 욕구 = 창조적 사고에 대한 욕구를 느끼는 단계 • 준비 = 실제로 창조적 아이디어가 나타나는 시기 • 숙고 = 상황에 대해 숙고하는 기간 • 조명 = 대안을 발견하는 단계 • 검증 = 아이디어를 수정하고 검증

두드림 퀴즈

05 다음 중 드러커(Drucker)가 제시한 목표관리과정의 장단점으로 올바른 것은?

① 장기 목표를 강조하여 단기 목표를 경시하는 결과를 가져온다.
② 조직원들의 권한과 책임이 불분명해져 역할 갈등을 심화시킨다.
③ 신규직원들의 조직 내 동화를 용이하게 한다.
④ 상급관리자가 목표를 설정하여 조직원들의 근로의욕이 저하된다.
⑤ 환경변화에 대해 신속하게 대처할 수 있게 한다.

06 의사결정 과정에 대한 설명으로 올바른 것은?

① 대안에 대한 탐색을 마친 후 문제에 대해 정의한다.
② 관리적 의사결정은 의사결정에 필요한 모든 정보와 자료가 있어서 항상 효용가치를 극대화 할 수 있는 대안을 선택하는 것이다.
③ 의사결정 시 대안의 독창성을 중요시한다.
④ 의사결정이 반드시 문제해결로 귀결되지는 않는다.
⑤ 문제 해결에 관련되는 대안은 필요한 사항만 선택적으로 수집하고 기록한다.

정답 05.③ 06.④

두드림 퀴즈

07 의사결정 가정 유형에 대한 설명 중 옳은 것은?
① 사실적 의사결정은 조직의 기본 목적이나 존속, 발전과 같은 문제에 관한 결정이다.
② 경험적 의사결정은 전략적 의사결정을 구체화시켜 가장 효과적인 결과를 얻기 위한 자원의 조직화와 같다.
③ 관리적 의사결정은 수단의 선택과 직접 관계된 결정이다.
④ 전략적 의사결정은 경험적 관찰과 검증이 가능한 것에 관한 결정이다.
⑤ 운영적 의사결정은 전략적 결정을 구체화시키고 실현시키기 위한 가장 하위 단계의 의사결정이다.

정답 07.⑤

비판적 사고 = 반영적 사고	• 평가 • 어떤 주제에 대해 적극적으로 분석하고 종합하고 평가하는 능동적인 사고과정으로 합리적인 과정을 통해 보다 바람직한 결과에 도달하도록 해석, 평가, 논의, 확인 • 특징 : 문제해결이나 의사결정보다 더 복잡함, 높은 수준의 연역적 추론과 평가 포함	
의사결정과정 ▶ 11 기출	문제인식 → 대안의 개발 및 선택 → 대안의 평가와 선택 → 대안의 실행 → 결과의 평가 ↑　　　　　↑　　　　　↑　　　　　↑　　　　　↑ 　　　　　　　　　　피드백	
문제의 적용수준에 따른 유형 ▶ 13,15,19 기출	• 전략적 의사결정 ▶ 13,19 기출 = 최고 관리자(간호 부서장), <u>비정형적, 비구조적 의사소통</u> • 관리적 의사결정 = 중간 관리자, 수행하는 중·단기 기획과 관련된 의사소통 • 운영적 의사결정 = 일선 관리자, <u>정형적, 구조적 의사결정</u>	
문제의 구조와 복잡성에 따른 유형 ▶ 16 기출	• 정형적 의사결정 = 확실한 조건에서의 의사결정 • 비정형적 의사결정 = 문제 규명 어렵고, 문제개선을 위한 절차의 선례가 없는 경우	
의사결정유형 ▶ 199,05,06,07,10,12,13,14,15,16,18,19 기출	• 개인적 의사결정 = 관리자 한 사람이 문제를 분석하고 대안 선택, <u>신속성, 창의성, 비용, 책임소재</u>	
	개인의 의사결정 주체에 따른 유형 ▶ 05,06,07,10,14,15,18,19 기출	집단적 의사결정 ▶ 105,07,10,15,18 기출	• 집단 내 구성원들 간의 의견, 지식 교환 같은 집단적 상호작용을 거쳐 문제를 인식하고 해결할 수 있는 대안을 선택하는 과정 • <u>의사결정의 질(전문성), 구성원의 수용성(정상성과 합법성), 정확성</u>
		장점 ▶ 15 기출	• 보다 다양한 지식과 정보를 가지고 문제에 다각적으로 접근 가능 • 의사결정 결과에 대해 <u>구성원의 수용성 증가</u> • 상호작용을 통해 서로에게 자극
		단점	• 많은 시간과 에너지 소요되어 신속한 결정과 행동 방해
	창의적(효과적) 집단 의사결정 기법 ▶ 12,16,18,19 기출	브레인스토밍 (대면적 집단토의)	• 자주적인 아이디어 제안을 대면적으로 제시하는 집단 토의 방법
		명목집단기법 ▶ 12,16,19 기출	• 대화나 토론 없이 개인의 의견을 제출하고 구성원 간 토론을 거쳐 투표로 의사결정

		델파이 기법 ▶ 18 기출	• 한 문제에 대한 몇 명의 전문가들의 독립적인 의견을 우편으로 수집 → 의견 요약하여 전문가에게 배부 → 일반적인 합의가 이루어질 때까지 논평
		확률이론	• 의사결정에 불확실성이 존재할 때 적용
	의사결정 기법	모의실험, 모형, 게임	• 대안 및 결과를 비교할 수 있음
		PERT ▶ 13,20 기출	• 불확실한 상태에서 기획과 통제를 하기 위한 네트워크 체계모형 • 대규모 연구나 개발 프로젝트에 적합 • 각 하위 작업이 달성되는 데 소요되는 시간을 세 가지로 추정
		주경로기법 (CPM)	• PERT와 유사하지만 보다 확실한 상황에서 사용하는 방법 • 주로 의료기관에서 사용 • 각 활동을 끝내는 시간을 한 가지만 계산할 수 있다는 점이 다름

08 불확실한 상태에서 기획과 통제를 하는 경우에 사용되는 기법으로 주로 대규모 연구에서 사용되며, 각 하위 작업이 달성되는 데 소요되는 시간을 세 가지로 추정하는 네트워크 체계모형은?

① PERT
② 기획예산제도
③ 주경로기법
④ 영점 기획
⑤ 점진적 기획법

정답 08.①

4 예산관리 ▶ 98,99,00,01,02,19 기출

정의	• 미리 계획된 것과 실제의 결과를 비교하여 앞으로의 운영을 계획하고 통제하는 과정으로 예상되는 수입, 지출에 관한 계획안
예산의 기능	• 기획 기능 : 미리 생각하고 계획할 수 있음, 목표의식을 갖을 수 있음, 미래 예측하도록 함 • 통제 기능 : 계획대로 따르도록 안내서의 역할을 한다, 다양한 동기

예산수립방법 ▶ 19 기출	품목별 예산	• 통제지향 예산 • 일정기간 동안에 필요한 재정의 동원과 분배에 대한 계획
	성과주의 예산제	• 관리지향 예산 • 무엇을 성취하는가에 초점을 맞추는 예산제
	기획 예산제	• 계획지향 예산 • 정해진 목표를 달성할 수 있도록 사업 계획을 세운 뒤 세워진 사업 계획들에 자금을 체계적으로 배정하는 예산제
	점진적 예산제	• 목표지향 예산 • 예산 수립의 전통적인 접근방법으로서 <u>전 회계연도</u>에서 총 비용이 옳다는 가정 하에 전년도의 비용에 차기년도의 물가상승률이나 이자율을 곱하여 차기년도의 예산을 세우는 방법
	영기준 예산제 ▶ 19 기출	• 감축지향 예산 • 예산을 편성, 결정함에 있어서 <u>전 회계연도의 예산에 구애됨 없이</u> 조직체의 모든 사업과 활동에 대해 영기준을 적용해서 각각의 효율성과 효과성 및 중요성을 체계적으로 분석

예산의 유형 ▶ 05,10,18 기출	운영예산 ▶ 18 기출	• 부서의 활동을 완수하기 위해 1년 이내에 소비하거나 사용할 서비스나 재화
	자본 지출예산	• 사용연한이 1년 이상이면서 가격이 일정금액 이상인 서비스나 재화
	현금예산	• 자본지출예산을 제외한 사실상의 운영예산으로 현금 수령과 지출을 위한 운영 계획
	인력예산	• 간호 및 간호보조인력의 숫자와 형태, 양적인 업무량 측정에 기초

예산수립의 과정 ▶ 13 기출	예산편성	• 다음 회계 연도에 부서가 수행할 정책이나 사업계획을 재정적 용어나 금액으로 표시하고 예산안을 작성하는 행위
	예산심의 및 확정	• 예산을 확정하기 전에 감독기관으로부터 심사와 의결을 받는 과정
	예산집행	• 병원 운영방침에 부합되는 사업을 수행하나 재정적 한계를 엄수
	결산 및 보고	• 객관적 사실에 입각한 정확한 계수로 작성

---

09 예산수립방법 중 전 회계연도의 비용에 차기년도의 물가상승률과 이자율을 곱하여 차기 년도의 예산을 수립하는 방법은?

① 품목별 예산
② 점진적 예산
③ 자본 예산
④ 영기준 예산
⑤ 성과주의 예산

정답 09.②

5 간호지불제도와 간호수가 04,06,07 기출

간호지불제도의 개념		• 간호사가 대상자인 환자와 가족에게 제공한 간호서비스에 대한 보상
간호원가	정의	• 간호행위의 수행에 실제 소요된 투입자원의 비용
	간호원가 산정법	• 표준원가 산정법 = 일종의 일당 산정 방법, <u>환자의 중증도나 요구도, 재원일수 고려하지 않음</u>
	과정원가 산정법	• 환자의 진단명, 중증도, 재원기간, 간호요구도 등을 고려하는 환자분류체계 혹은 <u>DRG분류체계</u>를 이용
	작업별 원가 산정법	• 행위별 원가 산정법 • 제공되는 <u>간호행위의 강도와 소요되는 시간</u>을 적용하여 산정
간호수가	필요성 ▶ 11 기출	• 현대의 질병양상과 보건의료 소비형태의 변화로 다양하고 질 높은 간호서비스가 요구됨 • 간호행위가 병원의료의 대체서비스로 총 진료절감의 조절인자로 작용 • 간호의 양적, 질적 기여도가 높아져 보다 전문적인 지식과 기술을 확립가능 • 간호업무가 병원비용 지출업무가 아니라 수익 창출 중심활동임을 인식
	문제점	• 실제의 간호원가를 반영하지 못함 • 다양한 간호행위가 별도의 수가로 인정받지 못함 • 현행 간호관리료는 공급자 중심으로, 의료비 지불의 공정성이 결여됨 • 간호부서가 원가 중심 부서에서 제외됨
	간호수가 산정 ▶ 10,12,13,14,15, 17 기출	• <u>환자분류체계에 의한 간호수가 산정</u> ▶ 17 기출 • <u>포괄수가제에 의한 간호수가 산정</u> ▶ 12,13,14,15 기출 • <u>행위별수가제에 의한 간호수가 산정</u> ▶ 20 기출 = <u>각 행위의 상대가치 점수에 기본단가를 곱하여 수가를 산출</u>

두드림 퀴즈

10 우리나라 노인장기요양시설과 보건소 외래 이용 시 적용되는 진료비 지불방식은 무엇인가?
① 인두제
② 봉급제
③ 포괄수가제
④ 총액계약제
⑤ 행위별수가제

정답 10.③

제2절 조직

1 조직

구성요인	공식화	• 조직 내의 직무가 표준화되어 있는 정도
	집권화, 분권화	• 조직 내 자원배분, 조직의 직무수행과 관련된 의사결정의 집중도
	복잡성	• 조직 내에 존재하는 과업의 분화의 정도
	구조적 변수간의 관계	• 집권화와 복잡성의 관계 = 업무 복잡성이 높을수록 분권화 • 집권화와 공식화의 관계 = 공식화 정도가 높을수록 집권화 • 공식화와 복잡성의 관계 = 단순 반복적 업무일수록 공식화
구성요소		• 업무, 사람, 장소
조직 기능의 이해	조직화란?	• 기획이 수립되어 목표를 제시하면 관리자가 그것을 달성하기 위한 조직 내 인적자원과 물적자원을 적절하게 조직화 하는 것
	조직화 단계	• 활동의 확인과 분류 → 부문화 → 권한의 위임 → 통합 단계
조직화의 기본 원리	계층제의 원리	• 권한, 책임, 및 의무의 정도에 따라 조직 구성원 간의 상하위 계층을 설정한 후 각 계층에 권한, 책임, 의무를 배분하여 명령계통과 지휘, 감독체계를 확립하는 것
		장점: • 명령, 의사소통의 통로 • 권한과 책임 위임의 통로
		단점: • 조직의 경직성을 초래하고 동태적이고 융통성 있는 인간관계의 형성 저해
	통솔범위의 원리	• 한 사람의 통솔자가 직접 감독할 수 있는 부하직원이나 조직단위의 수는 통솔자가 효과적으로 지도, 감독할 수 있는 범위를 초과해서는 안된다는 원리
		통솔범위에 미치는 요인: • 통솔자의 능력과 시간 = 통솔자에게 능력과 시간이 많을수록 범위 ↑ • 피통솔자의 자질 및 의식구조 = 부하직원이 유능할수록 통솔범위 ↑ • 객관적 표준의 이용가능성 = 평가기준 명확할수록 통솔범위 ↑ • 스태프의 지원능력 = 스태프 조직이 있는 경우 통솔범위 ↑ • 조직의 공식화 정도 = 조직의 정책이 명확하고 규범 정도가 높을수록 통솔범위 ↑

두드림 퀴즈

11 간호관리 과정 중 조직의 기능으로 옳은 것은?

① 간호부의 목표와 방향을 결정하고, 자원분배, 책임지정, 간호수행을 위한 틀을 결정한다.
② 동기를 부여하고 목표를 달성하도록 하는 과정이다.
③ 일선 관리자에 의해 수립되며, 명확하고 측정 가능하다.
④ 어떤 특정 목적달성을 위한 권한과 책임을 명확히 한다.
⑤ 필요로 하는 인력을 고용, 유지, 개발, 활용하는 체계적인 활동이다.

12 조직의 적정 통솔범위를 설정하는데 영향을 주는 요인에 대한 설명으로 올바른 것은?

① 감독할 업무의 성질이 전문적일수록 통솔범위는 증가한다.
② 업무 장소가 지리적으로 분산되어 있을수록 통솔범위는 감소한다.
③ 행정 조직의 제도화 정도가 클수록 통솔범위는 감소한다.
④ 부하직원이 유능할수록 통솔범위는 감소한다.
⑤ 업무에 대한 평가기준이 명확할수록 통솔범위는 감소한다.

정답 11.④ 12.②

		• 감독할 업무의 성질 = 전문적일수록 통솔범위 ↓ • 업무처리장소의 지리적 분산 정도 = 분산되어 있을수록 통솔범위 ↓ • 정보전달의 능력 및 기법 = 구두로 전달하는 것이 많을수록 통솔범위 ↓
명령통일의 원리 09,19 기출		• 두 명 이상의 상관으로부터 명령을 받거나 보고를 하게 해서는 안된다
조직의 권력과 권한	권력의 유형 11 기출	• 조직적 권력 = 보상적 권력, 강압적 권력, 합법적 권력 • 개인적 권력 = 프렌치&레이븐이 준거적 권력과 전문적 권력을 언급하였고, 허쉬&블랜차드가 정보적 권력과 연결적 권력을 추가
권한 위임과정 02 기출		• 하위자에게 책임 할당 • 할당받은 책임에 부합하는 권한 부여 • 하위자가 책무감(의무감)을 느끼게 함
권한 위임할 때 고려사항 07,10 기출		• 조직의 규모 = 규모가 클수록 권한의 위임정도 ↓ • 사안의 중요성 = 중요할수록 권한의 위임정도 ↓ • 과업의 복잡성 = 전문적 지식이 있는 사람에게 위임하기 • 조직문화 = 하위자의 능력을 인정하는 조직문화일 때 권한의 위임정도 ↑ • 하위자의 자질 = 하위자의 능력, 기술, 동기부여 정도에 따라 다르게 위임 • 책임 절대성의 원칙 = 권한을 위임했어도 최종 책임은 상위 관리자에게 있음
권한 위임의 장점 06 기출		• 관리자가 조직 내의 중요한 문제를 해결할 수 있는 여유가 생긴다 • 하급 관리자는 능력과 잠재력을 개발할 수 있는 계기가 된다 • 조직 내 구성원과 인간관계를 증진시키고 사기를 높일 수 있다 • 해당 업무 담당자가 있으므로 효율적·효과적 업무수행이 가능하다 • 상·하위계층 모든 조직 구성원이 자신의 전문성을 살릴 수 있다

13 권한 위임의 단점으로 옳은 것은?
① 관리자에게 시간적 여유가 생김
② 하급 관리자의 능력 개발
③ 조직 전체의 비용 증가
④ 인간관계와 사기 증진
⑤ 신속한 의사결정과 유연한 대처 가능

정답 13.③

두드림 퀴즈

14 라인(line)조직의 특징으로 옳은 것은?
① 자원을 비효율적으로 사용한다.
② 전문가들의 의견을 잘 반영할 수 있다.
③ 변화에 융통성 있게 대처할 수 있다.
④ 조직 구성원에게 소속감을 제공한다.
⑤ 의사결정이 느려 비효율적이다.

2 조직구조 ▶ 03,04,05,07,10 기출

공식 조직	공식 조직의 유형 ▶ 04,05,08, 09,11,12,13,14,16,17, 18 기출		
	• 조직 내 직위, 업무부서, 업무기능, 조직 구성원의 상하 권한 관계 등을 알 수 있으나 권한의 정도, 직무와 관련된 역할, 비공식 의사소통 경로는 알 수 없음		
		라인조직 ▶ 16 기출	• 계선조직 • 장점 : <u>권한과 책임의 소재가 분명</u>, 의사결정이 신속하게 이뤄짐
		라인-스태프 조직 ▶ 08,12 기출	• 계선-막료 조직 • 스태프의 기능 : <u>조언 및 조력 기능</u> • 장점 : <u>의사결정의 독단을 막을 수 있으며 조직의 합리적 의사결정을 돕는다</u>
		매트릭스 조직 ▶ 05,09,11,13, 17 기출	• 행렬조직 • <u>생산과 기능을 이원화하여 모두 전문화가 필요할 때 유리</u> • 장점 : 직원을 효율적으로 활용 가능, 시장의 새로운 변화에 융통성 있게 대처
		직능조직 ▶ 17 기출	• 업무를 비슷한 유형별로 통합시켜 조직을 부문화한 조직
		팀 조직 ▶ 16,18 기출	• 조건 : 소수 정원, 상호보완적 기능과 능력, <u>공동 목적과 업무수행 능력, 공통 접근 방법</u>
		프로젝트 조직 ▶ 04,14 기출	• 특수한 업무를 수행하기 위해 만든 임시적인 조직 • 장점 : 인적·물적자원의 탄력적 운영
비공식조직 ▶ 10 기출	• 인간상호관계를 바탕으로 하여 형성되는 조직으로 공식 조직도에는 나타나지 않는 조직		

정답 14.④

3 직무관리 99,01,02,11,15,17,18 기출

직무설계 11 기출	정의		• 경영효율의 유지 또는 개선을 위해 직무의 내용이 직원 개개인의 능력 및 희망과 가능하면 일치되도록 작업, 작업 환경 및 노동 조건을 조직화하는 것
	직무설계방법 17,18 기출	직무순환 17 기출	• 직무를 바꾸어 수행하도록 순환시켜 다양한 과업을 수행할 수 있도록 하는 것
		직무확대 15,17 기출	• 과업의 수와 종류 증가 • 수평적 직무 확대
		직무 충실화 18 기출	• 직무내용과 환경을 재설계하는 방법으로 개인의 동기를 유발하고 자아실현의 기회부여 = 과업의 질과 양 확대 = 수평적·수직적 직무 확대
		직무특성 모형 17 기출	• 직무의 특성을 파악하고 개인 간의 차이에 의한 다양성에 따른 동기부여를 고려하여 직무 설계
직무 분석 98,00,04,15,16,19 기출	정의 15 기출		• 직무를 구성하는 구체적인 과업을 설정하고 직무에 필요한 지식, 기술, 성향, 책임, 특성 등 직무 수행에 관한 기본 정보자료를 수집, 분석, 정리하는 과정
	직무 기술서와 직무 명세서 98,19 기출	직무 기술서 16 기출	• 직무 분석을 통해 얻은 특정 직무에 대한 자료와 정보를 직무의 특성에 중점을 두고 체계적으로 정리
		직무 명세서 19 기출	• 성공적인 직무수행에 필요한 인적 요건 명시
직무 평가	정의		• 직무 기술서와 직무 명세서를 기초로 조직 내 각종 직무의 중요성, 직무 수행상의 곤란도, 복잡성, 위험도, 책임 정도 등을 평가하여 다른 직무와 비교한 각 직무의 상대적 가치를 정비하는 체계적인 방법
	방법 20 기출	서열법	• 각 직무를 최상위부터 최하위까지 비교 평가하여 순위별로 계층화
		직무등급법	• 직무를 사전에 만들어 놓은 등급에 따라 평가하는 방법
		점수법	• 직무의 가치를 점수로 나타내어 평가하는 것 • 평가요소를 선정하고 각 평가요소의 중요도에 따라 가중치 부여하여 합산
		요소 비교법 20 기출	• 서열법에서 발전된 기법으로 각 직무를 보상요인별로 서열을 정하는 방법

두드림 퀴즈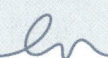

15 반복적인 업무로 인한 권태와 단조로움을 방지하기 위해 직무의 수와 종류를 늘리는 것은?

① 직무 단순화
② 직무 확대
③ 직무 강화
④ 직무 충실화
⑤ 직무 설계

16 병원 내 감염관리 전담 간호팀을 신설하면서 직무수행에 필요한 기술, 임상경험, 교육수준 등의 인적 요건을 규정하였다. 이에 해당하는 직무관리 과정으로 올바른 것은?

① 직무 단순화
② 직무 평가
③ 직무 기술서
④ 직무 명세서
⑤ 직무 설계

정답 15.② 16.④

두드림 퀴즈

17 재난으로 응급환자가 대량으로 발생하여 간호사마다 업무를 배분하고 그 업무를 반복 수행하게 함으로써 업무의 효율성을 높이고자 하는 간호업무 분담방법은?

① 개별 간호
② 사례관리
③ 일차 간호
④ 기능적 간호
⑤ 팀 간호

18 간호사가 대상자의 입원에서부터 퇴원까지 24시간 동안 맡아서 간호를 제공하고, 자리를 비울 경우 다른 간호사가 기존 간호사의 계획대로 수행하는 간호 방법은 무엇인가?

① 모듈간호
② 팀 간호
③ 기능적 간호
④ 사례간호
⑤ 일차간호

4 간호전달체계 00,01,02,03,04,05,06,07,08,09,10,12,13,14,15,18,19 기출

개별간호 또는 사례방법		• 중환자, 격리된 환자, 간호학생 교육에 활용
기능적 간호 방법 09,13,14,20 기출	특징	• 분업에 기초하여 간호수행의 <u>효율성</u>을 높이기 위함 • 환자 수에 비해 간호인력이 턱없이 부족한 경우 사용 = 간호 분절화, <u>효율적</u>
	장점	• 단시간에 많은 업무수행 가능, 특정 간호업무에 대해 전문가가 될 수 있음
	단점	• 환자는 혼동과 불안을 느끼며 만족도 저하, 간호제공이 단편화, 기계적, 비인간적이고 간호의 기술적인 면을 더 강조
팀 간호 방법 10,16 기출		• 보조 인력을 활용하여 그들의 기술이 필요한 업무를 위임하여 감독하면서 전체적인 간호업무의 효율성을 높일 수 있음 • 팀 = <u>책임간호사(팀장)</u> + 몇 명의 일반 간호사 + 보조인력
일차간호방법 11,15,19 기출		• 환자가 입원해서 퇴원할 때까지 간호를 계획하고 수행하며 평가할 수 있도록 간호를 분담하는 방법 • 4~6명의 입원환자에게 총체적 간호를 제공하고 <u>24시간 책임</u>을 지는 것이 특징
<u>모듈방법</u> 12,18 기출		• 일차간호 + 팀 간호 • 전문직 간호사와 간호보조인력이 팀을 이루어 간호 • <u>일차 간호 실행할 간호사 부족 시 사용 = 효율적</u>
사례관리 17 기출		• 구성요소 : case type, <u>critical pathway(CP, 표준진료지침서, 주임상경로)</u>, 사례관리자

정답 17.④ 18.⑤

5 조직문화와 변화

조직문화의 정의
10, 16, 19 기출
- 구성원의 공통적인 생각과 행동 방식, 신념 및 가치체계
- 조직 고유의 가치와 신념, 규범, 관리 관행, 행동 양식, 지식과 기술, 이미지 등을 포함하는 거시적이고 복합적인 개념
- 각 조직의 고유한 상징과 상호작용 체계

조직변화
15, 17, 20 기출
- 조직은 환경이 변화함에 따라 좋든 싫든 끊임없이 그 형태와 문화가 변화함
- 변화가 긍정적일 경우 = 조직은 성장과 발전
- 변화가 부정적일 경우 = 조직은 축소와 사멸

레빈의 조직변화 과정 15, 20 기출

단계	내용
해빙기	구성원이 변화의 필요성과 문제를 인식하고 문제해결을 통해 변화하고자 하는 동기를 갖는 단계
변화기	변화를 위해 구체적인 대안을 탐색하고 목적과 목표를 설정, 대안 선택 및 실천하는 단계
재결빙기	• 변화를 구성원 개인의 인격과 통합시켜서 변화가 조직에 정착 지속되게 하는 단계 • 관리자는 구성원들을 지지하고 통제하여 변화를 지속시킴 • 주의사항 : 변화 후에도 계속적인 노력을 기울이지 않으면 다시 변화 전의 상태로 되돌아갈 수 있으므로 연속적 혹은 간헐적인 강화를 통해 변화를 굳히는 것이 중요함

계획적 조직변화 17 기출
- 사전에 바람직한 목표를 설정하고 이를 효율적으로 달성하기 위해 전략과 전술을 개발하여 외부환경에 탄력적으로 적응할 수 있도록 미리 계획을 수립하고 피드백을 주면서 변화해 나가는 과정

전략	내용
동지적 전략	모든 구성원을 동등하게 대해주고 서로 잘 알도록 하여 집단 결속력 증진
경험적-합리적 전략	구성원에게 변화로 인해 생기는 개인과 조직의 이득을 구체적으로 제시
규범적-재교육적 전략	구성원에 대한 실무교육을 계획하고 구성원 중 변화 촉진자를 선정하여 그들과 구성원 간의 인간관계를 중요한 수단으로 삼는다

두드림 퀴즈

19 조직 고유의 가치와 신념, 규범, 관리 관행, 행동 양식, 지식과 기술, 이미지 등을 포함하는 거시적이고 복합적인 개념으로 조직원의 가치판단과 행동패턴에 영향을 주는 것은?
① 조직구조
② 조직문화
③ 조직변화
④ 조직기획
⑤ 조직관리

20 병동이 조직변화의 과정 중 재결빙기에 있다면 가장 중요한 방법은 무엇인가?
① 문제해결로 변화하고자 하는 동기를 갖도록 한다.
② 목적과 목표를 설정한다.
③ 새로운 시각에서 문제를 보도록 직원들을 격려한다.
④ 직원들을 지지하고 통제한다.
⑤ 동일시와 내면화의 메커니즘을 이용하도록 한다.

정답 19.② 20.④

제3절 인사

1 인적자원관리

개념 98,07,08,12 기출	• 조직의 목표를 효율적으로 달성하기 위해서 조직의 인력자원을 계획, 확보, 활용, 보존할 뿐 아니라 이들의 업무나 행동에 대한 보상과 개발에 이르기까지 노사관계를 위한 모든 기능과 활동을 포함한다
인적자원 관리의 중요성	• 유능하고 자격 있는 전문간호사와 직원을 적정하게 충원하여 간호인력을 유지, 활용 • 교육훈련을 통해 개인의 잠재능력을 개발, 육성하여 전문직 생활의 향상 도모 • 근무 의욕을 고취시키고 사기를 북돋아 줌으로써 직업에 대한 보람과 만족감으로 일하게 함 • 인력예산은 의료기관의 노동집약적 특성으로 인해 간호서비스 예산의 90% 정도를 차지함
인적자원 관리의 과정	• 직무관리 → 확보관리 → 개발관리 → 보상 및 유지관리

인적자원 관리의 과정	직무 관리	• 직무 분석, 직무 설계, 직무 평가
	확보 관리	• 유능한 인적자원을 조직 내부로 끌어 들여 확보하는 것 • 간호인력의 예측, 계획, 모집, 선발 및 배치
	개발 관리	• 인적자원의 능력 개발을 증대시키는 것 • 교육훈련, 경력개발, 인사이동, 승진, 직무수행평가
	보상 및 유지관리	• 유능한 인적자원이 조직 내에 장기간 머무르도록 유지하는 것 • 보상관리, 직원훈육, 결근 및 이직 관리, 노사관계관리, 협상

두드림 퀴즈

21 간호부서가 다양한 환자에게 간호활동을 확인, 분류하며 필요한 인적자원을 산정하여 활용할 수 있는 관리 기능은 무엇인가?

① 통제 기능
② 기획 기능
③ 조직 기능
④ 인사 기능
⑤ 지휘 기능

정답 21.④

2 확보관리

적정 간호인력 산정 ▶ 07,10,11,14,16,17,19 기출			• 부서별로 충원계획 및 업무분담방법, 중요한 업무의 진행 등 통일된 방침에 의하여 추진 • 간호인력 요구를 측정하는 데 영향을 주는 물리적 요인 및 기타 요인을 충분히 인식하여 결정
	간호인력 산정 방법	서술적 방법	• 경험 있는 간호사에게 간호한 환자의 유형을 질문하고 간호 표준을 설정하고 필요한 간호사 대 환자의 비율 결정 • 입원환자 간호관리료 차등지급제 ▶ 16,17 기출
		산업 공학적 방법	• 간호업무와 간호시간에 의한 간호인력 산정 방법 • 시간-동작 분석 기술을 이용하여 간호 활동에 소요된 시간을 측정하고 각 업무에 필요한 간호인력 산정
		관리 공학적 방법	• 계획, 조직, 인사, 통제 등 관리과정 도입하여 환자의 유형에 따라 간호표준을 기술하고 표준에 따라 업무수행의 빈도와 난이도를 기초로 간호사 대 환자의 비율 결정
	환자분류 체계 ▶ 07,10,11,16,17,19 기출		• 환자의 간호요구에 따라 환자를 분류한 후 환자분류군에 따라 필요한 간호시간을 산출하여 간호인력의 산정 근거로 사용하는 환자분류 방법
		목적 ▶ 18,19 기출	• 환자들의 간호요구를 합리적으로 결정하여 간호인력 산정 및 배치 • 병원 표준화 실현에 활용, 간호수가 산정과 차등화
		환자분류 접근 방법 ▶ 10,11,16,17 기출	요인평가제 — • 간호에 대한 환자의 의존도를 점수화하여 그 총점으로 환자분류
			원형평가제 — • 전형적인 특성을 나타내는 환자를 기준으로 간호의 범주를 분류하여 3~4개 군으로 나누어 각 범주별로 간호요구량을 기술
			실시간 요인별 전산화체계 — • 환자에게 제공되는 직접·간접 간호활동의 실제 시간을 기록하면 소요시간과 중증도 점수가 자동적으로 전산화되어 실제 수요 시간을 알 수 있음
	간호인력 요구 산정	간호업무량 예측 ▶ 14,20 기출	• 환자간호요구를 바탕으로 간호업무량 측정 • 환자의 수요, 환자의 간호요구량, 환자의 체류기간, 간호업무 분담방법 등이 영향
		간호직원의 수준 결정	• 업무량을 예측한 다음 간호업무를 수행해야 할 간호요원의 수준결정

두드림 퀴즈

22 환자분류체계에 대한 설명으로 옳은 것은?

① 간호수가의 일반화를 위한 정보를 제공할 수 있다.
② 경험 있는 간호사에게 환자의 유형을 질문한다.
③ 병원 다양화의 실현에 활용된다.
④ 일정 기간 발생하는 간호요구의 양, 복잡성에 따라 분류한다.
⑤ 모든 환자에 요구되는 간호시간은 동일하다.

정답 22.④

두드림 퀴즈

23 개인이 소유한 성격과 능력에 따라 배치하는 것을 무엇이라고 하는가?
① 명령통일의 원리
② 통솔범위의 원리
③ 분업화 원리
④ 전문화 원리
⑤ 적재적소의 원리

모집 및 선발 ▶ 05,08,18 기출	모집	방법	내부모집 ▶ 08 기출	• 간호 조직 내부에서 적격자를 찾는 방법으로 외부 모집보다 간편하고 기존 간호사의 고과기록을 참고할 수 있음
			외부모집	• 조직 외부로부터 인적자원 모집
			웹기반 모집	• 인력 모집의 수작업을 줄이고 기업의 기회비용을 감소시키고 다양한 인력에 대한 정보 획득 가능
	선발 ▶ 05 기출			• 모집활동을 통해 응모한 지원자 중 조직이 필요로 하는 인력 고용을 결정하는 과정
	채용시험 ▶ 18 기출	지능검사		• 개인의 정신적 능력, 학습 능력, 이해 및 추리능력, 언어 및 수리능력 검사
		적성검사 ▶ 18 기출		• 개인의 성격 및 흥미를 고려한 구체적인 직무를 분별해 내는 검사
				• 인성검사, 흥미검사, 성취도 검사, 심리 동작 검사 • 시험방법 = 필기시험, 실기시험, 면접, 신체검진
	배치 ▶ 99,03,12,13,17 기출			• 선발된 지원자를 조직 내 각 부서에 배속시켜 직무를 할당하는 것, 적정배치 중요
		배치 이동의 원칙	적재적소 주의 ▶ 12 기출	• 개인이 소유하고 있는 능력과 성격 등을 고려하여 최적의 직위에 배치하여 최고의 능력을 발휘하게 하는 것
			실력주의	• 능력을 발휘할 수 있는 영역을 제공하고 그 일에 대해 올바르게 평가하고 만족할 수 있는 대우를 하는 원칙
			인재육성주의	• 상사에 의한 육성 뿐 아니라 자기 육성의 의욕을 개발하는 원칙
			균형주의	• 개인과 조직과의 조화를 고려하는 것으로 개인뿐만 아니라 상하좌우 모든 사람에 대해 평등하게 적재적소를 고려해야 함
	근무표 ▶ 13,17 기출			• 간호관리자가 간호조직 내의 각 부서와 간호단위별 간호직원들의 업무분담과 근무 시간을 구체적으로 계획, 결정하는 것

정답 23.⑤

3 개발관리

간호 인적자원 개발 관리 98,99,00,02,06,07,11 기출			• 직원이 현재의 직무를 수행하거나 새로운 직무를 수행하는데 필요한 지식, 기능 및 판단력 등을 향상시키는 인적자원 관리 활동
인력개발 16,19 기출	목적		• 경영자 측 = 인재 육성 • 직원 측 = 자기 개발 • 직원의 근무태도, 습관, 행위의 변화 유도, 사기 북돋움, 자신감 증진, 조직의 활성화
	유형	교육 대상자에 의한 분류	**예비교육**: • 유도훈련 19 기출 (기관 철학, 목적, 역사, 조직구조, 목표, 방침), 직무오리엔테이션 **프리셉터십**: • 프리셉터와 신규 간호사의 1:1 관계를 통하여 신규 간호사가 이론을 근거로 간호기술을 습득하도록 교육하고 병동 환경에 적응할 수 있도록 도와줌 **실무교육**: • 간호의 질적 향상 도모 **보수교육**: • 졸업 후 임상실무를 강화하기 위한 지식, 기술 태도를 향상시키기 위해 제공하는 조직 내·외의 계획된 학습 활동
경력개발			• 개인의 경력 목표를 설정하고 이를 달성하기 위한 경력 개발 계획을 수립하여 조직의 욕구와 개인의 욕구가 일치될 수 있도록 각 개인의 경력을 개발하는 활동
	목적 16 기출	개인차원	• 일을 통한 성장욕구 충족, 능력개발의 기회를 통한 전문화
		조직차원	• 인재 육성을 통한 조직의 역량 강화 • 인력의 효율적 향상 • 조직 구성원의 역할 향상을 통한 조직의 활성화
직무수행평가 인사고과 98,99,04,05,07,13,17,18 기출			• 직무수행요건과 능력 간에 어떤 차이가 있는지를 알게 해주는 것으로 직원의 상대적 가치를 결정하는 것
	직무수행평가 기법에 의한 분류 13 기출		• 규범기준에 따른 타직원과 비교: 서열법, 강제배분법 • 행동기준 고과법: 대조표법, 행동중심 평정척도법 13 기출, 일화기록법, 물리적 관찰법 등 • 성과기준 고과법: 목표관리법(MBO), 직접지수고과법
	직무수행 평가의 오류 99,04,17,18,20 기출		• 관대화 경향 20 기출: 실제 능력이나 업적보다 높게 평가하는 경향 • 규칙적 착오 18 기출: 한 평정자가 다른 평정자에 비해 일관적으로 높은 점수를 주거나 낮은 점수를 주는 경향

두드림 퀴즈

24 간호경력개발의 궁극적인 목적으로 옳은 것은?
① 간호사 개인의 잠재력을 개발하기 위하여
② 간호사의 능력을 개발하여 조직목표를 달성하기 위하여
③ 간호수가를 높이기 위하여
④ 의료사업의 영리적 성과를 위하여
⑤ 간호사의 학문적인 요구를 충족시키기 위하여

25 업무수행 평가 시 간호관리자의 관대화 경향 오류를 줄이기 위한 방안으로 알맞은 것은?
① 최고점, 최하점 점수 배제
② 평가요소 순서 변경
③ 평가 등급 비율의 강제 적용
④ 근속연수 증가
⑤ 반복평가 도입

정답 24.② 25.③

두드림 퀴즈

26 인적 관리 시 보상에 관한 설명으로 옳은 것은?
① 의료지원이나 체육시설 제공 등은 내적보상이다.
② 금전적 보상은 직원들의 동기 부여의 수단이 될 수 없다.
③ 내적보상이 외적보상에 비해 영향력이 크다.
④ 기본급은 임금에 해당되므로 보상에는 포함되지 않는다.
⑤ 조직에서의 인정은 외적보상에 해당된다.

27 일반 간호사에 대한 수간호사의 개인면담의 일차적 목적은 무엇인가?
① 간호자료의 수집
② 인화 단결
③ 사적인 대화
④ 새로운 정보 제공
⑤ 직업적 지도

4 유지관리

보상 ▶ 00,09,17,18, 19,20 기출	개념		• 조직이 바라는 혁신적인 일을 수행하는 것에 대한 대가로 지급되는 것
	보상체계 ▶ 16,17,18,19,20 기출	외적 보상	• <u>기본급</u> ▶ 18,19 기출 : 공통적으로 고정적으로 일정한 규칙에 의해 지급 • <u>연공급</u> : 생활 유지 목적으로 정기 승급제도를 택하여 학력, 성별, 연력, 근속연수 등의 요소 중심으로 구성된 급여 체계 • <u>직무급</u> : 동일 직무에 동일 급여라는 사고방식에 입각하여 각 직무의 중요성과 난이도에 따라 상대적 가치를 분석 평가하여 임금 결정 • <u>직능급</u> ▶ 19 기출 : 연공급과 직무급을 절충한 방식으로 직무의 수행능력에 따라 임금을 결정 • <u>성과급</u> ▶ 18,20 기출 : 구성원의 조직에 대한 현실적 공헌도, 즉 달성한 성과의 크기에 따라 임금액을 결정하는 임금체계
		내적 보상 **비금전적** **보상** ▶ 16 기출	• 내적보상이 외적 보상보다 동기 유발에 효과적이다. • 직무내용에 내적 보상이 담기면 직무비용이 덜 든다. • 외적 보상의 한계성을 극복할 수 있다.
직원 훈육 ▶ 98,05,07,14,16, 17,18 기출	**훈육의** **원칙** ▶ 14,16,18 기출		• 훈육행위 앞서 훈육의 규칙과 규정을 명확히 설정 • 설정된 규칙과 규정에 대해 간호사들과 의사소통하여 충분히 이해하도록 한 뒤 적용 • 신속하게 대처하나 감정이 정리된 후 훈육에 임하여 긍정적인 태도 유지 • 공개적 훈육보다는 프라이버시를 지켜주면서 훈육 • 개인의 성향보다 문제행위에만 초점 • 규칙과 규정을 일관성 있게 적용, 상황이나 능력에 따라 유연성 있게 대처 • 건설적인 행동 유도 • 문제행동에 대한 충분한 정보 수집 • 훈육한 후 행동변화 여부 확인
	훈육과정 ▶ 17,19,20 기출		면담 → 구두경고(비공식 질책) → 서면경고(공식적 견책) → 무직정직 → 해고(사임)

정답 26.③ 27.⑤

협상	개념 01,02,03,04,05, 10,14 기출	정의 14 기출	• 상호의존적인 당사자들의 의사결정 과정
		협상 유형	• 분배적 협상 18 기출 : 어느 한 집단의 이익이 다른 한 집단의 손해로 이어지는 협상 상황일 경우 선택 • 통합적 협상 15 기출 : 당사자들의 이해를 조화시킴으로써 보다 큰 공동 이익을 창출해 내려는 현상
		협상의 원칙 07,08,12,13,15,1 7 기출	• 개인이나 개인의 행동보다는 문제에 초점을 둔다. • 상대방과의 신뢰를 형성한다. • 창의적인 대안을 탐색하기 위해 열린 마음을 유지한다. • 자신의 입장을 확고하게 하기보다는 이슈에 초점을 맞춘다. • 사실과 객관적인 표준을 사용하여 해결책을 구체화한다. • 자신의 가치와 동기를 인식하고 상대방의 관점을 이해하기 위해 노력한다. • 경쟁보다는 협력을 촉진한다. • 필요시 조정자나 중재자가 개입할 수 있다.

28 당사자가 서로 대화를 하여 각자의 주장을 조정하여 목적에 부합된 결정을 하는 방법을 무엇이라고 하는가?
① 통제
② 보상
③ 협상
④ 토론
⑤ 지휘

제4절 지휘

1 지휘

개념 01,07 기출	• 조직 구성원이 조직의 목표달성을 향해 자신들의 과업을 적극적으로 수행하도록 유도하는 관리 기능	
지휘의 활동 20 기출	지시	• 구두지시 : 즉각적인 전달이 가능하고 즉각적인 피드백을 받을 수 있음 • 서면지시 : 전달내용이 중요하거나 기록을 남겨 두어야 할 때, 수신자가 멀리 있을 때
	명령	• 상관이 부하 직원에게 특정한 방식으로 무엇을 하도록 하는 것
	감독	• 업무를 조사, 확인하고 업무수행의 적합성을 평가하여 그 결과를 인정해주거나 교정해주는 활동
	조정	• 업무 집단의 구성원이 함께 조화를 이루며 일을 하도록 하는 활동
	• 동기부여	

29 간호단위 관리자가 지휘단계에서 해야 할 임무로 짝지어진 것으로 가장 적절한 것은?
① 감독, 지시, 회환
② 감독, 조정, 인사
③ 명령, 조정, 급여
④ 조정, 명령, 회환
⑤ 지시, 감독, 조정

정답 28.③ 29.⑤

두드림 퀴즈

30 리더와 관리자의 차이 중 리더의 특성으로 옳은 것은?
① 장기적으로 미래를 내다본다.
② 시스템과 구조를 중시한다.
③ 책임을 수행한다.
④ 통제를 강조한다.
⑤ 수직적 관점으로 조직을 이끈다.

2 리더십 ▶ 01,07,13 기출

개념	리더와 구성원이 함께 이루어야 할 공동 목표를 달성할 수 있도록 리더가 영향력을 발휘하는 상호작용과정			
관리자와 리더 ▶ 13 기출	모든 관리자들이 리더십을 발휘하는 것이 아니며 또한 모든 리더가 조직에서 공식적인 관리자는 아님			
리더의 특성	• 위임된 권한은 없지만 다른 의미의 권력을 지님 • 단호하게 행동하며 올바른 일을 함 • 변화와 발전을 만듦 • 사람에게 초점을 두고 조직 외부를 바라봄			
리더쉽 이론 ▶ 099,00,04,05,09,11, 12,13,15,16,17,19 기출	특성이론 ▶ 99 기출	리더의 자질이 선천적으로 타고나는 것으로 생각		
	행동이론 ▶ 00,04,05,09, 19 기출	3원론적 관점		• 리더가 집단에서 어떻게 행동하는가에 따라 리더십의 효과성 결정 • 리더의 행동에 초점
			권위형 ▶ 19 기출	• 리더 혼자서 결정 • 응급 상황이나 위기 상황 시에 사용되면 효과적 • 인간인인 감정교류가 적어 팀의 일체감 형성 어려움
			민주형	• 의사결정 전 과정에 조직 구성원 참여 • 구성원 간의 협동과 조정을 통해 팀워크가 잘 이뤄짐 • 뚜렷한 기준이 없을 경우 의사 결정 시 많은 시간 요구됨
			자유 방임형	• 모든 사람은 내적 요소에 의해 동기화 되어 스스로도 일을 잘 한다고 믿음 • 구성원의 업무수행 능력이 뛰어나 전문적 자주성이 높을 때 유용
	상황이론 ▶ 05,15,16 기출	• 조직이 처한 상황에 따라 특정 리더십 유형의 효과성과 효용성이 달라진다는 관점		
		상황적합성 이론 ▶ 16,20 기출		• 피들러, 상황을 고려한 최초의 리더십이론 • 상황이 호의적 또는 비호의적일 때 = 과업 지향적 리더십 유형이 효과적 • 상황이 호의성이 중간 정도 = 관계 지향적인 리더십 유형이 효과적
		상황모형 ▶ 16 기출		• 허쉬와 블랜차드의 상황적 리더십이론
			지시형	능력↓ 동기↓ : 옳은 방향을 알려주어 능력과 동기를 높이도록

31 허쉬와 블랜차드의 상황모형에서 구성원들이 능력이 있지만 동기가 낮은 단계에 있을 때 적용할 수 있는 리더의 유형으로 알맞은 것은?
① 위임적
② 설득적
③ 지시적
④ 후원적
⑤ 참여적

정답 30.① 31.⑤

		설득형	능력↓ 동기↑ : 능력을 키우는 방향으로 본인이 하던 방법에서 더 좋은 방법을 사용하도록 설득
		참여형	능력↑ 동기↓ : 참여격려
		위임형	능력↑ 동기↑ : 자율적으로 행동할 수 있도록
	경로-목표 이론 ▶ 11,13 기출		하우스와 미첼 제시
		리더의 유형	• 지시적 리더십 : 리더가 직무내역을 명확히 알려주어 목표 달성 유도 • 후원적 리더십 : 구성원의 욕구와 복지에 관심 • 참여적 리더십 : 구성원이 의사결정 과정에 참여 • 성취 지향적 리더십 : 구성원이 도전적 목표를 수립하고 성과 달성하도록 하는 리더십
		상황요인	• 리더십의 효과성에 영향 줄 수 있는 상황적 요소
현대적 리더십 이론	거래적 리더십		• 리더와 구성원 간의 거래관계
	변혁적 리더십 ▶ 12,17 기출		• 조직 발전을 위한 구성원의 질적인 변화 추구 • 구성요소 : 카리스마, 개별적 관심, 지적 자극, 영감적(고무적) 동기부여

두드림 퀴즈

32 OO병원의 간호부장은 간호사들이 존재 욕구, 관계 욕구, 성장 욕구를 만족시키기 위해 동기가 부여된다고 생각한다. 이 때 간호부장이 사용하는 동기부여 이론으로 올바른 것은?

① ERG 이론
② XY 이론
③ 성취동기 이론
④ 욕구단계 이론
⑤ 2요인 이론

33 임파워먼트에 대한 설명으로 옳은 것은?

① 외적 동기를 구성원에게 부여하는 과정이다.
② 관리자와 구성원 모두의 권력을 크게 하는 것이다.
③ 위계질서를 강화하기 위함이다.
④ 개인적 수준의 발전에 제한을 둔다.
⑤ 조직 내 정보 공개를 제한할 수 있다.

정답 32.① 33.②

3 동기부여

관련이론			
내용이론		• 어떤 요인이 동기를 부여시키는데 작용하는지에 초점	
	욕구단계 이론 (18 기출)	• Maslow에 의해 개발 • 하위수준의 욕구가 충족되어야 상위수준의 욕구가 동기화 될 수 있다	성장 욕구: 자아실현의 욕구 / 존경의 욕구 / 자아존중 욕구 결핍 욕구: 소속 및 애정 욕구 / 안전욕구 / 생리적 욕구
	ERG 이론 (12,14,17 기출)	• Maslow의 욕구 단계 이론에 대한 문제점을 극복하기 위해 C.Alderfer가 개발 • 상위 욕구가 좌절되는 경우 하위 욕구를 추구 • 개별적인 충족보다 통합적인 욕구 충족을 강조	
	XY 이론 (08,16 기출)	• Maslow의 욕구단계이론 근거하여 맥그리거에 의해 개발 • X 이론 = 전통적 인간관으로 <u>하위 욕구</u> 중시 • Y 이론 = 현대적 인간관으로 <u>상위 욕구</u> 중시	
	2요인 이론 (동기 위생이론) (00,15 기출)	• Maslow의 이론을 근거로 허츠버그가 개발 • 인간에게 이질적인 2가지 욕구가 동시에 존재 • <u>위생요인</u> = 직무환경 = 불만족요인, 직무 불만을 예방하는 기본기능 • <u>동기요인</u> = 직무내용 = 만족요인, 성취감 및 직무자체, 도전, 전문적 성장, 칭찬, 승진 등	
	성취동기이론 (20 기출)	• Maslow의 다섯 가지 욕구 중에서 상위 욕구가 인간행동의 80%를 설명함을 주장하면서 McClelland가 개발	<u>성취동기가 높은 사람들의 특성</u>: • 적절한 위험을 즐김 • 문제해결에 대해 책임지는 것 선호 • 자기 스스로 성과 목표를 정하는 것 선호 • 자신의 능력을 발휘하여 자부심을 높이려는 욕구 강함 • 보상보다는 일 자체의 성취에 더 관심을 가짐 • 즉각적인 피드백을 강구
과정이론 (19 기출)		• 어떤 방법으로 동기를 불러일으키는가가 주 관심	
	기대이론	• 욕구, 만족, 동기 유발의 체계에 기대를 더하여 동기유발의 과정에 초점	
	강화이론	• 긍정적 강화 = 칭찬, 보상, 행위 계속 유발시키려는 시도 • 부정적 강화 = 행위에 대한 불쾌한 자극이나 바람직하지 않은 결과를 회피, 제거하기 위해 바람직한 행위 강화	

관련이론 (12,14,17,18,19, 20 기출)

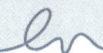

		목표설정이론 ▶ 19 기출	• 목표설정에 참여는 목표에 대한 수용도를 높여주며 결국 목표달성을 위한 동기 부여를 높여준다
		공정성이론	• 자신이 받은 보상의 크기에 의해서도 가능하지만 동시에 비슷한 상황에 처해 있는 다른 사람들과 비교
임파워먼트 ▶ 15 기출	개념		• 권력의 배분보다는 관리자와 구성원 모두의 권력을 크게 하는 것
	목적		• 개인과 조직의 공존에 기반을 두고 동시 발전 추구

4 의사소통 ▶ 00,01,02,03,07,10,11,18,18 기출

개념 ▶ 18 기출			• 상대방의 의식이나 태도 또는 행동에 변화를 일으키게 하는 일련의 행동
원칙 ▶ 20 기출			• 레드필드가 제시한 의사소통의 원칙 • 일관성, 명료성, 적시성, 적정성, 분배성, 적응성, 수용성
유형 ▶ 0102,10,11,16 기출	대인 간 의사소통 ▶ 02 기출		• 언어적 의사소통 = 구두적 의사소통 + 문서적 의사소통 • 비언어적 의사소통 = 몸짓, 얼굴표정, 목소리 억양, 자세, 걸음걸이, 옷차림
	조직 차원의 의사소통 ▶ 01,11,16 기출	공식적 의사소통 ▶ 01 기출	• 상향적 의사소통 : 하급자의 자발적인 의사전달과 일선 경험을 통한 실무적인 아이디어 창출 • 하향적 의사소통 : 메시지가 조직의 상위계층에서 하위계층으로 전달되는 것 • 수평적 의사소통 : 조직 내의 위계수준이 같은 구성원이나 부서간의 의사소통 • 대각적 의사소통 : 조직 내 다른 부서의 상급자와 하급자 간의 의사소통
		비공식적 의사소통 ▶ 10 기출	• 구성원 상호 간의 인격적·사회적 관계에 의한 의사소통
의사소통 네트워크 ▶ 16 기출	서술형		• 공식적인 조직에서 사용되는 네트워크
	Y형		• 특정 리더는 없지만, 비교적 집단을 대표하는 인물이나 의사소통 조정자가 있는 경우
	수레바퀴형 ▶ 16 기출		• 정보가 특정 리더에 집중됨 • 구성원 간 정보 공유가 안 됨
	원형		• 위원회, 대책위원회 같이 공식적 리더가 있으나 권력의 집중과 지위의 고하가 없음
	완전 연결형		• 전 구성원이 서로의 의견이나 정보를 자유의지에 따라 교환
간호상황에서의 의사소통 활용 ▶ 00,03,07,10,18 기출			• 간호보고, 인수인계, 건의함, 직무 기술서, 핸드북, 회의, 구내방송, 게시판, 기관소식지, 위원회 등 • 왜곡, 오류, 선입견 등 커뮤니케이션 장애 시 의사소통 사용

두드림 퀴즈

34 다음 중 비공식적 의사소통에 대한 내용으로 옳은 것은?
① 명령의 일원화와 명확한 책임소재가 확보된다.
② 구성원 간의 아이디어를 차단한다.
③ 오해나 왜곡의 가능성이 있다.
④ 의사소통의 대부분을 차지할 경우 권위적인 조직이 될 수 있다.
⑤ 집단 응집력을 낮아지는 역할을 한다.

35 의사소통 네트워크 중 정보가 특정 리더에만 집중되어 구성원 간 정보공유가 안 되는 유형은 무엇인가?
① 원형
② Y형
③ 완전연결형
④ 수레바퀴형
⑤ 사슬형

정답 34.③ 35.④

두드림 퀴즈

36 자기주장행동에 대한 설명으로 옳은 것은?

① 바르게 선 자세에서 단호한 목소리로 얘기한다.
② 상대방에게 인간적 권리를 침해하도록 허용한다.
③ 상대방의 어떤 행동에 대해 노여움을 그대로 표현한다.
④ 너(YOU) 메시지를 사용한다.
⑤ 대화를 할 때 상대방보다 먼저 이야기를 시작한다.

5 주장행동 ▶ 01,07,18,19 기출

의미 ▶ 01 기출	• 의사소통 과정에서 상대방의 권리나 감정을 존중하면서 자신의 권리, 욕구, 의견, 느낌을 상대방에게 나타내는 학습된 행동과정				
필요성 ▶ 07 기출	• 간호업무의 향상 • 의사소통 증진과 인간관계의 개선 • 자기능력의 신장 • 정신건강의 증진				
요소 ▶ 19 기출	내용적 요소	• 자기 표현적 측면, 상대방 고려 측면			
	언어적 요소	• 정중하게 거절하기, 자신의 분명한 입장을 취하기, 부탁하기, 권리를 주장하기, 느낌 표현하기			
주장행동과 비주장행동의 특징 ▶ 18 기출	특징	행동 특징	자신이 느끼는 감정	타인이 느끼는 감정	결과
	주장행동	• 자신의 욕구나 권리 표현 • 자신에 대한 존중과 자신감	• 자신에 대한 존중과 자신감 • 타인에 대한 존중	• 존경 • 시원스러움	• 목표 성취 • 원만한 대인관계
	소극행동	• 자신의 욕구, 권리를 표현하지 못함	• 불안, 자기에 대한 실망, 뒤늦은 분노	• 안달, 초조, 동정, 연민	• 목표 성취 못함, 분노의 누적, 무가치함
	공격행동	• 타인을 희생하여 욕구, 권리 표현	• 당당한 우월감, 분노 • 타인에 대한 죄의식	• 분노, 적개심, 복수심	• 타인을 희생시켜 자신의 욕구를 성취하여 자신의 가치와 명예 훼손 • 대인관계 파괴

정답 36.①

6 조정과 협력

조정	• 조직의 목적 달성을 위해 둘 이상의 조직을 연계하고 적절하게 상호작용하여 모든 부분의 활동을 통합하고 조화시키는 것	
팀 빌딩	• 조직 구성원들이 상호의존적인 팀을 조직하여 함께 업무를 설계하고 수행하는 것	
팀 발달 단계 ▶ 20 기출	형성기(탐색기)	• 팀의 미션과 목표에 대한 명확한 공감대가 형성되어 있지 않음
	갈등기(혼돈기)	• 구성원 간 개인차로 인한 갈등과 혼란이 발생
	규범기	• 공동목표에 대한 공감대 형성, 구성원 간 신뢰가 형성되고 결속력이 강화
성공적인 팀의 특징 ▶ 16 기출	• 모든 팀 구성원이 목적, 미션, 목표를 알고 이해한다. • 팀 내의 의사소통이 개방적이고, 직접적이며, 솔직하다. • 팀 내에 충분한 리더십이 있다. • 팀의 조직적 구성에 동의한다. • 기술, 도구, 시설, 예산을 포함하여 목표 성취를 위한 적절한 자원을 이용할 수 있다. • 팀의 강점과 약점을 알고 있다. • 팀 동료의 도움을 받을 수 있으며 필요한 정보를 준다.	
협력	• 환자 중심 보건의료서비스 제공 • 전문직 간 팀워크 형성 • 간호사의 역할 확대 = 질 관리 간호사, 진료협력센터 간호사, 보험심사간호사 등	

37 집단 간 갈등을 해결하기 위한 방안으로 가장 적절한 것은?
① 자원의 축소
② 부서의 세분화
③ 생산의 지시
④ 공동목표설정
⑤ 상호 의존성 증대

7 갈등과 직무스트레스 관리

갈등관리 ▶ 16,19 기출	개인 간 갈등 관리	원인 ▶ 16 기출	• 개인적 요인 : 상반된 가치관, 지나친 기대, 미해결된 갈등, 타인의 감정을 손상시키는 언행 • 업무적 요인 : 공동 책임의 업무, 무리한 업무 마감, 시간적 압박, 애매한 업무 처리 기준, 중복된 업무 • 조직적 요인 : 제한된 자원, 의사소통의 결핍, <u>조직계층의 복잡성</u>, 산만한 의사결정, 불명확한 정책, 원칙 규범 등
		해결방안	• 회피, 순응(수용), 타협, 협력(협조), 강요(강압지배)
	집단 간 갈등의 해결 방안 ▶ 19 기출		• 대면을 통한 문제해결, 제도화, 권한사용, 의사소통 활성화 • 상위 목표의 설정 = 공동목표 설정 • 자원이 확충 = 자원의 공급을 늘려서 자원 분배에 대한 집단 간 과도한 경쟁을 감소
직무 스트레스 관리 방안 ▶ 20 기출	개인차원의 스트레스 관리 방안		• 스트레스 수용하기, 스트레스에 대한 자기 인식의 확대, 과도한 요구 감소 • 신체 돌보기, 건강한 상태 유지, 정기적 운동, 긍정적 자기 지각 • 완전히 벗어나기, 불확실성 견디기, 변화에 대한 계획
	조직 차원의 스트레스 관리 방안		• 간호사 개인의 스트레스 수준 파악과 적정수준 유지, 직무 분석과 직무 설계 • 스트레스 수용 능력 개발, 능력 개발과 성장 기회 제공, 간호관리자의 리더십 개발 • 참여적 관리, 사회적지지 제공, 인사관리 제도의 개선, 인적·물적 자원의 확보,

정답 37.④

제5절 통제

1 통제 ▶ 00,01,02,03,04,06,08,13,14 기출

정의	• 목표를 달성하기 위하여 수행한 결과가 계획한 대로 이루어지고 있는가를 확인하는 과정			
통제의 중요성 증대 ▶ 14 기출	• 급변하는 의료 환경, 병원의 대형화, 다양한 직종의 의료인, 업무의 다양성 증가, 권력의 분권화, 비용 효과적인 관리 혁신 요구 증가 등			
통제의 과정 ▶ 08,13,14 기출	표준설정	성과측정	성과 비교	개선 활동
	• 목표 설정 • 표준 설정 • 질 측정 준거	→ • 자료수집 • 결과 분석 →	• 표준과 비교/평가 • 원인 파악 • 개선방안 모색 →	• 개선 활동 수행 • 표준 점검 • 계획안 재수립
통제의 기법 ▶ 10 기출	재무적 통제	• 비용효과 분석, 예산 평가 등		
	관리감사제도	• 효율적인 관리체계, 질 관리, 위험관리, 감염관리 등		
	인적자원회계	• 인력정책, 성과평가, 교육훈련을 통한 직원들의 능력 개발, 직무 재설계, 직원 훈육 등		

2 간호의 질 관리 ▶ 98,99,00,01,03,04,06,12,19,20 기출

	효과성	• 건강수준의 향상에 기여한다고 인정된 서비스 결과의 산출 정도
	효율성	• 특정 건강수준을 획득하는 데 사용한 자원(비용)의 소모 정도
	기술수준	• 서비스의 기술적 수준
	접근성	• 시간이나 거리 등 요인에 의해 의료서비스 비용에 제한을 받는 정도
	적정성	• 건강개선과 그 건강개선에 드는 비용 간의 균형
의료의 질 구성요소 ▶ 12 기출	합법성	• 윤리적 원칙, 규범, 법, 규제 등에서 표현된 사회의 선호도에 대한 순응
	가용성	• 필요한 서비스를 제공할 수 있는 여건의 구비 정도
	지속성	• 의료서비스의 시간적, 지리적 연결 정도와 상관성
	형평성	• 분배와 혜택의 공정성을 결정하는 원칙에 대한 순응
	이용자 만족도	• 서비스에 대한 이용자의 판단
	수용성	• 의료의 효과에 대한 환자와 환자 가족의 기대
	적합성	• 대상 인구집단의 요구에 부합하는 정도
질 관리 도구 ▶ 19,20 기출	흐름도 ▶ 19 기출	• 특정 업무과정에 필요한 모든 단계를 도표로 표시한 것 • 현재 어떤 일이 일어나고 있는지, 과정 안에 문제의 원인이 어디에 있는지 파악하는데 매우 유용한 도구

두드림 퀴즈

38 관리과정 중 통제가 중요해지는 이유로 알맞은 것은?

① 병원의 중·소형화
② 권력의 집권화
③ 비용보다 결과를 중요시하는 관리 혁신 요구 증가
④ 업무의 일원화
⑤ 다양한 직종의 의료인

정답 38. ⑤

원인결과도 ▶ 20 기출	• 물고기 뼈 그림 • 결과와 관련 요인들을 계통적으로 나타낸 것 • 결과에 대해 관련요인이 어떤 관계로 영향을 미치는지 연결하여 원인 파악 계속해서 가지끝에 원인을 열거 → reason reason ← 중요한 원인일수록 머리쪽에 → problen ← 문제의 내용 / reason reason
히스토그램 및 파레토 차트 ▶ 20 기출	• 히스토그램은 자료의 변동과 분포를 막대 형태로 보여준다 • 파레토차트는 히스토그램의 특별한 형태로 왼쪽부터 가장 큰 영향을 주는 요인 순으로 나열하고 요인의 누적양을 꺾은선 그래프로 나타냄
질 보장 ▶ 02,05 기출	• 의료서비스가 일정 수준의 기준이나 표준에 맞는지 검토하고 표준에 맞는 의료서비스가 제공되도록 하는 과정으로 이전보다 향상된 업무결과를 지속적으로 유지하도록 하는 제도
총체적 질 관리(TQM) ▶ 11,12,14,17 기출	• 결과에 영향을 주는 모든 진행과정과 사람을 향상시키도록 수평적으로 초점을 두고 검토 • 흐름도 방법 사용 • 과정에 관련된 모든 사람이 참여자임

39 총체적 질 관리(TQM)의 성공요인으로 가장 적절한 것은?
① 계속적인 질 향상 추구
② 대상자의 기대와 요구의 충족
③ 소수의 우수한 직원들의 참여
④ 계속적인 표준향상
⑤ 경쟁관계 병원

정답 39.②

질 평가	도나베디언의 간호 질 평가 접근법	구조적 요소 평가	• 조건에 대한 평가 • 정책, 절차, 지침, 직무 기술서, 조직구조, 간호 인력의 배치, 업무량 등
08,10,11,13,15,16, 17,18,19 기출	13,15,17,18,19 기출	과정적 요소 평가	• 간호수행 과정을 관찰, 수행 자체 평가 • 과정은 간호사와 대상자의 상호작용 속에서 이루어지는 간호활동
		결과적 요소 평가	• 간호수행 결과 평가 • 간호를 받은 결과로 나타나는 환자의 변화 결과 평가
	시기에 따른 간호의 질 평가 도구	소급평가	• 간호제공 후 퇴원환자 기록지 감사, 퇴원환자의 면담, 퇴원환자 설문지 조사 • 비용이 적게 들고 다른 환자에게 결과 적용 가능 • 모든 보건의료팀이 참석하여 평가하는 것이 이상적
		동시평가	• 환자가 입원하고 있는 동안 제공되는 간호를 평가하여 분석하고 그 결과를 반영시켜 환자의 만족도 높이며 간호의 질을 높일 수 있는 방법

3 환자안전

관련용어	근접오류	• 의료오류가 발생하여 환자에 대한 위해의 가능성이 있을 수 있지만 회복 조치에 의해서 원하지 않은 결과가 예방된 경우, 즉, 의료 대상자에게 위해를 가져오지 않은 사건
	위해사건	• 의료 대상자에게 위해를 가져온 사건
	적신호 사건	• 의료 대상자에게 장기적이고 심각한 위해를 가져온 위해사건으로 강제적 보고의 대상이 되는 환자안전 사건
	예시	• 잘못된 부위나 잘못된 환자 수술, 이물질 잔류, 투약오류로 인한 사망이나 심각한 장애
스위스 치즈모형		• 인간의 행동을 바꾸는 것보다 시스템적으로 접근하는 것이 안전한 의료문화를 만들 것이라 설명
	가시적 오류	• 사고가 발생된 지점에서의 오류 • 예 : 다른 환자에 대한 수술 발생
	잠재적 오류	= 치즈의 구멍 • 사고에 대한 근본적인 원인이 조직에 있는 경우의 오류 • 예 : 환자 확인 등 시술 프로토콜의 부재, 전문의 한 명에게 할당된 과중한 시술의 양, 환자 안전문화의 부재, 엄격한 위계 구조 등의 시스템적 구멍

40 도나베디언(Donabedian)의 간호 질 평가 접근법 중 과정적 요소 평가에 해당하는 것은 다음 중 무엇인가?
① 각 병동은 환자를 간호하는 데에 필요한 충분한 장비가 구비되어 있다.
② 환자는 신체적 변화에 대해 알아차린다.
③ 간호직원에 대한 계속 교육 및 기타교육 프로그램이 있어야 한다.
④ 간호부서는 환자관리에 대한 표준 지침이 있다.
⑤ 간호사는 환자가 입원한지 12시간 내에 환자의 문제를 사정한다.

41 간호사가 환자에게 진통제를 정맥투여 한 후 생리식염수로 IV 라인을 씻으려 하다가 포타슘 용액을 슈팅하여 심부정맥이 발생하였을 때 해당하는 안전사고의 유형으로 알맞은 것은?
① 이차사고
② 이상반응
③ 잠재적 사고
④ 적신호사건
⑤ 근접오류

42 의료기관의 환자안전 전략으로 옳은 것은?
① 고위험 의약품 사용
② 업무 시간 단축을 위한 중복 확인 최소화
③ 경험에 의존한 업무 진행
④ 오류 발생을 예방하기 위한 시스템 개선
⑤ 의료진 간 의사소통 축소

정답 40.⑤ 41.④ 42.④

환자 안전 접근방법 ▶ 19 기출	근본원인분석	• 의료시스템과정 자체의 결함을 발견하고 해당하는 시스템과 프로세스를 변화시키는데 초점 • 준비단계 → 근접원인의 규명단계 → 근본원인의 규명단계 → 개선활동의 설계 및 도입
	오류유형 영향분석	• 기존에 발생했거나 잠재적인 모든 오류를 수집하여 유형에 따라 분류하고 오류의 원인을 분석하여 개선하는 방법 = 전향적
환자안전 증진전략	환자안전시스템의 설계 ▶ 20 기출	• 오류의 예방을 위해 시스템적인 개선이 필요 • 보건의료기관 안전시스템 설계를 위한 5원칙 = 리더십을 발휘하라, 시스템 설계에서 인간의 한계에 주목하라, 팀이 효과적으로 활동하도록 장려하라, 예기치 못한 사고에 대비하라, 학습 환경을 조성하라
국가환자 안전목표	환자 확인의 정확성 개선 ▶ 19 기출	• 환자에게 이름을 물을 때 개방형으로 질문 • 최소한 2가지 지표(환자의 이름, 생년월일)를 사용하여 환자를 확인 • 환자의 병실 번호나 물리적 위치를 식별지표로 사용하면 안 됨 • 수혈 시작 전 처방 오더와 혈액/혈액제제의 일치를 확인하고 환자와 혈액/혈액제제 일치 확인, 두 사람이 확인하거나 한 사람이 자동화된 확인 기술을 사용하여 확인
의료기관인증 기준	기본가치체계 ▶ 20 기출	• 환자안전 보장활동으로 정확한 환자 확인, 낙상예방 활동, 의료진 간 정확한 의사소통, 손 위생 수행, 수술·시술의 정확한 수행이 포함된다.

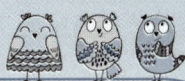

03 간호단위관리

제1절 간호단위 관리

간호단위 00,04 기출		• 한 사람의 관리자가 일정한 수의 환자에게 적절한 인력 및 시설을 가지고 최적의 간호를 수행하는 조직단위 • 일정 수의 간호대상자와 직원, 시설의 범위 포함
간호단위 업무 01,03,04,05,06,10, 17,18,19 기출	입원환자간호	• 대상자 병실 준비, 대상자에게 간호사 본인, 같은 병실의 사람들 소개 • 병동 내 규칙과 입원생활에 대한 설명 • 수술 예정일, 진단 검사 일시와 절차에 대해 설명함 • 귀중품 및 개인 의복 보관에 대해 설명 • 환자의 권리보장에 대한 설명과 안전교육을 시행 • 담당의사에게 환자의 입원을 알림 • 환의로 갈아입힘, 기초 간호자료 수집, 간호단위 관리자는 환자를 방문하여 자기소개
	퇴원환자간호	• 퇴원 환자 계획은 입원 시부터 준비 • 퇴원 지시가 있는지 점검하고 의사의 동의 없이 퇴원할 경우 적절한 절차가 있는지 확인 • 계속적인 치료나 간호가 필요한 부분을 미리 환자와 가족에게 교육 • 퇴원 후 약물복용 시 약에 관한 전반적인 내용을 알려 줌 • 자가 간호에 필요한 지식과 기술을 교육 • 퇴원 후 식이, 운동, 드레싱 물품 및 기타 추후관리 등에 대해 교육 • 외래 방문절차와 날짜를 알려 주며, 그 지역사회에서 이용 가능한 기관을 소개 • 퇴원 후 환자의 chart를 의무기록실에 보내기 전에 모든 기록이 빠짐없이 기록되었는지를 확인하고 순서대로 철함
	전과환자간호	• 전과된 진료과와 원무과에 전과 사실 전달, 전산에서 담당의사 변경, 의무기록과 침상카드에 주치의와 담당의사 변경, 전과된 소속과의 처방을 받아 수행
	전동환자간호 17 기출	• 전실 시간과 병동을 확인한 후 전동될 병동 간호사에게 전동하게 됨을 알림 • 의무기록 누락을 확인하고 전동일지에 전실 이유, 물품, 환자 상태 등을 기록 • 정해진 시간에 지정된 병실로 환자의 chart, 남은 약, 입원카드, 진료카드를 보냄

 두드림 퀴즈

01 퇴원 환자 간호에 대한 설명으로 올바른 것은?
① 퇴원 지시가 없더라도 환자가 원할 경우 별도의 절차 없이 퇴원할 수 있다.
② 외래 방문절차를 알려주며, 지역사회에서 이용 가능한 기관을 소개한다.
③ 퇴원 약 처방이 있는 경우 약의 부작용에 대해서는 퇴원 후 외래 방문 시 교육한다.
④ 실천 의지가 있는 환자에 한해서 자가 간호 교육을 실시한다.
⑤ 퇴원 환자 계획은 퇴원지시 후 준비한다.

정답 01.②

두드림 퀴즈

02 간호단위 관리자가 물품을 청구 시 기준량 설정 근거로 옳은 것은?
① 비품은 환자 수, 소모품은 침상 수 기준
② 비품은 침상 수, 소모품은 환자 수 기준
③ 비품과 소모품 모두 환자 수 기준
④ 비품과 소모품 모두 침상 수 기준
⑤ 비품과 소모품 모두 환자 요구도 기준

03 다음 중 병동 내 약품관리 방법으로 올바른 것은?
① 비품약은 최근에 입고된 것을 우선적으로 사용한다.
② 투약 후 남은 마약은 바로 폐기한다.
③ 모든 약물은 상온에 보관한다.
④ 투약 중지된 약은 환자가 퇴원 후 반납한다.
⑤ 응급약, 비상약은 매 근무조마다 인수인계한다.

제2절 물품과 약품관리

물품관리 ▶ 98,15,17 기출	중요성 ▶ 15 기출	• 병원 예산 중 40% 이상 차지 • 일선간호사의 관심이 중요 = 간호사가 병원 물품 많이 이용 관리 • 시간과 에너지 절약, 질적인 간호제공에 도움, 효과적인 병원 경영 가능
	물품관리의 과정 ▶ 13,14,15,16,19 기출	• 재고관리의 목적은 표준량 확보 파악과 불필요한 물품 반환, 필요에 따른 기준 수량 변경, 수선이나 교환이 필요한 물품 확인이다. • 비품은 침상 수에 따라, 소모품은 환자 수에 따라 설정한다. • 물품청구 기준량은 예상소모량과 정확하게 일치시키는 것이 아니라 여유분을 포함시켜야 한다. ▶ 16 기출
	물품관리에 의한 비용절감 방법 ▶ 04,08,10,12 기출	• 적정재고 수준 유지를 위해 소독기구의 정수량은 일평균 사용량의 2.5배, 린넨은 일평균 사용량의 1.5배로 수시로 조사한다. • 정량보충법 : 소모품에 대한 몇 년간의 사용통계 자료를 근거로 각 간호단위에 필요한 소모품을 정량공급
약품관리 ▶ 10 기출	투약사고예방 ▶ 04,17 기출	• 5right = 약, 용량, 경로, 시간, 환자 • 정맥 주사 시 수액 및 수혈 준비 전 물질 확인 • 다른 약을 혼합할 경우 혼합할 약명, 용량 관리 • 약물투여 후 부작용 여부 관찰 • 투약사고 예방을 위한 철저한 교육과 사고 방지를 위한 약품 공급 및 투약체계 도입 • 한 번 사용한 주사기는 다시 뚜껑을 닫지 않고 버려야 함 • 주사기의 바늘 끝이 사용자의 몸쪽으로 향하지 않아야 함
	약품 관리 방법 ▶ 15,17,18,20 기출	• 환자 약은 경구약, 주사약을 개인별로 관리, 투약 중지된 약품은 즉시 반납 • 응급약, 비상약은 인수인계하도록 함 • 냉장보관이나 차광이 필요한 약물 등은 보관지침에 따름 • 마약은 마약대장과 함께 마약장에 보관하고 마약장은 항상 잠겨 있어야 함 • 마약사용 시 항상 기록하고 남은 마약은 즉시 약국에 반납 • 마약류 주사제 파손시, 파손 상태 그대로 깨어진 조각까지 보존하며 사고마약류 발생보고서를 작성하여 약과 함께 약국으로 내림 • 고위험 약품은 약품의 외관, 보관 위치, 포장이 유사한 경우 분리하여 보관하고 경고용 라벨을 부착한다. • 고위험 약물 중 동일한 약품명에 함량이 두 가지 이상인 경우, 동일한 장소에 보관하되 경고용 라벨을 부착한다.

정답 02.② 03.⑤

제3절 환경과 감염관리

환경관리 01,05,06,10,18,20 기출	물리적 환경 관리 06,18 기출		• 환자의 회복과 의료인의 의료행위에 영향을 줄 수 있는 단위 내의 시각적, 심미적, 구조적 환경 관리 • 최적의 환경 조성으로 업무 능률 향상과 환자의 간호 만족에 영향을 줄 수 있음
		공간	• 청결한 곳을 오염이 우려되는 곳보다 먼저 청소
		온도와 습도	• 일반적인 보건학적 쾌적온도 18~20℃, 쾌적습도 40~70% • 병원환경에서 추천되는 온도 18~23℃, 쾌적습도 40~60%
		조도	• 일반병실 100Lux
		채광관리	• 밤에는 침상조명등 이용 • 눈부심이 발생하지 않는 조명 사용 = 간접조명
		병원소음허용치(적정소음수준 유지)	• 처치실, 간호사실, 준비실 : 40dB 이하 • 중환자실 30~35dB • 환자방 30dB • 예시 : 보통 대화 시 40~60dB 정도 소음 측정됨 • 소음방지 : 이동의료장비, 운반기구는 고무바퀴 사용 격려
안전관리 04,05 기출	화재발생 예방 11 기출		화재발생 시 상황 파악 후 → 화재발생 경보 울리고 → 산소통 잠그며 → 환자 대피 후 → 필요한 서류 침착하게 운반하고 → 대피한 환자 수와 상태 확인
	화재 발생 시 행동요령 13,15,20 기출		• 화재 발생 시 즉시 '불이야'를 외쳐 주변에 알리고 • 환자와 보호자를 내보낸다. • 연기와 불을 차단하기 위해 자동방화문이 닫히도록 설치되어야 한다. • 즉시 발신기를 누르고 가까운 위치의 직원과 병원 방재센터로 신속하고 정확하게 알린다. • 초동 진화조가 도착하기 전 1차 소화기로 소화한다. • 경환자부터 중환자, 보호자, 방문객, 조직구성원 순으로 대피한다. ▶ 15 기출 • 휠체어, 침상으로 이동해야 하는 사람들은 화재 발생 장소의 반대편 비상용 승강기를 이용하여 피난장소로 이동한다
	낙상관리 05,12,14,16,17 기출		• 환자가 목욕을 할 때 문을 잠그지 않도록 하고 '목욕 중'이라는 팻말을 사용 • 낙상예방을 위한 시설 구축을 위해 낮은 변기, 욕조, 침상, 병실 복도의 손잡이, 다른 색의 방문과 벽 등

두드림 퀴즈

04 야간근무 순회 중 간호사는 병실 내에서 불꽃이 튀며 연기가 나는 것을 발견하였다. 처음 발견한 간호사가 해야 하는 행동으로 알맞은 것은?

① 즉시 화재발생 경보를 울린다.
② 화재 병실에서 가장 먼 환자부터 대피시킨다.
③ 중환자, 경환자, 보호자, 방문객 순으로 대피시킨다.
④ 승강기를 이용하여 환자를 이동시킨다.
⑤ 우선 수간호사에게 보고한다.

05 간호실습학생이 B형간염환자에게 주사한 바늘에 찔렸을 때 우선적 간호로 적절한 것은?

① 사고보고서를 작성한다.
② 괜찮다고 말하며 안심시킨다.
③ 즉시 실습을 중지하고 귀가조치 한다.
④ 응급처치를 시행한다.
⑤ 수간호사에게 알린다.

06 내과계중환자실 간호사가 VRE 환자를 간호제공 시 유의해야 하는 사항으로 올바른 것은?

① 세탁물 처리하는 사람은 장갑을 끼지 않아도 된다.
② 방에서 나온 뒤 가운을 벗는다.
③ 무조건 마스크를 착용해야 한다.
④ 혈압을 잴 때만 장갑을 낀다.
⑤ 접촉격리이므로 침상 옆에 감염스티커를 붙인다.

정답 04.① 05.④ 06.⑤

	안전사고 발생 시 대처 방안 ▶ 14,15,19 기출	• 환자의 손상 정도와 상태를 사정하여 <u>즉시 응급조치를 취한다.</u> • <u>수간호사와 주치의에게 먼저 알린다.</u> • 사고 발생 뒤 상태, 제공된 치료 및 간호 그에 따른 반응을 기록하여 사고보고서를 제출한다.
감염관리 ▶ 00,06,16,17 기출	병원감염요인	• 한정된 병원 공간 내 저항력이 약한 환자의 수가 증가하여 감염균에 노출 가능성 큼 • 저항력이 약한 백혈병, 만성 임파종, 암, 당뇨 등의 만성 질환자 증가 • 인위적 면역저하 환자 증가 • 병원균의 침입이 용이한 처치 빈번 • 항생제 사용의 증가로 내성균, 새로운 병원감염균 발생
	다제 내성균 관리 ▶ 16 기출	• 의료인에게 MRSA, VRE 감염 대상임을 알려 접촉 전파를 예방하도록 한다. • 간호행위 전후의 손 씻기 철저 • 접촉 격리 → 침상 옆에 감염스티커 붙이기 • <u>물품관리에 주의 : 혈압계, 청진기, 산소포화도 센서 등은 단독 사용</u> • 기구 및 사용 물품은 소독 시 다른 환자 물품과 별도 분리수거 • 퇴원 시 병실 소독 후 다른 환자 사용
	손씻기 ▶ 19 기출	• 저비용, 고효율의 감염예방 방법 • 인체의 방어기전에 손상을 주는 치료행위 전 • 상처치료 전과 후 • 중환자실에서 한 환자를 보고 난 후 다른 환자 간호 전 • 감염자의 분비물이 손에 묻었을 경우

제4절 간호정보와 기록관리

1 개념

데이터	• 해석되지 않고 객관적으로 기술되고 분리된 존재
정보	• 사용자의 특정한 목적을 위하여 가공된 자료, 개인이나 조직이 의사결정을 하는데 사용되도록 의미 있고 유용한 형태로 처리된 데이터
데이터베이스 ▶ 18 기출	• 데이터의 집합, 특정 조직에게 관련된 여러 정보들을 공유할 수 있도록 통합·저장된 형태
간호정보체계의 필요성 ▶ 01,07,10,12,20 기출	**궁극적 목적** • 환자 간호에 보다 많은 시간 할애하여 양질의 간호제공 • 합리적인 인력관리와 업무능률 증대 • 비용절감 효과 • 직접 간호시간을 늘림으로써 간호의 질 향상 • 필요한 인력의 수를 줄임으로써 경영의 효율성을 이룸 • 향후 간호비용의 효율성, 적절 간호인력 산정 등 간호행정의 기초자료를 분석하는 기준 개념으로 적용
간호정보체계의 기능 ▶ 04,05,14 기출	• 간호의 질 관리, 표준화된 환자정보 관리, 신속하고 정확한 의사소통, 의사결정 지원 • 간호진단과 간호중재가 포함된 간호과정의 관리, 자원과 교육적 운용, 환자에 대한 제반 기록 업무

2 병원정보시스템 ▶ 15,19 기출

전자의무기록 시스템	• 환자의 진료행위를 중심으로 발생한 업무상의 자료나 진료 및 수술, 검사 기록을 전산으로 입력, 정리, 보관하는 시스템	
처방전달시스템 ▶ 15,19 기출	• 환자에게 발행된 처방을 전산화하여 진료부서, 진료지원부서, 원무부서 간 효과적인 업무전달이 이루어지도록 하는 정보시스템	
	환자서비스 개선	• 진료정보의 활용 및 정확한 전달체계를 통한 진료의 질적 향상
	진료생산성 향상	• 정확하고 신속한 의사전달과 진료 및 처방 확인
	수익의 증가	• 의료물품의 철저한 관리를 통한 손실 최소화, 처방, 누락 방지
	경영효율화	• 효율적 재료관리를 통한 진료재료비용 감소, 재무구조 개선
	의사결정 지원	• 원내 활동의 변화 추이 분석을 통한 미래 예측

---

07 간호정보관리체계의 궁극적 목적은 무엇인가?
① 신속한 정보 활용
② 각종 통계업무를 처리
③ 직접 간호제공시간 증가
④ 수작업의 감소
⑤ 교육적으로 이용

08 의사가 입력한 처방을 약국, 검사실, 지원부서 등 관련 부서에 동시에 전달되어 업무가 효과적으로 이루어지도록 지원하는 병원정보시스템은 무엇인가?
① 물품재고관리시스템
② 처방전달시스템
③ 의약분업시스템
④ 환자모니터링시스템
⑤ 인적자원관리시스템

정답 07.③ 08.②

두드림 퀴즈

09 간호단위 관리자가 환자의 상태 등을 고려하여 간호사 인력을 배치하는데 어려움을 겪고 있다. 이러한 상황에서 필요한 간호정보시스템은?

① 처방전달시스템
② 간호기록시스템
③ 환자분류시스템
④ 결과보고시스템
⑤ 간호계획시스템

3 간호정보시스템의 활용 ▶ 11,12,16 기출

간호실무	• 간호계획시스템, 간호기록시스템, 환자모니터링시스템, 처방전달 및 결과 보고시스템, 퇴원계획시스템, 사례관리케어시스템, 교대근무보고시스템
간호행정	• 간호인력 산정시스템 • 환자분류시스템 : 환자의 요구에 기초하여 환자를 분류하는 방식, 정해진 등급에 따라 간호시간이 계산되어 간호인력의 배치에도 활용할 수 있음 ▶ 16 기출 • 물품 관리시스템, 간호의 질 관리시스템, 부서 간 의사소통시스템, 환자센서시스템
간호교육	• CAI : 컴퓨터 시스템을 통해 학습 정보 전달 • CMI : 학습에 관한 제반사항 관리
간호연구	• 문헌검색, 연구관련 기록관리, 자료수집, 자료분석

4 간호정보체계의 유용성 ▶ 02,12 기출

간호실무 측면	• 간호기록에 틀과 구조를 제공하여 더 정확하고 일관성 있는 간호기록을 하게 한다
간호행정 측면	• 제공된 간호를 측정하고 평가하는 것을 용이하게 한다
간호교육 측면	• 시간과 장소의 제한이 없는 교육을 가능하게 한다
간호연구 측면	• 간호접근법, 간호중재 유형에 관한 기술적 연구를 촉진시킨다

5 간호정보체계의 설치과정 ▶ 02,10 기출

간호부서의 요구 산정 → 시스템 공급체와 시스템 선정 → 전산설치위원회 구성 → 설치작업 계획서 작성 → 사용자 교육 → 시스템의 테스트와 설치 → 시스템에 대한 평가와 보완

간호부서의 요구 산정	• 간호업무의 자동화가 필요하고 효율적인지 심사숙고 후 결정 • 비용효과 분석에 의거하여 전산화 대상 업무 결정
시스템 공급체와 시스템 선정	• 관련 기자재의 범위, 가격, 시간, 납품기일, 설치 일정, 성능검사, 교육훈련
사용자 교육 ▶ 10 기출	• 최신정보의 도입을 위한 세미나, 학회활동 교육위원회, 개인의 특성을 고려한 교육 프로그램

정답 09.③

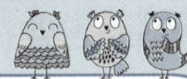

04 간호서비스 마케팅

마케팅	• 시장에서의 교환을 통하여 소비자의 필요와 욕구를 충족시키는 동시에 기업의 생존과 성장을 달성하기 위한 경영활동				
서비스 마케팅 ▶ 13,15,18,19 기출	• 서비스의 특성별 문제점 및 해결전략				
		특징	문제점	해결전략	
	무형성	• 물리적 재화와 달리 형태가 없다 • 서비스가 주관적이다	• 저장이 불가능 • 진열하거나 설명하기 어려움 • 자격설정기준 모호함	• 홍보활동을 적극 활용한다. • 유형적 단서를 강조한다. • 강력한 기업이미지 창출한다.	
	소멸가능성	• 재고로 보관될 수 없다	• 저장 및 재판매가 불가능 • 수요 및 생산에 고객이 참여	• 수급 및 제공 능력을 동시 조절 • 비수기의 수요변동에 대해 대비 • 서비스 이용 시간에 대한 정보 제공, 예약 제도	
	비분리성 동시성	• 생산과 소비가 동시에 일어남	• 서비스 생산에 고객이 참여하여 직접 판매만 가능하고 집중된 대규모 생산이 곤란	• 조직구성원 선발 및 교육에 비중을 둔다. • 서비스 제공자의 자동화를 강화	
	이질성 가변성	• 서비스 생성과 인도과정의 가변적 요소로 인해 발생	• 표준화 및 품질통제가 곤란	• 서비스 표준을 설계하고 수행 • 서비스의 기계화, 산업화를 강화	
의료 및 간호서비스 마케팅 ▶ 01,04,07,08, 10,12,14,16 기출	간호서비스 마케팅의 필요성 ▶ 07 기출	• 과거 영리조직 중심으로 발전해온 마케팅의 적용 필요성이 오늘날 병원과 같은 비영리조직까지 증대됨 • 간호사들은 의료소비자와 가장 많이 접하게 되는 의료인이며 간호서비스는 병원의 중요한 생산요소이기 때문임 • 질 높은 서비스를 받고자하는 의료 소비자의 요구와 경영의 합리화가 필요한 보건의료조직의 요구에 부응하기 위함 • 소비자들의 보건의료 의사결정에 대한 참여욕구가 증가 • 소비자가 지각하는 간호의 질은 현재와 미래의 보건의료 분야 서비스의 양을 결정하는데 유용한 자료이므로 간호마케팅은 병원의 존재 지속을 보장하는데 도움			

> 🔔 두드림 퀴즈

01 다음은 제품과 차이가 있는 서비스의 특성들에 대한 설명으로 올바른 것은?
① 소멸 가능성이란 서비스 생성과 인도과정이 가변적 요소에 바탕을 두고 있음을 말한다.
② 비분리성은 가변성이라고도 한다.
③ 무형성은 재고로 보관될 수 없는 특성을 의미한다.
④ 이질성이란 물질적 재화와 달리 형태가 없음을 말한다.
⑤ 비분리성은 생산과 소비가 동시에 일어나는 것을 말한다.

정답 01.⑤

02 마케팅 믹스의 촉진요인으로 옳은 것은?
① 인터넷으로 교육자료를 배포한다.
② 인터넷으로 제공하는 간호서비스를 홍보한다.
③ 적극적으로 간호수가를 개발한다.
④ 원격간호서비스를 제공한다.
⑤ 질 보장을 통한 질 관리를 한다.

정답 02.②

		시장기회 분석	마케팅 전략 수립	마케팅 믹스 개발	마케팅 실행 및 통제
		환경분석 시장세분화 시장선정 및 포지셔닝 →	차별화 위치화 전략 새로운 의료 서비스 전략 →	제출/서비스 가격 유통경로 촉진 전략 →	마케팅 프로그램의 계획, 조직, 통제
간호서비스 마케팅 과정 10 기출	1단계 시장기회 분석	시장 세분화 01,08 기출	• 하나의 시장을 구매자의 특성에 따라 구분하는 것 • 간호서비스 시장의 세분화 : 공급업자 시장, 영향자 시장, 간호내부 시장, 간호리크루트 시장, 간호 고객 시장, 간호서비스의뢰 시장
	2단계 마케팅 전략수립		• 차별화 전략개발 • 새로운 의료서비스 전략 개발
	3단계 마케팅 믹스 개발	마케팅 믹스의 구성요소 4Ps 01,03,11,17 기출	• 제품전략 : 계속적인 서비스 질 평가와 질 보장을 통해 간호서비스의 질과 양을 향상시키는 것 • 가격 : 서비스를 소비하거나 이용하기 위해서 소비자가 지불하는 비용 • <u>유통전략</u> 17,20 기출 : 간호서비스가 제공되는 장소는 편의성을 강조하여 시설 배치 및 위치, <u>간호서비스 전달 체계의 다양화</u>, 간호직원의 전문성 강화 • 촉진전략 04,12,14,16 기출 : <u>간호서비스의 가시화(건강교육 프로그램 등)로 대중에 홍보, 공중매체 활용</u>
	4단계 마케팅 실행 및 통제		• 성공적인 실행 • 통제

07

기본간호학

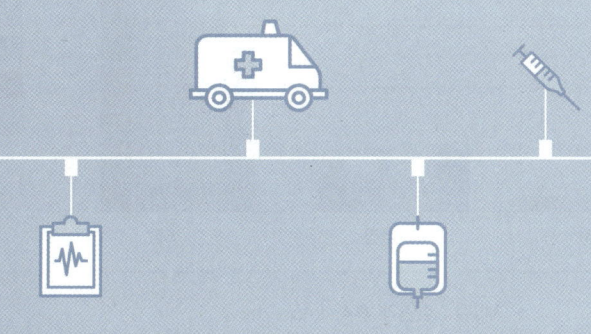

출제경향

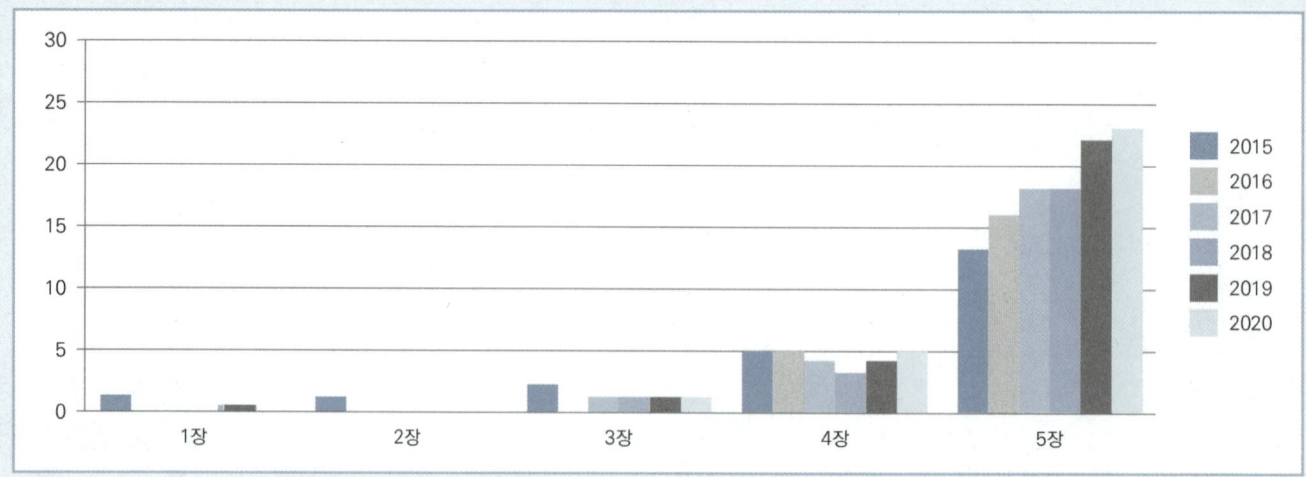

제1장 : 간호의 기본개념 know-how
앞에서 학습한 여러 간호학 내용을 전체적으로 다루는 부분으로 성장발달 단계, 건강 모델 부분을 한 번 더 확인한다는 기분으로 학습하시기 바랍니다.

제2장 : 간호과정 know-how
많이 출제되는 단원은 아니지만, 본 단원의 간호과정의 내용을 숙지하시면 사례형 간호과정 문제풀이 시 많은 도움이 될 것입니다.

제3장 : 건강사정 know-how
간호학의 기본이 되는 활력 징후, 신체 검진에 대한 내용이 주로 출제됩니다. 반사와 감각, 혈압 측정에 대한 내용은 종종 출제되므로 꼭!! 확인하시기 바랍니다.

제4장 : 투약간호 know-how
가장 출제 비중이 높은 단원으로 기본 개념을 바탕으로 투약 방법이나 중재를 결정하는 사례형 문제가 자주 출제되기에 전반적인 개념과 상황에 맞는 응용을 확실하게 학습하시기 바랍니다.

제5장 : 요구 중심 간호 know-how

- **제1절 : 산소화 요구 know-how**
성인 간호학과 연관하여 호흡성 산증 및 알칼리증 문제는 자주 출제되는 부분입니다. ABGA 정상 수치 및 적용 사례를 확인하시기 바랍니다. 또한, 산소요법, 인공기도 관리 등과 연관한 간호 중재 문제가 자주 출제되므로 꼭!! 확인하시기 바랍니다.

- **제2절 : 영양 요구 know-how**
섭취량 및 배설량, 비위관 영양에 대한 문제가 자주 출제됩니다. 비경구 영양에서는 종류와 기능, 부작용까지 확실하게 학습하시기 바랍니다.

- **제3절 : 개인위생 know-how**
적게 출제되는 단원이지만, 문제 선택지 등에 자주 나오는 부분입니다. 구강간호, 치료적 목욕, 개인위생 간호를 중심으로 확인하시기 바랍니다.

- **제4절 : 활동과 운동 know-how**
신체 역학의 원리와 활용 방법에 대한 부분은 자주 출제되므로 꼼꼼히 학습하시기 바랍니다. 또한, 부동의 영향 및 간호중재, 관절가동범위 운동 부분 등 전반적인 간호 중재까지 정확하게 학습하시기 바랍니다.

- **제5절 : 수면과 휴식 know-how**
NREM 및 REM의 차이와 특징 부분은 최근 출제되었으므로 잘 확인하시기 바랍니다. 통증 완화 방법에 대한 내용을 전반적으로 학습하시고 자가 통증 조절 부분은 꼭!! 암기하시기 바랍니다.

- **제6절 : 체온유지 know-how**
발열단계, 온·냉요법 적용과 효과 부분에서 주로 출제되므로 정확한 개념 정리가 필요합니다.

- **제7절 : 배설요구 know-how**
단순도뇨와 유치도뇨 관련 문제는 자주 출제되므로 사례를 통한 확실한 학습이 필요합니다. 변비 대상자 간호 중재 및 관장의 종류와 순서도 잘 기억해두시기 바랍니다.

- **제8절 : 임종간호 know-how**
임종 환자 간호 및 사후 간호의 내용이 주로 출제됩니다. 죽음에 대한 심리적 적응 단계의 내용을 확인하시고 사후 신체 변화를 꼭!! 기억하시기 바랍니다.

- **제9절 : 안전요구 know-how**
낙상 관련 문제는 자주 출제되는 부분이므로 임상 실습 경험을 토대로 이해하며 학습하시기 바랍니다. 억제대 종류는 사진을 통해 쉽게 암기하실 수 있습니다.

- **제10절 : 상처간호 know-how**
드레싱과 욕창에 대한 문제가 주로 출제됩니다. 드레싱의 종류, 욕창의 단계 및 중재는 반드시 암기하시기 바랍니다. 욕창 발생 부위는 인체구조를 생각하며 학습하시면 쉽게 기억하실 수 있습니다.

01 간호의 기본개념

1 인간

인간의 기본 요구	• 인간의 욕구는 모든 사람에게 공통으로 요구되는 것 • 신체적, 정신적, 사회적, 정서적, 영적 욕구로 구분	
Maslow의 기본욕구 단계 이론	• 낮은 단계의 욕구가 우선 충족된 후 높은 단계의 욕구가 발생한다. • 욕구는 단계적으로 충족된다. • 생리적 욕구 → 안전과 안정 욕구 → 사랑과 소속감의 욕구 → 자아존중의 욕구 → 자아실현의 욕구	
	안전과 안정 욕구 ▶ 01,03,12 기출	• 물리적, 사회적, 심리적 환경의 안전 등과 관련됨 예) 낙상 위험, 비효과적 안전 대처, 침습적 처치와 관련된 불안
	사랑과 소속감의 욕구 ▶ 05,11,14 기출	• 사랑, 주고받는 것, 특정 집단 내의 소속감, 친밀감 등 예) 환자와 의료진이 같은 옷감의 옷을 사용, 같은 질환을 가진 환자들 간의 동질감
	자아존중의 욕구 ▶ 98,99 기출	• 다른 사람뿐 아니라 스스로에 의해 가치 있다고 인정받고자 하는 욕구 예) 우울증 환자의 자기 비하, 신경성 식욕 부진증 환자의 자기 신체상과 관련한 왜곡된 인지, 환자의 수술에 대한 낙관적 태도 등
	자아실현의 욕구 ▶ 98 기출	• 지식 및 미적인 것의 추구, 현재를 충만하게 살고자 하며 내부 지향적, 자율성이 높음 예) 개인의 가능성을 개발하여 최대의 잠재력에 도달하려고 함 = 자기 계발 욕구
성장발달	• 성장 : 양적 측정 가능 • 발달 : 낮은 단계에서 복잡한 단계로의 질적 변화	
	성장발달의 원리 ▶ 02 기출	• 계속적, 순차적, 점진적, 통합적 • 일방향으로 진행, 예측 가능 • 순서는 미리 정해져 있으나 같은 비율이나 속도로 진행되지 않음 = 개인차
	성장발달의 영향 요인	• 유전, 기질, 지능, 정신, 사회적인 환경, 경험 및 학습, 건강상태 등

> 두드림 퀴즈

01 Maslow의 기본 욕구 단계에 대한 설명으로 옳은 것은?
① 생리적 욕구가 충족되지 않아도 다음 단계인 안전의 욕구로 넘어갈 수 있다.
② 안전, 안정의 욕구에는 산소화 요구, 영양, 수분, 배설, 휴식 및 수면 체온조절의 요구 등이 있다.
③ 생리적 욕구는 욕구 체계의 기초 단계이다.
④ 안전, 안정의 욕구는 간호진단 중 가장 우선되어야 한다.
⑤ 생리적 욕구는 자아존중과 자아실현을 위해 기본적으로 충족되어야 하는 것이다.

정답 01.③

02 생식기에 관심이 많고 이성부모에게 애착을 보이는 시기는 어느 시기인가?

① 잠복기
② 항문기
③ 구강기
④ 생식기
⑤ 남근기

Freud 성적 발달 단계 12 기출	구강기 (출생~1세)	• 영아는 빨고 물고 씹고 하는 구강활동을 통해서 가장 큰 만족감을 얻음
	항문기(1~3세)	• 배설물을 참는 것과 배설하는 것에서 기쁨을 느끼며 이 시기의 쾌감의 근원은 항문부위이고 배변훈련은 아동의 성격형성에 지속적인 영향을 미침
	남근기(3~6세) 13 기출	• 생식기가 즐거움의 대상이 됨 • 아동은 성별의 차이를 알며 동성의 부모를 경쟁자로 보게 되고 오이디푸스 콤플렉스, 엘렉트라 콤플렉스, 남근에 대한 부러움, 거세불안이 나타남
	잠복기(6~12세)	• 이전의 성적 충동과 관심이 감소하며 동성의 부모와 동일시하여 사회적 역할을 익힘
	생식기(12세~)	• 생식기의 성숙과 성 호르몬 분비와 함께 사춘기가 시작됨
Erickson 심리 사회적 이론 01,02,04 기출	영아기(0~1세)	신뢰감 vs 불신감 • 수유를 통해 애착관계를 발달시킴
	유아기(1~3세)	자율감 vs 수치감 • 신체와 환경에 대한 증가된 조절력이 중심이 됨
	학령전기(3~6세)	솔선감 vs 죄책감 • 활발하고 적극적인 행동, 진취적인 정신, 강한 구상력이 솔선감을 촉진시킴
	학령기(6~12세)	근면감 vs 열등감 • 다른 사람과의 사회적 관계에서 결정적인 시기 • 사회적 접촉에 실패하였을 때 열등감이 생김
	청소년기 (13~18세) 99 기출	정체감 vs 역할혼돈 • 신체변화를 수용하고 부모로부터 독립하고자 하며 여러 역할을 받아들이고 수용해야 함

정답 02.⑤

2 건강

정의 ▶ 98 기출	• 단순히 질병이 없는 상태가 아니라 완전한 신체적, 정신적, 사회적, 영적 안녕 상태		
3가지 특성 ▶ 13 기출	• 인간은 총체적 존재임 • 건강은 단순히 질병이 없는 상태라기보다는 환경 속에서 역동적으로 변화하는 연속적인 과정 • 건강은 대상자의 잠재력을 최대한 발휘하여 가능한 업무를 수행할 수 있는 안녕상태		
건강질병 연속선 모델 ▶ 13 기출	• 건강과 질병은 유동적 • 건강은 개인의 내외적 환경변화에 계속적으로 적응하는 역동적인 상태 • 질병은 개인의 기능이 저하되거나 손상된 비정상적 과정 • 인간은 신체적, 정신적으로 광범위한 적응능력이 있음		
건강신념 모델	행위의 기본 변수	지각된 민감성	• 자신이 어떤 질병에 걸릴 위험이 있다고 지각하고 있는 정도
		지각된 심각성	• 질병에 걸렸을 경우나 치료를 하지 않았을 때 어느 정도 심각하게 될 것인가에 대한 지각
		지각된 유익성	• 특정행위를 함으로써 얻을 수 있는 혜택과 이로움에 대한 인지 정도
		지각된 장애	• 특정한 건강행위에 대한 부정적 지각
건강증진 모델	건강증진의 개념 ▶ 04 기출	• 대상자의 현 건강상태를 유지하거나 증진시키도록 돕는 행위 • 더 높은 수준의 건강과 안녕상태의 목표에 도달하도록 긍정적으로 행동하게 하는 활동 • 개인, 가정, 지역사회의 잠재력을 활성화시키는 활동 • 좋은 건강습관과 건강한 생활양식에 의한 행동변화로 성취	
	Pender 건강증진 모델 ▶ 07 기출	• 건강신념모형이 질병관련 행위를 설명한다면, 건강증진모형은 전반적인 건강증진행위를 설명함	
		개인적 특성과 경험	• 이전의 관련 행위 • 인적요인
		행위와 관련된 인지와 감정	• 행동에 대한 지각된 이익 • 행동에 대한 지각된 장애 • 지각된 자기효능감 • 활동과 관련된 정서 • 대인관계 영향 • 상황적 영향
		행위 결과	• 활동계획 수립 • 즉각적 경쟁요구와 선호 • 건강증진행위

> **두드림 퀴즈**
>
> **03** 건강, 질병 연속선 모델에 대한 설명으로 가장 올바른 것은?
> ① 건강과 질병은 각각 분리될 수 있으면 연속적인 단계로 진행된다.
> ② 개인의 건강관련 행위에 있어 지각을 중요시한다.
> ③ 건강은 개인의 내적, 외적 환경변화에 계속적으로 적응하는 역동적인 상태이다.
> ④ 건강과 질병은 고정적이다.
> ⑤ 건강과 질병은 각각의 특수한 상황을 일컫는 말이다.
>
> 정답 03.②

두드림 퀴즈

04 증상 악화로 건강전문가를 찾게 되며 건강전문가로부터 자신의 질병과 건강에 조언을 얻으려고 하는 단계는?

① 건강관리 접촉
② 의존적 환자 역할
③ 환자역할 수행
④ 증상경험
⑤ 회복 및 재활

질병행위의 단계 05 기출	증상 경험	• 증상을 경험하게 되며, 아프다고 생각하게 되는 단계 • 가정에서 자가 약물치료 시도
	환자역할 수락 15 기출	• 아프다고 말할 만큼 충분히 심각한 증상들이 있어 병에 걸린 상태라는 것을 받아들이고 자신이 겪는 증상을 가족이나 친구에게 이야기하고 조언을 구함 • 증상 악화가 계속되면 건강관리체계에 접촉을 시도함
	건강관리 접촉	• 증상 악화로 건강전문가를 찾게 됨
	의존적인 환자역할	• 자신의 증상과 질병 치료를 위해 전문인에게 의존하게 됨 • 대상자에 따라 의존 정도가 다르게 나타남
	회복 및 재활	• 환자의 역할을 종료하고 이전의 역할과 기능으로 돌아감

3 환경

05 환자가 소음이 심하여 잠을 제대로 자지 못하겠다고 간호사에게 호소하였다. 이를 해소하기 위한 중재로 적절하지 못한 것은?

① 공사의 편의를 위해 유동인구가 적은 야간에 복도 공사를 한다.
② 병실환경을 정리하여 쉽게 수면에 취할 수 있도록 한다.
③ 소음 유발물질을 제거한다.
④ 환자의 정서적 불안감을 사정한 후 이완요법을 중재한다.
⑤ 낮에 가벼운 활동을 격려한다.

병원의 물리적 환경	• 온도 20~23℃ • 습도 30~60% • 소음 : 주간 65dB 이하, 심야 60dB 이하, 방음장치, 이중창, 탄력성 바닥재, 커튼 등으로 소음 감소, 야간 공사 금지 11 기출
입원 시 간호중재 01,03 기출	입원 시 간호중재 순서	대상자 병실준비 → 대상자 맞이하기 → 대상자 오리엔테이션 → 기초 간호자료 수집
	대상자 맞이하기	• 간호사는 이름표를 착용하고 대상자에게 간호사 자신을 소개함 • 병실을 같이 사용하게 될 경우, 다른 대상자들도 소개함
전동 시 간호중재 02 기출	• 새로 담당할 간호사와 주위환경 소개 • 대상자가 사용하다 남은 약품을 함께 보냄 • 의무기록지도 함께 보냄 • 다른 기관으로 이동 시, 의무 기록지는 의무 기록실로 보내고 중요한 정보나 자료는 요약해서 보냄

정답 04.① 05.①

4 간호

정의		• 예술적 = 능숙하고도 숙련된 기술 요구 • 과학적 = 과학적 지식(근거 또는 연구 기반 실무)의 체계적인 적용 요구
	총체성	• 각 부분의 합보다 더 큰 통합된 전체로서 기능
	전인간호	• 모든 살아 있는 유기체의 각 하위체계는 상위체계와 상호작용 • 대상자의 신체적, 정서적, 사회적, 영적인 영역을 모두 포함
나이팅게일 ▶ 08 기출		• 간호는 가능한 최적의 환경을 보전함으로써 환자의 자연치유과정을 돕는 것 = 환경, 위생 강조
뉴만		• 건강체계이론 • 체계는 기본구조와 방어선(저항선, 정상방어선, 융통방어선)을 지님 • 간호목표 = 건강체계의 균형, 증진 및 유지
오렘		• 자가간호이론 • 자가간호요구를 충족시킬 수 없는 사람을 직접적으로 도와줌으로써 대상자가 자가간호행위자가 되도록 하는 것
로이 ▶ 14 기출		• 적응이론 • 대상자로 하여금 적응능력을 증진하도록 지지해주고 돕는 것
간호사의 역할 ▶ 00,08,12 기출	일반적 역할	• 간호제공자 : 치유과정을 통해 대상자가 건강을 회복하도록 도움, 간호사의 고유 역할 • 의사소통자 : 행동을 취하기 전에 이용 가능한 정보를 해석하고, 가장 좋은 방식을 결정하도록 돕는 역할 • 옹호자 : 대상자의 인간 및 법적 권리를 보호하도록 돕는 역할 ▶ 12 기출 • 돌봄제공자 : 대상자에게 신체적 돌봄 뿐만 아니라 정서적지지 및 격려 제공 ▶ 08 기출 • 교육자 : 건강간호에 관한 개념과 사실을 설명하고 학습을 강화하며, 대상자의 변화 평가 • 조정자 : 건강관리요원들 간의 의사소통을 통한 조정
	확대된 역할	• 전문 간호사 : 보건, 마취, 가정, 정신, 노인, 호스피스, 감염관리, 산업, 중환자, 종양, 응급, 임상, 아동(13개 분야) = 2006년 보건복지부 인정 전문 간호사 영역

두드림 퀴즈

06 로이(Roy)의 간호이론에서 간호사의 역할은?
① 10가지 돌봄의 요인을 통해 예방적 활동과 건강증진 영역의 개발
② 대상자가 환경변화에 적응하는 방식이 향상 되도록 도움
③ 대상자가 자가간호를 수행하도록 도움
④ 대상자의 적응행동 향상을 도움
⑤ 대내적, 대내 간, 대외적 스트레스를 규명하고 스트레스원에 대응하도록 도움

07 대상자의 인간 및 법적 권리를 돕는 간호사의 역할은?
① 교육자
② 옹호자
③ 지도자
④ 변화촉진자
⑤ 돌봄제공자

정답 06.④ 07.②

02 간호과정

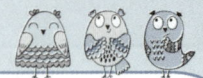

두드림 퀴즈

01 간호과정에 관한 설명으로 가장 옳은 것은?
① 간호사 입장으로 대상자의 문제를 중요시한다.
② 대상자 역시 수동적으로 참여한다.
③ 간호과정의 사정, 진단, 중재, 평가는 독립적이다.
④ 직관적이고 조직적이며 체계적이다.
⑤ 목표 지향적이며 우선순위가 있다.

02 객관적인 자료로 가장 옳은 것은?
① 심계항진
② 소양감
③ 복부통증
④ 오심
⑤ 하지부종

1 사정

간호과정	특징 ▶ 15 기출	• 간호를 계획하고 제공하기 위한 객관적이고 과학적인 접근방법 • 역동적이고 순환적, 대상자 중심, 목표 지향적, 융통성, 문제 중심(강점을 지지하고 돕는 활동), 인지적 과정, 행위 중심, 활동 지향적, 체계적
자료 유형 ▶ 13 기출	객관적 자료 ▶ 02,12 기출	• 징후, 공개된 자료 • 관찰 가능하고 측정가능한 사실, 검사 결과
	주관적 자료 ▶ 09,15 기출	• 증상, 숨은 자료 • 오직 대상자가 느끼고 기술할 수 있는 정보, 복부통증
자료수집	1차 자료	• 대상자로부터 수집 = 주관적, 객관적 자료
	2차 자료	• 대상자 이외의 출처 = 대상자의 가족, 보고서, 검사 결과, 의무 기록 등
면담 질문의 유형	개방 질문	• 면담의 시작이나 주체의 변화 시에 유용
	폐쇄 질문	• 특정질문에 단답을 요구 • 긴장이 심한 사람이나 의사소통에 어려움이 있는 사람에게 효과적
	유도 질문	• 대상자에게 어떤 답이 기대되는지를 제안하는 것
	반영적 질문	• 대상자가 말하거나 설명한 느낌들을 반복하는 질문
	직접 질문	• 바로 전의 면담에서 다룬 주제에 대해 더 많은 정보를 얻을 필요가 있거나 현재 주제에 대해 새로운 면을 파악할 필요가 있을 때 사용
	확인 질문	• 간호사가 듣거나 관찰한 것을 확인하는 데 사용
	명료화 질문	• 모호하거나 복잡한 내용을 분명하게 하기 위해 사용
	연속 질문	• 사건을 시간 경과의 순으로 놓거나 사건들 사이의 인과관계를 알아보기 위해 사용
면담의 3단계	시작	• 친밀감 형성 = 라포 형성
	본론	• 간호사의 질문에 대해 대상자가 생각하고, 느끼고, 파악하는 것
	끝맺음	• 목표가 성취되었는지 면담 내용 검토

정답 01.⑤ 02.⑤

면담자가 갖추어야 할 태도 ▶ 05,14 기출	• 주의 깊게 듣고 천천히 명확하게 말하기 • 대상자가 이해할 수 있는 언어를 사용하고 이해하지 못한 점을 확인함 • 논리적으로 질문을 계획 • 한 번에 한 가지 질문만 함 • 간호자 자신의 가치관을 대상자에게 강요하지 않도록 함 • 개인적인 예를 들어 "만약 내가 OO씨라면" 등의 표현은 하지 않도록 함 • 비언어적으로 존경, 관심, 흥미, 수용 등을 전달함 • 대상자가 더 많은 생각을 정리할 수 있도록 침묵을 허용함 • 간결하고 간단하게 질문함 = "왜"라고 질문을 계속하는 것은 공격적일 수 있음	
치료적 의사소통 방법 ▶ 02,14 기출	• 경청 : 모든 감각을 이용하여 능동적으로 듣는 것 • 관찰한 것 말하기 : 관찰한 행위를 환자와 나누는 것 • 침묵 유지 : 하고 있던 대화를 잠시 중단하는 것 • 명료화 : 모호하거나 복잡한 내용을 분명하게 말해줌 • 질문하기 : 폐쇄적인 질문보다는 개방적인 질문을 사용해야 함 • 요약 : 대화하는 동안 나눈 주된 사고와 느낌을 간결하게 정리하는 것	
비치료적 의사소통 방법	• 허위로 안심시키기, 방어적인 반응, 칭찬과 비난, 판단적 반응, 왜라고 묻는 것 등	

03 효과적인 의사소통 기술에 대한 설명으로 옳은 것은?
① 반복 : 대상자의 메시지를 간호사가 모두 반복하여 말해준다.
② 질문하기 : 유도 질문을 한다.
③ 자기주장 사용하기 : 자신의 권리를 타인의 권리와 관계없이 표현하는 것이다.
④ 접촉 이용 : 가장 효과적인 언어적 의사소통 방법이다.
⑤ 명료화 : 모호하거나 복잡한 내용을 분명하게 해준다.

2 진단

간호진단 ▶ 02,10 기출	특성	• 건강과 관련된 문제를 알아내는 것 • 실제적이거나 잠재적인 건강문제의 반응에 대한 임상적인 판단 • 한 환자가 여러 개의 진단을 가질 수 있음 • 자주 변하고 수정될 수 있음 • 결과는 간호사의 책임
	우선 순위	• Maslow의 욕구 계층 이론을 이용한 방법 • 생명에 위협이 되는 경우 높은 우선순위 • 건강을 위협하는 문제인 경우 중간 우선순위
실제적 진단 ▶ 11 기출		• 현재 존재하는 문제
위험 간호진단 (잠재적 진단) ▶ 99 기출		• 간호사가 예방하기 위한 중재를 하지 않을 경우 실제 문제로 발전될 수 있는 것
간호진단의 중요성		• 개별화된 간호를 용이하게 함 • 질적인 간호제공을 용이하게 함 • 간호의 연속성을 용이하게 함
간호진단 진술 시의 주의점		• 의학적 진단, 치료, 진단검사를 간호진단에 포함시키지 않을 것 • NANDA의 진단명을 확인하여 진술하기 • 증상이나 징후는 병인이 될 수 없으며 중재 가능한 병인을 확인하여 진술하기

04 간호진단의 특성을 기술한 내용으로 옳지 않은 것은?
① 간호진단은 배타적인 간호의무로 질적인 간호제공을 용이하게 한다.
② 대상자의 실제적, 잠재적 건강문제를 확인하는 것이다.
③ 간호활동의 독자적인 영역을 정의하고 서술함으로써 전문적인 책임과 자율을 증진시킨다.
④ 대상자의 건강과 관련된 문제를 알아내는 것이다.
⑤ 대상자의 질병의 규명, 치료 및 완치에 초점을 둔다.

정답 03.⑤ 04.⑤

두드림 퀴즈

05 간호목표를 설정할 때 주의할 점은?
① 여러 개의 간호진단으로부터 통합적인 목표가 설정되도록 한다.
② 목표는 추상적인 것이 좋다.
③ 대상자 중심으로 작성한다.
④ 목표가 달성되어야 하는 최종기일은 정해두지 않는다.
⑤ 같은 질병에 대하여 다른 대상자들과 동일한 목표를 설정한다.

06 다음 중 독자적 간호중재로 옳은 것은?
① 침상 목욕, 억제대 사용
② 투약과 심호흡 교육
③ 유치도뇨관 삽입, 등마사지
④ 체위변경, 위생간호
⑤ 발마사지, 수혈

07 간호수행의 활동으로 가장 알맞은 것은?
① 기대되는 결과 작성
② 간호에 대한 환자의 반응 확인
③ 간호목표 설정
④ 간호지시 작성
⑤ 간호계획의 수정

정답 05.③ 06.④ 07.②

3 계획

간호계획 정의 ▶ 00,02,04 기출	• 간호진단(임상적 판단+지식)을 기반으로 수행해야 하는 간호사의 행동을 위한 지침
간호계획의 목적 ▶ 14 기출	• 원인 제거에 목적을 두며 무엇을, 언제, 어디서, 어떻게 수행할 것인지에 대해 기술 • 서면화된 간호계획은 임상간호의 방향 제시 • 간호계획을 통해 간호수행에 사용되는 자원을 파악하고 조정 • 간호의 연속성 증대, 양질의 간호 수행
우선순위 정하기 ▶ 98 기출	• 즉각적인 관심을 필요로 하는 문제 결정 • Maslow의 욕구 단계이론 이용 • 실제적 진단 → 위험 진단(잠재적 진단) → 가능한 진단 → 증후군 진단 → 안녕 진단
목표설정 ▶ 05,12 기출	• 단기목표 : 관찰 가능하고 측정 가능하게 구체적으로 서술 • 장기목표 : 장기목표에 도달하기 위해 여러 개의 단기목표가 세워질 수 있음 • 목표기술의 지침 : 대상자 중심, 단일목표나 기대되는 결과 기술, 관찰 및 측정 가능, 시간 제한적, 대상자와 가족이 적극적으로 목표달성에 참여하도록 격려
간호중재의 종류 ▶ 01,15 기출	**독자적 중재** • 간호사가 처방, 실시, 위임할 수 있는 것
	의존적 중재 • 의사의 지시나 처방을 기초로 수행하는 활동
	상호 의존적 중재 • 다른 건강전문가(물리치료사, 사회복지사, 영양사, 의사 등)와 협력하여 간호사에 의해 수행되는 활동 • 건강관리팀의 판단과 논의를 통해 상호 협력하여 대상자의 문제를 해결

4 수행

간호수행 기술 ▶ 03 기출	**인지적 기술** • 문제해결, 의사결정, 비판적 사고, 창조적 사고 요구
	대인관계 기술 • 다른 사람과 직접 의사소통을 할 때 사용하는 언어적, 비언어적 활동 포함 • 간호활동의 긍정적인 효과는 간호사의 의사소통 능력에 의존
	기능적 기술 • 장비를 능숙하게 다루는 것 • 기능적 기술은 지식과 능숙한 수기를 필요
간호수행 과정 ▶ 11 기출	• 대상자 재사정과 우선순위 검토 → 기존 간호계획의 검토와 수정 → 필요한 자원의 준비 → 간호 중재 수행 → 위임한 간호 감독 → 간호활동 기록

5 평가

간호평가의 정의 ▶ 04 기출	• 목표가 달성되었는지 결정하는 과정		
간호평가의 목적	• 대상자의 반응을 분석함 • 간호의 효율성을 결정하는 데 도움을 줌 • 목표를 달성할 수 있도록 대상자 경과의 진행수준을 정하는 것		
평가의 종류 ▶ 07 기출	구조 평가	• 간호가 제공된 환경에 초점 • 보건의료시설, 의료기구, 기관의 조직형태에 관한 것	
	과정 평가	• 간호사의 간호과정에 의해서 수행된 간호 활동의 특성과 연속성에 초점	
	결과 평가	• 대상자의 행동과 건강상태의 변화, 대상자의 만족도 등에 초점을 두고 평가	
	평가시기에 따른 구분	• 동시평가 : 간호중재를 수행하는 현장에서 즉시 평가 • 소급평가 : 대상자가 퇴원한 후에 기록지를 검토하거나 전화상담을 실시하여 평가	

두드림 퀴즈

08 간호과정의 평가단계에서 가장 우선적으로 해야 할 내용은?
① 단계별 재검토 및 수정
② 간호목표에 도달한 정도 평가
③ 환자의 만족도에 대한 평가
④ 간호의 질에 대한 평가
⑤ 회환여부에 대한 결정

정답 08.②

두드림 퀴즈

09 가족력을 조사하는 이유 중 가장 적절한 것은?
① 생활주기에 따른 가족의 발달단계를 파악하기 위함이다.
② 가족구성원의 특징에 따른 가족의 의사소통양상을 파악하기 위함이다.
③ 가족 수와 가족의 경제적 상황을 파악하기 위함이다.
④ 가족의 유전 및 전염병에 대한 정보를 얻기 위함이다.
⑤ 가족 대상의 보건교육을 계획하기 위함이다.

10 간호 기록지에 기록해야 하는 사항은?
① 체온, 혈압, 호흡에 관한 사항
② 성별, 결혼상태, 직업
③ 생년월일
④ 질병 경과와 예후
⑤ 입원시간과 진단명

6 기록과 보고

목적 (14 기출)	• 의사소통 : 건강관리요원 간의 의사소통 수단 • 처방, 자료의 출처 • 평가 : 목표와 기대되는 결과를 확인 • 법적 문서 : 법적 소송에 증거로 제출		
기록의 유형	서술식 기록		• 의무 기록의 가장 전통적인 방법
	정보 중심 기록		• 의료요원들이 각기 자기 분야의 기록 양식에 자료를 기록하는 것
		간호력 (99,03 기출)	• 대상자의 건강수준과 생활양식의 변화, 사회문화적 역할, 질병에 대한 반응 확인 • 환자의 상태를 파악하는 데 이용, 구성요소(대상자의 성장력, 가족력)
		상례 기록지 (00 기출)	• 빈번하게 반복적으로 수행되는 사정자료의 기록양식으로 도표나 그래프 등을 이용(활력징후, 섭취량과 배설량, 투약, 혈당수치)
		간호기록지 (00 기출)	• 간호수행의 진술, 대상자가 받은 교육, 간호, 대상자의 반응, 의사 처방, 검사결과, 환자사정 결과, 투약 관련, 처치에 관한 사항, V/S, I/O, 투약, 혈당수치
	문제 중심 기록 (12,14 기출)		S 주관적 자료, 대상자의 말 그대로 기록 O 객관적 자료, 간호사가 관찰한 내용을 기록 A 사정, 주관적 자료와 객관적 자료를 분석한 후에 진단을 내리거나 대상자의 문제를 나타내는 것 P 계획, 사정에서 제시된 진단이나 문제를 해결하기 위한 간호중재를 기록하는 것
	초점기록 (13 기출)		D 객관적 또는 주관적 관찰로부터 얻어진 환자 행동 및 상태와 관련된 자료의 기록 A 간호 요구 또는 계획에 기초한 간호중재(계획과 수행) R 진료와 간호에 의해 이끌어 낸 대상자의 반응(평가)
기록의 일반적인 지침	• 간호수행 후 즉시 기록한다. • 기관의 양식과 절차를 준수한다. • 오류가 발생했을 경우 붉은 선을 긋고 오류(error)라고 기록한다. • 기록은 검정색 펜으로만 한다. • 약어, 기호 등은 소속기관이 인정한 용어만 사용한다.		

정답 09.④ 10.④

03 건강사정

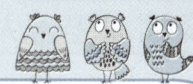

1 신체검진과 정상소견

일반 검진		• 시진 → 촉진 → 타진 → 청진	
눈	검진항목	• 시력측정(제2뇌신경), 주변시야 검사, 동공 반사 평가(제2, 3뇌신경), 외안근 기능검사(제3, 4, 6뇌신경), 검안경 검진	
	각막 반사 ▶ 98,15 기출	• 각막을 자극하면 눈을 감는 반사 현상으로 눈을 보호하는 역할을 함 • 삼차신경(제5뇌신경)에 의해 뇌에 전달되고 안면신경을 통하여 눈꺼풀로 내려온다. • 건강한 사람이면 항상 이 현상이 나타남	
	원거리 시력	• 양안 20/20 = 정상인이 20피트(약 6미터) 떨어진 곳에서 볼 수 있는 물체를 대상자도 20피트 떨어진 곳에서 볼 수 있는 시력 = 한국 시력 기준 1.0	
귀	검진항목	청력 검사, rinne 검사, weber 검사	
	귀 모양과 위치의 양쪽 대칭		
	청력검사 ▶ 15 기출	rinne 검사	• 골 전도와 공기 전도의 시간을 비교 • 정상 : 공기 전도 시간 > 골 전도 시간 • 전도성 난청 : 골전도 > 공기전도
		weber 검사	• 양쪽 귀로 음이 고루 전도됨 • 전도성 난청 = 병변 쪽으로 소리가 더 잘 들림 • 감각신경성 난청 = 건강한 쪽으로 소리가 더 잘 들림
	전정기능검사 (평형감각)	제8뇌신경 정상	
흉부, 폐 ▶ 05 기출		• 12~20회/분의 호흡수, 규칙적인 리듬, 대칭적인 확장 • 타원형의 흉부, 전후경선이 좌우경선보다 짧음 • 양쪽의 동일한 촉각 진탕음 • 흉부 전역의 공명음이 타진, 폐 양쪽 모두 폐포음이 청진	
유방 자가 검진 ▶ 15 기출	시기	매 월경 끝난 직후 3~5일 이내 = 이 시기가 가장 유방이 부드러움	
	방법	• 유방과 유두의 대칭성, 피부의 변화 등을 관찰 • 유두 분비물 유무 관찰 = 유두 눌러보아 분비물 여부 확인 • 유방의 피부변화 관찰 • 유방 덩어리 촉진 • 액와림프절 촉진	

두드림 퀴즈

01 복부 검진 순서로 옳은 것은?
① 시진-촉진-타진-청진
② 시진-청진-타진-촉진
③ 타진-청진-시진-촉진
④ 청진-타진-촉진-시진
⑤ 시진-타진-촉진-청진

02 신체검진 후 나타나는 소견으로 가장 옳은 것은?
① 동공에 손전등을 비췄을 때 한쪽 동공만 빠르게 작아진다.
② 흉부 청진시 간헐적으로 악설음, 천명음이 나는 것은 정상이다.
③ 반동 압통이 나타날 경우 충수염을 의심한다.
④ 종아리에 압통 없이 Homman's sign이 음성이면 정상이다.
⑤ 흉부는 타원형이며 전후경선이 좌우경선보다 길다.

03 유방자가검진 시 가장 유의해야 할 사항은?
① 손가락의 편평한 부위보다 끝부분을 이용한다.
② 자가검진은 생리기간에 검진하는 것이 좋다.
③ 유방과 유두 부위만 자가검진 한다.
④ 유방조직의 탄력성 정도와 양측 대칭성 결절이 있는지를 확인한다.
⑤ 유방을 반시계방향으로 촉진한다.

정답 01.② 02.④ 03.④

두드림 퀴즈

04 제7번 뇌신경을 사정하기 위한 방법은?
① 빛 반사시 동공이 즉시 축소되며 반대편 눈도 같이 축소되는지 확인한다.
② 혀 뒤쪽의 1/3 지점의 미각을 검사한다.
③ Rinne 검사와 Weber 검사를 실시한다.
④ 양 눈썹을 올려보게 한다.
⑤ 이마, 뺨, 턱의 통각을 검사한다.

복부	검사 전 준비		• 검진 전 방광을 비운다. • 검진자의 손은 따뜻하게 한다. • 시진 → 청진 → 타진 → 촉진 = 촉진과 타진이 장음을 변화시킬 수 있으므로
	촉진	Mcburney's point	• 배꼽과 우상전장골극을 연결하는 선상으로 외측 1/3지점 또는 허리뼈로부터 5cm 안쪽의 점을 손가락으로 압박할 때 통증을 호소하는 경우 충수염을 의심
		Rovsing sign	• 좌측 하복부(LLQ) 압박 시 우측 하복부(RLQ)의 통증이 나타나면 충수염을 의미
		Rebound tenderness (반동압통)	• 압통 부위에 천천히 압력을 가했다가 빨리 떼었을 때 통증이 느껴지는 것을 말함 • 양성인 경우 충수염이 복막염으로 진행함을 의미
신경계	뇌신경	제3뇌신경 동안신경 ▶ 15 기출	• 동공수축, 안구 개방, 안구 운동 • 동공 반사 : 빛이 망막에 비춰지면 즉시 동공이 축소되며 반대편 눈도 같이 축소
		제5뇌신경 삼차신경 ▶ 05,14 기출	• 운동신경 : 이를 꽉 다물게 하고 측두근과 저작근 촉진 • 각막 반사 : 대상자는 위를 보도록 하고 옆쪽에서 시작하여 각막에 솜털을 대어 눈이 깜빡이고 눈물이 흐르는지 검사
		제7뇌신경 안면신경 ▶ 11 기출	• 얼굴 표정, 안면 움직임 • 대화하거나 쉬고 있을 때 얼굴을 자세히 관찰
	반사 ▶ 07,15 기출	반사의 단계	• +4 +3 +2 +1 0 • 정상인 = +2
		병적 반사 ▶ 15 기출	바빈스키 반사 양성 (족저 반사) : • 보통 생후 1년 뒤 소실 • 약물중독, 알코올 중독, 간질발작 후의 무의식 상태라면 성인에게도 나타날 수 있음
			발목 간대성 경련 반사 : • 만약 족저 반사가 과도반응을 일으키면 발목에 간대성 경련이 있는지 검진 • 지속적인 간대성 경련은 중추신경계 질환을 나타냄

정답 04.④

2 활력징후

활력징후 측정해야 하는 이유 ▶ 04 기출			• 하나 이상의 활력징후가 비정상이면 적어도 4시간마다 • 수술과 같이 생리적 변수가 급격하게 변하는 위험이 있거나 상태가 매우 불안정할 경우에는 15분마다 • 환자 상태가 급격하게 변하는 경우이면 언제나
체온	체온측정부위 ▶ 98,04,13 기출	구강	• 흡연을 한 대상자를 즉시 구강으로 체온을 측정하면 더 높게 측정될 가능성 있음 • 차가운 물로 입을 헹구면 더 낮게 측정될 가능성 있음 ▶ 98 기출
		직장	• 금기 = 직장 내에 문제가 있거나 수술환자, 심장 질환자 • 심부체온으로 가장 정확함
		액와	• 금기 = 광범위 화상 환자
		고막	• 외이도 상태에 따라 정확도 달라짐
	체온에 영향을 미치는 요인	연령	• 생리적 기전이 미성숙하여 체온조절이 잘 되지 않음 • 노인은 체온조절 능력이 저하 = 저체온 주의
		성별	• 배란기와 폐경기의 호르몬 변화가 체온의 변동을 야기
		스트레스	• 신체적, 정신적 스트레스가 교감신경을 자극하여 신진대사가 항진되고, 그 결과 체온이 상승함
맥박	생리적 기전 ▶ 98,01 기출		• 교감신경 → 심장박동과 심근수축력 증가 → CO(cardiac output) 증가 • 부교감신경 → 심장박동과 심근수축력 감소 → CO(cardiac output) 감소
	맥박의 특성 ▶ 00,08,11,15 기출		• 맥박결손 = 심첨 맥박수와 요골 맥박수가 차이나는 것(두 명의 간호사가 각각 심첨맥박과 요골맥박을 동시에 측정)
	맥박에 영향을 미치는 요인 ▶ 98,01,09, 12 기출	연령	• 노인은 심근이 약해지므로 1분당 80회 이상이 될 수 있음
		통증	• 급성통증과 불안은 교감신경을 자극하여 맥박수가 증가 • 조절되지 않은 심한 통증과 만성 통증은 부교감신경을 자극하여 맥박수가 감소
		약	• 강심제는 맥박수를 감소시킴 • atropine과 epinephrine은 맥박수를 증가시킴
		출혈	• 혈액 소실은 교감신경을 자극하여 맥박수를 증가시킴
호흡 ▶ 06,14 기출	호흡에 영향을 미치는 요인 ▶ 20 기출	연령	• 영아기에서 성인기로 성장함에 따라 폐 용량은 증가하고 호흡수는 점차 감소, 노인은 폐용량과 호흡의 깊이가 감소하고 호흡수는 증가함
		고열	• 고열은 비정상적으로 빠른 호흡수를 초래함
		약	• 마약성 진통제는 흡기능력을 저하시켜서 호흡수를 감소시키고, 코카인 등의 각성제는 환기량을 증가시켜서 호흡수와 깊이를 증가시킴

두드림 퀴즈

05 다음 중 산소텐트를 적용중인 5개월 크룹 환아의 체온을 측정하기에 가장 적합한 부위는?
① 이마
② 직장
③ 액와
④ 고막
⑤ 구강

06 맥박수에 대한 설명으로 옳은 것은?
① 정서적으로 흥분하면 맥박수가 감소한다.
② 체온이 상승하면 맥박수가 감소한다
③ 운동선수들은 맥박수가 빠르다.
④ 식후에는 맥박수가 감소한다.
⑤ 저혈량 쇼크일 때 맥박수는 증가한다.

정답 05.④ 06.⑤

두드림 퀴즈

07 과일향기가 나며 호흡이 깊고 길어지는 양상은?

① 지속 흡식성 호흡
② 운동 실조성 호흡
③ 체인–스톡스 호흡
④ 과다 호흡
⑤ 쿠스마울 호흡

08 혈압기의 커프에 공기를 빨리 빼면 혈압은 어떻게 측정되는가?

① 수축기와 이완기 모두 낮게 측정된다.
② 수축기와 이완기 모두 높게 측정된다.
③ 수축기만 높게 측정된다.
④ 이완기만 높게 측정된다.
⑤ 수축기는 낮게, 이완기는 높게 측정된다.

호흡양상 ▶ 17 기출		흡연	• 장기간의 흡연은 기도에 변화를 초래하여 호흡수를 증가시킴
		빠르고 깊은 호흡	• 운동, 불안, 대사성 산증 예 쿠스마울 호흡 ▶ 15 기출 : 대사성 산증으로 야기되는 깊고 빠른 호흡
		체인–스톡스 호흡	• 깊은 호흡기와 무호흡기가 번갈아 일어나는 호흡
혈압	측정		• 커프 ▶ 16 기출 = 팔이나 대퇴 위의 약 2/3를 덮는 정도의 크기 사용, 커프 너비가 팔이나 대퇴둘레의 40% 정도 또는 팔이나 대퇴 중심부의 직경보다 20% 더 넓은 것 • 반복 측정하고자 할 때는 30초 여유를 두어야 함 = 정맥 울혈 완화 • 좌우 혈압차가 5~10mmHg 이하여야 함
	오류 발생	혈압이 높게 측정되는 경우	• 커프가 너무 좁거나, 느슨히 감을 때 • 밸브를 너무 천천히 풀 때 = 이완압이 높게 측정 • 팔이 심장보다 낮을 때
		혈압이 낮게 측정되는 경우	• 팔의 크기에 비해 너무 넓은 커프를 사용했을 때 • 커프를 감은 팔을 심장보다 높게 했을 때 • 밸브를 너무 빨리 풀 때 = 수축압은 낮게, 이완압은 높게 측정
	혈압에 영향을 미치는 요인 ▶ 02,03 기출	연령	• 연령이 증가하면 동맥의 탄력성이 감소하여 말초 저항이 증가하면서 혈압 상승
		스트레스	• 말초 혈관수축으로 혈관의 저항이 증가되어 혈압이 상승
		호르몬	• 임신 시에는 혈압이 약간 상승 • 사춘기 이후에는 호르몬 변화로 남자가 혈압이 더 높아질 수 있음 • 폐경기에 도달하면 여자가 남자보다 혈압이 더 높아지는 경향이 있음
		하루 중 변화	• 아침에 혈압이 낮고 낮 동안에 올라가다가 늦은 오후에 가장 높으며 밤에는 다시 낮아짐, 수면 중에는 낮아짐
		운동	• 운동은 심박출량의 증가를 초래하여 혈압을 상승시킴
		전신마취	• 마취는 뇌간에 있는 혈관운동중추를 억제하여 혈관운동의 긴장을 줄임으로써 혈압을 하강시킴
		기타	• 골격근의 수축, 혈액점도의 증가, 순환 혈액량 증가, 정맥 환류량 증가, 정맥벽 평활근 수축 시 혈압을 상승시킴

정답 07.⑤ 08.⑤

04 투약간호

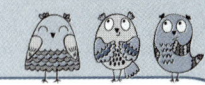

제1절 투약의 이해

약물의 역효과 ▶ 12,14,17 기출	부작용	• 약물 투여 시 예측하지 않은 이차적인 효과를 유발, 해로울수도 이로울수도 있음 • digoxin(digitalis) : 부정맥 치료제, 서맥 유발 = 투약 전 맥박수 사정 • morphine : 마약성 진통제, 호흡수 감소 초래 = 투약 전 호흡수 사정
	역효과	• 원하지도 의도하지도 않은 예측할 수 없는 심각한 약물 반응
	내성	• 장기간 약물을 사용한 경우 대사 작용이 저하되어 용량을 증가시키지 않으면 약물 효과가 나타나지 않는 상태
투약 처방		• 투약처방은 서면화하는 것이 원칙
	구두처방 ▶ 12 기출	• 면담이나 전화로 대상자 간호를 위한 처방을 하는 것 • 일단 투약을 먼저 한 다음 처방을 한 의사로부터 서면화된 처방을 즉각 요청해야 함 • 구두 처방에 의한 투약 내용을 기록함
	투약의 기본처방 ▶ 01 기출	• 정확한 약, 정확한 용량, 정확한 경로, 정확한 시간, 정확한 대상자
약 용량 계산 ▶ 16,18,19,20 기출	약물 계산 공식	투여량 = $\dfrac{처방된\ 약물용량}{약의\ 용량} \times 용액의양$
	수액 계산법	분당 방울수 = $\dfrac{1일수액주입량(ml) \times ml당\ 방울수(gtt)}{24시간 \times 60분}$ 1방울점적시걸리는시간 = $\dfrac{24시간 \times 60분 \times 60초}{1일수액주입량(ml) \times ml당방울수(gtt)}$
약물투여 기록		• 투약 기록은 법적인 의미가 있는 기록이며 약물 투여 후 즉시 기록해야 함
마약류 관리 ▶ 15 기출		• 마약은 이중 잠금 장치가 있는 서랍, 상자, 방 등에 보관함 • 마약을 정확하게 사용하고, 사용하고 남은 마약을 정확하게 기록하고 약국에 반납

두드림 퀴즈

01 심부전 있는 대상자에게 Digitalis 투여 시 반드시 확인해야 할 사항은?
① 맥박 수
② 혈압
③ 호흡
④ 체온
⑤ 프로트롬빈 시간

02 1.5L 수액을 5시간 동안 정맥주입 하고자 할 때 분당 주입 속도는 얼마인가(drip factor : 20gtt/ml)?
① 90gtt/min
② 120gtt/min
③ 100gtt/min
④ 110gtt/min
⑤ 130gtt/min

정답 01.① 02.③

제2절 경구 투약 및 국소 투약

두드림 퀴즈

03 경구투약과 관련된 내용으로 옳은 것은?
① 투약하지 못한 경우 간호 기록지에 그 이유를 기록한다.
② 강한 산성약물인 경우 고지방 스낵과 같이 준다.
③ 설하약물은 약을 삼키게 한다.
④ 금식환자인 경우 약물은 투여한다.
⑤ 대상자가 약물을 삼킬 수 있도록 커피나 우유를 준다.

04 넓게 부착하여 약물이 피부 속으로 직접 흡수되도록 하는 약의 형태는?
① 정제
② 패치
③ 연고
④ 교갑
⑤ 찰제

05 눈을 닦을 때 내안각에서 외안각을 닦는 것을 무엇을 예방하기 위한 것인가?
① 비루관 감염 예방
② 녹내장
③ 백내장
④ 결막염 예방
⑤ 망막 박리

경구 투여	장점 ▶ 16 기출	• 편리하고 경제적, 피부를 손상시키지 않음 • 약물 투여가 대상자에게 많은 부담을 주지는 않음
	단점	• 오심, 구토가 심한 대상자 또는 삼키지 못하는 대상자에게는 부적합 • 특별한 검사나 수술 전에는 투약 불가 • 흡인의 위험성, 위장 장애, 치아 변색 등
	간호중재 ▶ 15,18,20 기출	• 대상자가 금식인 경우 약물도 투여를 금함 • 설하 또는 볼점막 투여 시 약물은 삼키지 말고 녹여서 약물이 점막으로 흡수되도록 하고 약물이 다 녹을 때까지 물을 마시게 하지 않음 ▶ 15 기출 • 특별한 경우가 아니면 약의 형태를 변경하지 않음 = 약의 효과에 변화가 없을 때 약을 갈거나 분할하여 투약 • 흡인 예방 : 편마비가 있을 경우에는 건강한 쪽으로 약을 넣어 삼키도록 교육 ▶ 20 기출
국소 투약	피부 부착제 ▶ 10 기출	• 니트로글리세린, 스코폴라민, 에스트로겐, 니코틴 패치
	안약 ▶ 16,20 기출 / 주의사항	• 안검이나 눈의 다른 부위에 약물 용기가 닿지 않도록 함 O.S. = 왼쪽 눈 O.D. = 오른쪽 눈 O.U. = 양쪽 눈
	방법 ▶ 08,13 기출	• 손을 씻도록 함 • 소독된 생리식염수로 내안각에서 외안각 쪽으로 닦음 • 순목 반사 예방 = 안약 투여 시 천장 쪽을 보도록 지시함 • 하안검의 피부를 아래쪽으로 잡아당겨 안연고는 조금 짜내 버리고 중앙에서 외측으로 1~2cm 정도 바름 ▶ 20 기출
	귀약	• 성인은 이개를 후상방, 3세 이하 어린이는 이개를 후하방으로 당김 • 체온과 비슷한 온도의 약물을 사용 = 현훈과 오심을 예방하기 위하여
	직장 투여 ▶ 13 기출	• 좌측위를 취하게 한 후 환자에게 입으로 호흡하게 하면서 좌약이 직장벽에 위치하도록 투여 = 항문괄약근이 이완됨

정답 03.① 04.② 05.①

제3절 비경구 투약

주사 경로	바이알 준비 06 기출		• 바이알에서 약물 흡인 전 고무부분을 알코올로 소독 • 흡인할 약물의 양만큼 주사기에 공기를 채워 바이알 안으로 주입 = 약물 흡인을 쉽게 함
	피내주사 15 기출		• 피부 층 사이
		목적	• 투베르쿨린 반응, 알레르기 반응 등의 진단 목적
		부위	• 전완의 내측면, 흉곽의 후상부, 견갑골 부위
		주사법 11 기출	• 주사기를 잡고 주사바늘의 경사면을 위로 하여 피부와 거의 평행하게 약 10~15° 정도로 삽입 • 주사기의 내관을 밀어 넣어 피부에 조그만(6~10mm) 구진 형성 • 주사바늘 제거 후 주사부위를 마사지하지 않도록 교육 • 주사 후 정해진 관찰 시간에 따라 주사 부위 국소반응 징후를 관찰함 • 투베르쿨린 반응 관찰 시에는 48~72시간 후 • 알레르기 반응 검사는 15분 후 관찰 • 의양성 ▶ 19 기출 = 피부 발적, 팽진 지름 5~9mm = 재검사 필요 = 반대쪽 부위에 같은 양의 생리식염수를 피내주사한 후 그 결과와 비교
	피하주사 06,14 기출	목적	• 인슐린, 헤파린, 백신 투여
		주사부위	• 상완 외측 후면, 하복부, 대퇴 전면, 등의 상부, 배둔근 윗부분
		주사법	• 주사부위의 지방량과 주사 바늘 길이를 고려하여 45도 또는 90도 주사 • 혈액이 흡인되지 않으면 내관을 밀어 약물 주입 • 금기가 아니라면 주사부위 마사지 하기 = 흡수 증진 및 불편 감소
		인슐린 투여 09,11,17 기출	• 피하지방의 손상과 위축을 방지하기 위해 주사부위 매일 교체 • 인슐린을 섞을 경우 중간 작용형 혹은 속효성 인슐린에서 → 지속형 인슐린 순으로 = 맑은 것에서 탁한 것 순으로
		헤파린 투여 14,18 기출	• 항응고제로 혈액이 응고되는 시간을 지연시킴 • 주사 후 마사지 금기 = 주사부위 혈종 형성 혹은 빠른 흡수로 인해 출혈위험성 증가

두드림 퀴즈

06 다음의 설명 중 주사 투약방법으로 옳은 것은?
① 바이알 내의 빈 공간을 공기로 채우지 않는다.
② 인슐린은 단백질이 섞인 인슐린부터 뽑고 미단백 인슐린을 뽑는다.
③ 피하주사는 효과가 즉시 나타난다.
④ 바늘의 끝이 용액 표면에 위치하도록 한다.
⑤ 정맥주사의 사면은 근육주사의 사면보다 짧다.

07 피내주사의 특징으로 옳은 것은?
① 약물에 대한 반응을 느리게 확인할 수 있다.
② 비경구 투약 중 가장 흡수가 빠르다.
③ 피하투여보다 많은 양이 투여 가능하다.
④ 신경의 분포가 거의 없다.
⑤ 혈관 분포가 대단히 좋다.

08 다음 중 근육주사 시 부위와 근육 이름이 옳지 않게 짝지어진 것은?
① 측둔근 부위 – 중둔근, 소둔근
② 배둔근 부위 – 대둔근, 중둔근
③ 외측광근 – 대퇴의 안쪽 부위로 대퇴 사두근 중 하나
④ 상박부위 – 삼각근
⑤ 대퇴앞쪽 부위 – 대퇴직근

정답 06.⑤ 07.④ 08.③

근육주사	주사부위 ▶ 20 기출	배둔부위 ▶ 11,13,18 기출	• 둔부 4분면에서 위쪽 바깥쪽 • 근육 이완을 위해 복위를 취하고 발끝을 내전시키기 • 단점 : 좌골신경 손상으로 인한 하지마비 초래 = 큰 혈관, 뼈가 인접
		측둔근 ▶ 17,20 기출	• 신경, 혈관 없음, 지방 적음 • 손바닥을 대전자에 놓고 시지를 전상장골극에 놓기 • 중지를 시지로부터 장골능을 따라 벌리기 • 검지, 중지, 장골능으로 이뤄진 삼각형 가운데 주사함
		대퇴직근 ▶ 12 기출	• 대퇴전면, 자가주사 용이, 대퇴 3등분 시 중간부위에 주사함
		삼각근	• 상완외측, 소량(1cc)의 약물 주입시 사용 • 다른 주사부위보다 근육량이 적음 • 영유아 금지
		외측광근	• 대퇴의 바깥쪽, 큰 신경과 혈관 없음, 유아나 마른 환자
	주사법 ▶ 19 기출		• 적절한 주사 부위를 선택함 • 피부 소독 후 피부를 팽팽하게 잡음 • 피부와 90도 각도로 바늘을 찌른 후 내관을 당겨 혈액이 올라오는지 확인 • 약물을 서서히 주입하고 바늘을 재빨리 제거 • 소독 솜으로 주사부위를 부드럽게 문지름
	Z-track 기법 ▶ 00,15 기출	목적	• 피하조직에 심한 자극을 주거나 착색시키는 약물 주사 시 피하조직에 약물자국을 남기지 않기 위해
		약물	• 철분제, DPT 백신
		방법	• 주사기에 0.2cc 공기로 air lock 만들어 준비 • 바늘 삽입 전 약 2.5cm 정도 조직을 옆으로 끌어당겨 주사 부위 피부를 팽팽히 함 • 한 손으로 내관을 당겨 혈액이 나오는지 확인 = 피부 계속 당김 • 주사바늘을 재빨리 빼면서 당긴 피부를 놓아 약물이 새어나오지 않도록 함 • 주사 후 문지르지 않기

제4절 정맥주사

부위 선정 시 고려사항 ▶ 19 기출	• 정맥의 접근성 • 정맥의 상태, 순환 상태 • 주입 용액의 유형 = 자극적인 수액은 큰 혈관 선택 • 주입 예상 시간 = 움직임 제한이 적은 부위 • 굴절부위, 경화된 혈관, 최근 사용 후 합병증이 생긴 혈관, 손목 안쪽 부위, 유방 절제술을 받은 쪽 팔에 있는 혈관, 동정맥루 등이 있는 쪽의 혈관은 피함 ▶ 19 기출		
정맥 천자 유의사항 ▶ 19 기출	• 대상자에게 편안한 자세를 취하도록 하고 팔을 심장보다 낮게 위치하도록 하기 • 소독솜으로 천자할 정맥의 안에서 밖으로 5~8cm 둥글게 닦는다 • 천자할 부위의 위쪽이나 아래쪽으로 2~3cm 떨어진 부위의 피부를 한 손 엄지손가락으로 팽팽히 잡아당긴 다음 다른 손으로 카테터의 사면이 위로 오도록 잡고 15~30° 혈류 방향을 따라 카테터를 정맥 내로 삽입한다.		
정맥 투여 방법		일차 정맥 주입 선(line)에 주사	• <u>주입용 포트 윗부분의 세트를 꺾어 주입 중단</u> = 일시적 정맥 수액 흐름 중단하여 약제가 튜브 윗부분으로 역류되지 않기 위함 • 꺾였던 세트를 풀어 수액 주입
	간헐적 정맥 투여	heparin lock ▶ 00,06 기출	• 정맥주사 카테터 끝을 막아 놓은 마개로, 생리식염수나 헤파린을 관류한 것을 말함 • 카테터의 개방성 유지를 위해 8시간마다 N/S 혹은 <u>Heparin으로 세척</u>
		목적	• 정맥 혈관 확보
		교체	• <u>적어도 72시간마다 교체</u> • 주사기를 꽂아 당겨보았을 때 피가 역류되지 않을 경우 • 세척 용액 주입 시 저항이 있어 개방성이 확인되지 않을 경우
	지속적 투여	infusion pump	• <u>양압을 주어 용액이 일정한 속도로 정맥에 주입되도록 하는 장치</u>
		syringe pump	• <u>50cc 이하의 용액 주입 시 사용</u>
	부작용 ▶ 20 기출	국소감염	• 주사바늘 삽입부위를 통한 미생물의 침입으로 유발
		조직침윤 ▶ 12,14,20 기출	• <u>침윤부위를 거상하고 온요법 적용, 마사지 절대 금기</u> • 수액이 혈관 벽이나 피하조직 등의 주위조직으로 새는 것 • 수액주입 주위가 붓거나 냉감이 느껴진다. • 통증, 부종, 냉감, 수액이 안 들어감

09 정맥주사에 대한 설명으로 옳은 것은?
① 부작용이 급속히 발생하여 투약사고 시 중화하기 어려운 단점이 있다.
② 피하나 근육에 자극이 거의 없는 약물 투여 시 사용한다.
③ 약물이 서서히 흡수되기 때문에 빠른 효과를 얻을 수 없다.
④ 적은 용량의 약물을 희석하여 빠르게 주입하기 위함이다.
⑤ 적은 용량의 약물 투여 시 사용한다.

정답 09.①

두드림 퀴즈

		정맥염	• 주사바늘이 접촉한 정맥 내벽에 염증이 발생하여 혈관 벽에 섬유소 막이 형성되고 혈전 형성 = 혈전성 정맥염
		순환과잉	• 즉각적 쇼크 • 약물이 순환계에 너무 빠른 속도로 주입되었을 경우
		감염증상	• 전신감염
		공기색전 ▶ 16 기출	• 공기가 라인을 통해 정맥으로 들어옴 • 호흡곤란, 청색증, 혈압하강, 의식소실 • 좌측으로 눕히고 트렌델렌버그 체위
중심정맥관			• 경정맥, 쇄골하 정맥으로 관이 삽입되어 상대정맥이나 우심방 끝에 관이 위치
	종류 ▶ 17 기출	말초삽입 중심정맥관 (PICC)	• 팔의 정맥을 천자하여 상대정맥이나 쇄골하 정맥까지 관을 삽입
		터널형 카테터	• 6개월 이상 장기 유치 가능
		피하이식형 포트	• 피부 밑에 숨겨져 있는 카테터 • 장기 항암 환자에게 적용 = 2,000번 정도 바늘 삽입 가능

10 지속적으로 화학치료를 받아야 하는 환자가 갖는 중심정맥관으로, 혈전형성 위험이 적고 장기간 사용할 수 있는 것은?

① 비터널형카테더
② 터널형카테더
③ 피하이식형포트
④ 정맥절개관
⑤ 말초삽입형 중심정맥 카테터

정답 10.③

제5절 수혈

목적	• 질병, 외상, 수술 등으로 인한 출혈 시 혈액 보충 • 급성 혹은 만성 빈혈 시 적혈구 수 증가 • 순환 혈액량 유지 • 혈액 성분 보충 = 혈액 응고 인자, 혈소판, 알부민 등		
절차 ▶ 16 기출	• 혈액형, 혈액의 종류, 혈액번호, 환자이름, 나이, 등록번호의 일치여부를 2명의 간호사가 확인/서명 • 전혈, RBC, FFP = 1~6℃ 냉장고 보관 • 혈장, 혈소판 = 실온 보관 • 반출된 혈액이 20분 이상 경과되면 혈액에 변화가 생긴 것으로 간주하여 다시 저장하지 않음 • 18~20G 혈관 카테터로 정맥천자를 시행하여 수혈세트의 Y자 관에 생리식염수를 연결하고 혈액주입을 시작함 • 수혈이 끝나면 수혈세트의 조절기를 잠그고 생리식염수를 연결하여 20~50ml를 주입시켜 튜브에 남은 혈액을 정맥으로 완전히 흘려보냄		
부작용과 간호중재 ▶ 08,14,15 기출	용혈반응 ABO 부적합	증상	• 오한, 열, 빈맥, 저혈압, 두통, 핍뇨, 황달, 호흡곤란, 청색증, 흉통 등 아나필락시스
		간호중재	• 수혈 후 첫 15분 동안 환자를 자세히 관찰하고 반응이 나타나면 즉시 수혈을 중단할 것 • 식염수로 정맥주입을 유지, 의사와 혈액은행에 알림 • 검사표본과 소변 채취, 섭취량과 배설량을 측정하여 신기능을 파악
	발열반응	증상	• 오한, 열, 두통
		간호중재	• 즉시 수혈 중지, 생리식염수로 정맥 확보 의사에게 알림, 처방된 해열제 투여, 30분마다 활력징후 측정
	알레르기 반응	증상	• 두드러기, 천식, 관절통, 전신 가려움, 기관지 경련
		간호중재	• 소양증이 있다면 천천히 수혈 • 심한 반응 시 수혈을 중지하고 의사에게 알림 • 항히스타민제 투여, 아나필락시스 반응 관찰

 두드림 퀴즈

11 수혈 시 유의 사항으로 옳은 것은?
① 수혈 중 첫 5분이 가장 중요
② 수혈이 끝날 때까지 1시간마다 확인
③ 혈액형 확인과 혈액팩 라벨 확인
④ 수혈 후 활력징후의 측정
⑤ 혈액 주입속도는 60gtt/min

12 부적합한 혈액형을 수혈할 경우 나타날 수 있는 부작용은?
① 설사
② 체온 하강
③ 단백질 분해
④ 알레르기 반응
⑤ 공기 색전증

정답 11.③ 12.④

05 요구 중심 간호

제1절 산소화 요구

1 호흡의 생리와 해부

외호흡	• 폐포-폐포모세혈관막 사이의 가스교환	
내호흡	• 순환 혈액과 조직세포 간의 가스교환	
폐포의 가스교환 = 확산	• 산소의 흡입과 이산화탄소 배출, 가스의 압력차에 의한 확산 이동	
	가스교환에 영향을 주는 요인	• 가스 분압 차 • 가스의 확산속도 • 폐포모세혈관의 혈액량 • 폐포모세혈관막, 호흡막의 두께
산소와 이산화탄소의 운반	산소	• 혈색소와 결합하여 운반
	이산화탄소	• 중탄산 이온(HCO_3^-)으로 운반되는 형태가 가장 많음

두드림 퀴즈

01 가스교환이 잘되게 하는 경우는?
① 폐포모세혈관의 혈액량이 많은 경우
② 호흡막의 표면적이 적은 경우
③ 가스의 확산 속도가 느린 경우
④ 가스 분압차가 적은 경우
⑤ 호흡막의 두께가 두꺼운 경우

정답 01. ①

2 사정

신체 사정 ○1 기출	• 지남력 : 의식수준, 행동의 갑작스런 변화 • 호흡률, 호흡유형과 호흡형태 관찰, 호흡 시 흉곽 운동의 대칭성 검사 • 폐음 청진, 소변 배설량, 활동량 등
부적절한 산소화(저산소증)의 일반적인 징후 ○2,11,12 기출	• 빠른 맥박(빈맥), 혈압 상승, 활력감소, 안절부절 못함, 졸림, 혼돈, 혼미, 혼수상태 • 빠르고 얕은 호흡, 호흡수 증가, 기좌호흡, 코 벌렁거림, 과도한 긴장, 호흡 보조근의 사용 • 흉골 늑간의 퇴축, 손톱의 청색증
산소화 요구에 영향을 미치는 요인 ○5 기출	• 빈혈, 일산화탄소 흡입, 기도 폐쇄, 심한 탈수 • 발열, 비만, 근골격계 손상, 중추신경계 질병, 심폐 질환
동맥혈 가스 분석 ○5 기출	PH $7.35 \sim 7.45$ PO_2 $80 \sim 100$ mmhg PCO_2 $35 \sim 45$ mmHg HCO_3^- $22 \sim 26$ mEq/L

	호흡성 알칼리증	pH ↑ PCO_2 ↓	• 원인 : 과환기 • 중재 : 종이봉투 이용해 혈중 PCO_2 증가
	대사성 알칼리증	pH ↑ HCO_3^- ↑	• 원인 : 구토, 위 흡인으로 발생
	호흡성 산증	pH ↓ PCO_2 ↑	• 원인 : 연수에 있는 호흡중추의 손상, 진통제 등 약물에 의한 호흡중추 억제, 폐포 환기 면적의 감소
	대사성 산증	pH ↓ HCO_3^- ↓	• 원인 : 산성물질의 생성증가(케톤산증, 요독성 산증) • 증상 : 보상기전으로 과환기(쿠스말 호흡) • 중재 : 마약성 진통제 사용 금지(호흡 억제 하므로), Bicarbonate(중탄산 이온) 투여

	• 수소 이온이 풍부한 산증에서는 고칼륨혈증 발생 • 수소 이온이 부족한 알칼리증에서는 저칼륨혈증 발생 • 주의사항 : 동맥천자 하기 전 Allen test 시행
기관지경 검사 ○7 기출	• 시술 1시간 전에 진정제 투여 후 분무요법으로 국소마취 • 검사 후 구개 반사가 돌아올 때까지 마시거나 먹는 것을 금함

두드림 퀴즈

02 저산소증의 증상, 징후로 옳은 것은?
① 깊고 느린 호흡
② 느린 맥박
③ 집중력 증가
④ 과도한 긴장, 졸음
⑤ 활력증가

03 지속적으로 심하게 설사를 하거나 장루를 가지고 있는 환자에게 발생할 위험이 있는 것은?
① 대사성 산증
② 호흡성 산증
③ 호흡성 알칼리증
④ 저알부민혈증
⑤ 대사성 알칼리증

정답 02.④ 03.①

두드림 퀴즈

04 효과적인 객담배출에 도움이 되는 것은?
① 편평한 손으로 흉벽 타진
② 인공기도 삽입
③ 좌측위 체위
④ 기침유도
⑤ IPPB(간헐적 양압 호흡)

3 산소화 증진

체위 ▶ 99 기출		• Fowler's position, Semi-Fowler's position = 호흡 용이, 흉곽 팽창 최대 가능 • 기좌호흡 체위 = 상반신을 굽히기 위해 주로 침상 테이블에 엎드리고, 베개로 팔을 지지하거나 테이블 위에 팔을 놓아두는 자세
심호흡 ▶ 00 기출		• 수술 후 환자에게 유용 • 최대 환기를 위한 기술 • 최대량의 공기를 들이마심으로써 폐포에 더 많은 양을 채워 가스교환이 증가함
입술 오므리기 호흡 ▶ 99,16,18 기출		• 입술을 오므리고 하는 호흡 • 호기를 의식적으로 길게 하는 호흡법 • 폐로부터 공기의 흐름에 대한 저항을 만듦으로써 기관지 내 압력을 증가시키고 세기관지의 허탈을 막을 수 있고 평상시 이산화탄소의 양보다 더 많은 양을 제거함 • 과탄산혈증을 특징으로 하는 COPD 환자에게 유용
기침 ▶ 11 기출		• 기도의 분비물 배출과 이물질의 흡인을 방지하기 위한 정상적인 방어기전
흡인 ▶ 04,11,17,19 기출		• 기도를 폐쇄하는 분비물을 제거하여 기도개방을 유지
	유의사항	• 카테터 삽입 길이 : 구강인두의 위치 = 대상자의 코~귓불, 약 13cm • 총 흡인시간이 5분을 초과하지 않도록 함 • 기관지 점막의 손상을 피하기 위해 카테터를 삽입하는 동안에는 흡인하지 않음 • 카테터의 삽입에서 제거까지 10~15초 이상 걸리면 안됨 = 저산소증의 위험
흉부물리요법		• 식사 직후에 흉부물리요법을 적용하게 되면 구토의 위험이 있으므로 피함
	타진 ▶ 17 기출	• 손을 컵 모양을 하여 흉벽을 두드림 ▶ 19 기출 • 기계적으로 기관지벽으로부터 끈끈한 분비물을 이동시키기 위함
	진동 ▶ 10,12,13,15,19 기출	• 타진 및 진동이 끝난 후 대상자에게 기침하여 분비물을 뱉어내도록 함 • 진동은 영아 혹은 소아에게 실시하지 않음 • 대상자의 척추, 흉골, 유방, 늑골연 부위는 진동시키지 않음
	체위배액 ▶ 13,18,20 기출	• 중력에 의해 여러 폐 분절에 있는 분비물을 밖으로 배출하는 것 • 주로 폐 하엽의 배액에 흔히 사용 • 체위배액 도중 빈맥, 심계항진, 호흡곤란, 흉통, 어지러움, 허약감, 객혈, 저혈압, 기관지경련 등 발생 시 즉시 중단

정답 04.④

4 산소요법

산소공급 장치 ▶ 00,07,14 기출	비강 캐뉼라 ▶ 19 기출		• 단순하고 쉽게 적용할 수 있어 가장 흔하게 사용, 말하거나 먹는 데 방해가 안됨 • 분당 산소유량 2~6L/min, <u>건조한 공기가 주입되어 비강과 비인두점막 자극</u> ▶ 16 기출
	산소마스크	비재호흡 마스크 ▶ 08,14,18,20 기출	• 자발적으로 호흡하는 대상자에게 가장 높은 산소 농도를 제공하는 방법 • 5~15L/min, 호기된 공기가 저장주머니로 유입되지 않음
		벤츄리 마스크 ▶ 12,15,17 기출	• 대상자의 호흡양상에 관계없이 처방된 산소 농도에 따라 산소를 가장 정확한 농도로 투여할 수 있음 • 만성 폐쇄성 호흡기질환자(COPD)에게 주로 사용
		산소 텐트 = 크룹 텐트	• 크룹과 기관지염을 앓고 있는 활동적인 유아에게 유용 • 신선하고 습한 산소를 제공하는 투명 플라스틱 • 단점 : 저체온증 유발, 산소농도 조절 어려움
	인공기도 관리 ▶ 03,14 기출		• 혀를 고정하고 분비물의 흡인을 통해 폐쇄되거나 폐쇄될 위험이 있는 기도의 개방성 유지
		구강인두관	• 전신마취 시, 무의식 환자, 인두 흡인 시 • 의식 있는 대상자에게는 삽관이 구토 반사를 자극하므로 잘 삽입하지 않음
		기관 내 삽관 ▶ 06 기출	• 환자의 기도가 효과적으로 유지 • 응급상황에서 흔히 사용
		기관절개관 ▶ 99,20 기출	• 위급한 상부기도 폐색 시, 장기간 기계적 호흡이 요구될 때, 기관 내 삽관의 삽입기간이 길어질 때 • 간호 ▶ 16 기출 : 커프를 2~3시간 간격으로 이완, 커프의 압력 15~20mmHg
산소독성			• <u>50% 이상의 산소를 48~72시간 이상 투여 시 폐 손상 발생</u> • 고농도의 산소 투여는 계면활성제의 감소를 유발함

05 성인 환자의 기관절개관 흡인 시 간호로 가장 옳은 것은?
① 흡인 후 카테터에 증류수를 통과시킨다.
② 카테터 삽입 시 흡인조절구멍은 열어놓는다.
③ 흡인 압력은 95~100mmHg을 유지한다.
④ 10~15초 간격을 두고 흡인한다.
⑤ 흡인 시 앙와위를 취해준다.

06 수술 후 환자에게 심호흡하게 하는 이유는?
① 수술부위 상처치유를 위해
② 폐 확장과 마취가스 배출을 위해
③ 부종을 가라앉히기 위해
④ 회복을 촉진하기 위해
⑤ 통증을 감소하기 위해

정답 05.② 06.②

두드림 퀴즈

07 밀봉흉곽배액에 대한 설명으로 올바른 것은?
① 밀봉병은 공기가 환자의 폐로 들어가게 하는 출입구 역할을 한다.
② 개방체계이다.
③ 흉강으로부터 공기와 삼출물을 비우기 위한 기법이다.
④ 흉강을 양압으로 유지하여 폐의 재팽창을 유도한다.
⑤ 양압과 중력에 의한 원리이다.

5 기타 산소화 기법

밀봉흉곽튜브 배액 ▶ 03 기출	• 음압과 중력에 의해 일어나고 흉강으로부터 공기와 혈액을 비우기 위한 방법
흉곽배액간호	• 밀봉배액의 물이 적절한 수준으로 차있는지 확인 = 압력 확인 • 밀봉병의 물이 위아래로 이동 확인 = 파형 확인 → 파형이 없을 시 폐의 완전 재확장 혹은 관 막힘 • 밀봉병의 지속적인 공기방울의 존재 관찰 → 공기방울 부재는 튜브 연결부위 공기누출 의미
심폐소생술	• C(compression, 가슴압박) - A(Airway, 기도개방) - B(Breathing, 인공호흡)

08 지용성 비타민의 기능에 대한 설명으로 옳은 것은?
① vit. C 구루병 예방
② vit. E 칼륨 흡수 증진
③ vit. A 시력유지
④ vit. D 출혈예방
⑤ vit. K 적혈구 생성

제2절 영양 요구

1 개념

열량	• 단백질 4kcal/g, 탄수화물 4kcal/g, 지방 9kcal/g
단백질	• 인체조직 생성, 유지, 재생과 관련이 있고 항체생성의 역할을 함
탄수화물	• 식이섬유소는 잡곡류, 해조류, 과일류, 채소류에 많이 포함 • 불용성 섬유소 = 대장운동을 촉진시켜 배변이 잘 되도록 해주어 변비를 예방, 대변량과 무게를 증가 • 수용성 섬유소 = 혈액 내 콜레스테롤 수치를 낮추어 줌, 식사 후 장에서 당 성분이 흡수되는 것을 막아주어 혈당 수치를 낮추어 줌
지방	• 에너지원, 지용성 비타민 흡수를 도움
비타민 ▶ 17 기출	• 수용성 비타민 = 체액을 통해 배설되므로, 매일 보충 필요 • 지용성 비타민(A, D, E, K) = 몸에 저장

정답 07.③ 08.③

2 영양상태 사정

섭취량/배설량 측정 18,19,20 기출	섭취량	• 구강으로 섭취된 모든 액체 • 비위관, 공장루, feeding tube를 통해 주입된 수분 • 비경구적인 수분 섭취, 수혈 및 복막주입액 포함
	배설량 18,20 기출	• 체외로 배출되는 모든 것을 말함 • 소변, 설사, 구토, 누공부위 및 상처와 궤양으로부터의 배액, 위 흡인액, 흉부 튜브나 배액관을 통한 배출액 모두 포함
체질량 지수 BMI		• BMI = weight(kg) / Height(m)^2 18.5~22.9 = 정상 23.0~24.9 = 과체중 25.0 이상 = 비만
중간 상박 둘레 측정		• 골격근의 근육 양을 추정할 수 있는 측정법

3 영양장애 관리

신경성 식욕부진		• 자기 스스로 단식을 행함으로써 주체성을 확립하는 생리, 정신, 사회적 장애 • 체중 감소가 계속 진행되어도 배고픔과 과소체중을 인정하지 않음
식욕부진 01,04,13 기출		• 음식에 대한 요구가 저하된 상태
	식사 돕는 방법	• 대상자가 좋아하는 음식을 마련하기 • 고농도로 함축된 음식을 제공하기 • 식사 전, 후에 치료를 가능한 피함 • 식사 전에 구강 간호를 제공함으로써 타액의 분비를 자극하고 먹는 즐거움을 자극 • 식욕부진 환자가 용기를 잃지 않도록 소량씩 제공함

4 식이

맑은 유동식 16,19 기출	• 수분공급이 목적, 열량이나 단백질 등 모든 영양소가 부적절 • 물, 맑은 국물, 맑은 과일주스, 차와 커피, 아이스캔디 등을 말함
고단백질식	• 단백질이 1일 100~125g 함유된 치료식이 • 적용 : 만성 소모성 질환, 저알부민혈증을 초래하는 질환
저단백질식	• 단백질이 1일 40~60g으로 제한 • 적용 : 간성뇌병변, 신부전, 요소합성에 유전적 이상
저섬유식이 15,18 기출	• 대변의 양과 빈도를 줄임으로써 장의 통과를 원활히 하고 배변으로 인한 고통을 줄이는 치료식 • 적용 : 급성설사, 단장증후군, 장누공, 장출혈, 장수술 전과 후

두드림 퀴즈

09 섭취량과 배설량에 대한 설명으로 옳은 것은?
① 섭취 및 배설량을 측정, 기록하는 과정을 대상자 스스로가 하면 힘들므로 전담 간호사가 한다.
② 과자, 우유 등 모든 구강을 통한 순수 물이 아닌 액체는 구강섭취에 포함시키지 않는다.
③ 대상자의 위관영양 전후 물은 섭취량에 포함시키지 않는다.
④ 대상자의 정맥수액은 섭취량에서 제외된다.
⑤ 발한, 수술 후 튜브배액도 배설량에 포함한다.

10 수일 동안의 설사로 힘들어하며, 식사를 거의 하지 않으려고 할 때 식욕부진을 완화시키는 간호 중재로 옳은 것은?
① 가능한 식사 전후에 불쾌한 간호는 피한다.
② 체중감소를 주지시켜 다 먹도록 한다.
③ 음식은 차갑게 준비한다.
④ 처음 접하는 음식으로 권장한다.
⑤ 입맛이 있을 때 많이 먹도록 한다.

11 부분적 장폐색 환자에게 섬유소와 유제품을 제한하는 식이로 알맞은 것은?
① 저잔여식이
② 저나트륨식이
③ 경식
④ 유동식
⑤ 저지방식이

정답 09.⑤ 10.① 11.①

두드림 퀴즈

12 비위관영양에 가장 적합한 음식은?
① 기계적 연식
② 특별 치료식
③ 전 유동식
④ 경식
⑤ 연식

13 위관영양 시 기도흡인을 예방하기 위한 간호중재로 알맞은 것은?
① 영양액이 모두 주입되면 튜브를 막는다.
② 주입 시마다 삽입된 튜브의 위치를 확인한다.
③ 영양액을 실온과 비슷하게 만든다.
④ 반좌위를 취해준다.
⑤ 주사기로 영양액을 밀어 넣어 주입한다.

14 비위관의 길이 측정 시 옳은 것은?
① 코 ~ 검상돌기
② 귓불 ~ 왼쪽 상복부
③ 코 ~ 왼쪽 상복부
④ 코 ~ 귓불 ~ 검상돌기
⑤ 입 ~ 검상돌기

정답 12.③ 13.④ 14.④

5 비경구 영양 & 장관 영양

완전비경구 영양=TPN	목적		• 정적 질소 균형의 유지 • 필수 아미노산 및 비타민의 공급 • 위장관 손상의 치유
	카테터 삽입		• 경정맥이나 쇄골하 정맥을 통해 = CPN • PPN = peripheral parenteral Nutrition
	간호 09,11 기출		• 고장액이 너무 빨리 투여될 경우 : 삼투성 이뇨, 탈수 일어날 수 있음 • 감염예방을 위해 주입용 튜브를 24시간마다 교환 • 약물, 혈액을 TPN관으로 주입하면 세균오염의 위험이 증가하므로 금기 • 투여 중단 시 용량을 서서히 감량하여 합병증 발생 위험을 최소화
장관 영양	비위관 삽관 07,17 기출	대상자 준비 07 기출	• 튜브 직경이 음식 크기보다 작다는 것을 알려주어 불안 완화 • 튜브 삽입과정 설명
		튜브 길이	• 대상자의 코~귓불~검상돌기까지의 길이 측정
		삽입 방법 02,10,18 기출	• 삽입 시 체위는 목을 뒤로 젖힌 채 좌위를 취하도록 함 = 구토 시 흡인 예방 • 인두를 지날 때는 고개를 약간 앞으로 숙이면 기도가 좁아지고 식도가 넓어져 삽입이 용이함 • 의식이 없는 환자는 가능한 오른쪽 측위를 취하고 실시
		튜브위치확인 12,15 기출	튜브를 통한 위액 흡인: • 흡인된 액체가 맑고, 황갈색 혹은 녹색인 경우 위장으로부터 나온 것이라 추정 • 잔여량이 100mL 이상이면 공복 지연되는 이유 찾고 의사에게 알림
			복부 청진: • 위상부에 청진기를 대고 5~15cc의 공기 주입 • "쉬익"하는 소리가 들리면 위장에 위치함을 추정
			흡인된 액체의 산도 확인: • 튜브 위치를 확인하는 가장 정확한 방법 • pH 0~4 = 위액임을 확인할 수 있음

		비위관 영양 공급 방식	bolus 주입	• 하루에 4~6회, 50~100ml/분 속도로 250~400ml 영양액 주입
			간헐적 점적식 주입 ▶ 20 기출	• 하루 4~6회, 1회 30~60분 정도에 걸쳐 250~400cc의 영양액을 주입
			영양액 공급절차 ▶ 98,01,04,10,14,16, 20 기출	• 영양액은 방안 온도와 비슷하게 만들어 오한, 경련 방지 • 반좌위 또는 좌위를 취해 역류 방지 • 위 잔류량 측정 • 물 20~30ml 넣어준 후 튜브 풀어줌 • 영양액 주입 후 물을 30~60ml 주입하여 위관이 막히지 않도록 함 • 주사기에 물이 모두 주입되면 튜브를 막아두어 공기유입을 방지 • 주입 후 최소 30~60분간 침대 머리를 높여주어 역류방지 ▶ 20 기출 • 위관영양 시 주사기가 비워지게 되면 공기가 주입되므로 완전히 비워지지 않도록 함 • 30분에 걸쳐서 천천히 주입하며 주사기로 밀어 넣지 않기
위관영양과 관련된 문제점 ▶ 06,07 기출	• 구토, 설사, 변비, 오심, 탈수, 부종 등			
	장경련	영양 주입을 멈추고 영양액의 온도를 확인		

제3절 개인위생

15 여자 환자의 일반 회음부 간호로 옳은 것은?
① 개방성을 유지하기 위하여 스크린을 치지 않는다.
② 소음순을 먼저 닦고 대음순을 닦는다.
③ 방수포를 깔고 감염 예방을 위하여 강알칼리성 비누로 씻는다.
④ 외과적 무균법을 유지한다.
⑤ 앞에서 뒤로 닦는다.

16 치질 수술 후 좌욕을 적용하는 이유로 가장 옳은 것은?
① 소염작용
② 냉각효과
③ 수면증진
④ 악취제거
⑤ 연동운동 억제

17 경찰법에 대한 설명으로 옳은 것은?
① 손의 양쪽 끝을 이용하여 두드린다.
② 손으로 마사지할 부위를 둥글게 움직이면서 문지른다.
③ 근위부에서 원위부로 한다.
④ 등마사지의 중간에 적용한다.
⑤ 전체적으로 30분 정도 소요된다.

회음부 간호 06 기출		• 스크린으로 사생활 보호 • 배횡와위를 취하도록 함 • 엉덩이 밑에 방수포 깔기 • 장갑착용 • 소독 : 대음순 → 소음순 → 요도구/질구 = 덜 오염된 부위에서 더 많이 오염된 부위로 세척
목욕	통 목욕과 샤워 98 기출	• 40~45℃ 온수 사용 • 환자가 통 목욕 중 쓰러졌을 경우, 통의 물을 뺀 후 머리를 낮춰줌
	침상 목욕 03,09 기출	• 독립적으로 통 목욕이나 샤워를 할 수 없는 와상 환자 • 목적 : 피부 청결, 악취 제거, 혈액순환 증진, 사지의 수동적 운동, 안위감 증진, 감각 자극 기회 제공 • 순서 02 기출 : 눈 → 코 → 귀 → 손 → 팔 → 겨드랑이 → 가슴 → 복부 → 다리 → 등, 둔부, 회음부 간호 • 원위부에서 근위부 방향으로 문지름 = 마사지 효과
	치료 목욕 — 좌욕 02 기출	• 목적 : 혈액, 분비물, 대변, 소변의 잔해 제거, 국소 부종 감소 및 불편감 완화 • 물의 온도는 대상자의 상태에 따라 다르나 보통 43℃ • 직장수술, 분만, 치질, 치열로 인한 국소적 직장통이 있는 회음과 항문 부위의 염증과 동통을 감소시킴
	스펀지 목욕 15 기출	• 체온 하강 위해 = 고열 환자에게 적용
	약물 목욕	• 가려움증이나 발진 완화 = 소양증, 알레르기 환자에게 적용
목욕 시 주의사항		• 문은 응급상황을 위해 잠그지 않지만 프라이버시를 유지한다. • 안전유지 : 목욕하는 동안 침대 난간을 올려주어 낙상 예방, 샤워실 바닥이나 욕조 위에 고무매트를 깔기 • 독립성 증진 : 스스로 할 수 있는 것은 스스로 하게 한다.
면도		• 날 면도 금기 = 항응고제 및 혈전 용해제를 투여 받는 환자
구강위생 99 기출		• 치약에 함유된 거센 연마제는 치아의 에나멜질을 손상시킬 수 있으므로 주의 • 무의식 환자 : 구강간호를 자주 해야 함 • 특별 구강 간호 : 과산화수소와 물(1:1) 희석 사용, 철저히 헹궈내어 치아의 에나멜질 손상 예방, 무의식 대상자의 상기도 감염 예방 15 기출

정답 15.⑤ 16.① 17.②

손톱, 발톱 간호 ● 12 기출		• 손톱은 달걀 모양, 발톱은 일직선으로 깎기 = 내향성 발톱 예방하기 위해 • 손톱과 발톱은 손톱깎기 대신 줄을 이용하여 다듬을 것 ● 11 기출 • 당뇨병 대상자 발 간호 : 발톱은 손상 예방을 위해 손톱깎이나 가위로 다듬지 않고 줄 이용하기, 발손상 예방을 위해 맨발로 다니지 않고 넉넉하게 잘 맞는 신발과 깨끗한 양말을 신기 ● 10 기출
등 마사지	목적	• 긴장의 이완 및 감소, 조직과 근육의 혈액순환 자극
	제제	• 알코올(50%), 파우더 : 노인이나 탈수, 영양부족 대상자에게 사용을 금함 = 피부 건조 유발 • 로션, 오일 : 피부를 매끄럽고 촉촉하게 유지, 팔꿈치, 무릎, 발꿈치에 발라줌
	방법	• 경찰법 = 문지르기 = 손으로 마사지할 부위를 둥글게 움직이면서 문지름 • 유날법 = 주무르기 = 척추를 사이에 두고 피부, 피하조직, 근육을 주무르거나 빠르게 꼬집는 방법 ● 14 기출
	금기 ● 06 기출	• 염증이 주위 조직으로 파급될 염려가 되는 대상자 • 악성종양 세포가 주위조직으로 전파될 수 있는 대상자(암환자 등) • 전염 가능성이 있는 피부질환 대상자 • 몹시 허약한 대상자 • 혈전성 정맥염이 있어 색전의 위험이 있는 대상자

두드림 퀴즈

18 간호사가 물체를 들어 올릴 때 둔부와 다리의 근육을 사용하는 것은 어떤 원리인가?

① 강한 근육군을 사용할수록 근력은 크고 근육의 피로와 손상을 막는다.
② 기저면이 넓을수록 안정성이 높아진다.
③ 무게중심이 낮을수록 안정성이 높아진다.
④ 중력선이 기저면을 지나면 물체는 평형을 유지한다.
⑤ 굴리는 것은 들어 올리는 것보다 적은 힘이 든다.

19 장기입원 환자가 침상에서 발 지지대를 발에 닿게 하여 계속적으로 자극을 주는 이유는?

① 발바닥에 자극을 주기 위해
② 보행 시 근육 반사를 잃지 않기 위해
③ 발의 족저굴곡을 막기 위해
④ 혈전성 정맥염을 막기 위해
⑤ 하지 신경을 자극하기 위해

정답 18.① 19.③

제4절 활동과 운동

1 활동과 운동

신체 역학의 원리와 활용 방법 02,14,16,18,19,20 기출	• 기저면이 넓을수록 안정성은 높다	• 서 있을 때 다리는 붙이는 것보다 벌렸을 때 안정적임
	• 무게중심이 낮을수록 안정성은 높다.	• 앉는 것은 서 있는 것보다 무게중심이 낮으므로 안정적임
	• 강한 근육군을 사용할수록 근력은 크고 근육의 피로와 손상을 막는다.	• 물체를 들어 올릴 때 둔부와 다리의 근육을 사용하기 위해 무릎을 구부리고 허리를 곧게 펼 것
체위 유지를 위한 일반적 원리 12,17,19 기출	• 해부학적 체위를 위한 기본은 좋은 신체선열의 유지임 • 관절은 약간 굴곡시키고 신전이 오래되지 않도록 함 • 적어도 2시간마다 체위를 변경시킬 것	
	복위	• 머리를 옆으로 돌리고 엎드려 눕는 체위, 수면과 휴식 시 취함
	측위 13 기출	• 앙와위보다 음식섭취와 배액이 용이함, 흡인 방지 자세
	좌위	• 똑바로 앉는 자세
	반좌위 14,15 기출	• 침상머리 부분을 45~60° 올려 앉히는 자세 • semi-Fowler's : 약 30° 정도 올린 자세 • high-Fowler's : 90° 정도 올려 완전히 앉힘, 기좌호흡에 유용 • 흉곽을 최대한 확장시켜 심장과 폐 질환자에게 유용 • 두개강 내압상승 예방에 적용
	좌측위	• 무의식이나 연하곤란 대상자에게 적용되며 수면 시 이 체위 적용
	트렌델렌버그체위	• 쇼크나 출혈이 있을 때 취하는 체위
	쇄석위	• 분만, 직장과 질 검사 시 사용
	슬흉위	• 직장검사 시 사용하는 체위, 산후 운동방법으로 사용
	잭나이프체위	• abdominal position : 복위에서 대퇴부위를 올려 둔부가 가장 높이 올라가는 자세로 항문 수술 시 사용 • back position : 앙와위에서 어깨와 무릎이 올라가는 자세로 방광경시술시 사용 • lateral position : 측위에서 양 무릎을 가슴에 대어 최대로 등을 구부린 자세로 요추천자에 사용함

근육수축에 따른 운동 분류 99,11,17 기출	등척성 운동	• 정적인 운동 • 부동대상자(견인 환자)의 근력유지에 유용 • 무산소 운동, weight 운동을 의미함 = 물구나무서기, 벽 밀기
	등장성 운동	• 근육의 길이가 감소하거나 증가하는 근육의 활동이 있으면서 운동을 하는 동안 장력이 변하지 않는 수축 = 관절가동범위(ROM)운동, 아령 들기, 팔굽혀 펴기
부동의 영향 06,13,18 기출	심혈관 기능	• 기립성 저혈압 : 정맥혈 정체와 정맥 귀환량 감소로 인해 심박출량이 감소하여 저혈압 유발 • 심장 과부담 : 하지에 정체되어 있는 혈액을 귀환시키기 위한 심장의 노력이 필요함 • 혈전형성 : 정맥혈 정체 및 뼈에서 칼슘이 유리되어 과응고능력을 갖게 됨
	호흡기능	• 환기량 감소, 분비물 증가
	근골격기능	• 관절경축, 골다공증
	피부기능	• 피부손상과 욕창 위험성
부동환자 간호중재 08 기출		• 올바른 신체선열을 유지할 것 = 허리와 대퇴 사이에 두루마리를 사용하여 지지, 손에 두루마리를 쥐어줄 것, 한 명의 대상자를 세 명의 간호사가 함께 동시에 이동시키기 • 심호흡, 기침을 격려하여 환자의 호흡 기능을 유지, 증진시키고 폐의 환기량을 증가시킴 • 잦은 체위변경(2시간마다)으로 피부욕창이 생기는 것을 막을 것 • 하루 3회 이상 ROM운동을 실시하여 관절이 변형되는 것을 막을 것 • 등척성 운동을 실시하여 근육의 힘을 기를 것 • 장기간 침상 안정을 취했던 대상자에게 체위성 저혈압(허약감, 어지러움)이 나타날 수 있으므로 보행 시 짧은 거리부터 시작함 ▶ 15,17 기출 • 거리가 길수록 의자를 이용하여 대상자가 쉴 수 있도록 함 ▶ 12 기출
관절가동범위 운동(ROM) 16 기출		• 동통을 유발하지 않고 신체 각 관절에서 실시할 수 있는 가능한 최대 운동범위
	외전	• 몸의 중심에서 멀어지는 것
	외회전	• 몸의 중심축으로부터 멀리 밖으로 돌리는 것
	회내 ▶ 10 기출	• 손바닥을 아래로 향해 돌리는 것
	족저굴곡 ▶ 19 기출	• 예방을 위해 발지지대 사용하기

두드림 퀴즈

20 등척성 운동의 설명으로 가장 바르게 된 것은?
① 운동하는 동안 장력이 변하지 않는 수축
② 근육의 길이가 감소하거나 증가
③ 대퇴 사두근, 둔근 강화
④ 근위축과 굴곡예방
⑤ 일정한 무게의 부하로 움직이는 운동

21 대상자가 목을 앞으로 숙이는 것은 어떤 관절 가동범위인가?
① 내전
② 외전
③ 신전
④ 회내
⑤ 굴곡

정답 20.③ 21.⑤

두드림 퀴즈

22 40대 오른쪽 무릎 십자인대 파열로 입원한 남자 환자의 목발 보행 시 간호사가 환자에게 교육해야 할 내용으로 옳은 것은?

① 목발 끝을 점검하여 고무창이 닳았다면 고무 밑창을 빼버린다.
② 목발로 의자에 앉을 때는 목발을 양손에 모아쥐고 체중을 오른쪽 다리와 목발로 이동한다.
③ 목발 패드와 액와 간의 간격이 없어야 액와 압박을 예방할 수 있다.
④ 계단을 내려올 때 목발의 체중은 액와부에 실려야 한다.
⑤ 계단을 오를 때 목발의 체중은 손과 팔에 실리도록 한다.

23 왼쪽 대퇴 골절 환자가 오른쪽만 체중부하가 가능할 때 제안할 수 있는 목발보행으로 옳은 것은?

① 그네 보행
② 3점 보행
③ 2점 보행
④ 4점 보행
⑤ 그네통과 보행

2 보행과 보행보조

	보행기 이용	• 보행 전 어깨와 상박의 근육운동 = 팔굽혀 펴기, 평행대 운동	
	지팡이 이용 ▶ 20 기출	• 엉덩이와 무릎의 체중부하를 줄이기 위해서 사용 • 건강한 팔로 지팡이를 잡고 건강한 다리 쪽으로 지팡이를 세움 • 지팡이를 잡을 때는 팔꿈치가 15~30° 정도 굽혀지게 함	
대상자 보행보조 ▶ 06,14,16,20 기출	목발 이용	• 체중의 지지는 손과 팔로 함 • 액와에 체중 부하 금지 = 목발에 기대지 않음 = 목발마비 발생	
		3점 보행 ▶ 14 기출	• 한 다리에 체중을 지탱할 수 있는 대상자 • 2개의 목발과 이환된(약한) 다리를 앞으로 내밈
		2점 보행	• 양쪽 하지에 체중부하가 가능한 경우
		그네 보행	• 다리와 둔부의 마비를 가진 대상자 • 양쪽 발이 체중 부하 불가능한 경우
		그네통과 보행	• 양쪽 발에 체중 부하
		목발로 계단 오르기 ▶ 19 기출	• 목발에 체중을 의지 • 건강한 다리를 위쪽 계단에 먼저 올림 → 목발과 약한 다리를 위쪽 계단의 건강한 다리 옆에 둠
		목발로 계단 내려오기	• 건강한 다리에 체중을 의지 • 목발과 약한 다리를 먼저 아래 계단으로 옮기고 체중을 목발로 이동 • 건강한 다리를 아래 계단의 목발까지 내려옴
보행을 돕는 방법	• 대상자가 실신하거나 쓰러질 경우 ▶ 18 기출 : 다리를 넓게 벌리고 대상자를 옆에서 바라보면서 골반을 잡는다. 팔을 대상자의 겨드랑이 밑에 넣어 대상자를 감싼 채로 바닥에 내려놓는다.		

정답 22.⑤ 23.②

제5절 수면과 휴식

1 수면

수면주기	NREM	• 느린 안구운동 수면, 가장 깊은 수면 단계 • 신체 에너지 보존 : 골격근 이완 → 기초대사율 저하 → 신체에너지 보존 • 특히 4단계 수면에서 골격성장, 단백질 합성, 조직재생을 위한 성장 호르몬이 분비됨 • 몽유병, 야뇨증이 나타나는 시기
	REM	• 빠른 안구운동 수면 • 역설수면 = 잠들었는데도 뇌파의 모양은 깨어있을 때와 유사 • 학습, 기억, 행동적응 등의 대뇌기능 활발 • REM 수면에서 꿈을 잘 기억하기 때문에 꿈 수면이라고 불림 • 생생한 꿈을 꾸는 시기
발달단계에 따른 수면의 변화	신생아와 영아	• 하루 평균 16~20시간 잠을 자며 수면의 50%는 REM 수면이다
	유아	• 하루 수면시간 10~12시간, REM 수면이 25%, 낮잠 필요함
	학령전기	• 하루 수면 시간이 11~12시간, REM 수면 20%
	학령기	• 하루 수면 시간이 8~12시간, 90분의 성인 수면주기가 이 시기에 시작
	청소년	• REM 수면이 20%, NREM 1~2단계의 얕은 수면이 50~60%, 깊은 3~4단계 수면이 20%
	노인	• NREM 3,4단계 수면 감소, 전진수면위상 증후군(저녁에 일찍 자고 새벽에 깸)
수면 영향 요인	신체적 질병	• 통증, 호흡곤란, 오심, 불안, 우울
	약물	• 수면제 : 깊은 수면 발생 • 이뇨제 : 야뇨증 초래 • 알코올 : REM 수면 방해, 수면 유도 촉진 = 전체적인 수면의 질은 저하
	생활양식	• 낮과 밤의 교대 근무자
	주간수면과다증	• 각성 기능 약화, 수면 박탈
	환경	• 수면 유도 : 환기가 잘되고 어둡고 편안한 방 • 수면 적합 온도 : 18~21℃
수면장애	불면증	• 수면의 양과 질이 충분하지 못한 상태
	과수면증	• 과도하게 많은 수면
	수면발작 (기면증)	• 수면과 각성을 조정하는 중추신경계의 기능부전에 원인이 있음 • 보통 청소년나 성인 초기에 시작되어 평생 동안 지속
	수면 무호흡증	• 수면 중 호흡이 10초 이상 느려지거나 중단되는 현상
	수면-각성 주기 장애	• 낮 시간에 수면을 취해서 야기되는 수면 시간 변경 상태
	하지불안 증후군	• 가만히 누워있지 못하고 다리가 불유쾌하게 떨리거나 저린 감각이 느껴지는 것
	수면박탈	• REM, NREM, 전체 수면의 감소

두드림 퀴즈

24 뇌파활동과 자율신경계가 활발한 꿈 주기의 수면 단계로 바른 것은?
① NREM 1단계
② NREM 2단계
③ NREM 3단계
④ NREM 4단계
⑤ REM 수면

25 수면발작이 있는 대상자의 간호 계획으로 옳은 것은?
① 취침 1시간 전 격렬한 운동을 하도록 한다.
② 1일 1~2회 20분씩 짧은 낮잠을 자게 한다.
③ 잠자기 2~3시간 전 수분 섭취를 증가시킨다.
④ 자기 전 약간의 알코올을 섭취한다.
⑤ 방안을 덥게 하고 조명을 어둡게 조절한다.

정답 24.⑤ 25.②

2 통증

정의		• 통증은 실제적 또는 잠재적인 조직 손상과 관련된 불쾌한 감각과 감정적 경험
특징		• 주관적이고 개별적인 경험 • 제5의 활력징후로서 통증을 사정할 것을 권장
유형	기간에 따른 분류	• 급성 통증 • 만성 통증 : 3개월 이상 지속되는 통증
	발생 부위에 따른 분류	• 표재성 통증 : 예리한 통증을 수반하며 국소화 됨 • 심부통증 : 표재성 통증보다 오래 지속되며 건, 인대, 혈관, 신경 등에서 시작 • 내장통 : 복강, 두개강, 흉강과 같은 곳에서 시작, 국소적인 통증 없음 • 연관통 : 통증의 원발 부위에서 떨어진 다른 부위에서 통증을 느끼는 것
	통증의 형태에 따른 분류	• 환상통 : 상실된 신체부위에서 통증을 느끼는 것 • 작열통 : 말초신경 손상 후에 나타나는 타는 듯한 따가운 아픔이 범발적으로 나타남 • 방사통 : 신경통증 부위에서 시작하여 주위 기관이나 인접조직으로 확산됨
약물에 의한 완화방법	비마약성 진통제	• 비스테로이드성 소염진통제(NSAIDs) : 아스피린 • 아세트아미노펜 : 아스피린과 유사하나 위장점막에 영향을 주지 않음
	마약성 진통제	• Morphine, Demerol, Codeine • 부작용 : 변비, 오심, 구토, 우울, 호흡억제
	자가 조절 진통방법 06,15 기출	• 정맥, 피하에 도관을 통해 투여 • 주기적인 근육주사보다 좀 더 지속적인 진통 유지 : 혈청 내 마약수준이 거의 일정 • 펌프가 필요 • 최대의 효과를 위해 대상자 교육이 필요
약물 이외의 방법을 이용한 통증 관리		• 전환요법, 심상요법, 이완요법, 피부자극요법, 치료적 접촉, 바이오피드백, 지압 등
침상의 종류와 목적 06,09,10 기출	빈 침상	• 대상자가 퇴원한 후 정돈된 상태의 침상
	개방 침상	• 대상자가 사용 중이거나 곧 사용할 침상
	든 침상	• 대상자가 누워 있는 상태에서 만드는 침상
	수술 후 침상	• 수술 직후의 대상자를 위한 침상
특수 침상		• 이피가 침상(cradle bed) : 위 침구의 무게가 전달되지 않도록 크래들을 놓고 침구를 덮는 침상

두드림 퀴즈

26 통증이 있는 대상자에게 통증완화를 위해 마약성 진통제를 사용하였다. 나타날 수 있는 부작용과 거리가 먼 것은?

① 발한
② 호흡억제
③ 요정체
④ 오심, 구토
⑤ 변비

27 화상환자에게 적용하는 침상의 형태는?

① 개방 침상
② 폐쇄 침상
③ 크래들 침상
④ stryker 침상
⑤ Gatch 침상

정답 26.① 27.③

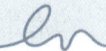

제6절 체온유지

조절기전	체온조절 중추	• 뇌의 시상하부	
		시상하부 전엽	열 소실 중추
		시상하부 후엽	열 생산 중추
	항상성 기전 ▶ 10 기출	열 생산	• 기초대사율, 근육 활동, 갑상샘 호르몬 분비, 발열로 인한 세포대사율 증가
		열 소실	• 피부를 통한 열소실(80% 차지) = 복사, 대류, 전도, 증발 • 불감성 소실 : 호흡기, 소화기, 비뇨기계의 점막을 통한 열 소실
고체온	열피로	• 고온 환경에 장시간 폭로 → 말초 혈관 운동신경 조절장애 → 심박출량의 부족 → 순환부전 → 대뇌피질의 혈류량 부족 • 증상 : 빈맥, 호흡곤란, 저혈압, 피부 차고 축축하며 창백 • 간호 : 대상자를 눕히고 염분이 함유된 음료를 마시게 함	
	열성경련	• 원인 : 고온 환경에서 작업 시 발한에 의한 탈수와 염분 소실 • 증상 : 근육의 통증성 경련, 전구증상(현기증, 이명, 두통, 구역, 구토) • 간호 : 활동을 멈추고 염분제제나 염분이 많이 함유된 수분을 섭취하도록 함	
	열사병	• 원인 : 고온 다습한 환경에서의 격심한 육체적 작업, 옥외에서 태양의 복사열을 직접 받은 경우, 중추성 체온조절 기능 장애 • 증상 : 체온이 급격히 상승(40~42℃), 피부 건조, 두통, 현기증, 혼수 • 간호 : 체온하강, 사지를 격렬하게 마찰, 호흡 곤란 시 산소 공급, 항신진대사제	
저체온		• 간호 : 머리에 모자를 씌워주거나 덮어준다, 의식이 있다면 따뜻한 음료를 마시게 한다, 환경을 보온한다	
발열의 단계 ▶ 17,19 기출	오한기	• 시상하부가 기준 체온을 정상보다 높게 올려 열생산의 기전이 일어나는 시기 • 간호 : 보온(담요 덮기), 수분섭취 증가, 활동제한, 심장이나 호흡기 질환 시 산소 공급 ** Ice bag 적용하지 않음	
	발열기	• 새로 지정된 온도에 도달하여 상승된 체온이 일정 기간 지속되는 시기 • 간호 : 수분 섭취, 안정 및 휴식, 고열 시 미온수 목욕, 구강 및 비강 간호	
	종식기	• 시상하부가 정상수준으로 기준체온을 내려 열소실 기전이 일어나는 때 • 간호 : 미온수 목욕, 구강으로 수분 섭취 증가, 가벼운 의복 착용, 활동 제한	

두드림 퀴즈

28 다음 중 수술 후 저체온의 원인이 될 수 있는 것은?
① 높은 수술실의 온도
② 고열의 환경에 장시간 노출
③ 근수축제
④ 복부의 통증
⑤ 마취제

29 고열 환자에게 해야 할 간호중재로 알맞은 것은?
① 염분제제나 염분이 없는 수분을 섭취하도록 한다.
② 더운 물주머니를 사용하여 국소적인 혈액순환을 증가시킨다.
③ 차가운 물로 목욕을 한다.
④ 즉시 얼음으로 마사지 한다.
⑤ 제한이 없으면 수분섭취를 충분히 하게 한다.

30 건열치료의 특징으로 알맞은 것은?
① 피부에 대한 화상 위험이 크다.
② 습기의 증발로 인해 열이 속히 식을 수 있다.
③ 조직층 깊이 침투한다.
④ 피부 건조를 증가시킨다.
⑤ 발한을 통한 수분소실은 거의 없다.

정답 28.⑤ 29.⑤ 30.④

간호중재	냉요법	생리적 효과 ▶ 14,16,18 기출	• 소동맥혈관의 수축으로 창백하고 푸른빛을 띤 피부 • 1회 심박출량의 증가, 호흡수의 감소, 조직대사의 감소, 염증 반응의 감소 • 모세혈관 수축 : 부종방지, 혈관확장에 의해 야기
		적용	얼음주머니 ▶ 98 기출 — • 혈관확장에 의해 야기되는 통증 경감 • 수액 축적으로 인한 관절통 감소
			냉찜질 ▶ 11 기출 — • 출혈을 예방하거나 감소시키기 위함
			미온수 스펀지 목욕 — • 체표면에서의 증발기전을 이용한 열 소실
	온요법	생리적 효과 ▶ 20 기출	• 1회 심박출량의 감소, 호흡수의 증가, 혈액점도의 감소, 통증 감소 • 백혈구의 증가 및 염증반응 증가, 근육이완
		적용 ▶ 13,20 기출	더운물주머니 ▶ 10 기출 — • 편안함, 이완감, 수면 증진, 혈액순환 증가, 근육통 감소 • 대상자에게 피부보호를 목적으로 바셀린을 발라주거나 습포와 피부 사이에 수건이나 천을 대줌
			가열램프 — • 열을 받은 부위로부터 45~60cm 떨어진 곳에 램프를 위치시켜 화상을 입지 않도록 함
			가열 크레들 — • 신체부위에 압박을 가하지 않으면서 열 적용이 가능함
			온찜질 — • 적용 부위에 바셀린을 발라 화상 예방 및 피부보호
			더운물에 담그기 — • 화농을 촉진하고 삼출물을 줄이며 치유 촉진 • 지정된 부위에 투약의 효과를 높임
	건열 적용		• 장점 : 피부 화상위험이 적음, 열을 더 오래 보유함 • 단점 : 발한을 통해 체액손실이 증가됨 • 방법 : 전기가열패드, 가열램프, 가열크레들
	습열 적용		• 장점 : 조직층 깊이 침투 • 단점 : 피부 화상 위험이 큼 • 방법 : 온찜질, 온욕, 온침수

제7절 배설요구

1 배뇨

비뇨기계의 구조	여성의 요도 = 3~6cm로 요도가 짧아 빈번한 요로감염의 위험성 있음		
배뇨원리	방광 내 200~300ml의 소변 축적 → 신장감수기 흥분 → 배뇨반사중추(천골 2~4번) → 부교감신경 자극 → 내부 괄약근 이완, 배뇨		
소변의 특성 98 기출	양 = 1500~2000ml/일, 핍뇨 = 400ml/일 미만, 다뇨 = 3000ml/일 이상		
일반 요분석 정상치	• 단백질 = 정상소변에 단백질은 없음 • 포도당 = 정상소변에 포도당은 없음 • 케톤 = 정상소변에 케톤 없음 • 적혈구 = 2개 이내가 정상임 • 비중 = 높은 비중은 농축된 소변을 의미함, 낮은 비중은 소변이 희석된 것을 의미함		
소변검체물 수집	자연배뇨 검체물	아침에 일어나 가장 먼저 배뇨된 소변 수집	
	청결수집 검체물 99,08 기출	처음에 나오는 소변을 버린 후 중간소변으로 수집	
	도뇨관을 이용한 수집 01 기출	단순도뇨관 08,19 기출	• 멸균뇨 수집, 잔뇨량 측정 • 잔뇨량 측정방법 = 배뇨 후 즉시 시행, 잔뇨량이 50ml 이상이면 필요시 위치도뇨관 삽입
		유치도뇨관 20 기출	• 검사물 채취 전에 5~10분 동안 수집용기 아래쪽의 배액 튜브 조절기를 잠금 • 소독솜으로 도뇨관의 소변 수집 부위를 닦음 • 수집할 부위에 30~45° 각도로 주사바늘을 삽입, 배양 2~3cc 소변흡인, 일반적 소변검사 위해 20~30cc 뽑기 • 준비된 검사용기에 소변을 넣고 용기를 덮은 뒤 뚜껑 안은 멸균상태 유지
	24시간 소변 수집	• 24시간 동안 배뇨한 소변 수집 • 화학보존제가 들어있는 용기에 수집 • 첫 소변은 버리고, 다음 24시간 동안 마지막 소변까지 수집	
비정상소견 13,16 기출	소변량	무뇨	100ml 이하/24시간
		핍뇨	400~500ml/24시간 이하, 30ml/hr 이하
		다뇨	3000ml/24시간 이상

두드림 퀴즈

31 배뇨 관련 요인으로 옳은 것은?
① 나이가 들수록 방광의 긴장도가 증가하여 빈뇨가 생긴다.
② 이뇨제는 수분 전해질 재흡수를 촉진 시킨다.
③ 불안, 스트레스는 긴박감을 주어 배뇨를 억제한다.
④ 카페인 음료를 마시면 요의가 줄어든다.
⑤ 알코올 섭취 시 항이뇨 호르몬이 억제된다.

정답 31.⑤

	소변성상	혈뇨 마이오글로빈뇨	• 색의 변화 • 산성소변 = 뿌옇고 혼탁 • 알칼리성소변 = 붉은색
		세균뇨, 농뇨	혼탁함, 악취
		당뇨	소변에 비정상적으로 당이 포함
		단백뇨	소변에 단백질 함유, 과다한 거품이 생성되는 소변
	배뇨장애	배뇨곤란	배뇨 시 통증 및 작열감, 불편감
		빈뇨	1일 배뇨 횟수가 증가(10회 이상) 또는 소량 자주 배뇨
		긴박뇨	요의를 긴박하게 느낌, 참을 수 없음
		야뇨	밤에 소변을 보기 위해 깨는 것 = 수면 주기 동안 2번 이상 반복
		배뇨지연	배뇨시작이 지연되고 어려움
		요실금	• 배뇨통제기능의 상실을 말하며 노인에게 많이 발생 • 소변이 불수의적으로 배출됨
		유뇨증	4~5세가 지나도 소변을 가리지 못함
	배뇨장애 간호		• 수분섭취증가 : 하루 수분 섭취를 1500~2000ml/일 유지 • 부동으로 인한 신결석 예방 = 2000~3000ml/일 • 정상배뇨습관 유지 • 방광조절 훈련 : 깨어있는 동안 1~2시간마다, 취침 전과 밤에는 4시간마다 배뇨 시도
		배뇨촉진법 배뇨 반사 자극 ▶ 14,17,20 기출	• 요의 느낄 때 즉시 화장실에 가도록 함 • 정상 배뇨 체위 유지, 프라이버시 유지 • 물소리 들려주기, <u>따뜻한 좌욕하기</u>, 손을 따뜻한 물에 담그기 • 방광 위를 부드럽게 눌러주기
		케겔운동 ▶ 20 기출	• 골반 근육의 긴장도를 증가시키기 위한 운동, 요실금 환자에게 유용함 • 직장, 요도, 질을 안쪽 위쪽으로 잡아당긴 채 유지(10초)
		도뇨관 삽입 ▶ 19 기출	• 유치도뇨관을 가진 대상자의 간호 시 반드시 장갑을 끼며 간호 전과 후 손을 씻음 • 대상자에게 2000ml 이상의 수분 섭취 격려, 이는 배뇨량을 증가시켜 도뇨관을 자연 세척하고 감염을 예방
인공 배뇨	단순도뇨 ▶ 17,18 기출	적응증	• 급성 <u>방광팽만의 즉각적인 완화</u>를 위해 • 방광기능 장애 대상자들의 장기간 관리를 위해 • <u>무균적인 소변 검사물을 얻기 위해</u> • <u>배뇨 후 잔뇨량의 측정을 위해</u>
		방법	• 도뇨관은 여자 5~8cm, 남자 16~20cm 요도 후상방으로 삽입 ▶ 19 기출

32 배뇨곤란 환자의 간호중재 방법으로 옳은 것은?
① 배뇨의 적절한 자세를 취해 주고 물 흐르는 소리는 피하도록 한다.
② 손으로 방광을 눌러서 방광비우기를 하는 crede's 법으로 배뇨를 증진시킬 수 있다.
③ 참을 수 있을 때까지 참았다 배뇨하게 한다.
④ 차가운 물 주머니를 하복부에 대준다.
⑤ 수분섭취를 가급적 적게 한다.

33 단순도뇨 적응증으로 알맞은 것은?
① 시간당 배뇨량 측정
② 실금하는 혼수환자
③ 무균적 소변 채취
④ 장루 주변 오염 방지
⑤ 수술 전 처치

정답 32.② 33.③

	유치도뇨 ▶ 15,16,18,20 기출	적응증 ▶ 20 기출	• 소변 배출의 폐쇄가 있을 때 : 전립선 비대, 요도 협착증 • 요도 폐쇄를 방지하기 위해 • 중환자(무의식 환자)의 계속적인 소변량, 시간당 배뇨량 측정을 위해 • 실금하는 혼수환자 • 계속적이거나 간헐적 방광세척을 위해
		방법	• 배횡와위를 취함. 바로 눕지 못할 경우 Sim's 체위 취하기 • 소독솜으로 대음순, 소음순, 요도구를 앞에서 뒤를 향해 닦음(심부 조직면을 소독하기 전에 피부표면 먼저 소독, 적게 오염된 곳에서 많이 오염된 곳으로 소독) • urine bag이 항상 방광보다 아래에 있도록 함 = 역류방지 ▶ 02,11,19 기출 • 튜브 꼬이지 않도록 하고 대상자가 충분히 움직일 수 있게 여유를 두되 침상난간 위에 걸치지 않음 ▶ 07 기출
	간헐적 자가 도뇨 ▶ 13 기출		• 척수 손상과 같은 신경성 방광기능 상실이 있는 대상자에게 이용
요실금	종류 ▶ 13,20 기출	종류 ▶ 13,20 기출	복압성 요실금 스트레스성 ▶ 20 기출 : • 요도 괄약근 허약, 복압상승시 실금 • 치료 : 골반저근육 운동(케겔운동), 비만인 경우 체중조절
			긴박성 요실금 : • 강한 요의와 함께 불수의적 방광수축으로 갑작스럽게 다량의 실금 • 치료 : 골반저근육 운동(케겔운동), 방광훈련
	관리		• 규칙적으로 변기에 앉도록 교육 • 적절한 수분 섭취 = 2000ml/일 ~ 2500ml/일, 배뇨반사 자극, 저녁에는 제한 • 케겔 운동, 카페인 음료 제한 = 방광 자극
요정체 ▶ 18 기출	• 개인이 완전히 방광을 비우지 못하는 상태로 소변이 정상적으로 생성되지만 방광에서 배설되지 않음		
	간호중재	배뇨를 자극하기 위한 간호방법	• 따뜻한 물을 마시도록 함 • 물 흐르는 소리를 들려줌 • 회음부 주위에 따뜻한 물을 부음 • 대상자의 손을 따뜻한 물에 담금 • 대상자의 복부를 손으로 누름 • 자연스러운 자세를 취하도록 도움 • 변기를 따뜻하게 해줌

두드림 퀴즈

34. 유치도뇨관에 대한 설명으로 올바른 것은?
① 방광세척을 통하여 비뇨기계 감염을 예방 및 치료할 수 있다.
② 유치도뇨관 제거 후 대상자에게 소변을 관찰할 필요가 없음을 알려준다.
③ 급성 방광팽만의 즉각적인 완화를 위하여 사용한다.
④ 배뇨 후 잔뇨량을 측정하기 위해 필요하다.
⑤ 무균적으로 소변 검사물을 받아야 하는 경우 필요하다.

35. 요실금의 종류에 대한 설명으로 옳은 것은?
① 반사성 요실금은 소변으로 방광이 신전되어도 욕구를 느낄 수 없어 소변이 배출되지 않는다.
② 긴박성 요실금은 잦은 배뇨요구가 있고, 단기간의 소변 보유 능력이 떨어져 나타난다.
③ 기능성 요실금은 복압 증가 시 소량의 소변이 배출되는 것으로 kegel 운동으로 완화될 수 있다.
④ 기능성 요실금은 분만, 폐경기 이후 회음부, 괄약근의 긴장도 손실에 의해 나타난다.
⑤ 반사성은 건강상태에 따라 일시적으로 소변을 흘리는 현상이다.

정답 34.① 35.②

두드림 퀴즈

36 변비가 심해진 대상자에게 관장을 시행하려고 할 때 가장 알맞은 것은?

① 청결관장
② 구풍관장
③ 수렴관장
④ 투약관장
⑤ 영양관장

37 직장경 검사 시 간호중재로 가장 옳은 것은?

① 출혈이나 설사가 심한 경우 배출관장을 한다.
② 검사 시 체위나 내시경 삽입에 따른 불편감을 설명한다.
③ 검사 전 24시간 동안 고섬유질 식이를 준다.
④ 검사 중 복위를 취한다.
⑤ 검사 당일 아침에는 관장을 하지 않는다.

정답 36.① 37.②

2 배변

배변 반사 ▶ 18 기출	분변 → 직장 압력 상승 → 배변 반사 자극 → 부교감신경 자극 → 결장의 연동운동 강화, 내항문 괄약근 이완		
	조절중추	• 연수, 척수	
	배변 촉진 이론	• 배변을 쉽게 하기 위해서 아침을 거르지 말고 반드시 식후에 배변하는 습관을 들이는 것으로 위에 음식물이 들어가면 대장을 자극하여 배변 욕구가 생겨 배변을 훨씬 수월하고 빨리 할 수 있음	
진단검사	직장경 검사 ▶ 03 기출	체위	• 슬흉위, 좌측위 • 소아는 배횡와위
		검사 후 간호	• 활력징후 측정 • 천공 증상, 출혈 증상 사정, 혈관미주신경반응 관찰 • 많은 양의 가스는 정상적인 것 = 가스를 배출하면 도움이 됨
장 배설의 문제	변비 ▶ 13,15,18, 20 기출	• 3회/주 미만의 배변 활동으로 건조하고 딱딱한 변	
		간호	• 정상배변 습관 형성 = 일정한 시간에 배변 • 수분 섭취 및 고섬유식이 권장, 규칙적인 운동
		완화제/하제 투여 ▶ 13 기출	• 자극제 : 장점막 자극, 연동 운동 촉진, 수분 흡수 억제 예) bisacodyl(dulcolax), 피마자 기름
배변 간호	직장 내 좌약 삽입	• 냉장고에 보관한 좌약 준비 → Sim's 체위를 취하도록 함 → 천천히 심호흡 → 성인 10cm, 소아 5cm 삽입 • 대변 내로 좌약이 들어가지 않도록 함 • 적어도 15~30분 정도 좌약을 보유하고 있도록 교육함	
	관장	• 직장과 S상 결장 내로 용액을 주입	
		청결관장, 배출관장 ▶ 03,05,14 기출	• 변비나 분변매복의 이완 • 수술 과정 동안 분변 물질의 불수의적 방출 방지 • 장 훈련 계획 동안 규칙적인 장기능 정립 도움 • 청결관장용액 종류 = 수돗물, 생리식염수, 비눗물, 고장성 식염수
		구풍관장 ▶ 16 기출	• 장내 가스를 배출시켜 가스로 인한 팽만을 완화시킴
		정체관장 ▶ 98 기출	• 정해진 시간 동안 관장액을 대장 내에 보유하는 관장 = 150~200ml • 목적 : 배변, 투약(고칼륨혈증 시 사용 ▶ 12 기출), 체온하강, 수분과 영양소 공급, 구충 효과

		순서 ▶ 11,12,14, 16,19 기출	• 관장액 온도 : 성인 40~43℃ • 오른쪽 무릎을 구부린 좌측위 또는 Sim's 체위를 취하도록 함(소아는 배횡와위) • 심호흡을 하도록 하여 배꼽 방향으로 밀어넣음 • 삽입길이 : 성인 7.5~10cm, 어린이 5~7.5cm • 대상자가 복통을 호소하거나 용액이 관 사이로 빠져나올 경우 용기를 낮추거나 관을 잠금 = 용액 주입 중단 • 관장 용기를 들어(30~45cm) 용액이 들어가게 함 • 팽만감 있음을 설명하고 가능한 10~15분 보유하도록 설명하기
장루 간호	목적		• 장루 주위의 피부 청결, 피부 통합성 증진, 자가간호를 할 수 있도록 함
	방법 ▶ 10 기출		• 주머니는 1/3이나 1/2 정도 찼을 때 비우도록 함 • 누공 주위의 피부를 중성 비누로 닦고 건조 • 피부 보호제를 바르고 새 주머니 부착

두드림 퀴즈

38 결장루 간호 시 간호중재로 가장 옳은 것은?
① 감염 예방을 위하여 장루 주위의 털을 면도하지 않는다.
② 주머니와 장루의 구멍크기를 같게 한다.
③ 세척 후 아무것도 나오지 않으면 복부 마사지를 한다.
④ 파우더를 바르지 않고 습기를 유지한다.
⑤ 알칼리비누로 세척한다.

정답 38.③

제8절 임종간호

39 임종을 앞둔 환자가 겪게 되는 단계 중 협상의 단계에서 나타나는 감정 상태는 무엇인가?
① 적절한 치료를 찾으려는 마음
② 가족들과 추억을 나누며 신상을 정리하는 마음
③ 죽음을 수용하는 마음
④ 죽음을 연기하고 싶은 마음
⑤ 죽음에 대해 일시적으로 부정하는 마음

40 임종 환자에게 간호를 제공하고자 할 때 올바른 것은?
① 가장 마지막에 상실되는 감각은 청각이므로 혼수상태인 대상자에게도 말을 건넨다.
② 수면을 취하려고 할 때에는 깨워서 가족과 대화할 수 있도록 돕는다.
③ 호흡곤란 완화를 위해 앙와위를 취하도록 한다.
④ 병실은 어둡게 유지하여 자극을 최소화한다.
⑤ 흡인 위험이 있으므로 수분섭취를 제한한다.

정의 ▶ 15 기출		• 죽음을 앞둔 말기 환자와 그 가족을 사랑으로 돌보는 행위
죽음에 대한 심리적 적응단계 ▶ 98,00,08 기출	부정	• 현실을 받아들이지 않는 상태, 죽음을 부정함
	분노	• "내가 왜 죽어야 하며, 벌을 받을만한 일을 했는가?"와 같은 생각을 함
	협상 ▶ 15 기출	• 자신의 죽음을 예전의 나쁜 행동에 대한 대가라고 생각하는 것(기부, 봉사활동 등으로 죽음을 협상하려 함) • 죽음을 연기하기 위해 신과 협상하려 함(예 : 딸의 결혼식만 보고 죽겠다)
	우울	• 더 이상 병을 부인하지 못하며 극도의 상실감과 우울증이 나타남 • 진심으로 간호해 주는 사람이 있다는 것을 인식시켜 주어야 함
	수용	• 자신의 운명에 더 이상 분노하거나 우울해하지 않는 단계 • 가족들과 추억을 나누며 신상을 정리함
간호	신체적 ▶ 12,14,17 기출 / 근긴장도 상실	• 안면근의 이완 = 턱이 늘어짐 • 대화 곤란, 연하곤란, 구토 반사의 점차적 상실 • 간호중재 : 고칼로리, 고비타민 식이, 주기적인 체위 변경(타액 흡인 방지를 위해 측위), 흡수성 있는 패드를 자주 교체 ▶ 11 기출
	활력징후 변화	• 혈압 하강 • cheyne-stokes 호흡 = 빠르고 얕고 불규칙적이거나 비정상적으로 느린 호흡 • 간호중재 : 호흡곤란 완화를 위해 파울러씨 체위 또는 심스 체위(무의식 대상자는 반복위), 분비물 제거, 처방에 의한 산소 공급
	감각 손상	• 청각은 가장 마지막에 상실되는 감각 • 간호중재 : 대상자에게 큰소리로 말하거나 속삭이지 않고 분명하고 또렷하게 말함, 방은 밝게 유지하기
	순환 속도 변화	• 사지의 반점 형성과 청색증
	정서적 ▶ 06 기출	• 임종환자의 고독감, 우울감을 경감시키도록 환자의 이야기를 경청하도록 함 • 대상자의 안정감, 자아신뢰감, 존엄성, 자아가치를 유지할 수 있도록 지지 • 독립심을 유지할 수 있도록 세수하기, 식사하기 등의 단순한 일은 혼자하게 할 것

정답 39.④ 40.①

사후간호	신체적 변화	사후 강직 ▶ 19 기출	• 사망한 지 2~4시간 후에 신체가 경직되기 시작하여 96시간 지속 • 불수의근(심장, 방광 등)에서 시작되어 머리, 목, 몸통, 사지로 진행
		사후 한랭 ▶ 08 기출	• 사망한 후에 체온이 점차적으로 하강하는 것
		사후 시반 ▶ 18 기출	• 혈액순환이 정지된 후에 적혈구가 파괴되어 피부가 변색되는 것 • 신체의 가장 낮은 부위에 나타나게 됨
	간호 ▶ 20 기출	사망의 확인	• 의사에 의해 확인되어야 함 • 확인이 있은 후 생명 유지를 위한 장치를 모두 제거함 • 간호사는 사망한 시간, 확인한 의사명을 정확히 기록할 것
		사체의 형태 손상 예방 ▶ 16 기출	• 눈을 곱게 감도록 쓸어내릴 것(감기지 않으면 거즈로 덮기) • 사체의 팔을 가지런히 하고 손바닥을 아래로 향하게 두기 • 두경부 아래에는 작은 베개를 두어 머리를 약간 높게 하기 • 정상적인 안면 윤곽 유지를 위해 제거했던 의치를 다시 삽입 • 입이 다물어지도록 둥글게 만 수건을 턱 아래에 두기 • 둔부 아래에 흡수용 패드를 적용 • 오염된 신체부위를 깨끗이 한 후, 깨끗한 환의로 갈아입히기
		• 간호사는 법적으로 사체에 이름표를 붙여야 할 책임이 있음	
	기록 ▶ 13 기출	• 사망 직전 취해진 치료 및 간호활동 • 사망시각, 사망선언 한 의사, 기증의 형태 및 필요한 준비, 전화한 사람과 병원에 온 사람, 남겨진 개인 물품, 사체에 붙인 이름표의 위치, 사체 분비물 배액 시간과 삽입된 관의 위치, 가족의 특별한 요청	
	사후처치 ▶ 13,20 기출	• 사용했던 의료기구 모두 제거 • 각종 튜브를 제거하거나, 잠그거나, 피부에서 2.5cm 이내로 자른 후 그 부위에 테이프 붙임 • 분비물에 의해 더러워진 신체부위는 따뜻한 물수건으로 닦아줌 • 둔부 밑에 흡수용 패드를 대어줌 • 홑이불로 사체를 완전히 싸고, 어깨, 허리, 다리를 묶고 두 번째 이름표를 붙임(대상자가 감염이 있다면 특별한 라벨을 붙임)	
사별가족간호 ▶ 10 기출	• 슬픔, 상실감, 죄의식 등 자신의 감정을 표현할 기회를 제공 • 경청, 침묵, 조언, 개방적 질문 등 치료적 의사소통 전략을 사용함 • 죽은 사람과의 관계를 종결하고, 새 환경에 적응하도록 함		

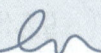

41 사후 처치 시, 간호사는 법적, 행정적으로 어떤 간호를 취해야하는가?

① 가족위로
② 이름표 달기
③ 입회 시 참여한 유가족의 이름 기록
④ 사망 확인
⑤ 가족들과 장례 논의

정답 41.②

두드림 퀴즈

42 노인의 안전사고 발생 위험을 높이는 요인은?
① 도전적인 활동을 즐김
② 자율신경 반사 감소
③ 열과 통증에 대한 역치 감소
④ 관절 운동 범위 증가
⑤ 안전 불감증

43 다음 중 낙상 위험이 가장 높은 환자는?
① 2일 전 복부 수술을 받은 환자
② 호르몬제를 투여 중인 갑상선기능저하증 환자
③ 과거 낙상 경험이 있는 어지럼증 환자
④ 요통이 있는 폐경기 환자
⑤ 3주 전 입원한 고혈압 환자

44 낙상의 위험이 커서 억제대를 제공해야 하는 대상자로 알맞은 것은?
① 백내장 수술을 받은 노인
② 혼돈으로 협조가 어려운 상태의 환자
③ 장기간 침상안정을 취하고 있는 환자
④ 심한 우울증 환자
⑤ 수술을 받은 아동

정답 42.② 43.③ 44.②

제9절 안전요구

안전에 영향을 미치는 요인 06,18,20 기출	연령	• 영아 및 유아 : 위험에 대한 자각이 제한되어 사고가 빈번히 일어나는 시기 예 낙상, 중독, 화상, 감전, 익사 등 • 학령기 : 활동적인 시기 예 놀이와 관련된 부상 • 청소년 : 도전적인 활동을 즐김 예 스포츠 활동과 관련된 부상, 약물중독, 교통사고 • 성인 : 안전 불감증, 피로에 의한 사고 • 노인 : 질병이나 감각 변화, 느린 반사작용 등으로 손상 위험이 높음 예 낙상
	운동장애	• 마비, 근육허약, 균형이나 조정장애 등으로 인해 사고 위험이 높음
	감각 지각의 변화	• 시각, 청각, 후각, 미각, 촉각의 손상이 환경에 대한 <u>민감성을 감소</u>시켜 사고의 위험성을 높임
	인지수준	• 수면부족, 무의식, 혼돈, 약물 복용 등으로 사고 위험성 증가
	의사소통 능력	• 실어증 환자, 언어장애 환자, 문맹자 등은 사고 위험이 높음
안전사고 예방을 위한 전략	질식	• 이물질 흡인으로 기도 폐쇄 시 큰 기침을 유도하여 이물질 제거, 제거되지 않을 경우 하임리히 수기 수행 ▶ 11 기출
	낙상 99,02,12,15, 16,17,19,20 기출	• 모든 연령의 사람에게 발생할 수 있지만, 그 중 노인에게 흔한 사고
	위험요인	• 65세 이상, 기록된 낙상력, 시력 또는 균형감각의 손상 • 보행 혹은 자세의 변화, 항고혈압제, 이뇨제, 신경안정제, 진정제 • 최면제 또는 진통제 등의 약물 복용 등
	예방 11,20 기출	• <u>입원 시 침상 난간을 항상 올려놓도록 함</u> • <u>미끄럼 방지 슬리퍼 신기</u> • <u>욕조 안에 미끄럼 방지 매트 깔아놓고 안전바(손잡이) 설치</u> • <u>밝은 조명을 사용할 것, 야간등을 설치하여 바닥을 밝힐 것</u> ▶ 11 기출 • 낙상 위험이 높다고 침대에 누워있도록 하는 것은 <u>부동으로 인해 다른 합병증을 발생시킬 수 있으므로 적절하지 않음</u>
억제대 00,10,14 기출	적응증 ▶ 11 기출	• 정맥요법을 위해 사지의 움직임 제한 • 무의식 대상자나 섬망 대상자가 상처 드레싱을 떼어낸다거나 몸으로부터 튜브를 제거하는 것 방지

종류		• 불안정하고 낙상의 위험이 있는 대상자가 침대를 벗어나려고 시도할 때
	자켓 억제대	• 의자 또는 휠체어에 앉아있거나 침대에 누워있는 동안 억제하기 위한 것
	사지 억제대	• 손목 또는 발목 등 사지의 한군데 또는 전부를 움직이지 못하게 하는 것
	전신 억제대	• 영아의 머리나 목의 검사 및 치료 시 몸통과 사지의 움직임 조절 가능
	장갑 억제대 ▶ 14,17 기출	• 피부 질환 시 긁는 행위 예방
억제대 사용법 ▶ 98,16,19 기출		• 억제대는 최후의 해결책이어야 함 • 뼈 돌출부위에 패드를 대어 피부손상 방지 • 신체선열을 유지함 • 억제대는 침대 난간이 아닌 침상틀에 묶도록 함 • 매듭 부위가 대상자 손에 쉽게 닿아서는 안 됨 • 억제대를 다시 사용하기 전에 ROM 시행 • 매 2~4시간마다 적어도 10분간은 풀어놓도록 함 = 혈액순환 확인, 피부손상 방지

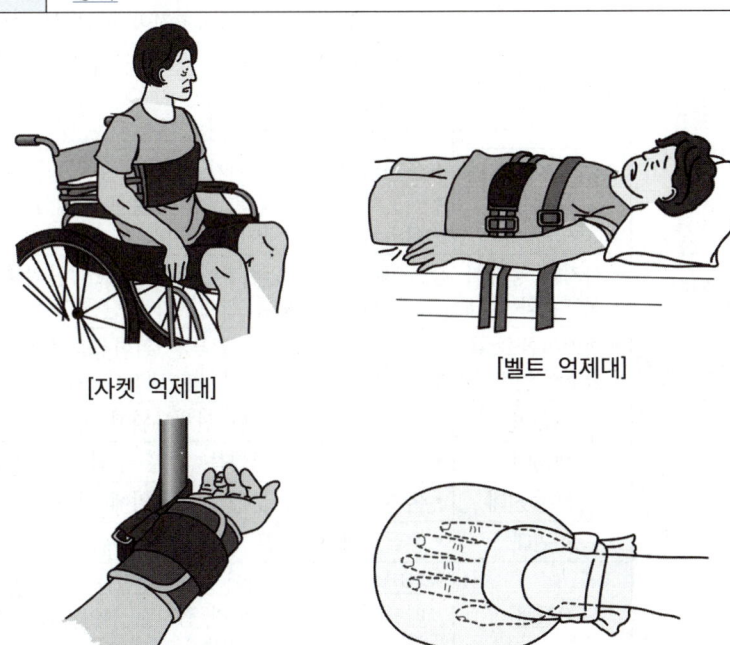

[자켓 억제대]   [벨트 억제대]

[사지 억제대]   [장갑 억제대]

두드림 퀴즈

45 상처치유과정 중 염증기에 관찰할 수 있는 반응은?
① 교원섬유 합성
② 혈관 형성
③ 상피재생
④ 켈로이드 형성
⑤ 식균(포식)작용

46 좁고 깊게 패인 상처에 습기를 유지, 삼출물을 잘 흡수하여 지혈작용을 하여 상처회복을 돕는 드레싱으로 옳은 것은?
① 칼슘 알지네이트
② 하이드로 콜로이드
③ 하이드로 겔
④ 거즈드레싱
⑤ 투명드레싱

47 붕대법에 대한 설명으로 옳은 것은?
① 고정시키는 핀, 매듭, 묶음은 상처 위 또는 민감한 피부 부위에서 떨어진 곳에 적용한다.
② 상처 부위는 다른 부위보다 조금 더 강한 압력으로 단단히 감고 과도하게 붕대가 겹치는 것을 피하도록 한다.
③ 붕대 적용 시 가장 적절한 체위는 좌위이다.
④ 신체부위의 말단부분까지 붕대법을 적용하여 노출을 삼간다.
⑤ 사지에 붕대를 감을 때는 먼저 근위부에서 시작하여 원위부로 감는다.

정답 45.⑤ 46.① 47.①

제10절 상처간호

1 상처간호

치유과정 ▶ 19 기출	응고 및 염증기 ▶ 19 기출		• 손상 후 즉시 시작하여 3~4일 동안 지속, 지혈 및 식균작용이 발생
		혈소판 응집	• 조직이 손상 받았을 때 혈액 성분이 유출되며 발생함
		섬유소 응괴 형성	• 혈소판 응집과 혈액응고로 발생됨
		염증반응	• 대식구는 혈소판의 염증세포 유인인자에 의해 거식구 침윤 발생
	조직 형성기		• 진피가 미성숙하게 재생됨 • 2~3일 지나면 증식기가 시작되어 2~3주간 지속 • 상피재생, 혈관형성, 섬유아세포의 증식
	조직 성숙기		• 상처치유가 진행된 지 21일 이후에서 1~2년 지속될 수 있음 • 교원질 과다 형성으로 켈로이드가 나타날 수 있음
드레싱	교환 원칙		• 외과적 무균술 적용 • 드레싱 부위의 배액, 특성 등 관찰 • 순서 : 오염이 덜 된 부위 → 오염된 부위 순으로 상처 소독, 수술부위 → 주변 피부, 배액부위 → 주변 조직
	종류	거즈드레싱	• 상처를 사정할 수 없고 상처 위에 연고를 바르지 않고 드레싱을 하면 육아조직이 헝겊 섬유에 붙음
		하이드로 콜로이드 드레싱 ▶ 12,13 기출	• 불투명하고 접착성이 있으며 공기와 물을 통과시키지 않는 드레싱 • 주변의 분비물이 상처로 유입되는 것을 방지해 줌
		칼슘 알지네이트 드레싱 ▶ 11,16 기출	• 상처의 사강을 줄이기 위한 패킹으로 사용 가능 • 지혈성분 함유로 출혈성 상처의 지혈을 촉진 • 삼출물의 흡수력이 뛰어남
붕대법, 바인더	원칙		• 사지에 붕대를 감을 때는 먼저 원위부에서 시작하여 근위부로 감음 • 혈액순환 상태를 관찰할 수 있도록 신체부위 말단을 노출시켜 놓음
	이론적 근거		• 정맥귀환을 촉진시키고 부종 또는 순환부전 위험성을 줄임 • 국소적 압력에 의한 순환장애를 관찰하기 위함(냉감, 창백, 부종, 저림 등)
	붕대법 종류 ▶ 14 기출	나선형	• 굵기가 고르지 못한 신체부위에 적용
		환행대	• 붕대의 시작과 끝맺음, 같은 부위를 겹치게 감음
		나선 절전대	• 굵기가 고르지 못한 신체부위에 적용
		회귀대	• 손끝, 머리, 발끝 같은 말단 부위에 적용
		8자대	• 관절이나 돌출부위에 적용, 관절을 기준으로 위와 아래를 번갈아 적용하며 겹쳐진 선이 서로 한 점에서 만나게 하여 8자 모양이 되게 함
	바인더	T 바인더	• 항문 부위와 회음부 드레싱 고정
		몽고메리 반창고	• 드레싱 교환이 잦은 경우 상처의 피부자극을 막기 위해 사용

2 욕창간호

정의	• 특정한 부위에 지속적인 압력이 가해져 순환장애로 인해 조직이 손상된 상태 • 뼈 돌출 부위와 외피 사이의 연조직이 장기간 압박을 받을 때 혈액순환 장애를 일으켜 국소적으로 조직 괴사와 궤양 유발		
호발부위	• 천골, 대전자, 척추극상돌기, 무릎, 전면경골능, 후두골, 복사뼈 등		
욕창 단계	• 일시적 순환장애 → 발적 → 심부 조직의 괴사 → 광범위한 궤양, 감염		
	1단계	• 발적은 있으나 피부 손상은 없음, 촉진 시 창백해지지 않는 홍반 형성, 피부온감, 부종이 나타남	
	2단계	• 진피와 표피를 포함한 부분적인 피부상실과 표재성 궤양, 수포, 찰과상이 있음	
	3단계	• 피하지방의 손상이나 괴사를 포함한 완전 피부손상과 광범위한 손상, 깊게 패인 상처	
	4단계	• 근육, 뼈, 지지조직의 광범위한 손상과 조직괴사를 포함한 완전 피부상실, 피부의 결손, 침식, 공동 형성	
	suspected Deep Tissue Injury	• 피부의 일부분이 보라색이나 적갈색으로 변색되어 있거나, 혈액이 찬 수포가 나타난 상태, 통증이 있고, 따뜻하거나 차갑게 느껴질 수 있음	
	Unstageable/ Unclassified	• 전층 피부손상 상태이나 상처기저부가 괴사조직으로 덮여 있어 조직손상의 깊이를 알 수 없는 상태	
발생요인	• 압력 = 가장 직접적인 원인		
	외부 요인	응전력, 전단력 ▶ 10, 17 기출	• 압력과 마찰력이 합쳐진 물리적인 힘, 조직의 한 층이 다른 층 위로 미끄러질 때 생김, 침상머리를 20~30°높게 하면 가피에 받은 압력은 바로 눕힐 때보다 훨씬 높음
		마찰	• 표면사이에서 서로 반대로 움직이는 힘
	내재적 요인 ▶ 15 기출	영양부족 및 빈혈	• 저단백혈증, 빈혈 = 영양 및 산소 공급이 불충분한 세포는 손상이 쉽고, 치유 지연
		습기	• 변실금, 요실금 = 습한 피부조직은 탄력성이 감소하고 압력과 마찰에 의해 쉽게 상해를 받게 됨
		피부감각부재	• 압력에 대한 불편감 부재
		부동	• 3시간 이상 신체 제한일 때 위험
	• 고령, 혈압, 혈관 질환, 발열, 신경계 및 근골격계 문제, 심한 기동성 장애 환자에게 위험성이 높음		

두드림 퀴즈

48 욕창이 진행되는 것을 예방하기 위한 간호중재로 옳은 것은?
① 압력을 최소하기 위해 체중감소
② 응전력 예방 위해 반좌위로 체위 변경
③ 고단백식이 제공
④ 도넛모양 쿠션 제공
⑤ 칼슘 알지네이트 드레싱

49 욕창이 발생할 가능성이 가장 높은 사람은?
① 장기간 휠체어를 사용하는 70대 치매환자
② 수술 후 통증으로 움직이기를 거부하는 환자
③ 목발을 사용하는 골절환자
④ 유치도뇨 적용중인 출산 2일 째 산욕부
⑤ 요실금이 있는 뇌졸중 환자

정답 48.③ 49.⑤

간호중재 08,18,19,20 기출	예방 19,20 기출		• 2~3시간마다 체위변경, 압박부위지지 • 올바른 신체선열, 마사지, 물침대 및 공기침대, 체위변경 시 끌기 보다는 들어올림 • 도넛 모양의 링 모양의 쿠션사용은 국소 압력을 증가시켜 바람직 하지 않음
	치료		• 욕창을 드레싱하는 방법은 괴사조직을 촉촉하게 습윤 상태를 유지하고 주변 조직은 건조하게 유지하는 것임
	욕창 단계별 드레싱 12,13 기출	1단계	• 드레싱이 없거나, 투명 드레싱, 하이드로-콜로이드 사용
		2단계	• 투명드레싱, 하이드로-콜로이드 사용
		3단계	• 삼출물이 적은 경우 : 하이드로-콜로이드+하이드로 겔 • 삼출물이 많은 경우 : 칼슘 알지네이트 팩킹
		4단계	• 하이드로-콜로이드+하이드로 겔 + 칼슘 알지네이트 팩킹

제11절 감염관리

1 감염

- 감염원(병원성 미생물), 저장소, 탈출구, 침입구, 전파경로 민감한 숙주 6요소가 상호 작용을 하며 감염을 유발

감염 사슬 11,12,17 기출	병원성 미생물	• 세균, 바이러스, 곰팡이, 기생충 등	
	저장소	• 병원성 미생물의 성장과 증식을 위한 서식지 • 보균자 : 질병의 징후를 보이지는 않으나 체내에 병원균을 가지고 있어 다른 사람이나 동물에게 그 균을 전파시킬 수 있는 사람	
	출구	• 병원성 미생물이 저장소에서 빠져 나가는 출구 = 다른 숙주를 감염시킴	
	전파 14 기출	접촉	직접	• 감염된 한 사람에서 다른 사람으로 실제적 신체전파(신체표면에서 신체표면으로 전파, 체액) 예 키스, 성교, 대상자의 체위변경 및 목욕
			간접	• 오염된 물건과 민감한 사람과의 접촉
		비말 전파		• 비말이 1m 반경 내에 다른 사람에게 전파
		공기매개		• 비말핵이 수증기화 된 물방울이나 먼지 입자에 붙어 1m 이상 거리로 미생물이 이동하는 경우
		매개전파		• 오염된 음식, 물, 약, 장치, 장비 등에 있던 미생물의 전파
		곤충전파		• 감염된 동물로부터 미생물의 전파
	질환별 전파경로	수두 14 기출		• 직접 접촉, 피부나 점막 배설물, 공기 매개 감염, 오염된 물건
		디프테리아		• 감염된 사람, 보균자의 오염된 물건에 접촉, 비말 감염
		홍역		• 공기 매개 감염, 직접 접촉
		볼거리		• 침샘을 주로 침범, 이하선, 설하선, 악하선 동반 침범
		A형 간염		• 장내 배설물로 오염된 음식, 구강 감염 등(경구 감염경로)
		풍진		• 직접 접촉, 오염된 물건에 간접 접촉 비말 감염

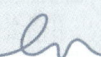

50 병원감염에 걸릴 위험이 가장 높은 환자로 알맞은 것은?
① 체중미달이면서 채식주의자인 60대 남성
② WBC 수치가 6,000m³ 인 40대 여성
③ 하루에 2갑의 담배를 피우는 70대 남성
④ 1주일째 유치도뇨관을 한 70대 여성
⑤ 태어난지 30일 지난 신생아

51 홍역의 전파방식으로 옳은 것은?
① 매개전파
② 공기전파
③ 혈액매개전파
④ 곤충전파
⑤ 장전파

정답 50.④ 51.②

	백일해	• 직접 접촉, 비말 감염, 오염된 기구에 간접 접촉 시
	성홍열	• 직접 접촉, 비말 감염, 분비물로 오염된 물건에 의한 간접 전염, 동물로부터 사람에게 전염
	회백수염= 소아마비	• 감염자의 대변, 인두 분비물
	파상	• 오염된 흙, 동물의 분비물
침입구		• 미생물은 저장소에서 탈출했던 출구와 같은 경로로 침입
민감한 숙주		• 잠재적 숙주가 병원균에 대해 가지고 있는 저항 정도 • 면역능력이 저하된 민감성이 높은 대상자가 감염성이 높음

2 감염관리

소독		끓이는 소독	• 자비소독 • 가정에서 쉽게 사용가능
		건열소독	• 분말, 유리그릇, 기름 등 금속 제품에 효과적
	화학적 소독	70% 알코올	• 아포에는 살균력이 약하지만 작용시간이 빠르고 착색이 되지 않음
		포비돈	• 피부에 착색을 시키고 금속을 부식시킴 • 독성과 자극성이 적고 작용시간이 빠름
		과산화수소	• 상처 표면, 구강점막, 인두의 소독에 사용 • 구강 소독 시 물이나 생리식염수와 희석하여 사용
멸균		고압증기멸균법 ▶ 13 기출	• 높은 압력, 높은 온도로 모든 미생물과 아포를 파괴하는 가장 확실한 방법 • 열에 약한 플라스틱, 고무제품, 내시경 제품은 제외
		산호에틸렌 가스 (EO gas) ▶ 17,18 기출	• 마모되기 쉬운 기구, 열에 약한 물품 멸균에 용이 = 세밀한 수술기구, 고무, 종이, 플라스틱 제품, 내시경, 각종 카테터 • 독성이 있어 멸균 후 상온에서 8~16시간 동안 방치(환기) 해야 함(장시간 걸림)
		Wydex (Glutaraldehyde) ▶ 20 기출	• EO 가스 멸균을 할 수 없거나 열에 약한 물건을 멸균할 때 이용 (내시경 등) • 독성이 있으므로 멸균 증류수로 세척해야 함
내과적 무균법 ▶ 98,11,15,16 기출		손씻기 ▶ 15,16 기출	• 병원 감염을 예방하기 위한 가장 중요한 기본 • 기계적 마찰을 이용하여 먼지와 유기물 제거 • 유기체의 확산을 방지하는 가장 효과적인 방법
		오염된 물품 관리	• 오염된 물건은 먼저 차가운 흐르는 물에 전체적으로 헹구기

52 장티푸스 환자에게 적용할 린넨 처리 방법으로 알맞은 것은?
① 자비소독
② EO gas 소독
③ 고압증기멸균
④ 소각처리
⑤ 방사선 소독

53 다음 중 적용해야 하는 무균술의 종류가 다른 것은?
① 도뇨관 삽입
② 욕창 드레싱
③ 중심정맥관
④ 위관영양
⑤ 주사약 준비

정답 52.③ 53.④

	개인 보호장비 착용	• 유니폼, 소독복, 소독가운, 마스크, 장갑, 머리와 신발덮개, 보호 안경 등 착용
	정의	• 무균기술 : 무균 물건이 오염되는 것을 방지하는 행위 = 욕창드레싱, 중심정맥관, 도뇨관삽입 등 <u>침습적인 처치</u>
	원칙	• 멸균포장이 젖으면 미생물이 침투해서 오염된 것으로 간주함 • 허리선 이하에 있는 멸균품은 철저히 감시되지 못하므로 오염된 것으로 간주함
	멸균용액 따르기 ▶ 99,15 기출	• 용액을 따르는 동안 뚜껑을 들고 있으려면 뚜껑의 안쪽면이 아래로 향하게 들고 있어야 하고, 테이블에 놓으려면 뚜껑의 안쪽면이 위를 향하게 놓아야 함 • 멸균용액 사용 전 용기의 입구에 있던 오염물을 제거하기 위해 용액의 소량을 먼저 따라 버림 • 라벨이 붙어 있는 쪽을 손으로 감싸고 용액을 따르기
외과적 무균법 ▶ 09,14,16,18,19 기출	외과적 손씻기	<u>정의</u>: • 손, 손톱, 전박에 있는 일시균이나 상주균을 물리적, 화학적, 기계적인 방법을 사용하여 제거하기 위함
		<u>방법</u> ▶ 10 기출 • 수술실에서 사용하는 신발, 모자, 마스크를 착용함 • 시계와 반지를 빼고 무릎으로 물을 틀어 물의 온도 및 물줄기를 조절함 • 손끝을 팔꿈치보다 높게 하여 물이 손에서 팔꿈치로 흐르게 하여 적실 것 • 한쪽 팔을 닦고 다른 팔을 닦을 때에는 새 솔을 사용할 것 • 흐르는 물에 충분히 헹구는데, 손끝을 먼저 헹구고 팔꿈치는 나중에 헹굼 • <u>손끝을 계속 올린 상태에서 멸균수건을 집고 손끝부터 팔꿈치를 향해서 물기를 닦기</u> • <u>반대편 손을 닦을 때에는 수건의 반대쪽 면을 사용할 것</u>
	이동 섭자 사용방법 ▶ 17 기출	• 이동 섭자는 멸균된 물품을 용기에서 꺼낼 때와 옮길 때만 사용함 • 섭자통에는 하나씩만 꽂아 사용함 • 섭자통 가장자리는 오염 영역으로 간주, 닿지 않도록 함 • 섭자 끝은 항상 아래로 향하게, 눈에서 보이게 함 • 물건을 옮길 때 섭자의 끝인 소독부위 면에 닿지 않도록 떨어뜨림 • 섭자통과 이동 섭자는 매일 소독한 후 사용

> **두드림 퀴즈**
>
> **54** 이동섭자 사용방법으로 옳은 것은?
> ① 멸균된 통의 뚜껑을 열때에는 뚜껑의 안쪽이 위를 향하도록 들거나 뚜껑의 안쪽이 바닥으로 향하게 옆에 놓는다.
> ② 이동섭자와 섭자통은 12시간마다 멸균 소독한 후 사용한다.
> ③ 섭자는 허리 아래에서 사용하며 멸균된 물품을 소독된 부위에 놓을 때는 섭자가 바닥에 닿지 않도록 살짝 떨어뜨린다.
> ④ 섭자가 섭자통에 닿더라도 빠르게 꺼낸다.
> ⑤ 섭자의 끝이 아래쪽을 향하도록 해서 물품을 잡는다.

정답 54.⑤

두드림 퀴즈

55 다음 중 역격리를 해야 하는 환자는?

① 상처를 가진 환자
② 항체 생산이 증가한 환자
③ 면역이 저하된 환자
④ 혈액응고 지연 환자
⑤ 감기에 걸린 환자

격리	정의	• 환자의 전염병으로부터 타인을 보호하는 것 • 대상자가 전염성 질환일 때
역격리 ▶ 18 기출	정의	• 민감한 환자를 외부 균으로부터 보호하는 것 • 정상적인 신체 방어력이 낮아진 사람들에게 필요 • 내과적 무균법 실시
격리방침 ▶ 16,17,20 기출	표준주의 ▶ 20 기출	• 공기주의, 비말주의, 접촉주의는 모두 표준주의와 더불어 적용 됨
	공기주의	• 결핵, 수두, 홍역 등 • 음압을 유지하되 시간당 6~12회 공기교환을 하고 방 공기 여과장치를 통해 배출, 병실문을 닫아 놓고 대상자는 병실 안에 있도록 함
	접촉주의 ▶ 19 기출	• 직접 또는 간접 접촉으로 병원균이 전파되는 것을 차단 • 대상자의 방 밖 출입 제한, 병실을 떠나기 전에 장갑을 벗고 손을 씻음
항생제 저항		• 한때 효과적이었던 항생제에 더 이상 반응하지 않음 • 항생제 남용, 오용 등으로 인해 병원체에 항생제 내성이 형성됨 • MRSA, VRE
관리지침 ▶ 13,17,19 기출		• 의료인에게 MRSA, VRE 감염 대상자임을 알려 접촉 전파를 예방하도록 함, 접촉 격리 • 간호행위 전, 후의 철저한 손 씻기 • 물품관리에 주의 : 혈압계, 청진기, 산소포화도 센서 등은 단독 사용
의료폐기물 관리 ▶ 19,20 기출	주사침의 관리	• 주사침 찔림 사고는 의료인 혈행 감염의 주원인 중 하나임
		사용지침: • 의료행위 시 필요한 경우에만 주사침 사용 • 사용한 바늘 recapping 금기 • 주사침 분리기를 반드시 착용, 내용물이 2/3 이상 차지 않도록 하여야 함

정답 55.③

제12절 수술간호

종류	전신마취		• 중추신경계통을 억압시키는 약물을 투여함으로써 무통, 근육이완, 무의식 상태로 유지
		흡입마취	• 휘발성 마취제인 가스 형태나 액체형태의 마취제를 마스크나 기관내관을 통해 직접 폐로 흡입시킴
	부위마취		• 국소마취, 국소침윤차단, 신경차단, 미추마취
		척추마취	• 국소마취제를 지주막하강에 주입하여 척추신경의 전근과 후근을 차단하는 방법으로 지주막하 차단이라고도 함
		경막외 마취	• 경막외강내로 마취제를 투여하는 것으로 척추마취와 비슷
수술실 간호사의 역할	소독간호사의 역할		• 수술 전 과정에 있어서 무균술을 철저히 지킬 것 • 스펀지, 거즈, 바늘, 기구 등의 숫자 확인
수술 전 간호중재	일반적 준비		• 심리적 지지, 수술 동의서, 수술 전 교육, 신체 준비
수술 후 간호중재	수술부위 사정		• 계속되는 미열, 장액성 삼출물, 농성 삼출물의 유무, 수술부위 상처 및 튜브 삽입부위를 사정
	조기이상 격려 ▶ 11 기출		• 하지 순환을 도와 정맥울혈 예방

56 소독 간호사의 역할로 알맞은 것은?

① 검사나 배양을 위한 검사물 관리
② 수술이 진행되는 동안 수술실의 청결을 유지
③ 수술상의 필요 물품 공급
④ 수술실 조명 조절
⑤ 스펀지, 거즈, 바늘, 기구 등의 숫자 확인

정답 **56.**⑤

제13절 성 요구

57 성 관련 개념에 대한 설명으로 옳은 것은?

① 성적 건강은 신체적으로 성행위를 할 수 있는 것을 의미한다.
② 성역할은 사회에서 남성과 여성에게 각각 부여하고 기대하는 행동 양식을 말한다.
③ 성정체성은 여성 또는 남성으로서의 역할을 말한다.
④ 성은 남녀 간의 사랑을 의미한다.
⑤ 성적 반응은 혈관이완과 근수축을 말한다.

58 성에 영향을 미치는 요인으로 옳은 것은?

① 자율신경계의 손상을 가져오면 발기부전, 사정부전, 질 분비 증가 등이 나타난다.
② 심근경색 환자의 경우 성교 시 심박수가 증가하여 심장에 부담이 되지만 발병 이전 상태로 쉽게 회복된다.
③ 노령화가 되면 신체상에 부정적인 변화가 오지만 성적 요구는 증가한다.
④ 고혈압 치료 약물들은 남성의 발기를 저해하고 여성의 성적 강도를 감소시킨다.
⑤ 임신기간에는 성적 요구 및 성적 반응이 감소한다.

구성요소	성(SEX)	• 남성 혹은 여성으로 인간을 정의하는 생물학적인 특성
	성(gender)	• 출생 후 사회적, 문화적, 심리적 환경에 의하여 학습된 후천적 성
	성 정체성 ▶ 12,14 기출	• 사람이 자신의 남성다움 또는 여성다움에 대해 지각하는 성 • 3세가 되면 자신의 성을 인식하고 이는 자아개념 발달에 영향을 미침
	성지향성	• 어떤 사람이 성적 매력을 느끼는 대상이 동성인지, 이성인지 혹은 양성인지에 관한 것
	성역할	• 행동에 대한 기대, 인지, 직업, 가치, 정서 반응 등의 사회문화적 특성이 반영된 여성 또는 남성으로서의 역할
성문제 중재를 위한 간호사의 준비		• 성에 대한 지식 습득, 자신에 대한 학습, 선입관 없는 개방적인 태도를 가져야 함 • 비판적인 태도를 가지면 안됨 • 지식의 습득과 태도변화를 통해 성에 대한 견해를 확대 • 대상자의 프라이버시를 존중하고 공감대 형성 ▶ 15 기출
성에 영향을 미치는 요인 ▶ 06,08,11 기출	생의 주기변화	• 임신과 분만, 갱년기와 폐경, 노령화
	문화, 종교, 개인적 윤리, 생활양식	• 문화, 종교, 개인적 윤리, 생활양식
	질병	• 고혈압, 당뇨, 척추손상, 신체상의 변화 • 심근경색 ▶ 08 기출 : 성교 시 심박동수가 증가하므로 심장에 부담이 되며 경우에 따라 발병 이전 상태로 회복되지 못할 수 있음

정답 57.② 58.④

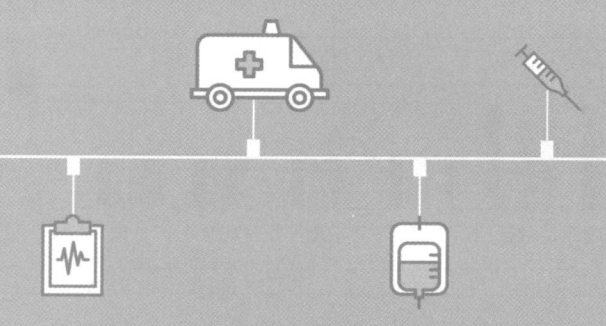

08 보건의약관계법규

출제경향

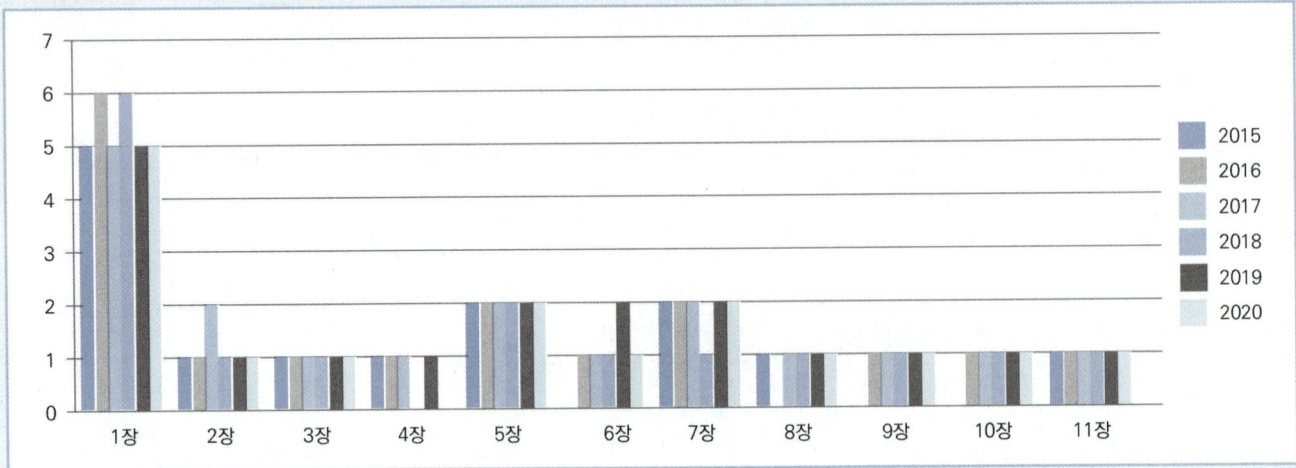

제1장 : 의료법 know-how
가장 출제 비중이 높은 단원입니다. 면허의 취소와 정지, 보수교육의 면제와 유예 등과 같은 유사 개념 정리 및 꼭!! 암기하시기 바랍니다.

제2장 : 감염병의 예방 및 관리에 관한 법률 know-how
2018년 개정된 내용이 2021 국가고시에 출제될 예정입니다. 코로나19와 관련해 감염병의 중요성이 강조되기 때문에 감염병의 종류, 감염병의 예방 및 관리, 조치 등에 대해 정확하게 정리 및 암기 학습하시기 바랍니다.

제3장 : 검역법 know-how
2020년 3월부터 많은 검역법 내용이 수정되어 출제 비중 및 유형에 변화가 있을 것으로 사료 됩니다. 검역 감염병의 종류 및 감시, 격리 기간 등은 자주 출제되는 부분이므로 확인하시기 바랍니다.

제4장 : 후천성면역결핍증 예방법 know-how
후천성면역결핍증 환자의 권리와 제한 사항, 신고 및 보고 등에 대한 문제는 자주 출제됩니다. 꼼꼼한 정리와 암기가 필요한 단원이며, 감염인 진단 및 검안 시 신고 기한이 24시간 이내로 바뀐 것을 꼭!! 기억하시기 바랍니다.

제5장 : 국민건강보험법 know-how
피부양자의 조건, 국민건강보험공단과 건강보험심사평가원의 업무, 요양비 및 부가급여의 지급 조건, 급여제한 및 급여정지 사유 등은 자주 출제되는 부분이므로 정확히 개념을 정리하시기 바랍니다.

제6장 : 지역보건법 know-how
지역보건의료기관의 역할과 기능에 대한 내용이 자주 출제되는 부분이므로 암기가 필요합니다. key word를 중심으로 체계적으로 정리하고 내용을 정확히 기억하시기 바랍니다.

제7장 : 마약류 관리에 관한 법률 know-how
마약류 취급자의 유형 및 업무, 권리, 의무 등이 자주 출제되므로 꼭!! 개념을 정리하여 기억하시기 바랍니다. 또한, 마약류 중독자의 치료와 보호 부분도 내용을 정확히 기억하며 학습하시기 바랍니다.

제8장 : 응급의료에 관한 법률 know-how
응급의료종사자의 권리와 의무, 응급의료의 설명 부분은 자주 출제되는 부분이므로 정확한 개념 정리를 하시기 바랍니다.

제9장 : 보건의료기본법 know-how
권리와 의무, 평생국민건강관리체계와 주요질병관리체계 등 주요 용어 및 각 체계의 하위 분야를 꼼꼼히 정리하시면서 학습하시기 바랍니다.

제10장 : 국민건강증진법 know-how
대체적으로 금연 정책, 국민건강증진사업, 종합계획 등에 대한 문제가 출제되는 단원입니다. 자주 출제되는 부분을 체계적으로 학습하시기 바랍니다.

제11장 : 혈액관리법 know-how
채혈금지대상자, 혈액매매행위 금지, 특정수혈부작용, 부적격혈액 검사 등에 대한 내용이 자주 출제됩니다. 2020년 새로운 법령 등이 일부 있으므로 확인하시면서 학습하시기 바랍니다.

01 의료법

제1절 총칙

제2조(의료인)
08,09,14,17,19 기출

① 이 법에서 "의료인"이란 보건복지부장관의 면허를 받은 의사·치과의사·한의사·조산사 및 간호사를 말한다. 〈개정 2008. 2. 29., 2010. 1. 18.〉
② 의료인은 종별에 따라 다음 각 호의 임무를 수행하여 국민보건 향상을 이루고 국민의 건강한 생활 확보에 이바지할 사명을 가진다. 〈개정 2015. 12. 29., 2019. 4. 23.〉
1. 의사는 의료와 보건지도를 임무로 한다.
2. 치과의사는 치과 의료와 구강 보건지도를 임무로 한다.
3. 한의사는 한방 의료와 한방 보건지도를 임무로 한다.
4. 조산사는 조산(助産)과 임산부 및 신생아에 대한 보건과 양호지도를 임무로 한다.
5. 간호사는 다음 각 목의 업무를 임무로 한다. ▶ 08,09,14,20 기출
  가. 환자의 간호요구에 대한 관찰, 자료수집, 간호판단 및 요양을 위한 간호
  나. 의사, 치과의사, 한의사의 지도하에 시행하는 진료의 보조
  다. 간호 요구자에 대한 교육·상담 및 건강증진을 위한 활동의 기획과 수행, 그 밖의 대통령령으로 정하는 보건활동
  라. 제80조에 따른 간호조무사가 수행하는 가목부터 다목까지의 업무보조에 대한 지도

시행령 제2조(간호사의 보건활동)
08,20 기출

「의료법」(이하 "법"이라 한다) 제2조제2항제5호다목에서 "대통령령으로 정하는 보건활동"이란 다음의 보건활동을 말한다. 〈개정 2009. 4. 20., 2011. 2. 14., 2016. 9. 29., 2016. 12. 27., 2018. 3. 6.〉
1. 「농어촌 등 보건의료를 위한 특별조치법」 제19조에 따라 보건진료 전담공무원으로서 하는 보건활동
2. 「모자보건법」 제10조제1항에 따른 모자보건전문가가 행하는 모자보건 활동
3. 「결핵예방법」 제18조에 따른 보건활동 ▶ 20 기출
4. 그 밖의 법령에 따라 간호사의 보건활동으로 정한 업무

제3조의3(종합병원)
09,12 기출

① 종합병원은 다음 각 호의 요건을 갖추어야 한다. 〈개정 2011. 8. 4.〉
1. 100개 이상의 병상을 갖출 것
2. 100병상 이상 300병상 이하인 경우에는 내과·외과·소아청소년과·

두드림 퀴즈

01 의료법에서 말하는 의료인에 해당하는 것은?
① 면허를 받은 의사, 치과의사, 조산사, 간호조무사, 간호사
② 면허를 받은 의사, 치과의사, 한의사, 수의사
③ 면허를 받은 의사, 치과의사, 간호사, 수의사
④ 면허를 받은 의사, 치과의사, 한의사, 약사
⑤ 면허를 받은 의사, 치과의사, 한의사, 간호사, 조산사

02 300병상을 초과하는 종합병원에 설치해야 할 필수과목으로 이루어진 것은?
① 소아청소년과, 치과, 간호과
② 산부인과, 일반외과, 결핵 내과
③ 영상의학과, 진단검사의학과, 내과
④ 산부인과, 내과, 흉부외과
⑤ 진단방사선과, 내과, 결핵과

정답 01.⑤ 02.③

	산부인과 중 3개 진료과목, 영상의학과, 마취통증의학과와 진단검사의학과 또는 병리과를 포함한 7개 이상의 진료과목을 갖추고 각 진료과목마다 전속하는 전문의를 둘 것 3. 300병상을 초과하는 경우에는 내과, 외과, 소아청소년과, 산부인과, 영상의학과, 마취통증의학과, 진단검사의학과 또는 병리과, 정신건강의학과 및 치과를 포함한 9개 이상의 진료과목을 갖추고 각 진료과목마다 전속하는 전문의를 둘 것 ▶ 09 기출 ② 종합병원은 제1항제2호 또는 제3호에 따른 진료과목(이하 이 항에서 "필수진료과목"이라 한다) 외에 필요하면 추가로 진료과목을 설치·운영할 수 있다. 이 경우 필수진료과목 외의 진료과목에 대하여는 해당 의료기관에 전속하지 아니한 전문의를 둘 수 있다. [본조신설 2009. 1. 30.]
제3조의4 (상급종합병원 지정) ▶ 18 기출	① 보건복지부장관은 다음 각 호의 요건을 갖춘 종합병원 중에서 중증질환에 대하여 난이도가 높은 의료행위를 전문적으로 하는 종합병원을 상급종합병원으로 지정할 수 있다. 〈개정 2010. 1. 18.〉 1. 보건복지부령으로 정하는 20개 이상의 진료과목을 갖추고 각 진료과목마다 전속하는 전문의를 둘 것 2. 제77조제1항에 따라 전문의가 되려는 자를 수련시키는 기관일 것 3. 보건복지부령으로 정하는 인력·시설·장비 등을 갖출 것 4. 질병군별(疾病群別) 환자구성 비율이 보건복지부령으로 정하는 기준에 해당할 것 ② 보건복지부장관은 제1항에 따른 지정을 하는 경우 제1항 각 호의 사항 및 전문성 등에 대하여 평가를 실시하여야 한다. 〈개정 2010. 1. 18.〉 ③ 보건복지부장관은 제1항에 따라 상급종합병원으로 지정받은 종합병원에 대하여 3년마다 제2항에 따른 평가를 실시하여 재지정하거나 지정을 취소할 수 있다. 〈개정 2010. 1. 18.〉 ④ 보건복지부장관은 제2항 및 제3항에 따른 평가업무를 관계 전문기관 또는 단체에 위탁할 수 있다. 〈개정 2010. 1. 18.〉 ⑤ 상급종합병원 지정·재지정의 기준·절차 및 평가업무의 위탁 절차 등에 관하여 필요한 사항은 보건복지부령으로 정한다. 〈개정 2010. 1. 18.〉 [본조신설 2009. 1. 30.]

제2절 의료인의 자격과 면허

제6조(조산사 면허)	조산사가 되려는 자는 다음 각 호의 어느 하나에 해당하는 자로서 제9조에 따른 조산사 국가시험에 합격한 후 보건복지부장관의 면허를 받아야 한다. 〈개정 2008. 2. 29., 2010. 1. 18., 2019. 8. 27.〉 1. 간호사 면허를 가지고 보건복지부장관이 인정하는 의료기관에서 1년간 조산 수습과정을 마친 자 2. 외국의 조산사 면허(보건복지부장관이 정하여 고시하는 인정기준에 해당하는 면허를 말한다)를 받은 자
시행규칙 제3조(조산 수습의료기관 및 수습생 정원) ▶ 16 기출	① 법 제6조제1호에 따른 조산(助産) 수습의료기관으로 보건복지부장관의 인정을 받을 수 있는 의료기관은 「전문의의 수련 및 자격인정 등에 관한 규정」에 따른 산부인과 수련병원 및 소아청소년과 수련병원으로서 월평균 분만 건수가 100건 이상 되는 의료기관이어야 한다. 〈개정 2010. 3. 19., 2012. 8. 2.〉 ② 제1항에 따라 수습의료기관으로 인정받으려는 자는 별지 제1호서식의 조산 수습의료기관 인정신청서에 다음 각 호의 서류를 첨부하여 보건복지부장관에게 제출하여야 한다. 〈개정 2010. 3. 19.〉 　1. 수습생 모집계획서 및 수습계획서와 수습과정의 개요를 적은 서류 　2. 신청일이 속하는 달의 전달부터 소급하여 1년간의 월별 분만 실적을 적은 서류 ③ 수습생의 정원은 제2항제2호의 월별 분만 실적에 따라 산출된 월평균 분만 건수의 10분의 1 이내로 한다. ④ 수습의료기관은 매년 1월 15일까지 전년도 분만 실적을 보건복지부장관에게 보고하여야 한다. 〈개정 2010. 3. 19.〉 ⑤ 보건복지부장관은 제4항에 따라 보고된 연간 분만 실적이 제1항에 따른 기준에 미치지 못하는 경우에는 그 수습의료기관의 인정을 철회할 수 있고 제3항에 따른 기준에 미치지 못하는 경우에는 그 수습생의 정원을 조정할 수 있다. 〈개정 2010. 3. 19.〉
제8조(결격사유 등) 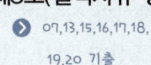 07,13,15,16,17,18, 19,20 기출	다음 각 호의 어느 하나에 해당하는 자는 의료인이 될 수 없다. 〈개정 2007. 10. 17., 2018. 3. 27., 2018. 8. 14.〉 1. 「정신건강증진 및 정신질환자 복지서비스 지원에 관한 법률」 제3조제1호에 따른 정신질환자. 다만, 전문의가 의료인으로서 적합하다고 인정하

---

03 「의료법」상 간호사 결격사유에 해당자로 바르게 설명한 것은?
① 정신질환이나 전문의가 의료인으로 적합하다고 인정한 자
② 후천성 면역결핍증 환자
③ 향정신성의약품 중독자
④ 영리목적으로 환자의 자신이 종사하거나 개설한 의료기관으로 유인한 자
⑤ 의료법을 위반하여 과태료를 납부한 자

정답 03.③

두드림 퀴즈

04 국가시험에서 부정행위를 하여 그 수험을 정지당하고 무효로 된 자에 대한 설명으로 옳은 것은?

① 그 후 5회의 범위에서 국가시험 응시가 제한된다.
② 그 다음 해의 시험에 응시할 수 있다.
③ 이후 국가시험에 응시할 수 없다.
④ 특정업무에 종사할 것을 조건으로 면허를 부여한다.
⑤ 그 후 3회의 범위에서 국가시험 응시가 제한된다.

	는 사람은 그러하지 아니하다. 2. 마약·대마·향정신성의약품 중독자 3. 피성년후견인·피한정후견인 4. 이 법 또는「형법」제233조, 제234조, 제269조, 제270조, 제317조제1항 및 제347조(허위로 진료비를 청구하여 환자나 진료비를 지급하는 기관이나 단체를 속인 경우만을 말한다),「보건범죄단속에 관한 특별조치법」,「지역보건법」,「후천성면역결핍증 예방법」,「응급의료에 관한 법률」,「농어촌 등 보건의료를 위한 특별 조치법」,「시체해부 및 보존에 관한 법률」,「혈액관리법」,「마약류관리에 관한 법률」,「약사법」,「모자보건법」, 그 밖에 대통령령으로 정하는 의료 관련 법령을 위반하여 금고 이상의 형을 선고받고 그 형의 집행이 종료되지 아니하였거나 집행을 받지 아니하기로 확정되지 아니한 자
제10조 **(응시자격 제한 등)** ▶ 13,16 기출	① 제8조 각 호의 어느 하나에 해당하는 자는 국가시험등에 응시할 수 없다. 〈개정 2009. 1. 30.〉 ② 부정한 방법으로 국가시험등에 응시한 자나 국가시험등에 관하여 부정행위를 한 자는 그 수험을 정지시키거나 합격을 무효로 한다. ③ 보건복지부장관은 제2항에 따라 수험이 정지되거나 합격이 무효가 된 사람에 대하여 처분의 사유와 위반 정도 등을 고려하여 대통령령으로 정하는 바에 따라 그 다음에 치러지는 이 법에 따른 국가시험등의 응시를 3회의 범위에서 제한할 수 있다. 〈개정 2016. 12. 20.〉
제17조(진단서 등) ▶ 08,15 기출	① 의료업에 종사하고 직접 진찰하거나 검안(檢案)한 의사[이하 이 항에서는 검안서에 한하여 검시(檢屍)업무를 담당하는 국가기관에 종사하는 의사를 포함한다], 치과의사, 한의사가 아니면 진단서·검안서·증명서를 작성하여 환자(환자가 사망하거나 의식이 없는 경우에는 직계존속·비속, 배우자 또는 배우자의 직계존속을 말하며, 환자가 사망하거나 의식이 없는 경우로서 환자의 직계존속·비속, 배우자 및 배우자의 직계존속이 모두 없는 경우에는 형제자매를 말한다) 또는「형사소송법」제222조제1항에 따라 검시(檢屍)를 하는 지방검찰청검사(검안서에 한한다)에게 교부하지 못한다. 다만, 진료 중이던 환자가 최종 진료 시부터 48시간 이내에 사망한 경우에는 다시 진료하지 아니하더라도 진단서나 증명서를 내줄 수 있으며 ▶ 15 기출, 환자 또는 사망자를 직접 진찰하거나 검안한 의사·치과의사 또는 한의사가 부득이한 사유로 진단서·검안서 또는 증명서를 내줄 수 없으면 같은 의료기관에 종사하는 다른 의사·치과의사 또는 한의사가 환자의 진료기록부 등에 따라 내줄 수 있다. ▶ 08 기출 〈개정 2009. 1. 30., 2016. 5. 29., 2019. 8. 27.〉 ② 의료업에 종사하고 직접 조산한 의사·한의사 또는 조산사가 아니면 출생·사망 또는 사산 증명서를 내주지 못한다. 다만, 직접 조산한 의사·한의사 또는 조산사가 부득이한 사유로 증명서를 내줄 수 없으면 같은 의료기관에 종사하는 다른 의사·한의사 또는 조산사가 진료기록부 등에 따라 증

정답 04.⑤

명서를 내줄 수 있다.

③ 의사・치과의사 또는 한의사는 자신이 진찰하거나 검안한 자에 대한 진단서・검안서 또는 증명서 교부를 요구받은 때에는 정당한 사유 없이 거부하지 못한다.

④ 의사・한의사 또는 조산사는 자신이 조산(助産)한 것에 대한 출생・사망 또는 사산 증명서 교부를 요구받은 때에는 정당한 사유 없이 거부하지 못한다.

⑤ 제1항부터 제4항까지의 규정에 따른 진단서, 증명서의 서식・기재사항, 그 밖에 필요한 사항은 보건복지부령으로 정한다. 〈신설 2007. 7. 27., 2008. 2. 29., 2010. 1. 18.〉

제21조 (기록 열람 등)
08,11,14,16 기출

① 환자는 의료인, 의료기관의 장 및 의료기관 종사자에게 본인에 관한 기록(추가기재・수정된 경우 추가기재・수정된 기록 및 추가기재・수정 전의 원본을 모두 포함한다. 이하 같다)의 전부 또는 일부에 대하여 열람 또는 그 사본의 발급 등 내용의 확인을 요청할 수 있다. 이 경우 의료인, 의료기관의 장 및 의료기관 종사자는 정당한 사유가 없으면 이를 거부하여서는 아니 된다. 〈신설 2016. 12. 20., 2018. 3. 27.〉

② 의료인, 의료기관의 장 및 의료기관 종사자는 환자가 아닌 다른 사람에게 환자에 관한 기록을 열람하게 하거나 그 사본을 내주는 등 내용을 확인할 수 있게 하여서는 아니 된다. 〈개정 2009. 1. 30., 2016. 12. 20.〉

③ 제2항에도 불구하고 의료인, 의료기관의 장 및 의료기관 종사자는 다음 각 호의 어느 하나에 해당하면 그 기록을 열람하게 하거나 그 사본을 교부하는 등 그 내용을 확인할 수 있게 하여야 한다. 다만, 의사・치과의사 또는 한의사가 환자의 진료를 위하여 불가피하다고 인정한 경우에는 그러하지 아니하다. 〈2021. 6. 30. 시행〉

1. 환자의 배우자, 직계 존속・비속, 형제・자매(환자의 배우자 및 직계 존속・비속, 배우자의 직계존속이 모두 없는 경우에 한정한다) 또는 배우자의 직계 존속이 환자 본인의 동의서와 친족관계임을 나타내는 증명서 등을 첨부 16 기출 하는 등 보건복지부령으로 정하는 요건을 갖추어 요청한 경우
2. 환자가 지정하는 대리인이 환자 본인의 동의서와 대리권이 있음을 증명하는 서류를 첨부하는 등 보건복지부령으로 정하는 요건을 갖추어 요청한 경우
3. 환자가 사망하거나 의식이 없는 등 환자의 동의를 받을 수 없어 환자의 배우자, 직계 존속・비속, 형제・자매(환자의 배우자 및 직계 존속・비속, 배우자의 직계존속이 모두 없는 경우에 한정한다) 또는 배우자의 직계 존속이 친족관계임을 나타내는 증명서 등을 첨부하는 등 보건복지부령으로 정하는 요건을 갖추어 요청한 경우
4. 「국민건강보험법」 제14조, 제47조, 제48조 및 제63조에 따라 급여비용 심사・지급・대상여부 확인・사후관리 및 요양급여의 적정성 평

가·가감지급 등을 위하여 국민건강보험공단 또는 건강보험심사평가원에 제공하는 경우

5. 「의료급여법」 제5조, 제11조, 제11조의3 및 제33조에 따라 의료급여 수급권자 확인, 급여비용의 심사·지급, 사후관리 등 의료급여 업무를 위하여 보장기관(시·군·구), 국민건강보험공단, 건강보험심사평가원에 제공하는 경우

6~16 항목 생략

17. 「국가유공자 등 예우 및 지원에 관한 법률」 제74조의8제1항제7호에 따라 보훈심사위원회가 보훈심사와 관련하여 보훈심사대상자를 진료한 의료기관에 해당 진료에 관한 사항의 열람 또는 사본 교부를 요청하는 경우

18. 「한국보훈복지의료공단법」 제24조의2에 따라 한국보훈복지의료공단이 같은 법 제6조제1호에 따른 국가유공자등에 대한 진료기록등의 제공을 요청하는 경우 〈신설 2021.06.30.〉

④ 진료기록을 보관하고 있는 의료기관이나 진료기록이 이관된 보건소에 근무하는 의사·치과의사 또는 한의사는 자신이 직접 진료하지 아니한 환자의 과거 진료 내용의 확인 요청을 받은 경우에는 진료기록을 근거로 하여 사실을 확인하여 줄 수 있다. 〈신설 2009. 1. 30.〉

⑤ 제1항, 제3항 또는 제4항의 경우 의료인, 의료기관의 장 및 의료기관 종사자는 「전자서명법」에 따른 전자서명이 기재된 전자문서를 제공하는 방법으로 환자 또는 환자가 아닌 다른 사람에게 기록의 내용을 확인하게 할 수 있다. 〈신설 2020. 3. 4.〉

제3절 의료인의 권리와 의무

제22조 (진료기록부 등)	① 의료인은 각각 진료기록부, 조산기록부, 간호기록부, 그 밖의 진료에 관한 기록(이하 "진료기록부등"이라 한다)을 갖추어 두고 환자의 주된 증상, 진단 및 치료 내용 등 보건복지부령으로 정하는 의료행위에 관한 사항과 의견을 상세히 기록하고 서명하여야 한다. 〈개정 2013. 4. 5.〉 ② 의료인이나 의료기관 개설자는 진료기록부등[제23조제1항에 따른 전자의무기록(電子醫務記錄)을 포함하며, 추가기재·수정된 경우 추가기재·수정된 진료기록부등 및 추가기재·수정 전의 원본을 모두 포함한다. 이하 같다]을 보건복지부령으로 정하는 바에 따라 보존하여야 한다. 〈개정 2008. 2. 29., 2010. 1. 18., 2018. 3. 27.〉 ③ 의료인은 진료기록부 등을 거짓으로 작성하거나 고의로 사실과 다르게 추가기재·수정하여서는 아니 된다. 〈신설 2011. 4. 7.〉 ④ 보건복지부장관은 의료인이 진료기록부등에 기록하는 질병명, 검사명, 약제명 등 의학용어와 진료기록부등의 서식 및 세부내용에 관한 표준을 마련하여 고시하고 의료인 또는 의료기관 개설자에게 그 준수를 권고할 수 있다. 〈신설 2019. 8. 27.〉

시행규칙
제14조(진료기록부 등의 기재 사항)
	① 법 제22조제1항에 따라 진료기록부·조산기록부와 간호기록부(이하 "진료기록부등"이라 한다)에 기록해야 할 의료행위에 관한 사항과 의견은 다음 각 호와 같다. 〈개정 2013. 10. 4.〉
	  1. 진료기록부
	    가. 진료를 받은 사람의 주소·성명·연락처·주민등록번호 등 인적사항
	    나. 주된 증상. 이 경우 의사가 필요하다고 인정하면 주된 증상과 관련한 병력(病歷)·가족력(家族歷)을 추가로 기록할 수 있다.
	    다. 진단결과 또는 진단명
	    라. 진료경과(외래환자는 재진환자로서 증상·상태, 치료내용이 변동되어 의사가 그 변동을 기록할 필요가 있다고 인정하는 환자만 해당한다)
	    마. 치료 내용(주사·투약·처치 등)
	    바. 진료 일시(日時)
	  2. 조산기록부
	    가. 조산을 받은 자의 주소·성명·연락처·주민등록번호 등 인적사항
	    나. 생·사산별(生·死産別) 분만 횟수
	    다. 임신 후의 경과와 그에 대한 소견

두드림 퀴즈

05 진료 중이던 환자가 사망한 경우 다시 진료하지 아니하더라도 진단서나 증명서를 내줄 수 있는 기간은 언제까지인가?
① 36시간 이내
② 24시간 이내
③ 10시간 이내
④ 48시간 이내
⑤ 7일 이내

06 간호기록부에 기재되어야 하는 내용으로 알맞은 것은?
① 섭취 및 배설물에 관한 사항
② 환자의 주된 증상
③ 임신 중 의사의 건강진단 유무
④ 진료 경과
⑤ 치료 내용

정답 05.④ 06.①

		라. 임신 중 의사에 의한 건강진단의 유무(결핵·성병에 관한 검사를 포함한다) 마. 분만 장소 및 분만 연월일시분(年月日時分) 바. 분만의 경과 및 그 처치 사. 산아(産兒) 수와 그 성별 및 생·사의 구별 아. 산아와 태아부속물에 대한 소견 자. 삭제 〈2013. 10. 4.〉 차. 산후의 의사의 건강진단 유무 3. 간호기록부 ▶ 14,18 기출 　가. 간호를 받는 사람의 성명 　나. 체온·맥박·호흡·혈압에 관한 사항 　다. 투약에 관한 사항 　라. 섭취 및 배설물에 관한 사항 　마. 처치와 간호에 관한 사항 　바. 간호 일시(日時) ② 의료인은 진료기록부등을 한글로 기록하도록 노력하여야 한다. 〈신설 2013. 10. 4.〉 ③ 삭제 〈2019. 10. 24.〉
	시행규칙 제15조 (진료기록부 등의 보존) ▶ 09,10,15,19 기출	① 의료인이나 의료기관 개설자는 법 제22조제2항에 따른 진료기록부 등을 다음 각 호에 정하는 기간 동안 보존하여야 한다. 다만, 계속적인 진료를 위하여 필요한 경우에는 1회에 한정하여 다음 각 호에 정하는 기간의 범위에서 그 기간을 연장하여 보존할 수 있다. 〈개정 2015. 5. 29., 2016. 10. 6., 2016. 12. 29.〉 　1. 환자 명부 : 5년 　2. 진료기록부 : 10년 　3. 처방전 : 2년 　4. 수술기록 : 10년 　5. 검사내용 및 검사소견기록 : 5년 　6. 방사선 사진(영상물을 포함한다) 및 그 소견서 : 5년 　7. 간호기록부 : 5년 　8. 조산기록부: 5년 　9. 진단서 등의 부본(진단서·사망진단서 및 시체검안서 등을 따로 구분하여 보존할 것) : 3년 ② 제1항의 진료에 관한 기록은 마이크로필름이나 광디스크 등(이하 이 조에서 "필름"이라 한다)에 원본대로 수록하여 보존할 수 있다. ③ 제2항에 따른 방법으로 진료에 관한 기록을 보존하는 경우에는 필름촬영책임자가 필름의 표지에 촬영 일시와 본인의 성명을 적고, 서명 또는 날인하여야 한다. [제목개정 2016. 10. 6.]

제24조 (요양방법 지도) 12 기출	의료인은 환자나 환자의 보호자에게 요양방법이나 그 밖에 건강관리에 필요한 사항을 지도하여야 한다.
제25조(신고) 17 기출	① 의료인은 대통령령으로 정하는 바에 따라 최초로 면허를 받은 후부터 3년마다 그 실태와 취업상황 등을 보건복지부장관에게 신고하여야 한다. 〈개정 2008. 2. 29., 2010. 1. 18., 2011. 4. 28.〉 ② 보건복지부장관은 제30조제3항의 보수교육을 이수하지 아니한 의료인에 대하여 제1항에 따른 신고를 반려할 수 있다. 〈신설 2011. 4. 28.〉 ③ 보건복지부장관은 제1항에 따른 신고 수리 업무를 대통령령으로 정하는 바에 따라 관련 단체 등에 위탁할 수 있다. 〈신설 2011. 4. 28.〉
제26조 (변사체 신고) 16 기출	의사·치과의사·한의사 및 조산사는 사체를 검안하여 변사(變死)한 것으로 의심되는 때에는 사체의 소재지를 관할하는 경찰서장에게 신고하여야 한다.

제4절 의료행위의 제한과 의료인 단체

07 보수교육을 면제받을 수 있는 사람으로 옳지 않은 것은?

① 간호대학 대학원 재학생
② 의과대학 대학원 재학생
③ 보건복지부장관이 보수교육을 받을 필요가 없다고 인정하는 사람
④ 전공의
⑤ 공립의료기관의 간호사

제30조 (협조 의무)	① 중앙회는 보건복지부장관으로부터 의료와 국민보건 향상에 관한 협조 요청을 받으면 협조하여야 한다. 〈개정 2008. 2. 29., 2010. 1. 18.〉 ② 중앙회는 보건복지부령으로 정하는 바에 따라 회원의 자질 향상을 위하여 필요한 보수(補修)교육을 실시하여야 한다. 〈개정 2008. 2. 29., 2010. 1. 18.〉 ③ 의료인은 제2항에 따른 보수교육을 받아야 한다.

시행규칙 제20조(보수교육) ▶ 09,13,17,18 기출	① 중앙회는 법 제30조제2항에 따라 다음 각 호의 사항이 포함된 보수교육을 매년 실시하여야 한다. 〈개정 2017. 3. 7.〉
	1. 직업윤리에 관한 사항
	2. 업무 전문성 향상 및 업무 개선에 관한 사항
	3. 의료 관계 법령의 준수에 관한 사항
	4. 선진 의료기술 등의 동향 및 추세 등에 관한 사항
	5. 그 밖에 보건복지부장관이 의료인의 자질 향상을 위하여 필요하다고 인정하는 사항
	② 의료인은 제1항에 따른 보수교육을 <u>연간 8시간 이상 이수</u>하여야 한다.
	③ 보건복지부장관은 제1항에 따른 보수교육의 내용을 평가할 수 있다.
	④ 각 중앙회장은 제1항에 따른 보수교육을 다음 각 호의 기관으로 하여금 실시하게 할 수 있다.
	  1. 법 제28조제5항에 따라 설치된 지부(이하 "지부"라 한다) 또는 중앙회의 정관에 따라 설치된 의학·치의학·한의학·간호학 분야별 전문학회 및 전문단체
	  2. 의과대학·치과대학·한의과대학·의학전문대학원·치의학전문대학원·한의학전문대학원·간호대학 및 그 부속병원
	  3. <u>수련병원</u>
	  4. 「한국보건복지인력개발원법」에 따른 한국보건복지인력개발원
	  5. 다른 법률에 따른 보수교육 실시기관
	⑤ 각 중앙회장은 의료인이 제4항제5호의 기관에서 보수교육을 받은 경우 그 교육이수 시간의 전부 또는 일부를 보수교육 이수시간으로 인정할 수 있다.
	⑥ 다음 각 호의 어느 하나에 해당하는 사람에 대하여는 해당 연도의 보수교육을 면제한다. ▶ 16,19,20 기출
	  1. <u>전공의</u>
	  2. <u>의과대학·치과대학·한의과대학·간호대학의 대학원 재학생</u>
	  3. 영 제8조에 따라 면허증을 발급받은 신규 면허취득자

4. 보건복지부장관이 보수교육을 받을 필요가 없다고 인정하는 사람

⑦ 다음 각 호의 어느 하나에 해당하는 사람에 대하여는 해당 연도의 보수교육을 유예할 수 있다.
1. 해당 연도에 6개월 이상 환자진료 업무에 종사하지 아니한 사람 ▶ 19,20 기출
2. 보건복지부장관이 보수교육을 받기가 곤란하다고 인정하는 사람

⑧ 제6항 또는 제7항에 따라 보수교육이 면제 또는 유예되는 사람은 해당 연도의 보수교육 실시 전에 별지 제10호의2서식의 보수교육 면제·유예 신청서에 보수교육 면제 또는 유예 대상자임을 증명할 수 있는 서류를 첨부하여 각 중앙회장에게 제출하여야 한다.

⑨ 제8항에 따른 신청을 받은 각 중앙회장은 보수교육 면제 또는 유예 대상자 여부를 확인하고, 보수교육 면제 또는 유예 대상자에게 별지 제10호의3서식의 보수교육 면제·유예 확인서를 교부하여야 한다.

[전문개정 2012. 4. 27.]

제5절 의료기관

08 요양병원을 개설할 수 있는 의료인은?
① 치과의사
② 한의사
③ 간호사
④ 조산사
⑤ 요양보호사

제33조(개설 등)
08,10,12,13,16 기출

① 의료인은 이 법에 따른 의료기관을 개설하지 아니하고는 의료업을 할 수 없으며, 다음 각 호의 어느 하나에 해당하는 경우 외에는 그 의료기관 내에서 의료업을 하여야 한다. 〈개정 2008. 2. 29., 2010. 1. 18.〉
  1. 「응급의료에 관한 법률」 제2조제1호에 따른 응급환자를 진료하는 경우
  2. 환자나 환자 보호자의 요청에 따라 진료하는 경우
  3. 국가나 지방자치단체의 장이 공익상 필요하다고 인정하여 요청하는 경우
  4. 보건복지부령으로 정하는 바에 따라 가정간호를 하는 경우
  5. 그 밖에 이 법 또는 다른 법령으로 특별히 정한 경우나 환자가 있는 현장에서 진료를 하여야 하는 부득이한 사유가 있는 경우

② 다음 각 호의 어느 하나에 해당하는 자가 아니면 의료기관을 개설할 수 없다. 이 경우 의사는 종합병원·병원·요양병원·정신병원 또는 의원을, 치과의사는 치과병원 또는 치과의원을, 한의사는 한방병원·요양병원 또는 한의원을, 조산사는 조산원만을 개설할 수 있다. 〈개정 2009. 1. 30., 2020. 3. 4.〉 10 기출
  1. 의사, 치과의사, 한의사 또는 조산사
  2. 국가나 지방자치단체
  3. 의료업을 목적으로 설립된 법인(이하 "의료법인"이라 한다)
  4. 「민법」이나 특별법에 따라 설립된 비영리법인
  5. 「공공기관의 운영에 관한 법률」에 따른 준정부기관, 「지방의료원의 설립 및 운영에 관한 법률」에 따른 지방의료원, 「한국보훈복지의료공단법」에 따른 한국보훈복지의료공단

③ 제2항에 따라 의원·치과의원·한의원 또는 조산원을 개설하려는 자는 보건복지부령으로 정하는 바에 따라 시장·군수·구청장에게 신고하여야 한다. 〈개정 2008. 2. 29., 2010. 1. 18.〉

④ 제2항에 따라 종합병원·병원·치과병원·한방병원·요양병원 또는 정신병원을 개설하려면 제33조의2에 따른 시·도 의료기관개설위원회의 심의를 거쳐 보건복지부령으로 정하는 바에 따라 시·도지사의 허가를 받아야 한다. 16 기출 이 경우 시·도지사는 개설하려는 의료기관이 다음 각 호의 어느 하나에 해당하는 경우에는 개설허가를 할 수 없다. 〈개정 2008. 2. 29., 2010. 1. 18., 2019. 8. 27., 2020. 3. 4.〉
  1. 제36조에 따른 시설기준에 맞지 아니하는 경우
  2. 제60조제1항에 따른 기본시책과 같은 조 제2항에 따른 수급 및 관리계획에 적합하지 아니한 경우

⑤ 제3항과 제4항에 따라 개설된 의료기관이 개설 장소를 이전하거나 개설에 관한 신고 또는 허가사항 중 보건복지부령으로 정하는 중요사항을 변경

정답 08. ②

하려는 때에도 제3항 또는 제4항과 같다. 〈개정 2008. 2. 29., 2010. 1. 18.〉
⑥ 조산원을 개설하는 자는 반드시 지도의사(指導醫師)를 정하여야 한다.
⑦ 다음 각 호의 어느 하나에 해당하는 경우에는 의료기관을 개설할 수 없다. 〈개정 2019. 8. 27.〉
  1. 약국 시설 안이나 구내인 경우
  2. 약국의 시설이나 부지 일부를 분할·변경 또는 개수하여 의료기관을 개설하는 경우
  3. 약국과 전용 복도·계단·승강기 또는 구름다리 등의 통로가 설치되어 있거나 이런 것들을 설치하여 의료기관을 개설하는 경우
  4. 「건축법」 등 관계 법령에 따라 허가를 받지 아니하거나 신고를 하지 아니하고 건축 또는 증축·개축한 건축물에 의료기관을 개설하는 경우
⑧ 제2항제1호의 의료인은 어떠한 명목으로도 둘 이상의 의료기관을 개설·운영할 수 없다. 다만, 2 이상의 의료인 면허를 소지한 자가 의원급 의료기관을 개설하려는 경우에는 하나의 장소에 한하여 면허 종별에 따른 의료기관을 함께 개설할 수 있다. 〈신설 2009. 1. 30., 2012. 2. 1.〉
⑨ 의료법인 및 제2항제4호에 따른 비영리법인(이하 이 조에서 "의료법인 등"이라 한다)이 의료기관을 개설하려면 그 법인의 정관에 개설하고자 하는 의료기관의 소재지를 기재하여 대통령령으로 정하는 바에 따라 정관의 변경허가를 얻어야 한다(의료법인 등을 설립할 때에는 설립 허가를 말한다. 이하 이 항에서 같다). 이 경우 그 법인의 주무관청은 정관의 변경허가를 하기 전에 그 법인이 개설하고자 하는 의료기관이 소재하는 시·도지사 또는 시장·군수·구청장과 협의하여야 한다. 〈신설 2015. 12. 29.〉
⑩ 의료기관을 개설·운영하는 의료법인 등은 다른 자에게 그 법인의 명의를 빌려주어서는 아니 된다. 〈신설 2015. 12. 29.〉
[제목개정 2012. 2. 1.]
[2007. 12. 27. 법률 제9386호에 의하여 2007. 12. 27. 헌법재판소에서 헌법불합치된 이 조 제2항을 개정함]

| 시행규칙 제24조(가정간호) 07,09,11,13,15 기출 | ① 법 제33조제1항제4호에 따라 의료기관이 실시하는 가정간호의 범위는 다음 각 호와 같다. 〈개정 2010. 3. 19.〉
  1. 간호
  2. 검체의 채취(보건복지부장관이 정하는 현장검사를 포함한다. 이하 같다) 및 운반
  3. 투약
  4. 주사
  5. 응급처치 등에 대한 교육 및 훈련
  6. 상담
  7. 다른 보건의료기관 등에 대한 건강관리에 관한 의뢰 |

두드림 퀴즈

09 가정간호에 대한 사항으로 옳은 것은?
① 의료기관 외의 장소에서도 치료가 계속적으로 필요한 자 모두에게 실시한다.
② 가정간호를 실시하는 의료기관의 장은 가정간호에 관한 기록을 3년 동안 보존한다.
③ 가정간호 중 투약 관련 간호를 하는 경우에는 의사의 처방에 따라야 한다.
④ 처방의 유효기간은 처방일로부터 30일까지로 한다.
⑤ 가정간호를 실시하는 의료기관의 장은 가정전문 간호사를 5명 두어야 한다.

정답 09.③

Chapter 01. 의료법 | 687

		② 가정간호를 실시하는 간호사는 「전문간호사 자격인정 등에 관한 규칙」에 따른 가정전문간호사이어야 한다. ③ 가정간호는 의사나 한의사가 의료기관 외의 장소에서 계속적인 치료와 관리가 필요하다고 판단하여 가정전문간호사에게 치료나 관리를 의뢰한 자에 대하여만 실시하여야 한다. ④ 가정전문간호사는 가정간호 중 검체의 채취 및 운반, 투약, 주사 또는 치료적 의료행위인 간호를 하는 경우에는 의사나 한의사의 진단과 처방에 따라야 ▶ 09 기출 한다. 이 경우 의사 및 한의사 처방의 유효기간은 처방일부터 90일까지로 한다. ⑤ 가정간호를 실시하는 의료기관의 장은 가정전문간호사를 2명 이상 두어야 한다. ▶ 15 기출 ⑥ 가정간호를 실시하는 의료기관의 장은 가정간호에 관한 기록을 5년간 보존하여야 한다. ⑦ 이 규칙에서 정한 것 외에 가정간호의 질 관리 등 가정간호의 실시에 필요한 사항은 보건복지부장관이 따로 정한다. 〈개정 2010. 3. 19.〉
제36조(준수사항)		제33조제2항 및 제8항에 따라 의료기관을 개설하는 자는 보건복지부령으로 정하는 바에 따라 다음 각 호의 사항을 지켜야 한다. 〈개정 2008. 2. 29., 2009. 1. 30., 2010. 1. 18., 2016. 5. 29., 2019. 4. 23., 2019. 8. 27., 2020. 3. 4.〉 1. 의료기관의 종류에 따른 시설기준 및 규격에 관한 사항 2. 의료기관의 안전관리시설 기준에 관한 사항 3. 의료기관 및 요양병원의 운영 기준에 관한 사항 4. 고가의료장비의 설치·운영 기준에 관한 사항 5. 의료기관의 종류에 따른 의료인 등의 정원 기준에 관한 사항 6. 급식관리 기준에 관한 사항 7. 의료기관의 위생 관리에 관한 사항 8. 의료기관의 의약품 및 일회용 의료기기의 사용에 관한 사항 9. 의료기관의 「감염병의 예방 및 관리에 관한 법률」 제41조제4항에 따른 감염병환자등의 진료 기준에 관한 사항 10. 의료기관 내 수술실, 분만실, 중환자실 등 감염관리가 필요한 시설의 출입 기준에 관한 사항 11. 의료인 및 환자 안전을 위한 보안장비 설치 및 보안인력 배치 등에 관한 사항 12. 의료기관의 신체보호대 사용에 관한 사항 13. 의료기관의 의료관련감염 예방에 관한 사항

시행규칙 제36조 (요양병원의 운영) 07,11,15,20 기출	① 법 제36조제3호에 따른 요양병원의 입원 대상은 다음 각 호의 어느 하나에 해당하는 자로서 주로 요양이 필요한 자로 한다. 〈개정 2010. 1. 29.〉 　1. 노인성 질환자 　2. 만성질환자 　3. 외과적 수술 후 또는 상해 후 회복기간에 있는 자 ② 제1항에도 불구하고 「감염병의 예방 및 관리에 관한 법률」 제41조제1항에 따라 보건복지부장관이 고시한 감염병에 걸린 같은 법 제2조제13호부터 제15호까지에 따른 감염병환자, 감염병의사환자 또는 병원체보유자(이하 "감염병환자등"이라 한다) 및 같은 법 제42조제1항 각 호의 어느 하나에 해당하는 감염병환자 등은 요양병원의 입원 대상으로 하지 아니한다. 〈개정 2015. 12. 23.〉 ③ 제1항에도 불구하고 「정신건강증진 및 정신질환자 복지서비스 지원에 관한 법률」 제3조제1호에 따른 정신질환자(노인성 치매환자는 제외한다)는 같은 법 제3조제5호에 따른 정신의료기관 외의 요양병원의 입원 대상으로 하지 아니한다. 〈신설 2015. 12. 23., 2017. 5. 30.〉 ④ 각급 의료기관은 제1항에 따른 환자를 요양병원으로 옮긴 경우에는 환자 이송과 동시에 진료기록 사본 등을 그 요양병원에 송부하여야 한다. 〈개정 2010. 1. 29., 2015. 12. 23.〉 ⑤ 요양병원 개설자는 요양환자의 상태가 악화되는 경우에 적절한 조치를 할 수 있도록 환자 후송 등에 관하여 다른 의료기관과 협약을 맺거나 자체 시설 및 인력 등을 확보하여야 한다. 〈개정 2010. 1. 29., 2015. 12. 23.〉 ⑥ 삭제 〈2020. 2. 28.〉 ⑦ 요양병원 개설자는 휴일이나 야간에 입원환자의 안전 및 적절한 진료 등을 위하여 소속 의료인 및 직원에 대한 비상연락체계를 구축·유지하여야 한다. 〈신설 2017. 6. 21.〉

간호사 국가고시 합격노트

두드림 퀴즈

10 한 병원의 연평균 1일 입원환자가 50명, 외래환자가 300명이라 할 때에 이 병원에 요구되는 간호사 정원은?

① 50명
② 40명
③ 30명
④ 20명
⑤ 10명

시행규칙 제38조(의료인 등의 정원) 09,11,18 기출			① 법 제36조제5호에 따른 의료기관의 종류에 따른 의료인의 정원 기준에 관한 사항은 별표 5와 같다. ■ 의료법 시행규칙 [별표 5] 〈개정 2015.5.29.〉 의료기관에 두는 의료인의 정원(제38조 관련)
	의사	종합병원 병원, 의원	연평균 1일 입원환자를 20명으로 나눈 수(이 경우 소수점은 올림). 외래환자 3명은 입원환자 1명으로 환산함
		요양병원	연평균 1일 입원환자 80명까지는 2명으로 하되, 80명을 초과하는 입원환자는 매 40명마다 1명을 기준으로 함(한의사를 포함하여 환산함). 외래환자 3명은 입원환자 1명으로 환산함
	간호사	한방병원 한의원 요양병원 제외	연평균 1일 입원환자를 2.5명으로 나눈 수(이 경우 소수점은 올림). 외래환자 12명은 입원환자 1명으로 환산함 09,11,18 기출
		한방병원 한의원	연평균 1일 입원환자를 5명으로 나눈 수(이 경우 소수점은 올림). 외래환자 12명은 입원환자 1명으로 환산함
		요양병원	연평균 1일 입원환자 6명마다 1명을 기준으로 함(다만, 간호조무사는 간호사 정원의 3분의 2 범위 내에서 둘 수 있음). 외래환자 12명은 입원환자 1명으로 환산함
제47조 (의료관련감염 예방)			① 보건복지부령으로 정하는 일정 규모 이상의 병원급 의료기관의 장은 의료관련감염 예방을 위하여 감염관리위원회와 감염관리실을 설치·운영하고 보건복지부령으로 정하는 바에 따라 감염관리 업무를 수행하는 전담 인력을 두는 등 필요한 조치를 하여야 한다. 〈개정 2008. 2. 29., 2010. 1. 18., 2011. 8. 4., 2020. 3. 4.〉 ② 의료기관의 장은 「감염병의 예방 및 관리에 관한 법률」 제2조제1호에 따른 감염병의 예방을 위하여 해당 의료기관에 소속된 의료인, 의료기관 종사자 및 「보건의료인력지원법」 제2조제3호의 보건의료인력을 양성하는 학교 및 기관의 학생으로서 해당 의료기관에서 실습하는 자에게 보건복지부령으로 정하는 바에 따라 정기적으로 교육을 실시하여야 한다. 〈2021.12.30. 시행〉

정답 10.③

③ 의료기관의 장은 「감염병의 예방 및 관리에 관한 법률」 제2조제1호에 따른 감염병이 유행하는 경우 환자, 환자의 보호자, 의료인, 의료기관 종사자 및 「경비업법」 제2조제3호에 따른 경비원 등 해당 의료기관 내에서 업무를 수행하는 사람에게 감염병의 확산 방지를 위하여 필요한 정보를 제공하여야 한다. 〈신설 2015. 12. 29., 2019. 4. 23.〉
④ 질병관리청장은 의료관련감염의 발생·원인 등에 대한 의과학적인 감시를 위하여 의료관련감염 감시 시스템을 구축·운영할 수 있다. 〈신설 2020. 3. 4., 2020. 8. 11.〉
⑤ 의료기관은 제4항에 따른 시스템을 통하여 매월 의료관련감염 발생 사실을 등록할 수 있다. 〈신설 2020. 3. 4.〉
⑥ 질병관리청장은 제4항에 따른 시스템의 구축·운영 업무를 대통령령으로 정하는 바에 따라 관계 전문기관에 위탁할 수 있다. 〈신설 2020. 3. 4., 2020. 8. 11.〉
⑦ 질병관리청장은 제6항에 따라 업무를 위탁한 전문기관에 대하여 그 업무에 관한 보고 또는 자료의 제출을 명할 수 있다. 〈신설 2020. 3. 4., 2020. 8. 11.〉
⑧ 의료관련감염이 발생한 사실을 알게 된 의료기관의 장, 의료인, 의료기관 종사자 또는 환자 등은 보건복지부령으로 정하는 바에 따라 질병관리청장에게 그 사실을 보고(이하 이 조에서 "자율보고"라 한다)할 수 있다. 이 경우 질병관리청장은 자율보고한 사람의 의사에 반하여 그 신분을 공개하여서는 아니 된다. 〈신설 2020. 3. 4., 2020. 8. 11.〉
⑨ 자율보고한 사람이 해당 의료관련감염과 관련하여 관계 법령을 위반한 사실이 있는 경우에는 그에 따른 행정처분을 감경하거나 면제할 수 있다. 〈신설 2020. 3. 4.〉
⑩ 자율보고가 된 의료관련감염에 관한 정보는 보건복지부령으로 정하는 검증을 한 후에는 개인식별이 가능한 부분을 삭제하여야 한다. 〈신설 2020. 3. 4.〉
⑪ 자율보고의 접수 및 분석 등의 업무에 종사하거나 종사하였던 사람은 직무상 알게 된 비밀을 다른 사람에게 누설하거나 직무 외의 목적으로 사용하여서는 아니 된다. 〈신설 2020. 3. 4.〉
⑫ 의료기관의 장은 해당 의료기관에 속한 자율보고를 한 보고자에게 그 보고를 이유로 해고 또는 전보나 그 밖에 신분 또는 처우와 관련하여 불리한 조치를 할 수 없다. 〈신설 2020. 3. 4.〉
⑬ 질병관리청장은 제4항 또는 제8항에 따라 수집한 의료관련감염 관련 정보를 감염 예방·관리에 필요한 조치, 계획 수립, 조사·연구, 교육 등에 활용할 수 있다. 〈신설 2020. 3. 4., 2020. 8. 11.〉
⑭ 제1항에 따른 감염관리위원회의 구성과 운영, 감염관리실 운영, 제2항에 따른 교육, 제3항에 따른 정보 제공, 제5항에 따라 등록하는 의료관련감염의 종류와 그 등록의 절차·방법 등에 필요한 사항은 보건복지부령으로 정한다. 〈개정 2020. 3. 4.〉
[제목개정 2020. 3. 4.]

| 시행규칙 제43조(감염관리위원회 및 감염관리실의 설치 등) ▶ 11,17 기출 | ① 법 제47조 제1항에서 "보건복지부령으로 정하는 일정 규모 이상의 병원급 의료기관"이란 다음 각 호의 구분에 따른 의료기관을 말한다. 〈개정 2016. 10. 6.〉
  1. 2017년 3월 31일까지의 기간: 종합병원 및 200개 이상의 병상을 갖춘 병원으로서 중환자실을 운영하는 의료기관
  2. 2017년 4월 1일부터 2018년 9월 30일까지의 기간: 종합병원 및 200개 이상의 병상을 갖춘 병원
  3. <u>2018년 10월 1일부터의 기간 : 종합병원 및 150개 이상의 병상을 갖춘 병원</u>
② 법 제47조제1항에 따른 감염관리위원회(이하 "위원회"라 한다)는 다음 각 호의 업무를 심의한다. 〈개정 2009. 4. 29., 2010. 12. 30., 2015. 12. 23., 2016. 10. 6.〉
  1. 병원감염에 대한 대책, 연간 감염예방계획의 수립 및 시행에 관한 사항
  2. 감염관리요원의 선정 및 배치에 관한 사항
  3. 감염병환자등의 처리에 관한 사항
  4. 병원의 전반적인 위생관리에 관한 사항
  5. 병원감염관리에 관한 자체 규정의 제정 및 개정에 관한 사항
  6. 삭제 〈2012. 8. 2.〉
  7. 삭제 〈2012. 8. 2.〉
  8. 삭제 〈2012. 8. 2.〉
  9. 그 밖에 병원감염관리에 관한 중요한 사항
③ 법 제47조제1항에 따른 감염관리실(이하 "감염관리실"이라 한다)은 다음 각 호의 업무를 수행한다. 〈신설 2012. 8. 2., 2016. 10. 6.〉
  1. 병원감염의 발생 감시
  2. 병원감염관리 실적의 분석 및 평가
  3. 직원의 감염관리교육 및 감염과 관련된 직원의 건강관리에 관한 사항
  4. 그 밖에 감염 관리에 필요한 사항
[제목개정 2012. 8. 2.] |

제6절 의료광고

제56조 (의료광고의 금지 등)

① 의료기관 개설자, 의료기관의 장 또는 의료인(이하 "의료인등"이라 한다)이 아닌 자는 의료에 관한 광고(의료인등이 신문·잡지·음성·음향·영상·인터넷·인쇄물·간판, 그 밖의 방법에 의하여 의료행위, 의료기관 및 의료인등에 대한 정보를 소비자에게 나타내거나 알리는 행위를 말한다. 이하 "의료광고"라 한다 ▶ 07 기출)를 하지 못한다. 〈개정 2018. 3. 27.〉

② 의료인등은 다음 각 호의 어느 하나에 해당하는 의료광고를 하지 못한다. 〈개정 2009. 1. 30., 2016. 5. 29., 2018. 3. 27.〉
 1. 제53조에 따른 평가를 받지 아니한 신의료기술에 관한 광고
 2. 환자에 관한 치료경험담 등 소비자로 하여금 치료 효과를 오인하게 할 우려가 있는 내용의 광고
 3. 거짓된 내용을 표시하는 광고
 4. 다른 의료인 등의 기능 또는 진료 방법과 비교하는 내용의 광고
 5. 다른 의료인 등을 비방하는 내용의 광고
 6. 수술 장면 등 직접적인 시술행위를 노출하는 내용의 광고
 7. 의료인등의 기능, 진료 방법과 관련하여 심각한 부작용 등 중요한 정보를 누락하는 광고
 8. 객관적인 사실을 과장하는 내용의 광고
 9. 법적 근거가 없는 자격이나 명칭을 표방하는 내용의 광고
 10. 신문, 방송, 잡지 등을 이용하여 기사(記事) 또는 전문가의 의견 형태로 표현되는 광고
 11. 제57조에 따른 심의를 받지 아니하거나 심의받은 내용과 다른 내용의 광고
 12. 제27조제3항에 따라 외국인환자를 유치하기 위한 국내광고
 13. 소비자를 속이거나 소비자로 하여금 잘못 알게 할 우려가 있는 방법으로 제45조에 따른 비급여 진료비용을 할인하거나 면제하는 내용의 광고
 14. 각종 상장·감사장 등을 이용하는 광고 또는 인증·보증·추천을 받았다는 내용을 사용하거나 이와 유사한 내용을 표현하는 광고. 다만, 다음 각 목의 어느 하나에 해당하는 경우는 제외한다.
  가. 제58조에 따른 의료기관 인증을 표시한 광고
  나. 「정부조직법」 제2조부터 제4조까지의 규정에 따른 중앙행정기관·특별지방행정기관 및 그 부속기관, 「지방자치법」 제2조에 따른 지방자치단체 또는 「공공기관의 운영에 관한 법률」 제4조에 따른 공공기관으로부터 받은 인증·보증을 표시한 광고
  다. 다른 법령에 따라 받은 인증·보증을 표시한 광고
  라. 세계보건기구와 협력을 맺은 국제평가기구로부터 받은 인증을 표시한 광고 등 대통령령으로 정하는 광고
 15. 그 밖에 의료광고의 방법 또는 내용이 국민의 보건과 건전한 의료경쟁의

두드림 퀴즈

11 의료광고를 할 수 있는 방법은?
① 일간신문
② TV 광고
③ 이동멀티미디어방송
④ 데이터 방송
⑤ 라디오 방송

정답 11. ①

질서를 해치거나 소비자에게 피해를 줄 우려가 있는 것으로서 대통령령으로 정하는 내용의 광고

③ 의료광고는 다음 각 호의 방법으로는 하지 못한다. 〈개정 2018. 3. 27.〉
  1. 「방송법」제2조제1호의 방송
  2. 그 밖에 국민의 보건과 건전한 의료경쟁의 질서를 유지하기 위하여 제한할 필요가 있는 경우로서 대통령령으로 정하는 방법

④ 제2항에 따라 금지되는 의료광고의 구체적인 내용 등 의료광고에 관하여 필요한 사항은 대통령령으로 정한다. 〈개정 2018. 3. 27.〉

⑤ 보건복지부장관, 시장·군수·구청장은 제2항제2호부터 제5호까지 및 제7호부터 제9호까지를 위반한 의료인등에 대하여 제63조, 제64조 및 제67조에 따른 처분을 하려는 경우에는 지체 없이 그 내용을 공정거래위원회에 통보하여야 한다. 〈신설 2016. 5. 29., 2018. 3. 27.〉

[2018. 3. 27. 법률 제15540호에 의하여 2015. 12. 23. 헌법재판소에서 위헌 결정된 이 조를 개정함.]

제57조 (의료광고의 심의)

① 의료인등이 다음 각 호의 어느 하나에 해당하는 매체를 이용하여 의료광고를 하려는 경우 미리 의료광고가 제56조제1항부터 제3항까지의 규정에 위반되는지 여부에 관하여 제2항에 따른 기관 또는 단체의 심의를 받아야 한다. 〈개정 2008. 2. 29., 2010. 1. 18., 2011. 8. 4., 2016. 1. 6., 2018. 3. 27.〉

  1. 「신문 등의 진흥에 관한 법률」제2조에 따른 신문·인터넷신문 또는 「잡지 등 정기간행물의 진흥에 관한 법률」제2조에 따른 정기간행물
  2. 「옥외광고물 등의 관리와 옥외광고산업 진흥에 관한 법률」제2조제1호에 따른 옥외광고물 중 현수막(懸垂幕), 벽보, 전단(傳單) 및 교통시설·교통수단에 표시(교통수단 내부에 표시되거나 영상·음성·음향 및 이들의 조합으로 이루어지는 광고를 포함한다)되는 것
  3. 전광판
  4. 대통령령으로 정하는 인터넷 매체[이동통신단말장치에서 사용되는 애플리케이션(Application)을 포함한다]
  5. 그 밖에 매체의 성질, 영향력 등을 고려하여 대통령령으로 정하는 광고매체

② 다음 각 호의 기관 또는 단체는 대통령령으로 정하는 바에 따라 자율심의를 위한 조직 등을 갖추어 보건복지부장관에게 신고한 후 의료광고 심의 업무를 수행할 수 있다. 〈개정 2018. 3. 27.〉
  1. 제28조제1항에 따른 의사회·치과의사회·한의사회
  2. 「소비자기본법」제29조에 따라 등록한 소비자단체로서 대통령령으로 정하는 기준을 충족하는 단체

③ 의료인등은 제1항에도 불구하고 다음 각 호의 사항으로만 구성된 의료광고에 대해서는 제2항에 따라 보건복지부장관에게 신고한 기관 또는 단체(이하 "자율심의기구"라 한다)의 심의를 받지 아니할 수 있다. 〈개정 2018. 3. 27.〉
  1. 의료기관의 명칭·소재지·전화번호
  2. 의료기관이 설치·운영하는 진료과목(제43조제5항에 따른 진료과목을 말한다)

3. 의료기관에 소속된 의료인의 성명·성별 및 면허의 종류
4. 그 밖에 대통령령으로 정하는 사항

④ 자율심의기구는 제1항에 따른 심의를 할 때 적용하는 심의 기준을 상호 협의하여 마련하여야 한다. 〈개정 2018. 3. 27.〉

⑤ 의료광고 심의를 받으려는 자는 자율심의기구가 정하는 수수료를 내야 한다. 〈신설 2018. 3. 27.〉

⑥ 제2항제1호에 따른 자율심의기구가 수행하는 의료광고 심의 업무 및 이와 관련된 업무의 수행에 관하여는 제29조제3항, 제30조제1항, 제32조, 제83조제1항 및 「민법」 제37조를 적용하지 아니하며, 제2항제2호에 따른 자율심의기구가 수행하는 의료광고 심의 업무 및 이와 관련된 업무의 수행에 관하여는 「민법」 제37조를 적용하지 아니한다. 〈신설 2018. 3. 27.〉

⑦ 자율심의기구는 의료광고 제도 및 법령의 개선에 관하여 보건복지부장관에게 의견을 제시할 수 있다. 〈신설 2018. 3. 27.〉

⑧ 제1항에 따른 심의의 유효기간은 심의를 신청하여 승인을 받은 날부터 3년으로 한다. 〈신설 2018. 3. 27.〉

⑨ 의료인등이 제8항에 따른 유효기간의 만료 후 계속하여 의료광고를 하려는 경우에는 유효기간 만료 6개월 전에 자율심의기구에 의료광고 심의를 신청하여야 한다. 〈신설 2018. 3. 27.〉

⑩ 제1항부터 제9항까지의 규정에서 정한 것 외에 자율심의기구의 구성·운영 및 심의에 필요한 사항은 자율심의기구가 정한다. 〈신설 2018. 3. 27.〉

⑪ 자율심의기구는 제1항 및 제4항에 따른 심의 관련 업무를 수행할 때에는 제56조제1항부터 제3항까지의 규정에 따라 공정하고 투명하게 하여야 한다. 〈신설 2018. 3. 27.〉

[제목개정 2018. 3. 27.]
[2018. 3. 27. 법률 제15540호에 의하여 2005. 12. 23. 헌법재판소에서 위헌 결정된 이 조를 개정함.]

제7절 감독

12 면허를 반드시 취소해야만 하는 경우는?

① 의료법을 위반하여 벌금형을 받은 자
② 일회용 주사 의료용품을 재사용한 자
③ 자격정지기간 중 의료행위를 한 자
④ 향정신성의약품 중독자
⑤ 면허를 대여한 자

제58조의3 (의료기관 인증기준 및 방법 등) ▶ 08 기출	① 의료기관 인증기준은 다음 각 호의 사항을 포함하여야 한다. 1. 환자의 권리와 안전 2. 의료기관의 의료서비스 질 향상 활동 3. 의료서비스의 제공과정 및 성과 4. 의료기관의 조직·인력관리 및 운영 5. 환자 만족도 ② 인증등급은 인증, 조건부인증 및 불인증으로 구분한다. 〈개정 2020. 3. 4.〉 ③ 인증의 유효기간은 4년으로 한다. 다만, 조건부인증의 경우에는 유효기간을 1년으로 한다. 〈개정 2020. 3. 4.〉 ④ 조건부인증을 받은 의료기관의 장은 유효기간 내에 보건복지부령으로 정하는 바에 따라 재인증을 받아야 한다. 〈개정 2020. 3. 4.〉 ⑤ 제1항에 따른 인증기준의 세부 내용은 보건복지부장관이 정한다. 〈개정 2020. 3. 4.〉 [본조신설 2010. 7. 23.]
제59조(지도와 명령) ▶ 07,12 기출	① 보건복지부장관 또는 시·도지사는 보건의료정책을 위하여 필요하거나 국민보건에 중대한 위해(危害)가 발생하거나 발생할 우려가 있으면 의료기관이나 의료인에게 필요한 지도와 명령을 할 수 있다. 〈개정 2008. 2. 29., 2010. 1. 18.〉 ② 보건복지부장관, 시·도지사 또는 시장·군수·구청장은 의료인이 정당한 사유 없이 진료를 중단하거나 의료기관 개설자가 집단으로 휴업하거나 폐업하여 환자 진료에 막대한 지장을 초래하거나 초래할 우려가 있다고 인정할 만한 상당한 이유가 있으면 그 의료인이나 의료기관 개설자에게 업무개시 명령 ▶ 07,12 기출을 할 수 있다. 〈개정 2008. 2. 29., 2010. 1. 18.〉 ③ 의료인과 의료기관 개설자는 정당한 사유 없이 제2항의 명령을 거부할 수 없다.
제65조 (면허 취소와 재교부) ▶ 08,13,14,18 기출	① 보건복지부장관은 의료인이 다음 각 호의 어느 하나에 해당할 경우에는 그 면허를 취소할 수 있다. 다만, 제1호의 경우에는 면허를 취소하여야 한다. 〈개정 2008. 2. 29., 2009. 1. 30., 2009. 12. 31., 2010. 1. 18., 2015. 12. 29., 2016. 5. 29., 2020. 3. 4.〉 1. 제8조 각 호의 어느 하나에 해당하게 된 경우

정답 12.④

제8조 다음 각 호의 어느 하나에 해당하는 자는 의료인이 될 수 없다. 〈개정 2007. 10. 17., 2018. 3. 27., 2018. 8. 14.〉
1. 「정신건강증진 및 정신질환자 복지서비스 지원에 관한 법률」 제3조제1호에 따른 정신질환자. 다만, 전문의가 의료인으로서 적합하다고 인정하는 사람은 그러하지 아니하다.
2. 마약·대마·향정신성의약품 중독자
3. 피성년후견인·피한정후견인
4. 이 법 또는 「형법」 제233조, 제234조, 제269조, 제270조, 제317조제1항 및 제347조(허위로 진료비를 청구하여 환자나 진료비를 지급하는 기관이나 단체를 속인 경우만을 말한다), 「보건범죄단속에 관한 특별조치법」, 「지역보건법」, 「후천성면역결핍증 예방법」, 「응급의료에 관한 법률」, 「농어촌 등 보건의료를 위한 특별 조치법」, 「시체 해부 및 보존 등에 관한 법률」, 「혈액관리법」, 「마약류관리에 관한 법률」, 「약사법」, 「모자보건법」, 그 밖에 대통령령으로 정하는 의료 관련 법령을 위반하여 금고 이상의 형을 선고받고 그 형의 집행이 종료되지 아니하였거나 집행을 받지 아니하기로 확정되지 아니한 자

2. 제66조에 따른 자격 정지 처분 기간 중에 의료행위를 하거나 3회 이상 자격 정지 처분을 받은 경우
3. 제11조제1항에 따른 면허 조건을 이행하지 아니한 경우
4. 제4조의3제1항을 위반하여 면허를 대여한 경우
5. 삭제 〈2016. 12. 20.〉
6. 제4조제6항을 위반하여 사람의 생명 또는 신체에 중대한 위해를 발생하게 한 경우
7. 제27조제5항을 위반하여 사람의 생명 또는 신체에 중대한 위해를 발생하게 할 우려가 있는 수술, 수혈, 전신마취를 의료인 아닌 자에게 하게 하거나 의료인에게 면허 사항 외로 하게 한 경우 〈신설 2021. 6. 30.〉

② 보건복지부장관은 제1항에 따라 면허가 취소된 자라도 취소의 원인이 된 사유가 없어지거나 개전(改悛)의 정이 뚜렷하다고 인정되면 면허를 재교부할 수 있다.
다만, 제1항제3호에 따라 면허가 취소된 경우에는 취소된 날부터 1년 이내, 제1항제2호에 따라 면허가 취소된 경우에는 취소된 날부터 2년 이내, 제1항제4호·제6호 또는 제8조제4호에 따른 사유로 면허가 취소된 경우에는 취소된 날부터 3년 이내에는 재교부하지 못한다. ▶ 11 기출 〈개정 2021. 6. 30. 시행〉

제66조(자격정지 등)
▶ 07,12,13,17,19 기출

① 보건복지부장관은 의료인이 다음 각 호의 어느 하나에 해당하면 1년의 범위에서 면허자격을 정지시킬 수 있다. 이 경우 의료기술과 관련한 판단이 필요한 사항에 관하여는 관계 전문가의 의견을 들어 결정할 수 있다. 〈개정 2008. 2. 29., 2009. 12. 31., 2010. 1. 18., 2010. 5. 27., 2011. 4. 7., 2011. 8. 4., 2016. 5. 29., 2016. 12. 20., 2019. 4. 23., 2019. 8. 27.〉
1. 의료인의 품위를 심하게 손상시키는 행위를 한 때

2. 의료기관 개설자가 될 수 없는 자에게 고용되어 의료행위를 한 때
2의2. 제4조제6항을 위반한 때
3. 제17조제1항 및 제2항에 따른 진단서·검안서 또는 증명서를 거짓으로 작성하여 내주거나 제22조제1항에 따른 진료기록부등을 거짓으로 작성하거나 고의로 사실과 다르게 추가기재·수정한 때
4. 제20조를 위반한 경우
5. 삭제 〈2020. 12. 29.〉
6. 의료기사가 아닌 자에게 의료기사의 업무를 하게 하거나 의료기사에게 그 업무 범위를 벗어나게 한 때
7. 관련 서류를 위조·변조하거나 속임수 등 부정한 방법으로 진료비를 거짓 청구한 때
8. 삭제 〈2011. 8. 4.〉
9. 제23조의5를 위반하여 경제적 이익등을 제공받은 때
10. 그 밖에 이 법 또는 이 법에 따른 명령을 위반한 때

② 제1항제1호에 따른 행위의 범위는 대통령령으로 정한다.
③ 의료기관은 그 의료기관 개설자가 제1항제7호에 따라 자격정지 처분을 받은 경우에는 그 자격정지 기간 중 의료업을 할 수 없다. 〈개정 2010. 7. 23.〉
④ 보건복지부장관은 의료인이 제25조에 따른 신고를 하지 아니한 때에는 신고할 때까지 면허의 효력을 정지할 수 있다. 〈신설 2011. 4. 28.〉
⑤ 제1항제2호를 위반한 의료인이 자진하여 그 사실을 신고한 경우에는 제1항에도 불구하고 보건복지부령으로 정하는 바에 따라 그 처분을 감경하거나 면제할 수 있다. 〈신설 2012. 2. 1.〉
⑥ 제1항에 따른 자격정지처분은 그 사유가 발생한 날부터 5년(제1항제5호·제7호에 따른 자격정지처분의 경우에는 7년으로 한다)이 지나면 하지 못한다. 다만, 그 사유에 대하여 「형사소송법」 제246조에 따른 공소가 제기된 경우에는 공소가 제기된 날부터 해당 사건의 재판이 확정된 날까지의 기간은 시효 기간에 산입하지 아니 한다. 〈신설 2016. 5. 29.〉

| 시행령 제32조(의료인의 품위 손상 행위의 범위) 12,15,19 기출 | ① 법 제66조제2항에 따른 의료인의 품위 손상 행위의 범위는 다음 각 호와 같다. 〈개정 2015. 9. 15.〉
1. 학문적으로 인정되지 아니하는 진료행위(조산 업무와 간호 업무를 포함한다. 이하 같다)
2. 비도덕적 진료행위
3. 거짓 또는 과대 광고행위
3의2. 「방송법」 제2조제1호에 따른 방송, 「신문 등의 진흥에 관한 법률」 제2조제1호·제2호에 따른 신문·인터넷신문, 「잡지 등 정기간행물의 진흥에 관한 법률」 제2조제1호에 따른 정기간행물 또는 제24조제1항 각 호의 인터넷 매체[이동통신단 |

말장치에서 사용되는 애플리케이션(Application)을 포함한다]에서 다음 각 목의 건강·의학정보(의학, 치의학, 한의학, 조산학 및 간호학의 정보를 말한다. 이하 같다)에 대하여 거짓 또는 과장하여 제공하는 행위 〈2021. 6.30. 시행〉

 가. 「식품위생법」 제2조제1호에 따른 식품에 대한 건강·의학정보
 나. 「건강기능식품에 관한 법률」 제3조제1호에 따른 건강기능식품에 대한 건강·의학정보
 다. 「약사법」 제2조제4호부터 제7호까지의 규정에 따른 의약품, 한약, 한약제제 또는 의약외품에 대한 건강·의학정보
 라. 「의료기기법」 제2조제1항에 따른 의료기기에 대한 건강·의학정보
 마. 「화장품법」 제2조제1호부터 제3호까지의 규정에 따른 화장품, 기능성화장품 또는 유기농화장품에 대한 건강·의학정보

4. 불필요한 검사·투약(投藥)·수술 등 지나친 진료행위를 하거나 부당하게 많은 진료비를 요구하는 행위
5. 전공의(專攻醫)의 선발 등 직무와 관련하여 부당하게 금품을 수수하는 행위
6. 다른 의료기관을 이용하려는 환자를 영리를 목적으로 자신이 종사하거나 개설한 의료기관으로 유인하거나 유인하게 하는 행위
7. 자신이 처방전을 발급하여 준 환자를 영리를 목적으로 특정 약국에 유치하기 위하여 약국개설자나 약국에 종사하는 자와 담합하는 행위

② 삭제 〈2012. 4. 27.〉

제69조(의료지도원)
▶ 16 기출

① 제61조에 따른 관계 공무원의 직무를 행하게 하기 위하여 보건복지부, 시·도 및 시·군·구에 의료지도원을 둔다. 〈개정 2008. 2. 29., 2010. 1. 18.〉
② 의료지도원은 보건복지부장관, 시·도지사 또는 시장·군수·구청장이 그 소속 공무원 중에서 임명하되, 자격과 임명 등에 필요한 사항은 보건복지부령으로 정한다. 〈개정 2008. 2. 29., 2010. 1. 18.〉
③ 의료지도원 및 그 밖의 공무원은 직무를 통하여 알게 된 의료기관, 의료인, 환자의 비밀을 누설하지 못한다.

제8절 보칙

제78조(전문간호사)	① 보건복지부장관은 간호사에게 간호사 면허 외에 전문간호사 자격을 인정할 수 있다. 〈개정 2008. 2. 29., 2010. 1. 18.〉
	② 전문간호사가 되려는 사람은 다음 각 호의 어느 하나에 해당하는 사람으로서 보건복지부장관이 실시하는 전문간호사 자격시험에 합격한 후 보건복지부장관의 자격인정을 받아야 한다. 〈개정 2018. 3. 27.〉
	  1. 보건복지부령으로 정하는 전문간호사 교육과정을 이수한 자
	  2. 보건복지부장관이 인정하는 외국의 해당 분야 전문간호사 자격이 있는 자
	③ 전문간호사는 제2항에 따라 자격을 인정받은 해당 분야에서 간호 업무를 수행하여야 한다. 〈신설 2018. 3. 27.〉
	④ 전문간호사의 자격 구분, 자격 기준, 자격 시험, 자격증, 업무 범위, 그 밖에 필요한 사항은 보건복지부령으로 정한다. ▶ 14 기출 〈신설 2018. 3. 27.〉

02 감염병의 예방 및 관리에 관한 법률

제1절 총칙

제2조(정의)
07,09,10,11,12,14,15,16,17,18,19 기출

이 법에서 사용하는 용어의 뜻은 다음과 같다. 〈개정 2010. 1. 18., 2013. 3. 22., 2014. 3. 18., 2015. 7. 6., 2016. 12. 2., 2018. 3. 27., 2019. 12. 3., 2020. 3. 4.〉

1. "감염병"이란 제1급감염병, 제2급감염병, 제3급감염병, 제4급감염병, 기생충감염병, 세계보건기구 감시대상 감염병, 생물테러감염병, 성매개감염병, 인수(人獸)공통감염병 및 의료관련감염병을 말한다.
2. "제1급감염병"이란 생물테러감염병 또는 치명률이 높거나 집단 발생의 우려가 커서 발생 또는 유행 즉시 신고하여야 하고, 음압격리와 같은 높은 수준의 격리가 필요한 감염병으로서 다음 각 목의 감염병을 말한다. 다만, 갑작스러운 국내 유입 또는 유행이 예견되어 긴급한 예방·관리가 필요하여 보건복지부장관이 지정하는 감염병을 포함한다. ▶ 15 기출
    가. 에볼라바이러스병
    나. 마버그열
    다. 라싸열
    라. 크리미안콩고출혈열
    마. 남아메리카출혈열
    바. 리프트밸리열
    사. 두창
    아. 페스트
    자. 탄저
    차. 보툴리눔독소증
    카. 야토병
    타. 신종감염병증후군
    파. 중증급성호흡기증후군(SARS)
    하. 중동호흡기증후군(MERS)
    거. 동물인플루엔자 인체감염증
    너. 신종인플루엔자
    더. 디프테리아
3. "제2급감염병"이란 전파가능성을 고려하여 발생 또는 유행 시 24시간 이내에 신고하여야 하고, 격리가 필요한 다음 각 목의 감염병을 말한다. 다만, 갑작스러운 국내 유입 또는 유행이 예견되어 긴급한 예방·관리가 필요하여 보건복지부장관이 지정하는 감염병을 포함한다. ▶ 15,16,18,19 기출
    가. 결핵(結核)

두드림 퀴즈

01 1급 감염병에 대한 설명으로 알맞게 설명된 것은?
① 예방접종을 통하여 예방 및 관리가 가능하여 국가예방접종사업의 대상이 되는 감염병
② 국내에서 새롭게 발생하였거나 발생할 우려가 있는 감염병 또는 국내 유입이 우려되는 해외 유행 감염병으로서 보건복지부령으로 정하는 감염병
③ 생물테러감염병 또는 치명률이 높거나 집단 발생의 우려가 커서 발생 또는 유행 즉시 신고하여야 하고, 음압격리와 같은 높은 수준의 격리가 필요한 감염병
④ 간헐적으로 유행할 가능성이 있어 계속 그 발생을 감시하고 방역대책의 수립이 필요한 감염병
⑤ 그 종류로는 보툴리눔독소증, 수막구균감염증, 디프테리아, 장출혈성대장균감염증 등이 포함된다.

정답 01.③

나. 수두(水痘)
다. 홍역(紅疫)
라. 콜레라
마. 장티푸스
바. 파라티푸스
사. 세균성이질
아. 장출혈성대장균감염증
자. A형간염
차. 백일해(百日咳)
카. 유행성이하선염(流行性耳下腺炎)
타. 풍진(風疹)
파. 폴리오
하. 수막구균 감염증
거. b형헤모필루스인플루엔자
너. 폐렴구균 감염증
더. 한센병
러. 성홍열
머. 반코마이신내성황색포도알균(VRSA) 감염증
버. 카바페넴내성장내세균속균종(CRE) 감염증
서. E형간염

4. "제3급감염병"이란 그 발생을 계속 감시할 필요가 있어 발생 또는 유행 시 24시간 이내에 신고하여야 하는 다음 각 목의 감염병을 말한다. 다만, 갑작스러운 국내 유입 또는 유행이 예견되어 긴급한 예방·관리가 필요하여 보건복지부장관이 지정하는 감염병을 포함한다.

가. 파상풍(破傷風)
나. B형간염
다. 일본뇌염
라. C형간염
마. 말라리아
바. 레지오넬라증
사. 비브리오패혈증
아. 발진티푸스
자. 발진열(發疹熱)
차. 쯔쯔가무시증
카. 렙토스피라증
타. 브루셀라증
파. 공수병(恐水病)
하. 신증후군출혈열(腎症侯群出血熱)
거. 후천성면역결핍증(AIDS)
너. 크로이츠펠트-야콥병(CJD) 및 변종크로이츠펠트-야콥병(vCJD)
더. 황열
러. 뎅기열

02 제3급 감염병의 종류로 알맞은 것은?
① 파상풍
② 수두
③ A형 간염
④ 수막구균감염증
⑤ 성홍열

정답 02. ①

머. 큐열(Q熱)
버. 웨스트나일열
서. 라임병
어. 진드기매개뇌염
저. 유비저(類鼻疽)
처. 치쿤구니야열
커. 중증열성혈소판감소증후군(SFTS)
터. 지카바이러스 감염증

5. "제4급감염병"이란 제1급감염병부터 제3급감염병까지의 감염병 외에 유행 여부를 조사하기 위하여 표본감시 활동이 필요한 다음 각 목의 감염병을 말한다.
    가. 인플루엔자
    나. 매독(梅毒)
    다. 회충증
    라. 편충증
    마. 요충증
    바. 간흡충증
    사. 폐흡충증
    아. 장흡충증
    자. 수족구병
    차. 임질
    카. 클라미디아감염증
    타. 연성하감
    파. 성기단순포진
    하. 첨규콘딜롬
    거. 반코마이신내성장알균(VRE) 감염증
    너. 메티실린내성황색포도알균(MRSA) 감염증
    더. 다제내성녹농균(MRPA) 감염증
    러. 다제내성아시네토박터바우마니균(MRAB) 감염증
    머. 장관감염증
    버. 급성호흡기감염증
    서. 해외유입기생충감염증
    어. 엔테로바이러스감염증
    저. 사람유두종바이러스 감염증

6. "기생충감염병"이란 기생충에 감염되어 발생하는 감염병 중 보건복지부장관이 고시하는 감염병을 말한다.
7. 삭제 〈2018. 3. 27.〉
8. "세계보건기구 감시대상 감염병"이란 세계보건기구가 국제공중보건의 비상사태에 대비하기 위하여 감시대상으로 정한 질환으로서 보건복지부장관이 고시하는 감염병을 말한다.
9. "생물테러감염병"이란 고의 또는 테러 등을 목적으로 이용된 병원체에 의하여 발생된 감염병 중 보건복지부장관이 고시하는 감염병을 말한다.

10. "성매개감염병"이란 성 접촉을 통하여 전파되는 감염병 중 보건복지부장관이 고시하는 감염병을 말한다.
11. "인수공통감염병"이란 동물과 사람 간에 서로 전파되는 병원체에 의하여 발생되는 감염병 중 보건복지부장관이 고시하는 감염병을 말한다.
12. "의료관련감염병"이란 환자나 임산부 등이 의료행위를 적용받는 과정에서 발생한 감염병으로서 감시활동이 필요하여 보건복지부장관이 고시하는 감염병을 말한다.
13. "감염병환자"란 감염병의 병원체가 인체에 침입하여 증상을 나타내는 사람으로서 제11조제6항의 진단 기준에 따른 의사, 치과의사 또는 한의사의 진단이나 제16조의2에 따른 감염병병원체 확인기관의 실험실 검사를 통하여 확인된 사람을 말한다.
14. "감염병의사환자"란 감염병병원체가 인체에 침입한 것으로 의심이 되나 감염병환자로 확인되기 전 단계에 있는 사람을 말한다.
15. "병원체보유자"란 임상적인 증상은 없으나 감염병병원체를 보유하고 있는 사람을 말한다.
15의2. "감염병의심자"란 다음 각 목의 어느 하나에 해당하는 사람을 말한다.
    가. 감염병환자, 감염병의사환자 및 병원체보유자(이하 "감염병환자등"이라 한다)와 접촉하거나 접촉이 의심되는 사람(이하 "접촉자"라 한다)
    나. 「검역법」 제2조제7호 및 제8호에 따른 검역관리지역 또는 중점검역관리지역에 체류하거나 그 지역을 경유한 사람으로서 감염이 우려되는 사람
    다. 감염병병원체 등 위험요인에 노출되어 감염이 우려되는 사람
16. "감시"란 감염병 발생과 관련된 자료, 감염병병원체·매개체에 대한 자료를 체계적이고 지속적으로 수집, 분석 및 해석하고 그 결과를 제때에 필요한 사람에게 배포하여 감염병 예방 및 관리에 사용하도록 하는 일체의 과정을 말한다.
16의2. "표본감시"란 감염병 중 감염병환자의 발생빈도가 높아 전수조사가 어렵고 중증도가 비교적 낮은 감염병의 발생에 대하여 감시기관을 지정하여 정기적이고 지속적인 의과학적 감시를 실시하는 것을 말한다.
17. "역학조사"란 감염병환자등이 발생한 경우 감염병의 차단과 확산 방지 등을 위하여 감염병환자등의 발생 규모를 파악하고 감염원을 추적하는 등의 활동과 감염병 예방접종 후 이상반응 사례가 발생한 경우나 감염병 여부가 불분명하나 그 발병원인을 조사할 필요가 있는 사례가 발생한 경우 그 원인을 규명하기 위하여 하는 활동을 말한다.
18. "예방접종 후 이상반응"이란 예방접종 후 그 접종으로 인하여 발생할 수 있는 모든 증상 또는 질병으로서 해당 예방접종과 시간적 관련성이 있는 것을 말한다.
19. "고위험병원체"란 생물테러의 목적으로 이용되거나 사고 등에 의하여 외부에 유출될 경우 국민 건강에 심각한 위험을 초래할 수 있는 감염병병원체로서 보건복지부령으로 정하는 것을 말한다.

20. "관리대상 해외 신종감염병"이란 기존 감염병의 변이 및 변종 또는 기존에 알려지지 아니한 새로운 병원체에 의해 발생하여 국제적으로 보건문제를 야기하고 국내 유입에 대비하여야 하는 감염병으로서 보건복지부장관이 지정하는 것을 말한다.
21. "의료·방역 물품"이란 「약사법」 제2조에 따른 의약품·의약외품, 「의료기기법」 제2조에 따른 의료기기 등 의료 및 방역에 필요한 물품 및 장비로서 질병관리청장이 지정하는 것을 말한다. [신설 2021. 6. 16]

1급	2급	3급	4급
• 에볼라바이러스병	• 결핵	• 파상풍	• 인플루엔자
• 마버그열	• 수두	• B형간염	• 매독
• 라싸열	• 홍역	• 일본뇌염	• 회충증
• 크리미안콩고출혈열	• 콜레라	• C형간염	• 편충증
• 남아메리카출혈열	• 장티푸스	• 말라리아	• 요충증
• 리프트밸리열	• 파라티푸스	• 레지오넬라증	• 간흡충증
• 두창	• 세균성이질	• 비브리오패혈증	• 폐흡충증
• 페스트	• 장출혈성대장균감염증	• 발진티푸스	• 장흡충증
• 탄저	• A형간염	• 발진열	• 수족구병
• 보툴리눔독소증	• 백일해	• 쯔쯔가무시증	• 임질
• 야토병	• 유행성이하선염	• 렙토스피라증	• 클라미디아감염증
• 신종감염병증후군	• 풍진	• 브루셀라증	• 연성하감
• 중증급성호흡기증후군(SARS)	• 폴리오	• 공수병	• 성기단순포진
• 중동호흡기증후군(MERS)	• 수막구균 감염증	• 신증후군출혈열	• 첨규콘딜롬
• 동물인플루엔자 인체감염증	• b형헤모필루스인플루엔자	• 후천성면역결핍증(AIDS)	• 반코마이신내성장알균(VRE) 감염증
• 신종인플루엔자	• 폐렴구균 감염증	• 크로이츠펠트-야콥병(CJD) 및 변종크로이츠펠트-야콥병(vCJD)	• 메티실린내성황색포도알균(MRSA) 감염증
• 디프테리아	• 한센병	• 황열	• 다제내성녹농균(MRPA) 감염증
	• 성홍열	• 뎅기열	• 다제내성아시네토박터바우마니균(MRAB) 감염증
	• 반코마이신내성황색포도알균(VRSA) 감염증	• 큐열	• 장관감염증
	• 카바페넴내성장내세균속균종(CRE) 감염증	• 웨스트나일열	• 급성호흡기감염증
	• E형간염	• 라임병	• 해외유입기생충감염증
		• 진드기매개뇌염	• 엔테로바이러스감염증
		• 유비저	• 사람유두종바이러스 감염증
		• 치쿤구니야열	
		• 중증열성혈소판감소증후군(SFTS)	
		• 지카바이러스 감염증	

두드림 퀴즈

03 수두에 걸린 대상자를 확인한 의료기관의 장이 그 사실을 통보해야 할 대상과 시기로 알맞은 것은?

① 질병관리청장, 즉시
② 질병관리청장, 7일 이내
③ 보건복지부장관, 즉시
④ 관할 보건소장, 24시간
⑤ 관할 보건소장, 48시간

제2절 신고 및 보고

제11조 (의사 등의 신고)
08,10 기출

① 의사, 치과의사 또는 한의사는 다음 각 호의 어느 하나에 해당하는 사실(제16조제6항에 따라 표본감시 대상이 되는 제4급감염병으로 인한 경우는 제외한다)이 있으면 소속 의료기관의 장에게 보고하여야 하고, 해당 환자와 그 동거인에게 보건복지부장관이 정하는 감염 방지 방법 등을 지도하여야 한다. 다만, 의료기관에 소속되지 아니한 의사, 치과의사 또는 한의사는 그 사실을 관할 보건소장에게 신고하여야 한다. 〈개정 2010. 1. 18., 2015. 12. 29., 2018. 3. 27., 2020. 3. 4.〉

1. 감염병환자등을 진단하거나 그 사체를 검안(檢案)한 경우
2. 예방접종 후 이상반응자를 진단하거나 그 사체를 검안한 경우
3. 감염병환자등이 제1급감염병부터 제3급감염병까지에 해당하는 감염병으로 사망한 경우
4. 감염병환자로 의심되는 사람이 감염병병원체 검사를 거부하는 경우

② 제16조의2에 따른 감염병병원체 확인기관의 소속 직원은 실험실 검사 등을 통하여 보건복지부령으로 정하는 감염병환자등을 발견한 경우 그 사실을 그 기관의 장에게 보고하여야 한다. 〈개정 2015. 7. 6., 2018. 3. 27., 2020. 3. 4.〉

③ 제1항 및 제2항에 따라 보고를 받은 의료기관의 장 및 제16조의2에 따른 감염병병원체 확인기관의 장은 제1급감염병의 경우에는 즉시, 제2급감염병 및 제3급감염병의 경우에는 24시간 이내에, 제4급감염병의 경우에는 7일 이내에 보건복지부장관 또는 관할 보건소장에게 신고하여야 한다. 〈신설 2015. 7. 6., 2018. 3. 27., 2020. 3. 4.〉

④ 육군, 해군, 공군 또는 국방부 직할 부대에 소속된 군의관은 제1항 각 호의 어느 하나에 해당하는 사실(제16조제6항에 따라 표본감시 대상이 되는 제4급감염병으로 인한 경우는 제외한다)이 있으면 소속 부대장에게 보고하여야 하고, 보고를 받은 소속 부대장은 제1급감염병의 경우에는 즉시, 제2급감염병 및 제3급감염병의 경우에는 24시간 이내에 관할 보건소장에게 신고하여야 한다. 〈개정 2015. 7. 6., 2015. 12. 29., 2018. 3. 27.〉

⑤ 제16조제1항에 따른 감염병 표본감시기관은 제16조제6항에 따라 표본감시 대상이 되는 제4급감염병으로 인하여 제1항제1호 또는 제3호에 해당하는 사실이 있으면 보건복지부령으로 정하는 바에 따라 보건복지부장관 또는 관할 보건소장에게 신고하여야 한다. 〈개정 2010. 1. 18., 2015. 7. 6., 2015. 12. 29., 2018. 3. 27.〉

⑥ 제1항부터 제5항까지의 규정에 따른 감염병환자등의 진단 기준, 신고의 방법 및 절차 등에 관하여 필요한 사항은 보건복지부령으로 정한다. 〈개정 2010. 1. 18., 2015. 7. 6.〉

정답 03.④

제3절 예방접종

제24조 (필수예방접종)
08,14,19 기출

① 특별자치도지사 또는 시장·군수·구청장은 다음 각 호의 질병에 대하여 관할 보건소를 통하여 필수예방접종(이하 "필수예방접종"이라 한다)을 실시하여야 한다. 〈개정 2010. 1. 18., 2013. 3. 22., 2014. 3. 18., 2016. 12. 2., 2018. 3. 27.〉
   1. 디프테리아
   2. 폴리오
   3. 백일해
   4. 홍역
   5. 파상풍
   6. 결핵
   7. B형간염
   8. 유행성이하선염
   9. 풍진
   10. 수두
   11. 일본뇌염
   12. b형헤모필루스인플루엔자
   13. 폐렴구균
   14. 인플루엔자
   15. A형간염
   16. 사람유두종바이러스 감염증
   17. 그 밖에 보건복지부장관이 감염병의 예방을 위하여 필요하다고 인정하여 지정하는 감염병

② 특별자치도지사 또는 시장·군수·구청장은 제1항에 따른 필수예방접종업무를 대통령령으로 정하는 바에 따라 관할구역 안에 있는 「의료법」에 따른 의료기관에 위탁할 수 있다. 〈개정 2018. 3. 27.〉

③ 특별자치도지사 또는 시장·군수·구청장은 필수예방접종 대상 아동 부모에게 보건복지부령으로 정하는 바에 따라 필수예방접종을 사전에 알려야 한다. 이 경우 「개인정보 보호법」 제24조에 따른 고유식별정보를 처리할 수 있다. 〈신설 2012. 5. 23., 2018. 3. 27.〉
[제목개정 2018. 3. 27.]

두드림 퀴즈

04 필수예방접종을 실시하여야 하는 자는?
① 특별자치도지사 또는 시장, 군수, 구청장
② 식품의약품안전처장
③ 질병관리청장
④ 관할 보건소장
⑤ 보건복지부장관

정답 04.①

제4절 감염 전파 차단 조치

05 감염병에 걸렸을 때 증상 및 감염력이 소멸되는 날까지 업무종사의 일시제한을 받는 감염병으로 알맞은 것은?

① 파라티푸스
② B형 간염
③ 요충증
④ 클라미디아
⑤ 한센병

제42조(감염병에 관한 강제처분) 12 기출

① 보건복지부장관, 시·도지사 또는 시장·군수·구청장은 해당 공무원으로 하여금 다음 각 호의 어느 하나에 해당하는 감염병환자 등이 있다고 인정되는 주거시설, 선박·항공기·열차 등 운송수단 또는 그 밖의 장소에 들어가 필요한 조사나 진찰을 하게 할 수 있으며, 그 진찰 결과 감염병환자등으로 인정될 때에는 동행하여 치료받게 하거나 입원시킬 수 있다. 〈개정 2010. 1. 18., 2018. 3. 27.〉

1. 제1급감염병
2. 제2급감염병 중 결핵, 홍역, 콜레라, 장티푸스, 파라티푸스, 세균성이질, 장출혈성대장균감염증, A형간염, 수막구균 감염증, 폴리오, 성홍열 또는 보건복지부장관이 정하는 감염병
3. 삭제 〈2018. 3. 27.〉
4. 제3급감염병 중 보건복지부장관이 정하는 감염병
5. 세계보건기구 감시대상 감염병
6. 삭제 〈2018. 3. 27.〉

② 보건복지부장관, 시·도지사 또는 시장·군수·구청장은 제1급감염병이 발생한 경우 해당 공무원으로 하여금 감염병의심자에게 다음 각 호의 어느 하나에 해당하는 조치를 하게 할 수 있다. 이 경우 해당 공무원은 감염병 증상 유무를 확인하기 위하여 필요한 조사나 진찰을 할 수 있다. 〈신설 2020. 3. 4.〉

1. 자가(自家) 또는 시설에 격리
2. 유선·무선 통신, 정보통신기술을 활용한 기기 등을 이용한 감염병의 증상 유무 확인

③ 보건복지부장관, 시·도지사 또는 시장·군수·구청장은 제2항에 따른 조사나 진찰 결과 감염병환자등으로 인정된 사람에 대해서는 해당 공무원과 동행하여 치료받게 하거나 입원시킬 수 있다. 〈신설 2020. 3. 4.〉

④ 보건복지부장관, 시·도지사 또는 시장·군수·구청장은 제1항·제2항에 따른 조사·진찰이나 제13조제2항에 따른 검사를 거부하는 사람(이하 이 조에서 "조사거부자"라 한다)에 대해서는 해당 공무원으로 하여금 감염병관리기관에 동행하여 필요한 조사나 진찰을 받게 하여야 한다. 〈개정 2015. 12. 29., 2020. 3. 4.〉

⑤ 제1항부터 제4항까지에 따라 조사·진찰·격리·치료 또는 입원 조치를 하거나 동행하는 공무원은 그 권한을 증명하는 증표를 지니고 이를 관계인에게 보여주어야 한다. 〈신설 2015. 12. 29., 2020. 3. 4.〉

⑥ 보건복지부장관, 시·도지사 또는 시장·군수·구청장은 제2항부터 제4항까지 및 제7항에 따른 조사·진찰·격리·치료 또는 입원 조치를 위하여 필요한 경우에는 관할 경찰서장에게 협조를 요청할 수 있다. 이 경우 요청을 받은 관할 경찰서장은 정당한 사유가 없으면 이에 따라야 한다. 〈신설 2015. 12. 29., 2020. 3. 4.〉

⑦ 보건복지부장관, 시·도지사 또는 시장·군수·구청장은 조사거부자를

정답 05.①

자가 또는 감염병관리시설에 격리할 수 있으며, 제4항에 따른 조사·진찰 결과 감염병환자등으로 인정될 때에는 감염병관리시설에서 치료받게 하거나 입원시켜야 한다. 〈신설 2015. 12. 29., 2020. 3. 4.〉

⑧ 보건복지부장관, 시·도지사 또는 시장·군수·구청장은 감염병의심자 또는 조사거부자가 감염병환자등이 아닌 것으로 인정되면 제2항 또는 제7항에 따른 격리 조치를 즉시 해제하여야 한다. 〈신설 2015. 12. 29., 2020. 3. 4.〉

⑨ 보건복지부장관, 시·도지사 또는 시장·군수·구청장은 제7항에 따라 조사거부자를 치료·입원시킨 경우 그 사실을 조사거부자의 보호자에게 통지하여야 한다. 이 경우 통지의 방법·절차 등에 관하여 필요한 사항은 제43조를 준용한다. 〈신설 2015. 12. 29., 2020. 3. 4.〉

⑩ 제8항에도 불구하고 정당한 사유 없이 격리 조치가 해제되지 아니하는 경우 감염병의심자 및 조사거부자는 구제청구를 할 수 있으며, 그 절차 및 방법 등에 대해서는 「인신보호법」을 준용한다. 이 경우 "감염병의심자 및 조사거부자"는 "피수용자"로, 격리 조치를 명한 "보건복지부장관, 시·도지사 또는 시장·군수·구청장"은 "수용자"로 본다(다만, 「인신보호법」 제6조제1항제3호는 적용을 제외한다). 〈신설 2015. 12. 29., 2020. 3. 4.〉

⑪ 제1항부터 제4항까지 및 제7항에 따라 조사·진찰·격리·치료를 하는 기관의 지정 기준, 제2항에 따른 감염병의심자에 대한 격리나 증상여부 확인 방법 등 필요한 사항은 대통령령으로 정한다. 〈신설 2015. 12. 29., 2020. 3. 4.〉

제45조 (업무 종사의 일시 제한)	① 감염병환자등은 보건복지부령으로 정하는 바에 따라 업무의 성질상 일반인과 접촉하는 일이 많은 직업에 종사할 수 없고, 누구든지 감염병환자등을 그러한 직업에 고용할 수 없다. 〈개정 2010. 1. 18.〉 ② 제19조에 따른 성매개감염병에 관한 건강진단을 받아야 할 자가 건강진단을 받지 아니한 때에는 같은 조에 따른 직업에 종사할 수 없으며 해당 영업을 영위하는 자는 건강진단을 받지 아니한 자를 그 영업에 종사하게 하여서는 아니 된다.	

	제33조 (업무 종사의 일시 제한)
	▶ 16,17,18 기출
		① 법 제45조제1항에 따라 일시적으로 업무 종사의 제한을 받는 감염병환자등은 다음 각 호의 감염병에 해당하는 감염병환자등으로 하고, 그 제한 기간은 감염력이 소멸되는 날까지로 한다. 〈개정 2019. 11. 22.〉
		  1. 콜레라
		  2. 장티푸스
		  3. 파라티푸스
		  4. 세균성이질
		  5. 장출혈성대장균감염증
		  6. A형간염
		② 법 제45조제1항에 따라 업무 종사의 제한을 받는 업종은 다음 각 호와 같다.
		  1. 「식품위생법」 제2조제12호에 따른 집단급식소
		  2. 「식품위생법」 제36제1항제3호 따른 식품접객업

03 검역법

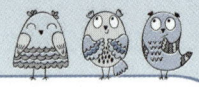

제1절 총칙

제1조(목적) 이 법은 우리나라로 들어오거나 외국으로 나가는 사람, 운송수단 및 화물을 검역(檢疫)하는 절차와 감염병을 예방하기 위한 조치에 관한 사항을 규정하여 국내외로 감염병이 번지는 것을 방지함으로써 국민의 건강을 유지·보호하는 것을 목적으로 한다. 〈개정 2020. 3. 4.〉

제2조(정의) 이 법에서 사용하는 용어의 뜻은 다음과 같다. 〈개정 2010. 1. 18., 2016. 2. 3., 2017. 12. 19., 2020. 3. 4., 2020. 8. 11.〉

1. "검역감염병"이란 다음 각 목의 어느 하나에 해당하는 것을 말한다.
   가. 콜레라
   나. 페스트
   다. 황열
   라. 중증 급성호흡기 증후군(SARS)
   마. 동물인플루엔자 인체감염증
   바. 신종인플루엔자
   사. 중동 호흡기 증후군(MERS)
   아. 에볼라바이러스병
   자. 가목에서 아목까지의 것 외의 감염병으로서 외국에서 발생하여 국내로 들어올 우려가 있거나 우리나라에서 발생하여 외국으로 번질 우려가 있어 질병관리청장이 긴급 검역조치가 필요하다고 인정하여 고시하는 감염병 〈시행 2021. 3. 5.〉
2. "운송수단"이란 선박, 항공기, 열차 또는 자동차를 말한다.
2의2. "운송수단의 장"이란 운송수단을 운행·조종하는 사람이나 운행·조종의 책임자 또는 운송수단의 소유자를 말한다.
3. "검역감염병 환자"란 검역감염병 병원체가 인체에 침입하여 증상을 나타내는 사람으로서 의사, 치과의사 또는 한의사의 진단 및 검사를 통하여 확인된 사람을 말한다.
4. "검역감염병 의사환자"란 검역감염병 병원체가 인체에 침입한 것으로 의심되나 검역감염병 환자로 확인되기 전 단계에 있는 사람을 말한다.
5. "검역감염병 접촉자"란 검역감염병 환자, 검역감염병 의사환자 및 병원체 보유자(이하 "검역감염병 환자등"이라 한다)와 접촉하거나 접촉이 의심되는 사람을 말한다.
6. "감염병 매개체"란 공중보건에 위해한 감염성 병원체를 전파할 수 있는

두드림 퀴즈

01 검역법에 따른 검역감염병에 속하는 감염병으로 틀린 것은?
① 황열
② 중증 급성호흡기 증후군(SARS)
③ 신종인플루엔자
④ 탄저
⑤ 동물인플루엔자 인체감염증

정답 01.④

설치류나 해충으로서 보건복지부령으로 정하는 것을 말한다.
7. "검역관리지역"이란 검역감염병이 유행하거나 유행할 우려가 있어 국내로 유입될 가능성이 있는 지역으로서 제5조에 따라 지정된 지역을 말한다.
8. "중점검역관리지역"이란 검역관리지역 중 유행하거나 유행할 우려가 있는 검역감염병이 치명적이고 감염력이 높아 집중적인 검역이 필요한 지역으로서 제5조에 따라 지정된 지역을 말한다.

제2절 검역조사

02 검역법에 의한 검역조사 사항으로 옳은 것은?
① 운송수단 및 화물의 보건·위생 상태에 대한 경과와 현황
② 감염병 매개체의 서식 유무와 번식 상태
③ 검역자에 대한 검역감염병의 예방 관리
④ 출입국자의 검역감염병 감염·위험요인 여부 및 예방관리에 관한 사항
⑤ 운송수단의 식품 보관 상태

제11조(검역 시각) ▶ 12 기출	① 삭제 〈2020. 3. 4.〉 ② 검역소장은 제6조에 따른 검역조사의 대상이 검역 장소에 도착하는 즉시 검역조사를 하여야 한다. 다만, 즉시 검역조사를 하지 못하는 보건복지부령으로 정하는 부득이한 사유가 있는 경우에는 검역 장소에 대기하거나 격리할 것을 조건으로 승객, 승무원 및 화물을 내리게 할 수 있다. 〈개정 2020. 3. 4.〉 ③ 외국으로 나가는 <u>운송수단의 장은 검역소장에게 출발 예정 시각을 통보</u>하여야 한다. ④ 검역소장은 제3항에 따라 통보받은 <u>출발 예정 시각 전에 검역조사를</u> 마쳐야 한다.

제12조(검역조사)
▶ 10, 15 기출
	① <u>검역소장은 다음 각 호의 사항에 대하여 검역조사를 한다. 다만, 자동차의 경우에는 제2호 외의 사항을 생략할 수 있다.</u> 〈개정 2020. 3. 4.〉
	  1. 운송수단 및 화물의 보건·위생 상태에 대한 경과(經過)와 현황
	  2. 출입국자의 검역감염병 감염·위험요인 여부 및 예방관리에 관한 사항
	  3. 운송수단의 식품 보관 상태
	  4. 감염병 매개체의 서식 유무와 번식 상태
	② <u>육로를 통하여 들어오는 출입국자는 출입하기 전에 검역구역이나 보건복지부령으로 정하는 장소에서 검역조사를 받아야 한다.</u> 〈개정 2010. 1. 18., 2013. 7. 30., 2020. 3. 4.〉
	③ <u>검역소장은 제1항에 따른 검역조사를 하기 위하여 출입국자와 운송수단의 장에게 필요한 서류를 제출하거나 제시하도록 요구할 수 있으며, 필요한 사항을 질문하거나 검사·조사할 수 있다.</u> 〈개정 2020. 3. 4.〉
	④ 검역소장은 검역업무를 신속하고 정확하게 수행하기 위하여 정보화기기, 영상정보처리기기, 전자감지기 등 장비를 활용할 수 있다. 〈신설 2020. 3. 4.〉
	⑤ 제1항부터 제4항까지의 규정에 따른 검역조사의 방법과 절차 등에 관하여 필요한 사항은 보건복지부령으로 정한다. 〈개정 2010. 1. 18., 2020. 3. 4.〉

정답 02.③

제16조(검역감염병 환자등의 격리) ▶ 08,19 기출	① 질병관리청장은 제15조제1항제1호에 따라 검역감염병 환자등을 다음 각 호의 어느 하나에 해당하는 시설에 격리한다. 다만, 사람 간 전파가능성이 낮은 경우 등 질병관리청장이 정하는 경우는 격리 대상에서 제외할 수 있다. 〈시행 2021. 3. 5.〉 　1. 질병관리청장이 지정한 검역소 내 격리시설 　2. 「감염병의 예방 및 관리에 관한 법률」 제36조 또는 제37조에 따른 감염병관리기관, 격리소·요양소 또는 진료소 　3. 자가(自家) 　4. 「감염병의 예방 및 관리에 관한 법률」 제8조의2에 따른 감염병전문병원 　5. 국내에 거주지가 없는 경우 질병관리청장이 지정하는 시설 또는 장소 ② 질병관리청장은 검역감염병 환자등이 많이 발생하여 제1항에 따른 격리시설이나 감염병관리기관 등이 부족한 경우에는 보건복지부령으로 정하는 바에 따라 임시 격리시설을 설치·운영할 수 있다. 〈개정 2010. 1. 18., 2020. 3. 4., 2020. 8. 11.〉 ③ 질병관리청장은 제1항에 따른 격리조치(이송을 포함한다)를 할 때에 필요하면 특별시장·광역시장·특별자치시장·도지사·특별자치도지사(이하 "시·도지사"라 한다) 또는 시장·군수·구청장(자치구의 구청장을 말한다. 이하 같다)에게 협조를 요청할 수 있다. 이 경우 시·도지사 또는 시장·군수·구청장은 특별한 사유가 없으면 협조하여야 한다. 〈개정 2020. 3. 4., 2020. 8. 11.〉 ④ 검역감염병 환자등의 격리 기간은 검역감염병 환자등의 감염력이 없어질 때까지로 하고, 격리기간이 지나면 즉시 해제하여야 한다. 〈개정 2020. 3. 4.〉 ⑤ 제4항에 따른 격리 기간 동안 격리된 사람은 검역소장의 허가를 받지 아니하고는 다른 사람과 접촉할 수 없다. ⑥ 검역소장은 검역감염병 환자등을 격리하였을 때에는 보건복지부령으로 정하는 바에 따라 격리 사실을 격리 대상자 및 격리 대상자의 가족, 보호자 또는 격리 대상자가 지정한 사람에게 알려야 한다. [시행 2021. 3. 5.]
제17조 (검역감염병 접촉자에 대한 감시 등) ▶ 11,13,17,20 기출	① 질병관리청장은 제15조제1항제2호에 따라 검역감염병 접촉자 또는 검역감염병 위험요인에 노출된 사람이 입국 후 거주하거나 체류하는 지역의 특별자치도지사·시장·군수·구청장에게 건강 상태를 감시하거나 「감염병의 예방 및 관리에 관한 법률」 제49조제1항에 따라 격리시킬 것을 요청할 수 있다. 〈개정 2020. 3. 4., 2020. 8. 11.〉 ② 특별자치도지사·시장·군수·구청장은 제1항에 따라 감시하는 동안 검역감염병 접촉자 또는 검역감염병 위험요인에 노출된 사람이 검역감염병 환자등으로 확인된 경우에는 지체 없이 격리 등 필요한 조치를 하고 즉시 그 사실을 질병관리청장에게 보고하여야 한다. [시행 2021. 3. 5.]

03 검역감염병 환자가 검역소 및 시설에 격리되는 기간으로 알맞은 것은?
① 감염병의 감염력이 없어질 때까지
② 감염병이 퇴치될 때까지
③ 환자발생이 없을 때까지
④ 주증상이 없어질 때까지
⑤ 감염병의 잠복기간까지

정답 03.①

③ 제1항에 따른 감시 또는 격리 기간은 보건복지부령으로 정하는 해당 검역감염병의 최대 잠복기간을 초과할 수 없다.
[시행 2021. 3. 5.]
  1. 삭제 〈2020. 3. 4.〉
  2. 삭제 〈2020. 3. 4.〉
  3. 삭제 〈2020. 3. 4.〉
  4. 삭제 〈2020. 3. 4.〉
  5. 삭제 〈2020. 3. 4.〉
  6. 삭제 〈2020. 3. 4.〉
[제목개정 2020. 3. 4.]

04 후천성면역결핍증 예방법

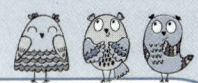

제1절 총칙

제2조(정의)

12 기출

이 법에서 사용하는 용어의 뜻은 다음과 같다.
1. "감염인"이란 인체면역결핍바이러스에 감염된 사람을 말한다.
2. "후천성면역결핍증환자"란 감염인 중 대통령령으로 정하는 후천성면역결핍증 특유의 임상증상이 나타난 사람을 말한다.

[전문개정 2013. 4. 5.]

제2절 신고 및 보고

제5조(의사 또는 의료기관 등의 신고)
07,16 기출

① 감염인을 진단하거나 감염인의 사체를 검안한 의사 또는 의료기관은 보건복지부령으로 정하는 바에 따라 24시간 이내에 진단·검안 사실을 관할 보건소장에게 신고하고, 감염인과 그 배우자(사실혼 관계에 있는 사람을 포함한다. 이하 같다) 및 성 접촉자에게 후천성면역결핍증의 전파 방지에 필요한 사항을 알리고 이를 준수하도록 지도하여야 한다. 이 경우 가능하면 감염인의 의사(意思)를 참고하여야 한다. 〈개정 2018. 3. 27.〉
② 학술연구 또는 제9조에 따른 혈액 및 혈액제제(血液製劑)에 대한 검사에 의하여 감염인을 발견한 사람이나 해당 연구 또는 검사를 한 기관의 장은 보건복지부령으로 정하는 바에 따라 24시간 이내에 질병관리청장에게 신고하여야 한다. [시행 2000. 9. 12.]
③ 감염인이 사망한 경우 이를 처리한 의사 또는 의료기관은 보건복지부령으로 정하는 바에 따라 24시간 이내에 관할 보건소장에게 신고 ▶ 14 기출하여야 한다. 〈개정 2018. 3. 27.〉
④ 제1항 및 제3항에 따라 신고를 받은 보건소장은 특별자치시장·특별자치도지사·시장·군수 또는 구청장(자치구의 구청장을 말한다. 이하 같다)에게 이를 보고하여야 하고, 보고를 받은 특별자치시장·특별자치도지사는 질병관리청장에게, 시장·군수·구청장은 특별시장·광역시장 또는 도지사를 거쳐 질병관리청장에게 이를 보고하여야 한다.
[시행 2020. 9. 12.]

두드림 퀴즈

01 후천성면역결핍증감염자 신고를 받은 보건소장은 누구에게 보고해야 하는가?
① 대통령
② 군수
③ 보건복지부장관
④ 도지사
⑤ 질병관리총장

정답 01.②

제3절 검진

02 우리나라에서 외국인 장기체류자는 입국 전 1개월 이내에 발급받은 후천성면역결핍증 음성확인서를 보여주지 못하는 경우에는 입국 후 몇 시간 이내로 검진을 받아야 하는가?

① 24시간
② 36시간
③ 48시간
④ 60시간
⑤ 72시간

제8조(검진)
08, 13, 17 기출
	① 질병관리청장, 특별시장·광역시장·특별자치시장·도지사 또는 특별자치도지사(이하 "시·도지사"라 한다), 시장·군수·구청장은 공중(公衆)과 접촉이 많은 업소에 종사하는 사람으로서 제2항에 따른 검진 대상이 되는 사람에 대하여 후천성면역결핍증에 관한 정기검진 또는 수시검진을 하여야 한다.
	② 보건복지부장관, 시·도지사, 시장·군수·구청장은 후천성면역결핍증에 감염되었다고 판단되는 충분한 사유가 있는 사람 또는 후천성면역결핍증에 감염되기 쉬운 환경에 있는 사람으로서 다음 각 호의 어느 하나에 해당하는 사람에 대하여 후천성면역결핍증에 관한 검진을 할 수 있다.
	  1. 감염인의 배우자 및 성 접촉자
	  2. 그 밖에 후천성면역결핍증의 예방을 위하여 검진이 필요하다고 질병관리청장이 인정하는 사람
	③ 해외에서 입국하는 외국인 중 대통령령으로 정하는 장기체류자는 입국 전 1개월 이내에 발급받은 후천성면역결핍증 음성확인서를 질병관리청장에게 보여주어야 한다. 이를 보여주지 못하는 경우에는 입국 후 72시간 이내에 검진을 받아야 한다.
	④ 후천성면역결핍증에 관한 검진을 하는 자는 검진 전에 검진 대상자에게 이름·주민등록번호·주소 등을 밝히지 아니하거나 가명을 사용하여 검진(이하 "익명검진"이라 한다)할 수 있다는 사실을 알려 주어야 하고, 익명검진을 신청하는 경우에도 검진을 하여야 한다.
	⑤ 제4항에 따른 검진을 하는 자는 검진 결과 감염인으로 밝혀진 사람이 있는 경우에는 보건복지부령으로 정하는 바에 따라 관할 보건소장에게 신고하여야 한다. 이 경우 감염인의 정보는 익명으로 관리하여야 한다.
	[시행 2020. 9. 12.]

제7조(검진절차 및 신고 등)	① 법 제8조에 따른 검진을 목적으로 혈액검사를 실시하는 기관(이하 "검사기관"이라 한다)은 별지 제4호서식의 후천성면역결핍증 검사대장 또는 별지 제5호서식의 후천성면역결핍증 익명검사대장 및 검사결과(전자문서를 포함한다)를 작성·보관하여야 한다. 〈개정 2008. 9. 5.〉
	② 검사기관은 검사 결과 감염이 의심되는 검사물을 발견한 때에는 다음 각 호의 어느 하나에 해당하는 자(이하 "확인검사기관의 장"이라 한다)에게 검사를 의뢰하여 확인검사를 받아야 한다. 〈개정 2003. 12. 27., 2005. 9. 28., 2008. 3. 3., 2010. 3. 19., 2019. 9. 27., 2020. 9. 11.〉
	  1. 질병관리청장
	  2. 「보건환경연구원법」에 의한 보건환경연구원의 장
	  3. 질병관리청장이 지정·고시하는 확인검사기관의 장

		③ 법 제8조제4항에 따라 <u>익명검진을 실시한 자는 검진결과 감염인으로 밝혀진 자가 있는 경우 밝혀진 때부터 24시간 이내에 다음 각 호의 사항을 별지 제5호의2서식(전자문서를 포함한다)에 따라 보건소장에게 신고해야 한다.</u> 이 경우 감염인의 정보는 익명으로 관리해야 한다. 〈신설 2008. 9. 5., 2019. 9. 27., 2019. 12. 31.〉 　1. 감염인의 성별 　2. 확인진단일 　3. 검사물번호 　4. 검진의사의 성명과 검진기관의 주소 및 명칭 ④ 제3항에 따라 신고를 받은 보건소장은 별지 제5호의2서식에 따라 특별자치도지사·시장·군수 또는 구청장에게 이를 보고하여야 하고, 보고를 받은 특별자치도지사는 질병관리청장에게, 시장·군수·구청장은 특별시장·광역시장 또는 도지사를 경유하여 질병관리청장에게 이를 보고하여야 한다. 〈신설 2008. 9. 5., 2010. 3. 19., 2020. 9. 11.〉 [제목개정 2008. 9. 5.]
	제10조(검진대상자) ▶ 08.15 기출	① 삭제 〈2020. 1. 29.〉 ② 법 제8조제3항 전단에서 "<u>대통령령으로 정하는 장기체류자</u>"란 「출입국관리법」 제16조에 따른 재난상륙허가의 대상자로서 보건복지부장관이 후천성면역결핍증의 예방을 위하여 필요하다고 인정하는 사람을 말한다. 다만, <u>배우자를 동반하는 사람은</u> 제외한다. 〈개정 2020. 1. 29.〉 ③ 법 제8조제3항에 따른 <u>후천성면역결핍증 음성확인서</u>(이하 "검사음성확인서"라 한다)는 <u>각국의 공공검사기관이나 의료기관에서 영문으로 발급한 것이어야 한다.</u> [전문개정 2008. 9. 3.]
	제11조(정기검진)	법 제8조제1항에 따른 <u>정기검진은 6개월 간격으로 1년에 2회 실시</u>한다. [전문개정 2008. 9. 3.]
제10조 (역학조사) ▶ 10 기출		질병관리청장, 시·도지사, 시장·군수·구청장은 감염인 및 감염이 의심되는 충분한 사유가 있는 사람에 대하여 후천성면역결핍증에 관한 검진이나 전파 경로의 파악 등을 위한 역학조사를 할 수 있다. [시행일 2020. 9. 12.]

제4절 감염인의 보호 및 지원

03 후천성면역결핍증의 예방 및 관리와 그 감염인의 보호 및 지원 또는 치료를 위하여 필요한 전문진료기관 또는 연구기관을 설치 및 운영할 수 있는 자로 알맞은 것은?

① 보건복지부장관
② 시장, 군수, 구청장
③ 질병관리청장
④ 시·도지사
⑤ 보건소장

제13조(전문진료기관 등의 설치) ▶ 19 기출	① 질병관리청장은 후천성면역결핍증의 예방·관리와 그 감염인의 보호·지원 또는 치료를 위하여 필요한 전문진료기관 또는 연구기관을 설치·운영할 수 있다. [시행일 2020. 9. 12.] ② 제1항에 따른 전문진료기관 또는 연구기관의 설치 및 운영에 필요한 사항은 대통령령으로 정한다. [전문개정 2013. 4. 5.] [시행일 : 2020. 9. 12.] 제13조
제14조(치료 권고) ▶ 11 기출	질병관리청장, 시·도지사 또는 시장·군수·구청장은 인체면역결핍바이러스의 전염을 방지하기 위하여 감염인 중 다른 사람에게 감염시킬 우려가 있는 사람 등 다음 각 호로 정하는 감염인에게 제13조에 따른 전문진료기관 또는 제16조에 따른 요양시설에서 치료를 받거나 요양을 하도록 권고할 수 있다. 〈개정 2020. 8. 11.〉 1. 검진 결과 감염인으로 판명된 사람으로서 검진을 받아야 할 업소에 종사하거나 종사할 가능성이 높은 감염인 2. 주의 능력과 주위 환경 등으로 보아 다른 사람에게 감염시킬 우려가 있다고 인정되는 감염인 3. 생계유지 능력이 없고, 다른 사람에 의하여 부양 또는 보호를 받고 있지 아니한 감염인 [시행일 2020. 9. 12.]

제5절 보칙

제21조(협조 의무) ▶ 09 기출	① 질병관리청장은 후천성면역결핍증의 예방·관리와 그 감염인의 보호·지원에 필요한 협조를 관계 기관의 장에게 요구할 수 있다. 〈개정 2020. 8. 11.〉 ② 제1항에 따른 요구를 받은 기관의 장은 적극적으로 이에 협조하여야 하며 정당한 사유 없이 그 요구를 거부할 수 없다. [전문개정 2013. 4. 5.] [시행일 : 2020. 9. 12.] 제21조

정답 03. ③

05 국민건강보험법

제1절 가입자

제5조(적용 대상 등)
08,19 기출

① 국내에 거주하는 국민은 건강보험의 가입자(이하 "가입자"라 한다) 또는 피부양자가 된다. 다만, 다음 각 호의 어느 하나에 해당하는 사람은 제외한다. 〈개정 2016. 2. 3.〉
1. 「의료급여법」에 따라 의료급여를 받는 사람(이하 "수급권자"라 한다)
2. 「독립유공자예우에 관한 법률」 및 「국가유공자 등 예우 및 지원에 관한 법률」에 따라 의료보호를 받는 사람(이하 "유공자등 의료보호대상자"라 한다). 다만, 다음 각 목의 어느 하나에 해당하는 사람은 가입자 또는 피부양자가 된다.
   가. 유공자등 의료보호대상자 중 건강보험의 적용을 보험자에게 신청한 사람
   나. 건강보험을 적용받고 있던 사람이 유공자등 의료보호대상자로 되었으나 건강보험의 적용배제신청을 보험자에게 하지 아니한 사람

② 제1항의 피부양자는 다음 각 호의 어느 하나에 해당하는 사람 중 직장가입자에게 주로 생계를 의존하는 사람으로서 소득 및 재산이 보건복지부령으로 정하는 기준 이하에 해당하는 사람을 말한다. 〈개정 2017. 4. 18.〉
1. 직장가입자의 배우자
2. 직장가입자의 직계존속(배우자의 직계존속을 포함한다)
3. 직장가입자의 직계비속(배우자의 직계비속을 포함한다)과 그 배우자
4. 직장가입자의 형제·자매

③ 제2항에 따른 피부양자 자격의 인정 기준, 취득·상실시기 및 그 밖에 필요한 사항은 보건복지부령으로 정한다.

제8조(자격의 취득 시기 등)
17 기출

① 가입자는 국내에 거주하게 된 날에 직장가입자 또는 지역가입자의 자격을 얻는다. 다만, 다음 각 호의 어느 하나에 해당하는 사람은 그 해당되는 날에 각각 자격을 얻는다.
1. 수급권자이었던 사람은 그 대상자에서 제외된 날
2. 직장가입자의 피부양자이었던 사람은 그 자격을 잃은 날
3. 유공자등 의료보호대상자이었던 사람은 그 대상자에서 제외된 날
4. 제5조제1항제2호가목에 따라 보험자에게 건강보험의 적용을 신청한 유공자등 의료보호대상자는 그 신청한 날

② 제1항에 따라 자격을 얻은 경우 그 직장가입자의 사용자 및 지역가입자의 세대주는 그 명세를 보건복지부령으로 정하는 바에 따라 자격을 취득한 날부터 14일 이내에 보험자에게 신고하여야 한다.

두드림 퀴즈

01 국민건강보험 가입자 중 직장가입자에게 주로 생계를 의존하는 사람으로서 소득 및 재산이 보건복지부령으로 정하는 기준 이하에 해당하는 사람으로 알맞은 것은?
① 직장가입자의 배우자
② 직장가입자의 직계존속
③ 직장가입자의 친인척
④ 직장가입자의 직계비속과 그 배우자
⑤ 직장가입자의 형제·자매

정답 01.③

두드림 퀴즈

02 건강보험의 보험자로 알맞은 것은?
① 공무원이 소속되어 있는 기관의 장
② 건강보험정책심의위원회
③ 건강보험심사평가원
④ 사업장의 사업주
⑤ 국민건강보험공단

제2절 국민건강보험공단

제13조(보험자) 〉 13 기출

건강보험의 보험자는 국민건강보험공단(이하 "공단"이라 한다)으로 한다. 〉 20 기출

제14조(업무 등) 〉 15, 20 기출

① 공단은 다음 각 호의 업무를 관장한다. 〈개정 2017. 2. 8.〉 〉 20 기출
  1. 가입자 및 피부양자의 자격 관리
  2. 보험료와 그 밖에 이 법에 따른 징수금의 부과·징수
  3. 보험급여의 관리
  4. 가입자 및 피부양자의 질병의 조기발견·예방 및 건강관리를 위하여 요양급여 실시 현황과 건강검진 결과 등을 활용하여 실시하는 예방사업으로서 대통령령으로 정하는 사업
  5. 보험급여 비용의 지급
  6. 자산의 관리·운영 및 증식사업
  7. 의료시설의 운영
  8. 건강보험에 관한 교육훈련 및 홍보
  9. 건강보험에 관한 조사연구 및 국제협력
  10. 이 법에서 공단의 업무로 정하고 있는 사항
  11. 「국민연금법」, 「고용보험 및 산업재해보상보험의 보험료징수 등에 관한 법률」, 「임금채권보장법」 및 「석면피해구제법」(이하 "징수위탁근거법"이라 한다)에 따라 위탁받은 업무
  12. 그 밖에 이 법 또는 다른 법령에 따라 위탁받은 업무
  13. 그 밖에 건강보험과 관련하여 보건복지부장관이 필요하다고 인정한 업무

② 제1항제6호에 따른 자산의 관리·운영 및 증식사업은 안정성과 수익성을 고려하여 다음 각 호의 방법에 따라야 한다.
  1. 체신관서 또는 「은행법」에 따른 은행에의 예입 또는 신탁
  2. 국가·지방자치단체 또는 「은행법」에 따른 은행이 직접 발행하거나 채무이행을 보증하는 유가증권의 매입
  3. 특별법에 따라 설립된 법인이 발행하는 유가증권의 매입
  4. 「자본시장과 금융투자업에 관한 법률」에 따른 신탁업자가 발행하거나 같은 법에 따른 집합투자업자가 발행하는 수익증권의 매입
  5. 공단의 업무에 사용되는 부동산의 취득 및 일부 임대
  6. 그 밖에 공단 자산의 증식을 위하여 대통령령으로 정하는 사업

③ 공단은 특정인을 위하여 업무를 제공하거나 공단 시설을 이용하게 할 경우 공단의 정관으로 정하는 바에 따라 그 업무의 제공 또는 시설의 이용에 대한 수수료와 사용료를 징수할 수 있다.

④ 공단은 「공공기관의 정보공개에 관한 법률」에 따라 건강보험과 관련하여 보유·관리하고 있는 정보를 공개한다.

정답 02.⑤

제3절 보험급여

제41조(요양급여)
08,14 기출

① 가입자와 피부양자의 질병, 부상, 출산 등에 대하여 다음 각 호의 요양급여를 실시한다.
  1. 진찰·검사
  2. 약제(藥劑)·치료재료의 지급
  3. 처치·수술 및 그 밖의 치료
  4. 예방·재활
  5. 입원
  6. 간호
  7. 이송(移送)

② 제1항에 따른 요양급여(이하 "요양급여"라 한다)의 범위(이하 "요양급여대상"이라 한다)는 다음 각 호와 같다. 〈신설 2016. 2. 3.〉
  1. 제1항 각 호의 요양급여(제1항제2호의 약제는 제외한다): 제4항에 따라 보건복지부장관이 비급여대상으로 정한 것을 제외한 일체의 것
  2. 제1항제2호의 약제: 제41조의3에 따라 요양급여대상으로 보건복지부장관이 결정하여 고시한 것

③ 요양급여의 방법·절차·범위·상한 등의 기준은 보건복지부령으로 정한다. 〈개정 2016. 2. 3.〉

④ 보건복지부장관은 제3항에 따라 요양급여의 기준을 정할 때 업무나 일상생활에 지장이 없는 질환에 대한 치료 등 보건복지부령으로 정하는 사항은 요양급여대상에서 제외되는 사항(이하 "비급여대상"이라 한다)으로 정할 수 있다. 〈개정 2016. 2. 3.〉

제42조(요양기관)
07,12,13 기출

① 요양급여(간호와 이송은 제외한다)는 다음 각 호의 요양기관에서 실시한다. 이 경우 보건복지부장관은 공익이나 국가정책에 비추어 요양기관으로 적합하지 아니한 대통령령으로 정하는 의료기관 등은 요양기관에서 제외할 수 있다. 〈개정 2018. 3. 27.〉
  1. 「의료법」에 따라 개설된 의료기관
  2. 「약사법」에 따라 등록된 약국
  3. 「약사법」 제91조에 따라 설립된 한국희귀·필수의약품센터
  4. 「지역보건법」에 따른 보건소·보건의료원 및 보건지소
  5. 「농어촌 등 보건의료를 위한 특별조치법」에 따라 설치된 보건진료소

② 보건복지부장관은 효율적인 요양급여를 위하여 필요하면 보건복지부령으로 정하는 바에 따라 시설·장비·인력 및 진료과목 등 보건복지부령으로 정하는 기준에 해당하는 요양기관을 전문요양기관으로 인정할 수 있다. 이 경우 해당 전문요양기관에 인정서를 발급하여야 한다.

③ 보건복지부장관은 제2항에 따라 인정받은 요양기관이 다음 각 호의 어느 하나에 해당하는 경우에는 그 인정을 취소한다.

두드림 퀴즈

03 요양급여를 실시할 수 없는 요양기관으로 알맞은 것은?
① 「지역보건법」에 따른 보건소·보건의료원 및 보건지소
② 「약사법」 제91조에 따라 설립된 한국희귀·필수의약품센터
③ 「의료법」에 따라 개설된 의료기관
④ 「의료법」에 따라 등록된 약국
⑤ 「농어촌 등 보건의료를 위한 특별조치법」에 따라 설치된 보건진료소

04 국민건강보험 급여가 제한되는 경우가 아닌 것은?
① 범죄행위에 그 원인이 있는 경우
② 요양기관의 요양에 관한 지시에 따르지 아니한 경우
③ 업무로 생긴 재해로 다른 법령에 따른 보험급여를 받게 되는 경우
④ 공단이 요구하는 물건의 제출을 거부하거나 질문 또는 진단을 기피한 경우
⑤ 국외에서 업무에 종사하는 경우

정답 03.④ 04.⑤

		1. 제2항 전단에 따른 인정기준에 미달하게 된 경우
2. 제2항 후단에 따라 발급받은 인정서를 반납한 경우
④ 제2항에 따라 전문요양기관으로 인정된 요양기관 또는 「의료법」 제3조의4에 따른 상급종합병원에 대하여는 제41조제3항에 따른 요양급여의 절차 및 제45조에 따른 요양급여비용을 다른 요양기관과 달리 할 수 있다. 〈개정 2016. 2. 3.〉
⑤ 제1항·제2항 및 제4항에 따른 요양기관은 정당한 이유 없이 요양급여를 거부하지 못한다.
제50조(부가급여)
▶ 16 기출		공단은 이 법에서 정한 요양급여 외에 대통령령으로 정하는 바에 따라 임신·출산 진료비, 장제비, 상병수당, 그 밖의 급여를 실시할 수 있다. 〈개정 2013. 5. 22.〉
	제23조 (부가급여)
▶ 15,19 기출	① 법 제50조에 따른 부가급여는 임신·출산(유산 및 사산을 포함한다. 이하 같다) 진료비로 한다. ▶ 15,19 기출 〈개정 2017. 9. 19.〉
② 제1항에 따른 임신·출산 진료비 지원 대상은 다음 각 호와 같다. 〈개정 2018. 12. 24.〉
1. 임신·출산한 가입자 또는 피부양자
2. 1세 미만인 가입자 또는 피부양자(이하 "1세 미만 영유아"라 한다)의 법정대리인(출산한 가입자 또는 피부양자가 사망한 경우에 한정한다)
③ 공단은 제2항 각 호의 어느 하나에 해당하는 사람에게 다음 각 호의 구분에 따른 비용을 결제할 수 있는 임신·출산 진료비 이용권(이하 "이용권"이라 한다)을 발급할 수 있다. 〈개정 2018. 12. 24., 2020. 6. 2.〉
1. 임신·출산과 관련된 진료에 드는 비용
2. 임신·출산과 관련하여 처방된 약제·치료재료의 구입에 드는 비용
3. 1세 미만 영유아의 진료에 드는 비용
4. 1세 미만 영유아에게 처방된 약제·치료재료의 구입에 드는 비용
④ 이용권을 발급받으려는 사람(이하 이 조에서 "신청인"이라 한다)은 보건복지부령으로 정하는 발급 신청서에 제2항 각 호의 어느 하나에 해당한다는 사실을 확인할 수 있는 증명서를 첨부해 공단에 제출해야 한다. 〈개정 2018. 12. 24.〉
⑤ 제4항에 따라 이용권 발급 신청을 받은 공단은 신청인이 제2항 각 호의 어느 하나에 해당하는지를 확인한 후 신청인에게 이용권을 발급해야 한다. 〈개정 2018. 12. 24.〉
⑥ 이용권을 사용할 수 있는 기간은 제5항에 따라 이용권을

발급받은 날부터 다음 각 호의 구분에 따른 날까지로 한다. 〈개정 2018. 12. 24.〉
  1. 임신·출산한 가입자 또는 피부양자: 출산일(유산 및 사산의 경우 그 해당일)부터 1년이 되는 날
  2. 1세 미만 영유아의 법정대리인: 1세 미만 영유아의 출생일부터 1년이 되는 날
⑦ 이용권으로 결제할 수 있는 금액의 상한은 다음 각 호의 구분에 따른다. 다만, 보건복지부장관이 필요하다고 인정하여 고시하는 경우에는 다음 각 호의 상한을 초과하여 결제할 수 있다. 〈개정 2018. 12. 24.〉
  1. 하나의 태아를 임신·출산한 경우: 60만원
  2. 둘 이상의 태아를 임신·출산한 경우: 100만원
⑧ 제2항부터 제7항까지에서 규정한 사항 외에 임신·출산 진료비의 지급 절차와 방법, 이용권의 발급과 사용 등에 필요한 사항은 보건복지부령으로 정한다. 〈개정 2016. 6. 30.〉

| 제53조
(급여의 제한)
▶ 11,14,17,20 기출 | ① 공단은 보험급여를 받을 수 있는 사람이 다음 각 호의 어느 하나에 해당하면 보험급여를 하지 아니한다. ▶ 11,14,17 기출
1. 고의 또는 중대한 과실로 인한 범죄행위에 그 원인이 있거나 고의로 사고를 일으킨 경우
2. 고의 또는 중대한 과실로 공단이나 요양기관의 요양에 관한 지시에 따르지 아니한 경우
3. 고의 또는 중대한 과실로 제55조에 따른 문서와 그 밖의 물건의 제출을 거부하거나 질문 또는 진단을 기피한 경우
4. 업무 또는 공무로 생긴 질병·부상·재해로 다른 법령에 따른 보험급여나 보상(報償) 또는 보상(補償)을 받게 되는 경우
② 공단은 보험급여를 받을 수 있는 사람이 다른 법령에 따라 국가나 지방자치단체로부터 보험급여에 상당하는 급여를 받거나 보험급여에 상당하는 비용을 지급받게 되는 경우에는 그 한도에서 보험급여를 하지 아니한다.
③ 공단은 가입자가 대통령령으로 정하는 기간 이상 다음 각 호의 보험료를 체납한 경우 그 체납한 보험료를 완납할 때까지 그 가입자 및 피부양자에 대하여 보험급여를 실시하지 아니할 수 있다. 다만, 월별 보험료의 총체납횟수(이미 납부된 체납보험료는 총체납횟수에서 제외하며, 보험료의 체납기간은 고려하지 아니한다)가 대통령령으로 정하는 횟수 미만이거나 가입자 및 피부양자의 소득·재산 등이 대통령령으로 정하는 기준 미만인 경우에는 그러하지 아니하다. 〈개정 2018. 12. 11.〉
1. 제69조제4항제2호에 따른 소득월액보험료
2. 제69조제5항에 따른 세대단위의 보험료
④ 공단은 제77조제1항제1호에 따라 납부의무를 부담하는 사용자가 제69조 |

제4항제1호에 따른 보수월액보험료를 체납한 경우에는 그 체납에 대하여 직장가입자 본인에게 귀책사유가 있는 경우에 한하여 제3항의 규정을 적용한다. 이 경우 해당 직장가입자의 피부양자에게도 제3항의 규정을 적용한다. 〈개정 2019. 4. 23.〉

⑤ 제3항 및 제4항에도 불구하고 제82조에 따라 공단으로부터 분할납부 승인을 받고 그 승인된 보험료를 1회 이상 낸 경우에는 보험급여를 할 수 있다. 다만, 제82조에 따른 분할납부 승인을 받은 사람이 정당한 사유 없이 5회(같은 조 제1항에 따라 승인받은 분할납부 횟수가 5회 미만인 경우에는 해당 분할납부 횟수를 말한다. 이하 이 조에서 같다) 이상 그 승인된 보험료를 내지 아니한 경우에는 그러하지 아니하다. 〈개정 2019. 4. 23.〉

⑥ 제3항 및 제4항에 따라 보험급여를 하지 아니하는 기간(이하 이 항에서 "급여제한기간"이라 한다)에 받은 보험급여는 다음 각 호의 어느 하나에 해당하는 경우에만 보험급여로 인정한다. 〈개정 2019. 4. 23.〉

1. 공단이 급여제한기간에 보험급여를 받은 사실이 있음을 가입자에게 통지한 날부터 2개월이 지난 날이 속한 달의 납부기한 이내에 체납된 보험료를 완납한 경우
2. 공단이 급여제한기간에 보험급여를 받은 사실이 있음을 가입자에게 통지한 날부터 2개월이 지난 날이 속한 달의 납부기한 이내에 제82조에 따라 분할납부 승인을 받은 체납보험료를 1회 이상 낸 경우. 다만, 제82조에 따른 분할납부 승인을 받은 사람이 정당한 사유 없이 5회 이상 그 승인된 보험료를 내지 아니한 경우에는 그러하지 아니하다.

제54조 (급여의 정지)	보험급여를 받을 수 있는 사람이 다음 각 호의 어느 하나에 해당하면 그 기간에는 보험급여를 하지 아니한다. 다만, 제3호 및 제4호의 경우에는 제60조에 따른 요양급여를 실시한다. 〈개정 2020. 4. 7.〉 1. 삭제 〈2020. 4. 7.〉 2. 국외에 체류하는 경우 3. 제6조제2항제2호에 해당하게 된 경우 4. 교도소, 그 밖에 이에 준하는 시설에 수용되어 있는 경우

제4절 건강보험심사평가원

제63조(업무 등)
07,10,16,18 기출

① 심사평가원은 다음 각 호의 업무를 관장한다.
1. 요양급여비용의 심사
2. 요양급여의 적정성 평가
3. 심사기준 및 평가기준의 개발
4. 제1호부터 제3호까지의 규정에 따른 업무와 관련된 조사연구 및 국제협력
5. 다른 법률에 따라 지급되는 급여비용의 심사 또는 의료의 적정성 평가에 관하여 위탁받은 업무
6. 건강보험과 관련하여 보건복지부장관이 필요하다고 인정한 업무
7. 그 밖에 보험급여 비용의 심사와 보험급여의 적정성 평가와 관련하여 대통령령으로 정하는 업무

② 제1항제2호 및 제7호에 따른 요양급여 등의 적정성 평가의 기준·절차·방법 등에 필요한 사항은 보건복지부장관이 정하여 고시한다.

두드림 퀴즈

05 요양급여의 심사기준 및 평가기준을 개발하는 곳은?
① 질병관리청
② 건강보험공단
③ 보건복지부
④ 건강보험심사평가원
⑤ 건강보험분쟁조정위원회

정답 05.④

06 지역보건법

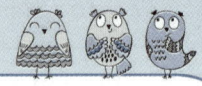

제1절 지역보건 의료계획의 수립과 시행

01 지역주민의 건강 증진을 위하여 지역보건의료계획은 몇 년마다 수립해야 하는가?
① 매년
② 3년
③ 4년
④ 5년
⑤ 10년

제1조(목적) 20 기출	이 법은 보건소 등 지역보건의료기관의 설치·운영에 관한 사항과 보건의료 관련기관·단체와의 연계·협력을 통하여 지역보건의료기관의 기능을 효과적으로 수행하는 데 필요한 사항을 규정함으로써 지역보건의료정책을 효율적으로 추진하여 지역주민의 건강 증진에 이바지함을 목적으로 한다.
제7조 (지역보건의료 계획의 수립 등) 09,12,13,16,17, 18 기출	① 특별시장·광역시장·도지사(이하 "시·도지사"라 한다) 또는 특별자치시장·특별자치도지사·시장·군수·구청장(구청장은 자치구의 구청장을 말하며, 이하 "시장·군수·구청장"이라 한다)은 지역주민의 건강 증진을 위하여 다음 각 호의 사항이 포함된 지역보건의료계획을 4년마다 제3항 및 제4항에 따라 수립하여야 한다. 1. 보건의료 수요의 측정 2. 지역보건의료서비스에 관한 장기·단기 공급대책 3. 인력·조직·재정 등 보건의료자원의 조달 및 관리 4. 지역보건의료서비스의 제공을 위한 전달체계 구성 방안 5. 지역보건의료에 관련된 통계의 수집 및 정리 ② 시·도지사 또는 시장·군수·구청장은 매년 제1항에 따른 지역보건의료계획에 따라 연차별 시행계획을 수립하여야 한다. ③ 시장·군수·구청장(특별자치시장·특별자치도지사는 제외한다. 이하 이 조에서 같다)은 해당 시·군·구(특별자치시·특별자치도는 제외한다. 이하 이 조에서 같다) 위원회의 심의를 거쳐 지역보건의료계획(연차별 시행계획을 포함한다. 이하 이 조에서 같다)을 수립한 후 해당 시·군·구의회에 보고하고 시·도지사에게 제출하여야 한다. ④ 특별자치시장·특별자치도지사 및 제3항에 따라 관할 시·군·구의 지역보건의료계획을 받은 시·도지사는 해당 위원회의 심의를 거쳐 시·도(특별자치시·특별자치도를 포함한다. 이하 이 조에서 같다)의 지역보건의료계획을 수립한 후 해당 시·도의회에 보고하고 보건복지부장관에게 제출하여야 한다. ⑤ 제3항 및 제4항에 따른 지역보건의료계획은 「사회보장기본법」 제16조에 따른 사회보장 기본계획, 「사회보장급여의 이용·제공 및 수급권자 발굴에 관한 법률」에 따른 지역사회보장계획 및 「국민건강증진법」 제4조에 따른 국민건강증진종합계획과 연계되도록 하여야 한다. 〈개정 2019. 1. 15.〉 ⑥ 특별자치시장·특별자치도지사, 시·도지사 또는 시장·군수·구청장은 제3항 또는 제4항에 따라 지역보건의료계획을 수립하는 데에 필요하다고 인정

정답 01.③

하는 경우에는 보건의료 관련기관·단체, 학교, 직장 등에 중복·유사 사업의 조정 등에 관한 의견을 듣거나 자료의 제공 및 협력을 요청할 수 있다. 이 경우 요청을 받은 해당 기관은 정당한 사유가 없으면 그 요청에 협조하여야 한다.
⑦ 지역보건의료계획의 내용에 관하여 필요하다고 인정하는 경우 보건복지부장관은 특별자치시장·특별자치도지사 또는 시·도지사에게, 시·도지사는 시장·군수·구청장에게 각각 보건복지부령으로 정하는 바에 따라 그 조정을 권고할 수 있다.
⑧ 제1항부터 제7항까지에서 규정한 사항 외에 지역보건의료계획의 세부 내용, 수립 방법·시기 등에 관하여 필요한 사항은 대통령령으로 정한다.

제2절 지역보건의료기관의 설치와 운영

제10조 (보건소의 설치) 11,13,19 기출	① 지역주민의 건강을 증진하고 질병을 예방·관리하기 위하여 시·군·구에 1개소의 보건소(보건의료원을 포함한다. 이하 같다)를 설치한다. 다만, 시·군·구의 인구가 30만 명을 초과하는 등 지역주민의 보건의료를 위하여 특별히 필요하다고 인정되는 경우에는 대통령령으로 정하는 기준에 따라 해당 지방자치단체의 조례로 보건소를 추가로 설치할 수 있다. 〈개정 2021. 8. 17.〉 [시행 2022. 8. 18.] ② 동일한 시·군·구에 2개 이상의 보건소가 설치되어 있는 경우 해당 지방자치단체의 조례로 정하는 바에 따라 업무를 총괄하는 보건소를 지정하여 운영할 수 있다.
제11조 (보건소의 기능 및 업무) 07,10,14,20 기출	① 보건소는 해당 지방자치단체의 관할 구역에서 다음 각 호의 기능 및 업무를 수행한다. 〈개정 2016. 2. 3., 2019. 1. 15., 2019. 12. 3.〉 1. 건강 친화적인 지역사회 여건의 조성 2. 지역보건의료정책의 기획, 조사·연구 및 평가 3. 보건의료인 및 「보건의료기본법」 제3조제4호에 따른 보건의료기관 등에 대한 지도·관리·육성과 국민보건 향상을 위한 지도·관리 4. 보건의료 관련기관·단체, 학교, 직장 등과의 협력체계 구축 5. 지역주민의 건강증진 및 질병예방·관리를 위한 다음 각 목의 지역보건의료서비스의 제공 　가. 국민건강증진·구강건강·영양관리사업 및 보건교육 　나. 감염병의 예방 및 관리 　다. 모성과 영유아의 건강유지·증진 　라. 여성·노인·장애인 등 보건의료 취약계층의 건강유지·증진

두드림 퀴즈

02 지역보건법에 의한 보건소의 업무로 옳은 것은?
① 해당 지역사회 내 감염병의 예방 및 관리
② 해당 지역사회 내 보건의료기관으로의 외국인 환자 유치
③ 해당 지역사회 내 보건의료기관 인증평가
④ 지역주민에 대한 장기입원치료
⑤ 해당 지역사회 내 의료인 보수교육

정답 02.①

03 보건소 설치 규정으로 알맞은 것은?

① 보건소장이 필요하다고 인정할 경우 추가 설치 가능하다.
② 대통령령에 의해 지방자치단체의 조례에 따라 설치한다.
③ 보건복지부령에 의해 지방자치단체의 조례에 따라 설치한다.
④ 시·군·구별로 지역 실정에 맞게 설치하되 지방자치단체 조례로 정한다.
⑤ 보건복지부령에 의해 시·군·구에 1개씩 설치한다.

정답 03. ②

　　마. 정신건강증진 및 생명존중에 관한 사항
　　바. 지역주민에 대한 진료, 건강검진 및 만성질환 등의 질병관리에 관한 사항
　　사. 가정 및 사회복지시설 등을 방문하여 행하는 보건의료 및 건강관리 사업
　　아. 난임의 예방 및 관리
② 보건복지부장관이 지정하여 고시하는 의료취약지의 보건소는 제1항제5호아목 중 대통령령으로 정하는 업무를 수행할 수 있다. [시행 2020. 6. 4.]
③ 제1항 및 제2항에 따른 보건소 기능 및 업무 등에 관하여 필요한 세부사항은 대통령령으로 정한다. [시행 2020. 6. 4.]

제12조(보건의료원) 08,12,14 기출	보건소 중 「의료법」 제3조제2항제3호가목에 따른 <u>병원의 요건을 갖춘 보건소는 보건의료원</u>이라는 명칭을 사용할 수 있다.
제15조(지역보건의료기관의 조직) 16,17,18 기출	지역보건의료기관의 조직은 대통령령으로 정하는 사항 외에는 「지방자치법」 제125조에 따른다. 〈개정 2021. 1. 12.〉
시행령 제13조(보건소장) 17,18 기출	① 보건소에 보건소장(보건의료원의 경우에는 원장을 말한다. 이하 같다) 1명을 두되, <u>의사 면허가 있는 사람</u> 중에서 보건소장을 임용한다. 다만, 의사 면허가 있는 사람 중에서 임용하기 어려운 경우에는 「지방공무원 임용령」 별표 1에 따른 보건·식품위생·의료기술·의무·약무·간호·보건진료(이하 "보건등"이라 한다) 직렬의 공무원을 보건소장으로 임용할 수 있다. ② 제1항 단서에 따라 <u>보건등 직렬의 공무원</u>을 보건소장으로 임용하려는 경우에 해당 보건소에서 실제로 보건등과 관련된 업무를 하는 보건등 직렬의 공무원으로서 보건소장으로 임용되기 이전 최근 <u>5년 이상</u> 보건등의 업무와 관련하여 근무한 경험이 있는 사람 중에서 임용하여야 한다. ③ 보건소장은 시장·군수·구청장의 지휘·감독을 받아 보건소의 업무를 관장하고 소속 공무원을 지휘·감독하며, 관할 보건지소, 건강생활지원센터 및 「농어촌 등 보건의료를 위한 특별조치법」 제2조제4호에 따른 보건진료소(이하 "보건진료소"라 한다)의 직원 및 업무에 대하여 지도·감독한다.
시행령 제14조(보건지소장) 16 기출	① 보건지소에 <u>보건지소장 1명을 두되, 지방의무직공무원 또는 임기제공무원</u>을 보건지소장으로 임용한다. ② 보건지소장은 <u>보건소장의 지휘·감독을 받아</u> 보건지소의 업무를 관장하고 소속 직원을 지휘·감독하며, <u>보건진료소의 직원 및 업무에 대하여 지도·감독</u>한다.

제16조(전문인력의 적정 배치 등)
> 10 기출

① 지역보건의료기관에는 기관의 장과 해당 기관의 기능을 수행하는 데 필요한 면허·자격 또는 전문지식을 가진 인력(이하 "전문인력"이라 한다)을 두어야 한다.
② 시·도지사(특별자치시장·특별자치도지사를 포함한다)는 지역보건의료기관의 전문인력을 적정하게 배치하기 위하여 필요한 경우 「지방공무원법」 제30조의2제2항에 따라 지역보건의료기관 간에 전문인력의 교류를 할 수 있다.
③ 보건복지부장관과 시·도지사(특별자치시장·특별자치도지사를 포함한다)는 지역보건의료기관의 전문인력의 자질 향상을 위하여 필요한 교육훈련을 시행하여야 한다.
④ 보건복지부장관은 지역보건의료기관의 전문인력의 배치 및 운영 실태를 조사할 수 있으며, 그 배치 및 운영이 부적절하다고 판단될 때에는 그 시정을 위하여 시·도지사 또는 시장·군수·구청장에게 권고할 수 있다.
⑤ 제1항에 따른 전문인력의 배치 및 임용자격 기준과 제3항에 따른 교육훈련의 대상·기간·평가 및 그 결과 처리 등에 필요한 사항은 대통령령으로 정한다.

제3절 지역보건의료서비스의 실시

제23조(건강검진 등의 신고)
> 19 기출

① 「의료법」 제27조제1항 각 호의 어느 하나에 해당하는 사람이 지역주민 다수를 대상으로 건강검진 또는 순회 진료 등 주민의 건강에 영향을 미치는 행위(이하 "건강검진등"이라 한다)를 하려는 경우에는 보건복지부령으로 정하는 바에 따라 건강검진등을 하려는 지역을 관할하는 보건소장에게 신고하여야 한다.
② 의료기관이 「의료법」 제33조제1항 각 호의 어느 하나에 해당하는 사유로 의료기관 외의 장소에서 지역주민 다수를 대상으로 건강검진등을 하려는 경우에도 제1항에 따른 신고 ▶ 19 기출를 하여야 한다.
③ 보건소장은 제1항 및 제2항에 따른 신고를 받은 경우에는 그 내용을 검토하여 이 법에 적합하면 신고를 수리하여야 한다. 〈신설 2019. 1. 15.〉

---

04 종합병원의 의료봉사를 위해 의료기관 외의 장소에서 의료행위를 하는 자가 지역 주민 다수를 대상으로 건강검진을 하려는 경우 필요한 조치는?

① 시·도지사에게 허가
② 보건복지부장관에게 신고
③ 구청장에게 신고
④ 질병관리청장에게 허가
⑤ 보건소장에게 신고

정답 04.⑤

07 마약류 관리에 관한 법률

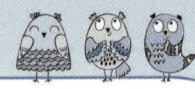

01 마약류관리법에 따라 적정한 취급 및 관리의 대상이 되는 것은?
① 성숙한 대마초의 줄기
② 대마초의 종자
③ 한외마약
④ 향정신성의약품
⑤ 엑고닌이 제거된 코카 잎

제1절 총칙

제2조(정의)
> 08,14 기출

이 법에서 사용하는 용어의 뜻은 다음과 같다. 〈개정 2013. 3. 23., 2016. 2. 3., 2017. 4. 18.〉

1. "마약류"란 마약·향정신성의약품 및 대마를 말한다.
2. "마약"이란 다음 각 목의 어느 하나에 해당하는 것을 말한다.
   가. 양귀비: 양귀비과(科)의 파파베르 솜니페룸 엘(Papaver somniferum L.), 파파베르 세티게룸 디시(Papaver setigerum DC.) 또는 파파베르 브락테아툼(Papaver bracteatum)
   나. 아편: 양귀비의 액즙(液汁)이 응결(凝結)된 것과 이를 가공한 것. 다만, 의약품으로 가공한 것은 제외한다.
   다. 코카 잎[엽]: 코카 관목[灌木: 에리드록시론속(屬)의 모든 식물을 말한다]의 잎. 다만, 엑고닌·코카인 및 엑고닌 알칼로이드 성분이 모두 제거된 잎은 제외한다.
   라. 양귀비, 아편 또는 코카 잎에서 추출되는 모든 알카로이드 및 그와 동일한 화학적 합성품으로서 대통령령으로 정하는 것
   마. 가목부터 라목까지에 규정된 것 외에 그와 동일하게 남용되거나 해독(害毒) 작용을 일으킬 우려가 있는 화학적 합성품으로서 대통령령으로 정하는 것
   바. 가목부터 마목까지에 열거된 것을 함유하는 혼합물질 또는 혼합제제. 다만, 다른 약물이나 물질과 혼합되어 가목부터 마목까지에 열거된 것으로 다시 제조하거나 제제(製劑)할 수 없고, 그것에 의하여 신체적 또는 정신적 의존성을 일으키지 아니하는 것으로서 총리령으로 정하는 것[이하 "한외마약"(限外麻藥)이라 한다]은 제외한다.
3. "향정신성의약품"이란 인간의 중추신경계에 작용하는 것으로서 이를 오용하거나 남용할 경우 인체에 심각한 위해가 있다고 인정되는 다음 각 목의 어느 하나에 해당하는 것으로서 대통령령으로 정하는 것을 말한다.
   가. 오용하거나 남용할 우려가 심하고 의료용으로 쓰이지 아니하며 안전성이 결여되어 있는 것으로서 이를 오용하거나 남용할 경우 심한 신체적 또는 정신적 의존성을 일으키는 약물 또는 이를 함유하는 물질
   나. 오용하거나 남용할 우려가 심하고 매우 제한된 의료용으로만 쓰이는 것으로서 이를 오용하거나 남용할 경우 심한 신체적 또는 정신적 의존성을 일으키는 약물 또는 이를 함유하는 물질

정답 01.④

다. 가목과 나목에 규정된 것보다 오용하거나 남용할 우려가 상대적으로 적고 의료용으로 쓰이는 것으로서 이를 오용하거나 남용할 경우 그리 심하지 아니한 신체적 의존성을 일으키거나 심한 정신적 의존성을 일으키는 약물 또는 이를 함유하는 물질

라. 다목에 규정된 것보다 오용하거나 남용할 우려가 상대적으로 적고 의료용으로 쓰이는 것으로서 이를 오용하거나 남용할 경우 다목에 규정된 것보다 신체적 또는 정신적 의존성을 일으킬 우려가 적은 약물 또는 이를 함유하는 물질

마. 가목부터 라목까지에 열거된 것을 함유하는 혼합물질 또는 혼합제제. 다만, 다른 약물 또는 물질과 혼합되어 가목부터 라목까지에 열거된 것으로 다시 제조하거나 제제할 수 없고, 그것에 의하여 신체적 또는 정신적 의존성을 일으키지 아니하는 것으로서 총리령으로 정하는 것은 제외한다.

4. "대마"란 다음 각 목의 어느 하나에 해당하는 것을 말한다. 다만, 대마초[칸나비스 사티바 엘(Cannabis sativa L)을 말한다. 이하 같다]의 종자(種子)·뿌리 및 성숙한 대마초의 줄기와 그 제품은 제외한다.

   가. 대마초와 그 수지(樹脂)
   나. 대마초 또는 그 수지를 원료로 하여 제조된 모든 제품
   다. 가목 또는 나목에 규정된 것과 동일한 화학적 합성품으로서 대통령령으로 정하는 것
   라. 가목부터 다목까지에 규정된 것을 함유하는 혼합물질 또는 혼합제제

5. "마약류취급자"란 다음 가목부터 사목까지의 어느 하나에 해당하는 자로서 이 법에 따라 허가 또는 지정을 받은 자와 아목 및 자목에 해당하는 자 ▶ 08 기출를 말한다.

   가. 마약류수출입업자: 마약 또는 향정신성의약품의 수출입을 업(業)으로 하는 자
   나. 마약류제조업자: 마약 또는 향정신성의약품의 제조[제제 및 소분(小分)을 포함한다. 이하 같다]를 업으로 하는 자
   다. 마약류원료사용자: 한외마약 또는 의약품을 제조할 때 마약 또는 향정신성의약품을 원료로 사용하는 자
   라. 대마재배자: 섬유 또는 종자를 채취할 목적으로 대마초를 재배하는 자
   마. 마약류도매업자: 마약류소매업자, 마약류취급의료업자, 마약류관리자 또는 마약류취급학술연구자에게 마약 또는 향정신성의약품을 판매하는 것을 업으로 하는 자
   바. 마약류관리자: 「의료법」에 따른 의료기관(이하 "의료기관"이라 한다)에 종사하는 약사로서 그 의료기관에서 환자에게 투약하거나 투약하기 위하여 제공하는 마약 또는 향정신성의약품을 조제·수수(授受)하고 관리하는 책임을 진 자 ▶ 14 기출
   사. 마약류취급학술연구자: 학술연구를 위하여 마약 또는 향정신성의약품을 사용하거나, 대마초를 재배하거나 대마를 수입하여 사용하는 자

아. 마약류소매업자: 「약사법」에 따라 등록한 약국개설자로서 마약류취급의료업자의 처방전에 따라 마약 또는 향정신성의약품을 조제하여 판매하는 것을 업으로 하는 자

자. 마약류취급의료업자: 의료기관에서 의료에 종사하는 의사·치과의사·한의사 또는 「수의사법」에 따라 동물 진료에 종사하는 수의사로서 의료나 동물 진료를 목적으로 마약 또는 향정신성의약품을 투약하거나 투약하기 위하여 제공하거나 마약 또는 향정신성의약품을 기재한 처방전을 발급하는 자 ▶ 20 기출

6. "원료물질"이란 마약류가 아닌 물질 중 마약 또는 향정신성의약품의 제조에 사용되는 물질로서 대통령령으로 정하는 것을 말한다.
7. "원료물질취급자"란 원료물질의 제조·수출입·매매에 종사하거나 이를 사용하는 자를 말한다.
8. "군수용마약류"란 국방부 및 그 직할 기관과 육군·해군·공군에서 관리하는 마약류를 말한다.
9. "치료보호"란 마약류 중독자의 마약류에 대한 정신적·신체적 의존성을 극복시키고 재발을 예방하여 건강한 사회인으로 복귀시키기 위한 입원 치료와 통원(通院) 치료를 말한다.

[전문개정 2011. 6. 7.]

제4조(마약류취급자가 아닌 자의 마약류 취급 금지) ▶ 08 기출

① 마약류취급자가 아니면 다음 각 호의 어느 하나에 해당하는 행위를 하여서는 아니 된다.
1. 마약 또는 향정신성의약품을 소지, 소유, 사용, 운반, 관리, 수입, 수출, 제조, 조제, 투약, 수수, 매매, 매매의 알선 또는 제공하는 행위
2. 대마를 재배·소지·소유·수수·운반·보관 또는 사용하는 행위
3. 마약 또는 향정신성의약품을 기재한 처방전을 발급하는 행위
4. 한외마약을 제조하는 행위

② 제1항에도 불구하고 다음 각 호의 어느 하나에 해당하는 경우에는 마약류취급자가 아닌 자도 마약류를 취급할 수 있다. 〈개정 2013. 3. 23., 2018. 12. 11.〉

1. 이 법에 따라 마약 또는 향정신성의약품을 마약류취급의료업자로부터 투약받아 소지하는 경우
2. 이 법에 따라 마약 또는 향정신성의약품을 마약류소매업자로부터 구입하거나 양수(讓受)하여 소지하는 경우
3. 이 법에 따라 마약류취급자를 위하여 마약류를 운반·보관·소지 또는 관리하는 경우
4. 공무상(公務上) 마약류를 압류·수거 또는 몰수하여 관리하는 경우
5. 제13조에 따라 마약류 취급 자격 상실자 등이 마약류취급자에게 그 마약류를 인계하기 전까지 소지하는 경우
6. 제3조제7호 단서에 따라 의료 목적으로 사용하기 위하여 대마를 운반·보관 또는 소지하는 경우

7. 그 밖에 총리령으로 정하는 바에 따라 식품의약품안전처장의 승인을 받은 경우

③ 마약류취급자는 이 법에 따르지 아니하고는 마약류를 취급하여서는 아니 된다. 다만, 대통령령으로 정하는 바에 따라 식품의약품안전처장의 승인을 받은 경우에는 그러하지 아니하다. 〈개정 2013. 3. 23.〉

④ 제2항제3호에 따라 대마를 운반·보관 또는 소지하려는 자는 특별자치시장·시장(「제주특별자치도 설치 및 국제자유도시 조성을 위한 특별법」에 따른 행정시장을 포함한다. 이하 같다)·군수 또는 구청장(자치구의 구청장을 말한다. 이하 같다)에게 신고하여야 한다. 이 경우 특별자치시장·시장·군수 또는 구청장은 그 신고 받은 내용을 검토하여 이 법에 적합하면 신고를 수리하여야 한다. 〈개정 2013. 3. 23., 2016. 2. 3., 2018. 12. 11.〉

⑤ 제4항 전단에 따른 신고 절차 및 대마의 운반·보관 또는 소지 방법에 관하여 필요한 사항은 총리령으로 정한다. 〈신설 2016. 2. 3., 2018. 12. 11.〉

[전문개정 2011. 6. 7.]

제2절 허가 등

두드림 퀴즈

02 마약류수출입업자가 될 수 있는 사람은?
① 정신질환자
② 미성년자
③ 금고 이상의 형을 받고 종료된 지 2년이 경과한 자
④ 마약류 취급자의 허가취소처분을 받고 1년이 경과한 자
⑤ 식품의약품안전처장의 의약

제6조(마약류취급자의 허가 등)
▶ 10, 11, 14, 16 기출

① 마약류취급자가 되려는 다음 각 호의 어느 하나에 해당하는 자로서 총리령으로 정하는 바에 따라 제1호·제2호 및 제4호에 해당하는 자는 <u>식품의약품안전처장의 허가</u>를 받아야 하고, 제3호에 해당하는 자는 <u>특별시장·광역시장·특별자치시장·도지사 또는 특별자치도지사</u>(이하 "시·도지사"라 한다)의 허가를 받아야 하며, 제5호에 해당하는 자는 <u>특별자치시장·시장·군수 또는 구청장</u>의 허가를 받아야 한다. 허가받은 사항을 변경할 때에도 또한 같다. 〈개정 2013. 3. 23., 2015. 6. 22., 2016. 2. 3.〉

1. 마약류수출입업자: 「약사법」에 따른 수입자로서 식품의약품안전처장에게 의약품 품목허가를 받거나 품목신고를 한 자
2. 마약류제조업자 및 마약류원료사용자: 「약사법」에 따라 의약품제조업의 허가를 받은 자
3. 마약류도매업자: 「약사법」에 따라 등록된 약국개설자 또는 의약품 도매상의 허가를 받은 자
4. 마약류취급학술연구자: 연구기관 및 학술기관 등에서 학술연구를 위하여 마약류의 사용을 필요로 하는 자
5. 대마재배자: 「농업·농촌 및 식품산업 기본법」 제3조제2호에 따른 농업인으로서 섬유나 종자를 채취할 목적으로 대마초를 재배하려는 자

② 마약류관리자가 되려면 마약류취급의료업자가 있는 의료기관에 종사하는 약사로서 총리령으로 정하는 바에 따라 시·도지사의 지정을 받아야 한다.
▶ 14 기출 지정받은 사항을 변경할 때에도 또한 같다. 〈개정 2013. 3. 23.〉

③ 다음 각 호의 어느 하나에 해당하는 사람은 마약류수출입업자, 마약류취급학술연구자 또는 대마재배자로 허가를 받을 수 없다. 〈개정 2014. 3. 18., 2018. 12. 11.〉

1. 피성년후견인, 피한정후견인 또는 미성년자
2. 「정신건강증진 및 정신질환자 복지서비스 지원에 관한 법률」 제3조제1호에 따른 정신질환자(정신건강의학과 전문의가 마약류에 관한 업무를 담당하는 것이 적합하다고 인정한 사람은 제외한다) 또는 마약류 중독자
3. 「약사법」·「의료법」·「보건범죄 단속에 관한 특별조치법」 또는 그 밖에 마약류 관련 법률을 위반하거나 이 법을 위반하여 금고 이상의 형을 선고받고 그 집행이 끝나거나 받지 아니하기로 확정된 후 3년이 지나지 아니한 사람

④ 제44조에 따라 마약류취급자의 허가 취소처분을 받고 2년이 지나지 아니한 자 또는 지정 취소처분을 받고 1년이 지나지 아니한 자에 대하여는 제1항이나 제2항에 따른 허가 또는 지정을 할 수 없다. 다만, 제3항제1호에 해당하여 허가 또는 지정이 취소된 경우는 제외한다. 〈개정 2018. 12. 11.〉

[전문개정 2011. 6. 7.]

제3절 마약류의 관리

제12조(사고 마약류 등의 처리)
09,14,17 기출

① 마약류취급자 또는 마약류취급승인자는 소지하고 있는 마약류에 대하여 다음 각 호의 어느 하나에 해당하는 사유가 발생하면 총리령으로 정하는 바에 따라 해당 허가관청(마약류취급의료업자의 경우에는 해당 의료기관의 개설허가나 신고관청을 말하며, 마약류소매업자의 경우에는 약국 개설 등록관청을 말한다. 이하 같다)에 지체 없이 그 사유를 보고하여야 한다. 〈개정 2013. 3. 23., 2016. 2. 3.〉
  1. 재해로 인한 상실(喪失)
  2. 분실 또는 도난
  3. 변질·부패 또는 파손

② 마약류취급자 또는 마약류취급승인자가 소지하고 있는 마약류를 다음 각 호의 어느 하나에 해당하는 사유로 폐기하려는 경우에는 총리령으로 정하는 바에 따라 폐기하여야 한다. 〈개정 2013. 3. 23., 2016. 2. 3.〉
  1. 제1항제3호에 해당하는 사유
  2. 유효기한 또는 사용기한의 경과
  3. 유효기한 또는 사용기한이 지나지 아니하였으나 재고관리 또는 보관을 하기에 곤란한 사유

[전문개정 2011. 6. 7.]

제13조(자격 상실자의 마약류 처분)
10 기출

① 마약류취급자(마약류관리자는 제외한다)가 제8조 및 제44조에 따라 마약류취급자 자격을 상실한 경우에는 해당 마약류취급자·상속인·후견인·청산인 및 합병 후 존속하거나 신설된 법인은 보유하고 있는 마약류를 총리령으로 정하는 바에 따라 해당 허가관청의 승인을 받아 마약류취급자에게 양도하여야 한다. 다만, 그 상속인이나 법인이 마약류취급자인 경우에는 해당 허가관청의 승인을 받아 이를 양도하지 아니할 수 있으며, 대마재배자의 상속인이나 그 상속 재산의 관리인·후견인 또는 법인이 대마재배자가 되려고 신고하는 경우에는 해당 연도에 한정하여 제6조제1항제5호에 따른 허가를 받은 것으로 본다. 〈개정 2013. 3. 23., 2015. 5. 18.〉

② 제1항에 따라 마약 또는 향정신성의약품의 양도 등을 승인한 허가관청은 승인에 관한 사항을 총리령으로 정하는 바에 따라 식품의약품안전처장에게 알려야 한다. 〈신설 2015. 5. 18.〉

③ 특별자치시장·시장·군수 또는 구청장은 제1항 단서에 따른 신고를 받은 경우에는 그 내용을 검토하여 이 법에 적합하면 신고를 수리하여야 한다. 〈신설 2018. 12. 11.〉

[전문개정 2011. 6. 7.]

제15조 (마약류의 저장)

마약류취급자, 마약류취급승인자 또는 제4조제2항제3호부터 제5호까지 및 제5조의2제6항 각 호에 따라 마약류나 예고임시마약류 또는 임시마약류를

두드림 퀴즈

03 마약류취급자가 그 자격을 상실하였을 때 관할 구청장의 승인을 받아 누구에게 양도하여야 하는가?
① 마약류취급자
② 시·도지사
③ 보건소장
④ 시장·군수·구청장
⑤ 식품의약품안전처장

04 사고 마약류를 처리할 때 지체 없이 보고하여야 하는 사유는?
① 사용기한이 지나지 아니하였으나 보관하기에 곤란한 사유
② 유통기한이 지나지 아니하였으나 재고관리하기에 곤란한 사유
③ 유통기한의 경과
④ 재해로 인한 상실
⑤ 사용기한이 경과한 경우

정답 03.① 04.④

취급하는 자는 그 보관·소지 또는 관리하는 마약류나 예고임시마약류 또는 임시마약류를 총리령으로 정하는 바에 따라 다른 의약품과 구별하여 저장하여야 한다. 이 경우 마약은 잠금장치가 되어 있는 견고한 장소에 저장하여야 한다. 〈개정 2013. 3. 23., 2014. 3. 18., 2016. 2. 3., 2018. 3. 13.〉
[전문개정 2011. 6. 7.]

| 제26조
(마약류의 저장)
▶ 11,15,19 기출 | 법 제15조에 따른 마약류, 예고임시마약류 또는 임시마약류의 저장기준은 다음 각 호와 같다. 〈개정 2012. 6. 15., 2014. 11. 4., 2018. 10. 31., 2019. 3. 12., 2020. 5. 22.〉
1. 마약류, 예고임시마약류 또는 임시마약류의 저장장소(대마의 저장장소를 제외한다)는 마약류취급자, 마약류취급승인자 또는 법 제4조제2항제3호부터 제5호까지 및 법 제5조의2제6항 각 호에 따라 마약류, 예고임시마약류 또는 임시마약류를 취급하는 자의 업소 또는 사무소(법 제57조 및 「약사법 시행규칙」 제37조제2항에 따라 마약류의 보관·배송 등의 업무를 위탁받은 마약류도매업자의 업소 또는 사무소를 포함한다) 안에 있어야 하고, 마약류, 예고임시마약류 또는 임시마약류저장시설은 일반인이 쉽게 발견할 수 없는 장소에 설치하되 이동할 수 없도록 설치할 것
2. 마약은 이중으로 잠금장치가 설치된 철제금고(철제와 동등 이상의 견고한 재질로 만들어진 금고를 포함한다)에 저장할 것
3. 향정신성의약품, 예고임시마약류 또는 임시마약류는 잠금장치가 설치된 장소에 저장할 것. 다만, 마약류소매업자·마약류취급의료업자 또는 마약류관리자가 원활한 조제를 목적으로 업무시간중 조제대에 비치하는 향정신성의약품은 제외한다.
4. 대마의 저장장소에는 대마를 반출·반입하는 경우를 제외하고는 잠금장치를 설치하고 다른 사람의 출입을 제한하는 조치를 취할 것
[전문개정 2003. 11. 17.] |

제4절 마약류 취급자

제20조(수입한 마약 등의 판매) ▶ 16 기출	마약류수출입업자는 수입한 마약 또는 향정신성의약품을 마약류제조업자, 마약류원료사용자 및 마약류도매업자 외의 자에게 판매하지 못한다. [전문개정 2011. 6. 7.]

제33조 (마약류관리자)
▶ 17 기출
	① 4명 이상의 마약류취급의료업자가 의료에 종사하는 의료기관의 대표자는 그 의료기관에 마약류관리자를 두어야 한다. 다만, 향정신성의약품만을 취급하는 의료기관의 경우에는 그러하지 아니하다.
	② 제1항의 마약류관리자가 다음 각 호의 어느 하나에 해당하는 경우에는 해당 의료기관의 대표자는 다른 마약류관리자(다른 마약류관리자가 없는 경우에는 후임 마약류관리자가 결정될 때까지 그 의료기관에 종사하는 마약류취급의료업자)에게 관리 중인 마약류를 인계하게 하고 그 이유를 해당 허가관청에 신고하여야 한다. 〈개정 2018. 12. 11.〉
	  1. 제8조제5항에 따라 마약류관리자 지정의 효력이 상실된 경우
	  2. 제44조에 따라 마약류취급자의 지정이 취소되거나 업무정지처분을 받은 경우
	[전문개정 2011. 6. 7.]

두드림 퀴즈

05 4인 이상의 마약류취급의료업자가 있는 의료기관에서 둬야하는 마약류취급자로 알맞은 것은?
① 마약류도매업자
② 마약류수출입업자
③ 마약류취급학술연구자
④ 마약류소매업자
⑤ 마약류관리자

정답 05.⑤

제5절 마약류 중독자

06 마약중독자에 대하여 마약을 투약하려면 누구의 허가를 받아야 하는가?
① 시장·군수·구청장
② 식품의약품안전처장
③ 보건복지부장관
④ 질병관리청장
⑤ 보건소장

제39조(마약 사용의 금지)
07,13 기출

마약류취급의료업자는 마약 중독자에게 그 중독 증상을 완화시키거나 치료하기 위하여 다음 각 호의 어느 하나에 해당하는 행위를 하여서는 아니 된다. 다만, 제40조에 따른 치료보호기관에서 보건복지부장관 또는 시·도지사의 허가를 받은 경우에는 그러하지 아니하다.
1. 마약을 투약하는 행위
2. 마약을 투약하기 위하여 제공하는 행위
3. 마약을 기재한 처방전을 발급하는 행위

[전문개정 2011. 6. 7.]

제40조(마약류 중독자의 치료보호)
12,15,19,20 기출

① 보건복지부장관 또는 시·도지사는 마약류 사용자의 마약류 중독 여부를 판별하거나 마약류 중독자로 판명된 사람을 치료보호하기 위하여 치료보호기관을 설치·운영하거나 지정할 수 있다.
② 보건복지부장관 또는 시·도지사는 마약류 사용자에 대하여 제1항에 따른 치료보호기관에서 마약류 중독 여부의 판별검사를 받게 하거나 마약류 중독자로 판명된 사람에 대하여 치료보호를 받게 할 수 있다. 이 경우 판별검사 기간은 1개월 이내로 하고, 치료보호 기간은 12개월 이내로 한다.
20기출
③ 보건복지부장관 또는 시·도지사는 제2항에 따른 판별검사 또는 치료보호를 하려면 치료보호심사위원회의 심의를 거쳐야 한다. 19 기출
④ 제3항에 따른 판별검사 및 치료보호에 관한 사항을 심의하기 위하여 보건복지부, 특별시, 광역시, 특별자치시, 도 및 특별자치도에 치료보호심사위원회를 둔다. 〈개정 2016. 2. 3.〉
⑤ 제1항부터 제4항까지의 규정에 따른 치료보호기관의 설치·운영 및 지정, 판별검사 및 치료보호, 치료보호심사위원회의 구성·운영·직무 등에 관하여 필요한 사항은 대통령령으로 정한다.

[전문개정 2011. 6. 7.]

정답 06.③

08 응급의료에 관한 법률

제1절 응급의료종사자의 권리와 의무

제7조(응급환자가 아닌 사람에 대한 조치) ▶ 20 기출	① 의료인은 응급환자가 아닌 사람을 응급실이 아닌 의료시설에 진료를 의뢰하거나 다른 의료기관에 이송할 수 있다. ② 진료의뢰·환자이송의 기준 및 절차 등에 관하여 필요한 사항은 대통령령으로 정한다. [전문개정 2011. 8. 4.]	
제8조(응급환자에 대한 우선 응급의료 등) ▶ 11,17 기출	① 응급의료종사자는 응급환자에 대하여는 다른 환자보다 우선하여 상담·구조 및 응급처치를 하고 진료를 위하여 필요한 최선의 조치를 하여야 한다. ② 응급의료종사자는 응급환자가 2명 이상이면 의학적 판단에 따라 더 위급한 환자부터 응급의료를 실시하여야 한다. [전문개정 2011. 8. 4.]	

제9조(응급의료의 설명·동의)
▶ 07,15 기출
	① 응급의료종사자는 다음 각 호의 어느 하나에 해당하는 경우를 제외하고는 응급환자에게 응급의료에 관하여 설명하고 그 동의를 받아야 한다.
	  1. 응급환자가 의사결정능력이 없는 경우
	  2. 설명 및 동의 절차로 인하여 응급의료가 지체되면 환자의 생명이 위험하여지거나 심신상의 중대한 장애를 가져오는 경우
	② 응급의료종사자는 응급환자가 의사결정능력이 없는 경우 법정대리인이 동행하였을 때에는 그 법정대리인에게 응급의료에 관하여 설명하고 그 동의를 받아야 하며, 법정대리인이 동행하지 아니한 경우에는 동행한 사람에게 설명한 후 응급처치를 하고 의사의 의학적 판단에 따라 응급진료를 할 수 있다.
	③ 응급의료에 관한 설명·동의의 내용 및 절차 등에 관하여 필요한 사항은 보건복지부령으로 정한다.
	[전문개정 2011. 8. 4.]	

	제3조(응급의료에 관한 설명·동의의 내용 및 절차)
	▶ 12,16 기출
		① 법 제9조에 따라 응급환자 또는 그 법정대리인에게 응급의료에 관하여 설명하고 동의를 얻어야 할 내용은 다음 각 호와 같다. 〈개정 2008. 6. 13.〉
		  1. 환자에게 발생하거나 발생가능한 증상의 진단명
		  2. 응급검사의 내용
		  3. 응급처치의 내용
		  4. 응급의료를 받지 아니하는 경우의 예상결과 또는 예후

두드림 퀴즈

01 해당 의료기관의 능력으로는 응급환자에게 적절한 응급의료를 할 수 없을 경우 어떠한 조치를 취해야 하는가?
① 타 의료기관에서 필요한 인력과 장비를 공급받는다.
② 응급환자의 치료가 가능한 타 의료기관으로 환자를 이송한다.
③ 응급환자의 치료가 가능한 타 의료기관을 안내하여 환자가 갈 수 있도록 한다.
④ 중앙응급센터에 연락한다.
⑤ 해당 지역의 응급의료지원센터로 가도록 한다.

정답 01.②

		5. 그 밖에 응급환자가 설명을 요구하는 사항 ② 제1항의 규정에 의한 설명·동의는 별지 제1호서식의 응급의료에 관한 설명·동의서에 의한다. ③ 응급의료종사자가 의사결정능력이 없는 응급환자의 법정대리인으로부터 제1항에 따른 동의를 얻지 못하였으나 응급환자에게 반드시 응급의료가 필요하다고 판단되는 때에는 의료인 1명 이상의 동의를 얻어 응급의료를 할 수 있다. 〈개정 2008. 6. 13.〉
제11조(응급환자의 이송) ▶ 18 기출		① 의료인은 해당 의료기관의 능력으로는 응급환자에 대하여 적절한 응급의료를 할 수 없다고 판단한 경우에는 지체 없이 그 환자를 적절한 응급의료가 가능한 다른 의료기관으로 이송하여야 한다. ② 의료기관의 장은 제1항에 따라 응급환자를 이송할 때에는 응급환자의 안전한 이송에 필요한 의료기구와 인력을 제공하여야 하며, 응급환자를 이송받는 의료기관에 진료에 필요한 의무기록(醫務記錄)을 제공하여야 한다. ③ 의료기관의 장은 이송에 든 비용을 환자에게 청구할 수 있다. ④ 응급환자의 이송절차, 의무기록의 이송 및 비용의 청구 등에 필요한 사항은 보건복지부령으로 정한다. [전문개정 2011. 8. 4.]

	제4조(응급환자의 이송절차 및 의무기록의 이송)
	▶ 08,13 기출
		① 의료인은 법 제11조에 따라 응급환자를 다른 의료기관으로 이송하는 경우에는 이송받는 의료기관에 연락하고, 적절한 이송수단을 알선하거나 제공하여야 한다.
		② 의료인은 제1항에 따라 이송받는 의료기관에 대한 연락이나 준비를 할 수 없는 경우에는 법 제27조제1항에 따른 응급의료지원센터(이하 "응급의료지원센터"라 한다)나 「119구조·구급에 관한 법률」 제10조의2에 따른 119구급상황관리센터를 통하여 이송받을 수 있는 의료기관을 확인하고 적절한 이송수단을 알선하거나 제공하여야 한다. 〈개정 2015. 8. 19.〉
		③ 제1항과 제2항에 따라 응급환자를 이송하는 경우에 제공하여야 하는 의무기록은 다음 각 호와 같다.
		  1. 별지 제2호서식의 응급환자진료의뢰서
		  2. 검사기록 등 의무기록과 방사선 필름의 사본 그 밖에 응급환자의 진료에 필요하다고 판단되는 자료
		[전문개정 2014. 5. 1.]

제2절 응급의료 기관

제25조(중앙응급의료센터)
> 10 기출

① 보건복지부장관은 응급의료에 관한 다음 각 호의 업무를 수행하게 하기 위하여 「의료법」 제3조의3에 따른 종합병원(이하 "종합병원"이라 한다) 중에서 중앙응급의료센터를 지정할 수 있다. 〈개정 2015. 1. 28.〉
  1. 응급의료기관등에 대한 평가 및 질을 향상시키는 활동에 대한 지원
  2. 응급의료종사자에 대한 교육훈련
  3. 제26조에 따른 권역응급의료센터 간의 업무조정 및 지원
  4. 응급의료 관련 연구
  5. 국내외 재난 등의 발생 시 응급의료 관련 업무의 조정 및 그에 대한 지원
  6. 응급의료 통신망 및 응급의료 전산망의 관리·운영과 그에 따른 업무
  7. 그 밖에 보건복지부장관이 정하는 응급의료 관련 업무

② 중앙응급의료센터 지정의 기준·방법 및 절차 등에 관하여 필요한 사항은 보건복지부령으로 정한다.
[전문개정 2011. 8. 4.]

제26조(권역응급의료센터의 지정)
> 14, 19 기출

① 보건복지부장관은 응급의료에 관한 다음 각 호의 업무를 수행하게 하기 위하여 「의료법」 제3조의4에 따른 상급종합병원 또는 같은 법 제3조의3에 따른 300병상을 초과하는 종합병원 중에서 권역응급의료센터를 지정할 수 있다. 〈개정 2015. 1. 28., 2016. 12. 2.〉
  1. 중증응급환자 중심의 진료
  2. 재난 대비 및 대응 등을 위한 거점병원으로서 보건복지부령으로 정하는 업무
  3. 권역(圈域) 내에 있는 응급의료종사자에 대한 교육·훈련
  4. 권역 내 다른 의료기관에서 제11조에 따라 이송되는 중증응급환자에 대한 수용
  5. 그 밖에 보건복지부장관이 정하는 권역 내 응급의료 관련 업무

② 권역응급의료센터의 지정 기준·방법·절차 및 업무와 중증응급환자의 기준 등은 권역 내 응급의료 수요와 공급 등을 고려하여 보건복지부령으로 정한다. 〈개정 2015. 1. 28.〉
[전문개정 2011. 8. 4.]

제30조의2(권역외상센터의 지정)
> 19 기출

① 보건복지부장관은 외상환자의 응급의료에 관한 다음 각 호의 업무를 수행하게 하기 위하여 중앙응급의료센터나 권역응급의료센터, 전문응급의료센터 및 지역응급의료센터 중 권역외상센터를 지정할 수 있다. 〈개정 2013. 6. 4., 2015. 1. 28.〉
  1. 외상환자의 진료 > 19 기출
  2. 외상의료에 관한 연구 및 외상의료표준의 개발

두드림 퀴즈

02 응급의료에 관한 법률에 명시된 권역응급의료센터의 업무로 옳은 것은?
① 응급의료기관에 대한 평가
② 응급의료에 관한 각종 정보의 관리 및 제공
③ 응급의료종사자에 대한 교육훈련
④ 외상 환자의 진료
⑤ 중증응급환자 중심의 진료

정답 02. ⑤

3. 외상의료를 제공하는 의료인의 교육훈련
4. 대형 재해 등의 발생 시 응급의료 지원
5. 그 밖에 보건복지부장관이 정하는 외상의료 관련 업무

② 권역외상센터는 외상환자에 대한 효과적인 응급의료 제공을 위하여 다음 각 호의 요건을 갖추어야 한다. 이 경우 각 호에 따른 구체적인 요건은 보건복지부령으로 정한다.
1. 외상환자 전용 중환자 병상 및 일반 병상
2. 외상환자 전용 수술실 및 치료실
3. 외상환자 전담 전문의
4. 외상환자 전용 영상진단장비 및 치료장비
5. 그 밖에 외상환자 진료에 필요한 인력·시설·장비

③ 그 밖에 권역외상센터 지정의 기준·방법 및 절차 등에 관한 구체적인 사항은 보건복지부령으로 정한다.
[본조신설 2012. 5. 14.]

09 보건의료기본법

제1절 총칙

제1조(목적)
09 기출

이 법은 보건의료에 관한 국민의 권리·의무와 국가 및 지방자치단체의 책임을 정하고 보건의료의 수요와 공급에 관한 기본적인 사항을 규정함으로써 보건의료의 발전과 국민의 보건 및 복지의 증진에 이바지하는 것을 목적으로 한다.
[전문개정 2010. 3. 17.]

제2절 보건의료에 관한 국민의 권리와 의무

제10조(건강권 등)
10,13,19 기출

① 모든 국민은 이 법 또는 다른 법률에서 정하는 바에 따라 자신과 가족의 건강에 관하여 국가의 보호를 받을 권리를 가진다.
② 모든 국민은 성별, 나이, 종교, 사회적 신분 또는 경제적 사정 등을 이유로 자신과 가족의 건강에 관한 권리를 침해받지 아니한다.
[전문개정 2010. 3. 17.]

제11조(보건의료에 관한 알 권리)
10,13,14,18,19 기출

① 모든 국민은 관계 법령에서 정하는 바에 따라 국가와 지방자치단체의 보건의료시책에 관한 내용의 공개를 청구할 권리를 가진다.
② 모든 국민은 관계 법령에서 정하는 바에 따라 보건의료인이나 보건의료기관에 대하여 자신의 보건의료와 관련한 기록 등의 열람이나 사본의 교부를 요청할 수 있다. 다만, 본인이 요청할 수 없는 경우에는 그 배우자·직계존비속 또는 배우자의 직계존속이, 그 배우자·직계존비속 및 배우자의 직계존속이 없거나 질병이나 그 밖에 직접 요청을 할 수 없는 부득이한 사유가 있는 경우에는 본인이 지정하는 대리인이 기록의 열람 등을 요청할 수 있다.
[전문개정 2010. 3. 17.]

제12조(보건의료서비스에 관한 자기결정권)
08,13,19 기출

모든 국민은 보건의료인으로부터 자신의 질병에 대한 치료 방법, 의학적 연구 대상 여부, 장기이식(臟器移植) 여부 등에 관하여 충분한 설명을 들은 후 이에 관한 동의 여부를 결정할 권리를 가진다.
[전문개정 2010. 3. 17.]

두드림 퀴즈

01 보건의료에 관한 국민의 권리가 아닌 것은?
① 의료행위에 필요한 기구를 우선 공급받을 권리
② 자신과 가족의 건강에 관하여 국가의 보호를 받을 권리
③ 보건의료와 관련하여 자신의 신체·건강 및 사생활의 비밀을 침해받지 아니할 권리
④ 보건의료에 관한 알 권리
⑤ 보건의료서비스에 관한 자기결정권

정답 01.①

02 보건의료에 관한 국민의 의무는?
① 다른 사람의 건강을 해치거나 해칠 우려가 있는 행위를 하지 않는다.
② 관계법령이 정하는 바에 의하여 건강의 보호·증진에 필요한 비용에 대해 국가의 도움을 받는다.
③ 건강에 위해한 정보라면 유포해도 된다.
④ 보건의료인의 최상의 보건의료서비스에 대하여 협조한다.
⑤ 보건의료 서비스에 대하여 거부할 수 있다.

제13조(비밀 보장) 13,19 기출	모든 국민은 보건의료와 관련하여 자신의 신체상·건강상의 비밀과 사생활의 비밀을 침해받지 아니한다. [전문개정 2010. 3. 17.]
제14조(보건의료에 관한 국민의 의무) 12,13 기출	① 모든 국민은 자신과 가족의 건강을 보호·증진하기 위하여 노력하여야 하며, 관계 법령에서 정하는 바에 따라 건강을 보호·증진하는 데에 필요한 비용을 부담하여야 한다. ② 누구든지 건강에 위해한 정보를 유포·광고하거나 건강에 위해한 기구·물품을 판매·제공하는 등 다른 사람의 건강을 해치거나 해칠 우려가 있는 행위를 하여서는 아니 된다. ③ 모든 국민은 보건의료인의 정당한 보건의료서비스와 지도에 협조한다. [전문개정 2010. 3. 17.]

제3절 보건의료자원의 관리 등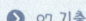

제24조(보건의료자원의 관리 등) 07 기출	① 국가와 지방자치단체는 보건의료에 관한 인력, 시설, 물자, 지식 및 기술 등 보건의료자원을 개발·확보하기 위하여 종합적이고 체계적인 시책을 강구하여야 한다. ② 국가와 지방자치단체는 보건의료자원의 장·단기 수요를 예측하여 보건의료자원이 적절히 공급될 수 있도록 보건의료자원을 관리하여야 한다. [전문개정 2010. 3. 17.]

정답 02.①

제4절 보건의료의 제공과 이용 등

평생국민건강관리체계  11,14,17,20 기출	제31조 (평생국민건강 관리사업)	① 국가와 지방자치단체는 생애주기별 건강상 특성과 주요 건강위험요인을 고려한 평생국민건강관리를 위한 사업을 시행하여야 한다. ② 국가와 지방자치단체는 공공보건의료기관이 평생국민건강관리사업에서 중심 역할을 할 수 있도록 필요한 시책을 강구하여야 한다. ③ 국가와 지방자치단체는 평생국민건강관리사업을 원활하게 수행하기 위하여 건강지도·보건교육 등을 담당할 전문인력을 양성하고 건강관리정보체계를 구축하는 등 필요한 시책을 강구하여야 한다.
	제32조 (여성과 어린이의 건강 증진)	국가와 지방자치단체는 여성과 어린이의 건강을 보호·증진하기 위하여 필요한 시책을 강구하여야 한다. 이 경우 여성의 건강증진시책에 연령별 특성이 반영되도록 하여야 한다.
	제33조 (노인의 건강 증진)	국가와 지방자치단체는 노인의 질환을 조기에 발견하고 예방하며, 질병 상태에 따라 적절한 치료와 요양이 이루어질 수 있도록 하는 등 노인의 건강을 보호·증진하기 위하여 필요한 시책을 강구하여야 한다.
	제34조 (장애인의 건강 증진)	국가와 지방자치단체는 선천적·후천적 장애가 발생하는 것을 예방하고 장애인의 치료와 재활이 이루어질 수 있도록 하는 등 장애인의 건강을 보호·증진하기 위하여 필요한 시책을 강구하여야 한다.
	제35조 (학교 보건의료)	국가와 지방자치단체는 학생의 건전한 발육을 돕고 건강을 보호·증진하며 건강한 성인으로 성장하기 위하여 요구되는 생활습관·정서 등을 함양하기 위하여 필요한 시책을 강구하여야 한다.
	제36조 (산업 보건의료)	국가는 근로자의 건강을 보호·증진하기 위하여 필요한 시책을 강구하여야 한다.
	제37조 (환경 보건의료)	국가와 지방자치단체는 국민의 건강을 보호·증진하기 위하여 쾌적한 환경의 유지와 환경오염으로 인한 건강상의 위해 방지 등에 필요한 시책을 강구하여야 한다. [전문개정 2010. 3. 17.]

---

03 평생국민건강관리사업과 관련된 국가와 지방자치단체의 활동으로 옳은 것은?

① 평생국민건강관리사업의 원활한 수행을 위하여 건강지도, 보건교육 등을 담당할 전문인력을 양성하여야 한다.
② 민간보건의료기관이 평생 국민건강관리사업의 중심적 역할을 할 수 있도록 필요한 시책을 강구하여야 한다.
③ 국민건강을 크게 위협하는 질병 중에서 국가가 특별히 관리해야 할 필요가 있다고 인정되는 질병을 선정하고 관리한다.
④ 평생국민건강관리사업은 치료와 재활에 중점을 둔다.
⑤ 국민의 생애주기를 고려한 일시적 국민건강관리사업을 시행하여야 한다.

정답 03.①

	제37조의2 (기후변화에 따른 국민건강영향평가 등)	① 질병관리청장은 국민의 건강을 보호·증진하기 위하여 지구온난화 등 기후변화가 국민건강에 미치는 영향을 5년마다 조사·평가(이하 "기후보건영향평가"라 한다)하여 그 결과를 공표하고 정책수립의 기초자료로 활용하여야 한다. 〈개정 2020. 8. 11.〉 ② 질병관리청장은 기후보건영향평가에 필요한 기초자료 확보 및 통계의 작성을 위하여 실태조사를 실시할 수 있다. 〈개정 2020. 8. 11.〉 ③ 질병관리청장은 관계 중앙행정기관의 장, 지방자치단체의 장 및 보건의료 관련 기관이나 단체의 장에게 기후보건영향평가에 필요한 자료의 제공 또는 제2항에 따른 실태조사의 협조를 요청할 수 있다. 이 경우 자료제공 또는 실태조사 협조를 요청받은 관계 중앙행정기관의 장 등은 정당한 사유가 없으면 이에 따라야 한다. 〈개정 2020. 8. 11.〉 ④ 기후보건영향평가와 실태조사의 구체적인 내용 및 방법 등에 필요한 사항은 대통령령으로 정한다.
	제38조 (식품위생·영양)	국가와 지방자치단체는 국민의 건강을 보호·증진하기 위하여 식품으로 인한 건강상의 위해 방지와 국민의 영양 상태의 향상 등에 필요한 시책을 강구하여야 한다.
주요질병 관리체계	제39조 (주요질병관리체계의 확립) ▶ 15기출	보건복지부장관은 국민건강을 크게 위협하는 질병 중에서 국가가 특별히 관리하여야 할 필요가 있다고 인정되는 질병을 선정하고, 이를 관리하기 위하여 필요한 시책을 수립·시행하여야 한다.
	제40조 (감염병의 예방 및 관리)	국가와 지방자치단체는 감염병의 발생과 유행을 방지하고 감염병환자에 대하여 적절한 보건의료를 제공하고 관리하기 위하여 필요한 시책을 수립·시행하여야 한다.
	제41조 (만성질환의 예방 및 관리)	국가와 지방자치단체는 암·고혈압 등 주요 만성질환의 발생과 증가를 예방하고 말기질환자를 포함한 만성질환자에 대하여 적절한 보건의료의 제공과 관리를 위하여 필요한 시책을 수립·시행하여야 한다.
	제42조 (정신 보건의료)	국가와 지방자치단체는 정신질환의 예방과 정신질환자의 치료 및 사회복귀 등 국민의 정신건강 증진을 위하여 필요한 시책을 수립·시행하여야 한다.
	제43조 (구강 보건의료)	국가와 지방자치단체는 구강질환의 예방 및 치료와 구강건강에 관한 관리 등 국민의 구강건강 증진을 위하여 필요한 시책을 수립·시행하여야 한다.

10 국민건강증진법

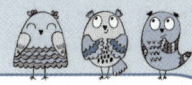

제1절 국민건강의 관리

제9조 (금연을 위한 조치)
10,17 기출

① 삭제 〈2011. 6. 7.〉
② 담배사업법에 의한 지정소매인 기타 담배를 판매하는 자는 대통령령이 정하는 장소 외에서 담배자동판매기를 설치하여 담배를 판매하여서는 아니 된다.
③ 제2항의 규정에 따라 대통령령이 정하는 장소에 담배자동판매기를 설치하여 담배를 판매하는 자는 보건복지부령이 정하는 바에 따라 성인인증장치를 부착하여야 한다. 〈신설 2003. 7. 29., 2008. 2. 29., 2010. 1. 18.〉
④ 다음 각 호의 공중이 이용하는 시설의 소유자·점유자 또는 관리자는 해당 시설의 전체를 금연구역으로 지정하고 금연구역을 알리는 표지를 설치하여야 한다. 이 경우 흡연자를 위한 흡연실을 설치할 수 있으며, 금연구역을 알리는 표지와 흡연실을 설치하는 기준·방법 등은 보건복지부령으로 정한다. 〈개정 2011. 6. 7., 2014. 1. 21., 2016. 12. 2., 2017. 12. 30.〉

1. 국회의 청사
2. 정부 및 지방자치단체의 청사
3. 「법원조직법」에 따른 법원과 그 소속 기관의 청사
4. 「공공기관의 운영에 관한 법률」에 따른 공공기관의 청사
5. 「지방공기업법」에 따른 지방공기업의 청사
6. 「유아교육법」·「초·중등교육법」에 따른 학교[교사(校舍)와 운동장 등 모든 구역을 포함한다]
7. 「고등교육법」에 따른 학교의 교사
8. 「의료법」에 따른 의료기관, 「지역보건법」에 따른 보건소·보건의료원·보건지소
9. 「영유아보육법」에 따른 어린이집
10. 「청소년활동 진흥법」에 따른 청소년수련관, 청소년수련원, 청소년문화의집, 청소년특화시설, 청소년야영장, 유스호스텔, 청소년이용시설 등 청소년활동시설
11. 「도서관법」에 따른 도서관
12. 「어린이놀이시설 안전관리법」에 따른 어린이놀이시설
13. 「학원의 설립·운영 및 과외교습에 관한 법률」에 따른 학원 중 학교교과교습학원과 연면적 1천제곱미터 이상의 학원
14. 공항·여객부두·철도역·여객자동차터미널 등 교통 관련 시설의

두드림 퀴즈

01 전체를 금연구역으로 지정해야 할 곳은?
① 초등학교 운동장
② 약국
③ 연면적 500제곱미터 이하의 학원
④ 100명 이상의 관객을 수용할 수 있는 체육시설
⑤ 객석이 200개인 공연장

정답 01.①

대합실·승강장, 지하보도 및 16인승 이상의 교통수단으로서 여객 또는 화물을 유상으로 운송하는 것
15. 「자동차관리법」에 따른 어린이운송용 승합자동차
16. 연면적 1천제곱미터 이상의 사무용건축물, 공장 및 복합용도의 건축물
17. 「공연법」에 따른 공연장으로서 객석 수 300석 이상의 공연장
18. 「유통산업발전법」에 따라 개설등록된 대규모점포와 같은 법에 따른 상점가 중 지하도에 있는 상점가
19. 「관광진흥법」에 따른 관광숙박업소
20. 「체육시설의 설치·이용에 관한 법률」에 따른 체육시설로서 1천명 이상의 관객을 수용할 수 있는 체육시설과 같은 법 제10조에 따른 체육시설업에 해당하는 체육시설로서 실내에 설치된 체육시설
21. 「사회복지사업법」에 따른 사회복지시설
22. 「공중위생관리법」에 따른 목욕장
23. 「게임산업진흥에 관한 법률」에 따른 청소년게임제공업소, 일반게임제공업소, 인터넷컴퓨터게임시설제공업소 및 복합유통게임제공업소
24. 「식품위생법」에 따른 식품접객업 중 영업장의 넓이가 보건복지부령으로 정하는 넓이 이상인 휴게음식점영업소, 일반음식점영업소 및 제과점영업소와 같은 법에 따른 식품소분·판매업 중 보건복지부령으로 정하는 넓이 이상인 실내 휴게공간을 마련하여 운영하는 식품자동판매기 영업소
25. 「청소년보호법」에 따른 만화대여업소
26. 그 밖에 보건복지부령으로 정하는 시설 또는 기관

⑤ 특별자치시장·특별자치도지사·시장·군수·구청장은 「주택법」 제2조제3호에 따른 공동주택의 거주 세대 중 2분의 1 이상이 그 공동주택의 복도, 계단, 엘리베이터 및 지하주차장의 전부 또는 일부를 금연구역으로 지정하여 줄 것을 신청하면 그 구역을 금연구역으로 지정하고, 금연구역임을 알리는 안내표지를 설치하여야 한다. 이 경우 금연구역 지정 절차 및 금연구역 안내표지 설치 방법 등은 보건복지부령으로 정한다. 〈신설 2016. 3. 2., 2017. 12. 30.〉

⑥ 특별자치시장·특별자치도지사·시장·군수·구청장은 흡연으로 인한 피해 방지와 주민의 건강 증진을 위하여 다음 각 호에 해당하는 장소를 금연구역으로 지정하고, 금연구역임을 알리는 안내표지를 설치하여야 한다. 이 경우 금연구역 안내표지 설치 방법 등에 필요한 사항은 보건복지부령으로 정한다. 〈신설 2017. 12. 30.〉

1. 「유아교육법」에 따른 유치원 시설의 경계선으로부터 10미터 이내의 구역(일반 공중의 통행·이용 등에 제공된 구역을 말한다)
2. 「영유아보육법」에 따른 어린이집 시설의 경계선으로부터 10미터 이내의 구역(일반 공중의 통행·이용 등에 제공된 구역을 말한다)

⑦ 지방자치단체는 흡연으로 인한 피해 방지와 주민의 건강 증진을 위하여

필요하다고 인정하는 경우 조례로 다수인이 모이거나 오고가는 관할 구역 안의 일정한 장소를 금연구역으로 지정할 수 있다. 〈신설 2010. 5. 27., 2016. 3. 2., 2017. 12. 30.〉

⑧ 누구든지 제4항부터 제7항까지의 규정에 따라 지정된 금연구역에서 흡연하여서는 아니 된다. 〈개정 2010. 5. 27., 2016. 3. 2., 2017. 12. 30.〉

⑨ 특별자치시장·특별자치도지사·시장·군수·구청장은 제4항 각 호에 따른 시설의 소유자·점유자 또는 관리자가 다음 각 호의 어느 하나에 해당하면 일정한 기간을 정하여 그 시정을 명할 수 있다. 〈신설 2016. 12. 2., 2017. 12. 30.〉

  1. 제4항 전단을 위반하여 금연구역을 지정하지 아니하거나 금연구역을 알리는 표지를 설치하지 아니한 경우
  2. 제4항 후단에 따른 금연구역을 알리는 표지 또는 흡연실의 설치 기준·방법 등을 위반한 경우

[제목개정 2016. 12. 2.]

시행령 제15조(담배자동판매기의 설치장소) ▶ 09 기출	① 법 제9조제2항에 따라 담배자동판매기의 설치가 허용되는 장소는 다음 각 호와 같다. 〈개정 2012. 12. 7.〉
	  1. 미성년자등을 보호하는 법령에서 19세 미만의 자의 출입이 금지되어 있는 장소
	  2. 지정소매인 기타 담배를 판매하는 자가 운영하는 점포 및 영업장의 내부
	  3. 법 제9조제4항 각 호 외의 부분 후단에 따라 공중이 이용하는 시설 중 흡연자를 위해 설치한 흡연실. 다만, 담배자동판매기를 설치하는 자가 19세 미만의 자에게 담배자동판매기를 이용하지 못하게 할 수 있는 흡연실로 한정한다.
	② 제1항의 규정에 불구하고 미성년자등을 보호하는 법령에서 담배자동판매기의 설치를 금지하고 있는 장소에 대하여는 담배자동판매기의 설치를 허용하지 아니한다.

제9조의2 (담배에 관한 경고문구 등 표시) ▶ 20기출	① 「담배사업법」에 따른 담배의 제조자 또는 수입판매업자(이하 "제조자등"이라 한다)는 담배갑포장지 앞면·뒷면·옆면 및 대통령령으로 정하는 광고(판매촉진 활동을 포함한다. 이하 같다)에 다음 각 호의 내용을 인쇄하여 표기하여야 한다. 다만, 제1호의 표기는 담배갑포장지에 한정하되 앞면과 뒷면에 하여야 한다. 〈개정 2015. 6. 22.〉
	  1. 흡연의 폐해를 나타내는 내용의 경고그림(사진을 포함한다. 이하 같다)
	  2. 흡연이 폐암 등 질병의 원인이 될 수 있다는 내용 및 다른 사람의 건강을 위협할 수 있다는 내용의 경고문구
	  3. 타르 흡입량은 흡연자의 흡연습관에 따라 다르다는 내용의 경고문구
	  4. 담배에 포함된 다음 각 목의 발암성물질 ▶ 20 기출

	가. 나프틸아민 나. 니켈 다. 벤젠 라. 비닐 크롤라이드 마. 비소 바. 카드뮴 5. 보건복지부령으로 정하는 금연상담전화의 전화번호 ② 제1항에 따른 경고그림과 경고문구는 담배갑포장지의 경우 그 넓이의 100분의 50 이상에 해당하는 크기로 표기하여야 한다. 이 경우 경고그림은 담배갑포장지 앞면, 뒷면 각각의 넓이의 100분의 30 이상에 해당하는 크기로 하여야 한다. 〈신설 2015. 6. 22.〉 ③ 제1항 및 제2항에서 정한 사항 외의 경고그림 및 경고문구 등의 내용과 표기 방법·형태 등의 구체적인 사항은 대통령령으로 정한다. 다만, 경고그림은 사실적 근거를 바탕으로 하고, 지나치게 혐오감을 주지 아니하여야 한다. 〈개정 2015. 6. 22.〉 ④ 제1항부터 제3항까지의 규정에도 불구하고 전자담배 등 대통령령으로 정하는 담배에 제조자등이 표기하여야 할 경고그림 및 경고문구 등의 내용과 그 표기 방법·형태 등은 대통령령으로 따로 정한다. 〈신설 2014. 5. 20., 2015. 6. 22.〉 [본조신설 2011. 6. 7.]
제12조(보건교육의 실시 등)	① 국가 및 지방자치단체는 모든 국민이 올바른 보건의료의 이용과 건강한 생활습관을 실천할 수 있도록 그 대상이 되는 개인 또는 집단의 특성·건강상태·건강의식 수준등에 따라 적절한 보건교육을 실시한다. 〈개정 2016. 3. 2.〉 ② 국가 또는 지방자치단체는 국민건강증진사업관련 법인 또는 단체등이 보건교육을 실시할 경우 이에 필요한 지원을 할 수 있다. 〈개정 1999. 2. 8.〉 ③ 보건복지부장관, 시·도지사 및 시장·군수·구청장은 제2항의 규정에 의하여 보건교육을 실시하는 국민건강증진사업관련 법인 또는 단체 등에 대하여 보건교육의 계획 및 그 결과에 관한 자료를 요청할 수 있다. 〈개정 1997. 12. 13., 1999. 2. 8., 2008. 2. 29., 2010. 1. 18.〉 ④ 제1항의 규정에 의한 보건교육의 내용은 대통령령으로 정한다. 〈개정 1999. 2. 8.〉 [제목개정 2016. 3. 2.]
		시행령 제17조(보건교육의 내용) ▶ 11 기출	법 제12조에 따른 보건교육에는 다음 각 호의 사항이 포함되어야 한다. 〈개정 2018. 12. 18.〉 1. 금연·절주등 건강생활의 실천에 관한 사항 2. 만성퇴행성질환등 질병의 예방에 관한 사항 3. 영양 및 식생활에 관한 사항 4. 구강건강에 관한 사항	

		5. 공중위생에 관한 사항 6. 건강증진을 위한 체육활동에 관한 사항 7. 그 밖에 건강증진사업에 관한 사항

제12조의2(보건교육
사자격증의 교부 등)
▶ 12,13 기출
	① 보건복지부장관은 국민건강증진 및 보건교육에 관한 전문지식을 가진 자에게 보건교육사의 자격증을 교부할 수 있다. 〈개정 2008. 2. 29., 2010. 1. 18.〉
	② 다음 각호의 1에 해당하는 자는 보건교육사가 될 수 없다. 〈개정 2005. 3. 31., 2014. 3. 18.〉
	  1. 피성년후견인
	  2. 삭제 〈2013. 7. 30.〉
	  3. 금고 이상의 실형의 선고를 받고 그 집행이 종료되지 아니하거나 그 집행을 받지 아니하기로 확정되지 아니한 자
	  4. 법률 또는 법원의 판결에 의하여 자격이 상실 또는 정지된 자
	③ 제1항의 규정에 의한 보건교육사의 등급은 1급 내지 3급으로 하고, 등급별 자격기준 및 자격증의 교부절차 등에 관하여 필요한 사항은 대통령령으로 정한다.
	④ 보건교육사 1급의 자격증을 교부받고자 하는 자는 국가시험에 합격하여야 한다.
	⑤ 보건복지부장관은 제1항의 규정에 의하여 보건교육사의 자격증을 교부하는 때에는 보건복지부령이 정하는 바에 의하여 수수료를 징수할 수 있다. 〈개정 2008. 2. 29., 2010. 1. 18.〉
	⑥ 제1항에 따라 자격증을 교부받은 사람은 다른 사람에게 그 자격증을 빌려주어서는 아니 되고, 누구든지 그 자격증을 빌려서는 아니 된다. 〈신설 2020. 4. 7.〉
	⑦ 누구든지 제6항에 따라 금지된 행위를 알선하여서는 아니 된다. 〈신설 2020. 4. 7.〉
	[본조신설 2003. 9. 29.]

제16조 (국민영양조사등)	① 보건복지부장관은 국민의 건강상태·식품섭취·식생활조사등 국민의 영양에 관한 조사(이하 "국민영양조사"라 한다)를 정기적으로 실시한다. ▶ 09 기출 〈개정 1997. 12. 13., 2008. 2. 29., 2010. 1. 18.〉 ② 특별시·광역시 및 도에는 국민영양조사와 영양에 관한 지도업무를 행하게 하기 위한 공무원을 두어야 한다. ③ 국민영양조사를 행하는 공무원은 그 권한을 나타내는 증표를 관계인에게 내보여야 한다. ④ 국민영양조사의 내용 및 방법 기타 국민영양조사와 영양에 관한 지도에 관하여 필요한 사항은 대통령령으로 정한다.

두드림 퀴즈

02 보건소장이 지역주민의 건강증진을 위한 업무가 아닌 것은?
① 구강건강의 관리
② 공중위생 및 식품위생
③ 지역사회의 보건문제에 관한 조사·연구
④ 보건교육 및 건강상담
⑤ 질병의 조기발견을 위한 검진 및 처방

| 제19조
(건강증진사업등)
08,16,18,19 기출 | ① 국가 및 지방자치단체는 국민건강증진사업에 필요한 요원 및 시설을 확보하고, 그 시설의 이용에 필요한 시책을 강구하여야 한다.
② 특별자치시장·특별자치도지사·시장·군수·구청장은 지역주민의 건강증진을 위하여 ▶ 08,18 기출 보건복지부령이 정하는 바에 의하여 보건소장으로 하여금 다음 각호의 사업을 하게 할 수 있다. 〈개정 1997. 12. 13., 2008. 2. 29., 2010. 1. 18., 2017. 12. 30.〉
　1. 보건교육 및 건강상담
　2. 영양관리
　3. 신체활동장려
　4. 구강건강의 관리
　5. 질병의 조기발견을 위한 검진 및 처방
　6. 지역사회의 보건문제에 관한 조사·연구
　7. 기타 건강교실의 운영등 건강증진사업에 관한 사항
③ 보건소장이 제2항의 규정에 의하여 제2항제1호 내지 제5호의 업무를 행한 때에는 이용자의 개인별 건강상태를 기록하여 유지·관리하여야 한다.
▶ 19기출 〈2021. 7. 27., 일부개정〉
④ 건강증진사업에 필요한 시설·운영에 관하여는 보건복지부령으로 정한다. 〈개정 1997. 12. 13., 2008. 2. 29., 2010. 1. 18.〉 |

정답 02.②

제2절 국민건강증진기금

제25조 (기금의 사용 등) 14 기출	① 기금은 다음 각호의 사업에 사용한다. 〈2021. 7. 27., 일부개정〉 1. 금연교육 및 광고, 흡연피해 예방 및 흡연피해자 지원 등 국민건강관리사업 2. 건강생활의 지원사업 3. 보건교육 및 그 자료의 개발 4. 보건통계의 작성·보급과 보건의료관련 조사·연구 및 개발에 관한 사업 5. 질병의 예방·검진·관리 및 암의 치료를 위한 사업 6. 국민영양관리사업 7. 신체활동장려사업 8. 구강건강관리사업 9. 시·도지사 및 시장·군수·구청장이 행하는 건강증진사업 10. 공공보건의료 및 건강증진을 위한 시설·장비의 확충 11. 기금의 관리·운용에 필요한 경비 12. 그 밖에 국민건강증진사업에 소요되는 경비로서 대통령령이 정하는 사업 ② 보건복지부장관은 기금을 제1항 각호의 사업에 사용함에 있어서 아동·청소년·여성·노인·장애인 등에 대하여 특별히 배려·지원할 수 있다. 〈신설 2004. 12. 30., 2008. 2. 29., 2010. 1. 18., 2011. 6. 7.〉 ③ 보건복지부장관은 기금을 제1항 각호의 사업에 사용함에 있어서 필요한 경우에는 보조금으로 교부할 수 있다. 〈개정 1997. 12. 13., 2008. 2. 29., 2010. 1. 18.〉

03 국민건강증진기금을 시행할 수 없는 사업은?

① 보건교육 및 그 자료의 개발
② 질병의 예방·검진·관리 및 암의 치료를 위한 사업
③ 보건통계의 작성·보급과 보건의료관련 조사·연구 및 개발에 관한 사업
④ 알코올중독자를 위한 건강관리 사업
⑤ 국민영양관리사업

정답 03.④

11 혈액관리법

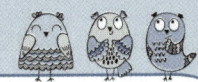

제2조(정의)

이 법에서 사용하는 용어의 뜻은 다음과 같다. 〈개정 2021. 3. 23〉

1. "혈액"이란 인체에서 채혈(採血)한 혈구(血球) 및 혈장(血漿)을 말한다.
2. "혈액관리업무"란 수혈(輸血)이나 혈액제제(血液製劑)의 제조에 필요한 혈액을 채혈·검사·제조·보존·공급 또는 품질관리하는 업무를 말한다.
3. "혈액원"이란 혈액관리업무를 수행하기 위하여 제6조제3항에 따라 허가를 받은 자를 말한다.
4. "헌혈자"란 자기의 혈액을 혈액원에 무상(無償)으로 제공하는 사람을 말한다.
5. "부적격혈액"이란 채혈 시 또는 채혈 후에 이상이 발견된 혈액 또는 혈액제제로서 보건복지부령으로 정하는 혈액 또는 혈액제제를 말한다.
6. "채혈금지대상자"란 감염병 환자, 약물복용 환자 등 건강기준에 미달하는 사람으로서 헌혈을 하기에 부적합하다고 보건복지부령으로 정하는 사람을 말한다.
7. "특정수혈부작용"이란 수혈한 혈액제제로 인하여 발생한 부작용으로서 보건복지부령으로 정하는 것을 말한다.
8. "혈액제제"란 혈액을 원료로 하여 제조한「약사법」제2조에 따른 의약품으로서 다음 각 목의 어느 하나에 해당하는 것을 말한다.
   가. 전혈(全血)
   나. 농축적혈구(濃縮赤血球)
   다. 신선동결혈장(新鮮凍結血漿)
   라. 농축혈소판(濃縮血小板)
   마. 그 밖에 보건복지부령으로 정하는 혈액 관련 의약품
9. "헌혈환급예치금"이란 제14조제5항에 따라 수혈비용을 보상하거나 헌혈사업에 사용할 목적으로 혈액원이 보건복지부장관에게 예치하는 금액을 말한다.
10. "채혈"이란 수혈 등에 사용되는 혈액제제를 제조하기 위하여 헌혈자로부터 혈액을 채취하는 행위를 말한다.
11. "채혈부작용"이란 채혈한 후에 헌혈자에게 나타날 수 있는 혈관미주신경반응 또는 피하출혈 등 미리 예상하지 못한 부작용을 말한다.

[전문개정 2012. 10. 22.]

제3조(특정수혈부작용)

법 제2조제7호에 따른 특정수혈부작용은 다음 각호의 1과 같다. 〈개정 2005. 1. 29., 2015. 1. 12.〉

---

01 특정수혈부작용에 해당하지 않는 것은?

① 입원치료를 요하는 부작용
② 과거 헌혈로 인한 부작용
③ 장애
④ 사망
⑤ 바이러스 등에 의하여 감염되는 질병

정답 01. ②

		1. 사망 2. 장애(「장애인복지법」제2조의 규정에 의한 장애를 말한다) 3. 입원치료를 요하는 부작용 4. 바이러스등에 의하여 감염되는 질병 5. 의료기관의 장이 제1호 내지 제4호의 규정에 의한 부작용과 유사하다고 판단하는 부작용
제3조(혈액 매매행위 등의 금지) ▶ 14,18 기출		① 누구든지 금전, 재산상의 이익 또는 그 밖의 대가적 급부(給付)를 받거나 받기로 하고 자신의 혈액(제14조에 따른 헌혈증서를 포함한다)을 제공하거나 제공할 것을 약속하여서는 아니 된다. ② 누구든지 금전, 재산상의 이익 또는 그 밖의 대가적 급부를 주거나 주기로 하고 다른 사람의 혈액(제14조에 따른 헌혈증서를 포함한다)을 제공받거나 제공받을 것을 약속하여서는 아니 된다. ③ 누구든지 제1항 및 제2항에 위반되는 행위를 교사(敎唆)·방조 또는 알선하여서는 아니 된다. ④ 누구든지 제1항 및 제2항에 위반되는 행위가 있음을 알았을 때에는 그 행위와 관련되는 혈액을 채혈하거나 수혈하여서는 아니 된다. [전문개정 2012. 10. 22.]
제7조(헌혈자의 신원 확인 및 건강진단 등)		① 혈액원은 보건복지부령으로 정하는 바에 따라 채혈 전에 헌혈자에 대하여 신원 확인 및 건강진단을 하여야 한다. ② 혈액원은 보건복지부령으로 정하는 감염병 환자 및 건강기준에 미달하는 사람으로부터 채혈을 하여서는 아니 된다. ③ 혈액원은 신원이 확실하지 아니하거나 신원 확인에 필요한 요구에 따르지 아니하는 사람으로부터 채혈을 하여서는 아니 된다. ④ 보건복지부장관은 혈액제제의 안전성을 확보하기 위하여 필요하다고 인정할 때에는 관계 중앙행정기관의 장 또는 공공기관의 장으로 하여금 감염병 환자 또는 약물복용 환자 등의 관련 정보를 혈액원 등에 제공하도록 요청할 수 있다. 이 경우 관계 중앙행정기관의 장 또는 공공기관의 장은 정당한 사유가 없으면 그 요청에 따라야 한다. ⑤ 혈액원은 보건복지부령으로 정하는 바에 따라 헌혈자로부터 채혈하기 전에 채혈금지대상 여부 및 과거 헌혈경력과 그 검사 결과를 조회하여야 한다. 다만, 천재지변, 긴급 수혈 등 보건복지부령으로 정하는 경우에는 그러하지 아니하다. ⑥ 제4항과 제5항에 따른 정보제공의 범위 및 조회 등에 관한 구체적인 사항은 보건복지부령으로 정한다. [전문개정 2012. 10. 22.]
	제6조(헌혈자의 건강진단 등) ▶ 08,17,19 기출	① 법 제7조제1항에 따라 혈액원은 헌혈자로부터 채혈하기 전에 사진이 붙어 있어 본인임을 확인할 수 있는 주민등록증, 여권, 학생증, 그 밖의 신분증명서에 따라

그 신원을 확인하여야 한다. 다만, 학생, 군인 등의 단체헌혈의 경우 그 관리·감독자의 확인으로 갈음할 수 있다. 〈개정 2015. 1. 12.〉

② 제1항에 따른 신원확인 후에 혈액원은 헌혈자에 대하여 채혈을 실시하기 전에 다음 각 호에 해당하는 건강진단을 실시하여야 한다. 08,19 기출 〈개정 2011. 8. 31.〉
  1. 과거의 헌혈경력 및 혈액검사결과와 채혈금지대상자 여부의 조회
  2. 문진·시진 및 촉진
  3. 체온 및 맥박 측정
  4. 체중 측정
  5. 혈압 측정
  6. 다음 각 목의 어느 하나에 따른 빈혈검사
     가. 황산구리법에 따른 혈액비중검사
     나. 혈색소검사
     다. 적혈구용적률검사
  7. 혈소판계수검사(혈소판성분채혈의 경우에만 해당한다)

③ 혈액원은 제2항제1호에 따른 조회를 하려는 때에는 별지 제1호의7서식의 신청서(전자문서를 포함한다)를 대한적십자사 회장에게 제출해야 한다. 〈개정 2019. 8. 16.〉

④ 대한적십자사 회장은 제3항에 따른 신청을 받은 때에는 제2항제1호에 따른 사항을 확인한 후 그 내용을 지체 없이 혈액원에 통지(전자문서를 포함한다)해야 한다. 〈개정 2019. 8. 16.〉

⑤ 법 제7조제5항 단서에 따라 제2항제1호에 따른 조회를 하지 않을 수 있는 경우는 다음 각 호와 같다. 〈개정 2019. 8. 16.〉
  1. 헌혈자 본인에게 수혈하기 위하여 채혈하는 경우
  2. 천재지변, 재해, 그 밖에 이에 준하는 사유로 인하여 전산 또는 유선 등의 방법으로 정보조회가 불가능한 경우
  3. 긴급하게 수혈하지 아니하면 수혈자의 생명이 위태로운 경우로서 신속한 정보조회가 불가능한 경우

⑥ 법 제7조제6항에 따른 혈액원 등이 제공받을 수 있는 정보의 범위는 다음 각 호와 같다. 〈개정 2010. 12. 30., 2011. 8. 31.〉

		1. 감염병환자 및 약물복용환자 등의 주민등록번호 등 인적 사항 2. 진단명 또는 처방약물명 3. 진단일 또는 처방일 [전문개정 2009. 1. 30.]
제7조의2(채혈금지대상자의 관리)	① 보건복지부장관은 보건복지부령으로 정하는 바에 따라 채혈금지대상자의 명부를 작성·관리할 수 있다. ② 혈액원은 채혈금지대상자로부터 채혈을 하여서는 아니 된다. ③ 제2항에도 불구하고 혈액원은 보건복지부령으로 정하는 안전성검사를 통과한 채혈금지대상자에 대하여는 채혈을 할 수 있다. 이 경우 그 결과를 보건복지부령으로 정하는 바에 따라 보건복지부장관에게 보고하여야 한다. ④ 보건복지부장관은 채혈금지대상자 명부에 있는 사람에게 명부의 기재사항 등을 대통령령으로 정하는 바에 따라 개별적으로 알릴 수 있다. ⑤ 제1항에 따른 채혈금지대상자의 명부를 작성·관리하는 업무에 종사하는 사람 또는 종사하였던 사람은 업무상 알게 된 비밀을 정당한 사유 없이 누설하여서는 아니 된다. [전문개정 2012. 10. 22.]	
제7조의2(채혈금지대상자의 관리 등) 17 기출	① 법 제7조의2제1항에 따라 대한적십자사 회장은 별표 1의2의 채혈금지대상자를 별지 제1호의8서식의 채혈금지대상자 관리대장(전자문서를 포함한다)에 기록하고 관리해야 한다. 〈개정 2010. 12. 30., 2019. 8. 16.〉 ■ 혈액관리법 시행규칙 [별표 1의2] 〈개정 2020. 6. 25.〉 17 기출 채혈금지대상자(제2조의2 및 제7조 관련)	
	건강진단 관련 요인	가. 체중이 남자는 50킬로그램 미만, 여자는 45킬로그램 미만인 자 나. 체온이 섭씨 37.5도를 초과하는 자 다. 수축기혈압이 90밀리미터(수은주압) 미만 또는 180밀리미터(수은주압)이상인 자 라. 이완기혈압이 100밀리미터(수은주압) 이상인 자 마. 맥박이 1분에 50회 미만 또는 100회를 초과하는 자
	질병관련 요인	가. 감염병 1) 만성 B형간염, C형간염, 후천성면역결핍증, 바베스열원충증, 샤가스병 또는 크로이츠펠트-야콥병 등 「감염병의 예방 및 관리에 관한 법률」 제2조에 따른 감염병 중 보건복지부장관이 지정하는 혈액 매개 감염병의 환자, 의사환자, 병원체보유자

02 채혈금지 대상자로 바르게 설명된 것은?
① 맥박이 1분에 50회 미만 또는 100회 미만인 자
② 이완기혈압이 100mmHg 이하인 자
③ 수축기혈압이 90mmhg 이상인 자
④ 수축기혈압이 180mmhg 미만인 자
⑤ 체온이 섭씨 37.5도를 초과하는 자

정답 02.⑤

		2) 일정기간 채혈금지 대상자 가) 말라리아 병력자로 치료종료 후 3년이 경과하지 아니한 자 나) 브루셀라증 병력자로 치료종료 후 2년이 경과하지 아니한 자 다) 매독 병력자로 치료종료 후 1년이 경과하지 아니한 자 라) 급성 B형간염 병력자로 완치 후 6개월이 경과하지 아니한 자 마) 그 밖에 보건복지부장관이 정하는 혈액매개 감염병환자 또는 병력자 나. 그 밖의 질병 1) 발열, 인후통, 설사 등 급성 감염성 질환이 의심되는 증상이 없어진 지 3일이 경과하지 아니한 자 2) 암환자, 만성폐쇄성폐질환 등 호흡기질환자, 간경변 등 간질환자, 심장병환자, 당뇨병환자, 류마티즘 등 자가면역질환자, 신부전 등 신장질환자, 혈우병, 적혈구증다증 등 혈액질환자, 한센병환자, 성병환자(매독환자는 제외한다), 알콜중독자, 마약중독자 또는 경련환자. 다만, 의사가 헌혈가능하다고 판정한 경우에는 그러하지 아니하다.
	약물 또는 예방접종 관련 요인	가. 약물 1) 혈소판 기능에 영향을 주는 약물인 아스피린을 투여 받은 후 3일, 티클로피딘 등을 투여받은 후 2주가 경과하지 아니한 자(혈소판 헌혈의 경우에 한한다) 2) 이소트레티노인, 피나스테라이드 성분의 약물을 투여 받고 4주가 경과하지 아니한 자 3) 두타스테라이드 성분의 약물을 투여 받고 6개월이 경과하지 아니한 자 4) B형간염 면역글로불린, 태반주사제를 투여 받고 1년이 경과하지 아니한 자 5) 아시트레틴 성분의 약물을 투여 받고 3년이 경과하지 아니한 자 6) 제9조제2호마목에 따라 보건복지부장관이 인정하여 고시하는 약물의 투여자로서 해당 약물의 성격, 효과 및 유해성 등을 고려하여 보건복지부장관이 정하는 기간을 경과하지 아니한 자 7) 과거에 에트레티네이트 성분의 약물을 투여 받은 적이 있는 자, 소에서 유래한 인슐린을 투여 받은 적이 있는 자, 뇌하수체 유래 성장호르몬을 투여 받은 적이 있는 자, 변종크로이츠펠트-야콥병의 위험지역에서

	채혈된 혈액의 혈청으로 제조된 진단시약 등 투여자, 제9조제1호마목에 따라 보건복지부장관이 인정하여 고시하는 약물의 투여자는 영구 금지 나. 예방접종 　1) 콜레라, 디프테리아, 인플루엔자, A형간염, B형간염, 주사용 장티푸스, 주사용 소아마비, 파상풍, 백일해, 일본뇌염, 신증후군출혈열(유행성출혈열), 탄저, 공수병 예방접종을 받은 후 24시간이 경과하지 않은 사람 　2) 홍역, 유행성이하선염, 황열, 경구용 소아마비, 경구용 장티푸스 예방접종을 받은 날부터 2주가 경과하지 않은 사람 　3) 풍진, 수두 예방접종 또는 BCG 접종을 받은 날부터 4주가 경과하지 않은 사람
진료 및 처치 관련 요인	가. 임신 중인 자, 분만 또는 유산 후 6개월 이내인 자. 다만, 본인이 출산한 신생아에게 수혈하고자 하는 경우에는 그러하지 아니하다. 나. <u>수혈 후 1년이 경과하지 아니한 자</u> 다. 전혈채혈일로부터 8주, 혈장성분채혈, 혈소판혈장성분채혈 및 두단위혈소판성분채혈일로부터 14일, 백혈구성분채혈 및 한단위혈소판성분채혈일로부터 72시간, 두단위적혈구성분채혈일로부터 16주가 경과하지 아니한 자 라. 과거 경막 또는 각막을 이식 받은 경험이 있는 자
선별검사결과 부적격 요인	과거 헌혈검사에서 B형간염검사, C형간염검사, 후천성면역결핍증검사, 인체(T)림프영양성바이러스검사(혈장성분헌혈의 경우는 제외한다) 및 그 밖에 보건복지부장관이 별도로 정하는 혈액검사 결과 부적격 기준에 해당되는 자
그 밖의 요인	가. 제6조제2항제2호의 문진 결과 헌혈불가로 판정된 자 나. 그 밖에 의사의 진단에 의하여 건강상태가 불량하거나 채혈이 부적당하다고 인정되는 자

② 법 제7조의2제3항에 따라 혈액원은 별표 1의2 제5호에 따른 선별검사결과 부적격 요인에 해당하는 사람 중 같은 표 제2호가목2)에 따른 채혈금지기간이 지난 후 별표 4의2의 안전성 검사를 통과한 사람으로부터 채혈할 수 있다. 〈개정 2011. 8. 31., 2019. 8. 16.〉

③ 혈액원은 제2항에 따른 안전성 검사를 실시하는 경

우 검사 대상자의 명단 및 검사결과 등을 별지 제1호의9 서식(전자문서를 포함한다)에 따라 대한적십자사 회장을 거쳐 보건복지부장관에게 보고해야 한다. 〈개정 2010. 3. 19., 2019. 8. 16.〉
④ 대한적십자사 회장은 혈액원으로부터 제3항에 따른 보고를 받은 경우 채혈금지대상자 관리대장에서 안전성검사를 통과한 사람을 제외해야 한다. 〈개정 2019. 8. 16.〉
⑤ 「혈액관리법 시행령」(이하 "영"이라 한다) 제5조의5 제1항에 따른 채혈금지대상자에 대한 통지는 별지 제1호의10서식에 따른다.
[본조신설 2009. 1. 30.]

제8조(혈액 등의 안전성 확보)
▶ 15 기출

① 혈액원은 다음 각 호의 방법으로 혈액 및 혈액제제의 적격 여부를 검사하고 그 결과를 확인하여야 한다. 〈개정 2016. 2. 3.〉
 1. 헌혈자로부터 채혈
 2. 보건복지부령으로 정하는 헌혈금지약물의 복용 여부 확인
② 혈액원 등 혈액관리업무를 하는 자(이하 "혈액원등"이라 한다)는 제1항에 따른 검사 결과 부적격혈액을 발견하였을 때에는 보건복지부령으로 정하는 바에 따라 이를 폐기처분하고 그 결과를 보건복지부장관에게 보고하여야 한다. 다만, 부적격혈액을 예방접종약의 원료로 사용하는 등 대통령령으로 정하는 경우에는 그러하지 아니하다.
③ 제1항에 따른 혈액 및 혈액제제의 적격 여부에 관한 판정기준은 보건복지부령으로 정한다.
④ 혈액원은 제1항제2호에 따른 확인 결과 부적격혈액을 발견하였으나 그 혈액이 이미 의료기관으로 출고된 경우에는 해당 의료기관에 부적격혈액에 대한 사항을 즉시 알리고, 부적격혈액을 폐기처분하도록 조치를 하여야 한다. 〈신설 2016. 2. 3.〉
⑤ 혈액원은 부적격혈액의 수혈 등으로 사고가 발생할 위험이 있거나 사고가 발생하였을 때에는 이를 그 혈액을 수혈받은 사람에게 알려야 한다. 〈신설 2016. 2. 3.〉
⑥ 혈액원은 헌혈자 및 그의 혈액검사에 관한 정보를 보건복지부령으로 정하는 바에 따라 보건복지부장관에게 보고하여야 한다. 〈개정 2016. 2. 3.〉
⑦ 보건복지부장관은 제6항에 따라 보고받은 헌혈자 및 그의 혈액검사에 관한 정보를 적절히 유지·관리하여야 한다. 〈개정 2016. 2. 3.〉
⑧ 제1항에 따른 혈액 및 혈액제제의 적격 여부 검사와 그 밖에 제4항 및 제5항의 부적격혈액 발생 시의 조치에 필요한 사항은 보건복지부령으로 정한다. 〈신설 2016. 2. 3.〉
[전문개정 2012. 10. 22.]

| | 제8조(혈액의 적격여부 검사 등) 07,20 기출 | ① 혈액원은 법 제8조제1항에 따라 헌혈자로부터 혈액을 채혈한 때에는 지체 없이 그 혈액에 대한 간기능검사(ALT검사, 수혈용으로 사용되는 혈액만 해당한다), 비(B)형간염검사, 시(C)형간염검사, 매독검사, 후천성면역결핍증검사, 사람T세포림프친화바이러스(HTLV) 검사(혈장성분은 제외한다), 그 밖에 보건복지부장관이 정하는 검사를 실시하고, 혈액 및 혈액제제의 적격 여부를 확인하여야 한다. 다만, 다음 각 호의 어느 하나에 해당하는 경우로서 별표 1 제2호에 따른 혈액선별검사 중 B형간염바이러스(HBV)·C형간염바이러스(HCV)·사람면역결핍바이러스(HIV) 핵산증폭검사 및 사람T세포림프친화바이러스(HTLV) 검사를 하는 경우에는 그 결과를 수혈 후에 확인할 수 있다. 〈개정 2015. 1. 12., 2017. 3. 20., 2017. 3. 27., 2018. 11. 19., 2019. 9. 27.〉
1. 섬 지역에서 긴급하게 수혈하지 아니하면 생명이 위태로운 상황 또는 기상악화 등으로 적격 여부가 확인된 혈액·혈액제제를 공급받을 수 없는 경우
2. 성분채혈백혈구 또는 성분채혈백혈구혈소판을 수혈하는 경우
② 제1항에도 불구하고 혈액원은 헌혈자 본인에게 수혈하기 위하여 헌혈자로부터 혈액을 채혈한 때에는 제1항에 따른 검사를 실시하지 아니할 수 있다. 〈신설 2015. 1. 12.〉
③ 제1항에 따른 검사는 의사의 지도하에 「의료기사 등에 관한 법률」 제2조에 따른 임상병리사에 의하여 실시되어야 한다. 〈개정 2009. 1. 30., 2015. 1. 12.〉
④ 혈액원은 제1항에 따른 검사 결과(후천성면역결핍증검사결과를 제외한다)를 헌혈자에게 통보하여야 한다. 다만, 헌혈자가 적격으로 판정된 검사결과의 통보를 명시적으로 거부하는 경우에는 그러하지 아니하다. 〈개정 2011. 8. 31., 2015. 1. 12., 2018. 11. 19.〉 |
| 제10조(특정수혈부작용에 대한 조치) | | ① 의료기관의 장은 특정수혈부작용이 발생한 경우에는 보건복지부령으로 정하는 바에 따라 그 사실을 시·도지사에게 신고하여야 한다. 〈개정 2020. 2. 18.〉
② 시·도지사는 제1항에 따른 특정수혈부작용의 발생 신고를 받은 때에는 이를 보건복지부장관에게 통보하여야 한다. 〈신설 2020. 2. 18.〉
③ 보건복지부장관은 제2항에 따라 특정수혈부작용의 발생 신고를 통보받으면 그 발생 원인의 파악 등을 위한 실태조사를 하여야 한다. 이 경우 특정수혈부작용과 관련된 의료기관의 장과 혈액원 등은 실태조사에 협조하여야 |

03 특정수혈부작용에 대한 내용으로 맞는 것은?

① 혈액원장은 그 발생 원인을 파악하기 위해 실태조사를 실시하여야 한다.
② 의료기관의 장은 특정수혈부작용이 발생한 경우 혈액원장에게 신고하여야 한다.
③ 혈액원장은 보건복지부에 신고하여야 한다.
④ 의료기관의 장은 실태조사에 협조하여야 한다.
⑤ 의료기관의 장은 특정수혈부작용자에게 금전적인 보상을 한다.

정답 03. ④

한다. 〈개정 2020. 2. 18.〉 [전문개정 2012. 10. 22.] [시행일 : 2021. 1. 1.] 제10조

| 제13조(특정수혈부작용의 신고 등) ▶ 11 기출 | ① 의료기관의 장은 법 제10조제1항의 규정에 의하여 특정수혈부작용발생사실을 확인한 날부터 15일 이내에 별지 제8호서식에 의하여 당해의료기관 소재지의 보건소장을 거쳐 특별시장·광역시장 또는 도지사(이하 "시·도지사"라 한다)에게 특정수혈부작용발생사실을 신고하여야 한다. 다만, 사망의 경우에는 지체없이 신고하여야 한다. 〈개정 2005. 1. 29.〉
② 시·도지사는 매월말 기준으로 별지 제9호서식의 특정수혈부작용발생현황보고서를 작성하여 다음달 10일까지 보건복지부장관에게 제출하여야 한다. 다만, 사망의 경우에는 지체없이 제출하여야 한다. 〈개정 2005. 1. 29., 2008. 3. 3., 2010. 3. 19.〉
③ 법 제10조제2항에 따른 실태조사에는 다음 각 호의 내용이 포함되어야 한다. 〈신설 2009. 1. 30.〉
　1. 수혈자의 인적사항, 수혈기록 및 의무기록 조사
　2. 헌혈자의 헌혈기록 및 과거 헌혈혈액 검사결과 조회
　3. 수혈자 및 헌혈자의 특정수혈부작용 관련 진료내역 및 검사결과 확인
　4. 헌혈혈액 보관검체 검사결과 확인
　5. 헌혈자 채혈혈액 검사결과 확인 |

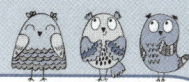

12. 호스피스·완화의료 및 임종과정에 있는 환자의 연명의료결정에 관한 법률

제1절 총칙

제1조(목적)	이 법은 호스피스·완화의료와 임종과정에 있는 환자의 연명의료와 연명의료중단등결정 및 그 이행에 필요한 사항을 규정함으로써 환자의 최선의 이익을 보장하고 자기결정을 존중하여 인간으로서의 존엄과 가치를 보호하는 것을 목적으로 한다.
제2조(정의)	이 법에서 사용하는 용어의 뜻은 다음과 같다. 〈개정 2018. 3. 27.〉 1. "임종과정"이란 회생의 가능성이 없고, 치료에도 불구하고 회복되지 아니하며, 급속도로 증상이 악화되어 사망에 임박한 상태를 말한다. 2. "임종과정에 있는 환자"란 제16조에 따라 담당의사와 해당 분야의 전문의 1명으로부터 임종과정에 있다는 의학적 판단을 받은 자를 말한다. 3. "말기환자(末期患者)"란 적극적인 치료에도 불구하고 근원적인 회복의 가능성이 없고 점차 증상이 악화되어 보건복지부령으로 정하는 절차와 기준에 따라 담당의사와 해당 분야의 전문의 1명으로부터 수개월 이내에 사망할 것으로 예상되는 진단을 받은 환자를 말한다. 　가. 삭제 〈2018. 3. 27.〉 　나. 삭제 〈2018. 3. 27.〉 　다. 삭제 〈2018. 3. 27.〉 　라. 삭제 〈2018. 3. 27.〉 　마. 삭제 〈2018. 3. 27.〉 4. "연명의료"란 임종과정에 있는 환자에게 하는 심폐소생술, 혈액 투석, 항암제 투여, 인공호흡기 착용 및 그 밖에 대통령령으로 정하는 의학적 시술로서 치료효과 없이 임종과정의 기간만을 연장하는 것을 말한다. 5. "연명의료중단등결정"이란 임종과정에 있는 환자에 대한 연명의료를 시행하지 아니하거나 중단하기로 하는 결정을 말한다. 6. "호스피스·완화의료"(이하 "호스피스"라 한다)란 다음 각 목의 어느 하나에 해당하는 질환으로 말기환자로 진단을 받은 환자 또는 임종과정에 있는 환자(이하 "호스피스대상환자"라 한다)와 그 가족에게 통증과 증상의 완화 등을 포함한 신체적, 심리사회적, 영적 영역에 대한 종합적인 평가와 치료를 목적으로 하는 의료를 말한다.

01 호스피스와 관련된 설명으로 맞는 것은?
① 사전연명의료의향서는 19세 이상인 사람의 자신의 연명의료 중단등 결정 및 호스피스에 관한 의사를 직접 문서로 작성한 것으로 전자문서는 효력이 없다.
② 만성 폐쇄성 호흡기질환자는 언제나 호스피스 의료를 받을 수 있다.
③ 호스피스와 연명의료 및 연명의료중단등 결정에 관한 종합계획은 4년마다 수립하고 추진하여야 한다.
④ 매년 10월 둘째 주 토요일은 호스피스의 날이다.
⑤ 호스피스대상환자가 의사결정능력이 없을 때에는 이용할 수 없다.

	가. 암 나. 후천성면역결핍증 다. 만성 폐쇄성 호흡기질환 라. 만성 간경화 마. 그 밖에 보건복지부령으로 정하는 질환 7. "담당의사"란 「의료법」에 따른 의사로서 말기환자 또는 임종과정에 있는 환자(이하 "말기환자등"이라 한다)를 직접 진료하는 의사를 말한다. 8. "연명의료계획서"란 말기환자등의 의사에 따라 담당의사가 환자에 대한 연명의료중단등 결정 및 호스피스에 관한 사항을 계획하여 문서(전자문서를 포함한다)로 작성한 것을 말한다. 9. "사전연명의료의향서"란 19세 이상인 사람이 자신의 연명의료중단등 결정 및 호스피스에 관한 의사를 직접 문서(전자문서를 포함한다)로 작성한 것을 말한다.
제3조(기본 원칙)	① 호스피스와 연명의료 및 연명의료중단등 결정에 관한 모든 행위는 환자의 인간으로서의 존엄과 가치를 침해하여서는 아니 된다. ② 모든 환자는 최선의 치료를 받으며, 자신이 앓고 있는 상병(傷病)의 상태와 예후 및 향후 본인에게 시행될 의료행위에 대하여 분명히 알고 스스로 결정할 권리가 있다. ③ 「의료법」에 따른 의료인(이하 "의료인"이라 한다)은 환자에게 최선의 치료를 제공하고, 호스피스와 연명의료 및 연명의료중단등 결정에 관하여 정확하고 자세하게 설명하며, 그에 따른 환자의 결정을 존중하여야 한다.
제4조 (다른 법률과의 관계)	이 법은 호스피스와 연명의료, 연명의료중단등 결정 및 그 이행에 관하여 다른 법률에 우선하여 적용한다.
제5조 (국가 및 지방자치단체의 책무)	① 국가와 지방자치단체는 환자의 인간으로서의 존엄과 가치를 보호하는 사회적·문화적 토대를 구축하기 위하여 노력하여야 한다. ② 국가와 지방자치단체는 환자의 최선의 이익을 보장하기 위하여 호스피스 이용의 기반 조성에 필요한 시책을 우선적으로 마련하여야 한다.
제6조 (호스피스의 날 지정)	① 삶과 죽음의 의미와 가치를 널리 알리고 범국민적 공감대를 형성하며 호스피스를 적극적으로 이용하고 연명의료에 관한 환자의 의사를 존중하는 사회 분위기를 조성하기 위하여 매년 10월 둘째 주 토요일을 "호스피스의 날"로 한다. ② 국가와 지방자치단체는 호스피스의 날의 취지에 부합하는 행사와 교육·홍보를 실시하도록 노력하여야 한다.

정답 01.④

제7조(종합계획의 시행·수립)	① 보건복지부장관은 호스피스와 연명의료 및 연명의료중단등결정의 제도적 확립을 위하여 관계 중앙행정기관의 장과 협의하고, 제8조에 따른 국가호스피스연명의료위원회의 심의를 거쳐 호스피스와 연명의료 및 연명의료중단등결정에 관한 종합계획(이하 "종합계획"이라 한다)을 5년마다 수립·추진하여야 한다. 〈개정 2020. 4. 7.〉
	② 종합계획에는 다음 각 호의 사항이 포함되어야 한다.
	  1. 호스피스와 연명의료 및 연명의료중단등결정의 제도적 확립을 위한 추진방향 및 기반조성
	  2. 호스피스와 연명의료 및 연명의료중단등결정 관련 정보제공 및 교육의 시행·지원
	  3. 제14조에 따른 의료기관윤리위원회의 설치·운영에 필요한 지원
	  4. 말기환자등과 그 가족의 삶의 질 향상을 위한 교육프로그램 및 지침의 개발·보급
	  5. 제25조에 따른 호스피스전문기관의 육성 및 전문 인력의 양성
	  6. 다양한 호스피스 사업의 개발
	  7. 호스피스와 연명의료 및 연명의료중단등결정에 관한 조사·연구에 관한 사항
	  8. 그 밖에 호스피스와 연명의료 및 연명의료중단등결정의 제도적 확립을 위하여 필요한 사항
	③ 보건복지부장관은 종합계획을 수립할 때 생명윤리 및 안전에 관하여 사회적으로 심각한 영향을 미칠 수 있는 사항에 대하여는 미리 「생명윤리 및 안전에 관한 법률」 제7조에 따른 국가생명윤리심의위원회와 협의하여야 한다.
	④ 보건복지부장관은 종합계획에 따라 매년 시행계획을 수립·시행하고 그 추진실적을 평가하여야 한다.
	⑤ 보건복지부장관은 종합계획을 수립하거나 주요 사항을 변경한 경우 지체 없이 국회에 보고하여야 한다.

제8조(국가호스피스연명의료위원회)	① 보건복지부는 종합계획 및 시행계획을 심의하기 위하여 보건복지부장관 소속으로 국가호스피스연명의료위원회(이하 "위원회"라 한다)를 둔다. ② 위원회는 위원장을 포함한 15인 이내의 위원으로 구성한다. ③ 위원장은 보건복지부차관이 된다. ④ 위원은 말기환자 진료, 호스피스 및 임종과정에 관한 학식과 경험이 풍부한 다양한 분야의 전문가들 중에서 보건복지부장관이 임명 또는 위촉한다. ⑤ 그 밖에 위원회의 조직 및 운영에 필요한 사항은 대통령령으로 정한다.

제2절 호스피스 · 완화의료

제21조(호스피스사업)	① 보건복지부장관은 호스피스를 위하여 다음 각 호의 사업을 실시하여야 한다. 1. 말기환자등의 적정한 통증관리 등 증상 조절을 위한 지침 개발 및 보급 2. 입원형, 자문형, 가정형 호스피스의 설치 및 운영, 그 밖에 다양한 호스피스 유형의 정책개발 및 보급 3. 호스피스의 발전을 위한 연구 · 개발 사업 4. 제25조에 따른 호스피스전문기관의 육성 및 호스피스 전문 인력의 양성 5. 말기환자등과 그 가족을 위한 호스피스 교육프로그램의 개발 및 보급 6. 호스피스 이용 환자의 경제적 부담능력 등을 고려한 의료비 지원사업 7. 말기환자, 호스피스의 현황과 관리실태에 관한 자료를 지속적이고 체계적으로 수집 · 분석하여 통계를 산출하기 위한 등록 · 관리 · 조사 사업(이하 "등록통계사업"이라 한다) 8. 호스피스에 관한 홍보 9. 그 밖에 보건복지부장관이 필요하다고 인정하는 사업 ② 보건복지부장관은 제1항 각 호에 따른 사업을 대통령령으로 정하는 바에 따라 관계 전문기관 및 단체에 위탁할 수 있다.
제22조(자료제공의 협조 등)	보건복지부장관은 제21조 제1항 제7호에 따른 등록통계사업에 필요한 경우 관계 기관 또는 단체에 자료의 제출이나 의견의 진술 등을 요구할 수 있다. 이 경우 자료의 제출 등을 요구받은 자는 정당한 사유가 없으면 이에 따라야 한다.
제23조(중앙호스피스센터의 지정 등)	① 보건복지부장관은 다음 각 호의 업무를 수행하게 하기 위하여 보건복지부령으로 정하는 기준을 충족하는 「의료법」 제3조 제2항 제3호 마목에 따른 종합병원(이하 "종합병원"이라 한다)을 중앙호스피스센터(이하 "중앙센터"라 한다)로 지정할 수 있다. 이 경우 국공립 의료기관을 우선하여 지정한다. 〈개정 2018. 3. 27.〉 1. 말기환자의 현황 및 진단 · 치료 · 관리 등에 관한 연구 2. 호스피스사업에 대한 정보 · 통계의 수집 · 분석 및 제공 3. 호스피스사업 계획의 작성 4. 호스피스에 관한 신기술의 개발 및 보급 5. 호스피스대상환자에 대한 호스피스 제공 6. 호스피스사업 결과의 평가 및 활용 7. 그 밖에 말기환자 관리에 필요한 사업으로서 보건복지부령으로 정하는 사업

	② 보건복지부장관은 중앙센터가 제1항 각 호의 사업을 하지 아니하거나 잘못 수행한 경우에는 시정을 명할 수 있다.
	③ 보건복지부장관은 중앙센터가 다음 각 호의 어느 하나에 해당하는 경우에는 그 지정을 취소할 수 있다.
	  1. 제1항에 따른 지정 기준에 미달한 경우
	  2. 제1항 각 호의 사업을 하지 아니하거나 잘못 수행한 경우
	  3. 제2항에 따른 시정명령을 따르지 아니한 경우
	④ 제1항 및 제3항에 따른 중앙센터 지정 및 지정취소의 기준·방법·절차 및 운영에 관하여 필요한 사항은 보건복지부령으로 정한다.

제24조(권역별호스피스센터의 지정 등)	① 보건복지부장관은 다음 각 호의 업무를 수행하게 하기 위하여 보건복지부령으로 정하는 기준을 충족하는 종합병원을 권역별호스피스센터(이하 "권역별센터"라 한다)로 지정할 수 있다. 이 경우 국공립 의료기관을 우선하여 지정한다. 〈개정 2018. 3. 27.〉
	  1. 말기환자의 현황 및 진단·치료·관리 등에 관한 연구
	  2. 해당 권역의 호스피스사업의 지원
	  3. 해당 권역의 호스피스전문기관들에 관한 의료 지원 및 평가
	  4. 호스피스대상환자의 호스피스 제공
	  5. 해당 권역의 호스피스사업에 관련된 교육·훈련 및 지원 업무
	  6. 해당 권역의 호스피스에 관한 홍보
	  7. 말기환자 등록통계자료의 수집·분석 및 제공
	  8. 그 밖에 말기환자 관리에 필요한 사업으로서 보건복지부령으로 정하는 사업
	② 보건복지부장관은 권역별센터가 제1항 각 호의 사업을 하지 아니하거나 잘못 수행한 경우에는 시정을 명할 수 있다.
	③ 보건복지부장관은 권역별센터가 다음 각 호의 어느 하나에 해당하는 경우에는 그 지정을 취소할 수 있다.
	  1. 제1항에 따른 지정 기준에 미달한 경우
	  2. 제1항 각 호의 사업을 하지 아니하거나 잘못 수행한 경우
	  3. 제2항에 따른 시정명령을 따르지 아니한 경우
	④ 제1항 및 제3항에 따른 권역별센터 지정 및 지정취소의 기준·방법·절차 및 운영에 관하여 필요한 사항은 보건복지부령으로 정한다.

제25조(호스피스전문기관의 지정 등)	① 보건복지부장관은 호스피스대상환자를 대상으로 호스피스전문기관을 설치·운영하려는 의료기관 중 보건복지부령으로 정하는 시설·인력·장비 등의 기준을 충족하는 의료기관을 입원형, 자문형, 가정형으로 구분하여 호스피스전문기관으로 지정할 수 있다. 〈개정 2018. 3. 27.〉 ② 제1항에 따라 지정을 받으려는 의료기관은 보건복지부령으로 정하는 바에 따라 보건복지부장관에게 신청하여야 한다. ③ 보건복지부장관은 제1항에 따라 지정받은 호스피스전문기관(이하 "호스피스전문기관"이라 한다)에 대하여 제29조에 따른 평가결과를 반영하여 호스피스사업에 드는 비용의 전부 또는 일부를 차등 지원할 수 있다. ④ 제1항 및 제2항에서 규정한 사항 외에 호스피스전문기관의 지정에 필요한 사항은 보건복지부령으로 정한다.	
제26조 (변경·폐업 등 신고)	① 호스피스전문기관의 장은 보건복지부령으로 정하는 인력·시설·장비 등 중요한 사항을 변경하려는 경우 보건복지부장관에게 그 변경사항을 신고하여야 한다. ② 호스피스전문기관의 장은 호스피스사업을 폐업 또는 휴업하려는 경우 보건복지부장관에게 미리 신고하여야 한다. ③ 제1항 및 제2항에 따른 신고의 절차 등에 필요한 사항은 보건복지부령으로 정한다.	
제27조(의료인의 설명의무)	① 호스피스전문기관의 의료인은 호스피스대상환자나 그 가족 등에게 호스피스의 선택과 이용 절차에 관하여 설명하여야 한다. 〈개정 2018. 3. 27.〉 ② 호스피스전문기관의 의사 또는 한의사는 호스피스를 시행하기 전에 치료 방침을 호스피스대상환자나 그 가족에게 설명하여야 하며, 호스피스대상환자나 그 가족이 질병의 상태에 대하여 알고자 할 때에는 이를 설명하여야 한다. 〈개정 2018. 3. 27.〉	
제28조(호스피스의 신청)	① 호스피스대상환자가 호스피스전문기관에서 호스피스를 이용하려는 경우에는 호스피스 이용동의서(전자문서로 된 동의서를 포함한다)와 의사가 발급하는 호스피스대상환자임을 나타내는 의사소견서(전자문서로 된 소견서를 포함한다)를 첨부하여 호스피스전문기관에 신청하여야 한다. 〈개정 2018. 3. 27.〉 ② 호스피스대상환자가 의사결정능력이 없을 때에는 미리 지정한 지정대리인이 신청할 수 있고 지정대리인이 없을 때에는 제17조제1항제3호 각 목의 순서대로 신청할 수 있다. 〈개정 2018. 3. 27.〉 ③ 호스피스대상환자는 언제든지 직접 또는 대리인을 통하여 호스피스의 신청을 철회할 수 있다. 〈개정 2018. 3. 27.〉 ④ 호스피스의 신청 및 철회 등에 필요한 사항은 보건복지부령으로 정한다.	

제29조(호스피스전문기관의 평가)	① 보건복지부장관은 호스피스의 질을 향상시키기 위하여 호스피스전문기관에 대하여 다음 각 호의 사항을 평가할 수 있다. 　1. 시설·인력 및 장비 등의 질과 수준 　2. 호스피스 질 관리 현황 　3. 그 밖에 보건복지부령으로 정하는 사항 ② 호스피스전문기관의 평가 시기·범위·방법·절차 등에 필요한 사항은 보건복지부령으로 정한다. ③ 보건복지부장관은 제1항에 따른 평가결과를 보건복지부령으로 정하는 바에 따라 공개할 수 있으며, 지원 및 감독에 반영할 수 있다. ④ 보건복지부장관은 제1항에 따른 평가업무를 대통령령으로 정하는 바에 따라 관계 전문기관 또는 단체에 위탁할 수 있다.
제30조(호스피스전문기관의 지정 취소 등)	① 보건복지부장관은 호스피스전문기관이 다음 각 호의 어느 하나에 해당하는 경우 그 지정을 취소하거나, 6개월 이내의 기간을 정하여 호스피스업무의 정지를 명할 수 있다. 다만, 제1호에 해당하는 경우에는 그 지정을 취소하여야 한다. 　1. 거짓이나 그 밖의 부정한 방법으로 지정을 받은 경우 　2. 제25조제1항에 따른 지정 기준에 미달한 경우 　3. 정당한 사유 없이 제29조에 따른 평가를 거부한 경우 ② 제1항에 따른 호스피스전문기관 지정 취소의 기준·방법·절차 및 운영에 필요한 사항은 보건복지부령으로 정한다. ③ 제1항에 따라 지정이 취소된 호스피스전문기관은 지정이 취소된 날부터 2년 이내에는 호스피스전문기관으로 지정받을 수 없다.

편저자약력

김미경
- 연세대학교 간호학 학사
- 연세대학교 보건대학원 역학건강증진학 석사

- (現) 서울고시각 에듀마켓 간호사 국가고시 강의
  MBCi 캠퍼스 독학학위제 자문

- (前) 삼성서울병원 간호사
  신촌 세브란스 간호사
  고려대학교 건강검진센터 간호사
  MBCi 캠퍼스 독학학위제 간호연구방법론 교수
  에듀윌 공무원 지역사회간호학 교수

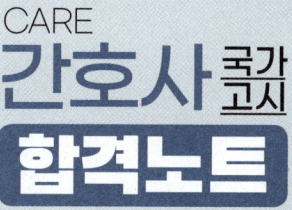

CARE 간호사 국가고시 합격노트

인쇄일 2021년 10월 5일
발행일 2021년 10월 10일

편저자 김미경
발행인 김용관
발행처 ㈜서울고시각
주 소 서울시 영등포구 양평로 157 투웨니퍼스트밸리 10층 1008호
대표전화 02.706.2261
상담전화 02.706.2262~6 | **FAX** 02.711.9921
인터넷서점·동영상강의 www.edu-market.co.kr
E-mail gosigak@gosigak.co.kr
표지디자인 이세정
편집디자인 플러스
편집·교정 이대근

ISBN 978-89-526-3933-2
정 가 30,000원

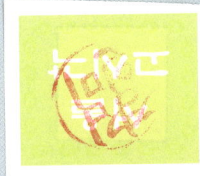

- 이 책에 실린 내용에 대한 저작권은 서울고시각에 있으므로 함부로 복사·복제할 수 없습니다.